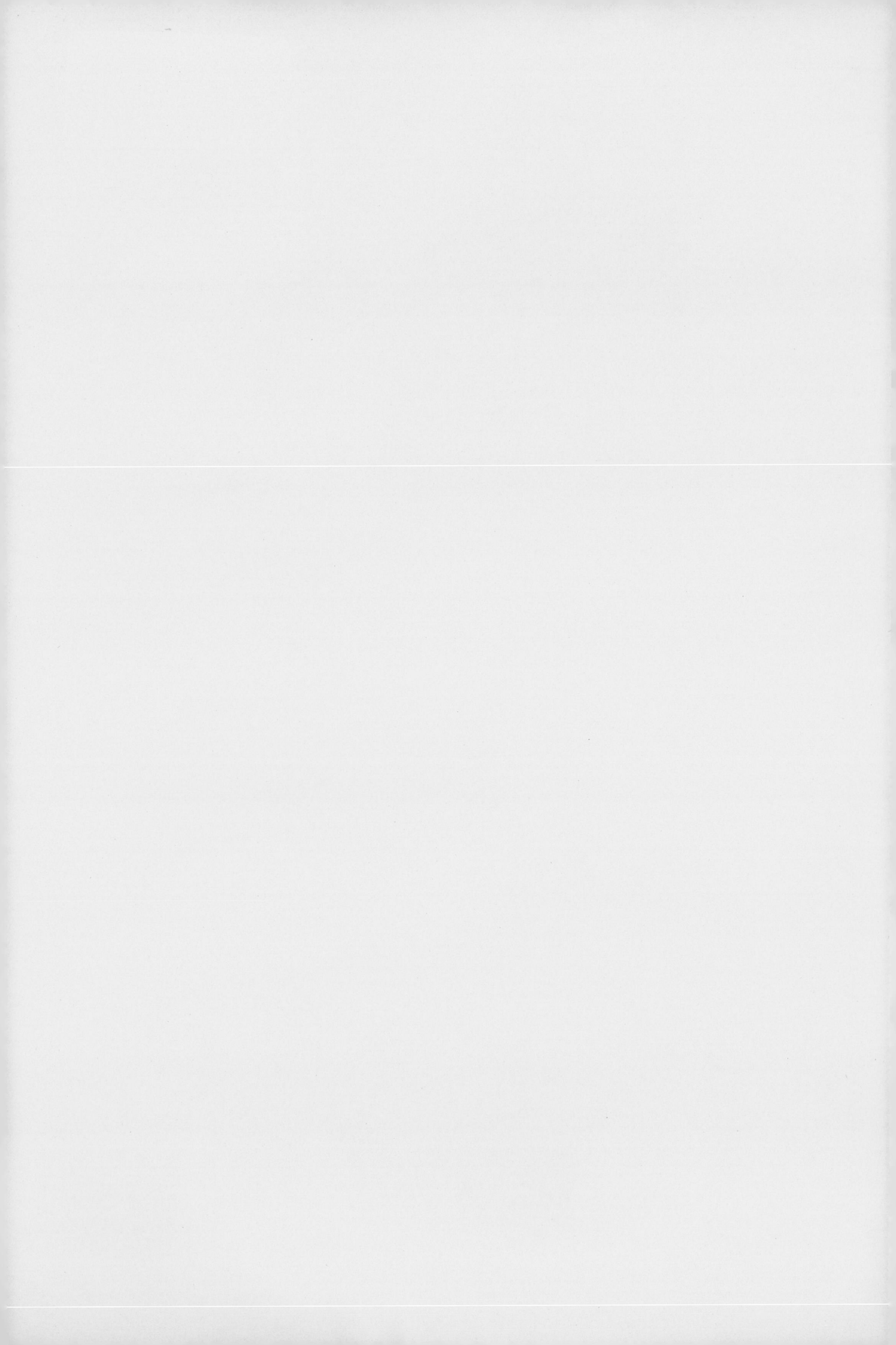

ALSマニュアル決定版！

監修　中島　孝　国立病院機構新潟病院院長
編集　月刊『難病と在宅ケア』編集部

日本プランニングセンター
Japan Planning Center

凡　　例

1．本書は月刊雑誌『難病と在宅ケア』2002年8月号から2008年12月号までに掲載された筋萎縮性側索硬化症（ALS）に関連する記事を、各筆者に現時点の立場から改訂していただいた上で収載しました。

1．読者が最も関心の高いALSの治療に関する記事につきましては、雑誌『難病と在宅ケア』各号に日本全国の専門医各位に頻繁に縷述いただいており、本書を編集するにあたってその全てを検討いたしましたが、"異口同音"といいますか、表現は異なっていても内容と結論はほとんど同一でありましたので、そに中から1篇のみを第Ⅰ部〔治療〕のコーナーに収載しました。これが本病の宿命であるのか誠に残念でありますとともに将来研究の百家斉放飛躍を願って止みません。

1．本書は『難病と在宅ケア』編集部員がその時宜々々の話題を追って原稿依頼、取材、ルポをしたりものです。従って、予め企画立案上の成書におけるような統合性には欠けますが、その代わり時宜に沿った内容になっておりますので、雑誌掲載原稿の収載という「雑」然さはお許しください。

2009年1月　　　　　　　　　　　　　　　　　　出版元：日本プランニングセンター

ケアのレベルをさらに向上させる起爆剤に

監修　国立病院機構新潟病院　院長　中島　孝

　ALS（筋萎縮性側索硬化症）は難病の代表的疾患と言われることがありますが、それはALSが医療、保健、福祉分野の従事者・研究者のみならず、市民にも「人間が生きていく」ことについて深く考えさせ、人生の意味を教え導くものだからなのだと思います。医療従事者にはケアの普遍的な原点を教えてくれます。難病対策はわが国独自のものですが、ALSがその対象疾患になっていることで、わが国の保健・医療・福祉システムに核となる原点が育ったのだと改めて思います。また、日本のALSケアはこの難病対策の中で育てられてきたと思います。

　本書『ALSマニュアル　決定版！』は月刊誌『難病と在宅ケア』にこの数年間に掲載されたALSケア関連の論文や著作から厳選して新たに編集し直したものです。各著者はALS領域の医学や在宅ケアの専門家であります。患者さんやご家族ご自身も著者に含まれていますが、彼らは在宅療養の本来の専門家としてとらえることができます。全体の内容や用語は不統一に見えますが、実はいきいきとした実際的な内容に満ちています。難病ケアはまだまだ標準化されておらず、個別性の中でそれぞれの生活は充実されておりその内容を知ることは大変参考になります。

　難病ケアは患者と家族を中心にして、医療と福祉、それから市民からなるチームによって行われるものです。その目標は患者さんとご家族の生活の質（QOL）の向上です。QOLは客観的な指標でも人間らしさや人間として生きる意味の指標でもありません。その時、その時点での患者さんとご家族の実際の生活がどのくらいうまくいき・満足したのかを表す個人の構成概念です。患者さんとご家族とケアチームの関係性の相互作用の中にのみ、この個人のQOLは向上することができます。

　『難病と在宅ケア』は医学的な視点にさらに、患者さんとご家族とコミュニティの視点を加えて編集され、常に難病とともに療養する生活を励ましてきた雑誌です。本書『ALSマニュアル　決定版！』は貴重な経験やコツを医学的な根拠をまじえて、あらゆる方に、QOL向上のために重要な情報としてお伝えできると信じています。読者としては患者さん、ご家族をふくめ、一般市民、ボランティア、支援者、ヘルパー、看護師、保健師、理学療法士、作業療法士、言語聴覚士、医療ソーシャルワーカー、ケアマネージャー、栄養士、歯科衛生士、医療・保健・福祉系の学生、医師、医療・福祉の行政担当者など全ての方が対象だと考えています。

　監修者は各著者の論文の校閲に際し、あまり変更を加えずに、なるべくそのまま掲載するように努めましたが、監修者の立場から各部の最初に概要説明を加えました。それによって、おのおのの著者の見解や悩みが立体的に把握でき、読者自らのケアの構築にも役立つことと存じます。この本が、おのおのの場所で、ALSケアのレベルをさらに向上する起爆剤となりALS患者さんとそのご家族に生きる力が引き出され、QOLがさらに向上することを祈念しています。

2009年　1月

広く活用されることを願って

日本ALS協会　元会長　　橋本　操

　今般、当事者目線のマニュアルが発行される事は、とても新鮮で喜ばしい事であります。ALS当事者とは患者・家族だけを示すものではなく、全ての関係者を指し示す言葉ではないかと考えます。患者に欲しい情報、家族に欲しい情報、支援者に必要な情報がタイムリーに発信される事は当たり前のようで、かなり難しいと想像しています。

　周囲には誰もALSを知る者のいない時代、兄は「モールス信号を覚えないとナ」と言ったものです。が、23年を経てBCIの研究が進んでいます。iPS細胞のALS患者での実験がなされ、ヒトゲノム解析も進んでいます。数年前から複数の薬品を同時に使用するグループも出ていますし、結果が楽しみでワクワクしますね。

　これらの情報を全ての現場に届けたい。特に現場のみなさんには、情報に敏感であって欲しい。「いたって普通の私が、普通に生きていける現実」から目を逸らすのは止めて下さい。「僕は学生時代に悪戯で部屋の灯りを脳波でオンオフしていましたよ」と仰る筑波大学の山海先生の未来は現実になっています。

　人間の可能性に挑戦してゆきましょう。切り捨てられる医療福祉を、何とか守り、更に未来を見据えて切り拓く事が私たちの責務です。みなさまも、それぞれの場所で先人の努力に恥じぬ人生を終わりましょう。逝ってしまった仲間に感謝を込めて、更なる努力を約し巻頭の言とします。

　私は自由な犬と暮らす独居ALS患者です。24時間人工呼吸器を使用しています。全介助で、訪問看護、訪問診療、介護人派遣制度を寄木細工のように合わせて、命と暮らしをつないでいます。全介助とは読んで字の如く、生活するために全ての場面で他者の手助けが必要だという事です。

　息するために人工呼吸器、喀痰のために吸引器。栄養摂取は食事ではありません。赤ちゃんのようなミルク系の栄養剤が処方されますが、取りあえずカロリーを摂取する任務がありますので、18年間毎日カロリーメイトを3本＋牛乳＋野菜ジュース＋ミキサー食を地味に経管で流しています。元々、ながら族なので、スマップのDVDを観賞しつつ食事をし、原稿を打ちつつ時にネットオークションする日常です。伝える事が一番の労働で、400字を1週間かけて入力しています。

　今夏は原稿を数本溜め込んでしまい、はじめて学生に代筆を頼んじゃいました。あっ、私の場合、介護者が読み取ったものを打ち込んだほうが、はるかに合理的なのだが文芸的ではない。取りあえずは、犬の養育費のために、けっこう労働するALS障害者です。様々な場面で、このマニュアルが広く活躍してくれる事を切に願っています。

　　2009年　1月吉日

目　　次

- ○監修者の言葉 ………………………………………………… 中島　　孝　　3
- ○推薦の言葉 …………………………………………………… 橋本　　操　　4
- ○執筆者一覧 ……………………………………………………………………　　9

○第Ⅰ部：治　療
- 1．運動ニューロン疾患の病態と今後の展望 ………………… 祖父江　元　　13
-    ALSに対する再生医療 ……………………………………… 青木　正志　　16

○第Ⅱ部：痛　み
- 2．ALSの痛み …………………………………………………… 藤本　　栄　　19
- 3．痛みと　その対処 …………………………………………… 難波　玲子　　20
- 4．痛みと入浴 …………………………………………………… 吉野　　英　　24

○第Ⅲ部：入　浴
- 5．看護する側からの入浴ノウハウ …………………………… 奥山　典子　　28
- 6．看護師つきの訪問入浴で安心 ……………………………… 後藤　武雄　　32
- 7．多くの人手と工夫の自力入浴 ……………………………… 草苅　泰旺　　35

○第Ⅳ部：コミュニケーション
- 8．できることを活かす継続的支援 …………………………… 渡辺　崇史　　38
- 9．眼球の動きだけで蘇った意思の伝達 ……………………… 森川　信一　　46
- 10．トータル・ロックインした母との日常 …………………… 川口有美子　　48
- 11．スイッチの適合事例 ………………………………………… 日向野和夫　　54
- 12．ロックインの主人との自力旅 ……………………………… 壁　　正章　　58
- 13．ロックインの渦中にありて ………………………………… 関根　正彦　　61
- 14．スピーチカニューレの具体的な使い方 …………………… 村上　信之　　66
- 15．脳波を言葉に置きかえて …………………………………… 和川　次男　　68
- 16．"心で語る"意思疎通の架け橋 ……………………………… 江口　素子　　70

- 17. 島と本州、医療と心をつなぐ橋 ……………………………… 沖田　繁　72

○第V部：呼吸療法
- 18. NPPVガイドラインの作成と適応 ……………………………… 中島　孝　74
- 19. 呼吸補助療法 ……………………………………………………… 森田　光哉　78
- 20. NIPPV療法の導入の仕方 ……………………………………… 栗﨑　玲一　82
- 21. NIV＆気管切開の人工呼吸器を導入する時期 ……………… 丸木　雄一　86
- 22. HMV患者のリスクマネージメント …………………………… 山本　真　90
- 23. 在宅呼吸器装着患者の費用と必要な住宅整備 ……………… 新田　新一　93
- 24. NPPVの看護 ……………………………………………………… 笠井　秀子　100
- 25. 人工呼吸器の点検とメンテナンス ……………………………… 瓜生　伸一　105
- 26. 最新の排痰手技と機器 …………………………………………… 山本　洋史　110
- 27. 人工呼吸器装着者の合併症 ……………………………………… 舟川　格　115

○第VI部：嚥下
- 28. 摂食・嚥下障害 …………………………………………………… 野﨑　園子　120
- 29. 胃瘻と気管切開 …………………………………………………… 大隅　悦子　126
- 30. NPPV導入後のPEGの実際例 ………………………………… 会田　泉　130
- 31. PEGと経管栄養剤の使い方 …………………………………… 倉　敏郎　132
- 32. 嚥下障害に対する喉頭気管分離術／気管食道吻合術の有用性 …… 箕田　修治　137
- 33. 嚥下障害に対する手術の有用性 ………………………………… 後藤理恵子　140

○第VII部：口腔ケア
- 34. 口腔ケア …………………………………………………………… 加藤　武彦　146
- 35. 口腔ケア奮闘記 …………………………………………………… 清水富久雄　151
- 36. 口腔ケアの具体的方法 …………………………………………… 大塚　義顕　155
- 37. 口腔ケアって本当に凄い！ ……………………………………… 照川　貞喜　160

○第VIII部：食事療法
- 38. 胃瘻からの半固形栄養材の短時間摂取法 ……………………… 合田　文則　162
- 39. 長期療養患者の栄養療法 ………………………………………… 関　晴朗　167
- 40. 経管栄養法の諸トラブル解決方法 ……………………………… 沖野　惣一　174
- 41. 嚥下障害者の食事内容と市販食品の利用 ……………………… 大越　ひろ　178

○第IX部：リハビリ
- 42. リハビリテーションの実際 ……………………………………… 北島　英子　186

43.	家庭で出来るリハビリテーション	田原　邦明	189
44.	在宅における座位保持装置の利用	木村　浩彰	196
45.	介護ベッドとベッド周辺福祉用具	古賀　洋	198
46.	呼吸理学療法	笠原　良雄	202

○第X部：訪問看護・介護

47.	米国の診療とケア	牛久保美津子	212
48.	世界でも珍しいALSの出産をして	北谷　好美	216
49.	地方のALS患者さんへ24時間ヘルパー派遣の取り組み	長谷川秀雄	219
50.	高知の「お山の介護人」	竹本　近子	222
51.	患者とヘルパーが自信と誇りを持てる職場づくり	佐々木公一	224
52.	「自宅で過ごしたい」という願いに応えて	岩泉　康子	227
53.	重度拘縮のほぐし方	藤田　知子	231
54.	医療福祉制度変更による経済的影響	本田　彰子	237

○第XI部：感　染

55.	在宅人工呼吸器装着中のケアと感染予防	齋藤由利子	242
56.	在宅での感染予防と吸引排痰ケア	中島　好子	247
57.	呼吸器感染症の抗菌薬療法	信國　圭吾	251

○第XII部：環　境

58.	柔道整復師として働き続ける	倉又　弓枝	258
59.	外車電動車椅子で日常生活に支障なし	竹内　聡	260
60.	ヘルパーさんと共同作業の絵画個展を開く	長谷川　進	263
61.	高知県高岡郡の僻地介護の暖かさ	片岡八重子	264
62.	男性用尿管理装置の排尿ケア	野中　道夫	267
63.	アイデアいっぱいの町居学校	町居　幸治	271

○第XIII部：地域ネットワーク

64.	東京都「在宅難病患者訪問診療事業」の現場	中野区医師会	276
65.	在宅医療とは療養生活の環境整備から	駒形　清則	279
66.	インターネットを利用した在宅療養の支援	福留　隆泰	283
67.	唯一パソコンを頼りに情報を収集	池田　竜一	288
68.	患者さんに成果か？沖縄野草茶の使用経験	堀元　進	292
69.	一人暮らしのメリット・デメリット	岡本　興一	294
70.	医学生・看護学生を介護人に育てる	塚田　宏	297

○第XIV部：災害

- 71. 中越地震の災害を踏まえた取り組み ……………… 浅井　正子　300
- 72. あの日あの時あの一瞬　全てが壊れる ……………… 西脇　幸子　304
- 73. 突発的緊急災害発生時の対応と準備 ……………… 宍戸　春美　308

○第XV部：レスパイト

- 74. 家庭の愉しみが味わえる看護施設 ……………… 編　集　部　312
- 75. 私たちの危機の乗り越え方 ……………… 小出　喜一　315
- 76. 安心・安全の24時間看護 ……………… 中西　茂　318
- 77. 生き甲斐を体現する ……………… 舩後　靖彦　321

○第XVI部：緩和ケア

- 78. 緩和ケアとは本来何なのか？ ……………… 中島　孝　326
- 79. ALS患者の尊厳と人権 ……………… 橋本みさお　331
- 80. 終末期の緩和ケア ……………… 難波　玲子　333
- 81. 呼吸器を選ぶ人、選ばない人 ……………… 若林　佑子　337
- 82. 家族愛の柵から人工呼吸器を無理矢理装着された父と祖母のこと ……… 杉山加奈子　340
- 83. 呼吸器をつけないことを選んだ父 ……………… 横島　康子　344
- 84. ALS患者と尊厳死 ……………… 渡辺　春樹　348
- 85. 人工呼吸器の中止を巡って ……………… 西澤　正豊　352
- 86. 意思の疎通が出来なくなったら ……………… 照川　貞喜　359
- 87. 侵襲的人工呼吸療法を選択しない方の緩和ケア ……………… 荻野美恵子　361

○索　引 ……………………………………………………………… 365

■執筆者一覧（掲載順）

中島　　孝	国立病院機構　新潟病院　院長	
橋本　　操	日本ALS協会　元会長	
石垣　診祐	名古屋大学大学院医学系研究科神経内科　医師	
祖父江　元	名古屋大学大学院医学系研究科神経内科　教授	
青木　正志	東北大学大学院医学系研究科神経内科　講師	
藤本　　栄	愛知県／患者	
難波　玲子	岡山県／神経内科クリニックなんば　院長	
吉野　　英	千葉県／吉野内科・神経内科医院　院長	
安井美代子	徳洲会茅ヶ崎病院　副看護部長	
奥山　典子	東京都西多摩保健所保健対策課地域保健担当係長　保健師	
後藤　悦子	東京都／患者家族	
草苅　泰旺	山形県／患者	
渡辺　崇史	日本福祉大学 福祉テクノロジーセンター　准教授	
森川　信一	福井県／患者	
川口有美子	NPO法人ALS/MNDサポートセンターさくら会　理事／日本ALS協会　理事	
日向野和夫	川村義肢（株）	
壁　　正章	群馬県／患者	
関根　正彦	東京都／患者家族	
村上　信之	刈谷豊田総合病院　副院長	
和川　次男	宮城県／患者	
江口　素子	東京都／患者	
沖田　　繁	兵庫県／患者	
森田　光哉	自治医科大学　内科学講座神経内科学部門　講師	
栗﨑　玲一	国立病院機構　熊本南病院神経内科　医師	
植川　和利	国立病院機構　熊本南病院　副院長	
丸木　雄一	埼玉精神神経センター　神経内科センター長	
山本　　真	大分協和病院　院長	
新田　新一	静岡県／患者遺族	
笠井　秀子	財団法人医学研究機構東京都神経科学総合研究所　研究生	
瓜生　伸一	北里大学東病院ＭＥセンター部係長　臨床工学技士	
山本　洋史	国立病院機構　刀根山病院リハビリテーション科　理学療法士	
舟川　　格	国立病院機構　兵庫中央病院　統括診療部長	
野﨑　園子	兵庫医療大学リハビリテーション学部理学療法学科神経内科学　教授	
大隅　悦子	国立病院機構　宮城病院　リハビリテーション科　部長	
今井　尚志	国立病院機構　宮城病院　診療部長	
会田　　泉	国立病院機構　新潟病院　医師	
倉　　敏郎	北海道夕張郡／町立長沼病院　院長	
箕田　修治	にしくまもと病院　副院長	
後藤理恵子	香川大学医学部耳鼻咽喉科　助教授	
加藤　武彦	神奈川県／加藤歯科医院　院長	
黒岩　恭子	神奈川県／村田歯科医院　院長	
清水富久雄	千葉県／患者	
大塚　義顕	国立病院機構　千葉東病院　歯科医長	
照川　貞喜	千葉県／患者	
合田　文則	香川大学医学部附属病院総合診療部　准教授　腫瘍センター　センター長	

関　晴朗	国立病院機構　いわき病院　院長	
沖野　惣一	石川県／おきの内科医院　院長	
大越　ひろ	日本女子大学家政学部食物学科調理科学　教授	
北島　英子	山梨県／患者	
田原　邦明	公立八鹿病院中央リハビリテーション科　技師長補佐	
木村　浩彰	広島大学病院リハビリテーション部　准教授	
古賀　洋	東京都台東区立老人保健施設千束　理学療法士	
木之瀬　隆	首都大学東京　健康福祉学部作業療法学科　准教授	
笠原　良雄	東京都立府中病院　リハビリテーション科　主任	
牛久保美津子	群馬大学医学部保健学科・在宅看護学分野　教授	
北谷　好美	東京都／患者	
長谷川秀雄	NPO法人　いわき自立生活センター事務局長　介護福祉士	
竹本　文直	高知県／患者家族	
佐々木公一	NPO法人　わの会・理事長／患者	
岩泉　康子	岩手医科大学附属病院　主任看護師	
藤田　知子	国立病院機構　福島病院　理学療法士	
本田　彰子	東京医科歯科大学大学院保健衛生学研究科在宅ケア看護学　教授	
齋藤由利子	JA上都賀厚生連　上都賀総合病院　管理師長	
中島　好子	小千谷さくら病院神経内科病棟　看護長	
信國　圭吾	国立病院機構　南岡山医療センター神経内科　医長	
倉又　弓枝	東京都／患者	
竹内　聡	茨城県／患者	
長谷川　進	東京都／患者	
片岡八重子	高知県／患者	
野中　道夫	札幌山の上病院神経総合医療センター神経内科　部長	
町居　幸治	東京都／患者	
駒形　清則	東京都／医療財団法人ファミーユ　駒クリニック立石　理事長	
福留　隆泰	国立病院機構　長崎神経医療センター神経内科　部長	
池田　竜一	佐賀県／患者	
堀元　進	北海道／旭町医院	
岡本　興一	兵庫県／患者	
塚田　宏	東京都／患者	
浅井　正子	新潟県上越地域振興局健康福祉環境部医薬予防課　保健予防係長	
榎田　健	新潟県柏崎地域振興局健康福祉部地域保健課　主任	
西脇　幸子	新潟県／患者	
宍戸　春美	宮城県／患者	
鈴木夢都子	有限会社みやこホームヘルプ事業所　取締役	
小出　喜一	千葉県／患者	
中西　茂	重度身体障害者療護施設　アドレス・高知　元・施設長	
舩後　靖彦	千葉県／患者	
若林　佑子	日本ALS協会新潟県支部　事務局長	
杉山加奈子	日本ALS協会高知県支部事務局長／遺族	
横島　康子	千葉県／遺族	
渡辺　春樹	宮城県／患者	
西澤　正豊	新潟大学医学部脳研究所神経内科学　教授	
荻野美恵子	北里大学医学部神経内科学　専任講師	

I 治療

　病気には必ず、原因があると思われているが神経難病の多くはいまだに原因が不明である。感染症をのぞくと、原因が明確といえる病気の方が本来珍しいと言っても過言ではないので、難病だけが特別だとがっかりする必要はない。

　幸い、日本では難病対策提要（1972年）の下で、難病の医学研究制度がある。この研究システムは世界で類のないものであり、筋萎縮性側索硬化症（ALS）はその中で、1974年から調査研究事業（「神経変性疾患に関する研究」など）と治療研究事業の対象とされており、大学や病院で病態の解明や治療の試みが盛んに行われている。

　医学研究は細胞、DNA、生化学レベルなど通常の臨床からかけ離れたものを想像しがちだが、実際の医学研究は一人一人の患者から学ぶことを積み重ねることでしかなく、そのために難病医療の公費負担制度があり、具体的ケアとサポートが行われている。この日本のシステムは今後とも難病医学研究にとって大変重要である。

1　運動ニューロン疾患の病態と今後の展望

運動ニューロン病とは

運動ニューロン病と呼ばれる疾患は運動ニューロンが選択的に変性、脱落するために筋力が低下していく疾患の総称であり、代表的な疾患として筋萎縮性側索硬化症（ALS）が挙げられる。ALSは脊髄、脳幹、大脳の運動ニューロンが変性する成人発症の疾患で、運動ニューロンの脱落により進行性の脱力、筋萎縮を呈し、平均3〜5年以内に呼吸筋麻痺のために死亡する。

ALSの有病率は人口10万人あたり1.6〜8.5人、発症率は人口10万人あたり0.4〜2.6人/年と報告されており、世界各地でほぼ一定であると考えられている。ALSのほとんどが孤発性であるが、約10％が家族性である。ALS以外の運動ニューロン病には遺伝性疾患である球脊髄性筋萎縮症（SBMA）、脊髄性筋萎縮症（SMA）などがあるが、本稿では運動ニューロン疾患の大部分を占めるALSを中心に概説する。

筋萎縮性側索硬化症（ALS）とは

ALSは中年以降に発症することがほとんどで、初発症状としては一側上肢の脱力に始まり、他側上肢、両下肢への筋萎縮が進み、その間に球麻痺症状、呼吸筋麻痺が加わることが多い。発症後3〜5年で呼吸筋障害のために死亡するか、人工呼吸器の装着を必要とすることが多いが、個人差も大きい。ALSは末期に至るまで通常は感覚障害、知能障害は生じない。

ALSについては現在までのところ病気を治療する有効な方法はない。唯一リルゾール（商品名リルテック）が臨床では使われているが、病気の進行を遅らせる効果はあるものの進行を止める事はできない。そのため対症療法中心の医療以外に道がないのが現状である。

ALSは病理学的には脊髄前角細胞の著明な脱落と錐体路変性を特徴とする。残存運動ニューロン内にはブニナ小体といわれる好酸性の封入体が認められることがある。種々の形態のユビキチン陽性封入体も特徴的であり、近年これらが抗TDP-43抗体で特異的に染まることが示され、注目されている。

脱力・麻痺の原因はその筋肉を支配する下位運動ニューロン（脊髄前角と脳幹に存在）の変性および細胞死の結果であり、脊髄側索が硬化するのは、この部位を下行する皮質脊髄路（下位運動ニューロンまで伸びている上位運動ニューロンの軸索路）が変性し、アストロサイトに置き換わってしまったためである（グリオーシス）。なぜ運動ニューロンが死んでしまうかについては他の神経変性疾患（例えばアルツハイマー病、パーキンソン病）と同様に不明な点が多い。

ALSの研究

1）家族性ALS

ALSのほとんどは家族歴のない孤発性であるが、約10％が家族性である。1993年にSOD1遺伝子に変異を生じると家族性のALSを引き起こすことが明らかとなり、ALSの研究に大きなインパクトを与えた。SOD1遺伝子変異は家族性ALS患者の20％程度で原因となっており、他にALS2/alsin、Senataxin、VAPBなど家族性ALSに関連した遺伝子の同定が行われてきている。

マウスやラットなどにヒト変異SOD1を発現させると、加齢と共に進行性のALS様の症状をきたし、運動ニューロン変性、変異SOD1を含む封入体の細胞内での形成といったALS様の病理像を呈する。ALSの動物モデルとして最も実際の病態に近いものと考えられ、これらを用いた精力的な研究が行われてきた。

2）変異SOD1による運動ニューロン死はどうして起こるのか？

SOD1自体は体内で生じる活性化酸素の毒性を緩衝する働きを持っている分子であり、当初はSOD1

の本来の作用が減弱するために活性酸素による毒性が増し、その結果運動ニューロン死が引き起こされるのではないかと考えられた。

しかしSOD1遺伝子自体を持たないマウスで運動ニューロン変性が認められないことなどから、現在ではむしろ異常SOD1タンパクが神経細胞内に蓄積すること自体が神経細胞死の主たる原因ではないかと考えられてきている。つまり変異SOD1により正常なSOD1の機能が損なわれるからではなく、変異SOD1が「ゴミ」として溜まることが原因ではないかという考えである。

この異常タンパクの蓄積が神経細胞死を引き起こすという説はALSのみならず、アルツハイマー病、ハンチントン舞踏病、遺伝性脊髄小脳変性症など非常に多くの神経変性疾患の病態に当てはまるものとして注目されている。変異SOD1のような異常タンパクが通常生体内に存在しない異常な立体構造をとることにより、何らかの毒性を持ち細胞機能に障害を与えると推測されている。

とりわけタンパクの品質管理機構である小胞体や不要なタンパクを認識・破棄する細胞内器官であるユビキチン・プロテアソーム系にこうした異常タンパクの蓄積が重篤な障害を与えることがさまざまな実験で明らかにされてきた。

言い換えると細胞のなかで多量の「ゴミ」が蓄積されることによりその分別機構や処理機構に負荷がかかりやがて破綻してしまうということである。

この他に、ALSの運動ニューロンではミトコンドリア、細胞内輸送機構、細胞内グルタミン酸動態など様々な細胞内の機能に異常をきたしていることが知られている。直接な関連についてはまだ不明な点も多いものの、上記の異常タンパク蓄積が引き金になってこうした様々な細胞内の機能異常がひきおこされているという報告もある。

また脊髄運動ニューロンの周囲に存在し、グリオーシスの主役であるアストロサイトなどのグリア細胞もALSの病態に重要な役割を担っていることがわかっている。

こうした結果運動ニューロンは自らの機能を維持する事が困難な状況に陥り、アポトーシスと呼ばれる細胞の「自殺」に関わる分子群（カスパーゼ類）が活性化されて最終的に神経細胞死を引き起こすものと推測されている（図）。

近年、変異SOD1の発現を特定の細胞で特定の時期に抑制する技術が開発された。その結果、変異SOD1の発現を運動ニューロン内で抑制した場合にALS発症時期を遅らせることができるが、むしろグリア細胞内で抑制した場合のほうが、より発症時期を遅らせる効果が強く、発症後の進行も遅らせることができた。このことはALSの病態におけるグリア細胞の重要性と、治療の糸口としての可能性を示すものとして注目されている。

3）ALS治療にむけての研究の現状

ALSの治療に関しての研究も変異SOD1のモデル動物や細胞を用いて進められている。運動ニューロン死を抑制するためには、運動ニューロン死を引き起こすような因子を抑制し、押しとどめるような因子を増強すればよい。事実アポトーシスを抑制する分子や薬剤（Bcl-2やカスパーゼインヒビターなど）、神経細胞を保護する神経栄養因子（BDNFなど）、ミトコンドリアを保護する分子（クレアチンなど）、グルタミン酸の流入を抑制する物質、炎症やグリオーシスを抑制する分子・薬剤（COX2インヒビター）などが変異SOD1による神経細胞死を抑制することが報告されている。

ただ、いずれの方法も変異SOD1トランスジェニックマウスの病気の発症を完全に抑制したり、進行を完全に止めたりすることには成功していない。単独の方法ではなく複数の方法を組み合わせることなども検討されている。

変異SOD1のモデル動物は孤発性ALSの病態を完

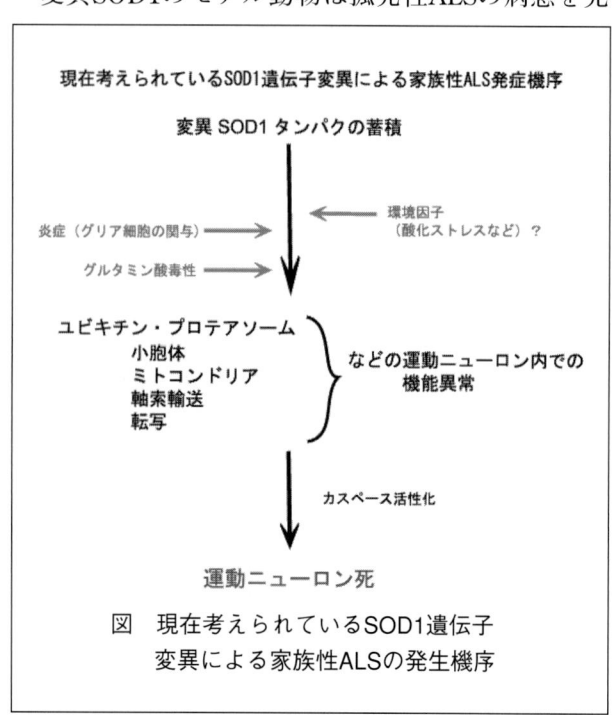

図　現在考えられているSOD1遺伝子変異による家族性ALSの発生機序

全に反映しているわけではなく、先述の抗TDP-43抗体で染まる封入体は変異SOD1モデル動物では見られないなどの病理学的な相違がある。ALS治療研究のさらなる進展のために、より孤発性ALSに近いモデル動物開発が必要であると考えられている。

我々はALS患者の剖検例における脊髄前角細胞遺伝子発現プロファイルから、ALS患者で発現が変化している遺伝子を網羅的に解析した。それらのうち顕著な発現低下が認められたdynactin1をノックアウトすることにより、運動ニューロン障害をきたす線虫モデル作成に成功している。今後、病態解析および薬剤のスクリーニングを進めていく予定である。

ALSの治療（治験）

新しい薬剤の有効性と安全性は、動物実験、少数の患者への投与を経て、最終的に数百人から千人規模の患者に対する治験によって確認される。通常、実薬（本物の薬剤）投与群と偽薬（生理食塩水や乳糖など無害だが薬効もないもの）投与群を厳密に比較して、十分な有効性と安全性を認めた場合に新しい治療薬として認められる。

抗生物質の一種であるMinocyclineはモデル動物で有効性が認められ、ALS治療薬として期待が持たれていた。平成19年12月に最終的な治験の結果が発表され、Minocycline投与群のほうが偽薬群に比してALSの進行が速く、むしろ有害であるという結果となった。正式な治験によって検証されていない薬剤を使用することは慎重でなければならないことを示す事例である。

現在までのところ治験で有意な効果が認められたのは前述のリルゾール（商品名リルテック；抗グルタミン酸効果）のみであり、この薬剤は本邦でも認可されている。この薬は比較的早期のALSに対して病勢を弱くする効果がある。ただし残念なことに完全に病気の進行を抑制したり筋力を回復したりすることは望めない。

世界的にはMemantine、Ceftriaxone、Arimoclomolなど数多くの薬剤の治験が現在進行中である。その詳細はThe ALS Associationのホームページ（http://www.alsa.org/）などで知ることができる。

我が国においては現在全国規模でエダラボンおよびメチルコバラミンの治験が行われている。エダラボンは細胞が酸化的代謝を行う際に発生するフリーラジカルを取り除く作用のある薬剤である。日本において既に脳梗塞急性期の治療薬として認可され、広く使用されている。フリーラジカル等の酸化的ストレスはALSにおける病態にも関わっている可能性が指摘されており、エダラボンの効果が期待されている。現在全国規模での治験が進行中である。

メチルコバラミンはビタミンB_{12}の類縁体であり、末梢神経障害などに対して広く薬剤として使用されている。高濃度ではグルタミン酸の細胞毒性に対して防御効果を示すことなどから、通常の50～100倍用量の筋注（大量療法）をALS患者に対して施行する試みが行われてきた。その結果、長期投与で生存期間を延長する効果などが示唆されており、現在全国規模での治験が実施されている。

運動ニューロン病治療―今後の展望―

家族性ALSの原因の一つである変異SOD1による運動ニューロン障害については、マウスモデルなどを通じて多くの現象が解明されつつあり、そこから治療に結びつく可能性のある薬剤も次々に見出されてきている。しかしALSの大部分を占めるのは家族歴のない孤発性ALSであり、その原因については不明のままである。

しかし孤発性疾患についても、遺伝子によって規定された個々の体質が発症や症状の進行に影響を与えている可能性が考えられており、もしそれらのカギとなる遺伝子を同定できれば、治療法開発の大きな進展をもたらす可能性がある。現在、我が国においても、諸外国においても多数の患者遺伝子を蓄積し、解析を行うプロジェクトが進行している。

変異SOD1によるマウスモデルに加え、より孤発性ALSに近い病態を示すと想定される動物モデルの開発が我が国をはじめ各国で進んでいる。これらによる病態研究と治療薬のスクリーニングの進展が期待でき、近い将来、ALSの進行を「抑制」する薬が複数開発されると予想される。

平成19年11月にヒトの皮膚細胞から神経細胞などさまざまな細胞に分化する能力をもつ「人工多能性幹細胞（iPS細胞）」の作成に成功したことが報告され、再生医学の進展が期待される。神経幹細胞を用いた脊髄損傷モデル動物の治療については、有効性が示されつつあり、今後運動ニューロン疾患治療へも応用研究が進むものと予想される。しかしながら、限局した損傷部位の修復に比して、中枢神経系から末梢神経に至る広範な運動ニューロン全体の機能を再生

するためには、多くの壁があることも事実である。

難病中の難病であったALSにも少しずつ光が差し込んできている。近年、生命科学は大きな進歩を遂げ、遺伝子治療や幹細胞移植などの研究・技術進歩はめざましいものがある。こうした生命科学の進歩がALSという病気を完全に治療可能な病気にする日がやがて来るものと信じている。

(石垣　診祐／熱田　直樹／祖父江　元)

ALSに対する再生医療

大人の脳や脊髄の神経（中枢神経）は一度損傷を受けると再生しないと長く考えられていました。しかし、1990年代に入り学問の進歩によって大人の脳においても新たにニューロン（神経細胞）を生み出す力がある「神経幹細胞（かんさいぼう）」の存在が報告されました。この「神経幹細胞」を利用すれば、神経系の再生医療が出来るのではないかという期待が高まっています。

このような研究成果を受けて、成熟した運動ニューロンあるいは運動ニューロンに分化するような「神経幹細胞」を脊髄に移植して、ALSを治療できないかという研究も始まりました。しかしながら、この治療法には未だ解決すべき様々な問題があります。一つは移植細胞をどこからから持ってくるかです。また、どのような種類の細胞を使えばよいかも未だ研究の段階です。もう一つは移植の方法の問題です。特にALSでは脳幹から脊髄にかけての広い範囲で細胞を補充する必要があります。このような問題を克服するために上記のモデル動物を用いた研究が精力的に行われています。

1) 失われた細胞を外から補充する

ES細胞といわれる胚性幹細胞は受精卵の初期の段階で得られる細胞であり、神経や筋、その他の様々な細胞へ分化する能力を備えた「万能細胞」ですが、このES細胞から神経幹細胞あるいは神経細胞を誘導して移植するという研究が盛んに行われています。事故による脊髄外傷によって麻痺をきたす脊髄損傷に対してもその再生医療が期待されていますが、慶應大学での研究ではサルの脊髄損傷モデルに対して神経幹細胞移植により運動機能が改善されることが報告されました。しかしながら、このような細胞は通常は他人からの細胞を移植することになるので、拒絶反応の問題や、倫理的な問題の解決が必要です。

そこで近年、京都大学が中心となり皮膚由来の線維芽細胞にいくつかの遺伝子を導入することにより人工的に多能性幹細胞（人工多能性幹細胞（iPS細胞））を作成する技術が報告され、大いに注目されています。安全性の確認はこれからですが、このiPS細胞であれば患者さん自身の皮膚から神経幹細胞を増やすことができますので、前に述べました拒絶反応や倫理的な問題の解決が期待されます。

2) 元々存在する（内在性の）神経幹細胞を活性化する

その一方で、大人の脳や脊髄にも元々存在する神経幹細胞を活性化することにより、ニューロンを再生できないかという試みも行われています。普段は休眠していると考えられる神経幹細胞は、脳梗塞などが起きた時には増殖して、新しいニューロンを生み出し、さらにその新生ニューロンは傷害部位に向って移動することも報告されています。最近の研究では、大人の脊髄にも神経幹細胞が存在し、ALSモデル動物でもその活性化による細胞増殖が起きていることを確認しています。

しかしながら、その活性化はニューロンをたくさん再生する程には強力ではなく、同時になんらかの「再生誘導因子」の補充も必要ではないかと考えられています。このような観点から様々な試みが行われていますが、例えば東北大学では新規系に対する強力な再生誘導因子である肝細胞増殖因子(Hepatocyte growth factor: HGF)を用いた治療法の開発を進めています。

ALSに対する肝細胞増殖因子(HGF)蛋白髄腔内投与療法

肝細胞増殖因子（HGF）はわが国の中村敏一先生らによって発見された新しい増殖因子です。HGFは文字通り肝臓で発見されましたが、その後の研究で、神経細胞に対しても神経栄養因子と働くことが明らかになり、なかでも運動ニューロンに対して非常に強力な再生誘導因子として働くことが明らかになりました。さらに大阪大学の船越　洋先生はHGFを遺伝子工学的にALSマウス導入することによりALSの進行を抑制することを示し、ALSの新しい治療薬として注目されています。　(青木　正志)

II 痛み

　外傷によって起きる頚髄の完全損傷では四肢麻痺だけでなく、感覚障害も起きるために、痛みを訴えることが少ないが、このため体には怪我や床ずれが起きやすい。一方、ALSは感覚障害がない特徴があるため、痛みを強く感じることがある。ALS患者さんの「痛み」は麻痺した体を快適に保つためのバロメータと考えるべきである。

　このため丹念に患者とコミュニケーションし、細かに頭、手足、体を快適な位置に直してあげると、合併症を予防することができる。適切な理学療法として、温熱療法・温浴やマッサージなども組み合わせられればさらによい。

　本来、ALSの「痛み」は体の痛みそのものではなく、全人的苦痛としてとらえるべきものである。英国のシシリー・ソンダースは1967年にALS患者を含む根治できない患者に対する緩和ケア概念を確立した。その基本概念は「全人的苦痛(total pain)」を多専門職種によって緩和（palliation）することとした。彼女の考えた全人的苦痛とは、(1) 身体的苦痛（体の痛みだけでなく、身体障害全体を意味する）、(2) 心理的苦痛（不安や葛藤なども含まれる）、(3) 社会的な苦痛（社会復帰や医療費、在宅介護の問題も含まれる）、(4) 霊的苦痛（宗教的な意味を超え、生きる意味の問いや、無価値感、実存的な不安、絶望感などが含まれる）である。

2　ALSの痛み

　私の場合は車椅子に座って両足はほとんど動かず、手の方も右手はほとんど使えず、左手で辛うじてコーヒーカップが持てるほどのときから襲ってきました。その痛みの種類は正座をしているときに痺れが襲ってくるのによく似ていました。それが何故突然に襲ってくるか、そのときはわかりませんでした。その痛みは全身におよび、頭から何かが下に降りていくのを感じていました。とても耐えきれずに、名古屋大学付属病院の神経内科病棟に入院することになりました。

　痛みは発作的に激痛を及ぼして、とても耐えきれるものではありませんでした。入院すると、主治医はありとあらゆる痛み止めを試しましたが、全く効果がなく、行き着いたのはソセゴンという劇薬でした。が、効いているというより、精神的に注射を打ったら少しは痛みが治まるという自己暗示にかけていたように気がします。

　それに加えてトリプタノールという抗うつ剤とリーゼという精神安定剤と胃薬を主治医の判断で飲むことになりました。それから1ヵ月ぐらい意識ぼーっとしながら療養していましたが、身体が感じる空気の感じから麻痺をしていて、つねに肌で感じる外の感覚が今までに感じていたものと全く違って鈍いもので、どんなに爽やかな空気やそよ風が吹いても気持ちよいとは感じませんでした。それは私の心にある（これからどうなってしまうんだろう）という恐怖感と全てを失っていく絶望感とが潜在意識の奥から精神的な不安感を巻き起こして、それが感覚神経まで侵してしまったのかもしれません。

　結局7ヵ月入院しましたが、痛みを取れないまま、退院させられることになってしまいました。自宅療養の中で、痛みが激しいときは訪問看護師にソセゴンを注射してもらえるということでしたが、できるだけ我慢をしていました。

　痛みを克服する第一歩は、医師が勧めるマイスリーに変えてそれが私の体質に合っていて、痛みを忘れて眠れるようになったこと。寝るときに膝を立てる事により、痛みの接地面積を足の裏だけにする事で減らして、克服の始まりを創意工夫していきました。

昼間の痛みの対策

　昼間の痛みをどうしたらよいかが課題でした。パソコンを操作する環境を整えるまでは、とてもつらい日々を過ごしていました。そのころは呼吸に障害が出てきて、とても一人では呼吸ができないので、家族に腹を押してもらって呼吸をしていました。24時間3ヵ月に及ぶ呼吸補助でした。

　痛みはそのまま続いていましたから、呼吸器をつけると痛みを訴えることができなくなることが、最大の恐怖でした。呼吸器をつけることを躊躇っていましたし、しかし、これ以上負担を家族にかけられないという思いと、私の生きたいという思いで清水の舞台から飛び降りる思いで呼吸器をつけたのでした。

　たしかに手術後は痛くて、麻酔を点滴する日が続きましたが、呼吸器に慣れると苦しさは減ったのとどん底まで落ちてしまったら、今までの恐怖感や絶望感はなくなって、逆に何かやれることがないかと考えるようになったのです。そこで昼間の時間にパソコンをやることに決めたのです。さっそく名古屋福祉用具プラザに電話をしてもらってパソコンを操作する環境を整えてもらったら、楽しくて、あっという間に時間が過ぎて痛みを感じる暇がなくなったのです。不思議なもので、確かに痛みはあるのですが、ほかの事に夢中になると痛みを感じているのに忘れてしまうのです。今も激痛が襲うことがありますが、他に意識を持っていく手段、睡眠導入剤で痛みを克服することはできました。

（藤本　栄）

3 痛みと その対処

　ここでは、ALS患者の痛みの問題をとりあげます。痛みは、それ自体が苦痛であり、また持続する激しい痛みにより食欲・睡眠も妨げられ患者は疲弊し、不安になり、さらにパニック状態になったり、人格が変わることさえあります。従って、痛みをコントロールすることは、ALSにおいても重要な問題であり、それへの対処について例を交えて紹介します。

ALSの痛みの頻度と種類

　ALSでは感覚神経は侵されませんが、種々の痛みが生ずることが知られています。痛みの頻度の報告はいくつかなされていますが、約50数%の患者さんが痛みを有し[1,2]、終末期の患者さんでは70～76%と報告[3]されています。しかし、痛みに関して医療者が十分に認識していないために、疼痛緩和の処置が取られていないことも少なくないという報告もあり、医療者は痛みについて注意し適切に対処することが望まれます。

　痛みの原因としては、以下のものが考えられています（表1）。
① 運動神経の障害に起因する筋痙攣や痙縮に伴う痛み[4]
② 筋萎縮のために骨や関節に圧力がかかることによる筋骨格痛[4]

ポイント!! 痛みへの対処

1. 痛みがおこりうることを認識し注意を払うこと。
2. 痛みの原因は何かを見極めて治療を選択していくこと。
3. 通常の方法で痛みの軽減が図れないときは、躊躇せずに強オピオイドを使用すること。
4. オピオイドの効果が不十分な場合、抗うつ薬を併用すると鎮痛効果がえられることがある。

③ 不動による皮膚の圧迫による痛み[5]
④ その他：他の付随した病気による痛み

　Jansen[2]らは、ALS、筋ジストロフィーなどの神経筋疾患193名の痛みを分析し、痛みの部位としては、背部49%、下腿47%、肩43%、頚部40%、足36%、腕36%、手35%、頭部20%、胸部17%、腹部16%と報告しています。

痛みの治療[6] を参考）（表2）

　痛みの治療はその原因により異なりますが、当初の治療で痛みが十分にコントロールできない場合は、癌と同様にWHOの3段階治療（非オピオイド性鎮痛薬→弱オピオイド→強オピオイド）に従って強オピオイドの使用や、場合によっては抗うつ薬や抗不安薬の併用など、疼痛をできるだけ緩和するこ

表1　痛みの原因

①	運動神経の障害に起因する筋痙攣や痙縮に伴う痛み[4]
②	筋萎縮のために骨や関節に圧力がかかることによる筋骨格痛[4]
③	不動による皮膚の圧迫による痛み[5]
④	その他：他の付随した病気による痛み

表2　痛みの治療

筋痙攣	抗痙攣薬（カルバマゼピン、クロナゼパム、フェニトインなど）
痙縮	抗痙縮薬・筋弛緩薬（バクロフェン、塩酸チザニジン、塩酸エペリゾン、塩酸トルペリゾン、ジアゼパム、ダントロレンなど）
不動・圧迫痛	非ステロイド性鎮痛薬、オピオイド
付随した病気	原因疾患や病態に対する治療

専門医の工夫

1. 一過性・瞬間的な痛み：筋痙攣による
・抗痙攣薬が奏功することが多い。
2. 関節の運動時の痛み：関節拘縮に伴う
・抗痙縮薬、筋弛緩薬、NSAIDの効果は不十分なことが多い
・関節の他動運動、体位交換・体位の工夫、湿布、入浴など、リハビリテーションや物理的方法を早期から行うべき。
・痛みがとれない場合、早く強オピオイドにきりかえる。
3. 持続的痛み：不動、圧迫による
・リハビリテーションや物理的方法の継続
・NSAID、弱オピオイドが奏功しないときは、躊躇せず早めに強オピオイドを使用。

とが重要です。

1）筋痙攣による痛み

筋力がある程度保たれている筋肉に力を入れたときにおこることが多く、また、夜間睡眠中に生じて痛みのために目が覚めることもあります。四肢や腹部・背部の筋肉におこります。このような場合は、抗痙攣薬（カルバマゼピン、クロナゼパム、フェニトインなど）を使用します。多くの場合、これらの薬がよく効きますし、経過に伴って自然に消失していきます。

 オピオイドの使用

1. 長時間作用のものを1回5～10mg、12～24時間ごとに投与し、効果が不十分なら10mg/日くらいずつ速やかに増量していく。

2. 痛みが強い時間帯がある場合、レスキュー的に短時間作用の塩酸モルヒネを追加するのもよい。

3. 経口摂取ができない場合の投与経路は、
　・経管栄養の場合は経管から
　・経管栄養をしていない場合は、パッチ剤、座剤、経静脈的、持続皮下注などであるが、ALSではこれらを用いることは少ない。

　・パッチ剤は1枚量が多いため、必要量が皮膚に密着するように湿布剤などの上に貼るとよい。

2）痙縮に伴う痛み

痙縮は上位運動ニューロンの障害によっておこり、関節の拘縮とそれに伴う運動痛はしばしばみられます。治療としては、まず抗痙縮薬や筋弛緩薬（バクロフェン、塩酸チザニジン、塩酸エペリゾン、塩酸トルペリゾン、ジアゼパム、ダントロレンなど）を用いますが、脱力感や呼吸筋麻痺がある場合は呼吸抑制への注意が必要です。薬物療法のみで拘縮の悪化や痛みをコントロールすることは困難で、関節の他動運動も大切です。ただ、この運動は、日に数回、毎日行うのがより有効ですので、理学療法士（PT）のみでなく、家族やケアギバーが手技を習得して続けることが重要です。これらで痛みのコントロールができない場合は、オピオイドを使用するのがよいでしょう。

3）筋萎縮のために骨や関節に圧力がかかることによる筋骨格の痛み、不動による皮膚圧迫の痛み

これらに対しては、楽な身体の位置・姿勢をとるとともに体位変換を行うこと、動かすときにはゆっくり動かすなどのケア上の注意が大切です。また、非ステロイド性鎮痛薬（NSAID）も有用です。しかし、病気が進行していくと痛みや不快感が強くなり、NSAIDで症状を緩和することが困難となって、強い鎮痛効果を示すオピオイドが必要となることが少なくありません。

また、JensenらのALSを含む神経筋疾患193例の調査では、中等度の痛みのコントロールに有用なものとして、カイロプラクティック、神経ブロック、麻薬、鍼、強い痛みには神経ブロック、カルバマゼピン、鍼、麻薬があげられています[2]。

オピオイドの使用と効果

上述したように、抗痙縮薬・非麻薬性鎮痛薬・抗炎症薬などの効果が不十分な場合は、ALSでも癌と同様にオピオイドを積極的に使用すべきであると、日本も含め各国の診療ガイドラインで推奨されています[7][8]。

それによると、ALSの痛みに対する強オピオイドの使用量は、長時間作用のものをモルヒネ量として1回5～10mg、12～24時間ごとに使用し、症状に応じて増量していきます。モルヒネ使用量は、Oliverの報告[9]によるとかなり幅がありますが、平均では60mg/日、平均使用期間は95日です。私の経験では、痛みまたは呼吸困難に対して使用した量は

25mg〜180mg/日で、進行が早い人で量が増えていく傾向がありました。投与方法については、経口摂取ができる場合は経口的に、経管栄養の場合は経管からの投与ができます。

それができない場合は、座剤や注射がありますが、睡眠を妨げる・在宅療養では手技的に負担が大きいなどの問題があり、フェンタニルの貼付剤がよいでしょう。問題は1枚の薬用量が多いことですが、下に湿布薬などを貼っておいてその上から必要量のみが吸収されるような貼り方をすればいいでしょう（癌の緩和ケアの専門医よりの助言）。

鎮痛効果については、英国のホスピス入院中のALS患者さんの報告では、抗炎症薬・抗痙縮薬・非麻薬性鎮痛薬の併用が約55％の患者では有効ですが、それらでコントロール困難な患者さんの約80％においてモルヒネなどの強オピオイドが有効と報告されています[7]。またモルヒネは呼吸困難（感）にも非常に有効であり、終末期のALS患者さんでは、呼吸困難（感）と痛みの両方があることも多く、これらの症状が緩和できると、食欲も出て元気を回復しむしろ延命につながるように思われます。

ALSでは、癌に比べ強オピオイドの使用量は非常に少なく、問題となる副作用は少ないと報告されています。私の経験では、投与開始時に軽度の嘔気があった例がありますが、鎮吐薬を併用して続行可能で、まもなく嘔気は消失し鎮吐薬は不要となりました。

症例の紹介

クリニック開院後約2年3ヵ月の間に診療したALS患者のうち、長期にfollowできた43名中10名にモルヒネを使用し、使用開始の目的は、7名は呼吸困難に対して、3名が疼痛緩和に対してでした。

いずれの場合も、前者では疼痛、後者では呼吸困難がその後に出現している患者が多くありました。以下に、疼痛緩和目的でモルヒネを使用した例を紹介します。

【症例1】56歳、女性
＜経過＞1997年9月（48歳）、頸部の筋力低下で発症し、右下肢→左下肢→左上肢→右上肢と進行、2000年6月から嚥下障害、2002年2月から全介助。2003年8月から構音障害、2004年6月初めからBiPAP開始し中旬にPEG施行。痙縮なし。
＜痛みと対処＞2004年7月から不動と圧迫による背

> **注意** オピオイド使用時の注意点
>
> 1. 他の鎮痛方法が不十分とわかったら早く使用する。
> 2. 偏見が強く、患者・家族が使用を躊躇することがよくあるので、有効性と麻薬中毒になることはないことをよく説明する。
> 3. 初回投与で嘔気を生ずる場合があり、このときは鎮吐剤を併用してしばらく我慢して服用してもらうと、嘔気が減弱・消失し、使用に耐えられるようになることが多い。
> 4. ALSでは保険適応になっていないため保険請求の際に注釈を書く必要があるが、都道府県によって対応が異なるかもしれない。

部・腰・下肢など身体各所の痛みのため夜間の中途覚醒・不眠。それまでは、抗痙縮薬、抗不安薬、湿布薬を使用し、痛みは抑制できていた。痛みが悪化しペンタゾシン25〜50mgを眠前に使用したが無効のため、8月からモルヒネ（徐放性粒剤）を1回10mg、眠前使用し痛みはとれ睡眠良好となった。

2ヵ月後、再び痛みが増強しモルヒネを自己判断で30mgに増量していたため20mgに減量、アミトリプチリン10→25mgを併用し、痛みは消失しよく眠れるようになり、介護者である母も良眠でき介護負担は著明に軽減した。その後約11ヵ月間、増量をすることなく身体各所の痛みはコントロールされている。
＜呼吸障害＞呼吸障害も徐々に悪化したが、BiPAPの設定を調節することで呼吸状態は良好に維持。経過中一時的にあった呼吸困難にもモルヒネは有効であった。
＜まとめ＞ゆっくり進行する型で、痛みにはモルヒネ20mgとアミトリプチリンが奏功し、11ヵ月間同じ量でコントロールできている。

【症例2】74歳、男性
＜経過＞2004年5月から両上肢の筋力低下、次いで下肢にも及び、2005年2月から歩行困難、嚥下障害、頸が前屈し項部痛が強くなる。また呼吸筋麻痺も顕在化。6月にPEG施行。7月中旬初診時、痛みが強く不眠、また全身倦怠感と動作時の呼吸困難を自覚。

表3　在宅で使用しやすい強オピオイドの種類

経口・経管	モルヒネ徐放薬（錠剤：MSコンチン、粒剤：モルペス・カディアンスティックなど）
貼付	フェンタニル

* 座薬は嫌がる人が多く、他の剤形が使用できないときに使用
* 持続皮下注などの非経口投与法もあるが、患者の負担が少ない上述のほうが望ましい
* 使用にあたっては、以下のことをよく説明することが重要
  ① 麻薬中毒に対する偏見を取り除くこと（症状のある人に使用した場合はおきない）
  ② 有効であること（多くの報告がある）

BiPAPを断続的に開始。瘻縮なし。
＜痛みと対処＞不動・圧迫による頚部・腰・下肢の痛みが強く、抗痙縮薬・湿布薬は効かなくなり、ペインクリニックで星状神経節ブロックを定期的に受けていたが、効果は不十分で通院も困難となり中止していた。持続性徐放粒のモルヒネ10mgを眠前より開始し著効したが、8月上旬に腰部の不快感のために覚醒し不眠。9月初めには呼吸困難も加わり、モルヒネを朝10mg、夕20mgとし、頚部・腰部の痛みと呼吸困難は消失。
＜呼吸障害＞経過が早く呼吸困難のため度々BiPAPの設定変更が必要であるが、BiPAPの装着時間の延長がなかなかできないのが問題。
＜まとめ＞経過が早く、痛みと呼吸困難への対処のためモルヒネの増量ペースを早くしなければならず、今後も十分な注意が必要。

【症例3】死亡時65歳、女性
＜経過＞1998年頃から右上肢を挙げにくい、2000年3月頃左上肢に及び、2003年1月から歩行障害、6月から歩くと呼吸困難を自覚。10月には通院困難となり、11月紹介。呼吸筋麻痺が強く、話し合いのうえBiPAP装着開始し、夜間の不眠・歩行時の呼吸困難は軽快。

2004年2月、肘の痛みを自覚し不眠、鎮痛薬・湿布薬は効果が乏しく、3月には両肘の運動痛も強くなり徐放性のモルヒネ10mgを開始し痛みは軽減。その後呼吸障害が進行し、塩酸モルヒネ10mgを呼吸困難時に追加服用（日に1〜2回）。呼吸筋麻痺の進行により6月に逝去。痙縮なし。
＜まとめ＞不動と圧迫によると考えられる痛みと呼吸困難に対しモルヒネは有効で、呼吸困難の軽減によってBiPAPを装着しやすくなった。

ALSの経過中、特に進行した場合や終末期には慢性的な痛みが生ずることは少なくありません。

その原因、頻度、治療などについて述べ、薬物療法、特に強オピオイド（表3）について私の経験を示しました。

持続的な痛みは、患者の不安を増大し、QOLの低下の一つの要因ともなります。患者さんの痛みの訴えをよく聞き、できるだけ症状緩和を図ることが大切です。その際、各種薬物療法、理学療法、神経ブロックなどを上手く組み合わせて症状を少しでも軽くすることが望まれます。また、モルヒネを代表とする強オピオイドは、特に呼吸困難（感）もある場合は両方の症状緩和に有効であり、患者の身体的負担も少なく、より積極的に使用する価値があると思います。

文献
1) O'Brien, T. Kelly, M., and Saunders, C.: Motor Neuron disease: ahospice perspective. British Medical Journal, 304: 472-473(1992)
2) Jensen, M.K., Abresch, R.T. et al: Chronic Pain in Persons withNeuromuscular Disease. Arch Phys Med Rehabil 86, 1155-1163(2005)
3) Oliver, D.: The quality of care and symptom control-the effects onthe terminal phase of ALS/MND. J of Neurological Science 139(Suppl.),134-136(1996)
4) Borasio, G.D., and Volts, R.: Palliative care in amyotrophic lateralsclerosis. Journal of Neurology 244(Suppl.4), S11-17(1997)
5) Oliver, D. :Motor neuron disease, Royal College of GeneralPractitioners, London(1994)
6) Oliver, D., Borasio, G.D., Walsh, D.: Palliative Care in AmyotrophicLateral Sclerosis. Oxford University Press(2000)
7) Miller RG, Rosenberg JA, Gelinas DF, Mitsumoto H et al. Practiceparameter: the care of the patient with amyotrophic lateral sclerosis (anevidence-based review): report of the Quality Standards Subcommittee of theAmerican Academy of Neurology. Neurology 1999; 52:1311-1323
8) ALS治療ガイドライン（日本神経学会治療ガイドライン、2002年）
http://www.neurology-jp.org/guideline/ALS/index.html
9) Oliver, D.: Opioid medication in the Palliative care of motor neurondisease. Palliative Medicine, 12:113-115(1998)

（難波　玲子）

4　痛みと入浴

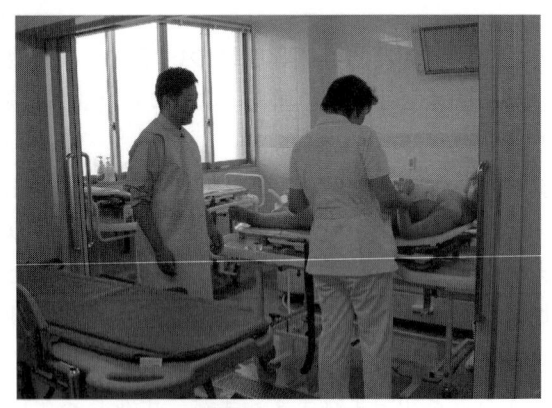
設備のいい浴室

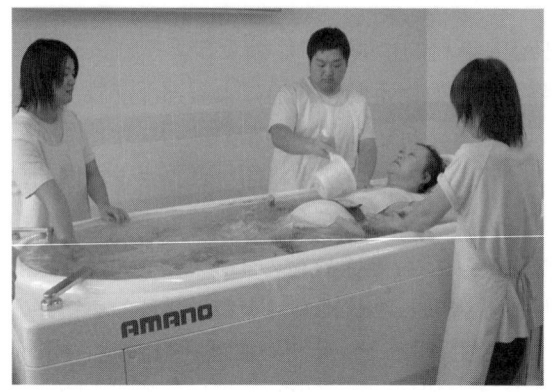
湯船には30分浸かる

　ALS患者さんは運動機能障害に対するケアが一番重要ですが、患者さんにとっては体が動かないのと同じくらいつらいのが、体の痛みです。中には全く痛みが無いという方もいらっしゃいますが、多くの患者さんは痛みに悩まされます。痛みの原因は様々です。上位運動ニューロン障害のためのつっぱり、筋肉が萎縮するための血行障害、圧迫痛、関節可動域制限による関節拘縮痛などが挙げられます。

　これらによる痛みに対し、薬物が無効であっても、お風呂が抜群の効果を出す場合があります。そこで山形徳洲会病院の特定難病治療センターでは原則皆様に週2回入浴を楽しんでもらうことにしました。

『お風呂の会』ができるまで

　当院に入院する患者さんは他院から転院されてきた場合が多いのですが、自分で動けなくなってからは組み立て式の狭い小さな浴槽にしか入れてもらえない方が大部分でした。

　当院のスパ付のお風呂に入ると皆気持ちよさそうで、ナースコールが多かった患者さんも夜間コールの回数が減りました。このことを朝の朝礼で職員に話したところ、薬局長はじめ何人かが自分たちも加わりたいと申し出があり、看護職だけでなく、事務職やパラメディカルの職員も加わったお風呂の会ができました（もちろん医師も入っています）。

　お風呂の会は単に体を洗うだけでなく、患者さんにいい気持ちになっていただこうと奉仕する湯所です。浴槽に患者さんが入っている間も、周りの職員は休まず、手を伸ばして患者さんの体をマッサージします。関節の可動訓練をします。鼻、耳の穴も掃除します。もちろん自分たちの仕事もその後にしなければいけません。

　お風呂の会では、普段は苦痛に顔をゆがめている患者さんから笑顔をみることができます。それはこの奉仕活動に参加した人だけが体験できる、貴重な特権で、まただれでも参加できます。（吉野　英）

ケアする側から

　当院は週に2回の入浴介助で、やはり大変なのは、人工呼吸器装着患者さんの介助である。どうしても看護師が午前中介助に入ることができないため、午後の時間を目いっぱい使って、呼吸器装着患者様の介助をすることにし、午前中は看護助手だけでも介助可能な患者様の介助に当てている。現在では、午前中軽介助の患者さん、午後は呼吸器装着の患者さんとサイクルができあがり、スムーズに介助ができている。介助に必要な人員は最低でも看護師1〜2名、看護助手2〜3名（外回り含まず）である。

　その日の入浴予定患者様は、入浴前にバイタルサインを測定し、異常の有無を確認しておく。前日か

痛みと入浴●4

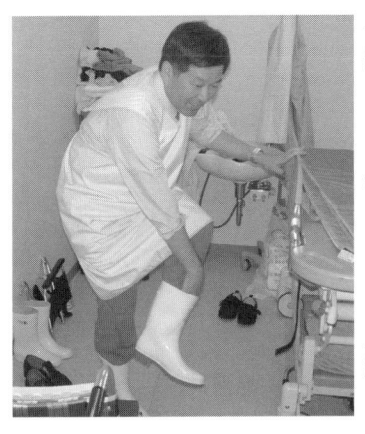
吉野センター長もエプロン・長靴で

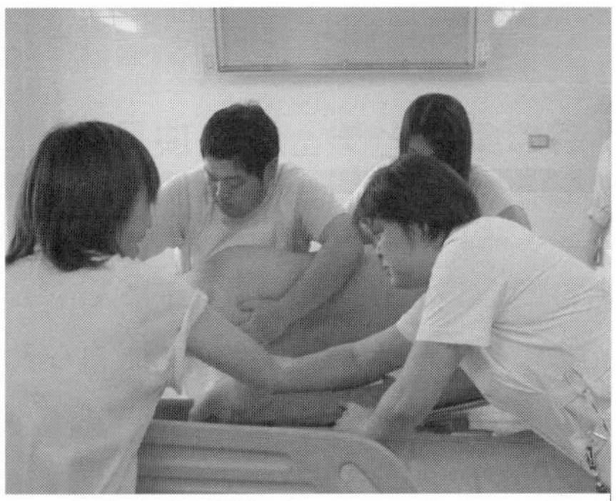

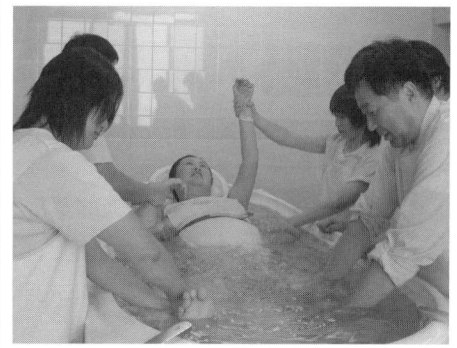
病院の全職種がローティションで（右端 安井看護師）

湯船の中でマッサージをしてもらう

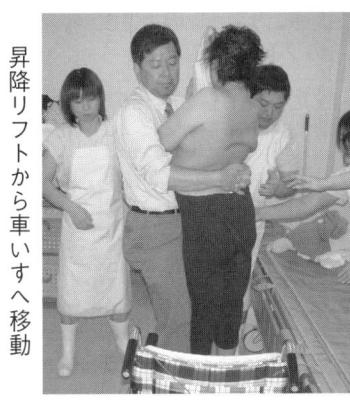
昇降リフトから車いすへ移動

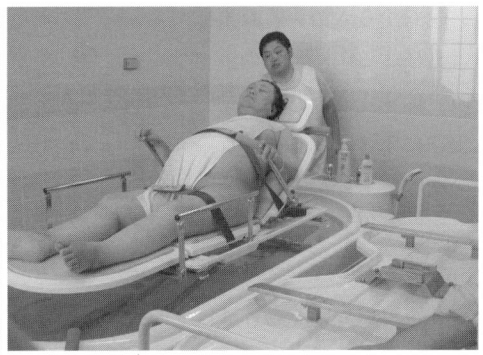
昇降バスリフトに乗せる

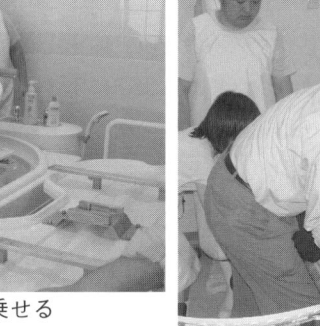
湯船から昇降リフトに移動

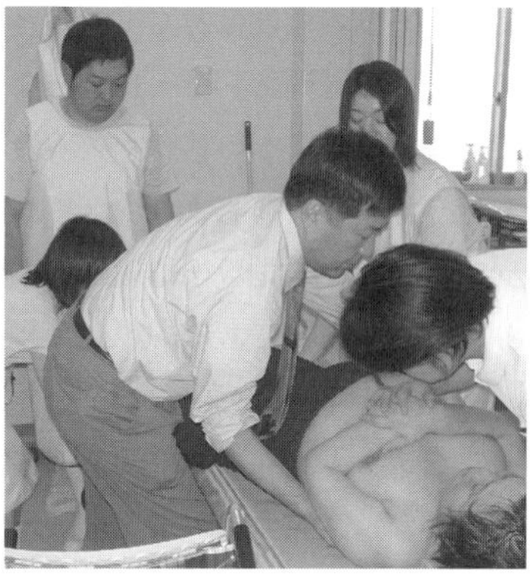

らの状態をみながら、場合によっては医師に確認して、入浴準備に取り掛かる。

入浴準備から方法

呼吸器装着中の患者様の介助は、まずベッドサイドでの吸引から始まる。看護師が吸引している間、その他の職員が入浴に必要な物を患者様の意向に沿って（着替えはどれにするのか、タオルはどれを使うのか、下着はどうするのか等）揃えていく。吸引が終わったら、カフ圧を確認し、酸素飽和度を測定しながら呼吸器をはずし、看護師は必要時酸素をつないだアンビューバックを押しながら、全員で協力してベッドごと浴室へ移動。はずした呼吸器は担当看護師がテストバックをつけ、呼吸器の作動状況と設定を確認して電源を落とさずに作動させておく。浴室到着後、すばやく着衣を脱ぎ、入浴用ストレッチャーへ移動。気管切開部位をハンドタオルで覆い、一人は洗髪、残りの人は体を洗っていく。わいわい話をしながらも手早く洗った後は、待望の浴槽へ。患者様の希望によっては、ざっと体を洗った後、浴槽につかり、あがって洗髪等をすませ、再度浴槽につかる方もいる。気管切開をしている患者様は肩までお湯につかることはできないが、できる限りお湯につかり、ジェットバスを楽しむ。浴槽に入っている間は、アンビューを担当している看護師以外の四方八方からのマッサージや可動域訓練の貴重な時間。その際、日頃痛みを訴えられる部位を重点的にマッサージしたり、痛みで動かせない関節を少しずつ動かしたりしていく。入浴中は痛みも少なく、気持ちよく可動域訓練が可能になる。浴槽に入っている時間は個人差はあるが、だいたい10～20分程度。十分温まったと感じていただけたら、浴槽

> **ポイント!!　入浴の効果・効能**
>
> 主な効果・効能として以下の6つが挙げられる。
> （1）身体を清潔に保つ
> （2）他では得られない爽快感
> （3）循環の促進
> （4）新陳代謝の亢進
> （5）呼吸運動の活発化
> （6）筋肉の負担を軽減し、疲労回復や関節可動域を拡大
>
> 【『難病と在宅ケア』2005年4月号（福留隆泰：人工呼吸器を装着した状態での入浴介助）より】

> **ポイント!!** 入浴の条件とチェック項目
>
> **入浴の条件**
> 　体温や血圧などの全身状態に異常が無いことは勿論だが、それ以上に入浴の希望の有無が重要。呼吸不全の進行や心筋症による心不全が進行し、入浴により体が疲れるようになると自ら入浴を希望されなくなることから、入浴継続のためには体への負担がより少ない入浴方法を検討する必要がある。
>
> **チェック項目**
> 　湯の温度は37℃～38℃、浸浴範囲は水位を乳頭部あたりまで。浴室内の温度は27℃～28℃とし、脱衣から入浴、着衣までに要する時間は10分～15分となるようにする。浸浴中のみではなく、浴室への移動や衣服の着脱、体を洗うなどの体動に伴う体への負荷もより少なくなるようにする。体動に伴う異常な発汗や心拍数の増加は心不全の徴候である可能性があり、注意が必要である。
>
> 　入浴前には、体温や血圧およびSpO₂などのバイタルサインをチェックしておく。人工呼吸器を使用している場合は、カニューレがきちんと固定されていることやカフ圧（または空気の注入量）を確認し、続いて人工呼吸器の設定や酸素濃度を確認する。停電に備えてバッテリー充電の確認とともに、アンビューバックも準備する。また、脱衣→入浴→着衣の導線に障害物はないか、緊急事態に対応できる準備があることも確認する。全身の皮膚観察（特に背部・仙骨部など褥瘡好発部位）も忘れずにする。
>
> 　安全で安楽な入浴を行うために独自のチェックリスト（表）を作成し、積極的に入浴を勧めるようにすることが大切である。なお、介護者は最低3人は必要である。
>
> 表　入浴時のチェック項目
>
> | 入浴者 | 血圧、体温、SpO₂、呼吸状態、カニューレのカフ圧（カフエア量）など |
> |---|---|
> | 人工呼吸器関連 | 設定、酸素量、回路の異常、バッテリーなど |
> | 設備 | 浴室の温度、湯の温度、アンビューバッグ、吸引器など |
>
> 【『難病と在宅ケア』2005年4月号（福留隆泰：人工呼吸器を装着した状態での入浴介助）より】

から出て手早く体や髪を拭いてベッドへ移動。入浴中に外回りの看護助手さんがベッドメーキング、更衣準備などを行っている。浴室内は湿度が高いため、痰が出やすくなるので、ポータブル吸引器を始め、吸引セットを常に準備しておくことも必要である。また、創傷処置なども併せて行うため、ガーゼ類も準備している。

　ベッド上での更衣を済ませた後、部屋に戻り、呼吸器設定を確認後呼吸器装着。その後体の位置やナースコールの位置などを確認して終了。だいたい一人当たりの所要時間は40～50分程度、呼吸器装着患者様だけで4～5名介助している。

コミュニケーションはお風呂で

　入浴介助の場面は、私達看護者にとって貴重な情報収集の場面でもある。これまでの病歴に加え、難病と診断されたあとの葛藤、家族への思いなど、普段病室では聴けない話がスムーズに出てくることもある。日本人にとって入浴はリラックス方法の一つであることの証明でもある。いつも難しい顔をして眉間にしわを刻んでいる患者様も、入浴中は穏やかな顔をされている。そんな患者様の笑顔をみることは、職員の喜びであり、元気の源にもなっている。

（安井　美代子）

> **ポイント!!** 入浴介助時の注意事項
>
> ①決して目を離さない（"誰か見てくれているだろう"ではなく自分が見る習慣を）
> ②気管切開をしている患者様は、水が入らないようにアンビューを担当している看護師は常に観察する
> ③吸引が適宜出来るよう準備し、必要時はスムーズに吸引を行う（吸引できる職員が待機しておく）
> ④介助に慣れていない職員は無理をしない
> ⑤常に急変の可能性を頭に入れて行動する

III 入浴

　ALS患者さんにとって入浴は大変重要な行為である。自分で入浴ができず、介助入浴であっても、週の入浴回数を維持し継続していきたい。医学的には、体や皮膚を清潔に保ち、体全体をチェックする意味がある。さらに、温熱の効果で関節の痛みもとれ、リラクセーションもできる。

　気管切開でベンチレータ管理を行っていても、入浴中は人工呼吸器装着にこだわらず、是非アンビューバックをつかった換気を試みてもらいたい。蘇生用のアンビューバックによる加圧は通常の吸気圧よりも高く、肺理学療法の効果─無気肺予防も期待できる。

　患者とコミュニケーションしながら、顔色や反応に気をつけながら、アンビューバック換気を習得するとよい。入浴は温浴にもなり、痛みの緩和にも有効であるだけでなく、多数の介護者が関わる行事として得られるものが多い。

5　看護する側からの入浴ノウハウ

　入浴は、誰にとっても楽しみのひとつである。しかし、様々な病気や障害で入浴する自由は簡単に奪われてしまいやすい。

　ことに全介助を要する方の入浴ケアの一番の問題は、介助者の肉体的負担が大きいことである。腰痛を始めとする様々な症状の訴えがある。こういった負担を軽減するために、行政サービスとしての入浴サービスが実施されているところであるが、回数にして月2〜4回程度が精一杯のところである。なかでも老人保健事業のサービスを受ける対象にならない若い年齢層においては、サービスの受給が一層困難な状況にあり、自宅での入浴方法について苦慮しているのが現状である。

　本稿では、介助者の負担軽減の視点から、さまざまな入浴のノウハウについて紹介する。

起座位保持の可能な場合

1）シャワーチェアの利用

　シャワーチェアには背もたれのあるものと無いものがある。またキャスターがついていてベッドから浴室へ移動が可能なタイプのものもあり、本人のADLや家屋の状況によって選択することが望ましい。いずれにしても安定感があり、軽いタイプのものが、介助者の負担は少ない。

　シャワーチェアでなく家庭用の椅子を代用する場合には、滑らないよう配慮する必要がある。

　座位保持が可能でも、痙性麻痺等により体幹が突っ張りやすい方は、椅子から滑り落ちないよう、椅子に固定できるようベルトをつけると良い（石鹸を使用するので、思いのほか滑りやすいものである）。

2）バスリフトなどの機器の導入

　入浴介助において、浴槽への出入りは最も労力が必要である。ことに、浴槽から引き上げるのは非常に負担がかかる。そこで、浴槽への出入りを助けるためにバスリフトなどの機器の利用がある（写真1）。バスリフトは電動の椅子を取り付けることになるので、設置条件に制限がある。こうした機器は、障害者手帳の交付を受けている場合、公費の援助が受けられる場合があるので福祉事務所と相談する事を勧める。

　ADLの比較的よい状態であれば、浴槽のなかに小さな椅子を置き、段差をつけておけば、浴槽への出入りが容易になる。

3）移動用リフトの使用（図1、写真2）

　天井走行式と床置き式のものがある。いずれも、ハンモックタイプの布に患者さんをくるみ吊り上げて、浴槽まで移動するものである。装備が仰々しくみえるためか敬遠する方もいらっしゃるようだが、実際使用してみると、非常に便利なものである。小柄なかたや、高齢の介護者にとっては、労力が軽減され、入浴介助がとても楽になったという声がよくきかれる。

　また、入浴以外にも、ベッドのシーツ交換や布団交換、おむつ交換の際に活用すると、介護労力は軽減できる。患者さんの状態や家屋の状況により、使用が不向きであることもあるので、専門家とよく相

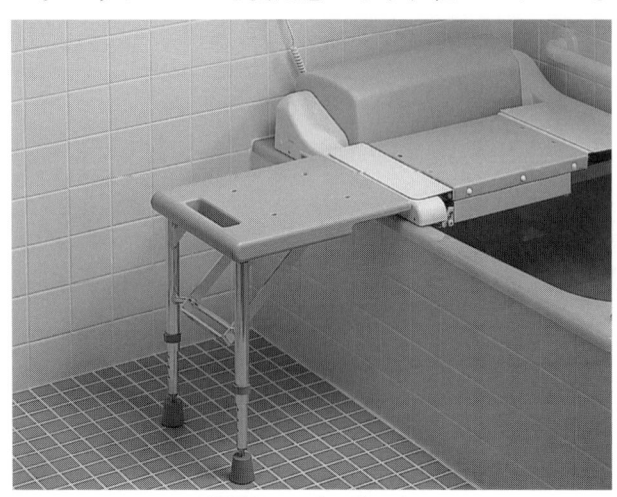

写真1　バスリフト

談する事が望ましい。

4) 手すりの取り付けについて

　握力の有る場合には、手すりを取り付けると、短時間立位の保持が可能であったり、浴槽への出入りが容易になる。しかし、握力が弱い場合にはかえって転倒等の事故を招く結果にもなるので、取り付けの位置や是非については専門家（理学療法士等）と相談して決めることが望ましい。

定頚不安定な場合

1) シャワーチェア

　起座位がなんとか保持できていても、頚の保持が困難な場合には、背もたれが頭部までの長いものを使用する。リクライニングできることが望ましい。嚥下障害が伴う場合頚の固定位置が不安定であると、唾液の誤嚥が続発される場合もある。病状を把握した上で、必要があれば吸引器の準備をしておく。

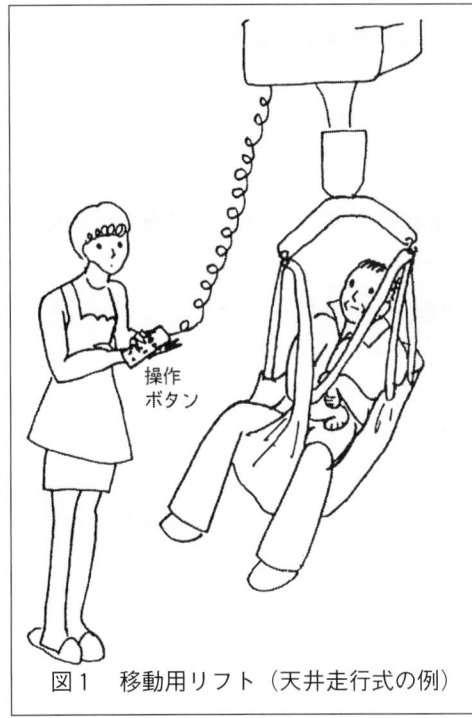

図1　移動用リフト（天井走行式の例）

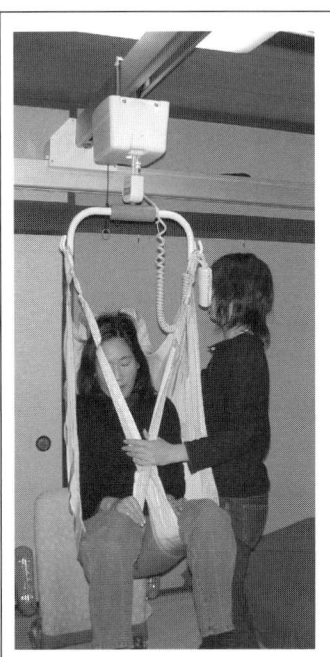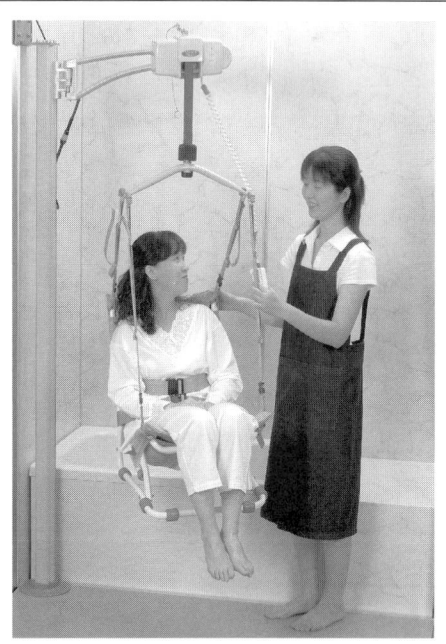

写真2　天井走行式と床置き式リフト

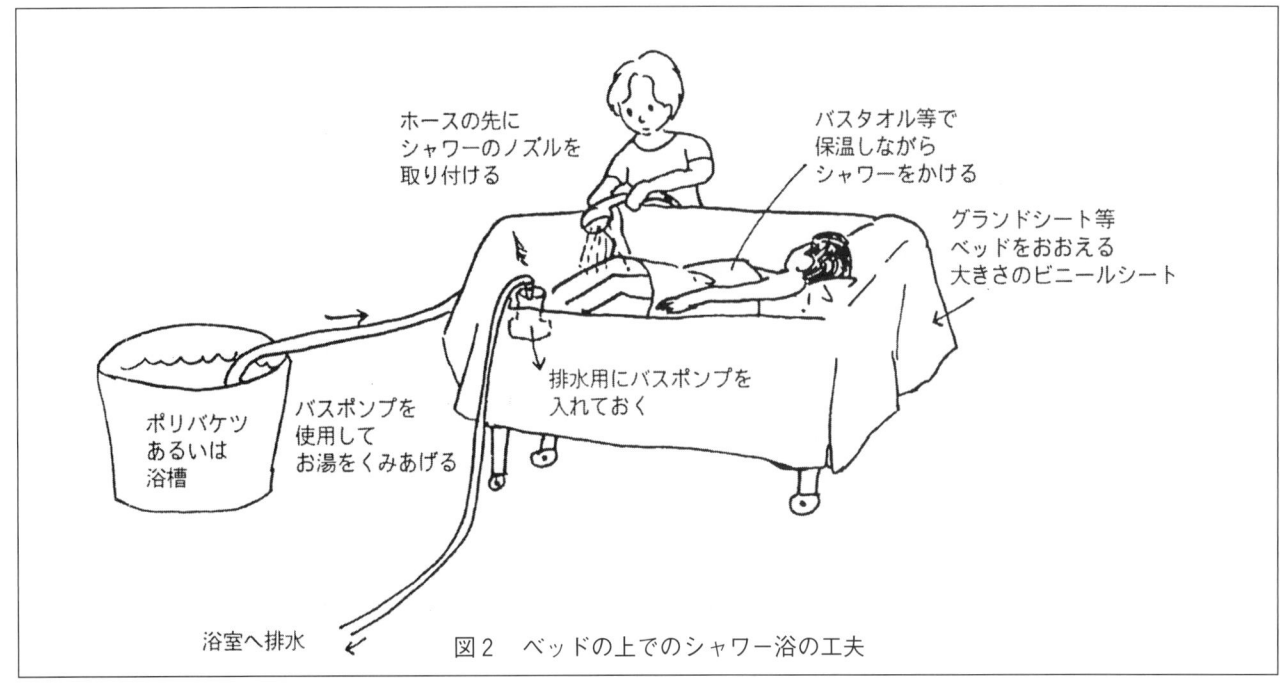

図2　ベッドの上でのシャワー浴の工夫

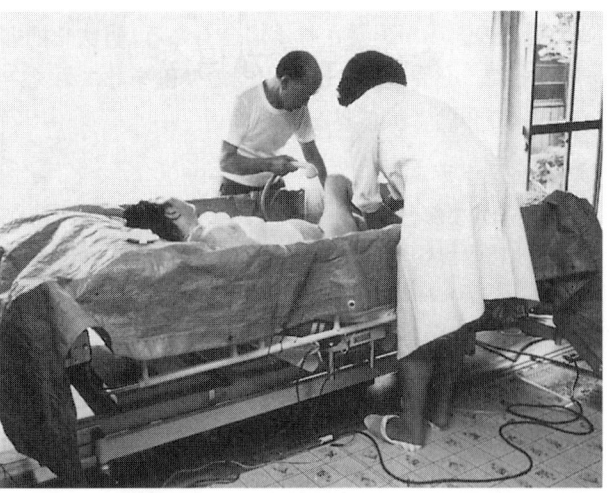

写真3　ベッド上でのシャワー浴

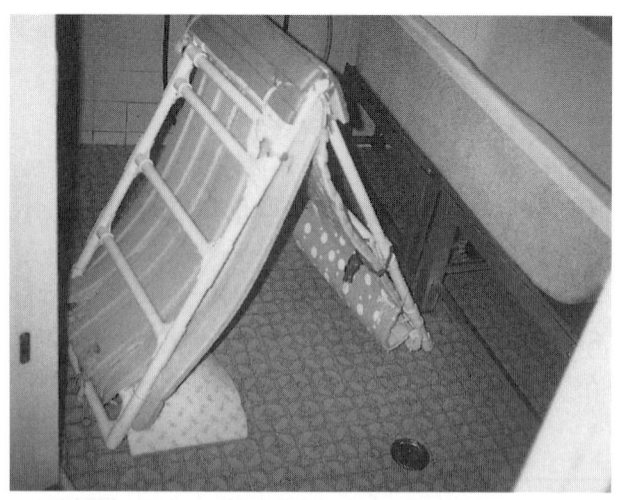

写真4　架台を折り畳んだところ

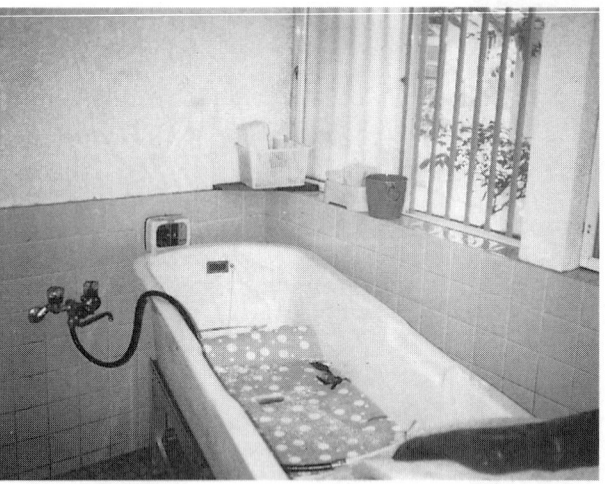

写真5　架台　洋式浴室に敷いたところ

複数の介助者が必要となる。

2）臥位での入浴方法

　座位保持が困難な場合には、無理をせず臥位で入浴する方法を選択する。

〔ベッドの上でシャワー浴を実施する方法〕
（図2、写真3）

　ベッドの柵をつけ、ベッドを覆いかぶせる大きさのビニールシート（グランドシートなど）を敷く。ベッドはややギャッチアップにしておく。ポリバケツにお湯をくみ、ホースの先にシャワーのノズルをつけ、お湯をくみ上げる（または、浴槽から直接くみ上げてもよい）。排水は、別のポンプで浴室へ誘導する。この方法は、患者さんを移動させる負担がなく、介助者の姿勢にも大きな負荷を与えない。しかし、実施後グランドシートの後始末などに労力を要する点で、人手の配慮が必要である。

〔入浴担架を使用する方法〕

　洋式の浴槽の場合、仰臥位で入ることは可能だが、介助者が無理な姿勢を強いられ、身体的に負担である。しかし、入浴担架を工夫することにより、自宅での入浴も可能である（写真4、5は、既製の架台にバスマットをくくりつけたもの）。

〔ポータブル浴槽を使用する方法〕

　ベッドの近くにポータブル浴槽をおき、患者さんを抱きかかえて入浴させる方法である。もちろん、家族だけでは無理なので、訪問看護師等、援助者が得られることが前提である。入浴担架を使用する方法とともに、たっぷりのお湯につかることができるので、満足感は大きい。

起座位保持の困難な場合

前項の仰臥位での入浴方法に同じ。

気管切開している場合

　気管切開している場合には、気管にお湯が入らないように注意する。

　起座位でシャワーをかける場合には、気管切開用のマスクをつけたり、人工鼻をつけるなどして、お湯が入りにくいようにする。また洗髪するときには、シャワーハットを利用すると、かけたお湯が首筋にまわるのを防ぐことができる。

　仰臥位で入浴する場合には、浴用タオルで気管切開孔の周囲に土手をつくり、お湯が回りにくいよう工夫するとよい。

　入浴時は、湿気の影響で痰が多くなるので吸引器

をすぐ使える場所においておく。吸引に対応するために、単独での介助は避けるべきである。

人工呼吸器使用の場合

人工呼吸器を使用中の場合には、介護者の負担軽減とともに、安全の確保が大きな課題である。看護職を含めた人手の確保、緊急連絡体制の整備、入浴前後の排痰管理等十分に配慮する事が必要である。また、体位や手順など個別性が高く、細かい配慮を必要とするので、手順をマニュアル化しておくと良い。マニュアルの例を参照されたい（表1、2）。

家族は、日常の介護で疲れていることが多いので、準備・実施・後始末に至るまで、できるだけ訪問スタッフで対応できるのが望ましい。

日常の保清援助計画

入浴介助に訪問したあとの、患者さんの気持ち良さそうな表情は、我々訪問援助者にとっても励みになるものである。しかし、入浴は楽しみでもある反面、身体への負担も大きい。また、入浴の回数が少ないと、一回の入浴時間は長くなりがちである。適当な入浴の頻度は病状や年齢により異なるので、主治医とよく連絡をとりながら実施してゆく必要がある。入浴時間をできるだけ短くしなければならない場合には、洗髪や部分浴を別の日に実施するなどの計画をたてることが有効である。

（奥山　典子）

表1　入浴介助マニュアル（その1）

	介助者A	介助者B
準備	バイタルサインのチェック パジャマを脱衣する。上半身は袖を抜くだけ。 気管切開孔のガーゼはつけたまま。 安全のため手をタオルで縛り、腹部の上へおく。 薄掛けのタオルをかける。	ポータブル浴槽の準備。 湯の温度は38～39度（季節により変化するが低め） 沐浴剤を入れる。
移動	頭部、上半身を抱える。 本人がOKしてから、掛け声をかけ、Bと共にベッドサイドのポータブル浴槽へ移動する。 移動できたら素早く呼吸器をつける	腰、下半身を抱える。 Aと同様。 浴槽へ入る直前に濡らさないように薄掛けを外す。 手を縛ったタオルを外す。
入浴	「やさしい手」を使用し体を洗う。 肩から背部はBと交互に行う。 腰部に垢が溜まりやすい為注意する。 途中吸引が必要なときもある。 本人が終了の合図をするので観察 （15～20分間） （妻がシーツ交換、ビニールシート、タオルケットを敷き準備している）	Aと同様
移動	手首をタオルで縛る。 頭部上半身を抱える。 掛け声をかけベッドへ戻る。 （妻が呼吸器を外す） ベッドへ戻ったら素早く呼吸器を装着。	腰部、下半身を抱える。 縛ったタオルを外す。
処置	気管切開孔をイソジンで消毒しガーゼ、ひもを交換する。（出血、滲出液の有無、ガーゼの色、肉芽の有無を観察）	全身をタオルケットで拭く。 拭いたあと、スキンローションを塗る。 足の白癬部分にはセパリンを塗布する。
着衣	ベッド上から本人の腰を上げ、ビニールシート、タオルケットを外す。 おむつをあげる。 （臀部、仙骨部の褥瘡を観察） 再度、腰を上げ、ズボンを着衣する 上衣を腰の下から袖を通し軽く側臥位をとり着衣する。 体位を整える。一般状態の観察。	Aと同様。

表2　入浴介助マニュアル（その2）

	看護師A	看護師B	看護師C	母親	ヘルパー
14：00	ネブライザーの準備・実施	検温		衣服・リネンの準備	入浴の準備 浴室・リネンなど
14：30	タッピング	タッピング	タッピング		
14：50	吸引の準備		浴室の準備、浴槽の温度調整	排尿介助と耳栓をつける	
15：00	入浴 （体を洗う）	入浴 （洗髪）	入浴 （洗髪）	入浴 （体を洗う）	病室の掃除およびベッドメイキング
15：30	ドライヤーをかける 頭と首を中心に	トラガーゼ交換 下着とパジャマのズボンを履かせる パジャマの上着を着せる	下着とパジャマのズボンを履かせる パジャマの上着を着せる	後片付け	後片付け
16：00	体位を整える 経管注入時の体位とする	体位を整える コールのセット	体位を整える		

6 看護師つきの訪問入浴で安心
人工呼吸器装着者さんを強力サポート　訪問入浴サービスミライ

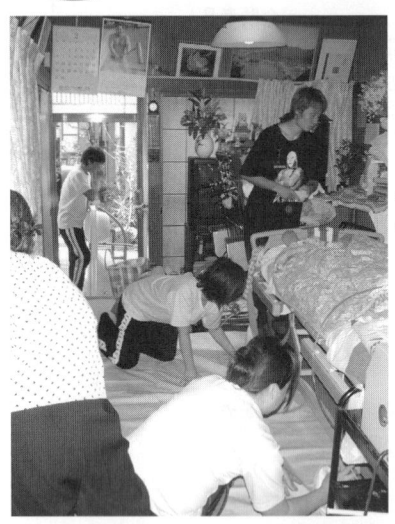
← いつものベットの隣に入浴準備開始
→ すばやく組立

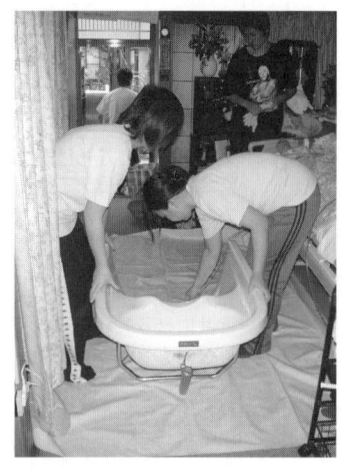

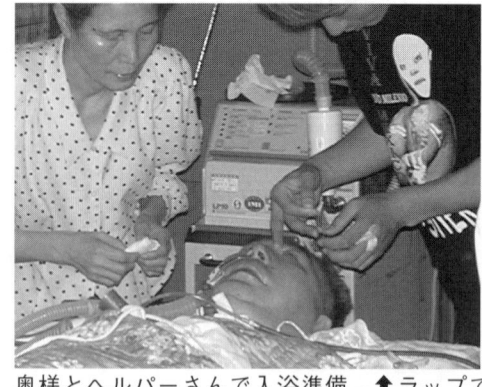
奥様とヘルパーさんで入浴準備　↑ラップで眼球の保護　血圧計測、呼吸器の確認➡

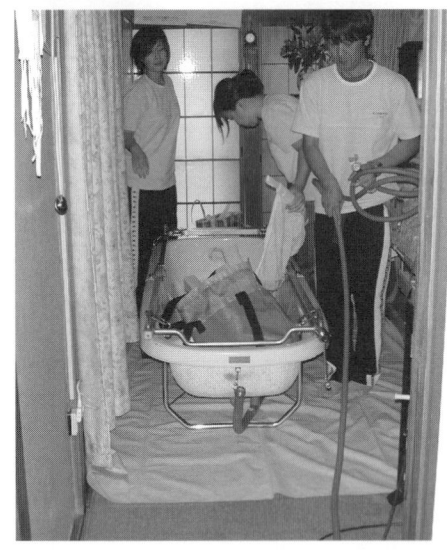

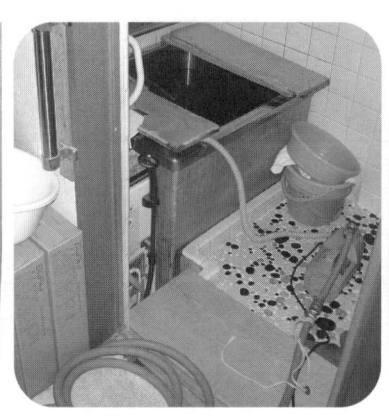
←↑浴室からお湯をポンプホースでひく
浴槽の準備完了➡

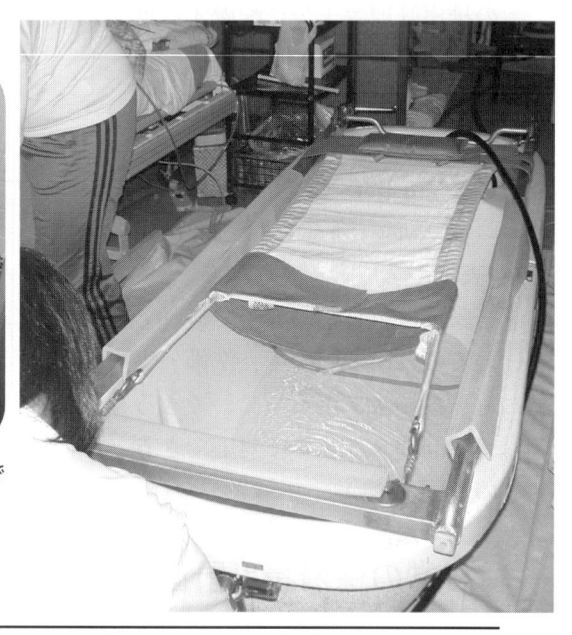

~~~~~~~~~~~~~~~~

訪問入浴サービスが始まったのは8年前、しかし人工呼吸器装着者は、人手と呼吸器トラブルのリスク、専門知識の必要性等から断わられるケースが未だ多い。9年前から、人工呼吸器装着者の訪問入浴を手がけている『ミライ』は1度もトラブルもなく、入浴サービスを提供している。

~~~~~~~~~~~~~~~~

15名のスタッフがいる居宅介護支援事業所ミライは現在7件の人工呼吸器患者さんを入浴させている。そのうちの1人、東京荒川区の後藤武雄さん（ALS患者71歳）の入浴好きは患者会でも有名である。武雄さんは在宅療養15年目になるが、当初から都の入浴サービスを利用する等してお風呂を楽しんでいる。

下町住宅事情

築23年の後藤宅の浴室は家の一番奥隅にあり、とても狭く、奥様の悦子さん（66歳）が入浴させたいと思っても、四畳半の台所を通らなければ浴室へ行けなく、まず移動をすることすら無理な住宅事情である。

そして、武雄さんの居室は八畳一間であるので、ベッドをさらに壁に押しつけ、組み立て式浴槽を部屋に持ち込んで、湯を張る方法しかない。その設備と人手は訪問入浴サービスがあってこそ武雄さんが入浴可能になっているのだ。風呂場のスペース上改造ができない環境はマンション以外にも荒川区や足立区等の下町には特に多い。

訪問入浴サービスは通常、車から湯をポンプで流し込むのだが、軽自動車の入浴車でも下町の路地のため、駐車ができない。車から道具一式を降ろしてから、駐車場に移動させている。そのため、自宅風呂に湯をあらかじめ適温に沸かしておいてもらいポンプ付きホースで浴槽に入れる（マンション5階以上の場合もポンプで湯が上がらないため同様）。

サービスいろいろ

後藤さんが在宅療養を始めた16年前は都のサービスを受けていた。夏

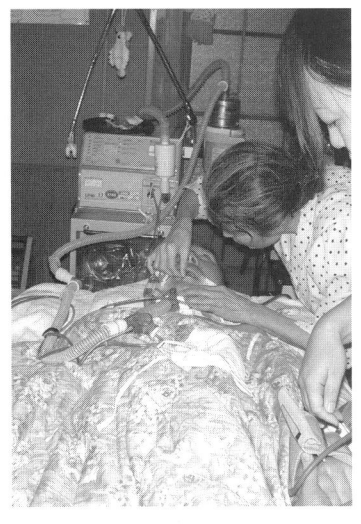
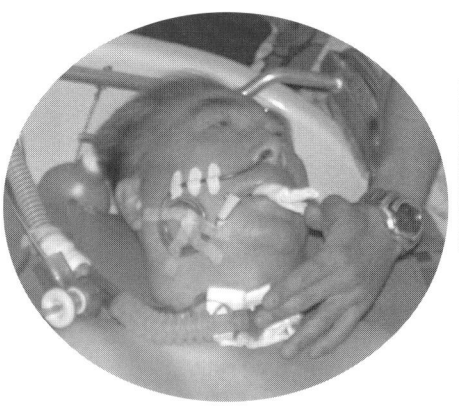
↑気管切開カニューレ部分はずれないように手で抑えて保護
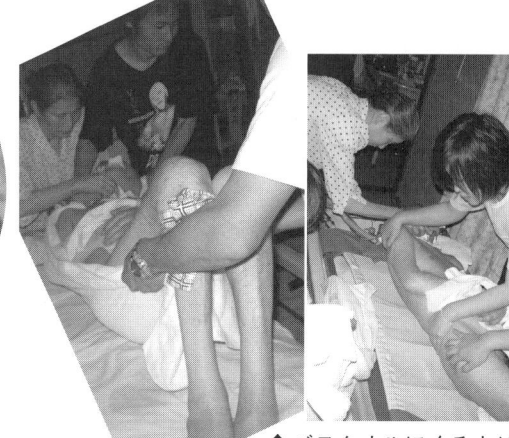
↑バスタオルにくるまり、さあ、移乗

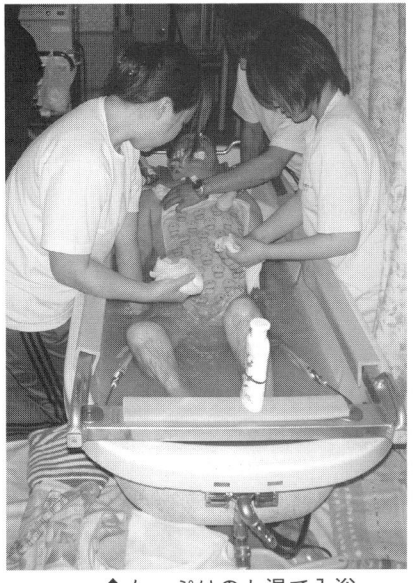
↑たっぷりのお湯で入浴
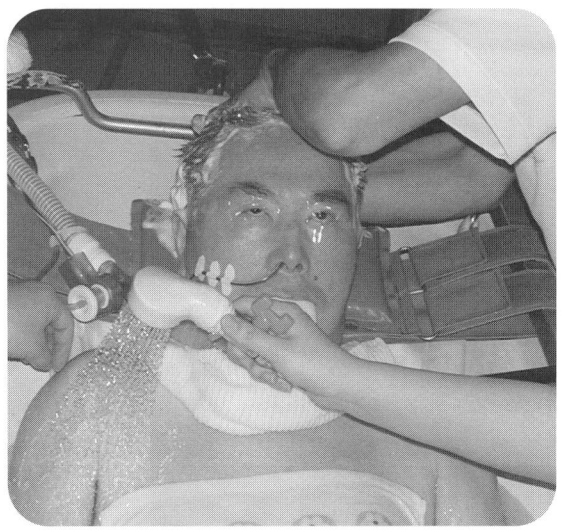
↑シャンプーで髪の毛もさっぱり（気管切開カニューレ部分にはタオルで保護）
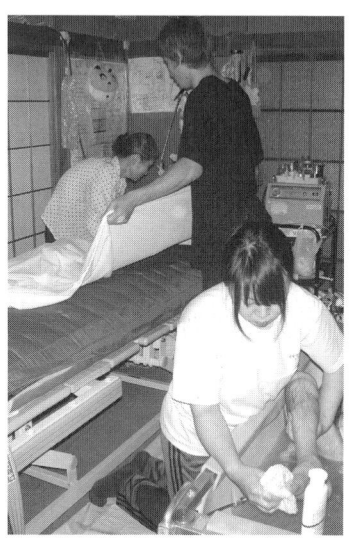
↑入浴中、ベットの方ではシーツ交換に大忙し

は月4回、冬は月に2回しか入浴できず、自己負担はないが、毎週入りたいと陳情もしたが叶わなかった。

そして、民間業者と違いとてもサービスというケアではなく、スタッフの高飛車な態度から後藤さんも畏縮しながらの入浴だったという。そして介護保険が始まり民間業者に変えることができた（介護保険で1回￥1,340円の負担金、入浴前後の準備用のヘルパーは支援費から2時間出ている）。

後藤さんの場合、入浴1時間前から準備のために男性ヘルパー1人を入れている。ベッド移動から、風呂湯を沸かしたり、目に入らないようにサランラップを貼ったり、吸引し

たりと準備も忙しい。入浴中は急いでベッドメーキング、入浴後もベッド移動、着替えと吸引をする。しかし、入浴サービスが約束の時間に来てもらえなくヘルパーさんの時間がずれてしまったりと予定が組めない業者さんもあり、今のミライに変更して4年になる。「入浴方法はどこも同じですが、ミライさんが一番スタッフの人柄、コミュニケーションがいいですね。そして時間に正確ですし、人工呼吸器の扱いも手慣れた感じで安心してお任せしているんです」と悦子さん。そして、週1回の入浴を楽しんでいる。

カフマシーンの排痰効果

後藤さんはカフマシーンを使用し

てるのも奥様1人の介護負担の軽減に大いに役立っている。訪問看護やヘルパーさんに毎日タッピングをかかさずにやってもらい、カフマシーンで1日に3回（1回5サイクル10分程度）根こそぎ排痰をしているため、夜も8時間吸引なしで過ごしている。

また、入浴時でも痰の吸引がなくてスムースに人工呼吸器をつけながらのゆっくり入浴ができるのである。

45分の入浴時間

ミライは通常でも3名体制の入浴サービスを行っている。うち1名は看護師であるが、疾患者だけではなく、全利用者に看護師1名はつく。

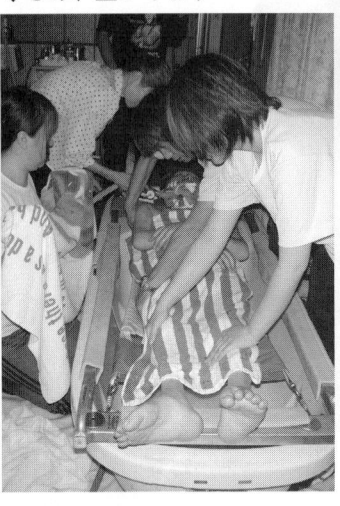
↓さあ、上がります

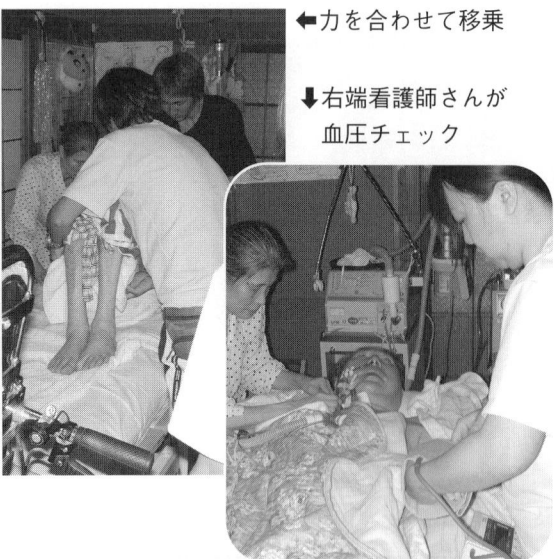
←力を合わせて移乗
↓右端看護師さんが血圧チェック

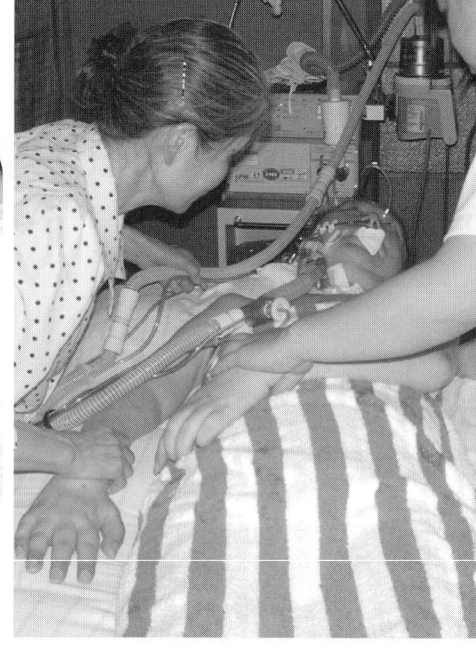

→「気持ち良かったですか？」

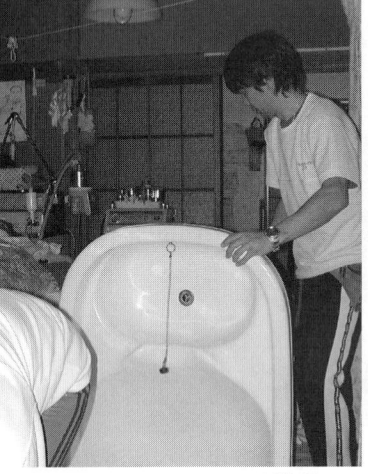
↓浴槽の片づけ（高山氏）

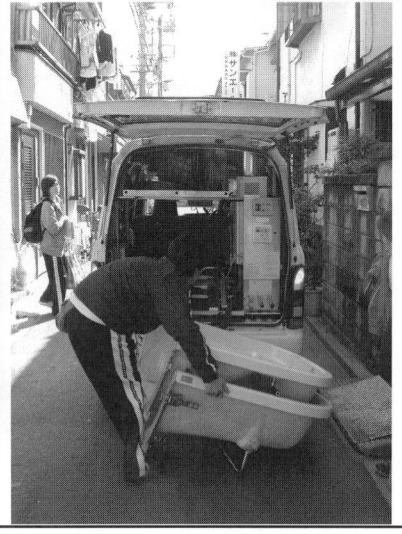
→撤収

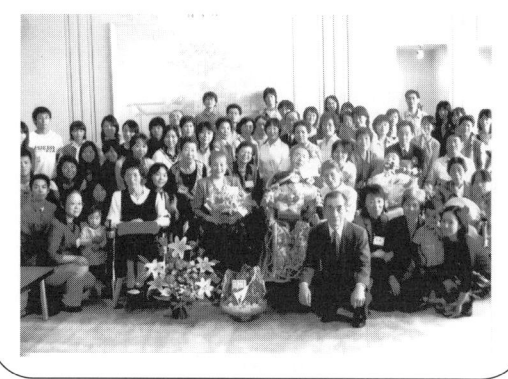
↓盛大な「祝・在宅10周年パーティー」のアルバムより

そしてどんな狭い所でも横80cm×縦2.05mの二つに分解可能の浴槽を運び入れ、入浴させている。

片側34cmのスペースがあれば中腰で入浴可能であるという。1人40〜45分の時間は呼吸器を使用していてもさほど変わらないらしい。搬入搬出までで1時間できれいに元通りになって退散する（着替えは奥様とヘルパーさんで）。

看護師が入浴前後にバイタルチェックをして、入浴可能かどうかを判断する。時間がかかるのは褥瘡があったり、浴後に処置（胃ろうやバルーン）が必要な人である。また、訪問看護師から指定された処置があれば入浴サービスの看護師がする。

人工呼吸器装着者の扱い

ベッドからの移動は気切部分を押える奥様含め3人でバスタオルにくるんで浴槽の昇降台に乗せる。その時に一瞬、呼吸器を外し、アラームが鳴ることがある位で、今までに呼吸器トラブルなどは一度もない。

「気管切開部分は簡単に取れてしまうので、移動時と入浴中はかなり気をつけています。必ず見ながらの入浴をしていますので、そういった部分では他利用者さんよりは神経をつかいますが、何かあっても必ず看護師がいますので、お互いにそれだけでも安心感があります。逆にその専門知識が有るところがうちの強みですね。」と語るミライの高山克男部長。

スタッフは1日7件入浴サービスにに回っているとフル活動である。

「過去9年何もトラブルがないのは、最低限の人工呼吸器や気管切開、胃ろう、バルーンなどの基礎知識を介護士にも教育することと、怖がらずに慎重にきめ細かに入浴をすることを心掛ければ、安全だと考えています。」

入浴サービス料金

後藤さんは介護保険で1割負担であるが、現制度では年間32回まで、障害者の場合は負担金無しである。

今後は介護保険外の小児疾患はまだ経験がないが、要望があればどんな利用者宅でも応えたいと心強い。

（後藤　武雄）

7　多くの人手と工夫の自力入浴

　山形ALS協会副支部長の草苅泰旺さんがALSを発病してから15年、人工呼吸器をつけて在宅に移行して12年が過ぎる。この間のことを、草苅さんは「家内が24時間介護という過酷な条件の中で私を支えてくれました。話せない、動けない、食べられない、その上、コミニケーションは目の動きとまばたきだけ、介護する家内の苦労は想像以上のものがあります」と振り返る。

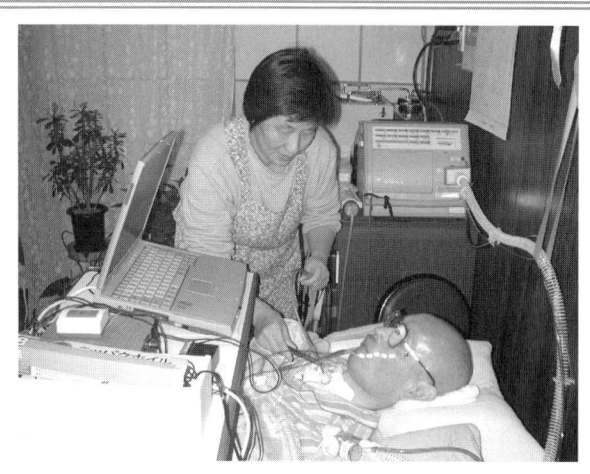

在宅介護の現状

　草苅さんは現在、一日3時間の訪問看護を週5日間受けている。3時間の内訳は、医療保険での訪問看護を2時間、県の事業で年間260回の中から1回分1時間使っている。他に週1回、入浴の時に介護保険を使っていたそうだが、介護保険の利用が少ないのには、経済的な理由があるという。

　「私は障害基礎年金と重度障害者手当を合わせて、月額約11万円程を頂いていますが、これが私達夫婦の生活費と体温調節が出来ない体のために、冬は24時間暖房、夏は24時間冷房など、私にかかる経費も多く、たとえ一割負担でも介護保険を満額使うには、私達には負担が大きすぎます。加えて、支援費制度を利用するには、介護保険をある程度使った後でないと使えないという制約があり、私には使いにくい制度といわざるをえません」

　これまで、献身的な介護を続けてきた妻・美智子さんのことを考えると、「24時間介護で精神的、肉体的にも疲労が見られ、このまま続けば、いずれ共倒れという事態になるのではないか」と大きな不安を感じている。そのため、「最低でも一日8時間くらいを公的介護が受けらる県独自の制度があれば」というのが草苅さんの願いだ。

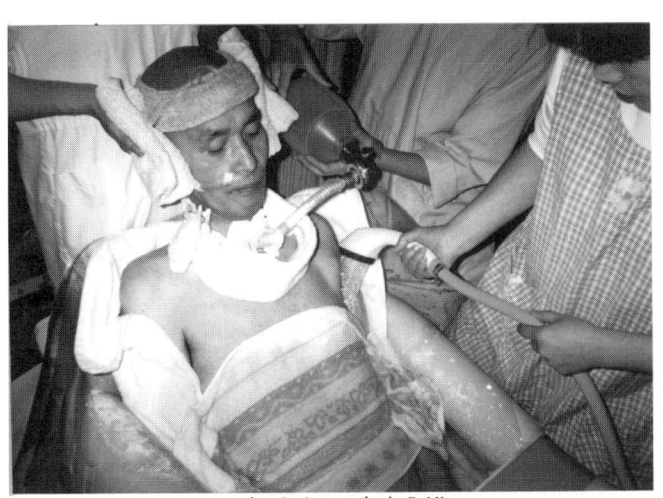

手作り工夫の入浴介助

　草苅さんにとって最大の楽しみはお風呂。一週間

奥様の美智子さんと2人暮らし

6人ががりで自宅入浴
（左から頭を支え、アンビューを押す、シャワーをかける人）

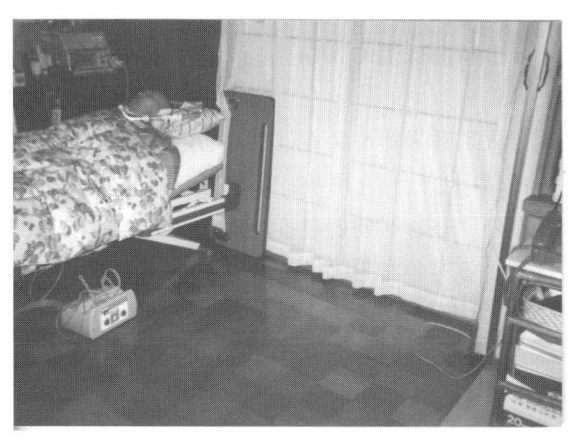

ベッドの隣にビニール風呂を置き入浴

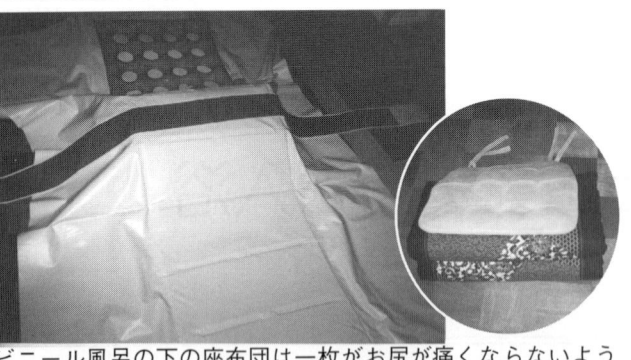

ビニール風呂の下の座布団は一枚がお尻が痛くならないように、山を作るのは身体がずり落ちないようにストッパーです。

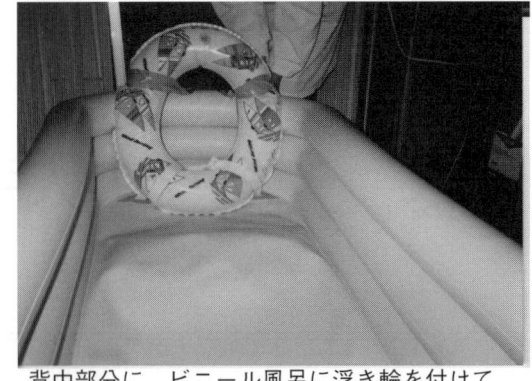

背中部分に、ビニール風呂に浮き輪を付けて

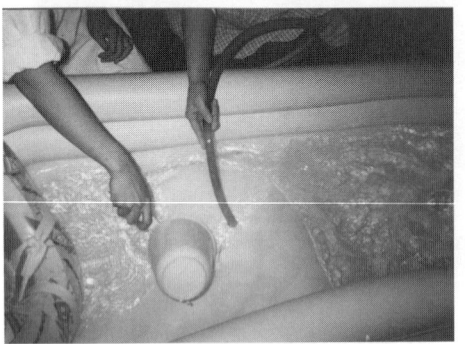

湯温を調節しながら、桶とシャワーで身体に湯をかける

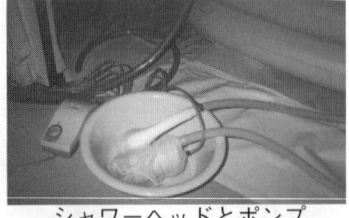

シャワーヘッドとポンプ

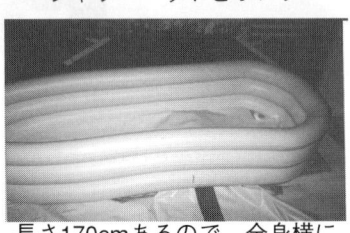

長さ170cmあるので、全身横になり十分足が伸ばせる

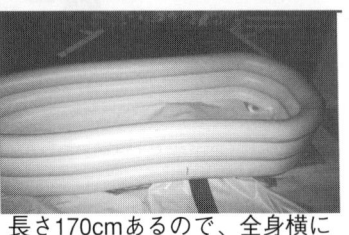

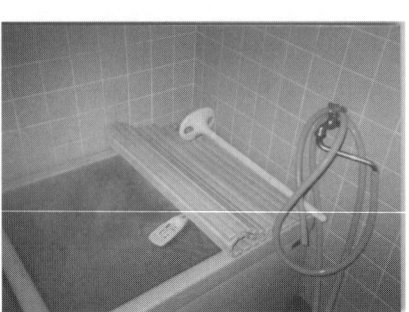

温度計で湯加減を調節し、ポンプホースで汲み上げる（2年前からはベッド脇にシャワーを取り付けた）

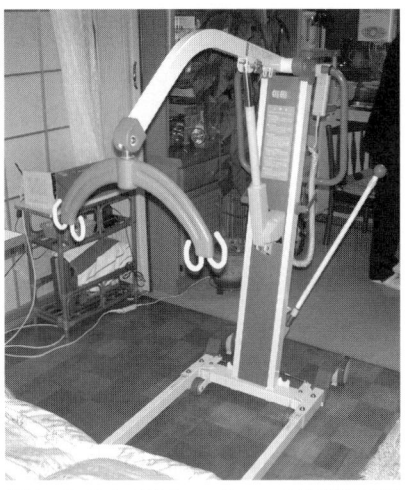

入浴と同様の重介護である排泄用に毎朝の排泄の為に使う、腰上げ電動リフト（足を吊して、お尻の下に便器を入れる）→

に一度のお風呂ぐらいは、ゆっくりと楽しみたい。訪問入浴車の入浴時間や温度調整に満足出来ないために、毎週火曜日は入浴の日と決めて、4人のヘルパーさんと訪問看護師、妻の6人がかりでの入浴をしているという。まずはベッドからの移動に4人（頭を押さえる人、アンビューをする看護師さん、身体を持ち上げる人）、そして風呂場からの湯を調節してポンプで汲み上げ、お湯をかける人、足を押さえる人とベッドのシーツ交換と総勢6人がフル回転である。

患者家族にとって、介助者は同じメンバーで一定していると、とても安心だ。そのため、事業所にお願いして3年間、同じヘルパーさんに来てもらっている。特に時間との戦いである入浴介助において、同メンバーであれば入浴時間の短縮にも繋がる。その結果、草苅さんの入浴は朝9時から準備して、たっぷり1時間は湯に入り、1時間半ですべて終了する。

在宅で人工呼吸器を装着しながらの入浴は、アンビューを使用したりと医療行為になるため、訪問看護師さんの介在も必要となる。ボランティア参加してくれている遠藤看護師さんは「草苅さんにとって当たり前どころか、絶対不可欠な重要な行為であるということを再確認したとき、今の自分が幸せな仕事をしていること、生きる喜びなど何倍もの感動を

もらいました」と嬉しそうに話す。そして後藤看護師さんも「2年間通っていますが、いつもの顔ぶれで入浴中は話題が豊富。会話の絶えることがなく、とても賑やかなひとときです。私自身、日々の生活上の悩みがあっても、草苅さん宅では生きる力と、あるがままを受け入れ、感謝する心を忘れない大切さと難しさを思い起こさせてもらい、毎回朝と帰りでは考えが変わっていく自分がわかります」というように、スタッフも入浴時間を大切に思ってくれていることが草苅さんも嬉しい。

入浴以外の介護は、すべて美智子さんが一人でこなしているが、お風呂はみんなで楽しく、一番賑やかなひとときを楽しんでいる。

【http://blog.goo.ne.jp/ja7sd/】

（草苅　泰旺）

Ⅳ コミュニケーション

　ALSは難病中の難病と言われる。しかし、患者さん、ご家族、介護者、医療チームが相互に十分にコミュニケーションできるのであれば難病と心配する必要はないだろう。必ずや症状を緩和して快適に生きていくすべを見つけることができる。そのためには、まずコミュニケーションを確立しようという気持ちが絶対に必要となる。

　コミュニケーションには時間がかかってもよい。その上で、病気が進行した場合には、文字盤の使用や、パソコン、意思伝達装置や各種スイッチの工夫も必要になる。他者とのコミュニケーション以上に重要なことは、実は、患者自身や家族・介護者もふくめ「内なる自分」との内的なコミュニケーションである。

　ALSという根治できない病気と共に生きることを肯定して生きることは「内なる自分」と対話するプロセスそのものである。さらにコミュニケーションレベルが深まると、呼吸器の音、患者の体温、汗、など体全体からのサインを受けとめて、適切に介護者が対応するという言語を超えたコミュニケーションができるようになる。こうなれば、頻度はそれほど多くないものの、眼球運動を含む運動系が働かなくなるTLS(totally locked in state)に対しても、認知症をともなうALSに対してもコミュニケーションに困らないという状態になったといえる。

8　できることを活かす継続的支援

　病状の進行によるコミュニケーションの困難さは、日常生活や社会参加など、さまざまな活動に制限をあたえることが考えられます。今回はいろいろなコミュニケーション方法や陥りやすい考え方の例を示しながら、コミュニケーション支援について概説したいと思います。

病状の進行に合わせた支援とは？

　「目の動きしかできなくなることも考えて、目の動きで操作するスイッチやパソコンを使えるようにしましょう。」と、あるスタッフからAさんに伝えられました。その後、「目で操作するパソコンを選んで欲しい。」と、Aさんから私のところに相談がありました。ご本人がいらっしゃった時は、上肢の抗重力筋の低下は見られましたが、歩行は可能です。決して目の動きで操作しなければならない身体レベルではありません。ですから、「目の動きや瞬きを検知するスイッチを使ってパソコンを操作することはできますが、Aさんにはもっと合った方法がありますよ。」とお話しし、支援を行いました。

　この様なやりとりは、時々見受けられるようです。スタッフは、病状の進行を想定して話をされたと思いますが、皆が病状の進行した時の生活イメージを持つことは困難です。また単にスイッチ操作の問題だけでなく、将来どんな生活になるのか、それ以外は何もできないのではないかという不安を持ち、利用者自身を障害という枠の中に閉じ込めてしまい、現在の生活を制限してしまうことにもつながりかねません。また、「目の動きで…」という言葉だけにとらわれた支援になってしまうと、現在できることを使わないことで廃用症候群を引き起こし、他の身体機能低下にもつながります。ですから、病状の進行に合わせた支援とは、"現在できることを活かす"、"見通しを立てた支援をする"という2つの側面を考慮して行うことが必要です。

できることを活かす支援の例

1）筆記・筆談を支援する

　ある程度手指や上肢の動きがあっても、筋力低下によって筆記具の把持力や筆圧低下がみられる場合、指先の細かな操作が困難になった場合、指先の変形等がみられる場合などは、手のひら全体で大まかに握られるようにすることによって、使いやすくなる場合があります。図1は、穴の開いたプラスチック製のゴルフ練習球に鉛筆を差し込んで、握りやすくした工夫です。

　マグネットペンで書け、容易に消すことができる簡易筆談器もあります（図2）。それほど筆圧をかけなくても軽い力で書くことができ、ホワイトボードにマジックで書くのと比べると手を汚しません。さまざまなタイプが市販されています。

　これらの導入にあたっては、適切なテーブルや上肢を支える補助具（スプリングバランサー、前腕支持具等）を利用することにより、筆記によるコミュニケーションが可能となる場合がありますから、手指の機能のみにとらわれず、環境設定や補助具との併用を検討しましょう。

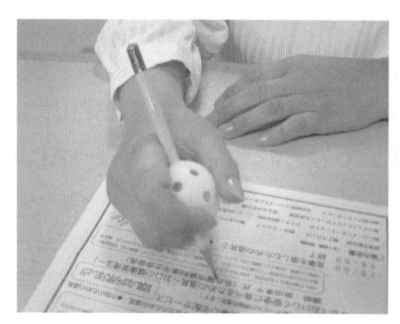

図1　ゴルフ練習球の利用による握りやすい筆記具の例

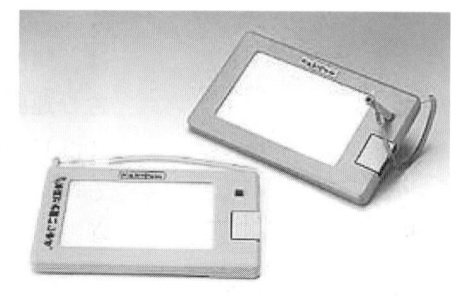

図2　磁気を利用した簡易筆談器（かきポンくん®,ワールドパイオニア製）

２）対話を支援する
(1) 文字盤の利用

　音声による会話では伝わりにくいが、手指等で指し示すことのできる場合には、文字盤の利用は有効です。市販品には五十音表、体の部位や状態を示したもの、「たくさん」、「少し」といった物事の程度や状態を伝えられるようにした文字盤などがありますが（図３、４）、利用する人の生活場面に合わせて、よく利用する言葉を盤上に用意したり、写真やシンボルを入れたりなど、オリジナルの文字盤を作成するとよいでしょう。

　文字盤サイズを変えるなどの工夫をしても指し示すことが困難な場合には、目の動きによって読み取る透明文字盤を利用します（図５）。目の動き（視線）を読み取る方法は、文字盤を固定して視線方向を介助者が読み取る方法と、視線の方向に文字盤をずらし、お互いに目の合ったところの文字を読み取る方法があります。ある程度の練習が必要ですが、慣れてくると機器を利用するよりも早く対面会話することが可能です。また、透明文字盤利用時には、イエス／ノーの合図を決めておく（目を長くつぶる、口をあける等）ことが必要ですが、介助者が合図を勝手に決めるのではなく、利用する人の希望や動きをよく捉えて決めてください。

(2) 音声会話補助装置の利用

　発話は困難だが自ら声かけをしたい場合などには、VOCA（Voice Output Communication Aid, 音声出力コミュニケーション機器）や携帯用会話補助装置を利用します。VOCAや携帯用会話補助装置の選定にあたっては、利用目的や場面を明確にした上で身体機能を考慮して機器を選定します。録音式のVOCAにはいろいろなメッセージを登録しておいて、利用場面に合わせて発声操作をしますが、「話をしたいので文字盤をとって。」というメッセージを発声させ、相手に声かけをしてから文字盤で詳しく話をするといった使い方をされる例もあります（図６）。

　機器操作に必要な手指等の操作部位の筋力や可動域が保たれていて、自由に文章を作成し発声させたい場合には、直接入力式の携帯用会話補助装置が利用できます（図７）。文字盤同様五十音順に配置されたボタンを押すことによって、「しゃべる文字盤」として利用できます。

　一方、機器操作に必要な身体部位の可動域が低下し、ボタン操作の押し分けが困難な場合には、スキャン入力式の携帯用会話補助装置が利用できます（図８）。この場合は、特に操作スイッチの適合が重要となります。

図３　市販の文字盤（こころリソースブック出版会製）

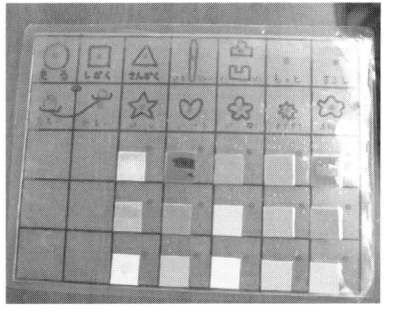

図４　図画工作の授業で利用されている文字盤の例（図形，程度，色などを示すことができる）

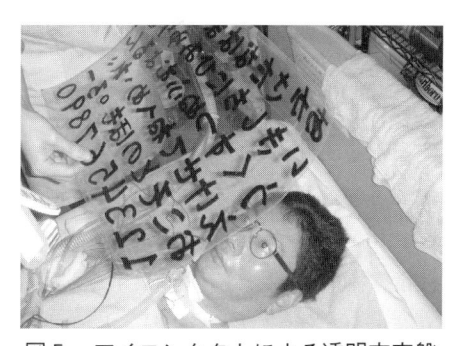

図５　アイコンタクトによる透明文字盤の利用

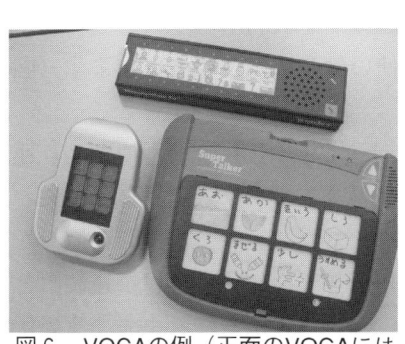

図６　VOCAの例（正面のVOCAにはお絵かきの活動に利用するメッセージを録音した）

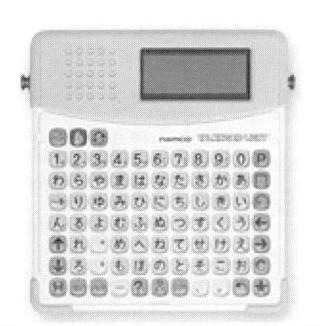

図７　直接入力式の携帯用会話補助装置の例（バンダイナムコゲームス製トーキングエイドライト®）

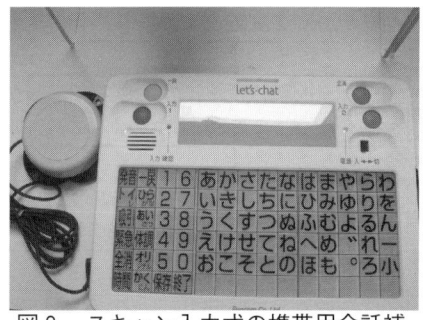

図８　スキャン入力式の携帯用会話補助装置の例（ファンコム製レッツチャット®）

3）パソコン操作を補助する

　パソコンの利用は生活の幅を広げ、社会参加活動を助けるコミュニケーション手段として非常に重要な役割を持ちます。ただ、進行性疾患であるからといって、いきなり特殊な装置を導入するのではなく、"できることを活かす"ことを考え、まずは手に入りやすく、わかりやすい方法から段階的に対応しましょう[1]。

(1) 市販品など入手しやすい方法で対応する手順の例（図9）

【STEP1】：麻痺、不随意運動、失調症状、緩慢な動きなどによりキーボードやマウスの操作に困難さがある場合には、まずパソコンOSに備えられている機能を活用しましょう。Windowsでは"ユーザー補助"、MacOSでは"ユニバーサルアクセス"と呼ばれる機能です。詳しくはそれぞれのホームページや参考図書を参照してください。

【STEP2】：上肢の可動域制限や協調運動などの障害により、マウス操作に困難さを持つ場合、トラックボールの利用は有効です（図10）。ボール部分の大きさやクリックスイッチ等の配置の異なる数々のものが市販されており、操作の感度調整やスイッチ機能割付け等の利用者に合わせた設定ができるようになっています。

　キーボード操作が困難な場合、画面上に五十音文字盤等を表示するソフトキーボードの利用が有効です（図11）。ソフトキーボード上の文字をクリックすると、文字入力が行えます。ソフトキーボードは、かな漢字変換ソフト（MS-IME、ATOK）やWindows XPやVistaにも付属していますが、より多機能で利用者ごとに使いやすく設定できる心友®（日立ケーイーシステムズ製）、ピート®（アライドブレインズ製）、トレイルソフトキーボード®（ピリカラ

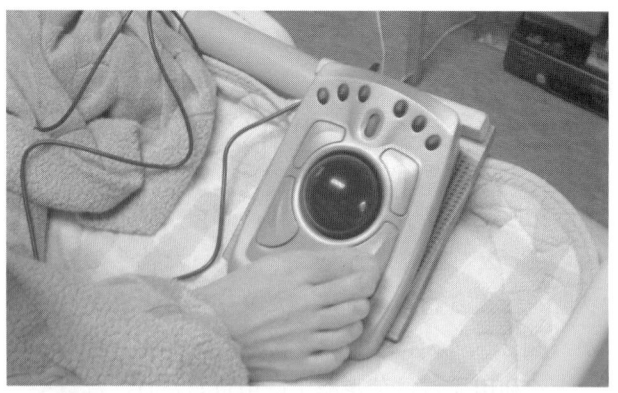

図10　ALSの方，足でトラックボールを操作する

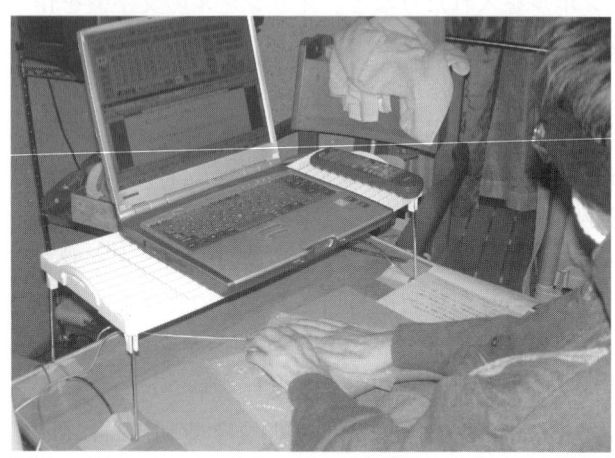

図11　ALSの方，ソフトキーボードを使い、マウスで文字入力

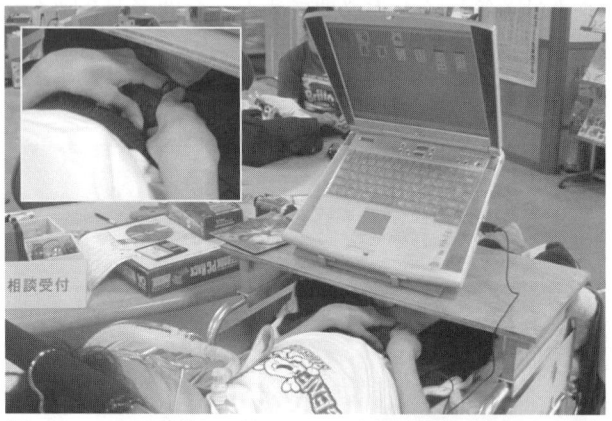

図12　DMDの子ども，ゲームパッドを利用してパソコン操作

ボ製）などがよく利用されます。子どもの場合、なじみのあるゲームパッドを入力デバイスとして利用すると、楽しんで使いはじめることもできます（図12）。

【STEP3】【STEP4】：失調や不随意運動により連続した操作が困難な場合、ボタン式マウス（こことステップ製、らくらくマウス®など）等が有効です。また、スイッチを利用して操作する意思伝達装置と呼ばれるものは、このレベルに含まれます。意思伝達装置は、1) パソコン等を含めたパッケージとして提供されるもの（日立ケーイーシステムズ製"伝

STEP1：OSのユーザー補助機能の利用，ソフトウェアの設定変更
↓
STEP2：量販店等で入手可能なマウス，トラックボール，キーボード等への変更，補助ソフトウェアの利用
↓
STEP3：障害を持つ人向けに作られた特殊キーボード，代替マウス，インターフェース，ソフトウェア等の利用
↓
STEP4：障害を持つ人向けに作られたスイッチとソフトウェアの併用

図9　パソコン操作の段階的支援例①

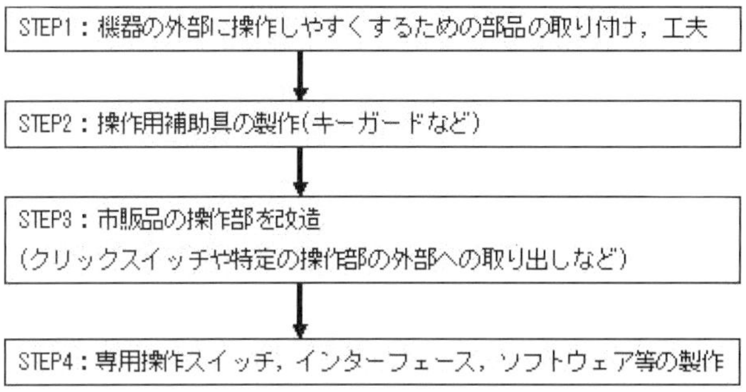

STEP1：機器の外部に操作しやすくするための部品の取り付け，工夫
↓
STEP2：操作用補助具の製作（キーガードなど）
↓
STEP3：市販品の操作部を改造
（クリックスイッチや特定の操作部の外部への取り出しなど）
↓
STEP4：専用操作スイッチ，インターフェース，ソフトウェア等の製作

図13　パソコン操作の段階的支援例②

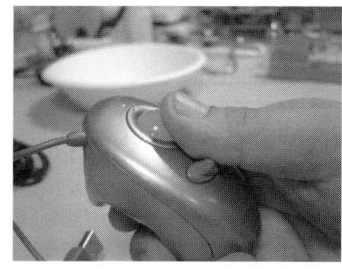

図14　【STEP1】の例　ALSの方，ボールマウスのクリック部に"ボッチ"を付け押しやすくする工夫

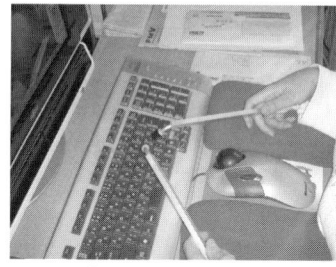

図15　【STEP2】の例　筋ジストロフィーの方，前腕・手首支持クッションとタイピングエイドの製作

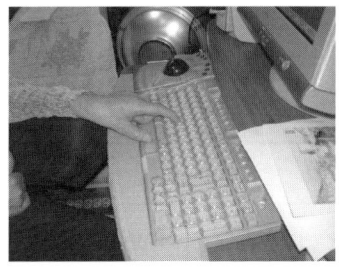

図16　【STEP2】の例　ALSの方，抗重力筋に対応するためのキーガードの製作

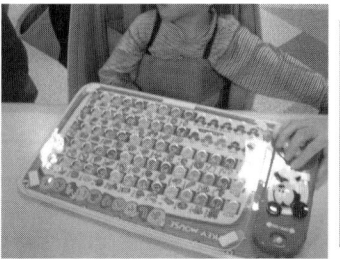

図17　【STEP2】の例　子ども用おしゃべり盤用キーガードの製作

操作の特徴	選定のポイント	スイッチの例	適合の留意点
操作域の減少 操作力の減少	微細動作を検出	軽操作力マイクロスイッチ，タッチセンサー，光ファイバー 等	体動，外乱等による誤動作対策 容易な設置方法の検討
軽微な操作が困難 不随意運動の出現	大まかな動作を検出	操作部の大きなスイッチ，操作変位量の大きなスイッチ等	不随意運動による誤操作の対策

図19　スイッチ適合の目安

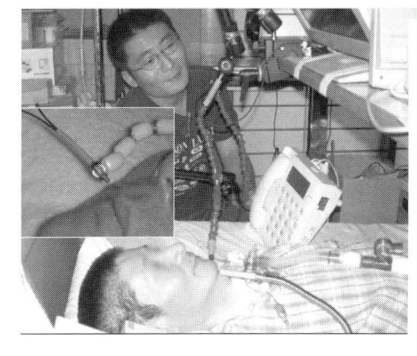

図18　【STEP4】の例　専用の光ファイバーセンサーを製作してパソコン操作（遅延回路による誤動作防止と、フリッカー回路による呼び出し装置も操作可能としている）

の心®"等）と、2）ソフトウェアで提供されるもの（NEC製"オペレートナビ®"、Assistive Ware製スイッチXS等）に大別できます。同じように見えてもそれぞれに特徴があり、利用状況によって向き不向きもあります。ですから、いつも同じ意思伝達装置しか選ばないといったことはせずに、必ず試用評価をしてください。

(2) 補助具・入力デバイスの工夫、改造・製作で対応する手順の例（図13）

状況によっては、市販品のままでは対応できない場合がしばしば見られ、利用者に合わせて改造・製作することがあります。この場合の段階的支援例を紹介します（図14～18）。

スイッチを用いる場合には、その適合支援が重要課題となります。選定の目安をおおまかに示すと、図19のようになります[2]。実際の選定は、利用する人の操作部位（本人の希望部位をできるだけ優先し、随意的操作の可能な部位）、操作姿勢、操作環境等をよく検討した上で導入を行います。また、微少動作を検出しつつ誤操作を減らしたい場合や症状の進行による変化、および利用する機器類によっては、スイッチの適合・選定のみでは対応困難な場合があります。その場合には、スイッチ出力信号を制御する回路[3]を用いて対応します。さらに、スイッチ操作のための身体の物理的変化（動き、筋力等）を検出することが困難な場合は、脳波や血流等の変化を検出してスイッチとして利用できる場合もあります。

見通しを立てた支援と機器の選定

病状の進行や生活の変化によって操作方法が変わると考えられる場合の機器選定は、1）操作部のみを容易に変更できる、2）設定変更のみで対応できる、といったことを考慮しておく必要があります。

例えば、操作スイッチを容易に変更でき、装置本体は使い続けられる呼び出し装置を選んでおくとか（図20、21）、スイッチを接続すれば直接操作からスキャン操作に変更できる兼用タイプのVOCAを選ぶ（図22）等があります。

意思伝達装置においても、1スイッチでしか操作できないタイプばかりではなく、複数スイッチ操作やソフトキーボードとして利用できるタイプもありますから、いきなり1スイッチから始めるのではな

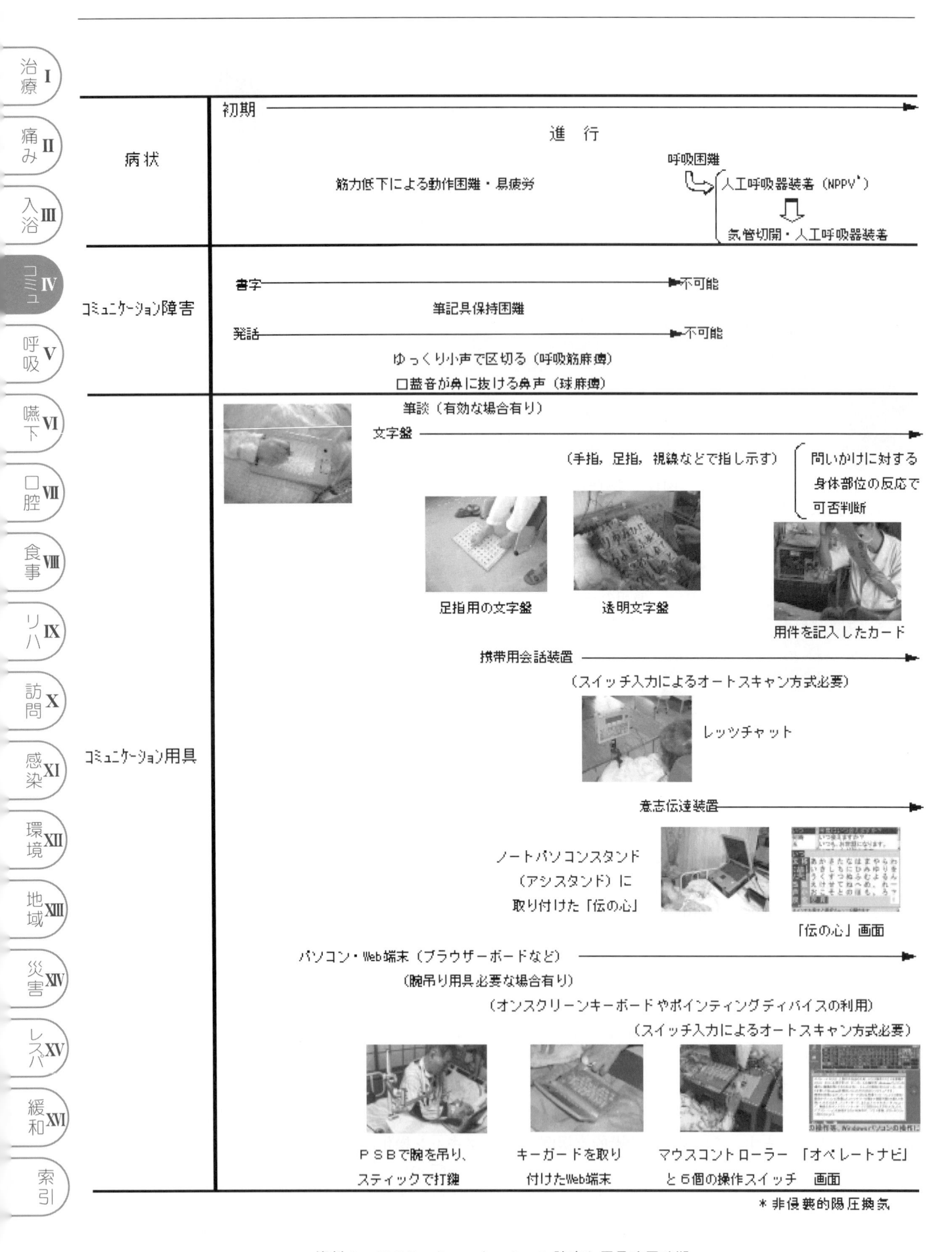

病状	初期 ──→
	進　行
	筋力低下による動作困難・易疲労　　呼吸困難 ↘ 人工呼吸器装着（NPPV*） ⇓ 気管切開・人工呼吸器装着
コミュニケーション障害	書字 ────────────────────────→ 不可能
	筆記具保持困難
	発話 ────────────────────────→ 不可能
	ゆっくり小声で区切る（呼吸筋麻痺）
	口蓋音が鼻に抜ける鼻声（球麻痺）
コミュニケーション用具	筆談（有効な場合有り）
	文字盤 ──────────────────────────────→
	（手指，足指，視線などで指し示す）｛問いかけに対する身体部位の反応で可否判断
	足指用の文字盤　　透明文字盤　　用件を記入したカード
	携帯用会話装置 ──────────────→
	（スイッチ入力によるオートスキャン方式必要）
	レッツチャット
	意志伝達装置 ─────────→
	ノートパソコンスタンド（アシスタンド）に取り付けた「伝の心」　　「伝の心」画面
	パソコン・Web端末（ブラウザーボードなど）────────────
	（腕吊り用具必要な場合有り）
	（オンスクリーンキーボードやポインティングディバイスの利用）
	（スイッチ入力によるオートスキャン方式必要）
	ＰＳＢで腕を吊り，スティックで打鍵　　キーガードを取り付けたWeb端末　　マウスコントローラーと5個の操作スイッチ　　「オペレートナビ」画面

＊非侵襲的陽圧換気

資料1　ALSのコミュニケーション障害と用具適用時期

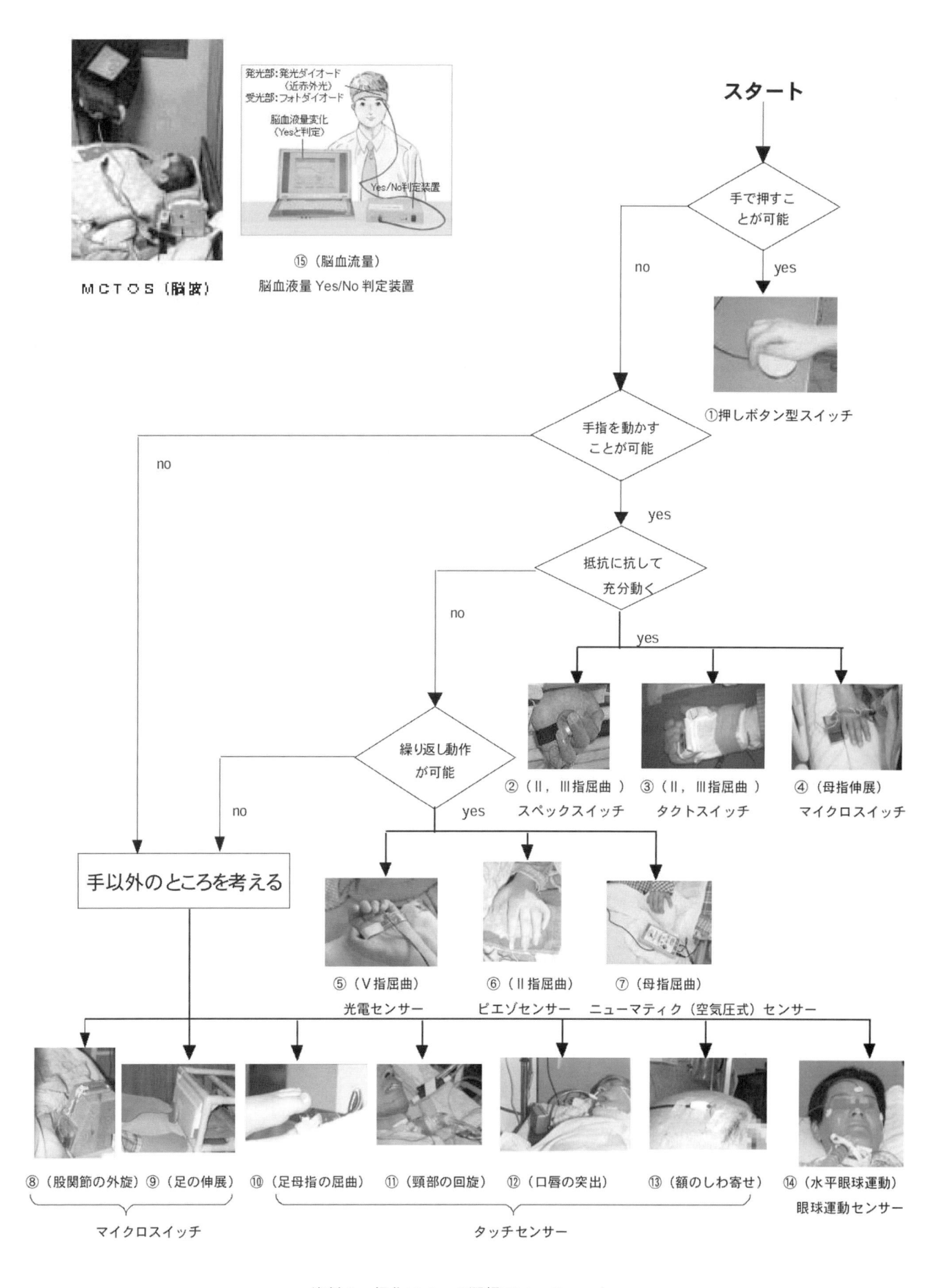

できることを活かす継続的支援●8

⑮（脳血流量）
脳血液量 Yes/No 判定装置

MCTOS（脳波）

スタート

手で押すことが可能
- no → 手指を動かすことが可能
- yes → ①押しボタン型スイッチ

手指を動かすことが可能
- no → 繰り返し動作が可能
- yes → 抵抗に抗して充分動く

抵抗に抗して充分動く
- no → 繰り返し動作が可能
- yes → ②（Ⅱ,Ⅲ指屈曲）スペックスイッチ ③（Ⅱ,Ⅲ指屈曲）タクトスイッチ ④（母指伸展）マイクロスイッチ

繰り返し動作が可能
- no → 手以外のところを考える
- yes → ⑤（Ⅴ指屈曲）光電センサー ⑥（Ⅱ指屈曲）ピエゾセンサー ⑦（母指屈曲）ニューマティク（空気圧式）センサー

⑧（股関節の外旋） ⑨（足の伸展）
マイクロスイッチ

⑩（足母指の屈曲） ⑪（頸部の回旋） ⑫（口唇の突出） ⑬（額のしわ寄せ）
タッチセンサー

⑭（水平眼球運動）
眼球運動センサー

資料2　操作スイッチ選択フローチャート

43

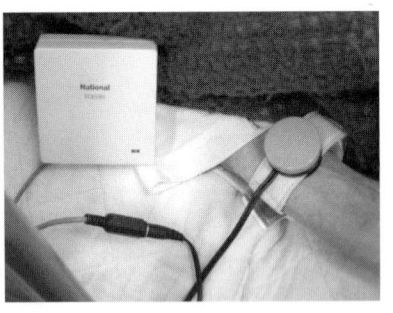

図20 スイッチ接続端子を持つ呼出し装置（松下電工製）

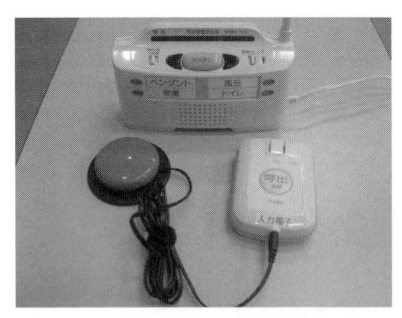

図21 3.5ミリモノラルジャック付の呼び出し装置（アイホン製）

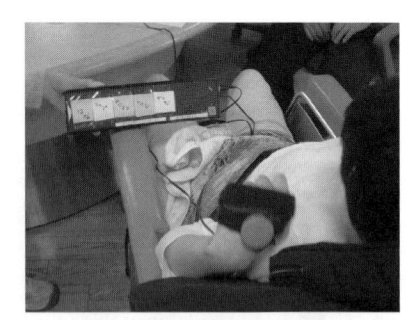

図22 直接操作とスキャン操作の兼用タイプのVOCAの例

く、現在"できることを活かした"操作方法から始めていけば、操作に慣れる期間を持つことができますし、使い続けていけるという安心感も生みます。

陥りやすい考え方と支援のカンどころ

1）モノから入ると失敗する

「押しボタンスイッチ、呼気スイッチ、タッチセンサー…他にもあれば、何種類かのスイッチを貸してください。」というように、あらゆるスイッチを次々に試していくことや、「この障害には○○スイッチ、この場合は△△というソフトウェアで良い。」というように、機器を決め込んでしまうことはないでしょうか。これは一人一人の身体機能の違いや生活の違いを理解せず、最も重要な利用ニーズがはっきりしないまま、機器の選定からすすめられてしまう支援です。たまたまうまく使えればよいのですが、試用評価だけを繰り返していては、"できないこと探し"の循環に陥ってしまい、解決すべき事の本質を見逃し、"利用者不在の支援"となってしまいます。

コミュニケーションの支援は、機器を使うこと自体が目的ではなく、機器の利用を通じて、利用する人の活動を維持、拡大するために用いられるべきです。場合によっては、コミュニケーションに対する真のニーズが機器の問題ではなく、家族関係、住環境の問題など別のところに解決すべき問題が隠れていることがありますから、さまざまな解決方法や多様な選択肢を検討することが大切です。

2）テクノロジーの高さ＝良い機器ではない

筆談や文字盤より電子技術を用いた機器が優れて

ポイント!! 操作スイッチ選択フローチャートの解説（資料2）

手を優先して使うことを基本に、市販品、安価、取り扱いが容易、壊れにくい等の観点も含め、IT支援機器を操作するスイッチの選択手順を検討したものである。

手で押し込む動作が可能であれば、第一選択は**①押しボタン型スイッチ**である。スキャンモードタイプのIT支援機器に附属（或いはオプション）の操作スイッチとして出回っており、安価、取り扱いが容易、壊れにくいという観点からもベストチョイスである。

手で押すことができない場合は手指で操作できるか評価する。手指が動く場合は抵抗に抗して動かすことができるか見る。**抵抗に抗して充分動**けば、**②スペックスイッチ**など小型のスイッチを選択する。手指の動きに適合させる市販品がない場合は、**③タクトスイッチ，④マイクロスイッチ**などを利用した操作スイッチを作製する。その際、これらのスイッチを固定する方法は、**手の装具**に取り付けるか**固定台**に取り付けるか利用者の希望や使用環境等を考慮して決定する。

抵抗に抗して充分指を動かすことができない場合は、動かし易い肢位で動作を繰り返すことができるか評価する。**繰り返し動作が可能**であれば、光電センサー、ピエゾセンサー、ニューマティクセンサーなどを選択する。

手指を繰り返し動かすことが困難であったり**手で押し込むことができない**場合は、**手以外のところ**で操作スイッチの利用を考える。⑧股関節の外旋　⑨足の伸展　⑩足母指の屈曲　⑪頸部の回旋　⑫口唇の突出　⑬頬のしわ寄せ　⑭水平眼球運動など、これらの動きで操作できる市販品、マイクロスイッチを利用した手作り品、センサー類などを選択する。

【資料1・資料2は『難病と在宅ケア』2004年6月号（東京都立神経病院リハビリテーション科・田中勇次郎：段階的コミュニケーション用具の提案）より改変】

いるとか、ローテクノロジーよりもハイテクテクノロジーが良い、ということでもありません。文字盤、筆談も立派なテクノロジーであり、その導入方法や作り方、使い方には多くのノウハウが隠されています。日常生活で用いるコミュニケーション方法は1つではありませんから、目的や状況に応じた"適切なテクノロジー"[4]を用いて使い分けることが大切です。

3）コミュニケーション方法の多様性を理解する

Bさんは文字盤とスイッチを利用し、介助者が文字盤を指しながら、「あ、か、さ、た、な…」というように声を出して音声スキャンを行い、伝えたい言葉が指されたら、本人がスイッチで合図するといった方法で対話する環境を作り出しています。

CさんはVOCAを利用して、「ベッドを上げて」、「足を上げて」などいくつかのメッセージを録音しましたが、身体機能的に機器操作が難しかったわけではないのにも関わらず、実利用にはつながりませんでした。この時は「本人にやる気がない」と思われていたかもしれませんが、実はCさんの今までの生活とは馴染まないコミュニケーション方法であったからなのです。最終的には、「お～い」という呼びかけメッセージ1つとなりました。この「お～い」という言葉には、発声させた時のタイミング、時間、場の雰囲気によっていろいろな意味を持ちます。それを聞いて呼ばれた家族は、「お～い」の内容を察してやり取りが行われ、物事がすすむという、病状が進行する前の今までどおりの家族関係を保つことができました。

これらの例は、コミュニケーションの個別性と多様性の大切さを示しています。

以上述べたように、病状の進行に合わせたコミュニケーション方法の獲得とは、障害そのものだけにとらわれることなく、"できることを活かす継続的支援"と言い換えることができます。現在できることを活かし、タイミングのよい対応を短期間でできるように配慮することが大切です。これにより利用者が当面の見通しを持つことができ、希望が生まれ、それが次への動機付けにつながります[4]。

最後に、コミュニケーション方法は利用する人の人生経験や日常の過ごし方はもちろん、家族関係や居住空間にも深く関わっています。ですから私自身、生活者としての人を理解する視点を常に持ち続けたいと思います。

参考文献

1) 渡辺崇史：肢体不自由の人のための入力デバイスの選び方，上級サポータ虎の巻，畠山卓朗，中邑賢龍，中野泰志(編)，ATAC2005プリカンファレンステキスト，pp.65-69, 2005
2) 井手将文：操作スイッチ適合の考え方，スイッチの適合製作講習会資料，2000
3) 渡辺崇史：スイッチインターフェースの導入活用事例と制御回路の検討，第20回リハ工学カンファレンス論文集，pp.300-301, 2005
4) 畠山卓朗，渡辺崇史：e-ATサポートにおける定石，ATAC2005プリカンファレンス資料，2005

（渡辺　崇史）

筆者問合せ先（メール）：wata-t@n-fukushi.ac.jp

⑨ 眼球の動きだけで蘇った意思の伝達

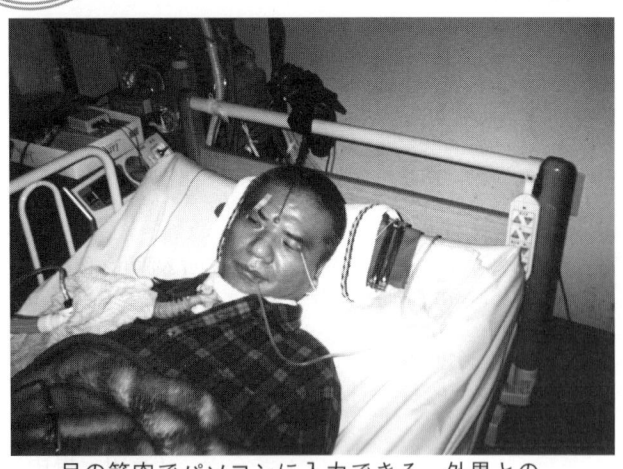

目の筋肉でパソコンに入力できる。外界との唯一のコミュニケーションを取る私。

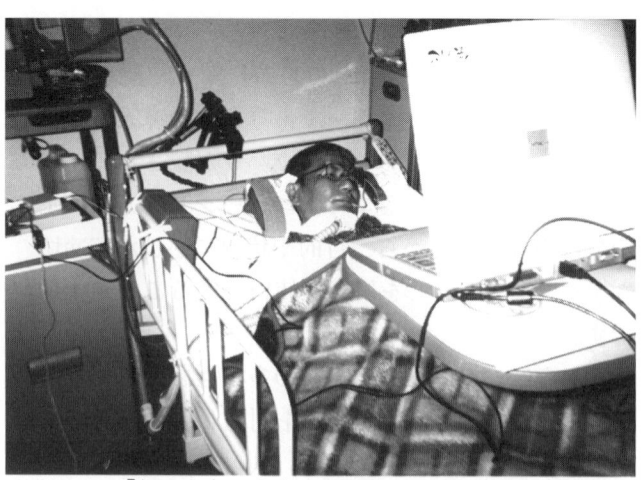

ただいま、「伝の心」に入力中です。

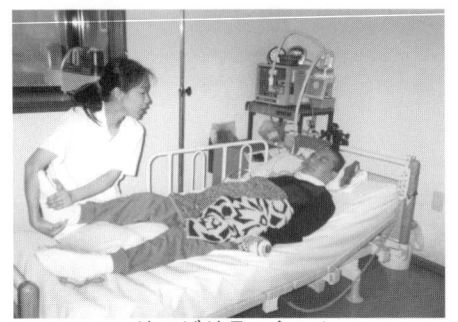

リハビリテーション

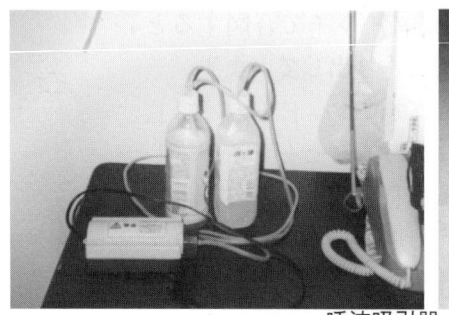

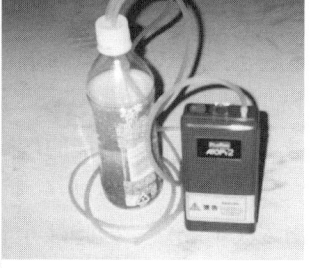

唾液吸引器
左が室内で使用、右は乾電池式の携帯型吸引器

　私は10年前にALSを発病しました。今年57歳で、家族は子供が三人と母と妻の六人家族です。5年前までの私は首の動く限り、タッチセンサーをほほ骨に当てて、パソコンを操作していましたが、残念ながら首の力が、だんだん落ちて来たので、妻も私もそれを認めたくなくて、長い間セットに時間をかけていました。

朗報！在宅療養でのEOG

　そして、パニックに陥りながら、悩んでいたとき、日立製作所小澤さんより紹介していただいたのが、目の筋肉で動くコミュニケーション装置なのです。見てみなければ分らないので、「品物を試してみたい」とお願いしたところ、直ぐに送られてきました。

　それは、黒の線、赤の線、白の線が三本あって、黒の線は目と目の間に、赤の線は右の目の横に、白の線は左の目の横にテープで貼り着けて試したところ、うまく行くのが分ったので、早速注文しました。

届くのを心待ちにして

　考えてみると目の筋肉が、動く位置に取り付けているのがよくわかりました。[EOG]という商品名です。

　届いたEOGを早速、眼の指定された位置に取り付けてみました。按配は良く、目の動きでパソコンが動くのを見て、私は生き返りました。パソコンとメールは社会と私とを繋ぐ、たったひとつの窓なのです。

　これで勇気が出てきて、息が出来ました。分ってもらえない空しさは本人にだけしか分かりません。痒いところもかけず、虫が這うのを払えず、どうにもならないのが、これで少しだけ分ってもらえます。

　少し分ると違います。いつも話していると、分るものです。感覚が生きているので、なおさら大事になります。これで社会とも、かかわっていけます。何か意思が伝わらないと、ものすごく不安になるものです。

希望は持ちつづけます

　私の病気はこれからも進行します。少しでも長く持ちますようにと、祈ります。

　「春のこない、年はない」といわれます。「日が昇らない日はない」といわれるように、いつの日か、病気が治る日が来ると信じています。

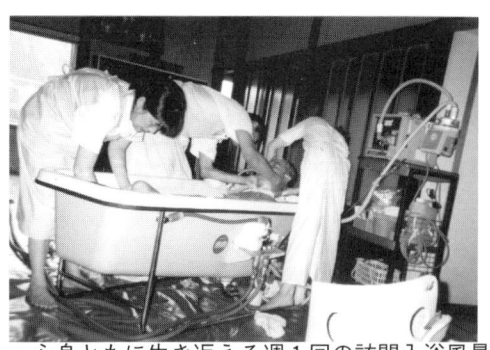

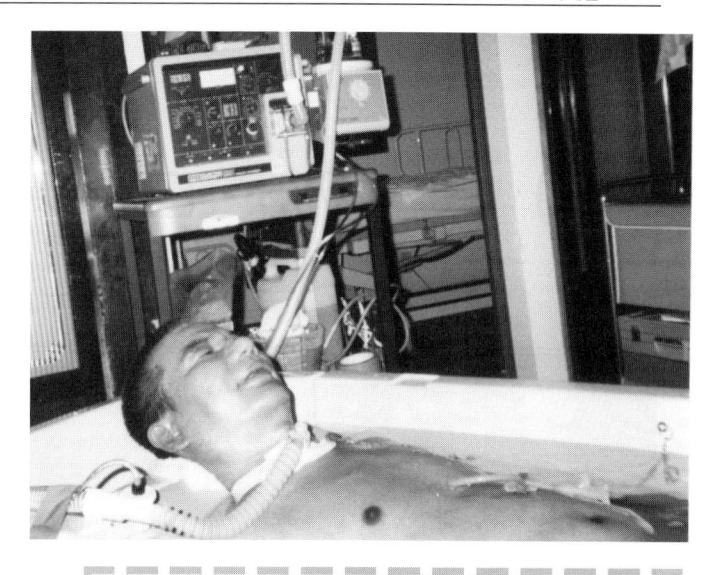

心身ともに生き返える週1回の訪問入浴風景（上）。気管切開をして、胃ろうをしていても、写真のように、おかげさまで、ゆったりと湯に浸かってリフレッシュしています（右）。

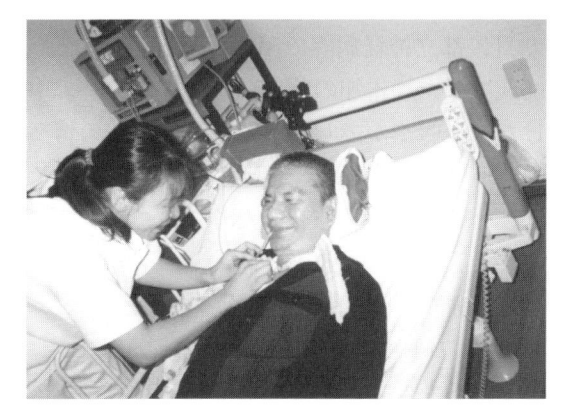

気管切開部のガーゼ交換

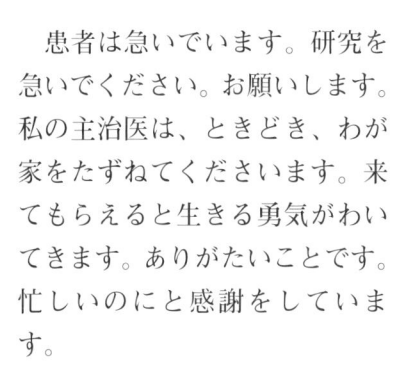

MEMO 備忘録　口のよだれを吸い取る器械

　これは素晴らしくて良いと思った製品を紹介します。今までタオルを首にまいていましたが、よだれでいつもぐっしょりぬれてしまい、拭くのに大変でした。かぶれる患者さんもいて大変でした。ここで口のよだれを、吸い取る器械があるので紹介します。これは、便利です。口の吸引をしなくてよいからです。気切の吸引だけになります。

　私の行くF病院でも、使っています。差し込む位置は左右の、犬歯の前が良いと思います。なぜ、交互にやるかというと、偏ると歯が押されて痛くてたまりません。チューブが直ぐ痛むので、代用品で間に合わせています。ひとつ5,000円程度です。同じ注文先です。

　患者は急いでいます。研究を急いでください。お願いします。私の主治医は、ときどき、わが家をたずねてください。来てもらえると生きる勇気がわいてきます。ありがたいことです。忙しいのにと感謝をしています。

　母のさする手が、「治って欲しい」といっています。これで、私の在宅療養でのEOGで蘇ったコミュニケーションの体験の話を終ります。注文先は、株式会社シースターコーポレーション、電話番号は、03-5430-2231番です。

妻には本当に感謝です

　妻と私の1週間。月曜日はF看護婦さんが来て、二週間ごとにホースを全部取り替えます。火曜日は何もないので摘便をしてもらいます。水曜日は入浴日です。A看護婦さんと、O病院の訪問入浴を受けます。ヘルパーさん二人と看護婦さんと三人で来られます。木曜日はカニューレを取り替えるので、家庭医のK先生に往診をかねて来ていただきます。家庭医のK先生はF病院の出身なので先生方で話をしています。心強い限りです。

　私は、3ヶ月ごとにメールで病状や今考えていることなどを送っています。金曜日は摘便とリハビリに来ていただきます。土曜日はヘルパーさんと妻に体をふいてもらいます。日曜日には何もありません。四週間に1度F病院に行きます。木曜ですが、移動するのにヘルパーさんを二人頼んでいます。同病院に行くとき、ヘルパーさんに一人ついて来てもらいます。

　主治医のE先生にみて頂きます。、これが妻と私の1週間ですが、このように皆さんの御世話にならなけば、生きて行けません。

　病状はどんどん、進行するのでいつも不安でおののいています。なにか、さらに別の意思伝達装置が出来ることを心待ちにしています。脳の働きで会話する器械が一日も早く、一般に出回りますことを願っています。

（森川　信一）

連絡先　＝　siniti@mitene.or.jp

10 トータル・ロックインした母との日常

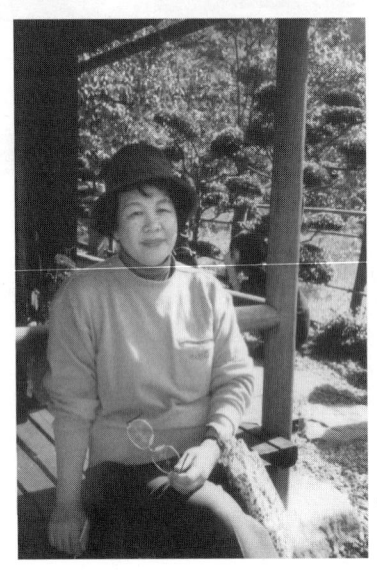

健やかであった頃の母

The woods are lovely, dark and deep,
But I have promises to keep,
And miles to go before I sleep,
And miles to go before I sleep.

　これはアメリカの国民的詩人、ロバート・フロストの「雪のゆうべ森のそばにたたずんで」の最終スタンザですが、今の母の状態を思うとなぜかこの詩が浮かんできます。深い雪に閉ざされた暗い森は平穏と静けさが約束された安住の場所なので、疲れてしまった私は思わずそこに留まりたくなるのですが、まだ許されません。苛酷な生でもそれは約束の仕事なのだからと、この詩は生きることの尊さと美しさを逆に囁いてくるのです。

森はやさしく暗くて深い。
でも約束のしごとがある。さあ、行こう、
眠るまでにまだ何マイル、
眠るまでにまだ何マイル。
I have promises to keep.
　在宅で最後を看取ることは母との無言の約束でもありました。

告知のころ

　母島田祐子は私の息子が3歳になったばかりの1995年8月に都立神経病院でALSの告知を受けています。59歳でした。告知の後、帰りのタクシーの中で母だけなぜか賑やかでした。それは父や私の愕然とした様子を見てどうしようと思ったからなのでしょうが、恐ろしい病気を認めたくなかったからとも言えます。
　それからの病気の進行の速さは驚くほどでした。毎日、少しずつ何かができなくなっていきました。鍋を持ち上げられない、寝ている間に病を忘れ、飛び起きようとして倒れこんだり、風呂場のタイルの目地につまずいたり、ありふれた些細な物たちが障害となって母に挑んでくるような日々でした。

世界の全てが　きらきらと輝きだし

　その反面、世界の全てが突然きらきらと輝きだしました。娘の私は死の予感を疑似体験したのだろうと思うのですが、こんなに美しい場所からは立ち去れないだろう？　と試されているようなものでした。五十の手習いの油絵も市民展覧会で賞をいただくほどになっていましたが、母はとうとう腕が持ち上げられなくなるまで、最後のほうは天井からゴムで腕を吊ってまで時間を惜しんでおびただしい数、作品の処理に困ってしまうほど描き残しました。
　今思えばそれは精一杯の生存の証だったのです。きっと死の恐怖を払いのけようと満身で拒んでいた時期だったのでしょう。

TLSの宣告

　でも、現実はとめどなく惨く、母のALSは重篤な方だと主治医から告げられました。脳のMRI撮影後、主治医は厳しい顔になり、長女の私だけを呼び出してTLSの可能性をいいました。トータリー・ロックトイン・ステイトと言って、いつか眼球までも止ま

るかもしれないということでした。

だから呼吸器を装着しても進行は止まらないから、いつの日かお母さんは死より耐え難い苦痛と孤独の中に暮らすようになるかもしれないよと、もしかしたら主治医は呼吸器装着を諦めるように言いたかったのかもしれないのです。

でも、苛酷すぎる告知に人は耳を閉じるものです。1％でもTLSにならない望みがあるのなら、と私は祈りました。母には到底知らせることなどできず、父と妹にだけはTLSになる恐れについて話しましたが、父はまったく信じようとせず、顔が赤くなったり青くなったりするばかりでした。そして覚悟のないことばかり言って、やっと入手したALSケアブックも悪魔の本だと捨ててしまいました。家族の中では父だけが母のALSを受け入れられず、在宅療養の準備の邪魔ばかりするので妹と私はずいぶん手こずりました。

備えた1996年〜98年

1995年の夏の告知後、いったんロンドンの自宅に戻った私は身辺整理をして、再び実家に戻ってきたのが同年12月1日でした。段ボール箱4つに母子3人分の当座の生活用品を急いで詰め込んでの帰国でした。夫を駐在先のロンドンに残して私と娘（7歳）と息子（3歳）だけが東京の実家に戻り、介護していく覚悟でした。そして時差ぼけがまだ残る帰国後3日目の午後、母は呼吸困難を起こし、都立神経病院に緊急入院しました。

計画通り万事がうまく運び、母は呼吸器を着け、2月上旬には自宅に戻りました。気管切開後の精神不安定な時期を乗り越えると、母は突然短歌を習うと言い出しました。それで私たちも母を囲んで初歩から歌を詠むようになり、しばらくは歌詠みの会などがもたれて、"絵筆を文字盤に持ち替えた"ような大変楽しい日々でした。

また、そうこうしているうちに母はベッドの上から社会を見据えるようになり、ALSはたいてい自筆できないから選挙権があっても投票できないという不条理を世間に訴えだしました。娘たちはただでさえ疲れる介護に重ねて、母の秘書のようなこともさせられ心身ともにクタクタになりましたが、嬉しかったのです。在りし日の活発な母が戻ってくるようでした。でも次第に母の身体はもっと動かなくなりました。呼吸器をつけても病態の進行は止まず、残酷なマーチのようにどんどん進んでいくの

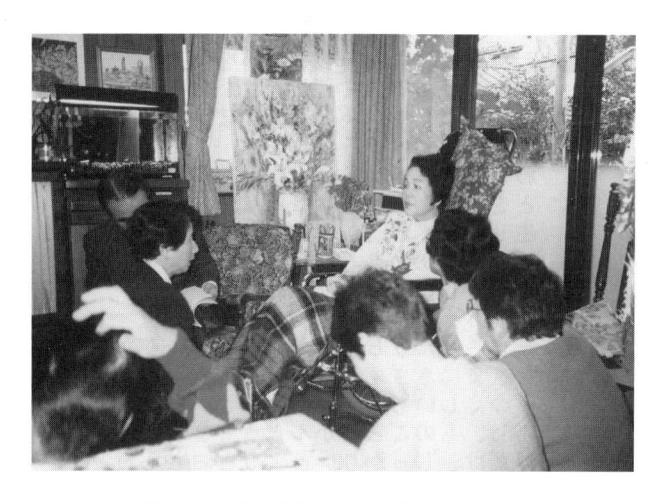

高校の同窓生に囲まれて、楽しく過ごした母。

でした。

しかし、備えあれば憂いなしといいます。実は切開前から私たちはテレパシーの訓練を始めていました。何も知らない母は冗談めいたゲームと思って面白がっていましたが、私と妹は真剣でした。テレパシーだけでなく、空間移動やその他の非科学的な訓練も試してみました。

TLSを恐れて

短い昼寝の後、母はロンドンの私の家の前まで行ってきたとか、さっき練馬の貫井にいたなどと報告してくれました。都立神経病院でも母は瞬間空間移動の訓練を娘たちにさせられていましたが、期待に応えるように病院をあちこち回ってきたなどと言っていました。私は母の超能力の可能性を探りながらも、実はTLSになどならないという証拠や確信が欲しかったのですが、どうやって母を究極の孤独から救済しようかなどとその手段についても同時に備えていたわけで、いろんな考えが錯綜していた時期でもありました。

「また、TLSになってもイエス・キリストとなら会話できるだろうと私は思いました。それで母にも信仰を持って欲しいと宣教師に訪問していただいたのですが、跳ねのけてしまいました。私とて信仰が必要な時期でしたが、病を受容できず信仰も持てないことを負担に思う母を見るにしのびず、それ以後は訪問をお願いしていません。

ただ、敬虔なクリスチャンの叔母が、毎週金曜日にうちに来て慰めてくれたのが救いでした。家族も同様に外部の人に対して怯えていた時期でもありました。」

わたしをささえてくれたみなさまへ
ひごろなにかとおせわになりありが
とうございまいす。わたしの、び
ょうきもしょうじようか、
３年あしにいじょうがでて２年、き
かんせっかいをして１年３か月にな
ります。この１年３か月は、みなさ
まに、ささえられて、ぶじ
家ぞくも３こうたいで、がんばって
くれました。ないたり、わめいたり
わらったりの１ねんでした。わたし
がげんに、かつどうしてた
ころ、ねたきりになっても、ぼけて
も、すみなれた町で家くらせるよう
かつどうしてきましたが、みをもっ
てたいけんしたいま、
それが、どんなにたいへんなことか
、ぜいたくなことがわかりました。
しかしほんにんにとってはこれいじ
ょうのしあわせはありませ

わたしは、きかんせっかいをするこ
とをこばんでいました。なかむら先
生せっとくや、かぞくのきぼうとた
いみんぐがいきるみちをせ
わたしは、きかんせっかいをするこ
とをこばんでいました。なかむら先
生せっとくや、かぞくのきぼうとた
いみんぐがいきるみちをせ
んたくしました。はじめは、くるし
くつらくて、ないたりしてかぞくを
こまらせたりしました。やさしいみ
なさまにささえられて、
うつくしいものを、うつくしいとか
んじ、ものごとにかんどうできるあ
いだは、しっかりいきようとおもえ
るようになりました。
それには、かぞくのちかだけではで
きません。どうぞこんごともよろし
くおねがいいたします。しまだゆう
こ

母がTLSになる前に書いた決意文

TLS後の生活

　母の生活史はTLSになった今も続いています。どうも母には人の心に直接訴えかける力が与えられたようです。それは逆らいがたい波動をしていますので、今の方が私はむしろ母の言葉を聞いているくらいです。だから在宅ではTLSの人でも、ただ静かに今までどおり何も変わらずに居るということがごく普通になされていきます。

　それは、植物状態だと表現されたりする環境とは違う、家族や親しい人たちの中ではTLSの人も、かけがえの存在として以前からの役割を保ったまま共に暮らしていけることを証明しています。

家族以外の介護者が必要

　ただし、そうなった人の介護は身内より他人の方が適任なのではと、最近思うのです。つまり、家族は身内が「生存している」という事実だけでけっこう満足してしまうとも言えるからです。家族という関係性の中で、言葉を介したコミュニケーションは副次的なものであっても不可欠なものではないのかもしれません。

　母の手を握って、たとえ一方通行でも話しかければ、それでこちらは気が済むのです。母との会話を蘇らせようとして発売されたばかりのマクトスを購入し試しましたが、すぐに効果が出るわけもなく、母の額が冷たく汗ばんでいくのに耐え切れず、早々に諦めてしまった経緯があります。こういう時、娘とはある意味で残酷です。もうかわいそうだからこのままでいいと思ってしまうのです。

　このように家族の愛情は逆に患者の可能性を阻み、存在するだけでよい命に祀り上げてしまう場合があります。あるいはその逆に、手にかけて殺してしまうこともあります。私は両方の思いの間を毎日行き来していました。そして自分の悲しみを操縦するのに必死で、母の残存能力を磨くことを早く諦めすぎたかもしれません。しかし、これは私の言い訳ですが、どんな言葉も母の身体に吸い込まれてしまって戻ってこないのです。

　また、たくさんのイメージが母の頭上、宙に浮かんでいるようでもありました。母はそこで確かに聞いているはずなのに、私の言葉は宙を切り母の言葉はその身体に篭るのです。しだいに諦めが多くなり、母を独り放置してしまったのでした。ロックトインに挑むなどその方法も術も味方も少ないのですから、娘の私はただベッドの傍らに佇むばかりで何もできなかったし、悲しくて次第に、母のそばにいることすらできなくなりました。

　いまさらながら母の脳を外から緻密に調べて、それで何か分かることがあれば対処してみたいと思うのですが、母の救済をと呟きながらも、ではどうやってそれを行っていけばよいのかが分かりませんでした。母が昏睡しがちにならぬよう脳を常時刺激し続けるためには、それまで以上に誰かがそばにいなければならず、家族がそれを担えば、自分たちの自由が脅かされます。また、家族は精神的には追い

込まれ、放心や脱力、PTSDのような精神状態も出てきます。だから、患者のためだけでなく家族や介護者のためにも特別な介護哲学は必要で、それをきっちり遂行するためには長時間連続した他人による介護がどうしても必要なのです。

TLSになった母のケアは突然すごく単純になりました。時間通りに寝返り、吸引、胃ろうからの食事注入、おむつ交換などをすればよく、文字盤も通訳もいらなくなり、叱られたり絶望されたり泣かれたりすることもなく、平和すぎるほど静かな介護になりました。しかし、本人のためにはもっとすべき事があるはずです。介護者は必ず母の耳元で話しかけるようにしていますし、父も時々母に何か話しかけているのを見かけますが、双方の心境を思うと切なくなってしまいます。このような経験から、重度のコミュニケーション障害に対処できるコミュニケーションツールの実用化が早急に必要だといえます。

「尊厳死」をどう捉えるか

TLSから逃げられないと分かった頃、私は母の内面には到底触れられなくなるだろうと察して、どうしたらよいのかわからなくなり書物に答えを見つけようとしました。当然、生命倫理とか尊厳死などという言葉が目につくようになりました。そして、他国の様子なども分かってくると尊厳死が合理的で悲しみを事前に回避するよい方法のようにさえ思えてきたりもしました。母のTLSに先手を打つための思想を私は探していたのです。

『葉っぱのフレディ』や『モリー先生との火曜日』など、人の死が自然の営みとして描かれたものを読むと「人工呼吸器をつけてしまったうちの母はなんて度胸がないのだろう」などとも思えました。ただ、よく考えるうちにそれらの話はどこかが変だといえば変な気もしてきました。人の死と葉っぱが落ちることとが同じであるはずがないのです。人類の英知や努力は医療にこそ結集され実現されるべきはずなのに、なんで人が葉っぱのようにさっさと散らねばならないのか。また、モリーは覚悟ができた人のように描かれていますが、なんで今幸せなのに死なねばならないのだろう。妻や教え子や友人たちに囲まれ、ALSになっても十分に幸せなはずなのになぜモリーは死を選択するのだろう。そう疑問に思うようになりました。

人は都合よく考えたい生き物なので、人も自然の摂理の一部だとすれば迷うことなく後続に続く者たちに場所を空けられる、死を受容できるはずだと思いたいのでしょうか。でも、そう簡単に捨てられる命などはなく、死は誰にだって想像するだけでも怖いもののはずです。

そして童話の中で人が葉っぱに例えられたとしても、私の知る限りALSの人の命を左右するのはたいてい医師や家族のようです。呼吸器選択でさえ自己決定できる人など少数です。ALSの人はどうしても周りを見回して決めたり、回りに決められたりするからです。

そのように、生きるにしろ死ぬにしろ、ALSの人の生死の査定がいまだに他人の仕事だったり、本人以外のものの影響を強く受けざるを得ない状況で、TLSの言説だけが広く社会に知られるようになれば、尊厳死の論議を飛ばして、安楽死を肯定するような偏った理屈だけが先行したり、功利的な死生観に追従する医師が出てくるのではないかと心配が募ります。この気持ちは、ALSの告知以来、医療倫理の曖昧さのために様々に翻弄させられてきた患者の娘の杞憂なのかもしれませんが…。

尊厳ある生のために

とにかくいろいろなことがありました。

そして、母の目はぴたりと止まりTLSと呼ばれる状態になって、もう7年（2007年現在）も経ちました。しかし私は母の念と無言の意志に逆らえず、いまだに母に育てられている感が強いのですが、そんな母のような人たちに対して、尊厳死や安楽死が囁かれるのです。

尊厳死とは何か。哲学者の清水哲郎氏はそのHPの中、「尊厳死と安楽死」で次のように記しています。

「尊厳ある死」（Death with Dignity ―本来の意味での「尊厳死」）とは、人間としての尊厳を保って死に至ること、つまり、単に「生きた物」としてではなく、「人間として」遇されて、「人間として」死に到ること、ないしそのようにして達成された死を指す。（中略）こう理解するなら、「尊厳死は倫理的に許されるか」と問う必要はなく、定義からいって尊厳死は目指されるべきこととなる。i.e. すべての死は尊厳死であるべきなのである。i.e.これは目標ないし理念をあらわす概念である。

これに対して、「尊厳死を実現するにはどのように

すればよいか・するべきか」が問題となる。ことに「死」以外に人間らしさを保つ方途がないと判断される場合に、意図的に死をもたらすことが「安楽死」と呼ばれる。(以上、清水哲郎「哲学する諸現場」http://www.sal.tohoku.ac.jp/~shimizu/index-j.htmlから引用)

この定義に従うのなら、「誰もが目指すべき尊厳死」のために、TLSになってしまった人は「どう生き、どう死ねばよいか」という方法論の問題化が必要なのだということになるのでしょうが、自宅で療養中の母は当然母として、妻として、友人として遇されているし、「死」以外に人間らしさを保つ方法がないというような状況ではないので、こういう尊厳死の論議自体が要らない、うちには関係ないということになります。

病気はあなたじゃないのです

QOLでは到底図りきれない母の命の質をどう理解すればよいのか考え続け、私はずいぶん遠回りをしました。他のご家庭では、たとえTLSの人がいても、当たり前に明るく生活できていることもあるのです。たとえ腑に落ちないと思ったとしても、多くのご家族は顔にでないし言葉に出さない。それが私には理解できず嘘っぽく見えた時期もありました。実はまだ当人の心の真実はどうなのだろうと、グルグルと考えています。そして、もし人間として遇されていない人がいるとしたら…。そう思うと悲しくなってしまいます。

　　「あなたが病気になっただけで、病気はあなたじゃないのです
　　　病気はあなたの一部だけれど、けっして全部じゃないのだから」橋本みさお

ALSになってからの母とは清里に一回、原村のペンションに3回、そして近場では新宿御苑や新井薬師、哲学堂の桜並木などを見にいき思い出をたくさん作りました。そしてTLSに至った今も母の人生はそのまま一筋に続いています。母のライフスケールの中で起こったALSの発症は、母を規定し限定するような決定的な事件ではありませんでした。

橋本操さんが言うように人は本来の死を迎えるまでは、どんなにショッキングな出来事もその人の人生の一部であって、その人の全部ではないようです。母は今TLSの人ですが、TLSそのものではないのです。

その後、在宅療養にこだわる母の願いは、私を介護事業の起業と学問に向かわせました。というのも発症当初から、最期まで住み慣れた家で暮らしたいという母のささやかな願いとは裏腹に、ALSの在宅療養は家族介護が当然のこととされ、期待していた介護保険も一般の介護事業所は吸引が必要なALSを引き受けてくれないので、自分たちで介護事業を始めるしかほかに制度を利用できる方法はなかったのです。

やがて、2003年になって、患者の自己決定による治療停止、尊厳死の法制化が言われるようになりました。社会は家族に多大な介護負担を背負わせたまま、治療停止を患者の決断に委ねようとしていました。それはまた、家族だけは救おうとするALS患者に自己犠牲を強いることでもありました。喩えれば、私たちの在宅療養とは、まるで雪山で遭難した一家。しかも末っ子が瀕死の母親を背負っていつ果てるとも知れない氷壁を登り続けているような状況です。だから尊厳死の法制化やリビングウィルとは、救出ヘリは飛ばさない代わりに、いつでもザイルが切れるようにと、瀕死の母親にナイフを渡しておくというようなものなのです。私たちにとって切実な介護保障は一向に進まないかわりに、尊厳死の法制化がたち現れて、それらは別々の次元で関連性なく、しかも当事者の頭上で検討されているという信じられない現実がありました。

私はやがて、社会学者の立岩真也氏の誘いを受けて、2004年から京都の立命館大学大学院に進みました。そして、現在は川村佐和子氏や中島孝氏の研究班に加えていただき、在宅重度障害者のための介護制度の在り方や、ブレイン・コンピューター・インターフェイス（BCI, BMI）[注1]の実用化を目指して、研究と実践に明け暮れています。そしてまた、実家の妹も母の介護の傍らで、再び仕事に復帰し趣味や交友にも自由な時間が持てるようになっていました。

そんな風に、母も妹も私も、在宅療養9年目にしてそれぞれが別々の空間でそれぞれの人生を生きていけるようになりおよそ4年半が経った2007年9月6日。珍しく大型の台風が関東圏に近づき、生暖かい風が次第に強くなってきた夜中の2時半に、母はとうとう逝ってしまいました。およそ10日間におよぶ多臓器不全との闘いの末、快方に向かったかに見

えた矢先の出来事でした。母は最期まで自分のベッドの上から周囲でにぎやかに看病を続ける私たち娘やヘルパーを見守り、部屋を温め、訪ねてくる診療所の人々や親戚に無言の安らぎを与えていました。そしてまた、理解ある人々に囲まれて、十分な医療と介護保障を享受できる環境にいる限り、人は最期まで尊厳を失わないこと、その存在の重さを教えてくれました。

母が身をもって教えてくれたTLSの人のための在宅ケアの方法は、疾患の差異を超えて、たとえば遷延性意識障害の状態やアルツハイマーなど、コミュニケーションが困難な人々のケアにも応用できる普遍性をもっています。これを理論化し一般に広めることが、在宅重度障害者の人権にこだわった母の生前の意思でもあり、母の供養にもなると私は信じています。

注)ブレイン(脳)・コンピューター・インターフェイス(BCI)、ブレイン・マシーン・インターフェイス、(BMI)＝重度コミュニケーション障害のための意思伝達装置のこと。〔頭皮に電極を置く非侵襲式と、頭部を切開して電極を埋め込む侵襲式がある。侵襲式には脳に直接電極を埋め込む方法と、硬膜下など比較的安全な場所に電極を設置する方法がある。後者は部分的侵襲式と呼ばれる。 非侵襲式では骨などの影響で脳波が変化してしまうが(体積伝導)、部分的侵襲式はこの問題を回避することができる。これにより、コンピュータ画面上のマウスポインタの操作、文字入力、ロボット・車椅子の操作などが実現されている。(ウィキペディアから引用)〕

◆参考資料

　雪の夕べ森のそばにたたずんで〔ロバート・フロスト作〕
　この森は誰のものか わたしにはわかっている。
　でも その人の家は村にある。
　おそらく彼は見ていまい、わたしがここにたたずんで
　雪に埋まった森を あかず眺めているのを。

　わたしの馬は けげんなようすだ。
　一年じゅうでいちばん暗いこの夕べに
　近くに農家のかげも見えない
　凍った湖と森のあいだで止まるのが。

　馬は鈴をひと振り鳴らし
　まちがいではないの と聞いている。
　そのほかに聞こえてくるのは
　かすかな風に 雪ひらの舞う音ばかり。

　森はやさしく 暗くて深い。
　でも 約束のしごとがある。さあ、行こう、
　眠るまでにまだ何マイル、
　眠るまでにまだ何マイル。

◆参考文献
ロバート・フロスト：Stopping by Woods on a Snowy Evening.
レオ・バスカーリア：葉っぱのフレディ, 童話屋, 1998.1
ミッチ・アルボム：モリー先生との火曜日, NHK出版, 1998.9

神谷美恵子：生きがいについて, みすず書房, 1982.8
清水哲郎：医療現場に望む哲学, 勁草書房, 1997.5
小泉義之：弔いの哲学, 河出書房新社, 1997.8
レヴィナス：なんのために生きるのか, 日本放送出版協会, 2003.3
森岡正博：脳死の人, 東京出版, 1989.3
現代思想：争点としての生命, 青土社, 2003.11
立岩真也：弱くある自由へ, 青土社, 2000.10
立岩真也：私的所有論, 勁草書房, 1997.9
arsve.com：http://www.arsvi.com/index.htm
宮坂道夫：ALS医療についての倫理的試み.
http://www.clg.niigata-u.ac.jp/~miyasaka/place/ALSpaper.html
橋本操：闘えALS, さくら会のHP, 1999.1
　　http://www31.ocn.ne.jp/~sakurakai/
川口有美子：人工呼吸器の人間的な利用, 現代思想, pp32-14, 2004.11
http://www.arsvi.com/w/kyo3.htm

（川口有美子）

11 スイッチの適合事例

　1つのスイッチ操作で「コミュニケーションエイド」、「環境制御装置」など生活を豊かにする条件が、少しづつではあるが実現している。重度の肢体障害者にとってスイッチは、人や物との接点を確保する重要な「1つの手段」であり、疾患や障害に応じた機種を関係者の設置方法の工夫事例が多数ある。
　コミュニケーションエイドを使用する際のスイッチの適合は、機器操作の可否を決定する大切な条件となっている。近年、在宅療養者はコミュニケーションが大きな社会参加の手段となっているので、残存機能に応じたスイッチの事例を紹介する。

表1　適切なスイッチの適合を行う条件

1）機器を操作する姿勢保持や肢位に問題がないかの確認	ベッド上で手指や首で操作する場合、体重を支えたり、バランスを取るために上肢に不要な負担がかかっていると使用する身体部位の動作に影響を与えることになる。
2）長時間の使用による身体的な問題が生じないかの確認	姿勢の変化や疲労に伴う操作力や自動運動の変化、局所的な疲労の有無、波動循環型エアーマットを使用している場合のスイッチ位置の変化などを観察する必要がある。
3）確実な体験を十分確保して使用者の「確実度、満足度、らくちん度」の確認	評価者が機器に慣れている状態の場合は、評価者側の判断で行なわれる危険性を回避する評価作業が取り込まれていることが必要である。使用者が納得できる選択肢の提供であること。
4）経済的負担の軽減を過度に優先した選定は使い勝手が悪い	ALSなど進行性の場合は、ターミナルまで使用可能な機種選定を優先する傾向にあるが、なによりも「使いやすい」ことが大前提となる。極端なターミナルでの使用を想定した選定は、現状での使用感を軽視することになる。進行性に目を奪われることのない視点が必要である。
5）機器選定に当たって優先順位を決める	スイッチ操作で重要なことは、使っているという操作感がある。クリック感、一定のスイッチの抵抗感、皮膚感覚などフィードバックがある」仕様を可能な限り優先して選択することが基本である。

表2　使用者の肢位及び姿勢保持

○手指の操作	手指の関節の屈曲によりスイッチが操作される位置に設置することで自重による誤動作を防止することが出来る。疲労により手指の自重でスイッチが入力されないこと。
○座位の操作	長時間、安定した姿勢で操作が出来る姿勢保持 腕や肩の関節が無理な状態になっていないこと。
○首の操作	首の回旋動作で行う場合、上肢が安定した状態であること及び首を固定する枕の状態によって自動運動の変化がある。

1）熱可塑性の素材にスペックスイッチを固定

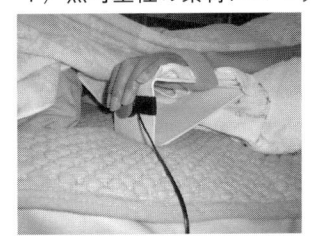

　　　　　ALS：入院中にコミュニケーションエイドの導入を検討し、スイッチは中指の屈曲による動作で行う方法とした。スイッチの固定をリハビリテーションスタッフが作成し、手にベルトをかけることでずれを防止する工夫もなされた。

2）熱可塑性の素材でスペックスイッチを固定

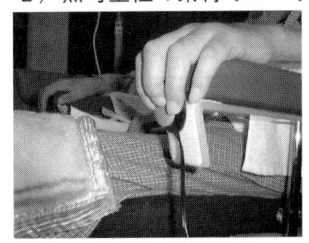

　　　　　ALS：病院の外来にてコミュニケーションエイドを短時間体験し、導入が決定し在宅でスイッチの調整を行った。普通の椅子での生活が主体であるため、椅子のアームレストにスイッチを固定する方法とした。リハビリテーションスタッフがアームレストの固定の加工を行い、位置の調整が出来るようにスイッチの取り付けはベルクロを使用している。

3）毛布を前腕に置いて

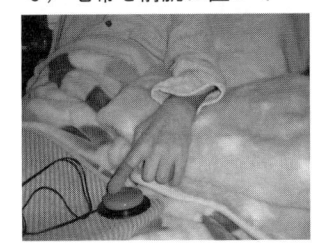

　　　　　ALS：車椅子での操作からベッド上の使用に変化するに従い、操作する方法を変更している。毛布に前腕を乗せて示指を突き出す動作でスイッチを操作しているが、指の大きな自動運動を確保しているのは、毛布の微妙な弾力を利用しているとのこと。指先の動きを確実にするため、スイッチ面からずれないようにゴムサックを使用している。

4）車椅子上での使用

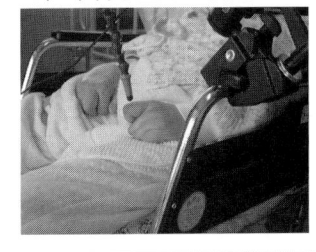

　　　　　ALS：スタンダードアームにポイントタッチスイッチを固定している。車椅子上での操作が中心であるが、姿勢保持に問題を有している。前腕を僅かに左右に移動することが出来るため、スイッチの設置位置に関してはそれほどシビアではなく、示指の伸展によりスイッチに触れる方法を取っている。座位の問題から機器は床に置いた状態での使用になっているため、介護環境に問題が生じている。

「PPSスイッチ」の設置事例

　スイッチの設置に多大な時間を要する介護者への「負担軽減」と設置の技術をそれ程要しないことで誰にでも「簡単に取扱える」をコンセプトにした「ピエゾ・ニューマティック・センサー・スイッチ(略称：PPSスイッチ)を多くの方にご使用いただいている。
　「PPSスイッチ」はセンサーと呼ばれる部分がエアーバッグ、ディップスポンジ、ピエゾの3種がセットになっており、これらを身体状況や操作する姿勢に応じて上手に使い分けして使用されている。
　今回、より確実に使用できるように設置のワンポイントを事例で紹介します。

1．ニューマティックセンサー…空圧

エアーバッグの設置方法
　エアーバッグの空気の容量は、これといった基準はなく、操作する身体部位の体重が確実にエアーバッグにかかる状態であれば、空気の量だけでなく、形状も多種多様な使用法がある。
　設置の基本は、使用者の動作を空気圧変化として感知するエアーバッグ形状に整えることにある。
　使用者の動作とは、「重力変化が生じる最も大きな垂直方向」の自動運動であって、水平方向では感知し難い状態となる。摘んだり挟むなどピンチ動作の水平方向の場合は、エアーバッグを挟み込む状態にする必要がある。

事例1．ALS：示指及び中指の屈曲動作

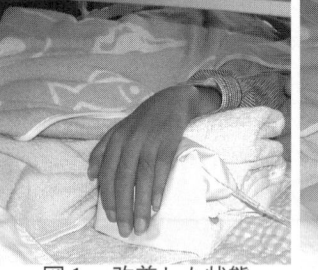

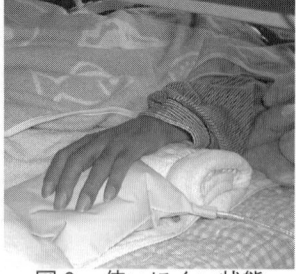

図1．改善した状態　図2．使いにくい状態

指先の小さな重量変化をとらえるため、タオルで手部を支え、エアーバッグと同じ高さにすることで（図2）屈曲動作を効果的に検知する肢位にする必要がある。

押しボタン式スイッチからの変更使用の関係もあって「手関節を曲げた状態の方が使い勝手が良い」と使用者から設置の仕方を変更する要求があった。

自動運動が有効に発揮できる肢位にすることで、さらに使いやすい状態を見つけ出す必要はある。筋萎縮の影響が（図1）考えられる。

事例2．ALS：Ⅰ趾の屈曲

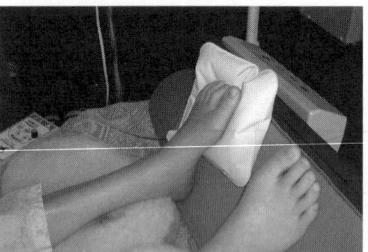

図3．足部の機能肢位

足部を機能肢位に取ることで尖足予防だけでなく、指先の自動運動を確実にする状態となっている。

ナーセントパットと足部の間に空気量を調整したエアーバッグを設置し、Ⅰ趾のごく僅かな屈曲を最大限に検知するようにしている。

PPSスイッチ以外の使用では足部を機能肢位にすることは、事実上不可能であり踵に重量が一点集中することでの弊害だけでなく自動運動にも影響を及ぼす状態となり、スイッチの位置合わせにかなりの技術を要していた。

事例3．ALS：拇指の掌側外転

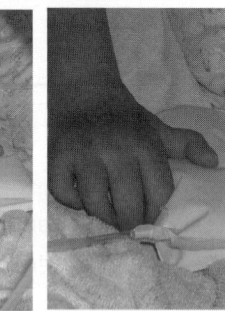

図4．折り畳んだエアーバッグ　図5．拇指だけを乗せている

エアーバッグから拇指を離した時に（拇指を上げる動作）入力される設定にして使用している。

母指の戻る位置が安定しない掌側外転の動作であるため、当初は拇指に貼り付けるピエゾとしたが、貼り付ける箇所を短時間で特定することが困難であることからエアーバッグとした。

拇指の動きを確実に検知するため、エアーバッグを半分に折りたたみ、拇指のみをエアーバッグに乗せ、手指部の重力バランスが水平となる高さに調節することで拇指の脱力が不十分でもエアーバッグに拇指の荷重が確実に掛かる状態を確保している。

軽く巻いたハンドタオルを掌内に敷き込むことで拇指がエアーバッグから離れる空圧変化を検知出来るようになる。

事例4．ALS：中指の屈曲

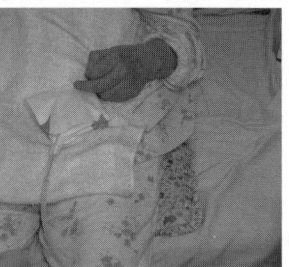

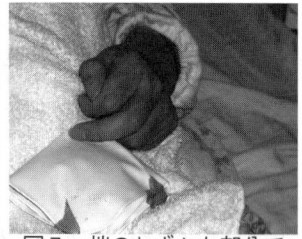

図6．座位　図7．端のわずかな部分で入力

4つ折りにしたエアーバッグの端に中指を軽く押し当てる動作で行っている。

中指の動作のみを検知するようにエアーバッグを小さくしており、他指の不要な動きの影響を最小限にしている。

手部全体を乗せたエアーバッグ形状では、目視での動きは明確であっても他指のへこみ具合に大きな影響を受け、空圧変化をもたらさない事もあり、位置合わせに技術を要することから小さい容量とした。

事例5．ALS：示指の屈曲

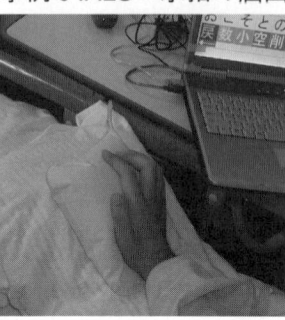

図8．好ましくない設置　図9．好ましくない設置

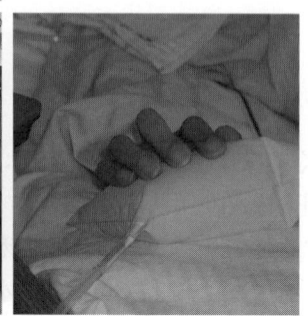

他の機器を使用していた関係から指先を上げた肢位にする必要性があったため、手部が枕によって持ち上げられており、示指の変化を目視で確認できているが十分にエアーバッグに掛かっていない状態にあり、検知の確実性に欠ける肢位となっている。

枕を外し、手関節に最大加重されている状態から示指の体重が効果的にエアーバッグに乗っている状態に変更して使用している。

ディップスポンジの設置

事例6．ALS：中指の伸展

エアーバッグでは中指の体重変化を確実に反映させる形状にすることが困難なことから、中指の瞬発的な伸展動作を確実にするディップスポンジとなった。

中指の伸展動作を確実にするために手部にクッションを敷き、自動運動を発揮しやすい肢位を確保している。ディップスポンジが手部を安定した状態になり、中指の自動運動を効率的に発揮することにもなっている。

伸展時に不随意運動を伴うことも多く、エアーバッグは不向きな状態である。

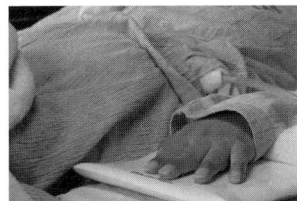

図10．前腕の支持

事例7．ALS：

手部を腹部など身体に乗せた状態であると人工呼吸器による胸郭の変化をエアーバッグは感度調節を行なっても検知してしまうため、比較的影響が少ないディップスポンジを使用している。

呼吸器による胸郭の上下動に伴い、肘を基点とした前腕の上下動も連動して他動的な手指部の変化を感知させない設置は、極めて困難な場合が多い。

上肢を可能な限り身体より離すことで肩や肘などの変化を最小限に出来る場合もあるが、確実ではない。

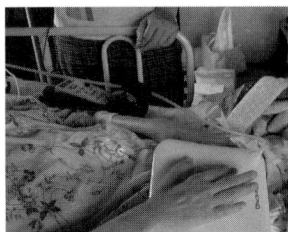

図11．センサーの置く場所

2．ピエゾ(歪み)

ピエゾセンサーの設置方法

ピエゾセンサーには裏表があり、身体などに貼り付ける側は平坦な状態の面であり、テープなどで貼る側は盛り上がった状態の面となるので注意を要する。

センサーの細い線の部分も共に貼り付けることで検知範囲が広くなり、広範囲にテープを貼りつけていることから、取り外しの際に生じ易い断線トラブルも少なくて済む。

取り外し時に細い線とセンサーとの接続部分にダメージを与えることがあり、注意を要する。

事例8．ALS：Ⅰ趾/Ⅱ趾の屈曲

ベッドでは空圧センサーを使用し、車いすでの機器操作の場合にはピエゾセンサー使用している。

Ⅱ趾のサイドにピエゾを貼り付けており、屈曲時に貼り付けたテープが引っ張られるため、ピエゾに圧変化が生じ入力信号となる方法である。

身体の変化する箇所と変化しない箇所を見つけ出し、貼り付けたテープが効果的に伸延する変化を最も検知する位置に貼り付けている。必ずしも凸状態となる身体部位にピエゾを貼り付ける必要はない。

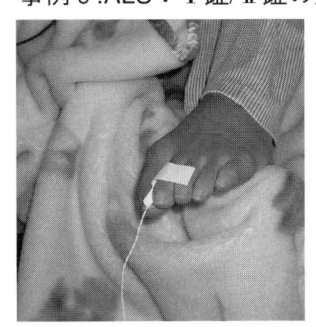

図12．Ⅱ趾に貼り付けている　図13

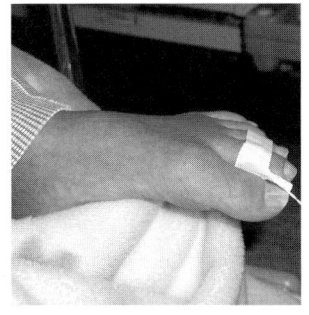

事例9．ALS：東京の町居さん

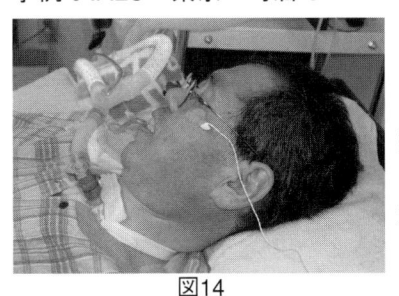

顔の動きがはっきりとしているが、貼り付ける個所の確定に至るまでテープ1本を使い切ったとのこと。

もっとも動く部位に貼り付けるのではなく、筋が動く個所を触感にて探し出す作業となる。

とにかく根気で「触りまくる・貼りまくる」ことが解決の糸口となる。一度場を確定した後は、装着作業は簡単で確実となる。業者には出来ない作業である。

但し、口唇付近であると生理的な動きを検知することから実用性に乏しい。

図14

（日向野　和夫）

12　ロックトインの主人との自力旅

　呼吸器をつけた在宅療養者にとって、旅行など遠出をすることは、そう簡単ではない。安全性と快適さを確保するには、物理的にも精神的にもさまざまな苦労がつきまとう。

　そんな中、ALS患者の壁 正章さん（44）家族は、なんと大型観光バスを借り切って、群馬県安中市から「東京ディズニーシー」への旅を実現した。個人ではなかなか発想のいかない観光バスを、どのように利用することができるのか。正章さんのALS発症から現在までの経緯を含めて紹介する。

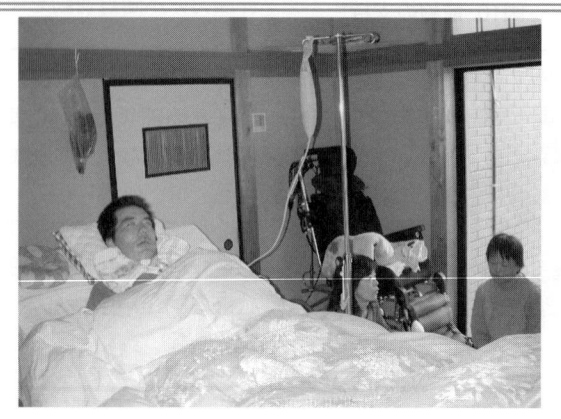

正章さんのベッドの傍らに在宅療養を実現に導いてくれた難病医療相談員（当時）の友松幸子さんと妻由美子さん

急速な進行、呼吸器の装着

　2002年6月、「肩が痛い」という症状から始まり、ひと月、ふた月…と過ぎるうち、体はみるみるやせ、両手から徐々に力が抜けていった。そして2002年10月、奥さんの由美子さんは聞き慣れない言葉を医師の口から耳にする。39歳の正章さんは、そのときすでにストローで水を吸うのも難しい状態だった。

　「とにかくあっという間でした。ALSなんて言葉も知りませんし、本人にどう説明したらいいかもわからなかったんです」

　医師は"半年ぐらいの間に人工呼吸器が必要になるかもしれない"と言ったが、実際には告知からわずか10日後に呼吸困難で意識を失い、病院で呼吸器をつけられた。由美子さんの気持の整理もつかないばかりか、本人は病名すら知らないうちに。

　「意識が戻ったときには、もう話せず、鉛筆を持つ力もありませんでした。結局、夫婦でゆっくりと病気について話し合う時間もありませんでしたね」

　正章さんは当初、会社のことばかり気にしていたという。「ある意味、仕事が生き甲斐のような人でしたから、もう会社に戻れないとわかったときには、ショックだったでしょうね」

　会社には2003年2月末まで籍を置いてもらい、5月には退院して在宅療養に入った。その頃から、正章さんは"もう死にたい"という言葉を由美子さんに伝えるようになった。

　壁さんの場合、進行が非常に急だったために、当初は戸惑いのほうが大きかったかもしれない。しかしどんどん悪化していく症状を前に、否が応でも重い現実を突きつけられる。そしてそれは家族である由美子さんについても同様だ。

　在宅療養を始めるとき、由美子さんはALS在宅療養者を紹介してもらい、難病相談員の友松さんと何軒もまわった。みんな"ベテラン"だから、明るい顔で吸引の方法や処置の仕方、細かな工夫……と手際よくいろいろなことを教えてくれた。でも、実際にひとりでやってみると、その大変さにくじけそうになる。そして何より、「将来、私の夫もこうなってしまうのか…」という未来に絶望した。そしてその未来は驚くほど近かった。

　「最初は文字盤、次は伝の心、眼球スイッチというように、意志伝達装置はすべて試しました。でも、とにかく進行が早いので、どれも半年程度しか使っていません。今はMCTOS（脳波スイッチ）を試していますが、まだあまり使いこなせていませんね」

　しかし、そう話す由美子さんの口調に暗さはない。そう、かつて由美子さんが出会った"ベテラン"と同じようにとにかく明るいのだ。今では由美子さん夫婦も絶望を乗り越え、病と向き合い、たくましく

生きている。部屋には由美子作・在宅療養アイデア作品が至るところにあり、笑顔であふれ、もう"死にたい"という言葉が交わされることもない。

"東京ディズニーシーへ行けるかな——"

２年ほど前から、由美子さんはそんなことを考えるようになった。２人で数え切れないほど訪れたディズニーランド。そして正章さんが腕の痛みを言い出した頃、動く体で最後に出かけたディズニーシー。2004年秋、由美子さんは正章さんに「ディズニーシーへ行こうか？」と尋ねた。正章さんは眼をわずかに動かし、「行こう」と答えたという。

大型バスが10万円！

由美子さんは"ディズニーシー計画"を、これまでお世話になってきた訪問看護ステーションの柳澤所長に打ち明け、たびたび相談に乗ってもらった。「行こうと決心してから、移動手段を決めるまでが大変でした。結局、バスへ行きつくまでには半年くらいかかりましたね」

当初は、普段借りている車で行こうと考えていた。しかし長時間の移動中、ずっと車椅子に乗っているのは正章さんが苦しいかもしれない。

その次に考えたのは新幹線。駅へ行き、JR職員に話を聞きながら見学もした。しかし、東京駅で乗り換える京葉線までが遠すぎる。不可能ではないけれど、荷物も多いので難しいというのが結論だった。

そんなとき、保健師の平良さんが「こういう観光バスがある」と教えてくれたので見に行った。大型バスなら正章さんが横になっていけるぐらい十分に広く、値段も想像より安かった。ディズニーシーまでなら10万円＋税金。さらに通常よりも借りる時間が短いことを理由に交渉したところ、９万円に。これなら30人も集めれば普通のツアーと変わらない。

「バスガイドさんは別料金なので、お願いするつもりはなかったのですが、値段を聞いたら１万５千円。高かったのですが、バス会社の好意でお願いすることができました」

正章さんには、バスの最後尾に寝てもらうことにした。後ろから二番目と三番目の座席を横向きにしてスペースを空け、一番後方の座席と同じ高さになるよう、バス会社に用意してもらったコンテナにス

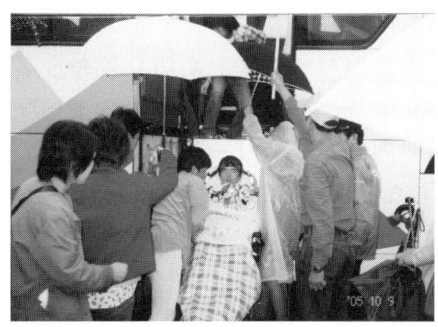

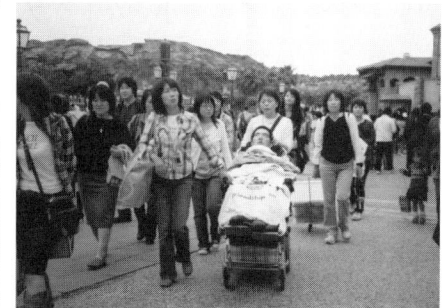

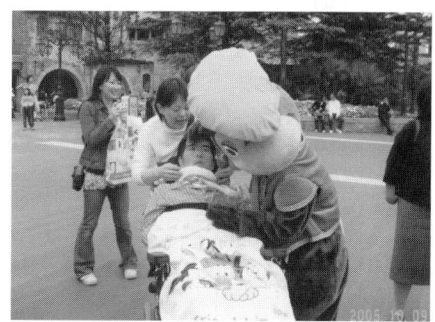

ポイント!! 正章さんの服はすべて袖山から袖口を切って、スナップ留めしてあるので、着替えは簡単（ズボンも同様）。すべて由美子さんの手作り。

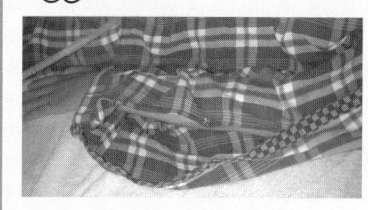

ディズニーシー到着直後は土砂降りだった雨もすぐにやみ、気持ちよく園内散策。チップとデールも遊びにきてくれた（写真右に写っているのはデールのみ）。

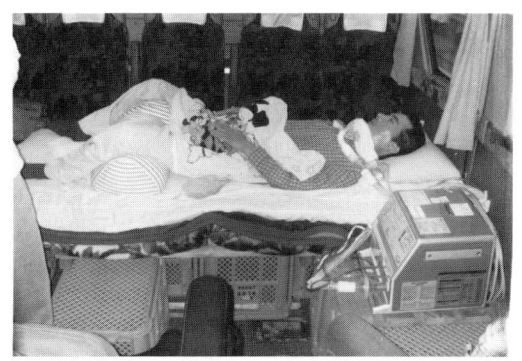

最後部につくった簡易ベッド。コンテナにスノコと毛布を重ね、平らにした。

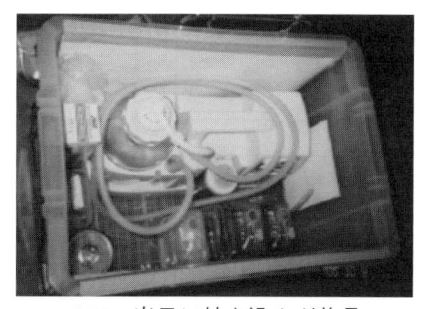

ツアー当日に持ち込んだ物品

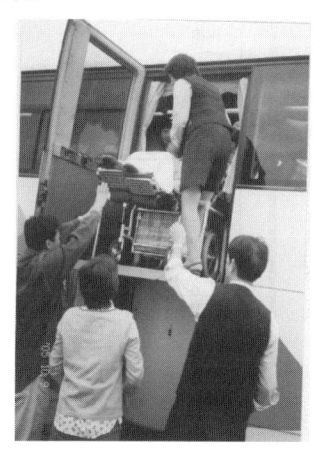

車椅子を持ち上げられるリフト付きバス

ノコと毛布を重ねて平らにする。その上に布団を敷き、簡易ベッドをつくった。

「もう、陸続きならどこへだって行けるね」

由美子さんと柳澤所長は、そう言って笑った。

決行！ ディズニーシー・ツアー

2005年10月9日、とうとう総勢31名の"ディズニーシー・ツアー"が実現することになった。メンバーは家族・親族のほか、病院の先生や看護師、訪問看護ステーションのスタッフ、ケアマネージャーなど。当初はメンバー集めに苦労するかもしれないと思っていたが、フタを開けてみれば「わたしも行く！」とみんなが言ってくれた。

また、準備段階では、柳澤所長が精力的に動いてくれた。特に持ち物には神経を使い、バッテリー3つに充電器ひとつ、その他使っているものは予備も含めてすべて持参した。「私はあまり考えないほうなので、いけるいける！って感じでしたが（笑）。新幹線よりはかなり楽だと思います」

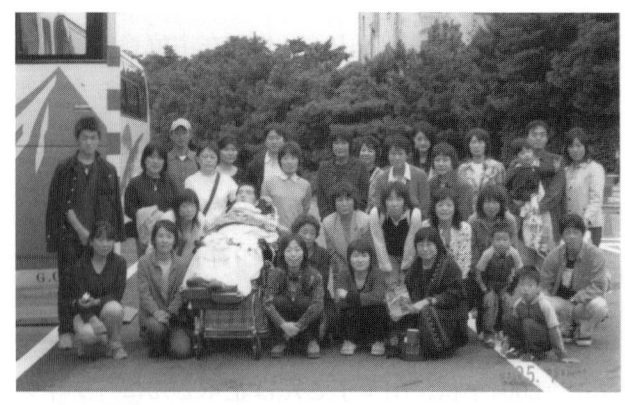

総勢31名が集まったディズニーシー・ツアー。主治医の家族から訪問看護師さんや保健師さんも友情参加してくれた

そしてツアー当日は、7時に出発し、約2時間で到着。移動中、正章さんは気持ちよく眠っていた。

ディズニーシーでは、家族合わせて7、8人で行動した。「本当は、着いたら全員に自由行動をしてもらいたかったんです。次に行くときに、"あのときは大変な思いをしたな"と思われたくなかったので。でも実際には、連休ですごく混んでいましたから、ついてもらって本当に助かりました」

小さなアクシデントも、電話で解決

ディズニーシーでは5時間たっぷりと楽しみ、帰路についた。幸い、大きなトラブルはなかったが、小さなトラブルはふたつあった。

ひとつは、呼吸器のバッテリーが切り替わらなかったこと。バッテリーコードが絡まったので一度はずしたところ、内部バッテリーから外部バッテリーへ切り替わらなくなってしまった。しかしメーカーに電話をして"電圧が下がるとだめ"とわかり、コンセントのあるところへ行ったらすぐに直った。

もうひとつは、ディズニーシーへ着いたとき、土砂降りだったこと。このときもメーカーへ連絡し、呼吸器で濡れてはいけない箇所を確認した。"後ろの部分は絶対に濡らさないように"と教えてもらったので、正章さんと呼吸器が濡れてしまわないよう注意したが、すぐに雨は上がった。

こうして、"ディズニーシー・ツアー"は終わった。実現までの道のりは長かったものの、「準備期間からすごく楽しかった」と由美子さんは嬉しそうに言う。「帰ってきたらつまんないですよ（笑）。次はどこへ行こうかな、と考えています」

（壁　正章）

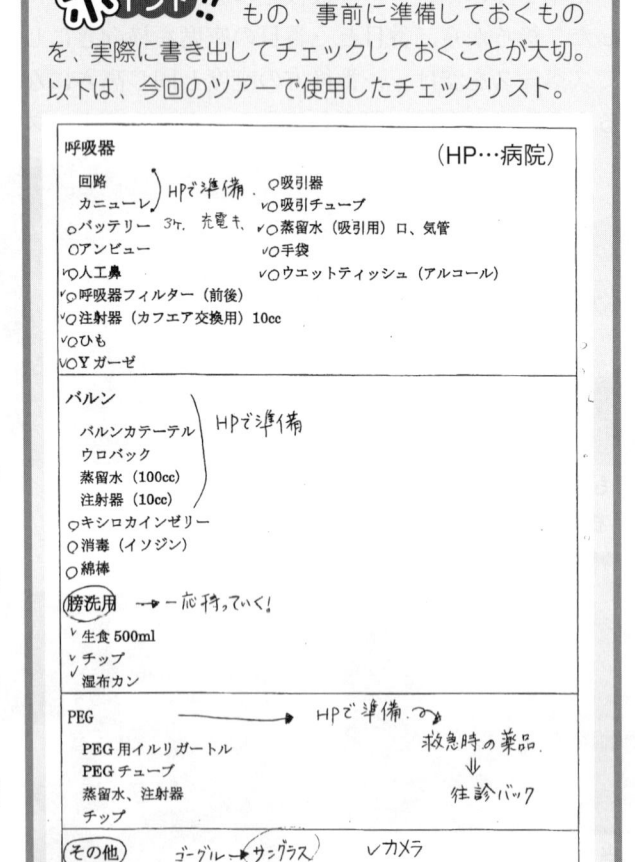

13　ロックインの渦中にありて ~長男のこと~

　2004年3月17日に長男が30才の誕生日を迎え、自宅にて"飲まず食わず"の誕生祝いを行いました。奇しくも父親である私と同じ誕生日であり思いは複雑でした。4年前の夏頃に上肢の筋力低下を自覚し、その後様々な経過を辿り現在殆どトータリー・ロックイン(以下、TLSと略)状態に至っています。

　母親を中心とした介護体制で、24時間完全介護を自宅で行っておりますが、まだ私自身は信じられない思いで、現実としっかり向き合っていない自分を自覚しています。突然、とんでもない不幸に見まわれた場合、その反応や対応は人それぞれですが私の場合、母親、次男に比べますとあまり自慢出来るものではありませんでした。

　今後、どのように対応したら最適なのかを追求して行きますと、詰まるところ人生観そのものの問題に帰着してきます。このような環境におかれた場合、家族はいかに対処すべきか、行政、医療には何を求めるべきかと言う問題は別としまして、長男が現在に至る迄に、私が考え感じたことを述べさせて頂き、自分自身の心の整理としたいと思います。

背景、経過

1）家族構成

　発病当時の家族構成と状況は以下の通りで、私は社宅、次男は下宿住まいでしたが、時折皆で食事したりし、この頃は一応安定した家族環境だったと思います。私（父親）はソフトウエア開発に従事し、母親は専業主婦。次男は医学生（5年）で、長男は大学院生（2年、数学）でした。

　私にとって昔から非常に興味のある分野に息子達が進んでくれ、仕事も大変ではありましたが何とか維持出来ており、色々家族には迷惑をかけてきた割には順調と思っていました。時折、長男と飲みに行くこともありました（彼はあまり飲めませんでしたが…）。

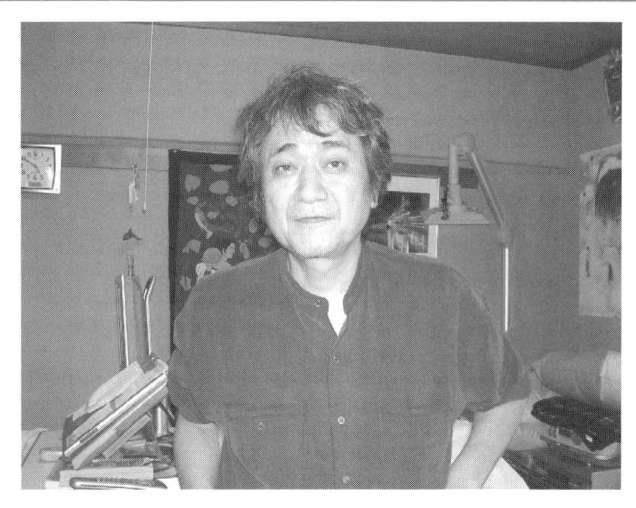

息子のベッドサイドにて

2）ALSとのかかわり

　長男、家族にとって最も残酷なことに、我々はALSについてその症状、転帰経過について非常に熟知しておりました。血縁関係はありませんが義兄、義姉をALSで亡くしております。

　我々家族もよくお見舞いに行っておりました。義兄は4年前に約10年にわたる自宅療養でしたが、姉の必死の介護も空しく4年程前に亡くなりました。

　次は義姉でした。地方に住んでいましたので私は見舞いに行けませんでしたが、次男は学業の合間に見舞っていたようです。義姉は病院にて亡くなりました。

　このようなわけで本人もALSの恐ろしさを知っており、4年前の夏、筋力の低下を自覚した際に即、神経内科を受診しております。次男もどういうわけか事態を深刻に受け止め、最初に受診した日に一人で私の会社に来まして落ち込んでおりました（ちょうど、夏休みでした）。

　まだ、筋電図検査もしておらず、確率からしてあり得る筈がなく、少し神経質になっているのではと私は考え楽観しておりました（この状態は1年程続きました）。家族4人で外食（確か天麩羅でした）した際、確率論から慰める私に本人が言った言葉が

忘れられません。「2度あることは3度ある」。

　私も母親もALSでは絶対ないと信じ切っておりました。次男はさすがに医学生の為か楽観的なことは言いませんでしたが、内心はやはりあり得ないと考えていたのではないかと思います。冗談で、「では体が動く今のうちに海外旅行でもしてきたら…」と言ってしまったことが悔やまれてなりません。

　家族全体の雰囲気が「ALS」ではあり得ないということで、最初に勧められた筋電図検査は受けませんでした。

3） 確定診断まで

　筋電図検査の結果、筋肉疾患ではなく神経性であることが分かってからは、ありとあらゆ検査、治療を試みました。途中、民間療法に近いことも試行しました。症状は急激に進行し、上肢は左右とも麻痺が進んでまいりました。

　一時、手の薬指の回復が見られ、やはりALSではなかったんだと家族で安心した時期もありました。不思議に思うことはこの時期、どの専門医の方もALSの可能性は低いと判断されていたことです。ALSは除外診断で確定される筈ですので、逆に家族の方が「もしや」と言う思いが強くなっていました。

　その後、麻痺は下肢にも及び車椅子となりましたが、食事も摂取出来、会話も可能で論文の口述筆記を私と次男で手伝ったこともありました。次男は5年生終了時に休学し兄につきっきりの生活になっていました。幸いに現在は卒業し研修医として頑張っています。一時は神経内科を専攻することも考えていたようですが通常の内科を専攻しました。

　自覚症状が出て1年後の2001年9月に色々経過がありましたが、ALSの確定診断を受けました。私の無理なお願いで、行って頂いた血漿交換も反応せず、いよいよ覚悟（具体的な覚悟は皆無ですが）せざるを得ない状況となっていました。確定診断は主治医の方の配慮で非常に高名なALS専門医の先生にセカンドオピニオンとして行って頂きました。

　悪いことに受診前々日に義母が亡くなり家内は実家に戻っており、私と次男が付き添って病院に行きました。途中、車の中では兄弟で色々話に花を咲かせていましたが、帰る時点の時を想像して辛い思いでした。

　ALSと診断された際、長男はさすがに落ち込みましたがパニックになるようなことはなく、唯、余命について質問しておりました。帰りの車中はさすがに3人とも無言、何とか話しかけようとしましたが話す言葉もありません。

　入院している病院に戻りベッドについた途端、彼が行ったことはカーテンを締め切り、数学の教科書を食い入るように読むことでした。実に堪らない気持ちでした。その夜、家内から電話があり事情を説明したのですが、母親の死とのダブルパンチで何とも可哀想でやりきれない思いでした。

4） その後の経過

　確定診断を受けた年の年末頃に退院し、自宅介護が始まりました。優秀なヘルパーさんに助けられ何とか介護体制を敷きましたが、間もなく呼吸筋麻痺によるレスピレータの装着胃瘻からの栄養補給となり完全に寝たきりの状態となりました。

　この頃、介護体制に関して家族内で一悶着が生じ、卑怯にも私は介護に参加しないようになり、全部、家内に任せ、仕事に逃げるようになってしまいました（現在は異なった形ですが参加してます）。

　この頃はまだかろうじて動く薬指でパソコン操作も出来、時々メールのやりとりもしておりました。次男は昨年より研修医として修業しなければならず、家を出て勤務先の病院の近くに引っ越し転居しました。ヘルパーさんも色々と変遷し、家内も吃驚する程介護のエキスパートになり何とか凌いでおります。家内の健康が最も重要と考えヘルパーさんの増員も行い、現在は以前より肉体的には楽になったと思っています。

　ただ先が見えないのがなんとも致命的です。

長男の状態遷移

　症状を自覚してから現在に至るまで色々な経緯がありましたが、私の感じた彼の行動、考えは以下の通りだったように思われます。

1) 自覚症状発現時

　本人、家族ともに感じていたのは非常な不安感のみでした。ALSではないかという不安感を本人が一番持っていました。受診前は腕立て運動などを行い筋力検査に備えたりし、とにかくALSとの診断を恐れていました（拒否、否定期でした）。

　筋肉疾患ではなく神経性とわかり頸椎矯正のギブス

も効を奏さず、筋電図検査を受け始めた時期でした。

2) 格闘期
　症状が進み上肢が全く効かなくなった時期は、母親に辛くあたっていました。
　ありとあらゆる検査、治療を施行し、病院も度々替えました。水銀感染の疑いを宣告された時は既に処置済みの歯（金属冠）を数本抜歯したこともあります。ALSではないことを唯々全身で訴えていた時期で辛かったことと思います（現在も辛いですが質が異なるように感じられます）。
　高圧酸素療法、免疫グロブリン投与など受けましたが、やはり反応しません。この頃から本人はALSの可能性を感じているようになっていたと思いますが、しかしまだ希望は捨てていませんでした。

3) 小康期
　下肢の麻痺も進み、車椅子を使用し始めた時期です。数学の論文の口述筆記、音声認識ソフトの使用などを始め、気を紛らわしていたようでした。再生医学情報等をむさぼるように聞きたがり、希望のある記事を探しては、頻繁に読んで聞かせました。
　リハビリ治療なども受けておりましたが、ALSについては敢えて考えない、あるいは話さない時期でした。

4) 告知後
　ALSという診断をまだ受けておらず、当初は専門医もその可能性は低いと聞いていましたので、うすうすは分かっていたとしても、告知時には完全に一縷の望みを絶たれた様子でした。
　前述した通り、余命について質問をしていました。心の中はどのような思いであったかは親の私でも想像出来ませんでした。

5) 呼吸器装着時
　退院当日、急激な呼吸困難に陥り救急車で入院し、挿管しました。その後、気管切開を行い呼吸器装着を行いました。呼吸器装着の是非、本人の考えなどがよく問題になりますが、私達の場合は当然装着するものと考えておりました。
　唯、一応本人に確認した方が良いと思い話したところ、そのような質問を何故するのかという反応でした。話せなくとも表現が出来ればいい、回復出来た場合は元に戻すことも可能なのだから、装着は当然と言っておりました。家族の方がとうとう、ここまで来てしまったというショックを非常に受けました。

6) 現　在
　パソコン、文字盤によるコミュニケーションが出来なくなった現在、かろうじて動く薬指と眼球の動きで意志伝達を行っておりますが、日によって状態が変わっています。ベテランのヘルパーさんによるマッサージを行って頂いた後は指の動きが良くなります。
　コミュニケーションが難しくなりますと、あまり無意味と思われる質問には答えなくなりました。介護する方も勘が冴えてきましたので、非常に少ない文字で判別が出来るようになって来ました。先日、次男が帰宅した際、「と…」以降がどうしても特定できずに困っていました。傍に私もいたのですが、すぐ分かりました。
　次男はT病院に勤務しています、次男とは久しぶりに会いました、T病院は有数の先端医療、研究を行っている、このような条件を組み合わせれば以下のセンテンスが想定されます。「T病院において、神経難病に関するなにか良い情報はあるか？」確認した結果、その通りでした。
　ただどうしても分からず翌日になって判明することもあります。私に質問した「そうに…」以降がどうしても分かりませんでした。翌朝、出社した途端、分かりました。「社員の総人数は？」でその通りでした。
　少ないコミュニケーションですが、精神状態はしっかりしているように感じられます。

TLSについて

　敢えて話題にしていないのが現状です。このような状態に陥ったらどうするかと考えても、現状では誰にも答えようがありません。
　ありとあらゆる努力をして、何とか意志伝達の方法を確立するつもりです。更に家内は長男が治癒することを一点の疑いもなく信じ切っていますので、話題にしたくない気持ちもあるようです。また、息子も同様必ず治癒すると信じていますので、治癒した暁に名前、写真が残るのが気がかりなようです。

懸念すること、他

1) 望むこと

① 何と言っても1番は治癒することです。

　　劣化した運動神経細胞の再生医学に期待しています。しかし先は遠いでしょう。

② どこでもいい、一カ所だけでも稼働部分が保持されるか、回復出来ないか願ってます。

　　現状では、まだ多少指の動きは残ってます（ナースコールがうまく出来る時もあります）。我々が気づかない稼働部分が専門医の診察で新たに分かるかもしれず、近く往診して貰うつもりです。

③ 介護している母親の健康です。

　　絶対必要条件です。それと経済的基盤の問題です。その為にも私自身も健康、仕事に留意しなければならないと考えております（介護環境整備としての部屋改装、介護機器、情報機器の購入などの初期費用の他に自己負担分としてヘルパーさん人件費、薬、消耗品等は月5万円～30万円程かかっているようです。最も負担分は介護体制の組み方、地域による支援費によって一概には決まっていないようです。介護ヘルパーさんの人件費、行政支援などは偏差が大きく、我々介護する側にとって最も大きな問題です）。

④ 長男の苦痛を理解出来る自分に成りたいと考えます。

　　想像するに忍びないことから避けているうちに現実からも逃避している自分に気づきます。部屋に飾ってある幼少時の可愛らしい写真の方が現実感を持っている自分に驚きます。

2) 重い問題

　普通、ALSは中高年以降の方が多く、その介護は子供、配偶者が行っております。非常に介護期間が長く厳しいことではありますが、見送ることが可能です。しかし若年性の難病を抱える親は答えが見えない問題を抱えます。それは自分たちが居なくなった場合を考える時です。敢えて考えようとしていませんが、いついかなる事態に遭遇してもおかしくない年齢に私たち親は到達しています。

　特に母親が最重要です。これで家内が倒れたらあるいは経済的基盤が失われたらと考えますと、暗い気持ちになります。次男はこれからの人間であり、兄弟とは言え、このような重荷を負わせるわけには行きません。

　本人は現在、母親に頼り切っており、もし母親が居なくなった場合の時に、受ける精神的ダメージは想像したくもない悲惨なものになるでしょう。結局のところ、出来る限り家内の健康、精神的ケアをサポートし、経済的問題が将来生じないよう対策するしか考えようがありません。

　症状がまだ重篤でなく、介護する側も考える余裕がなかった時は別として、多少落ち着いてみますと、近い将来としての大きな問題を抱えていることに愕然としてしまいます。

　この問題も敢えて考えずに目先の問題にすり替えております。どうしようもありません。

長男からのメール

　以下に、まだパソコンを操作できた頃の長男が私へ宛てた日時メール（詩を含む）を載せます。

宛先 "関根" <sekine@algo-lab.com>
件名：お父さんへ
日時：2003年1月5日 21:55
　　　　　お父さんへ
　つらいです。もう疲れました、きっと死は、ぬくもりである気がします

日時：2003年1月5日 23:14
　　　　　お父さんへ
　僕のために祈って下さい
　　　　　　願 い
もし神様がいるなら
私の最後の望みを聞いて下さい

苦しまずに安らかにあなたの元にお戻しください！
私は誰よりも臆病なのです！

そしてもう一度人間に生まれさせてください。
できたら男がいいです！
優しい母親に抱かれ、たくさんの母性に
囲まれたいです。

日時：2003年2月16日 16:57
命
過去、未来いろいろあるけど
命の本質は今、現在なのですね
だから今生きれることに
今存在できることに
感謝することが大切なのですね

どんなにつらくとも、悲しくとも
命は必死に自分を支えてる
そんなけなげな自分の命を
いとおしいと想ってほしい

命は永遠に続かない
どんなにもがいても
どんなに悲しんでも
続かない！
だからこそ命は輝く
そんな命は暖かく、切ない

日時：2003年2月25日 12:44
お父さんへ
　今頭の中でどうしても論文にしたいものがあります。それはリーマン面の簡単な手法であります！　これをきっかけに沢山の論文を書きたいです

日時：2003年3月8日 12:17
銀河鉄道999
さあ行くんだ　その顔を上げて
新しい風に　心を洗おう
古い夢は　置いてゆけばいい
ふたたび始まる　ドラマのために
あの人はもう思い出だけど
君を遠くで見つめてる

そうさ　君はきずいてしまった
安らぎよりも　すばらしいものに
地平線に　見える瞳には
いつしかまぶしい男の光
あの人の目がうなづいてたよ
別れも愛の一部だと

日時：2003年3月9日 5:33
お父さんへ
　グリーンマイルのDVD一緒に見ようね

日時：2003年3月5日 14:21
お父さんへ
　小さな器に沢山の水を注ぐのは無理なのと同じように私は背伸びをしてたと思います。私は次から次へと煩悩に苦しめられる人間をいとおしむ気持ちを忘れていました！　もうかっこはつけません！！　法然が言った水は高いとこから低いとこへと落ちるような生き方をしたいです。

日時：2003年4月9日 19:25
心の扉
たった一匹の猫に
思いを起こす自分の姿
別に俺になつくわけでもなく
ただいとおしい
お前は大きな犬にお腹をすかし
その後ろをついて回っていたね
それがいまも焼きついてる
びっくりするような汚い顔をして
君を拾ってよかった
少しずつ開くよ
心の扉
〔了〕

付記：2008年1月現在、数度にわたる肺炎などの罹患がありましたが、家内を中心にした介護を皆様の協力のもとで続けています。症状はほぼ完全なロックトイン状態です。家内は治癒することを一点の疑いもなく信じています。信じられない程の明るさで息子の介護に励んでおります。家内の健康が最重要と思ってます。
（関根　正彦）

14 スピーチカニューレの具体的な使い方

スピーチカニューレ

　多数の神経難病患者さんを臨床的に診療する中で、特異な喉頭諸筋の機能異常、あるいは球麻痺と呼吸障害を併発した患者さんに対しては、緊急事態時に気管内挿管や気管切開で対処してきた。しかしその後の気管孔の保全や維持、さらに発声や嚥下の重要な問題に直面し、困窮したことがある。

　筆者は以前、気管切開後の安定した時期に発声可能なスピーチカニューレを試みたところ、多系統萎縮症（オリーブ橋小脳萎縮症、線条体黒質変性症、など）やパーキンソン病では比較的良好な効果がみられ、また筋萎縮性側索硬化症（ALS）や球脊髄性筋萎縮症のような運動ニューロン疾患（ほとんど全ての筋肉に神経原性変化をみる疾患群）患者さんでも一時的ではあるが試みる価値があった[1]。

　以上を踏まえ、今回は現在勤務している病院で人工呼吸器を装着し、かつそのまま在宅療養へ移行したALS患者さんで、発声目的のためにスピーチカニューレを使用した具体的症例を報告する。

症　例

64歳の男性
家族歴、既往歴：特記すべきことなし。
現症：平成13年11月ごろ（62歳時）、右上腕の痛みと脱力で始まり、その後、徐々に右下肢、左上肢、左下肢の筋力低下、筋萎縮が生じるようになった。平成14年5月、当院神経内科外来に初診、ALSと診断される。

　平成15年4月10日、呼吸筋麻痺が生じたため、当院へ緊急入院となった。このとき、臨床的に四肢麻痺（上位運動ニューロン障害、下位運動ニューロン障害）を認め、寝返りも歩行もできなかったが、まだ食事摂取可能で球麻痺症状は軽度であり、本人ならびに家人に正確な病名告知をした。その結果、人工呼吸器を装着することを強く希望され、生活環境の背景を考慮したうえ、意向に沿って鼻マスク式人工呼吸器BiPAP（Bi-level Positive Airway Pressure）を導入した。

　同年4月30日には退院の運びとなった。

　しばらくはBiPAPにて在宅療養可能であり、夜間のみ使用するなど工夫をしていた。一時的な人工呼吸器離脱はできていた。声も出せていた。

　しかし、6月2日、呼吸不全で再入院。本人、家族の要望で気管内挿管、気管切開を施行し、陽圧式人工呼吸器（Assist control TV 500ml, RR12回/min, 酸素圧縮型、O_2併用）を装着。7月8日には胃瘻造設もした。

　経過中、肺炎と無気肺の合併もみられたが、血液ガス(SaO_2)改善、全身状態改善し、8月8日退院。退院前は病棟（個室）で、主治医、臨床工学士（ME）、看護師などでチームをつくり、人工呼吸器の扱いに慣れてもらうため、家人全員に指導をした。身体ケアについても十分な指導がなされた。

在宅療養

　平成15年11月27日、当科の主治医が訪宅。まず在宅用人工呼吸器の正確な作動をチェック。気管切開部のガーゼ交換時に皮膚汚染や炎症症状がないことを確認し、患者の要求に合わせ、発声ができるカフ付スピーチカニューレに交換（図1，2，3，4，5）。カニューレの内筒をはずし、バルブを付けると発声が可能となった。

　「こんにちは」と音声の回復を認め、元気に挨拶ができた。しかし、スピーチカニューレを装着したまま新聞を読まれると呼吸が苦しくなり、必要な時のみの使用となった。意志の疎通は口をパクパクするとか、まばたきなどの身体の一部の動きで家人は察知でき、完全ではないが意志疎通は可能の状態であった。パソコンなどのコミュニケーションエイドは導入していない。やがてコールが多くなる時期がくるものと思われるが、そのときはチーム全体で考

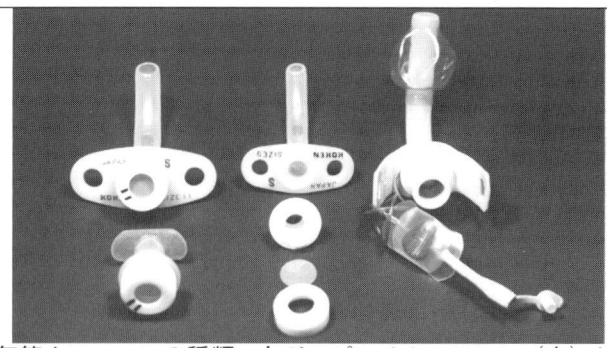

図1 気管カニューレの種類。左がスピーチカニューレ（上）とレティナ（下）。中央のものはサイズの小さいスピーチカニューレをばらした状態。吸気で開き、呼気で閉じる機構になっている。

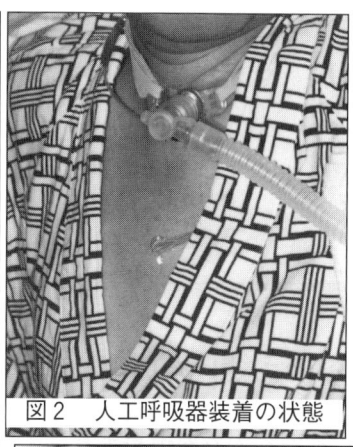

図2 人工呼吸器装着の状態

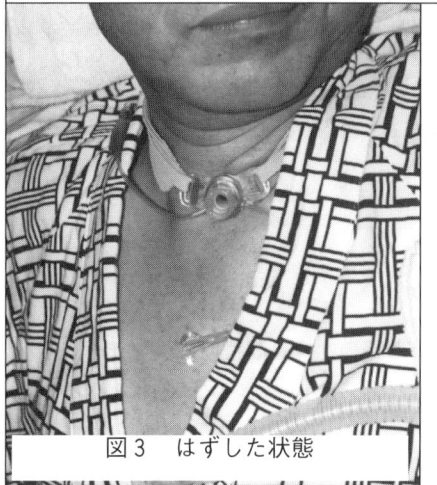

図3 はずした状態

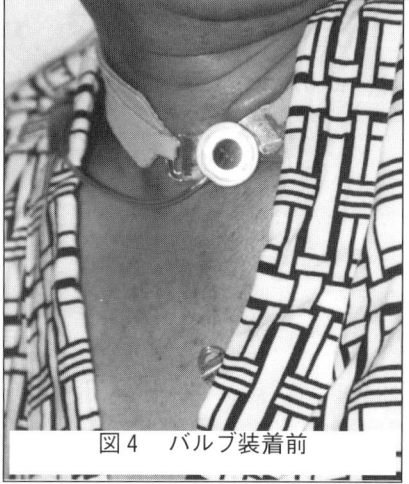

図4 バルブ装着前

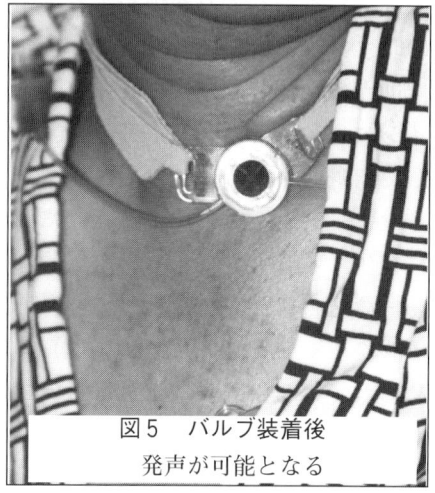

図5 バルブ装着後
発声が可能となる

えなければならない。コミュニケーション問題が本例では生ずる必然性をもっている。

排尿排便は尿器便器を用いて管理し、褥創はできていない。ただしエアーマットを利用している。身体の清潔は保たれていた。

喀痰吸引は、家人が困るほど頻回ではなく、テフロンチューブで良好である。テフロン製のものは、気管切開孔や粘膜への刺激が軽微である。

2007年1月の時点で、機器のトラブルはなく、排便コントロール用の胃腸薬、イライラした時の精神安定剤、体の一部が痛むときに使う鎮痛座薬のみ処方されている。

ALSは他の神経難病とは異なり、人工呼吸器装着後のフォローはとても困難であり、在宅療養はエネルギー、マンパワーを必要とする。その理由は、人工呼吸器からの離脱が不可能に近いこと、四肢麻痺になることと、発声をつかさどる声帯や喉頭諸筋、舌筋の麻痺をきたすためコミュニケーション不足になるためである。冒頭に記したように、多系統変性症のターミナルステージで見られる喉頭の声帯外転麻痺に対する気道確保とは、少し異なるのである[2]。さらにALSは原則的に痴呆を伴わず、感覚は保たれ、むしろ冴えるため、介護の要求が高いという特徴を有する。

在宅での諸条件を整えるため、地域連携を深め、社会資源を活用できるようにわれわれは正しい情報を提供しなければならない。ALS患者を取り巻く医療、保健、福祉が本当に地域に根ざしたものでなければならない。

また今回報告したように、一時的であっても有用と思われる方法や工夫は、絶対的治療法が現在ない以上、柔軟に取り入れる姿勢をもち続けたい。拙文が今後の難病支援対策に役立てば幸いである。

[註]スピーチカニューレ——高研式テフロン製スピーチカニューレ(商品名)。

文献
1) 村上信之ほか：神経難病患者に対するスピーチカニューレの試み．神経内科治療、7：353-356、1990
2) 磯崎英治ほか：神経変性疾患における内喉頭筋病変—声帯麻痺との関連において—．臨床神経、38：711-718、1998

（村上　信之）

15　脳波を言葉に置きかえて

想いを伝え続けたい！

「声なく逝く人々が悔やまれます。私は最後のその時まで、ALSの声を届けたいと願っております」

仙台市在住の和川次男さん（59歳）は、ロックインになった今も、「MCTOS（マクトス）」を利用して自身の声を届け続けている。

マクトスは、頭の中で意識的に何かを考えたときに発生する脳波を検出し、電気的な信号に変えてブザーなどを鳴らす装置だ。近年、このような「脳インターフェース」（BCI/BCM）の研究が盛んに進められているが、マクトスは日本で最初に商品化された脳インターフェースといっていい。それだけに、誰もが使えるわけではないが、和川さん・はつみさん夫妻は、完全に使いこなしている。

「私たちは医学書にない世界を生きていかなければいけません。そういう人たちが少しでも自分の想いを伝え続けてもらいたいという願いを込めて、ALSがどんなに進行しても脳が冒されていないということを伝えたいのです」

意思をつなぐ3つの条件

和川さんがALSを発症したのは今から20年前の1988年。すでに3人の子供がいたが、病は瞬く間に進行した。発症3年後に呼吸器を装着、その2年半後には顔面が動かなくなった。しばらくは文字盤を利用して意思を伝えていたが、やがて眼球を動かすことも難しくなり、瞼も開けられなくなった。はつみさんとのコミュニケーションは途絶えた。

そんな和川夫妻がマクトスに出会ったのは、今から十年前のこと。コミュニケーションをとれる保証はどこにもなく、当時はまだ公的補助が受けられなかったため、約30万円したが、迷わず購入した（現在は意志伝達装置として補助が受けられる）。記念すべきマクトス商品化第1号機だった。

マクトスの利用には、当然ながら個人差がある。

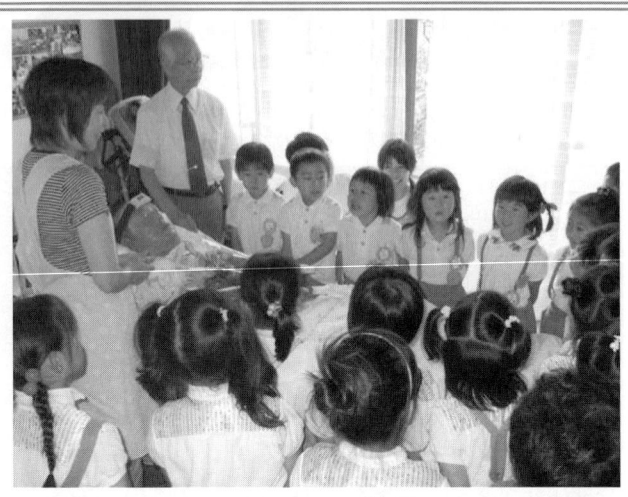

16年間　年2回　お花の礼拝と収穫祭に園児がきます。マクトスの説明をして、素直に受け入れて、園児にマクトスで答えると園児達は大喜びします。

各人が発信するβ波の強弱によって変化するそうで、試したが使えなかったという人も多い。しかし、はつみさんは「何が何でも使いこなす」という強い意思で、何度も繰り返した。その想いが、再びふたりのコミュニケーションを取り戻した。

はつみさんは、それを実現するには、少なくとも次の3つの条件が必要だと話す。

1）夫に言いたい、伝えたいという強い意思があること
2）夫の想いをどうしても聞きたいと思う人がいること
3）病気の進行と併せた装置と技術を提供してくれる人がいること

一字一句の深さ

和川さんがマクトスを利用する際にはまず、額に巻く装置の裏にある3つのボタンにクリームを塗ってバンダナのように頭に巻き、15センチ四方の本体にスイッチを入れて感度を調整しながら、反応を合わせる。そして文字盤や口音盤などを利用し、和川さんと対話をすると、脳波で反応した文字でブザーが鳴る。これをはつみさんがつないで単語化、さらに文章化する。

もちろん、誤字も混在しているので、すぐに意味の判読ができないことも多い。その場合は拾った文字を確認してから「勘を生かして」誤字を変換していったり、あるいは和川さんに再度確認することで、伝えたい文章が浮かび上がってくる。和川さんの方でも、短い言葉を選び、言いたい文字で反応させるために集中力を高める。

「ALSになり、コミュニケーションをとるのが難しくなってから、お互いを深く理解しようと、努力し続けるようになりました。マクトスで言葉を拾うのはとても大変ですが、一字一句、とても深いものがあると私は思います」

ロックトインになっても"生きる意思"は伝えられる

現在、和川さんは毎日マクトスを利用して、自身の気持ちを伝えており、医師や看護師を説得までしている。「前は、体温が33度まで下がっていることが心配でしたが、夫に聞くとマクトスで"全然大丈夫"と答えます。データだけが生きるすべではないとわかりました」

実はかつて、この体温の低下から生命の危険に直面したことがあった。和川さんの体温は何年もかけて徐々に下がってきており、医師が「血液の循環が悪いため」と診断。利尿剤を入れるなどして治療を試みたところ、逆に危険な状態に陥り、ICUに入ったことがある。

そのとき、和川さんはマクトスで「家で死にたい」と答えた。その言葉を受けて退院すると、体は回復した。

もっとすごい話が、同じ宮城県でマクトスを使いこなすSさんにもある。この十年間、「マクトスを使いこなせるのは和川さん以外にいない」という声を耳にすることがあるが、Sさんもロックトインになってマクトスで意思を伝え続けているひとりだ。Sさんは心臓病でペースメーカーをつけなければ生きられないと医師に伝えられたとき、家族は迷い意見が分かれたところ、本人がマクトスで「生きたい」と答えた。その意思を受けて、ペースメーカーをつける手術が行われ、現在も存命している。家族はマクトスがなかったらどちらにしろ後悔したと言っている。

近年、ロックトインと尊厳死の問題が盛んに議論されているが、少なくとも和川さんとSさんはロックトインになっても明確に「生きたい」という意思を示している。

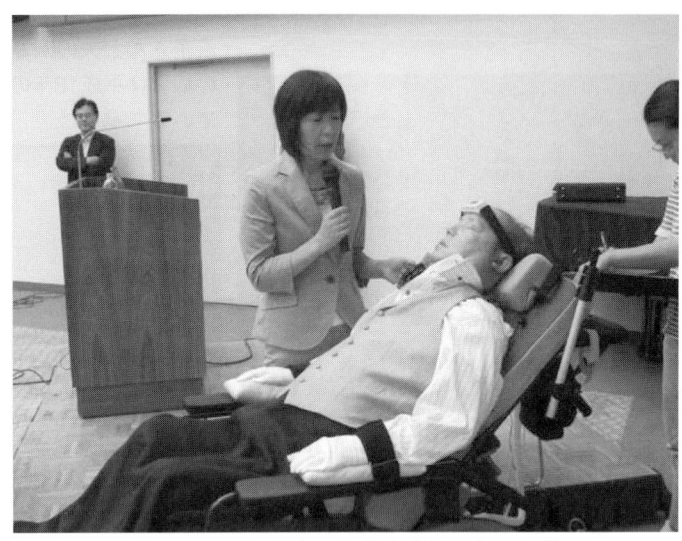

もう8年通っている東北大学医学部3年の講義です

命は守れば守るほど、諦めきれないもの

和川さんがマクトスをこれだけ使いこなすようになるまでには、もちろんさまざまな努力や工夫をしている。そのひとつは、毎日マクトスによるコミュニケーションを一時間、介護に組み込んでいることだ。

その結果、はつみさんだけでなく、介護スタッフの幾人かはほぼ解読できるようになっているという。すぐに解読できない場合でも、はつみさんが次の日までに解読し、内容を伝えるとスタッフも喜ぶ。そうして、和川さんの"伝える力"はより強く、大きな輪に広がっている。マクトスで綴った句集『声とどけ』を自費出版したり、看護大学や医学部での講演も続けている。浅野宮城県知事（当時）に、「介護なく死んでいく人々が悔やまれる」と"介護人派遣の助成"を陳情し、ALSのための独自の制度が認められもした。そんな和川さんの力強い意思に、はつみさんも生きる力を与えられている。

「私は優柔不断で、しょっちゅう迷ったりくよくよしたりしますが、夫の言葉によって急に楽になったり励まされたり、背中を押されたり、おだてられたり。そうやって20年生きてきました。それがなければ、こんなに幸せに思える日がこなかったと思います。」

病が急速に進行し、体の機能がどんどん失われていっても、はつみさんは一度も"呼吸器をつけなければよかった"という言葉を聞いたことはないという。「そんな夫を、私は尊敬しています。諦めずにやってきて、本当によかった。命は守れば、守るほど愛おしく諦めきれない。みんなと生きる形は少し違うかもしれませんが、みんなが思うよりもずっと、私たちは幸せです」

（和川　次男・はつみ）

16 "心で語る" 意思疎通の架け橋

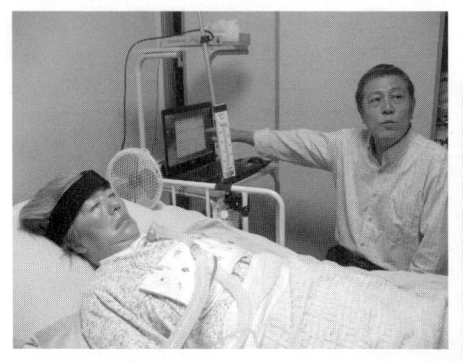

素子さんと夫の宏さん。『心語り』の練習は平成18年の3月から続けている。

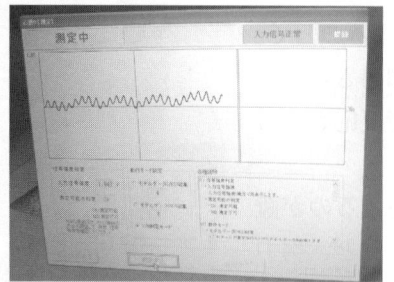

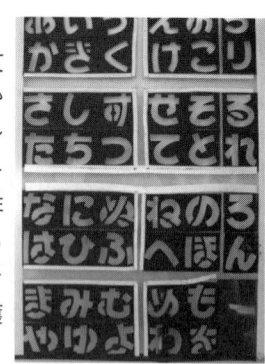

宏さんのつくった文字盤。宏さんはなかなかのアイデアマンで、車のバッテリーをそのまま入れて非常用電源に使えるバッテリーケースなど、オリジナル介護グッズがたくさん。

『心語り』を使用するには、①額にベルトを装着して『心語り』を起動、②脳が平静状態を保っていることが確認できたら、質問、③測定は「安静期間」「回答期間」「安静期間」の3区間からなり、各区間12秒、一つの回答を得るのに36秒、④測定が終了すると「はい」「いいえ」の結果が音声とともに表示される。

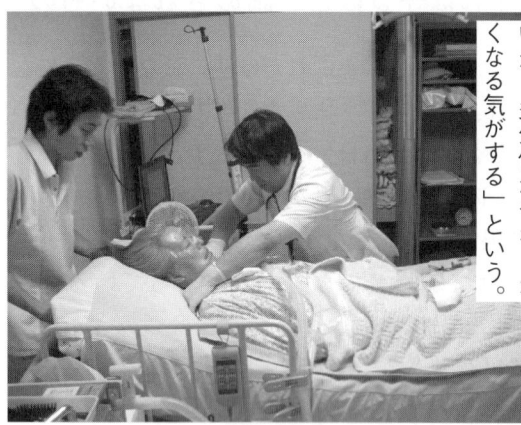

ラジカットは平成15年から投与。「大きな変化はないが、多少体がやわらかくなる気がする」という。

駒クリニック立石・駒形清則医師による往診。ラジカット治療を続けるために、同クリニックの近所に引っ越してきたのだという。

宏さんおすすめのリフト。（アーチパートナー）寝た状態のまま移乗するので、腰の介護負担が少ない。「以前、別のリフトを使って腰を痛めたので」

　ALS患者と家族にとって、症状が進行し、コミュニケーションがまったくとれないロックトイン状態になることへの不安は常につきまとう。「はい」「いいえ」だけでいいから答えを知りたい──そうした家族の願いから開発されたのが『心語り』だ。

　『心語り』は、脳の血液量の変化を測定してYES/NOを判定する意思伝達装置だが、実際に使いこなしている例は少ない。その数少ない成功者が東京都葛飾区の江口素子さん（65歳）である。

福祉機器展での経験

　コミュニケーションが不自由になる病気だということは、ふたりとも最初から意識し、準備していた。だから福祉機器展へ行っては、意志伝達装置を試した。『心語り』を初めて使ってみたのも福祉機器展でのこと。開発担当者がデモをやっていたので、私も試したらうまくいって。そのときの経験があったので、発売されたときにすぐ買いました」

今では『心語り』で冗談も

　『心語り』は、前述のように脳の血液量の変化を測定して意思伝達を図る。脳を活性状態にして血液量が増えると「はい」、リラックスした安定状態が「いいえ」だ。そのため、使い方としては、まずリラックスして「いいえ」状態をつくり、「はい」と答えたいときには暗算や頭の中で歌を歌うなどして脳を活性状態にする。つまり、「どうしたら自分の脳の血液量が変化するか」を知るために使用者の訓練が必須となる。

　「だから、使用中は体に触れたりしてはダメです。そっちに反応してしまうので」。また、たとえば同じ計算ばかりして覚えてしまうと、脳が活性化せず反応が出なくなるというのも注意が必要だ。

　「朝、疲れていないときであれば、かなりの確率でうまくい

"心で語る"意思疎通の架け橋●16

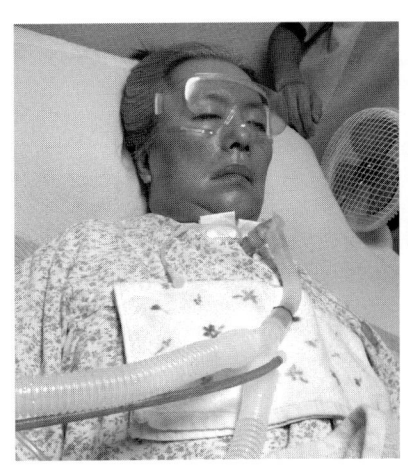

千葉県・ALS協会の川上さんにもらったアイマスク。「いろいろ探しましたが、こんなに軽いものはほかにありません」

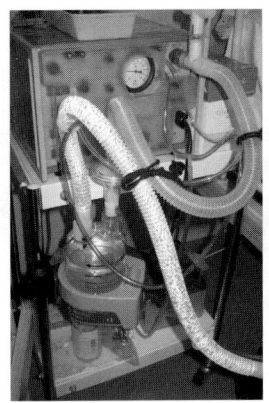

写真左が人工呼吸器と加湿器、右が吸引器。「加湿器にホッカイロを2、3個巻き付けてビニール袋で包み、保温すれば、電源なしでも短時間の外出に使えますよ」

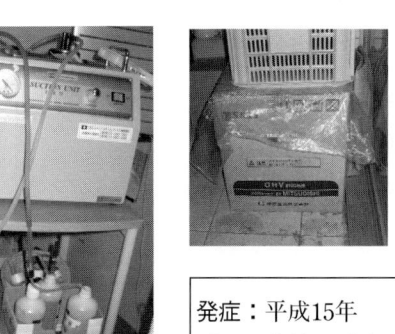

ホームセンターで購入（約4万円）した自家発電機も常備。

発症：平成15年
呼吸器装着：平成15年9月
支援費：315.5時間
看護・介護環境：訪問看護師は週1回13時〜14時、ヘルパーは毎日朝8時半〜夜8時半。

きますよ。今では冗談も言えるくらい」

冗談ってどうやって？ と驚いてしまうが、たとえば以前、若いヘルパーさんが、「わたしはかわいいですか？」と素子さんに聞いたときのこと。二度続けて「いいえ」と答えられたので、「同僚の人はどうですか？」と聞いてみたら「はい」。それで「えーっ、ショック」とヘルパーさんが言うので、「冗談ですか？」と聞いたら「はい」と返事が返ってきたという。「もともとよく冗談をいう人だったんです（笑）」

早くからの練習が大事

江口さん夫妻は平成18年3月から『心語り』を練習しているが、ロックトイン状態ではない。

ポイント!!
『心語り』を使いこなせるようになるためには、「コミュニケーションがうまくとれるときから練習する」のがポイント。意思疎通ができなくなってからいきなり試しても、その答えの真偽がわからないので練習は難しい。

進行が早く、現在ではわずかに眼球が動く程度だが、その眼球でなんとかコミュニケーションをとることはできる

前述のように、いずれコミュニケーションがとれなくなってしまうことを考えて、早くから『伝の心』や『マクトス（MCTOS）』、『心語り』などの意志伝達装置を試してきた。以前、編集者をしていたという素子さんは、体の動く頃は『伝の心』も使いこなしていた。一方、『マクトス』は素子さんには合わなかったようで、うまく使えなかったそうだ。そのため、今ではもっぱら『心語り』の練習を続けている。

現在は、『心語り』を使ってもう少し長い言葉のやりとりに挑戦している。YES/NOの判定が100％に近づけば、それだけ長文のやりとりも可能になる。「昨日は好きな動物の名前を言ってもらいましたが、答えは『う』『っ』『き』『い』。これはめちゃくちゃだなと思ったんですが、ヘルパーさんが『お猿さんのことですよね？』って聞いたら『はい』と答えたので吃驚しました。たぶん本当だと思いますよ」

音楽を意思伝達の架け橋に

現在、素子さん週2回、2時間欠かさず外出するのが一番の楽しみだ。特にクラシックが好きで、大抵月に一度はコンサートへ行く。

そんなクラシック好きの素子さんに、宏さんは音楽も治療に取り入れている。スピーカーを足の下に入れ、"音薬"と呼ばれるCDやお気に入りのクラシック曲を、その振動で聴かせるのだ。「マッサージ効果にもなるのでいいですよ」

ちなみに、素子さんの大のお気に入りはバッハの『トッカータとフーガニ短調』。最初に『心語り』を使い始めたとき、素子さんが頭の中で奏でたのもこの曲だった。

「近い未来、ロックトインになるかもしれません。しかしそのとき、"まだ手はあるんだ"と思うことができれば、落胆せずに済みます。そのためにも、『心語り』のような意志伝達装置は重要です」平成19年3月記。

（江口　素子）

17 島と本州、医療と心をつなぐ橋

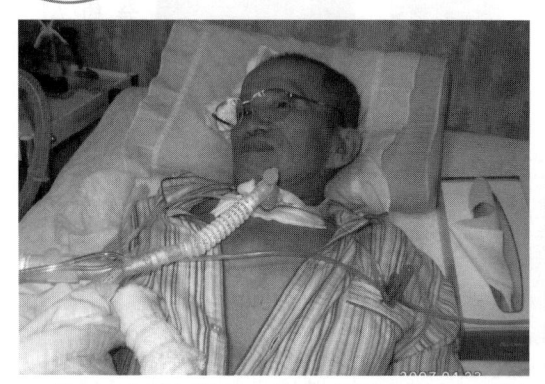

美しい自然と温かい人々に囲まれ穏やかに過ごしている

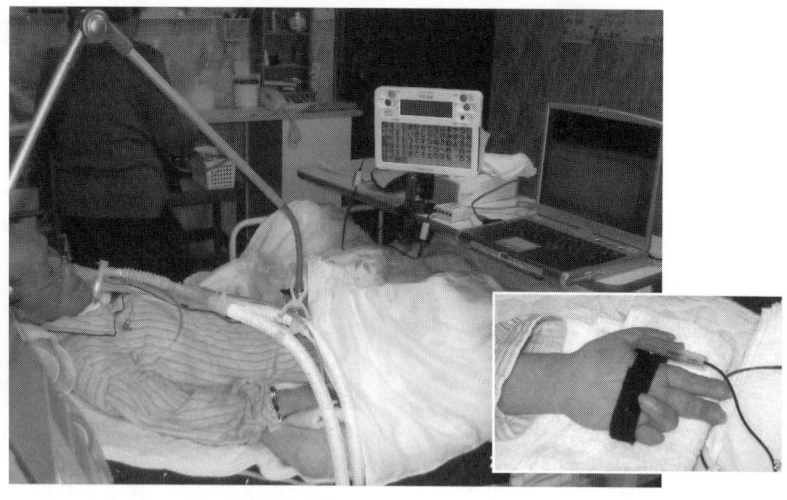

左　ベッド上で楽しむパソコンとレッツ・チャット
右　それを操作するスイッチ（左手指で操作できる）

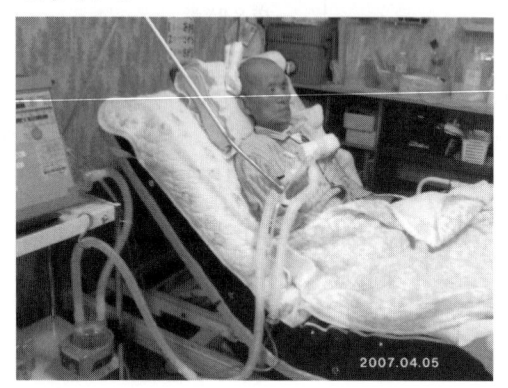

日中はベッド上で起きている（この原稿のやりとりも全てメールで、とても仕事が早い沖田さん）

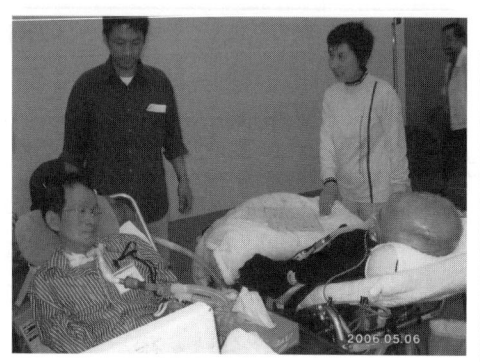

同じALSでメール友達の小松さん（伊丹市）と

発症：平成3年発症、平成6年確定診
呼吸器装着：平成12年
支援費：60時間
看護・介護環境：訪問看護師週3回、ヘルパー月〜土の2〜4時間、訪問リハ週2回、呼吸器点検月1回、訪問入浴は週1回。他は奥さん中心の家族介護。

医療・介護環境には地域差がある。ALS患者の沖田繁さん（68歳）は、長く淡路島で暮らしているが、平成10年、明石海峡大橋が本州と淡路島を結んで以来、だいぶ便利になったという。

例えば島内に訪問入浴業者がないため、週1回、神戸の事業所（松下エイブフリーサービス神戸）から看護師と介護士、オペレーターの3人体制で来てもらっている。「呼吸器をつけても安心して入れるので、助かっていますね」

そうはいっても、もちろん沖田さんを取り巻く介護環境は十分ではない。島内には神経内科の専門医がいないため、年1回、ALSに詳しい医師と保健師に来てもらい、診察・相談会をしてもらう。そのため、個人的には時々専門医（ALS）にメールで指導をしてもらっている。

レッツ・チャットは意思疎通に欠かせない代弁者

沖田さんは、平成12年に突然の呼吸困難で救急病院に搬送、気管切開をして一命をとりとめた。その後、一時は自発呼吸可能なレベルまで改善したが、安全のため切開孔は開けたまま夜間のみのマスク式呼吸器を装着。しかし、次第に声が出しにくくなり、意思疎通が困難になった。簡易会話補助装置レッツ・チャットを購入したのは、その頃に保健師にすすめられたことがきっかけだ。以来、気管に24時間呼吸器を装着するようになった沖田さんにとって、レッツ・チャットは意思疎通に欠かせない代弁者となっている。「会話のほとんどはレッツチャットです」

一番の楽しみはメール交換

現在、沖田さんは奥さんと90歳の母、長男夫婦と孫の7人暮らしで、それが沖田さんの大きな支えになっている。ALSの告知を受けて落ち込み、毎日テレビばかり見ていた沖田さんに、パソコンを強く勧めたのは息子さんだった。手首を吊り下げ、割り箸でキーボードを押して練習した。次第にそれもできなくなったが、当時の経験が生きてオペレートナビを利用。ネットやメールを使いこなせるようになったのは大きな収穫だった。「大勢の人々とメール交換するのが一番の楽しみ。特に同じALSで在宅療養している人と報交換をすることが励みになっています」

（沖田　繁）

V 呼吸療法

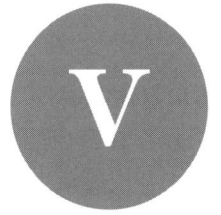

　ALSのベンチレータ療法、人工呼吸器療法には様々なマイナスの誤解があり大変現場は混乱している。呼吸筋が弱くなれば、それを助け、休ませる治療で呼吸筋は維持できるし、低酸素血症を治療することで、脳や全身臓器の機能や筋力を維持し、活力を高められる。早くから短時間でもベンチレータをつければALSの各種症状は改善することは当たり前である。こう考えるとALSの呼吸療法を「延命治療」というのは言い過ぎだということが理解できる。

　できれば、NPPV(非侵襲陽圧換気療法)を短時間でもよいからはじめ、ベンチレータと共に生きるということに自分や介護者が慣れるかを試すとよい。もし、NPPVに慣れなくても、患者が下手だと思うべきではない、タイミングが遅かったり、指導アドバイスが下手などのケアチーム側の問題もあるし、ベンチレータ機器自体が未熟だという問題もある。前向きに、工夫し試してみるべきだと思う。

　気管切開陽圧換気療法（TPPV）は安定した換気が得られ、排痰もNPPVよりも容易である。ある時期にNPPVからTPPVに移行するのは合理的な判断である。TPPVでは車いすへの乗車はむしろ安定しADLが改善する。TPPVを長期に行う人生はベンチレータをロボットとして装着した人生としてイメージする方もいる。機器を使うことは症状の緩和だが、その時の人の能力を増強（エンハンスメント、enhancement）して人間は生きているとも言える。

18　NPPVガイドラインの作成と適応

病態にあわせたバリエーションを選択

　根治療法が確立していない病気―難病に対して人はどのように対応すべきなのでしょうか？　「もし治らないなら生きていくのはつらいし、意味がない。」と言う患者さんに医療専門職が混乱し、羅針盤をもたず、ケアを続けるとしたら大きな問題が起きてしまいます。エビデンスに基づく医療（EBM）は医療の効率性を高めることはできますが、病気が治らず、患者が医療内容に失望し病気とともに生きていくことを諦めた時には無力です。

　最初に症状が出現し、治療法の確立していない難病が疑われる時、患者自身や家族には、大変不安な感情が生まれます。医療機関に行き、必要な検査を受け、診断名が確定され、医師から告知を受けることになりますが、この前後は難病であればあるほど不安ややりきれなさが高まります。まず、第一にこの心理過程を多専門職種のチームによって援助することが重要で、これを悲嘆ケア（grief care）ともいいます。これを通して、患者は難病とともに生きていく人生をあきらめることなく、肯定することができるようになります。それでは、難病患者が満足し、幸せを感じる適切なケアは具体的にはどのように行えばよいのでしょうか。

　難病は治癒できないにしても、QOL(Quality of life,　生活の質)の向上をめざしたケアが可能でありその充実が重要と考えられています。医師による客観的な臨床評価が良くても悪くても、本来患者自身がどのように感じるかは別です。難病の様に治療法が確立していない場合や客観的な改善を示し得ない場合でも、患者自身が主観的に自らの生活がうまくいっているか・満足できているかを自己評価し報告するためにQOL評価が大変重要です。QOL評価をADL（日常生活動作）の主観的な評価としたり、「人間らしさ」や「人として生きる意味」の指標として誤解してしまうことがありますが科学的には間違っています。QOL概念は物体に対するような実在概念ではなく、患者の心の中に作られる心理的な構成概念（construct）であるからです。難病患者は治療困難な病態においても、心理的な構成の仕方を変えてQOLを高め、満足感を得ることが可能です。

　医師から治療方法、副作用、成功の確率、危険性、症状を緩和する方法や予後などについて、十分な説明を受け、理解した上で、患者自身が医療内容に関する方針を決めていく事をインフォームド・コンセントといいます。難病ケアにおけるインフォームド・コンセント過程では、悲嘆ケアが十分にできていないと、難病とともに生きていく自分を受け入れられず、適切な自己決定をすることができなくなります。

　難病領域ではPEG（percutaneous endoscopic gastrostomy,経皮内視鏡的胃瘻造設術）などの栄養療法や人工呼吸器の使用などを延命治療と考えて本人・家族も医療従事者も葛藤することが知られています。つまり治らない病気に対して、延命治療をすべきかもしくはすべきでないかの選択に悩み葛藤状態になるわけです。延命治療か否かという枠組み（フレーム）で難病医療を考えても問題は解決しないと考えられ、問題を科学的にとらえるために、厚生労働省難治性疾患克服研究事業「特定疾患患者の生活の質（QOL）の向上に関する研究」班（主任研究者　中島孝）の「ALSにおける呼吸管理ガイドライン作成小委員会」（小森哲夫委員長）では「筋萎縮性側索硬化症の包括的呼吸ケア指針―呼吸理学療法と非侵襲的陽圧換気療法（NPPV）」を平成20年3月にまとめました。

　本稿では指針の基本的立場を概説し、QOLを向上するために難病における人工呼吸器の使用を医療専門職、患者・家族はどのようにとらえればよいのかを解説します。

　今回作成した指針の基本的立場として重要な点

は、ALSなど難病ケアにおける人工呼吸療法を延命治療という枠（フレーム）を使わずにとらえたことです。人工呼吸器の使用を延命治療の選択としてとらえると延命治療を選択するのかしないのかという葛藤を解決できなくなるからです。

「指針」での治療概念の変更
―治療からパリエーションへ―

つまり、人工呼吸器の選択が「延命」という文脈で語られると、人工呼吸器による陽圧換気療法の生理的な効果やQOLの向上という視点が欠落すると同時に、反対に、人工呼吸器療法を選択しないことは「延命」を選択しないことすなわち「死」の選択という意味になり、医療的問題がその瞬間に倫理的・法的問題にすり替えられてしまうからです。その結果、患者・家族や医療従事者の葛藤がさらに増強されるだけでなく、ケア内容が切り下げられる危険性が高まります。

そこで、指針では、陽圧換気療法を呼吸不全という症状を緩和する一連の方法の一つすなわちパリエーション（緩和療法、palliation）してとらえることでこの問題の解決をはかりました（図）。指針では患者の意思決定に関しては、同意書の作成や同意書の法的有効性よりも、医師や多専門職種チームと患者がコミュニケーションを深め、患者が援助を通して、難病とともに生きていく新たな自分を発見できること目的としています。このためには呼吸不全が高度になってから、突然、気管内挿管をして人工呼吸療法を開始するのではなく、呼吸不全が高度になる前から非侵襲陽圧換気療法（NPPV）をパリエーションとして早期に導入することを推奨しています。

パリエーション概念のもう一つの特徴は、目的を生理的身体的な苦痛、社会・心理的な苦痛、スピリチュアルな苦痛などを含むトータルペインの緩和であることです。つまり、陽圧換気療法がパリエーションとして使われる限り、かつて語られたような「人工呼吸療法はQOLが低い状態での無駄な延命治療」とか「心理的苦痛をともなう治療法」というような印象を回避できると考えられることです。このトータルペインのパリエーションというケア概念は英国のシシリーソンダースにより1967年にセントクリストファーホスピスで確立した緩和ケアの具体的方法に相当します。彼女が残した大きな成果は、今までのケア概念の枠を変えること（リフレーム）によって、根治困難な疾患をもつ患者のみならず、それに向き合いケアする医療専門職自身の「ナラティブ（語り）」をも同時に書き換えたことです。

本来の緩和ケア概念を導入することで、治療困難な病気や病態に対する終末期医療（ターミナルケア）は緩和ケアに移行することができ、よりよいケアが提供できます。現在の医療問題として根治療法のない病態に対して行う栄養療法や人工呼吸療法に関する是非があげられ、いわゆる"終末期医療の問題"として、大きく取り上げられていますが、実は終末期とは構成概念でしかないので、客観的な実在概念として定義しえないことが問題なのです。ALS医療を例にとると、客観的に終末期とはいつ始まるかを定義できないのです。

根治できない病態は終末期ケアという枠組みでとらえるべきではなく、診断時点から行う緩和ケアの中でとらえ、一つ一つの症状に対するパリエーション（緩和療法）を適切に行うことで問題を解消すべきなのです。ALSなどの難病で呼吸不全を呈する場合は呼吸不全に関する科学的で適切なパリエーションを行うことこそがQOLを改善する唯一の方法と考えます。

呼吸ケアにおける多専門職種ケアの導入

ALSでは呼吸不全と嚥下障害が起きますが、適切な呼吸ケアと栄養療法はALSによる機能低下を遅らせることができ、ALSケアとして大変重要であると指針では考えています。ALSにおける人工呼吸療法

延命治療か尊厳死 → **緩和ケア**
- 呼吸器装着は延命治療
- PEGは延命治療

- NPPV, TPPV, PEGの生理学的効果を踏まえたPalliation(緩和療法)

呼吸ケアチームや栄養サポートチームの不在 → **多専門職種による呼吸・栄養チームケア**

図：指針におけるケア概念の変更
難病ケアにおいては、人工呼吸器の使用はパリエーション（緩和療法）であり延命治療というフレームでとらえない。それにより難病ケアにおける「延命治療」か「死」という二者択一の葛藤を解決できる。

に関するインフォームド・コンセントとは、多専門職種からなるケアチームがALSの医療サービスや治療内容を具体的に組み立て、患者を支えていけることを示し、その中で、患者が具体的な治療法を選択し、担当ケアチームが信頼されていくコミュニケーション過程と考えるべきだと指針では考えています。

担当ケアチームには付託されるに値する呼吸療法に関する専門知識、経験と信頼感とチームワークが必要となります。ALSケアのインフォームド・コンセントの目標は患者・家族とのよいコミュニケーションの確立であり、具体的な治療法のインフォームドチョイス内容は良いコミュニケーションプロセスの副次的な結果といえます。ケアチームが患者のインフォームドチョイスに目標をおきすぎると信頼関係という基本的な関係性の構築に失敗して、インフォームド・コンセント過程がうまくいかなくなることがあります。

NPPVの早期の導入
—呼吸理学療法と心理サポートの必要性

ALSの呼吸ケアとして重要な点は、呼吸機能の評価とNPPVの早期の導入です。肺活量などの評価を行いながら、早めにNPPVを導入することが必要です。早朝の頭痛や夜間や労作時のSPO₂の低下は開始の指標となりますが、かねてから言われている%FVC（努力性肺活量）が50%以下という基準では導入は遅すぎるようです。比較的早期からNPPVを短時間から4〜5時間併用することで呼吸筋力や全身の筋力や活力の低下を防ぎQOLを維持していくことが可能です。

NPPVの導入に成功するためには、マスクフィッティングや心理的サポート、排痰を促進し肺炎や無気肺の予防のための徒手での呼吸理学療法などを行うために多専門職種ケアが必要です。排痰能力を評価するために、咳時のピークフローであるPCF（peak cough flow）を呼吸機能パラメータとして測定することが必要です。

%FVCが保たれ、NPPVに依存していないALS患者であっても、PCFが低下すると排痰は困難になり、風邪をひいたり、痰が多くなると十分に排痰ができなくなり、急性呼吸不全に陥りやすくなります。排痰できないことでNPPVは継続できなくなりますが、その指標としてPCFが有用であり、PCFが低下してきたら、呼吸理学療法に機械的排痰（MAC, mechanical assisted coughing）を併用したNPPVが必要となります。

NPPV導入時は心理サポートも重要です。患者は医学的理解だけでなく、ナラティブ（語り）によって病気や治療法を理解しようとしています。人工呼吸器使用をめぐる患者のナラティブとしては、「私は人工呼吸器によって人工的な延命治療をうけている」というものがあり、そこでは呼吸療法についての否定的な感情がみえます。「呼吸療法により新鮮な自然な空気を体に取り入れることができ元気になる」というナラティブは呼吸療法に対して積極的な感情表現がこもっています。患者自身がこのようなナラティブを自然に発見していけるような心理サポートを心がけていくとNPPVは成功します。

PEGの必要性

PEGはALSケアにおける重要なパリエーションです。NPPVを導入して順調にみえていても、球麻痺が進行し、経口摂取が十分にできなくなると、PEGがない患者はNPPVの継続ができなくなり急速に衰弱します。PEGがない場合は経鼻経管栄養を試みますが、マスクからのリークが大きくなり十分にはできません。この時にようやくPEGの必要性を患者が理解しても、%FVCが50%以下であると内視鏡操作により呼吸不全を悪化させる可能性が高く、PEGの造設をあきらめなくてはなりません。最近では経鼻内視鏡を使うと呼吸不全が多少高度でも安全に作れるようになってきました。

ALS患者は早晩、球麻痺なるため、この問題を回避するためには、すべてのALS患者は、NPPV開始前などの比較的早期にPEGを行うことが望ましいと考えられます。また、栄養摂取量が低下すると呼吸筋力などの低下も来すので栄養療法はその意味でも重要です。経口摂取にあまり不便を感じない時期にPEGを造設するためには前述の様なインフォームド・コンセントのプロセスが重要といえます。

NPPVの限界と気管切開の問題

呼吸不全が進行すると最初は短時間でよかったNPPVは次第に長時間必要になります。初期には、夜間のみの利用で十分でも、次第に24時間のNPPVが必要になります。さらにPCFが低下すると、MACを併用しても次第に十分に排痰することが困難になり、一日中、MACを繰り返して行っても呼

吸苦やSpO₂の低下が改善できなくなることがあります。呼吸理学療法が多く必要になる反面、全身状態が不良な時間が増え、生活を楽しむ時間や、理学・作業療法の時間が減っていきます。

この時点が気管切開による陽圧換気療法、すなわちTPPV(tracheotomy positive pressure ventilation)が必要となる限界点と考えます。一般に、NPPVをしていた患者がTPPVに移行すると排痰が容易になり、快適さを取り戻しほっとします。しかし、NPPVは希望するが、TPPVをどうしても望まないという患者もいます。その理由としてはTPPVでは痰の吸引がひっきりなしに必要となり、家族が疲弊するのではとの思い込みがあります。TPPVでの実際の吸引回数はNPPVの限界点より多いとはいえず、この不安感を解消することが重要です。

一般に、PEGを併用して、24時間のNPPVを行い、多専門職種ケアが上手に行われている場合にはTPPVへの移行を恐れる必要はありません。NPPVの使用によって患者も家族も呼吸器の使用とは何かを十分に理解できているからです。単にベンチレーターと人間の体につなぐインタフェースが変更になっただけと考えるべきです。

むしろ、TPPVを行うとベンチレーターと人との接続が容易になるため理学療法や作業療法も容易にでき、TPPV開始後にさらに十分な理学・作業療法の再導入が可能となります。これによりベンチレーターからの離脱時間が増え、歩行が再び可能になるなど、各種の身体機能が戻る例も多数見受けられます。TPPVをしているALS患者は2006年施行の障害者自立支援法のもとで、療養介護給付を受けながら長期にわたり障害者病棟などに入院できる制度ができましたので、TPPVに移行する不安感をすこしでも軽減することができると思われます。

NPPVの導入が成功しない時のパリエーション

NPPVは開始したが、十分に呼吸苦がとれず、パニックになっていく症状を呈する場合のほとんどは、導入時期の遅れ、マスクの不適合、ベンチレーター選択や設定の不適合、呼吸理学療法の未導入、PEGの未導入、患者・家族の不安や相互の信頼関係の不良、呼吸ケアチームの不在や患者・家族との信頼関係の欠如などの理由のうちのいくつかがある場合です。原因を一つずつ解決することが必要ですが、どうしても呼吸苦がとれない場合は酸素投与を行うことで呼吸苦が改善することがあります。

また、適切な精神安定剤、抗うつ剤が有効な例も多いですが、さらにオピオイド療法が必要となる場合もあります。TPPVに移行すると解決する問題もありますが、現実には、NPPVの導入の不成功自体の原因がTPPVへの移行をためらわせる理由になります。NPPV、TPPV、酸素およびオピオイドはすべて呼吸不全に対するパリエーションとして考えられ、指針では、オピオイドを使うのは「終末期」という考え方ではなく、患者の病態にあわせて適切にパリエーションを選択していくことでQOLが向上すると考えています。

まとめ

「指針」ではALSの呼吸ケアにおいて、人工呼吸器の使用を延命治療ではなくパリエーションに変更しました。また、人工呼吸器の使用を成功させQOLを向上するためには包括的な呼吸ケアを多専門職種ケアとして行うことを強調しています。ALSの病態を改善しQOLの向上のために、NPPVを早期に導入することを勧めています。NPPVを成功させるためには呼吸理学療法、心理サポート、PEGの導入が必須であり、NPPVの成功率を高める工夫が必要です。

NPPVの限界と気管切開の問題がありますが、NPPV、TPPV、酸素投与、オピオイド投与はすべて呼吸不全に対するパリエーションであり、病態や状況に合わせて医学的な妥当性で選択していくことがもっとも重要であることを指針では強調しています。これは医学的な問題点を倫理・法的な問題に不適切にすり替えて医療現場の混乱を導くことを少しでも回避するためです。この指針を臨床の現場で利用し、診療内容の向上と患者と家族のQOLの向上に役立てていただければ幸いです。

文献
1) 中島孝：QOLと緩和ケアの奪還, 現代思想, 36:2, 148-173, 2008.
2) 中島孝, 伊藤博明：緩和ケアとは本来何なのか？〜生きるためのケアにむけて〜, 難病と在宅ケア, 13(10): 9-13, 2008.
3) 中島孝, 川上英孝, 伊藤博明：ALSへのNPPVの導入, Journal of clinical rehabilitation, 16(3), 243-250, 2007.
4) 樋口真也, 中島孝：ALS患者さんの呼吸療法の誤解を解くために, 難病と在宅ケア, 12(7): 7-11, 2006.
5) 中島孝：ALSにおける呼吸療法-総論, 神経内科, 64(4): 330-386, 2006.

(中島　孝)

19 呼吸補助療法

　ALSという病気は、手足の筋力低下で発症する方、または飲み込みにくさ、しゃべりにくい感じで発症する方、まれにいきなり呼吸筋の麻痺で発病される方など発病初期の症状はさまざまですが、病気が進行してくると四肢の筋力が弱まって自由に動かせなくなり、また呼吸に関係する筋力も弱まって換気が十分にできなくなるため、体内に二酸化炭素がたまり、また体にとりこむ酸素も低下して呼吸不全におちいり、呼吸補助を行わなければ死にいたるという難病であります。

　なかには極まれに10年以上にわたって比較的ゆっくり進行する方もおりますが、平均的には2～5年の経過で手足が不自由となって身の回りのこともできなくなり、ベッド上での療養を余儀なくされ、生命維持のためには呼吸を補助しなければならなくなります。ALSと診断された方は、いつかは自分自身が呼吸補助を受けるかどうかの判断をしなければならなくなるわけですが、そのためには患者さん自身もご家族もALSという病気についての十分な理解が必要で、具体的にはどのような経過で病気が進んで、またどのような療養をすることになるのか、特に呼吸を補助するということはどういうことなのか、またそれに伴う問題点について熟知したうえで判断する必要があります。

コミュニケーションの問題

　ALSがどのような病気であるのか、またどのような経過で進行していくのかについてはここでは詳しくは述べませんが、先に述べたように、病気が進行してくると呼吸筋も含めて全身の筋力が低下して、四肢が全く、あるいはごくわずかにしか動かせないという状態に陥ります。呼吸筋の麻痺による呼吸不全に対して、延命のためには、最終的には首の前面に切開を加えて、空気の通り道である気管にチューブを挿入して空気を送り込むための機械（人工呼吸器）を装着することになります。

　人工呼吸器を使用すれば、ALS患者さんにおいては延命を図ることはできますが、このような患者さんにとって何が一番問題となるのでしょうか？　私が思うには、おそらくそれはコミュニケーションの問題ではないかと思われます。ALS患者さんは、寝返りや手足の位置を動かすのにも、またテレビのチャンネルを変えたり、部屋の換気、エアコンの調整を行うのにも、日常全般に渡って人の助けが必要で、そのためにはコールボタンなどを押して人を呼び、さらに自分がして欲しいことを伝える必要があります。

　意思を伝達する手段としては、ALS患者さんでは病気の進行した状態でも保たれていることが多い目の動きやまばたきを利用してコンピューターを駆使し、うまくコミュニケーションをとっている方もおられます。なかにはインターネットを通じて、積極的に社会とかかわりをもち、また幅広く情報発信したりして生きがいをもって活動されている方がおられる一方、機器の操作に慣れない高齢の方では文字盤を目で追って意思疎通を図ったり、残存している身体能力によっては、わずかに動く手や足の指で人を呼ぶためのコールボタンを押すだけとなってしまう方もおられます。

　一般的にALSの方の意識はしっかりしておりますし、認知機能なども問題がないため意思の疎通がうまくできないと、非常な疎外感や精神的葛藤に悩まれる方もおります。

レスパイト入院の問題

　では、ご家族にとっての問題は何でしょうか。まず療養環境についてですが、地域によっては人工呼吸器が装着された方の入院を長期間受け入れてくれる医療施設を探すことが非常に困難で、自宅での療養を余儀なくされることがあります。四肢が麻痺し、呼吸器が装着された方の介護では、先ほども述べましたように定期的に体の向きを変えてあげる必要が

ありますし、また気管あるいはチューブ内の喀痰等の分泌物は、吸引器を用いて定期的に引いてあげる必要もあります。

> **MEMO 備忘録** 最近は介護保険等のサービスを利用して、ヘルパーさんに介護を補助してもらったり、またALSの方については、ヘルパーさんに痰の吸引をしていただくことも認められるようになった。

以前に比べればご家族の介護負担は減ったとはいえ、やはり長期間に渡る自宅介護は大変ですし、長期にわたる介護においては、介護者が配偶者であれば自身の高齢化の問題、また介護者が子供であれば、進学や就職、転勤、結婚、出産などによってなかなか介護に参加できなくなるということもあります。

装着したら最後まで外せない

また人工呼吸器を装着された方の問題として知っておかなければならないのは、ALSという病気の性格上呼吸筋が回復することはありませんので、人工呼吸器はずっと必要となります。人工呼吸器が装着された患者さんがコミュニケーションの問題や療養環境等で悩まれ、ついには患者さん本人が呼吸器をはずすことを望んでも、一度装着された人工呼吸器をはずすことは日本の法律では認められておりません。実際、ALS患者さんのご家族が、患者さん自身の強い希望に従って呼吸器をはずしたために罪に問われるという不幸な事件も起こっております。

呼吸を補助する方法

人工呼吸器の装着された方の問題点についてまず書きましたが、呼吸不全に対して呼吸を補助する方法としては、(A) マスクを用いた非侵襲的呼吸補助(Non-invasive Intermittent Positive Pressure Ventilation：NIPPV)と、(B) 先に述べた気管切開を施行し、人工呼吸器を装着する侵襲的呼吸補助の二つに分類されます。

(A) のNIPPVとは、マスクを鼻や口を覆うように密着させ外部より圧をかけて空気を送り込むものです（上図）。

この方法の利点としては、
1. 気管内にチューブを挿入する必要がないためリスクも少なく、すぐに呼吸補助が出来る。

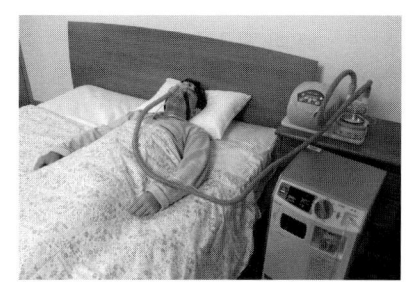

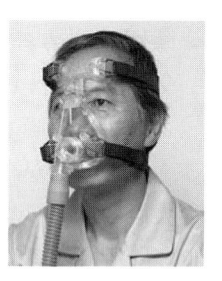

図左　NIPPV（鼻マスク使用）と図右　NIPPV(口マスク)（帝人在宅医療東日本株式会社提供）

2. 食事や会話が出来る。
3. 気管内に異物が無いので、感染の機会は減る。
4. 試しに外してみることが可能。

などがあげられます。

欠点としては、
1. 気道の確保ができていないため、換気の効率が悪い。
2. 患者さんの協力が必要。
3. 気道の直接吸引が出来ない。
4. マスクによる違和感。またマスクの圧迫による皮膚の発赤や潰瘍の発生。

などです。

ただし非侵襲的方法をまず選択したとしても、欠点として挙げましたように換気の効率ということでは十分ではありませんので、呼吸筋の麻痺が進行すると換気が不十分となり、さらに侵襲的に呼吸補助を行うかどうかの判断をすることになります。

アメリカのALS診療のガイドラインでは、NIPPVを用いた患者さんやご家族においては、NIPPVの経験が侵襲的呼吸補助を行うかどうかの判断に役立っている可能性があるとされており、また呼吸不全の徴候がでてきた、またはリスクが高くなってきた患者さんで、侵襲的呼吸補助をうけるかどうかの判断に迷っておられる方は、時間的猶予を得るためにまず非侵襲的呼吸補助を受けるのも一つの選択かと思います。

侵襲的な呼吸補助

次に (B) の侵襲的呼吸補助ですが、先にも述べましたように首の前面に切開を加えて気管にチューブを挿入し、人工呼吸器を装着するもので、

利点として、
1. 換気効率に優れる。
2. カフの利点（気管チューブの先端の近くの風船様のもので、膨らませて気管の壁とチューブの

隙間を埋めることで、呼吸器より送り込んだ空気が漏れないようにしている、またこれによりある程度誤嚥を防げる)。

3．痰の吸引が容易になる。

欠点は、

1．局所麻酔ではあるが、手術が必要となる。
2．痰の分泌が増える。
3．清潔操作が必要となる。
4．気管チューブの定期的な交換が必要となる。
5．カフやチューブの圧迫により気道内出血がおこることがある。

などがあげられます。

呼吸補助を考慮するのはいつ頃か

病名の告知後、患者さんやご家族が呼吸補助(特に侵襲的)を受けるかどうかを考え始めるべき時期についての私の個人的見解は後で述べさせていただきますが、まず我々医師がALS患者さんの診療にあたっていて、呼吸補助を考慮するのはいつ頃かということについて述べたいと思います。

一般的にALS患者さんに呼吸補助を考えなければならないといわれている目安としては、努力性肺活量(スパイログラフィという機械で測定されます。)が正常の半分に落ちてきたときというものがあります。しかしこのような値で画一的に判断されるものではなく、患者さんがちょっとした日常動作でも息切れを自覚されたとき、食事や飲水時にむせ込みがあるなど飲み込みの機能が落ちてきて誤嚥(食べ物が食道ではなく気道、気管にはいってしまう)や窒息の危険があるときなどは早めに呼吸補助の導入を考慮することもあります。

呼吸補助の導入は、侵襲的呼吸補助はもちろん、非侵襲的呼吸補助でも患者さんの日常に多大な制限を加えることになるため、早すぎず、かつ呼吸不全にいたる危険性を回避できる適切な時期に導入するのが理想ですが、そのための判断材料として先に述べた努力性肺活量では不十分で、それ以外に参考となる指標は何かを検討しているというのが実情です。

では患者さんやご家族が呼吸補助を受けるかどうかを検討する時期は、医師と同じで良いかと言うと、決してそうではないと思います。今まで述べてきましたように、ALS患者さん、ご家族にとって呼吸補助を受けるかどうかというのは非常な決断を必要とするもので、そのため十分な時間をかけて考慮していただくためには、多々異論はあるかと思いますが、できるだけ早期に、可能であればALSと告知された後より検討を始めていただいたほうが良いと考えております。

私が所属する施設では、ALSと診断された方については、入院していただいた上で告知をするという基本方針で、担当医以外にも、看護師、医療ソーシャルワーカー(MSW)の同席をお願いし、病状の説明に始まり、呼吸器の装着の問題、公的な補助等の社会資源の活用についてもお話しするようにしております。もちろん最初の告知では難病という大変な病気であること以外は全く頭に残らなかったというお話も伺っておりますし、いきなり呼吸補助の説明や、それに伴う問題点などを説明されても理解できなかったという方がほとんどだと思います。

そのため後日改めてMSWに面談していただき、ALS患者さんの療養に関するビデオをみていただいたり、また可能であれば、退院後人工呼吸器を装着された患者さんのお宅を訪問していただく機会を設けたりして、実際にALS患者さんがどのような療養生活を送られ、またどのような問題を抱えておられるのか、我々医療従事者の視点のみではなく、患者さん・家族サイドからの情報も極力集めるように勧めております。

急に呼吸補助の決断を迫られた時は

もちろんこのような病初期から判断していただいた呼吸補助の決断が、病気の進展、介護環境の変化などにより変わっていくことも多々あることと思います。それでもその時々での決断を表明していただきたいと思うのは、思わぬほど早く、突然に呼吸不全をきたすことが往々にして経験させられるからであります。

一般的に、患者さんもご家族も呼吸不全の到来がまだ先であると考える傾向にありますし、難しい、重大な決断は先に延ばしたいというのも自然な感情だと思います。

> **▼危険** 飲み込みの機能が落ちてきた人などは、突然の窒息や、誤嚥により肺炎を起こすことも多く、それをきっかけとして呼吸不全が急速に進行するということが多くみうけられます。

そのような緊急の際に、患者さん本人は意識が混

濁している場合が多く、本人の判断が事前に伺えていなかった場合には、代わりにご家族のどなたかが呼吸補助についての判断することになりますが、なかなかそのような場面で決断することは難しいかと思います。

> ⚠ **注 意** ご家族がはっきりとした治療の希望を出せない時には、医師は目の前の患者さんを救命するために気管にチューブを挿入し、人工呼吸器を装着することになりますが、人工呼吸器を装着された患者さんがその後、後悔され、悩まれるというようなこともあります。

そのようなことにならないように、十分な時間をかけての検討とはっきりとした意思表示をお願いしたいと常々考えております。

（森田　光哉）

20 NIPPV療法の導入の仕方

ALS患者さんにとって、進行する呼吸不全症状に対する呼吸管理は非常に重要な問題です。呼吸症状の悪化に併せて、鼻マスク等による非侵襲的換気療法（non-invasive positive pressure ventilation、NIPPV）や気管切開による侵襲的な呼吸補助（tracheal positive pressure ventilation、TPPV）を、いつ、どのようなタイミングで導入するのか決断を迫られます。導入の時期については、2002年に発表された日本神経学会のALS治療ガイドラインにて基準が示されてはいますが、実際の臨床の現場では、呼吸症状の悪化につれて患者さんの呼吸管理に対する希望も途中で大きく変動することがあり、呼吸管理導入の可否やタイミングに関しては医療側も深く考えさせられる場面に少なからず遭遇します．

本稿では、当院での治療経験を交え、ALS患者さんにNIPPV療法を導入したケースとその効果について、解説します。

NIPPVを導入するケース

日本神経学会のALS治療ガイドラインでは、NAMDRC (National Association for Medical Direction of Respiratory Care) の consensus conference reportを引用の上、NIPPV療法導入の基準は表1のように示されています。しかしながら、従来の報告によると、球症状（嚥下障害、構音障害など）が進行している患者さんにとっては、忍容性が低く、生命予後やQOLの改善も乏しいため、あまり良いNIPPV療法の適応とは考えられません。当院でも2001年8月以降、2006年7月末までに計23名のALSの患者さんにNIPPV療法を導入してきましたが、そのほとんどが球症状のあまり目立たない方でした。

さらに、最近の報告では、忍容性が高くNIPPV療法導入が上手くいった患者間でも、導入時のBMI (Body Mass Index) によって生命予後が異なることが示されており（BMI 21kg/m²群の方が予後良好）、導入時の栄養状態の評価も今後重要になってくるものと思われます。

MEMO 備忘録 BMI (Body Mass Index) の計算法

BMI = 体重(kg) ÷ 身長(m)²

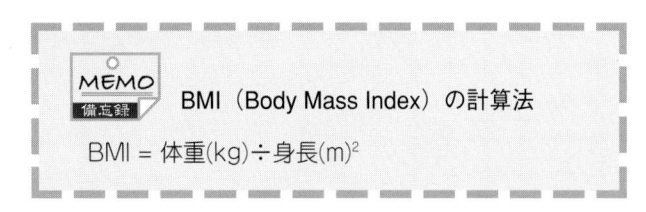

表1　ALSの呼吸機能評価法（ALS治療ガイドライン 2002）

・%予想努力性肺活量（%FVC）が50%以下　　→呼吸補助開始の基準
　しかし，
　　50%以下でも臨床的な呼吸機能低下症状がない
　　50%以上でも疲労感 呼吸困難感を訴え, 仰臥位では有意に換気量が低下する
　　といった患者もおり, 患者が換気不全症状を訴えれば検査値にとらわれずに呼吸補助を考えるべき

・NAMDRC(National Association for Medical Direction of Respiratory Care) の consensus conference report
　NIPPVでの呼吸補助の基準は以下の3項目の1つを満たせばよい
　　1. $PaCO_2$が45mmHg以上
　　2. 睡眠中血中酸素飽和度が88%以下を5分以上持続
　　3. %FVCが50%以下か 最大吸気圧が60cmH_2O以下

・これらのいずれかの基準を満たすALS患者では, 臨床的な呼吸機能低下の症状が認められなくとも, 少なくとも3ヵ月毎に臨床的観察・客観的な呼吸機能評価を継続的に行い, 呼吸補助が遅れないようにすべき

以下に、当院で実際にNIPPV療法を導入した事例について例示します。

症例1： NIPPV療法導入により再度発声可能となり、大好きな歌を口ずさむことが出来た70歳代の女性

ALSと確定診断後、他院へ入院中に呼吸困難を来し、TV導入を勧められて当院紹介入院。ひとまずNIPPV療法を導入したものの、その後「人工呼吸器を装着（TV導入）してまでは長生きしたくはないが、もう少しだけは生きたい」という本人の意思が確定しました。既に当院入院時には発語も困難な状態でしたが、NIPPV療法導入により再度発声が可能となり、大好きな演歌歌手の歌を口ずさめるようにもなり、生き甲斐となりました。表情も明るくなり、積極的に集団リハビリテーションにも参加されました。

症例2：NIPPV療法導入により、再度退院し在宅療養が可能となった70歳代の女性

前医入院中の某年11月、呼吸困難が出現し、精査目的にて当院紹介入院。各種検査にてALSと確定診断に至りましたが、12月には呼吸不全が著明に進行して何らかの呼吸補助がなければ帰宅できない状態になりました。「人工呼吸器を装着（TV導入）してまで生きたくはないが、もう一度自宅へ帰りたい」という本人の意思が強固であり、本人と相談の上、12月末にNIPPV療法を導入。翌年の元旦は間に合わなかったものの、1月初旬に退院し、自宅で親戚と共に正月を祝われました。その後断続的に2ヵ月半、夫と2人の娘と共に在宅で過ごされました。自室から窓越しに庭の桃の花が咲いていくのを見るのを非常に喜んでおられたのが大変印象深い方でした。ご本人のみならず、ご家族にも再度家へ連れて帰ることができ、正月を祝うことが出来たという満足感があり、ご家族への心理的な影響も非常に大きかったものと考えられます。

症例3：TV導入を遅らせることを希望された50歳代の男性

患者さんは、当初より将来的なTVへの移行を希望していましたが、またその一方で出来るだけぎりぎりまで在宅でのNIPPV療法の継続を希望されてもいました。呼吸器科開業医と連携しながら在宅NIPPV療法を行い、最後は球症状増悪を契機に気管切開術施行しTV導入となりましたが、後のグラフ解析からは、NIPPV療法導入後に％FVCの低下速度の減少がみられ、おそらく1年近くTV導入を遅らせる効果があったものと推測されました（図1）。

NIPPV療法の導入効果

実際にNIPPV療法を導入した事例を呈示させていただきました。私たちは、上記のそれぞれの症例について、QOL改善や、TV移行延長などの効果がみられたと考えています。

近年、ALSに対するNIPPV療法の有効性に関する報告が相次いでいますが、様々な文献報告を元に、以下に、NIPPV療法導入がもたらす効果（メリット）についてそれぞれ解説します。

> **ポイント!!** NIPPV療法導入のメリット
> NIPPV療法導入のメリットとしては、(1) 生存期間延長効果、(2) QOL改善効果、(3) TV導入を遅らせる効果（呼吸機能低下の減速効果）、(4) 認知機能改善効果、(5)「モラトリアム（執行猶予）効果」などが挙げられます。

1）生存期間延長効果について

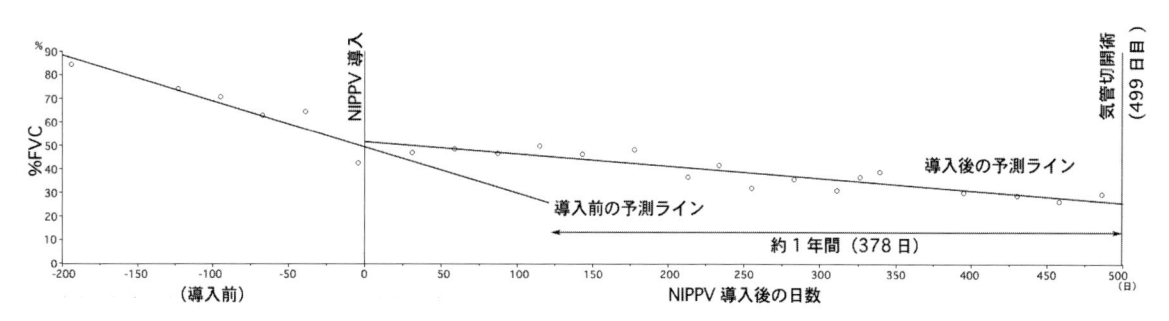

図1　症例3におけるNIPPV療法導入前後の％FVC減退率の変化（神経内科 2006; 64: 395-401.を改変）

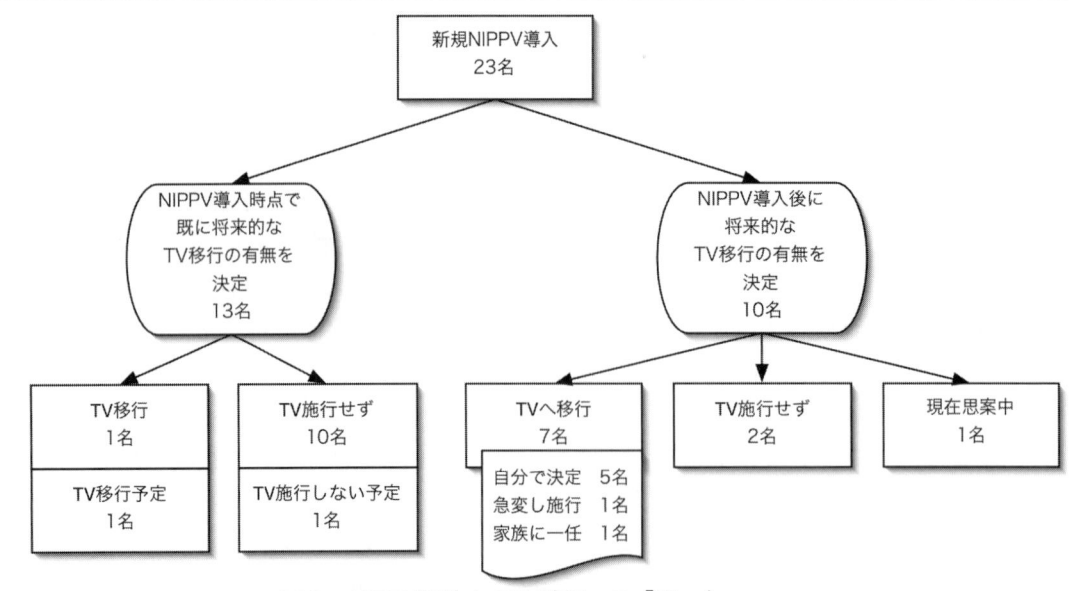

図2　NIPPV療法中のTV移行への「迷い」

```
新規NIPPV導入
23名
├─ NIPPV導入時点で既に将来的なTV移行の有無を決定 13名
│   ├─ TV移行 1名
│   │   └─ TV移行予定 1名
│   └─ TV施行せず 10名
│       └─ TV施行しない予定 1名
└─ NIPPV導入後に将来的なTV移行の有無を決定 10名
    ├─ TVへ移行 7名
    │   ├─ 自分で決定 5名
    │   ├─ 急変し施行 1名
    │   └─ 家族に一任 1名
    ├─ TV施行せず 2名
    └─ 現在思案中 1名
```

　NIPPV療法の導入により生存期間の延長効果が得られることについては、様々な報告があります。NIPPV療法の持続使用が生存を延長し、気管切開を遅らせるという報告もあり、将来TV移行を考えている患者さんに対してもNIPPV療法の有効性が考えられる根拠の一つとなっています。2006年に発表された初のRCT（randomised controlled study; 無作為二重盲検試験）では、NIPPV療法を導入しなかった患者群に比べ、NIPPV療法群の全ての患者、またNIPPV療法群の中でも球症状が保たれていた患者群で特に生存期間を改善したとの結果が得られ、生存延長期間の中央値は205日にのぼっています。

　一方で、球症状が重篤な群では、残念ながらNIPPV療法による生存期間延長の効果は見られていません。球症状が軽度な群に限定はされますが、現在、本邦で唯一ALSの症状を遅らせる事が期待され使用されているリルゾール（リルテック®）以上の生存効果がNIPPV療法で得られたことは、ALSの日常診療にも大きなインパクトを与え、大変意義深いものと考えられます。また、TVを希望しないけどもう少し長生きしたい、といった高齢者の方に多い思考傾向、すなわち今風な言葉に換言すると「プチ長生きしたい」といったニーズにもNIPPV療法は沿うことができるのではないかと私たちは考えています。

2）QOL改善効果について

　前述のRCTでは、NIPPV療法群の全ての患者さん、またNIPPV療法群の中でも特に球症状が保たれていた患者群で、軒並みQOLが改善されたとの結果が得られ、生存効果の中央値である205日の大半でQOLも保たれていました。一方で、球症状が重篤な群では、幾つかのQOL評価項目は改善していましたが、効果は限定的でした。

3）呼吸機能低下の減速効果について

　最近の報告では、%FVCの低下速度がNIPPV療法への忍容性の高い患者群において減速したというデータが出ています。しかし過去には、NIPPV療法により%FVCの低下が緩やかになったという報告もある一方で、%FVCの低下には変化なく、むしろ1秒率の低下を早め、呼吸機能を低下させたとする報告などもあります。

4）認知機能改善効果について

　NIPPV療法の認知機能改善効果については、NIPPV導入6週間後に認知機能の改善を認めた、という報告があります。機序としては夜間の低換気の

> **注意　NIPPV療法導入のデメリット**
>
> 　NIPPV療法導入はバラ色の治療法ではありません。ALSそのものが完治するわけではありませんし、球症状の強い方には最初から導入に困難を伴います。導入後、痰の喀出困難、マスク装着に伴う鼻・口周囲の皮膚トラブルや咽頭の乾燥感などの問題や、精神的な圧迫感などが生じてきます。いつまでNIPPV療法を継続するのか（中止できるのか）も大きな問題ですし、こういうデメリットも十分患者さんに説明した上でNIPPV療法を導入することが重要です。

改善が認知機能も改善させたと考えられています。このことを支持するように、最近、呼吸機能低下がALSの認知機能低下に関与する可能性があるとの報告もありました。

5)「モラトリアム効果」について

　私たちは、NIPPV療法は、TV移行の有無を決断しきれない患者さんに対する「モラトリアム（＝執行猶予）効果」を有しているものと考えています。

　当院にて2006年7月末までにNIPPV療法を導入した患者さん23名について検討した結果、NIPPV療法導入時点で既に将来的なTV移行の有無を決定していたのは13名でした。残り10名はNIPPV療法導入後にTVへの移行をどうするか判断しており（最終的にTVへ移行したのは7名、移行しなかったのが2名）、NIPPV療法導入前のみならず、導入後もTVに対する「迷い」が継続している結果でした（図2）。

　2005年末に公表されたEFNS（欧州神経学会）の

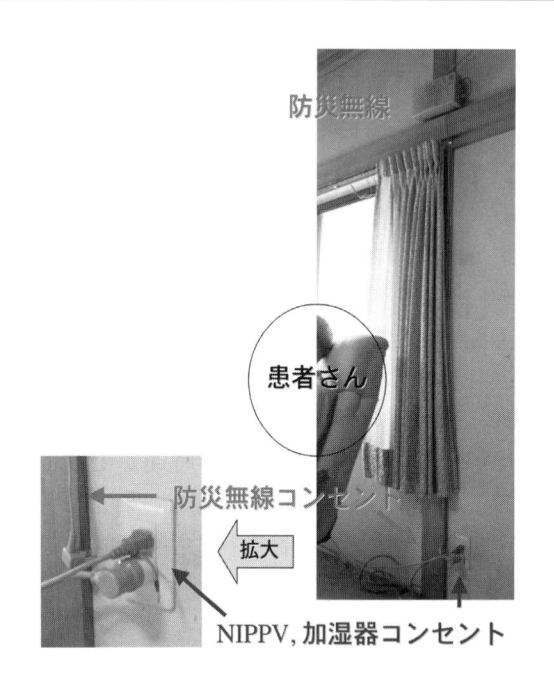

図3　（例）症例4：山間部の渓流沿いに在住の方
防災無線のコンセントを外してNIPPVを使用しておられた。

> **ポイント!!　NIPPV療法導入後、すぐに必要なこと～在宅療養への取り組み～**
>
> 　特にNIPPV療法は希望するがTVはしない、といった方々には、再度在宅療養を送ることが出来る時間があまり残されていないため、医療側には素早い在宅NIPPV療養ネットワークの構築が求められます。具体的には、1)家族等の介護者の吸痰手技やNIPPV機器の使用法の早期の習得、2)在宅医の確保、3)介護支援専門員や訪問看護師らも交えた早急なケアカンファレンスの開催、4)救急隊などへの連絡の周知徹底、などです。場合によっては、勤務医の立場でも臨機応変に在宅医の役割を行う柔軟さが必要となることもあります。強く在宅療養を望んでおられる方に対しては、一刻も早い在宅ネットワークの構築が、NIPPV療法導入後のQOLの更なる改善に大きく寄与するものと考えています。

> **専門医の工夫　在宅療養環境の評価**
>
> 　私たちが普段から心がけていることとして、在宅でNIPPV療法を行うにあたっての環境評価があります。実際に患者さんのご自宅へうかがうことで、例えば電源関係（たこ足配線、雷サージ・停電対策の欠落など）等、問題点に気づくことがあります（**症例4：図3**）。安心・安全に在宅NIPPV療法を継続するためにも、導入する側の医師も、環境評価の責任があると考えています。

ALSガイドラインには、呼吸不全出現時までに"advance directive"（事前指示書）を準備するのが望ましい、と記載されてはいるものの、当院での調査から、実際に患者さんがその状態になるまでに今後の方針について決定しているケースは決して多くはないと考えられます。そのような方々に、まずNIPPV療法を導入し、いま一度、今後について改めて十分検討できる時間が与えられるという事は大変重要と考えられます。

　NIPPV療法を導入したケースとその効果について、当院での経験例、並びに文献的考察を元に解説しました。過去の多くの報告が、NIPPV療法がALS患者さんの治療に対して有用であることを示唆しています。発症早期よりしっかりとしたALSの受け入れ態勢のある医療機関での、将来的なNIPPV療法導入も見越した計画的なフォローアップが今後更に重要になってくるものと考えられます。NIPPV療法は、単に対症療法としての役割を超え、生存期間の延長・QOL改善などの効果が得られ、治療効果が得られる療法と考えられます。

　そのためには、NIPPV療法を有用な治療法として、十分に患者さんの意向を汲みながら正しい適応で広く普及していくことが重要です。

（栗﨑　玲一／植川　和利）

21　NIV&気管切開の人工呼吸器を導入する時期

　ALSと診断された患者様にとって、将来呼吸管理の選択を行わなければならない時期が必ず訪れます。この選択はALS患者様が行わなければならない幾つかの選択の中で、生命予後を直接左右する最も重要な選択になり、患者様ばかりでなくご家族の意見も反映されなければなりません。

> **コツ　ALSの告知**
> 　患者様に対して、この病気を受け入れることが出来始めた時から、時間をかけ説明を始めます。説明は通常の外来ばかりでなく、外来以外にも時間をとり、医師からの説明ばかりでなく訪問看護師などからの説明、また既に呼吸管理を受けている患者様、ご家族に直接会っていただきご本人、ご家族にこの病気と呼吸管理を十分理解していただきます。

　ご理解を頂いた上で、なおかつその時点での決定という条件を付け、御本人に決定をしていただきます。医療スタッフは正しい情報、十分な質疑応答を提供し、決定はあくまでご本人、ご家族に行っていただくことを基本としております。

呼吸管理

　図1に日本神経学会の提唱するALS治療ガイドライン2002における治療のガイドラインを示します。今回はこのチャートに沿って、1)呼吸補助導入を行わない場合、2)呼吸補助導入を行う場合①Non-invasive Ventilation（NIV）導入、②気管切開導入、③気管切開下における人工呼吸器導入に関しての順で説明いたします。

1)呼吸補助導入しない場合

　球麻痺が強い症例には排痰困難もしくは誤嚥による呼吸障害、胸郭の運動障害の強い症例には呼吸筋麻痺による呼吸障害の出現することを説明。排痰困難に対しては十分な加湿（室内・吸入器などによる）、水分の補給、体位変換、背部のタッピング、理学療法士・看護師による呼吸リハビリテーションの指示を行い、ポータブル吸引器の導入も指導します。呼吸筋麻痺に対しては呼吸リハを指導いたします。血中酸素濃度低下に対しては在宅酸素療法の導入も行います。呼吸困難出現時には鎮静・鎮痛剤、場合によっては麻薬の使用による苦痛の軽減を行えることを説明します。

> **専門医の工夫　意思確認書（図2）**
> 　我々は急変時の対応として意思確認書に署名を頂き、ご本人の希望されない医療が行われないような方策も立てます。

2)呼吸補助導入を行う場合

① Non-invasive Ventilation（NIV）導入

　a）NIVとは；

　NIVには陰圧と陽圧によるものがありますが、現在ALSに関しては陽圧式が用いられるため、陽圧式の鼻マスク（図3）に関して述べます。図3にも示したように、この呼吸補助装置は鼻にマスクを装着し、通常の呼吸をしていただきます。通常呼吸における吸気時に圧が高くなり、呼気時に圧が低くなるように設定します。例えば吸気時12cmH$_2$O、呼気時4 cmH$_2$Oで設定を行えば12-4=8cmH$_2$Oの圧で呼吸補助を行ったことになります。この設定は患者様によって自由に変更可能です。マスクにも褥創が出来にくい鼻の穴に固定するタイプ（図3）、口を閉じることが出来ない患者様に対して鼻と口すべてを覆うタイプがあります。口と鼻すべてを覆うタイプでは口腔内の死腔が増し、鼻マスクに比べて動脈血中二酸化炭素値（PaCO$_2$）の下がりが悪くなります。また鼻マスクでは慣れてくると呼吸補助中に食事の摂取も可能ですが、口と鼻すべてを覆うタイプでは同時に摂取することは出来ません。

　b）NIVが使用できる要因；

　1．球麻痺が軽いタイプ（咳が出来る、分泌物が

少ない）、2．一時間くらいは人工呼吸器なしでも呼吸が出来るくらいの軽度な呼吸障害の患者様が対象となります。

c）NIVのメリット・デメリット；

メリット1．気管切開が不要である、2．言語機能が維持される、3．操作・脱着が容易である、4．人工呼吸器装着の経験となり、将来の気管切開下による人工呼吸器導入に関する判断に役立つことが挙げられます。

一方、デメリットとしては1．マスクの調節が必要、2．皮膚・鼻・眼の刺激症状（褥創も含め）、乾燥症状、3．胃部膨満、4．呼吸障害が悪化すると使えなくなるなどが挙げられます。

以上のように、NIVを希望しても病状により使用でないケース、ALSの呼吸障害は進行性のため、NIVを永続的に使用することが出来ず、将来的には気管切開下による人工呼吸器装着が必要になることを説明しておく必要があります。

d）NIV開始の時期；

軽度の呼吸障害の症状としては覚醒時に比し、睡眠時に出現しやすく、熟眠できない（眠りに入りにくい、途中覚醒）、昼間の眠気、頭痛が挙げられます。日中の症状としては体動時、食事時の息切れが出現します。呼吸障害が疑われた場合、呼吸機能検査ならびに、動脈血ガス分析、経

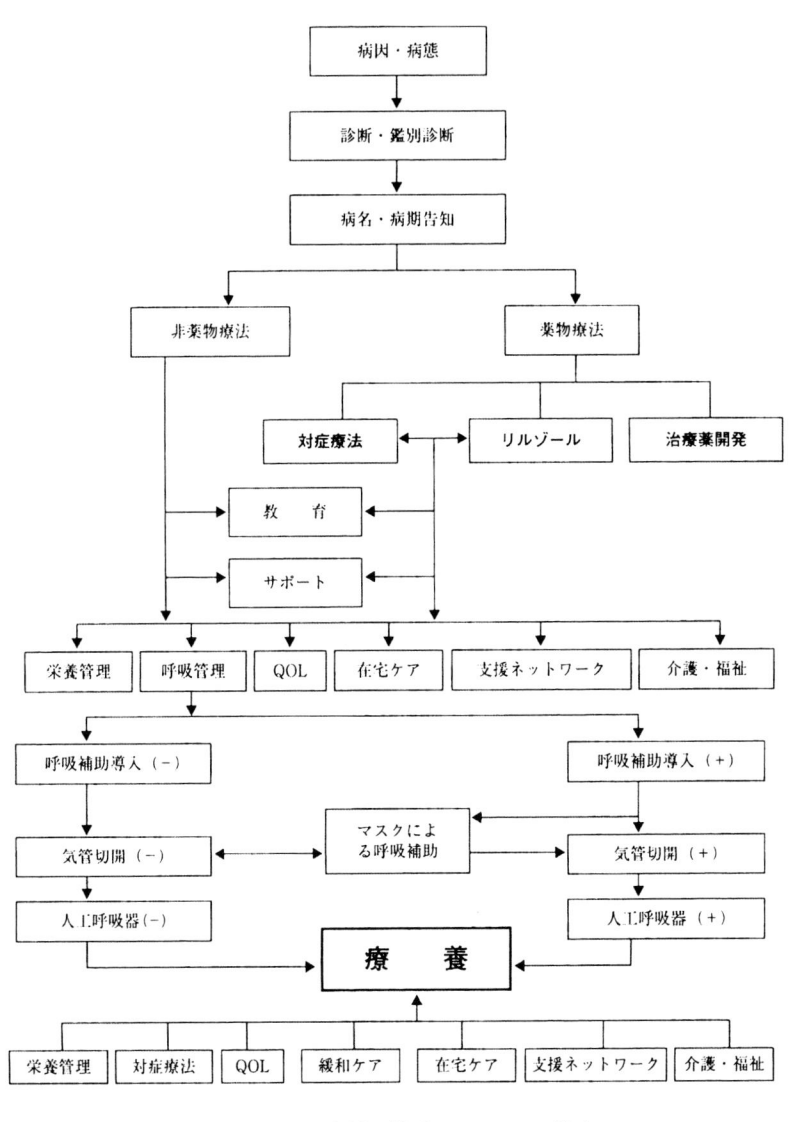

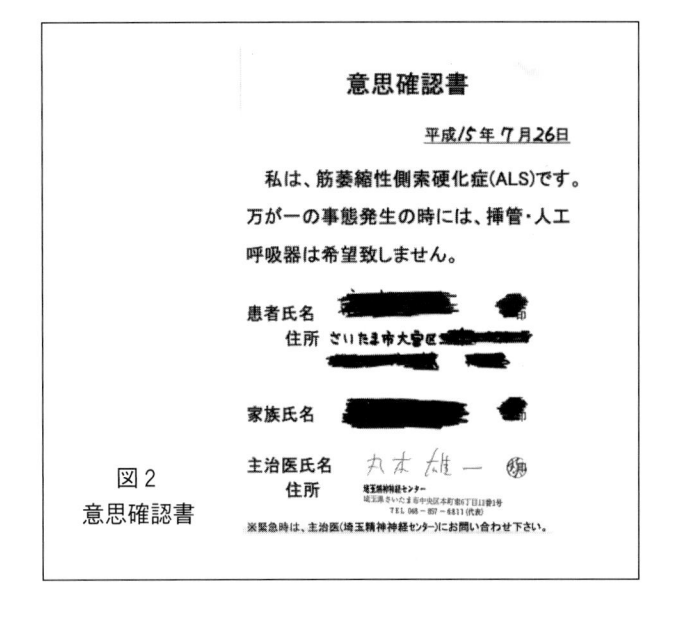

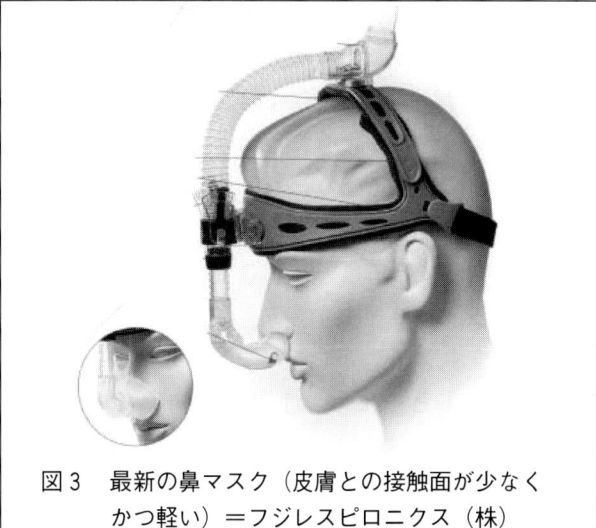

図1　ALS診断・治療・ケアへの対応[1]

図2　意思確認書

図3　最新の鼻マスク（皮膚との接触面が少なくかつ軽い）＝フジレスピロニクス（株）

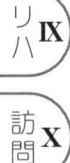

皮酸素飽和度測定などを行い、以下の条件の一つを満たせば呼吸補助療法の適応となります。

　　1．動脈血ガス分析でのPaCO₂が45mmHg以上になった場合、2．睡眠中血中酸素飽和度88％以下が5分以上持続した場合、3．％予想努力肺活量（％FVC）が50％以下か、最大吸気圧が60cmH₂O以下の場合。

> **コツ　適応となった場合**
> 軽度であっても夜間の呼吸停止による死亡例の報告や、NIVに慣れるまでにある程度の訓練の期間が必要なため、なるべく早期より導入を試みるべきと考えます。

② 気管切開導入

　a) 気管切開とは；

　声帯下の気管を切開し、カニューレを挿入し、カニューレを介した呼吸補助を行う事です。切開術自体は局所麻酔下にてベッドサイドにても行える15分程度で終了する簡単な手術です。外科医・耳鼻科医ばかりでなく熟練した神経内科医でも施行可能です。気管切開に喉頭気管分離術を行う場合は、手術室で全身麻酔下に頭頚部外科医が執刀する必要があります。喉頭気管分離術の詳細に関しては本誌32章P137を参照して下さい。

　b) 気管切開のメリット・デメリット；

　メリットは、1．口腔ならびに喉頭・咽頭における死腔の減少（約100-150cc）により、より有効な呼吸が可能となる。例えば呼吸筋麻痺で一回換気量が600ccとなっている患者様にとって、気管切開前は600ccの呼吸を行っても、死腔の存在により、肺に換気される空気は450〜500ccとなってしまうが、気管切開後は死腔の減少により、呼吸量すべてが肺に有効に換気されるようになるからです。2．痰の吸引が確実に行えるようになります。3．陽圧式の人工呼吸器が装着可能となります。4．カニューレのカフを膨らませることにより、食事、よだれの誤嚥を防ぐことができます。5．酸素吸入が容易に可能となります。

　デメリットとしては、1．発語によるコミュニケーションの障害が起こります。しかしながら、すべての患者様の発語が失われる訳ではなく、気管切開前に発語が可能であった患者様においては、切開後にカフのエアー圧の低下、スピーキングバルブ装着などにより発語が可能となります。人工呼吸器装着後も発語可能が継続する患者様もおられます。2．気管切開部の感染、肉芽による痛み、出血、違和感が出現することがありますが簡単な処置で対応可能です。3．カニューレの定期的な交換が必要になります（1〜2週間に一度）が、往診での交換も可能です。4．気管内の乾燥が起こりますが、人工鼻の装着、吸入器による加湿で対応可能です。

　c) 気管切開導入の時期；

　メリット・デメリットの項で述べたごとく、気管切開によるデメリットはメリットに比べ軽微なものです。

> **秘伝のオープン　気管切開の時期**
> 我々神経内科医の間では「多くの医局員の中で、誰か一人の医師が、この患者様は気管切開が必要なのではと感じたときは、それが気管切開の導入の時期です」といわれています。

　気管切開を行う前には鼻や口を介して気管内にチューブを挿入（気管内挿管）します。気管内挿管は本人にとって大変苦痛な状態であり、感染症も惹起しやすいため、気管内挿管後は一週間以内に気管切開を施行します。

③ 気管切開下における陽圧式人工呼吸器装着の時期；

　気管切開施行後の患者様に陽圧式人工呼吸器を装着する適応は先ほどのNIVの項で述べた適応と同様であり、早期の場合、夜間の装着のみから始めることも可能です。

> **注意　陽圧式人工呼吸器の装着**
> 患者様には着ける自由は認められていますが、呼吸器をはずす自由は与えられていません。

　このため、人工呼吸器装着の最終決断に関して、患者様は悩みに悩み、決断がかなり遅れることがあります。実際の症例をご紹介します。

【症例1　S.I.様　60歳　男性　銀行員】

　1992年ゴルフ場で膝に力が入らないことに気づく。ALSと診断される。

88

93年歩行障害出現。94年歩行不能となる。97年まで在宅療法、寝たきりの状態となる。97年6月3日嚥下困難のため当センター入院、経鼻チューブ挿入、排痰困難のため6月6日気管切開術施行。
　98年1月呼吸苦、頭痛が悪化。このとき血液ガス分析にてPaCO$_2$は68mmHg。人工呼吸器装着が必要な状態であることの説明を行いました。
　98年1月21日患者様より手紙をいただく（患者様自身がワープロを使って作成）：「人工呼吸器については、取り着けない方針で治療をお願いします。ついてはこれに関連以下について教えてください。」
　質問1：「今後、息苦しさが増したり、意識がもうろうとしたりすると思いますが、どういう経過を取りますか？　苦しさを和らげる措置お願いします。」
　主治医の回答1：「呼吸が苦しくなると血中二酸化炭素が上がり、意識がもうろうとします。ただ呼吸苦を全く訴えないことは無いと思います。薬で緩和することは可能です。」
　質問2：「余命はどのくらいと考えたらよいのでしょうか？」
　主治医の回答2：「人工呼吸器を着けなければならない状態が春には訪れるのではないかと思います。今までに人工呼吸器を着けないと言っていた患者様が最後に着けたいと言って、着けた患者様がおりました。この手紙が最終決定とは思っておりません。」
　98年2月28日患者様からの手紙：「人工呼吸器については、1月21日付けの手紙にて着けないと申し上げましたが、その後の検討の結果、取り着けることになりましたのでよろしくお願い申し上げます。」
　手紙をいただいた直後に施行した血液ガス分析にてPaCO$_2$73.9mmHgとなり人工呼吸器を装着、頭痛はその日のうちに消失。以後丸9年順調に療養を続けております。

【症例2　F.T.様　67歳　女性】
　2001年2月右下肢の筋力低下出現、10月しゃべりにくさが出現。
　02年3月ALSと診断される。5月埼玉に転居、10月より当科に通院
　03年1月胃瘻造設、5月気管切開術施行、通院・往診・訪問看護のため、当センター近くに引っ越す。
　7月努力様の呼吸が出現、PaCO$_2$54.7mmHg、在宅酸素療法開始、このとき患者様から以下のようなお手紙をいただく。
　「呼吸器のことだけどつけません。あたえられた人生素直におわりたいと思います。自分の病気ちょっとくやしいけど仕方ない。今日は忙しいのにありがとうございました。」

> **ポイント!!　意思確認書の時期**
> この手紙による意思を主たる介護者である長女と話し合い、緩和ケアを行う、意識があるうちは在宅で過ごすとの治療方針を決定し、このときに意思確認書（図2）も同時に作成。

　03年11月全身のだるさにマッサージで対応、12月呼吸苦に対し、麻薬（座薬、塗布剤）の使用開始、徐々に増量。12月24日　昏睡となり、当センターに入院。
　03年12月31日　永眠。長女より、在宅で大変有意義な時間を供に出来たので、悔いはありません、ありがとうございましたと感謝の言葉をいただきました。

> **コツ　陽圧式人工呼吸器装着時期の適応**
> 以上の症例のように、実際装着の意思決定は大変困難かつ繊細な問題であるため、この時期の患者様、家族と主治医の密なる話し合いがあって、初めてご本人の希望が反映されることになると考えます。

> **ポイント!!　私が診察させていただいた数百例のALS患者様から得た私見**
> 私の診察した多くのALS患者様は環境が許せば、呼吸器を装着して生活したいと望んでいるのが本心のように思えます。しかしながら、自分の介護のためご家族の生活を犠牲にしたくないとも強く感じておられるようです。
> 今までに人工呼吸器を装着した患者様はご家族の主導で装着を選んだ方が多かったと思えます。このため、呼吸補助の選択にあたり、患者様本人はもとより、ご家族の方に十分知っていただき、ご本人に呼吸補助について説明できるくらいにまで勉強してほしいと切に思います。この原稿が皆様に呼吸補助のことを知っていただくきっかけになっていただけたら幸甚です。

（丸木　雄一）

22 HMV患者のリスクマネージメント

多くの病院と同様、私たちの病院でも、リスクマネージメント委員会を常設した。1年と少しが経過した段階で職員から上げられたレポート総数は124件あったが、そのうち報告者より重大性、あるいは緊急性ありとして提出されたのは43件（34.6％）であった。しかし、人工呼吸器関連のレポートの総数は11件と多くはなかったが、重大性・緊急性ありとされたのは9件（81.2％）あり、全体的な傾向に比べて、著しく危険度が高い傾向がうかがわれた。

また、訪問看護部門より上げられたレポートは9件とあまり多くなかったが、うちの6件が呼吸器関連であり、その5件までが重大性・緊急性有りとされていた。

難病患者とりわけ神経・筋疾患患者の在宅呼吸管理では、呼吸器関連のトラブルが、即・患者の呼吸停止につながりやすく、危険度は非常に高い。当院で、このリスク報告を行うようになってから経験した在宅人工呼吸関連でのトラブルで、危険度が特に高かったものをいくつか上げてみたい。

人工呼吸器のトラブルの実例

1）人工呼吸器の突然の停止

HMVが行われていたALS患者の人工呼吸器（LP6）が深夜アラームが鳴りっぱなしとなった。慌てて起きた妻が呼吸器をみると、全てのアラームランプが点灯し、アラームが連続音で鳴り、呼吸器は動きを停止していた。ただちにアンビューバッグによる用手換気を行い、救急隊に連絡し、病院に搬送した。呼吸器はリセットをかけたところ復帰した。

2）回路のリーク

HMV中の患者が呼吸が苦しいと訴え、原因がわからないので、家族がアンビューバッグで手押しして、訪問看護師を呼んだ。その看護師とともに予備の回路に取り替えたら症状は解消した。呼気弁のトラブルであった。

このように呼吸回路の接続不良、ピンホールや、呼気弁の不良などによって低圧アラームが鳴り、換気が不十分になることは稀なことではない。このようなとき、介護する家族には、アラームの原因を探そうとせずに、すぐにアンビューバッグの用手換気に切り替え、その後、原因を探すなり、病院や訪看に連絡するよう指導してきた。原因を探している間に患者が深刻な状態に陥る危険があるからである。

3）NPPV装置の停電による停止

HMVに用いる小型人工呼吸器は、内蔵バッテリーを有し、停電が生じても30分から長い機種では5～6時間は動き続ける。一見、30分程度では短すぎると感じられるかも知れないが、日ごろ訓練をしていれば、この間に外部バッテリーに接続したり、車のシガーライターから電源を引いたりすることが充分に可能である。

ところが最近、神経・筋疾患の患者の早期の呼吸不全に用いられることが増えたNPPV装置には、この内蔵バッテリーがない。当院で以前、夜間に突然病棟のブレイカーが落ちた。非常電源装置は持っていたが、懐中電灯が見当たらなかったためうまく作動させることが出来なかった。患者のNPPV機器を、外出用の外部バッテリーに接続しようとしたが真っ暗でうまくいかず、患者が苦しみだした。

そのとき他の職員によってブレイカーの復帰が行われたので事なきを得たが、この停電即・NPPV停止には、大変困った。そこで私たちは、NPPV機器には、パソコン用の無停電装置を介して電源供給するようにした。これにより停電時約60～90分の余裕が出来た。もちろん懐中電灯などをきちんと所定の位置に設置するようにしたことは言うまでもない。

4）気管カニューレのカフでのエア漏れ

それまで使っていた塩化ビニール製の気管カニューレを、より低侵襲であると考えられたシリコン製の気管カニューレに、往診時に取り替えた。その晩、家族から呼吸器のアラームが、止めても止めても鳴り続けるという緊急連絡が入った。慌てて

患者宅にうかがったところ、患者にはチアノーゼも見られ、実に危ないところであった。

シリコン製の気管カニューレは、塩ビ製に比べてカフのエア抜けが起こりやすいために生じた送気漏れであった。それまでそのようなことが起こっていなかったため、家族はその事態の意味がわからず、カフエア追加を行うことが考えつかなかったのである。まさに医療事故一歩手前の事象であった。このこと以後、私たちは、在宅では呼吸器に関連する医療器具の変更は絶対に行わないという原則を決めた。

いずれも運が悪ければ、あるいは何か悪条件が重なれば、大変重大な結果を招いた可能性の高いものであった。私たちにとって、難病患者の長期人工呼吸管理は10年以上の経験がある医療であるが、約20名のHMV患者の管理にあたっていると、未だに危機一髪と言えるような事象を年に何回か経験する。この項では、HMV患者に起こりうるリスクについて、緊急事態をやや広めに解釈して考察してみた。

電源確保の重要性

在宅で人工呼吸器を使う場合、停電対策は絶対におろそかにしてはならない。台風や雷による停電はある程度予測も立てられるが、地震や送電線事故による停電は突発するのである。この停電対策のスキルを上げるには、HMVを行う難病患者の場合、普段から外出を行うことが、よい予行演習となる。

ただ外部バッテリーへの接続だけでは駆動は数時間程度であるし、非常時に必ずしも外部バッテリーがフル充電の状態であるとも限らない。そこで私たちは、人工呼吸器の患者が在宅を始めるとき、自家用車のシガー電源から、室内の患者まで電気を取れるようにしてきた。

車の電源は直流12Vであるため、DCACコンバータを用いて交流100Vの電源を確保するようにした。エンジンをアイドリング状態にしておけばエンジンが回る限り、電源の供給が行われるので信頼性が高い。もし自宅に車がなくても、知り合いやスタッフの車を回すなどすれば、電源確保は可能である。しかし、いざ、というときにこれが使えるか、というと、なかなか難しい。

電源コードの所在が分からなくなっていたり、長い電源コードがもつれて延ばせなかったり、コンバータのヒューズが飛んでいたりなど、様々なハプニングがありうる。当院の訪問看護部では、最低半年に一度は実際に車から電源を取って呼吸器が動かすことが出来るかどうかチェックすることにしている。

なお、人工呼吸器の電源は取れても、吸引器まで動かせるかどうかという問題もある。電動式吸引器は、消費電力がかなり大きい上、起動時に大電力を食い、通常のDCACコンバータでは対応出来ないことが多い。内蔵バッテリー式や手動式の吸引器を持つことが必要になる。もちろん普段から外出している患者には必需品であるが…。

先に当院の経験を述べたが、NPPV機器は、いずれも内蔵バッテリーを搭載していないため、停電・即機能停止となる。神経難病患者では、フルタイムでNPPVに依存する状態に進展した場合、このことは非常に危険である。

外部電源などを用意していても、それを装着するまでの時間的余裕が欲しい。私たちは、NPPV機器を用いる患者には、パソコン用無停電装置（図1）を使用していただくよう要請している。これは実売1万7千円程度でパソコンショップで手に入る。

呼吸回路のトラブル

おそらく人工呼吸を行う上で最も頻度の多いトラブルであろう。しかも放置されると死亡や脳損傷など重大な危険を招くため、その対処には緊急性を要する。

最も多いトラブルといえば、気管カニューレと呼吸管マウントの接続部の自然脱落であろう。この接続部にはロックがなく、人工換気の振動で自然に緩むため、ほとんど全てのHMV患者が経験していると言っても過言ではないほど多く発生するトラブルである。もちろん在宅だけでなく、病院においてもよく発生する。ただ、人工呼吸器が、ICUなど急性期の患者に使われていたときには、多くのモニター

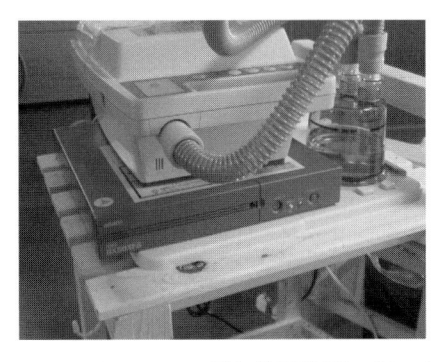

図1　NPPVとパソコン用無停電装置の組み合わせ

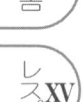

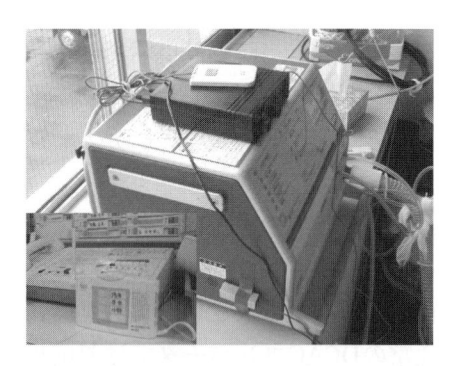

図2　人工呼吸器用無線遠隔アラーム（徳永装器製）

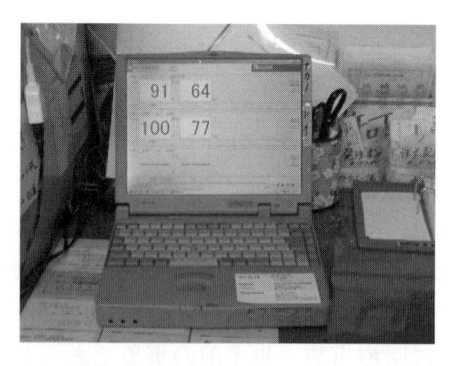

図3　SpO₂無線モニター（タイコ製）

が取り付けられ、また多くの監視の目があるためトラブルともならず対処されてきたことであるが、長期人工呼吸管理が行われることになると、患者はICUから出て、個室などの病室に入ることになる。

そうなるとこれは重大な危険をともなう事象となる。この接続部分が外れると、通常、人工呼吸器は気道内圧の低下を感知して、低圧アラームを鳴らすように設定されているが、病室のドアが閉まっていたり、看護婦詰所との間に距離があると、詰所内の看護師の耳に届かないということがありうる。

また、外れたマウントが衣服などの上に落ちて、ある程度の圧をもたらし、アラームが鳴らないという事態もある。実は病院にとっては、入院中に呼吸器事故が発生すると、ただちに病院の責任を問われる事態となるため、大変緊張感を持っている。

呼吸回路のトラブルの対策

当院において行っている対策は、①遠隔アラームを設置して、受信機をナースセンターに置いて、病室内でアラームが鳴る場合は、詰所でもアラームが鳴るようにすることと、②無線によってナースセンターで監視できる経皮的酸素飽和度の測定を連続的に行うことである。

以前、呼吸器メーカーが供給する有線での遠隔アラームを設置していたが、数年で断線やコネクタ損傷によって使用不可となってしまった。そこで現在ではサードパーティ製の無線遠隔アラームシステムを使うようにしている（図2）。

これはそのつど、配線を行わなくてよいため、大変便利である。また酸素飽和度の無線システムも、現在ではパソコンを用いて比較的安価に複数台の管理を出来るシステム（図3）が、いくつかのメーカーにより供給されている。

しかし、在宅では、やはり資金面においてそれらの設置は非現実的であろう。マウントが自然に外れないように、マジックテープ付きの紐を首を回してマウントの上から押さえて止めるなどの対策を行うことが望ましい。筆者は、ICUなどに用いる医療機器をそのまま在宅に用いるべきではないという意見を持つが、所轄官庁に危機感が乏しく、在宅用にコネクタのロックシステムなどが実現する可能性は今のところ残念ながら低いと言わざるをえない。

外れ事故の発生した時

外れ事故というと、気管カニューレ自体の気切孔からの抜け出しもありうる。しかし、気管カニューレの再挿入は、決して困難ではない。カフエアの出し入れさえ教えておけば、充分、家族で対処可能である。むしろそのような突発事故に備えて、平時に家族に気管カニューレの交換を一度でも経験してもらうことが必要である。

その他では、気道内圧検出用や、呼気弁用の細いチューブの外れ事故がある。これらは一見しただけではどこが外れたか分からないことも多く、これも患者に換気が行えなくなるので、大変危険である。

低圧アラームが鳴ったとき、一目見てその原因が分からないときは、無理にその原因を探すのではなく、まずアンビューバッグによる用手換気を行うことを徹底しておく必要がある。その上で原因を探すなり、訪看や病院に連絡するようにすべきなのである。

以上、HMVを行う神経難病患者における呼吸器関連のリスクマネージメントについて概説を試みた。以上の事項を踏まえて、ときに反復して危急時の対処を訓練しておけば、いざそのような事態が生じた場合も冷静に対応することが可能になるだろう。家族だけでなく、介護職や訪看も協力して、スキルのアップに心がけたいものである。

（山本　真）

23 在宅呼吸器装着患者の費用と必要な住宅整備

　妻の静恵は68歳の生涯を、平成15年6月3日の早朝、静岡県浜北市の自宅で眠るように静かに息を引きとりました。以下は、ALS発症以来、約18年間の闘病生活のうち、在宅の準備からの約9年間についての事実に基いたものであり、私たちの歴史であります。在宅期間としては今年の11月で8年目に入るところでした。

患者・家族の概要

1．患　者
　　新田静恵　昭和10年3月18日生（61歳）
2．病　歴
　　発症は昭和60年頃、足首がうまく動かない〜両足〜両手〜呼吸器系へと進んだ
　　人工呼吸器
　　平成2年に装着。この頃から入退院の繰り返し（殆ど入院）。
　　在宅開始
　　平成6年11月、私（静恵の夫）の定年退職に伴い退院を計画。
　　＊退院後の計画を作り、本格的な退院に先立って2週間〜1ヶ月間等在宅（外泊）を実施、その間に出てきた種々の問題点を解決した後に完全退院を実現した。
3．退院時の病状
　・呼吸器装着4年半後
　・体が痛い，痒い，だるい等の訴え多い
　・胃ろうによる経管栄養
　・右耳に中耳炎有り
　・コミュニケーション方法
　　文字盤とまばたき
　　わずかな発声と口の動き（かなりの慣れが必要）
4．家　族
　・夫（無職）で主な介護者
　・長男（会社員・未婚）で夜間の介護交代者
　・娘夫婦と孫（2歳）近くに住むが、実際は孫誕生と同時に同居中で近日、敷地内に増築し定住予定。
5．住　居
　　発症当時、夫の勤務地は埼玉県であったが、生地の浜松に転勤希望、病人に見合った家を建てた。
6．当事の周辺の状況（主な事項）
　○医　療
　　初診⇒告知⇒気管切開⇒人工呼吸器⇒長期化と、だんだん先になるにつれ判らないことだらけで、ましてや在宅介護に関しては、どこかで誰かがやっているであろうが、私達にとっては全く未知の世界のことだった。
　○補助制度
　　国の特定疾患として医療費の免除はあったが、
　　人工呼吸器　200万円位（平成6年に保険適用）
　　加湿器　26万円
　　吸引器　小型で5〜6万円
　　アンビューバッグ　3〜4万円
　　等々、いずれも自費扱いであった。
　○訪問看護ステーション
　　県内に10〜15箇所が点在で老人等が主たる対象で、特定疾患（ALS）はやってくれるのか判っていなかった。
　○ホームヘルパー費用
　　一日に500円（交通費相当・一日何回でも）

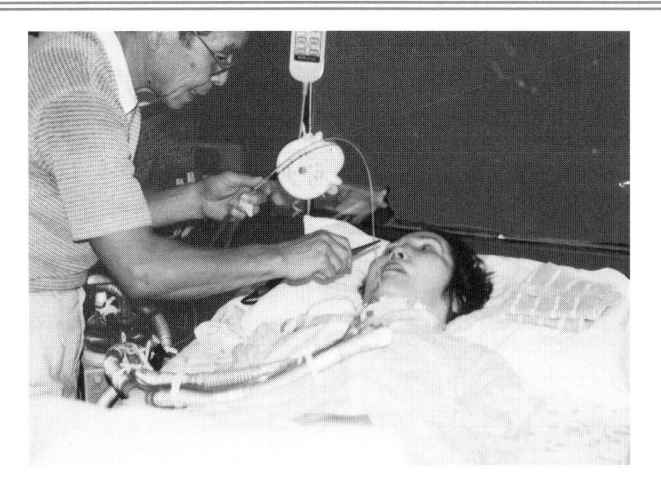

基本料金は市で全額負担（介護保険実施と共に有料となった）。

○市役所

窓口も助成制度に対する認識が薄く、あちこちと窓口を回ることが多かった。そんな重病人を何故退院させて来るのかという認識もされた。

○ベッドタクシー

県内では浜松と沼津に（各2〜3台）しか無かった。私の場合、人工呼吸器付での利用は浜松地区では最初だった。

なお、表1に人工呼吸器装着患者の年間費用を記す。平成10年頃の調査結果であるが、介護保険・助成制度等の拡大を加えて修正を行ってある。病状等による差異は当然あるが、大まかに認識してほしい。

※1．在宅準備中の機器の新規取得費用（助成制度による品目が多い）は入っていない。在宅実施中の修理・予備購入の類の出費である。

※2．水／電気／光熱費の増加分等の家族との共通のものは算出困難なため入れていない。それぞれ見当をつけて欲しい。

家の建て方・構造についての考察

私共の場合、妻の発症により長期に及ぶであろう闘病を考え、当時の勤務地の埼玉県より二人の生まれ故郷である今の地に戻ってきて、昭和61年に家を建てた。長い期間各地を転勤し続け、社宅住まいの連続であった。23年間で6回の引越しだった。

医師から私だけに病名を告げられ、「治らない病気で進行するだけであるから、奥さんがこの世に生まれて来て良かったと思うことを、たとえ及ばなくても今の内に一生懸命してあげて下さい」との言葉が、あの時から今でも耳に鮮明に焼きついている。その時はとても妻の顔を見られなかった。

そんな思いを始め、仕事面も併せてしっかり悩んだ末に、"二人の故郷で病人に見合った家を"と決意した。

日本の住宅建築を一般的に見ると、"快適なリビング・ダイニング・キッチン"とか"省エネ住宅"等の紹介はあるが、福祉関係はあまり目に触れない。また、あっても非常に割高に付く。一方、高齢化・在宅介護が叫ばれている昨今、"在宅長期介護"を充分配慮し取り入れた住宅設計の時代が、もう来ていると見るべきである。『介護居住室……病室と言わずに』は、先ず当面の病人が使い、ついで配偶者が使い、更に次世代の使用、というように超長期を見る必要がある。家の構想としては必須条件である。

私共の過ぎた日々を振り返ると「寝るだけの部屋」ではなく、リビングルームと同等に重要と言いたい。

住宅建設は高額の費用がかかり規模等には様々な制約があろうが、各部分ごとの要素には充分「在りたい機構」を考える必要がある。（早く言えばトイレの改造はこの位はやろう〜やれる）そんなことが建築業者の設計マニュアルとして整って居りユーザーとの個別相談には充分活用されなくてはならない。

私の事例は以上のような考えに基づくものであり、次の視点で用いて欲しい。

表1　人工呼吸器装着患者の年間費用（事例）

	Aさん	Bさん	Cさん	Dさん
症状	・48歳女性 ・装着後1.5年 ・寝たきりで上下肢全く動かず ・栄養ドリンク ・痰多い ・ワープロ使用	・60歳男性 ・装着後4年 ・寝たきりで上下肢全く動かず ・胃瘻 ・痰取れにくい ・痒い、マッサージ多く要する	・62歳女性 ・装着後8年 ・寝たきりで上下肢全く動かず ・胃瘻 ・痰取れにくく肺炎になりやすい ・痒い／だるいが多発 訪問マッサージ週2回	・70歳男性 ・装着後4年 ・上下肢不能 ・普通食 ・痰の吸引少ない ・会話可能
医薬品	100（千円）	160	70	186
介護料	176	40	385	143
機器類	100	150	194	0
その他	35	0	223	5
合計	411	350	872	334

①住宅改造等の参考に
②新築・増築の設計マニュアルの参考に
　以下を見るに当って、
・理想論も入っているが、却下せずに起こりうることを念頭におくこと（代替案や方法を探るなど）
・病状の現在を見て判断しがちだが、必ず以降の変化を考える
ex)・車椅子⇒寝たきり　　・自力で排泄⇒便器使用
　　・通常の入浴⇒病室内　・介護者の加齢等で体力が低下　等

病室が備えるべき重要要件
（家全体を含む）

(1)介護者の疲労を最小限に抑えること
　・移動歩数の削減
　・素足が一番らくだった
　・床面が硬いと足腰に堪える
　・通常行事（入浴等）の準備・片付けの手間を減らす
　・休憩・仕事スペース
(2)支援者（訪問看護・ヘルパー等）が自由に活動出来ること。時間制約がある。
(3)貯蔵品が楽に取り出せること……押入れ一個分位欲しくなる（分散でもよい）。
(4)省エネルギー・防災の工夫……電気代が予想以上にかかる。発汗すると手間がかかる。
　　・日除け、採光　　・雨天時の物干し
　　・器物の転倒、落下防止
(5)電力、ブレーカー容量、コンセント数・位置
(6)家の外部より病室へのベッド通路の確保
　　廊下の巾（90cm／3尺ではギリギリ）曲がり角や突起物を作らない　・間口の巾
(7)寝たきりでの入浴（呼吸器付き）の方法がらみのスペースと設備……外のボイラー車へ給水・給電力も必要
(8)病人・家族が楽しめ、安心感のもてる部屋
　　8畳以上が望ましい（全生活が楽）
　　　・子供が遊べる
　　　・食事が共に出来る
　　　・介護者が同室に寝られる
　　　・見舞い人と話せる
　　　・清潔が保てる
(9)排便・汚物処理・給水湯・諸洗い場機能

・ホテルのバスルームのイメージ（バスは除く）で病室の一部に設置が最良
・車椅子のスペースが必要
・手摺り必要（介護者も必要）
(10)駐車場……支援者・入浴車・来客等
(11)庭　・風物の楽しみ　・採光　・物干し
　　　・入浴槽の出入り通路と排水
　　　・緊急用（夜間使用も発生する）

個別事項
　以下は、前述の「病室が備えるべき重要要件」……機能説明……と併せて考えて欲しい
① トイレでは……汚物処理・給水湯・洗面を実施（是非、動く歩数の少なくなる工夫を）
　トイレは洋式が良い。床面は段差無しとしたが、結局スノコを使用（スリッパは不要）。スノコを含め段差無しの設計にした方が良いかもしれない。洗面槽ではなく流しの方が何でも洗い易くて良い。
② コンセント……ベッド周りに3ヶ所だが、もう1ヶ所欲しい。器具を同室に14個設置していた。
③ 廊下……ベッド通路でもあり95cm幅とした。（途中は115cm）助かった。ベッド移動の際ひっかかりが少なかった。
④ 外部投光器……深夜救急車で移送の際など便利。緊急時には屋内廊下を片付けるのが大変で直接庭から出すなどもあった。
⑤ 介護用品置き場……日常用と貯蔵は分けた方が良い。種類が多く、支援者にも分かり易くなる。
⑥ 床面……カーペットは保温や足腰痛に良いが、ベッドの車輪などで傷み易い。
⑦ 換気扇……病室・トイレに設置した。悪臭と熱の排気（発熱する機器も多用していたため）に必須。
⑧ 車椅子用のスロープ……コンクリート製にしたが、途中から不要になり寧ろ邪魔になった。取り外し可能な物の方がいいかも知れない。
⑨ 排水桝（ます）……入浴後の排水等のためのもの。こぼれると室内が水浸しになってしまう。

その他
・雨戸は必要……保温と介護者の熟睡のため
・西日を避ける……何をしても暑い。患者を発汗させないために電気代が嵩む。（エアコンだけでなく空気循環器も必要になるなど）
・南側に庇（ひさし）を……雨天時の入浴の出入りや物干し・暑さを防ぐため
・東側出窓……朝日で日光浴が出来た。（腕部10〜20

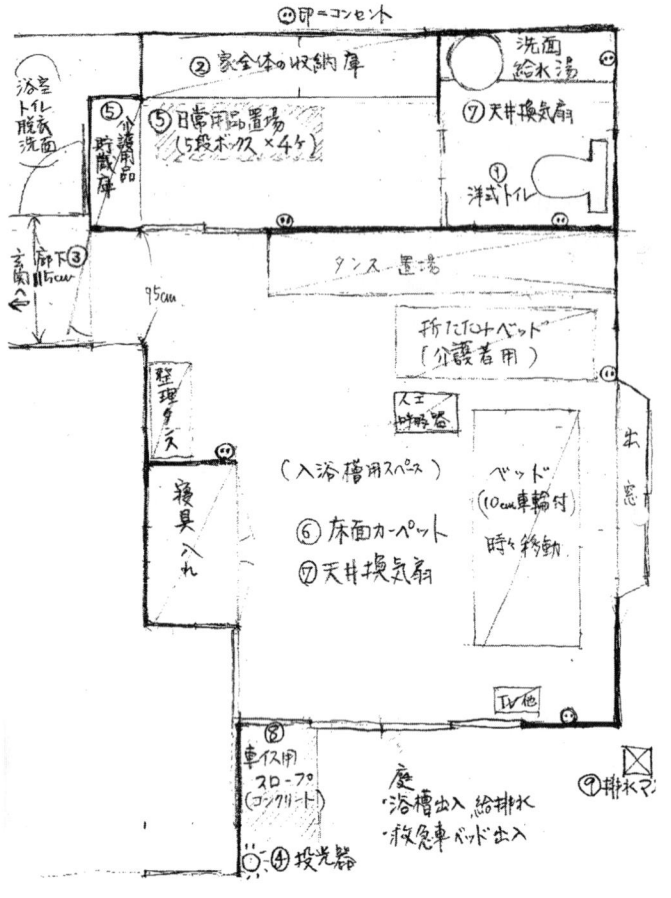

図1．病室周りのレイアウト事例

生剤を常備しておき、ホームドクターの指示により服用したが、こじらせてはならない為に年2回くらいの入院があったが、諸方法で改善・安定した。病院の臨床工学技術士も当初は定期訪問実施中であり、呼吸器・加湿器系統の条件設定や機器類の変更等が医療面と併せて何回も行われた。

安定するまでの期間は現在はもっと早いが、私共は3年位かかった。在宅7年半のほぼ中期までは「痰との戦い」とも言えた。その経過を示す。安定後も痰取りの頻度は15～30分毎と多いほうだったが、取り残し感はなく過ごせた。

(1) 吸引のテクニック

当初は「上手・下手」に終始し、家族内の葛藤になったが、他の物理的な方法でランクupを行わねば解決できないと考えるようになった。

(2) 機器類の種類・条件設定は、再入院も含めて入院中に最適なものになり、家族も使ってみて確認されている必要がある。

(3) 呼吸管に水滴のたまりやすい方式は、水滴を抜くために吸気管振り動かしによる結合部外れ／破れに結びつく。これは事後、例えば夜中に発生することも多いので発見と補修方法の実技指導が必要である。(呼吸器トラブルの項参照)

(4) 私にとって効果のあった方法
・加湿器や内部加熱型送気管を使用する
・ネブライザー
......ビソルボン・生食液5ml／15分×3回／日
・側伏　右／左　各30分×3回／日
......各30分のうち背中にバイブレーター15分ずつ
以上の組み合わせで安定した。

その後訪問看護師と相談し、実施回数は容態を見て変更した。（下表参照）

・胸を押す方法は効果はあったが、私が実施中に本人の骨を痛めたので、以後緊急時以外は看護師に任せた。入院時に再指導を受けた。

(5) 発熱した時

ホームドクターの採血⇒結果（半日程）判明⇒常備抗生剤の使用指示⇒結果により入院......というルートは早く、上手く機能し、これによって年間で1～2回は入院回数が減ったと見ている。

また、訪問看護メンバーも適切な連絡をとってくれた。

分位）長期にはそれでも良いと言われた。早く部屋が暖まる。朝が来た実感が味わえる。
・各引き戸部......V溝凹レールにし躓きを防止した。
・家族用浴槽......車椅子期までは患者も使う。（寝たきり期は病室内で週一回、5人がかりで入浴）洗い場の段差を少なくして引きずって出したが、失敗だった。洗い場の逆流で隣の床が腐った。浴槽の縁は広くなるべく低く滑らかな素材で。(巾7cm×高さ36cm) 患者43kgを一人で負ぶって入り引きずり出せた。頑丈な手摺りが必要。吊り下げ器具は取り付けなかった。
・白熱電灯は光色はよいが夏暑い。往診処置等で光量は充分必要。インバーター付きの省エネ蛍光灯（白熱球の形と色のもの）を使うのも一工夫。
・手入れの容易な2系統照明も考える
病室周りのレイアウト事例（図1）

痰の取れ具合との戦い

排痰については退院初期から問題が多く、暫く経過後、発熱⇒肺炎をしばしば起こした（図2）。抗

	平成7年	8年	9年	10年	11年	12年	13年	14年	15年
トラブルによる入院の記録（理由）	◎退院		▼発熱▼肺炎	▼肺炎▼肺炎▼発熱		△2000年問題回避 △孫対策で入院 （孫入院）	▼発熱▼発熱	▼発熱 ▼胃瘻トラブル ▼胃瘻トラブル	★死亡 ▼腹膜炎65日
			（←入院以外にも発熱あり→）						
機器			▽加湿器取り付け ▽呼吸器内部加熱 ▽ピープバルブテスト ▽吸引機大型に			（←機器類の条件設定・見直しは随時実施→）		▽呼吸苦対策で設定変更（流速ＵＰ） ▽酸素使用	
薬品人手			▽側伏バイブライター3回／日→ ▽ネブライザー3回／日→			▽胸を押す方法を随時取り入れ		（苦痛のため）側伏1〜2回／日 ネブライザー4〜6回／日	
痰・呼吸苦	▽痰のとれ悪い 一寸良い 呼吸苦時々あり				良くなった	安定（最終迄） 呼吸苦増えた		▽呼吸苦・アンビューの連続 ▽呼吸苦治る	

図2　主経過（入院理由：　▼本人のトラブル　△本人以外の問題　）

在宅中ずっと、ホームドクターは近い方が良いことを痛感し続けた。

介護の実際と今後
〜 病院の選択から呼吸器装着まで 〜

1　病院の選択

　最初は病名を聞いて驚き、一般的な医療レベルの高い（と思われる）所を選ぶが、現在の日本国内の様子から見ると「医療レベル」という面での病院差は無いと思う。それよりも、いずれは自宅療養になることを考え、「便利さ・永続性」を重視して、長期介護に最も相応しい病院を選ぶべきである。

　これだけ重大な病気となると、一つの病院での診断だけでなく、他の医師の判断や意見（セカンド・オピニオン）を求めて、初期に複数の病院で診て貰うことも一般的になって来ている。

　そのような過程の中で、「親病院」をどこにするか判断することが必要である。

＜親病院の選択ポイント＞

　直接病院に聞いたり、人の評判を聞いたりして、以下の点に留意する。

1. 呼吸器装着患者のショートステイ（病状の急変ではなく、介護者の休養等の理由で）を受け入れてくれるか。
2. 自宅から近い（ベッド車での通院や薬の受け取りの負担が少ない）。
3. 親病院（総合病院－多分呼吸器装着を行う）として、近くの医院等と連携を持ってくれるか。
4. 呼吸器装着手術を行ってくれるか。
5. 併発症・持病等を病院内で診て貰えるか。
6. 診断書・支払い等は速やかに出来るか。
7. 在宅の指導を行ってくれるか。
8. 神経内科の医師が複数（出来れば4〜5人）常勤しているか。
9. 難病専門のケースワーカーがいるか。
10. 緩和ケアをはじめとした患者のQOL（生活の質）の向上・確保に対して理解があるか。

2　人工呼吸器装着の選択

　ALSの最も生命に関わる症状は呼吸筋が動かせなくなることによる呼吸困難と最終的には呼吸不全である。これを回避するために行う処置の一つが人工呼吸器の装着であるが、選択するかどうかは患者の寿命とその後の生き方にとって重大な岐路である。

　この病気になれば、症状の進行の度合いに早い遅いの個人差はあるが、いずれ選択を迫られる時期がやってくる。

　以下に人工呼吸器装着を含む、この問題としての選択肢を挙げておく。

① 気管切開して人工呼吸器を付ける。
② 気管切開だけを行う。
③ 呼吸確保への特別な処置はせず、呼吸困難による苦しみの軽減処置（＝緩和ケア）に専念する。

　気管切開と人工呼吸器装着とは別件であるとの考え方もあるし、一旦、気管切開した以上、患者の呼

秘伝のオープン 在宅のための必要機器・設備

ランク表示　A……生命維持〜病状変化防止上必須の物
　　　　　　B……不快感からの脱出のために
　　　　　　C……あると便利・労力の削減に役立つ

No.	ランク	名　称	使用電力	選択のポイント	金額（千円）	備　考
1	A	（保険）呼吸器	100W	患者側が「何をどの業者に発注するか」を選択・判断することは事実上困難であり、病院が行うことと思う。その際、在宅患者への休日・24時間サービス体制の有無を配慮して欲しい。(吸入管系統のトラブルが発生しやすい)	(2000) 無料	外部バッテリーを追加
2	A	（補助）加湿器	160W		264	
3	A	吸入管(回路) 内部加熱タイプ	70W		保険適用 80	3セット以上必要（消毒用・予備）
4	A	アンビューバッグ			50	非常時の手動空気ポンプ
5	B	意志伝達装置	20W	ex.「伝の心」等	補助 (500)	
6	安全	呼吸器用置台		大型・下部棚必要　転倒防止　大車輪・防錆　移動性	80	
7	A	吸引器　小型中型	50W 400W	たんの取れ具合による　大型吸引機(2,000ml)	補助 小60 (中120)	バッテリー内蔵型もある
8	A	ナースコール	5W		スピーカーセット60 マイク46	
9	A〜(B)	エアーマット エアーポンプ	10W	姿勢を整える　呼吸が楽	(介護保険)	マット2セット 古いものを予備に
10	B	マット(クッション材)		肩こり・身体の痛みの防止　個人差が大きい		(乾燥用) 2セット
11	A〜B	電動ベッド	60W	高さ・上半身調整可能、大型車輪、引き込み位置、両幅狭い物3モータータイプ	介護保険 (182)	介護者の疲労防止
12	(A)〜B	エアコン	1,000W 以上	風邪(冬)　あせも(夏)　対策	160〜250	部屋の広さに応じて
13	C	サーキュレーター(空気循環器)	24W	省エネルギー(エアコン電力の節約)	15	
14	B	換気扇	60W	排便時等		
15	(A)	移動用電源 インバーター	150又は250以上	車の電源よりDC12V⇒AC100V 呼吸器・吸引器・エアーマット・照明・加湿器	後日掲載の「非常用電源」稿にて詳述しますのでご参照下さい	
16		延長コード		100V用　（車庫〜病室）		
17		発電機		本表No.15までの全機器を使用....450W ＋ラジオかテレビなら 550W		
18	A	家庭電源		契約電力　50A または 60A	補助無料	
19	C	室外設備		①日除け(省エネ)　②入浴時排水　③雨天用物干し ④入浴車駐車場　⑤入浴時の給水・電源		
20	C	トイレ		洗面・給水湯・汚物処理等の各機能が必要	補助	

電気代は普通使用分に＋10,000円／月位

機器類の予備（生命維持又はそれに準ずる物）

機器名	状　態	代　替	備　考
人工呼吸器	故障 空気が出ない	アンビューバッグ ◎必需品	故障が無くても常に必要 必ず全家族が練習しておく 呼吸器回路一式も必ず予備が必要
吸引機	故障 停電	代替機＝2台目を用意しておく	ALS患者会等に問い合わせれば貸し出し用を持っている場合もある．又は買う
		最初の購入は、予備機をあとから入手すると考え、まずバッテリー内蔵の3電源タイプ（内部バッテリー／AC100V／車のシガーライターより）で、吸引量が毎分17L以上を勧める．2台目を購入した後はそれを予備・非常時・移動用にする．	
人工呼吸器	停電	・内部バッテリー (30〜60分) 附属 ・外部バッテリーも 付ける 　＝ ◎必需品	恐らく病院で付けてくれる筈だが病院経由で頼んだ方が良い．呼吸器本体との相性の問題の他、個人では取引しない業者もある．24時間×50%位の物を推奨．自動的に充電する機能があるかを必ず確認し必要なら専用アダプターも入手する．

吸苦が更に進んだ状態になれば、必然的に人工呼吸器装着に至るという考え方もある。主治医とよく話し合い、共通認識の下に意志表示しておくことである。また、一般的な陽圧式人工呼吸器以外に、鼻マスク（BiPAP）と呼ばれるような気管切開を伴わない呼吸器も存在する。

こうした他の選択肢の存在も提示した上で、ここでは①の道をとる場合についてに焦点を絞って留意すべき点など述べたい。

1）家族は患者の意向を云々する前に、出来るだけ早い時期から、装着したらどうなるのか、装着しなかったらどうなるのかを調べておき、医師が決断を求めた時に、状況を良く判っている状態でいることが必要である。

◎医師や他の関係者から話を聞いただけでは、先行きが判るものではない。実際の他の患者の日常の在宅療養生活を見たりして、病気の進行・介護の実態に実感を持たなければ、とても理解できるものではない。病院・保健所等に相談し、紹介を求めるなどすることである。また、医師も決断を迫る前に、患者と家族が判断の手がかりを得ることのできる方法について、早期にアドバイス、情報を与えて欲しい。

2）患者の意志と、それを励まし支える家族の腹が固まっているか。患者は告知を受け、病気の進行を説明され、自分の先行きを悩みに悩んだ末、戸惑いの中から意向が出てくる。生死の決断の意向である。その中には、家族への介護負担への配慮から、「このままで良い」「付けたくない」の意向もあり得る。

またその決心には、人生の目標・生きがい・生き抜く気力・物質面等々、様々な思いがある筈である。介護者にとっても、全く同様かと思うが、介護者の場合、更に患者を励まし、支えていく立場である。長期の在宅介護に自信を持つことが出来るかどうかが、患者への何よりの励ましとなる。主たる介護者及び支援家族が、一時の感情ではなく、冷静に他の事例の調査や研究等に学び、長期に及ぶ闘病への腹をしっかり固めることが必要である。

＜チェックポイント＞
・主たる介護者は誰か
・家族、身内がどれだけ支援できるか
・経済的な心配は
・訪問看護、ヘルパー、ボランティア等の支援が必須となる

○ 介護側の3つの健康条件
（1）身体的な健康
（2）精神的な健康
（3）経済的（物質面の）健康

始めから全ての条件の整う人は少ないと思うが、長期介護には、これらのバランスを充分考慮に入れることが大切である。

しかし、どうしても在宅介護体制を組むことの困難な患者もあり、私の助言が、呼吸器装着による延命自体を諦めざるを得ないと暗喩する結果に繋がりかねず、そんな時が私の心痛の極みであった。私の真意は、条件が整わなくてもどのようにして不備をカバーし、呼吸器を付けて生きる道を可能にするか、打開策を探るための手がかりとしてこれを考えて戴けたらと思う。

私の場合は自分が介護者として駆けずり回ってこれらの条件を整えて来たが、今後、何としてもALS患者がより容易に呼吸器を付けて在宅療養できるまでに公的な支援が整い、生き方の選択の幅が広がるようにと願う。

生き抜く気力（心の健康）の維持

長い闘病生活には、患者・家族共々身体の健康は勿論だが、「心の健康」が最も大切である。当初は妻本人の生死の思いも深刻だった。それを乗り越えてくるまでに、私たちの経験では以下のような点に努めた。

① 明るい話題を求め、実現に努力（テーマの大小は問わない）
② ALSの仲間意識を大切に
　　　知り合い〜交流〜励まし合いへ
③ 役割を持つ。仕事・趣味を持ち続ける。社会への参加意識を保つ何かを探す、否作り出して欲しい
④ 家族の温かみを共に育てる努力
⑤ 「運がよい」と思おう

在宅開始の初期は、日常介護の成立が主テーマだったが、徐々に患者も介護者（私）も安らぎを求めた介護に意識が変わって来たと思う。妻を送り出した今、そんな心境での反省記述である。

（新田　新一）

24　NPPVの看護

　2001年の厚生労働省呼吸不全調査研究班の全国実態調査によれば、非侵襲的陽圧換気療法（以下、NPPV）の実施者は7,900人と推計され、年々増加傾向にあると言われています。わが国では筋萎縮性側索硬化症（以下、ALS）におけるNPPV実施の歴史は極めて浅いために、ALS　NPPVに関する医療および看護は現在のところ標準化されたものはありません。

　一方、NPPV機器は、1980年代に開発され、近年は小型化、軽量化、簡単操作化され、換気様式やインターフェイスの改良等技術の向上により、使いやすく、管理しやすく、かつ信頼性の高い呼吸補助機器となって参りました。これらのことを踏まえ、私たち医療従事者は、常に療養者の安全性と快適性への配慮を念頭にQOLの維持・向上に努めることが必要です。そのためには、ALSの疾患の特徴を理解した上でNPPVの実施および機器管理に精通したスキルを磨くことが求められます。

　今回、ALS療養者におけるNPPV実施の全経過を事例を通して看護の視点から分析しました。その結果、病状の特徴から4つの時期に分類することができました。そしてこの4つの時期の病状の特徴とそれぞれの時期に提供するべき看護支援プログラムについて述べます。

ALS療養者に対するNPPVの導入基準

　日本神経学会ALS治療ガイドラインによれば、NPPVによる呼吸補助をする基準は、NAMDRC（National Association for Medical Direction of Respiratory Care）のconference reportを参考に、(1) 動脈血液ガス値のうち二酸化炭素分圧（以下$PaCO_2$と言う）が45mmHg以上、(2) 睡眠中における血液中の酸素飽和度（以下、SPO_2）が88％以下を5分以上持続、(3) ％予想努力性肺活量（以下、％FVC）が50％以下か最大吸気圧が60cmH$_2$O以下としています。

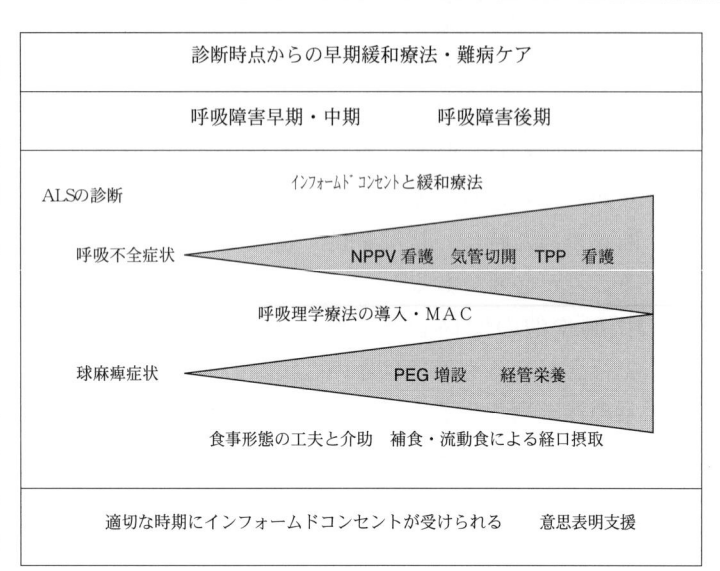

図1　ALS療養者の呼吸機能障害と看護の流れ

ALS療養者におけるNPPV看護の位置づけ

　ALS療養者の呼吸機能障害に対する看護の流れを図1に示しました。従来は、呼吸機能障害が出現しますと、呼吸理学療法の実施を経て療養者の意思表明により、気管切開処置看護および侵襲的陽圧換気療法（以下、TPPV）看護または終末期ケアへと経過しました。

　ところが、新たな呼吸補助療法であるNPPVは、気管切開処置看護、TPPV看護または終末期ケアへ経過する前段階の緩和療法看護の一つとして位置づけられます。NPPV看護を実施する上で着目しなければならない点は、ALSが他の疾患と異なり、病気の進行過程で球麻痺症状が出現し、その進行状態が呼吸機能障害に大きく影響を及ぼすようになることです。従って、NPPV実施の全経過中、球麻痺症状のアセスメントは必要不可欠な看護になります。また病状経過中にはNPPV、胃瘻増設、気管切開、TPPVなど緩和療法が必要になる病状が必ず訪れます。これらに対するインフォームドコンセントや療養者の意思表明支援が病状に応じて行われます。

図2 Aさんの経過図

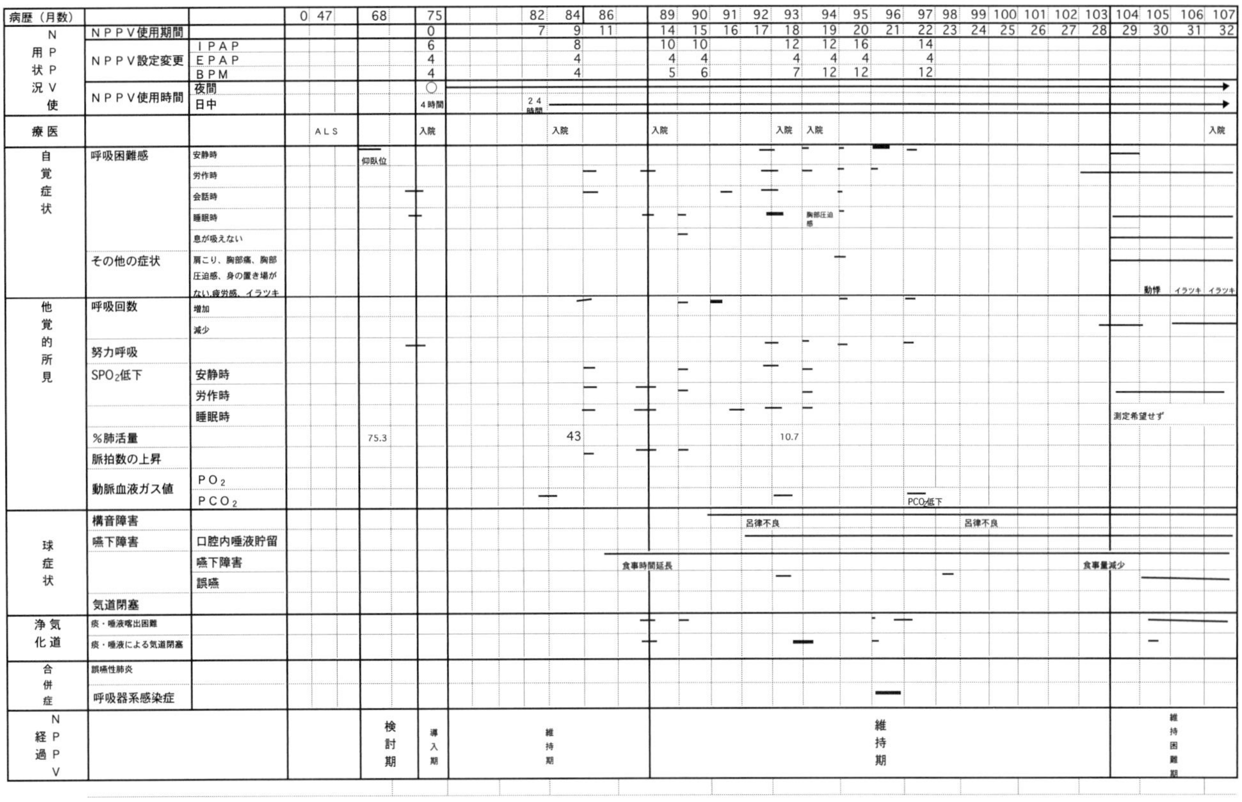

事例紹介

Aさんは、発症から75ヶ月目にNPPVを導入。NPPVの実施期間は33ヶ月間、発症からTPPVまでは107ヶ月間と極めて緩徐な病状経過でした。Aさんは、30歳半ばに上肢の筋力低下を自覚、発症から56ヶ月目にALSと診断されました。68ヶ月目、%FVCが75.25%となりNPPVを含めたインフォームドコンセントが行われ、AさんはNPPVの実施を意思表明しました。この時点では球麻痺症状は出現していませんでした。

75ヶ月目、睡眠障害、朝方の頭痛・頭重感を自覚、肩呼吸（努力性呼吸）、小声が観察され、酸素分圧（以下、PaO₂）は72.7mmHg、PaCo₂は46mmHgとなり低酸素、二酸化炭素の蓄積傾向が認められました。NPPVは入院管理下で導入され、NPPVに精通した医師や看護師はAさんの不安の軽減に努め、自発呼吸と同調できるように練習を重ね、スムーズに導入されました。

入院期間は、1ヶ月間で、その間に療養者・家族には、医師および看護師からNPPVの実施方法、機器の管理方法、アラーム対処方法、緊急時の対処方法などが教育されました。NPPVを実施するため、理学療法士、作業療法士、ケアマネージャー、保健師などがチームで療養環境の査定・整備を行い、か

つ医療（専門医、かかりつけ医による訪問診療体制）・看護（専門医療機関、訪問看護ステーション、医療機器貸与事業訪問看護制度）・介護（介護保険法、障害者自立支援法）等の支援体制を再編し、緊急時の体制をあわせて整備しました。

84ヶ月目、NPPVは24時間使用となりました。以後93ヶ月目までは、睡眠障害や朝方の頭痛・頭重感、会話が続かない、小声、空気が足りない等の自覚症状や脈拍・血圧・体温などのバイタルサインズの変動、呼吸回数の増加、努力性呼吸、SPO₂の低下（睡眠中、昼間、動作時）、%FVCの低下等が観察され、医師の指示で機器の設定条件を変更致しました。変更は、概ね在宅療養の場で行われ、変更後は、自覚症状が緩和され、%FVCを除き、バイタルサインズ、呼吸回数、SPO₂、PaO₂、PaCo₂等呼吸機能が改善しました。その結果、インターネットで楽しんだり外出をするなど生活が広がりQOLが向上しました。

93ヶ月目以降は、球麻痺症状が出現し、唾液の口腔内貯留、食事や唾液でむせる、誤嚥（サイレントアスピレーションを含む：むせのない誤嚥）が出現しました。特に誤嚥性肺炎や突然の呼吸困難、痰や唾液による気道閉塞によって緊急入院や看護師の緊急訪問等が必要な病状となり、病床の確保など24時間の医療体制を整備しました。

また嚥下障害に対しては、誤嚥、低栄養・脱水予

防を看護目標とし、食事形態の工夫やトロミ使用、経管栄養剤を利用する等で対応しましたが、繰返される誤嚥や痰・唾液の喀出困難が増強し、気道浄化ケアがこの時期の重要な看護となり、時には看護師二人体制で行う必要もありました。さらにNPPVの実施の限界を予測し、インフォームドコンセントが行われ、Aさんは気管切開、TPPVの意思表明をしましたが、気管切開や胃瘻の造設はぎりぎりまで行わず、NPPVで頑張りたいと強く希望しました。

そのため、機器の設定条件の変更後、呼吸機能障害症状の改善はありましたが、次第に換気不足感が強くなり胸押しの要求が増え、SPO$_2$が低下・変動し、不眠、動悸、イライラ、倦怠感、疲労感等自覚症状は多様化しました。さらに、101ヶ月目を境に徐々に呼吸回数が減少し、107ヶ月目には強制呼吸回数（設定12回／分）の設定値と同数になりました。このことは、Aさんの自発呼吸がトリガーできない状態であった、つまりNPPVによる調節呼吸の状態であったと考えられます。その後、胸押しをされながら救急車で専門医療機関に搬送され、TPPVへ移行しました。

NPPVの経過の分類と病状の特徴

AさんのNPPV実施の全経過を分析すると4つの特徴のある時期があることがわかりました。

特に4つ目の時期はNPPVの実施の限界を意味します。

そこで、この4つの時期について、専門医、難病看護研究者、難病専門訪問看護師等で検討し、表1に示すように各時期を定義しました。

NPPVの各期における看護支援プログラム

NPPVを安全・安楽にかつ効果的に在宅療養下で

ポイント!! 1つ目は、呼吸機能障害徴候が把握され、NPPVの適応が検討され、AさんがNPPV実施の意思表明をした時期、2つ目の時期はNPPVを導入して、在宅療養が開始された時期、3つめの時期はNPPV実施中の呼吸機能障害症状を緩和するために医師の指示で機器の設定条件を変更、変更後は呼吸機能障害症状が緩和され呼吸機能が改善された時期であり、QOLが最も向上した時期、4つめの時期は、NPPV実施中の呼吸機能障害症状に対して、医師の指示で機器の設定条件の変更後においても、呼吸機能障害症状の緩和が困難となった時期であり、さらに多様な症状が出現した時期。

ポイント!! 誤嚥の繰り返し、痰・唾液の喀出困難、痰・唾液による気道閉塞、誤嚥性肺炎、低栄養・脱水、調節呼吸への移行（自発呼吸の消失）等の症状がNPPVの実施を困難にする要因」である。

実施していくためには前述したNPPVの4つの時期、それぞれの時期の特徴をふまえ、それぞれの時期に応じた看護支援プログラムの実践が必要だと思われます。

1）NPPV導入検討期

この時期には、呼吸機能障害徴候が出現し、NPPVの適応が検討され、NPPV導入の意思表明が行われます。従って、まずは、呼吸機能障害徴候を早期に発見することになります。そのためには、訪問看護の早期導入と、肺活量、%FVC、最大呼気流速（PCF）等を定期的に測定し、経過をみていくことが必要です。アセスメント項目は、定期的な各種検査の測定結果と自覚症状です。アセスメント結果は専門医に報告し、NPPV実施に関するインフォー

表1　NPPV看護の時期分類と定義

NPPV 看護分類	各期の病状の特徴および定義
検討期	呼吸筋障害の進行により、低酸素または二酸化炭素の蓄積傾向が認められた時期で、医師が NPPV の適応を判断した時期であり、かつ療養者が NPPV の実施に同意をした時期
導入期	NPPV の導入から NPPV を使用して安全・安楽に日常生活が過ごせるようになるまでの時期
維持期	医師の指示により機器の設定条件を変更することにより呼吸機能および自覚症状の緩和が可能な時期
維持困難期	医師の指示により設定条件を変更しても呼吸機能および自覚症状の緩和が困難になった時期

ムドコンセントおよび意思表明支援がタイムリーに行われるようにします。

> **ポイント!!** この場合、看護職もチームの一員として専門医と協働し、NPPV実施に関する十分な情報提供を行い意思表明を共に支援することが大切です。医療現場ではまだまだALS療養者に対するNPPVは一般的な療法とは言い難い現状です。NPPVの適応を検討できる病状の場合には、緩和療法の選択肢の一つとして医師、看護師は誰しもインフォームドコンセントおよび意思表明支援に携われるよう体制整備が必要になってきました。また、呼吸機能障害症状に対しては呼吸理学療法の導入や吸引器の導入が必要になります。

2）NPPV導入期

この時期には、NPPVがスムーズに導入され、在宅療養下で安全・安楽に療養者・家族がNPPVを実施できること、またNPPV実施に伴う新たな支援体制を整備していくことが重要な看護です。NPPVがスムーズに導入できるためには、できるだけNPPVに精通した医師や看護師により入院管理下で行われることが望ましいと思います。入院期間中に療養者、家族にはNPPVの実施方法・機器管理方法、アラーム対処方法、緊急時の対処方法などについて教育を行い、NPPVが安全、安楽に実施できるようにします。

> **ポイント!!** 現在、導入の方法や療養者・家族に対する教育内容は医療機関により違いがあります。一定の水準で教育が行われるようにNPPVに関する療養者・家族の教育プログラムを整備する必要があるでしょう。退院時には、「保健・医療・福祉の従事者及び療養者・家族間でカンファレンスを行い、療養者の病状、今後の病状経過、今後起こりうるリスク、必要なケア内容、緊急時の対処方法と連絡体制、NPPVに関する事項などを共有化する」こと、「NPPV実施に際して、理学療法士、作業療法士、ケアマネージャー、保健師などがチームで療養環境を査定し整備すること、NPPV実施のため、かかりつけ医、訪問看護、ヘルパーなどをはじめとする地域支援体制を新たに整備」し直すことが必要でしょう。「NPPVの実施に関わるアセスメントは、呼吸機能障害症状が改善されているか、送気ガスによる苦痛はないか、NPPVと呼吸が同調しているか、インターフェイスは適切か、NPPVによる合併症はないかなどの視点で実施」します。

3）NPPV維持期

この時期は、機器の設定条件の変更により、呼吸機能障害症状が緩和でき、療養者のQOLが向上する時期です。従って、機器の設定条件の変更が必要な病状をアセスメントし、医師に報告、NPPVが適切に効果的に実施できるようにすることが重要です。

アセスメントは、NPPV実施中において、表2のような自覚症状の内容とバイタルサインズ、呼吸回数、呼吸様式の変化、努力呼吸の有無、SPO_2の低下（睡眠中、動作時、安静時など）などから行います」。この時期には特に訪問看護師の観察力とアセスメントスキルがポイントであり、かつタイムリーな医療連携が重要な鍵になります。

一方、療養者はNPPVの実施時間の延長や機器の設定条件の変更は、NPPVに呼吸が依存してしまうのではないかという危惧があり、現在の条件でできるだけ頑張ろうとする傾向があります。その結果、さらに呼吸負荷を重ねてしまう可能性があります。療養者の思いを汲みつつ、NPPVが適切に実施できるように療養者の理解を得る努力をします。

> **ポイント!!** この時期の大きな特徴は、NPPVの設定条件を変更することにより、呼吸機能障害症状が緩和され、心身共に安定感が得られるため、療養者のQOLが向上することです。療養者の自己実現を大いに支援していきたい」ものです。

TPPVを意思表明している場合には、その移行時期を逸しないように、NPPVの実施が困難な病状の出現に注意しながら、次の段階を予測してインフォームドコンセントの実施や意思表明を支援します。

4）NPPV維持困難期

この時期は、機器の設定条件を変更しても、呼吸機能障害の緩和が難しく、呼吸機能障害症状、球麻痺症状、その他の関連症状など、出現してくる症状が多様化し、病状が不安定となり、常に緊急時への対応が求められる時期です。まずは、NPPVの実施が困難である病状（誤嚥の繰り返し、痰・唾液の喀出困難、痰・唾液による気道閉塞、誤嚥性肺炎、低栄養・脱水、調節呼吸への移行（自発呼吸の消失））をアセスメントし、TPPVまたは終末期ケアへの意思表明支援を行います。そして、多様な症状に対し、

あらゆる緩和ケアを工夫し提供します。

> **ポイント!!** この時期の主な看護は球麻痺症状の看護および気道の浄化ケア」であり、「気道浄化ケアはMACを導入したり、呼吸理学療法の強化、看護体制を強化して行う」必要があります。

また誤嚥性肺炎、痰・唾液による気道閉塞等の緊急事態に備え、緊急時の医療体制と病床の確保をしておきましょう。療養者はTPPVへの意思表明をするにあたっては、家族の介護負担、経済的問題、地域の支援体制の不足・不備等が課題となるため、これらに対する具体的な支援が必要です。しかし、終末期ケアへの移行時期の判断と看護プログラム内容は今後検討が必要な課題です。

5）球麻痺症状に対する看護

> **ポイント!!** ALSの場合、NPPV実施全期間を通し球麻痺症状のアセスメントが必要」なことは前述したとおりです。表2に示したように「呼吸筋力低下と球麻痺症状は相互に影響しあうため、自覚症状は重要なアセスメント項目」になります。

嚥下障害に対する胃瘻造設や経管栄養の導入は、呼吸機能障害や全身状態の改善がみられ、その有効性については言うまでもありません。しかし、どんな病状になっても経口から摂取したい、胃から注入することは人間としての尊厳が損なわれるという療養者の思いがあり、医療処置の導入がスムーズに行われるわけではありません。我々医療者はこうした療養者の思いと向き合い、意思表明を支援していくことが大切です。

一方、球麻痺症状による気道閉塞症状の進行は、NPPVを実施すること自体が療養者の苦痛となる可能性があり、NPPVの実施をどの時点で終了とするのかその医療的判断は終末期ケアと同様に今後の課題です。

NPPVの実施の全経過を病状の特徴などから4つの時期に分類しました。ALSのNPPV療養者は、発症のタイプ、病状の進行過程等個別性が高いと思います。今後は、ALS療養者のQOLの向上に資するために、NPPVの適応のあるALS療養者に対して、今

表2 自覚症状

呼吸筋力低下	球症状
・睡眠障害・不眠 ・朝方の頭痛・頭重感 ・疲労感 ・声が小さい ・言葉がとぎれる、かすれる ・動作時の息切れ ・咳の力が弱い ・食物がかみ切れない ・食事時間の延長 ・食事で疲労感 ・食事量の減少 ・誤嚥 ・倦怠感 ・深く息が吸えない ・痰 ・痰の喀出困難 ・努力呼吸 ・首筋が張る、凝る、痛い ・呼吸困難感 ・胸部圧迫感 ・胸部痛 ・身の置き場がない ・イライラ ・胸が締め付けられる ・不安感 ・息が吸えない ・胸押しの要求 ・動悸 ・日中のあくび ・顔面紅潮　・傾眠	**嚥下障害** 　むせ 　食物の送り込みが悪い 　食事時間の延長 　食事量の減少 　咽頭の食物の停滞感 　口腔内の唾液の貯留、流涎増加 　咽頭・口腔内のネバネバ感 　低栄養 　脱水 　喘鳴 　誤嚥 　痰 　咽頭痛 　咽頭の違和感 **呼吸障害** 　気道の狭窄感、閉塞感 　気道のはりつく感じ 　気道の違和感、不快感 　急に息ができない、吸えない 　痰づまり **構音障害** 　呂律が回らない 　声がかすれる 　声がでない　発声ができない 　言語的コミュニケーション不可

（中央に「相互作用」と記載）

回示した各期のアセスメント項目や看護支援プログラムなどの妥当性を検討していきたいと思います。

参考文献
1）笠井秀子：人工呼吸療法―呼吸障害のフィジカルアセスメント―, 日本難病看護学会誌, 7（2）, 75-83, 2003
2）笠井秀子：在宅療養者をめぐるケアマネージメントの実際―病期ごとの関わりのポイント―, 訪問看護と介護, Vol.9（4）, 250-255, 2004
3）小森哲夫：筋萎縮性側索硬化症（ALS）非侵襲的人工補助の適応と看護 筋萎縮性側索硬化症における非侵襲的陽圧呼吸療法―その導入から限界まで―, 日本難病看護学会誌, 8（3）, 151-158, 2004
4）笠井秀子, 兼山綾子, 小森哲夫：筋萎縮性側索硬化症（ALS）にてNPPV（非侵襲的陽圧換気療法）導入者の看護課題に関する研究, 厚生科学研究費補助金特定疾患対策研究事業横断的基盤研究, 特定疾患患者の生活の質に関する研究班, 平成12年度研究研究報告書, 141-147, 2000
5）石川悠加：非侵襲的人工呼吸療法ケアマニュアル～神経筋疾患のために～, 日本プランニングセンター, 2004
6）笠井秀子：非侵襲的人工呼吸療法（NPPV）ALS療養者のQOLを支える看護の技術, 日本難病看護学会誌, 6（2）, 98-102, 2002
7）牛込三和子, 岡戸有子, 笠井秀子他：ALS訪問看護の基準化に関する検討―人工呼吸器非装着を選択した療養者の在宅看護―厚生省特定疾患調査研究班社会医学研究部門, 特定疾患に関するQOL班, 平成10年度研究報告書, 200-206, 1999
8）小森哲夫：呼吸理学療法と非侵襲的陽圧呼吸療法が筋萎縮性側索硬化症の生命予後に与える影響.特定疾患の生活の質の向上に資するケアのあり方研究, 平成15年度報告書, 124-125, 2004
9）非侵襲的換気療法研究会：慢性呼吸不全に対する非侵襲的換気療法ガイドライン, Therapeutic Research, 25（1）, 2004

（笠井　秀子）

25　人工呼吸器の点検とメンテナンス

　生命維持管理装置である人工呼吸器は、その取り扱いを適正に行うと同時に、適切に保守点検を実施することが重要です。保守点検には、日常点検および定期点検（交換）などがありますが、これらを適切に実施することにより人工呼吸器の安全性、信頼性を維持、向上することができます。また、トラブルを未然に防止し、人工呼吸器を安全に使用するためにも保守点検は重要です。
　ここでは、在宅人工呼吸療法における人工呼吸器の点検とメンテナンスについて述べます。

1. 人工呼吸器の点検とメンテナンス

　人工呼吸器の基本的な点検項目には、外観点検、作動点検、機能点検および電気的安全点検などがありますが、これらの項目を各点検内容に従って確実に実施することが重要です。また、在宅人工呼吸療法において人工呼吸器の保守点検を行う場合には、いつ、誰が、何を行うかなど役割分担を明確にして実施することが重要であり、点検を実施した際には、どの点検においても必ず記録を残すことが必要です。

1）日常点検

　日常点検では、換気条件の確認から呼吸回路および各接続部の点検など人工呼吸器が正常に作動しているかどうかを確認するとともに安全性が維持されているかどうかを確認することが重要です。この場合には、図1のようなチェックリストを用いて実施すると確実に行うことができます。また、日常点検のなかで呼吸回路内やウォータートラップの水分の除去、加温加湿チャンバーへの蒸留水の補充などの際には、それらの処置を行った後の気道内圧や換気量を確認することでリーク（漏れ）などのトラブルを早期に発見することができますので、"処置後には忘れずに確認する"ことが重要です。

(1) 点検実施日：毎日
(2) 点検内容

　人工呼吸器本体や呼吸回路などに異常が発生した場合には、患者に適正な換気量を送ることができなくなります。そのため、換気条件に変更がないかどうか、また、人工呼吸器本体や呼吸回路などに異常がおきていないかどうかを確認しながら、異常を早期に発見し、早期に対処することが重要です。

① 人工呼吸器本体、パネル面の点検
・人工呼吸器本体からの異常な音、臭い、発熱がないかどうかを確認します。
・換気モード、一回換気量、換気回数、吸気時間（流量または流速）、トリガ（感度）など換気条件通りに作動しているかどうかを確認します。
・気道内圧または一回換気量を確認し、表示値が一定になっているかどうかを確認します。
・気道内圧上限、下限警報、その他警報の設定値を確認し、ランプおよび音が正常に作動するかどうかを点検します。
・エアフィルタ、冷却ファン用フィルタなどの汚れ具合を点検し、汚れている場合には清掃または交換します。
・電源をAC電源から内部電源（バッテリー）に切り換えて、内部電源で作動するかどうかを点検

コツ　五感をを活用して早期発見

　自分自身の"目で見る"、"耳で聴く"、"鼻で嗅ぐ"、"手で触る"など五感を活用して、普段と違う兆候を早期に発見することが重要です。

⚠ 注　意

※内部バッテリーでの作動確認が終了したら、必ずAC電源に切り換えてAC電源で作動していることを確認します（AC電源ランプ点灯確認）。

患者名＿＿＿＿＿＿＿＿　（･･･用）

点検項目 / 点検日			/	/	/	/	/	/	/	/	/	/	/	/	/	/	/	/	/	/	/	/
●各設定ダイヤルの確認																						
換気様式	初期設定																					
	変更した時																					
換気モード	初期設定																					
	変更した時																					
換気回数	初期設定																					
	変更した時																					
1回換気量	初期設定																					
	変更した時																					
吸気時間	初期設定																					
	変更した時																					
圧・サポート	初期設定																					
	変更した時																					
トリガー設定	初期設定																					
	変更した時																					
吸気圧上限	初期設定																					
	変更した時																					
吸気圧下限	初期設定																					
	変更した時																					
分時換気量下限	初期設定																					
	変更した時																					
加温加湿器	初期設定																					
	変更した時																					
●気道内圧ゲージの確認																						
気道内圧	普通呼吸時																					
	自発呼吸時																					

点検項目 / 点検日	/	/	/	/	/	/	/	/	/	/	/	/	/	/	/	/	/	/	/	/
●機器本体の点検																				
異常な発熱はありませんか？																				
異常な音は出ていませんか？																				
異常な臭いはありませんか？																				
本体およびダイヤルなどに亀裂・破損は有りませんか？																				
酸素取り入れ口に亀裂、破損はありませんか？																				
空気取り入れ口のフィルタは汚れていませんか？																				
電源プラグ、電源コードに亀裂・断線はありませんか？																				
●呼吸回路の点検																				
各接続部にゆるみ、外れはありませんか？																				
呼吸回路、チューブなどに亀裂・破損はありませんか？																				
呼吸回路、チューブなどに汚れはありませんか？																				
●加温加湿器の点検																				
加温加湿器モジュールに亀裂、破損はありませんか？																				
水位は範囲内にありますか？																				
温度は適温ですか？																				
●バクテリアフィルタの点検																				
亀裂、破損はありませんか？																				
変色はありませんか？																				

図１　日常点検チェックリスト一例（北里大学東病院仕様）

します。また、バッテリーの容量を確認できる機器の場合にはバッテリーの容量も確認します。

※内部バッテリーからAC電源への切り換え忘れに注意！！

②呼吸回路の点検

・呼吸回路のホース（蛇管）およびウォータートラップ、呼気弁などに亀裂、破損がないかどうかを点検します。
・呼吸回路の各接続部に緩み、外れなどがないかどうかを点検します。
・呼吸回路にねじれなどがないかどうかを点検します。
・呼吸回路内またはウォータートラップに水分の貯留がないかどうかを確認し、水分が貯留している場合には速やかに除去します。
・加温加湿器チャンバー内の蒸留水の水位および温度が適切かどうかを点検します。
・人工鼻を使用している場合には、汚れなどがないかどうかを点検し、24時間ごとに交換します。

注意

※呼吸回路の交換を行う際には、交換を行う前と後の気道内圧や換気量を確認します。交換を行う前よりも交換後の数値が低くなっていれば、交換した呼吸回路からリーク（漏れ）があることが確認できますので、必ず前後の数値を確認することが重要です。

・細菌フィルタの汚れ具合を点検し、汚れている場合には交換します。
・呼吸回路を交換します。

また、人工呼吸器使用中には、呼吸回路内やウォータートラップなどの水分の除去、加温加湿チャンバーへの蒸留水の補充、吸引などを行う機会が多いですが、それらのことを行った後には、必ず気道内圧または一回換気量を確認することが重要です。この確認を行うことで、その部分からのリーク（漏れ）などを早期に発見することができるため、

これらの後には必ず気道内圧または一回換気量を確認することが重要です。

なお、この日常点検は、通常、家族、介護者が毎日実施することが基本となりますが、定期的に医療従事者などの専門的な視点により点検することも必要です。そのため、後述する定期点検（交換）も含めて、表1のような保守点検実施要項を作成して"いつ"、"誰が"、"何を"行うか役割を明確にして

表1　人工呼吸器保守点検実施要項

項目/実施者	家族・介護者	医療従事者	製造販売会社
日常点検	毎　　日		
日常点検（定期）		2～4週間毎	
定期点検（交換）			メーカ指定時間・時期

実施することが重要で、このことが人工呼吸器による事故を未然に防止することになります。

③電源関連の点検

人工呼吸器の電源プラグは、ほとんどが3P（アース極付）プラグであり、一方、一般家庭内の電源コンセントは、医療用の3P（アース極付）コンセントを設けているところはそれほど多くないため、そのままの状態で一般家庭内の電源コンセントに接続することはできません。ほとんどの家庭では2P－3P変換プラグを準備して接続していると思われますが、2P－3P変換プラグを使用するとプラグ部分が重くなり電源コンセントから外れやすくなるため、注意が必要です（図2）。また、この場合、アース線をアース端子に接続する必要がありますが、アース線は、万が一、電気が漏れた場合に大地に電気を逃がす役割をもっているため、これが

・プラグ部分が重くなりコンセントから抜け易くなる
・アース線の接続は？

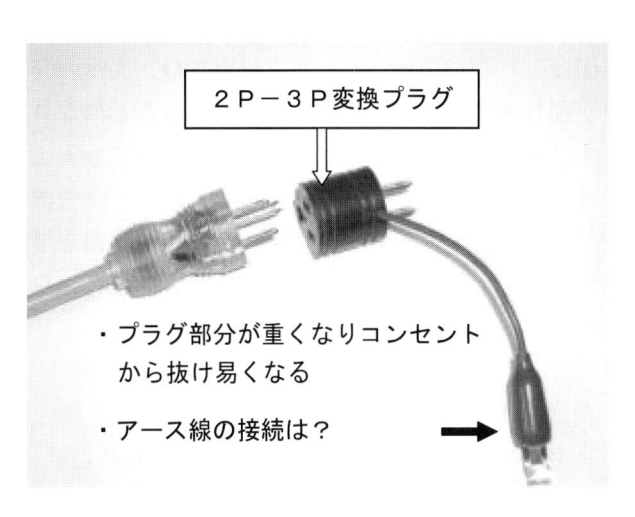

図2　2P－3P変換プラグ

アース端子に確実に接続されていないと感電する危険性がありますので、アース線は必ずアース端子に接続します。

・電源プラグが電源コンセントに確実に接続されているかどうかを確認するとともにAC電源ランプが点灯していることを確認します。

※機種によっては、電源切り換えスイッチが付いている機器もあり、電源切り換えスイッチがOFFになっている場合には、電源コンセントに接続されていても実際は内部電源（バッテリー）で作動している場合もあるため、必ず電源コンセントへの接続確認とＡＣ電源ランプが点灯していることを確認します。

・アース線が確実にアース端子に接続されているかどうかを確認します。

・電源コード、電源プラグ、アース線などに亀裂、破損などがないかどうかを確認します。

また、人工呼吸器や関連機器が接続されている電気回路が他の一般家庭電気製品の使用状況によっては過負荷になることも考えられ、その回路のブレーカが遮断されてしまうなど在宅人工呼吸療法を行う一般家庭での電気設備に関する問題点も指摘[3]されています。在宅人工呼吸療法で人工呼吸器を安全に使用するには、一般家庭内においても病院内と同様に医用コンセント（接地極付3Pコンセント）や専用電気回路の設置および電気容量の増加などの対策を行うことも重要です。

2）定期点検（交換）

長期間使用した人工呼吸器は、故障やトラブルの有無に関わらず人工呼吸器本体内部の劣化、消耗部品を交換し、性能、機能および安全性を維持するために定期的に人工呼吸器を交換することが必要です。しかし、人工呼吸器の交換時間、時期などは、6,000時間毎、10,000時間毎または1年毎など機種に

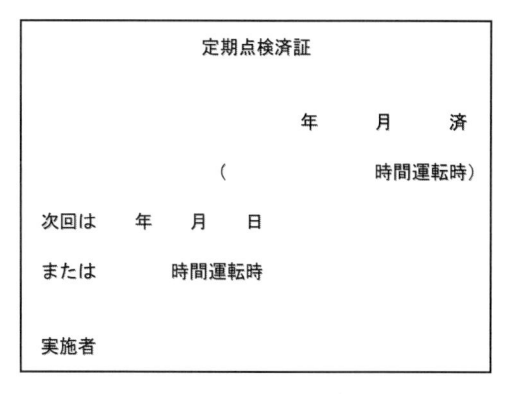

```
定期点検済証

                年    月    済
        （        時間運転時）
次回は    年    月    日
または        時間運転時

実施者
```

図3　定期点検済みシール（一例）

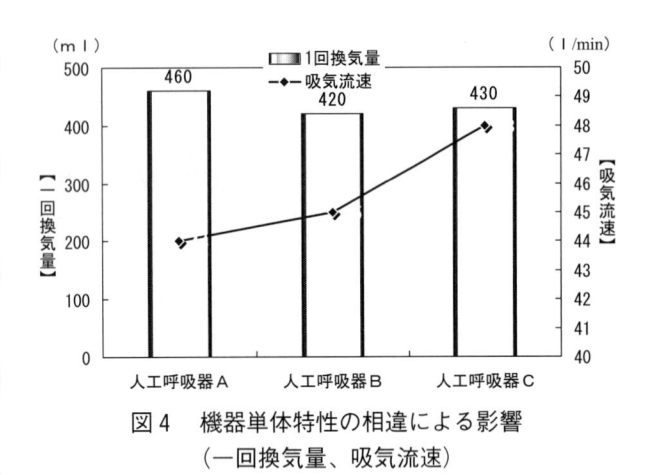

図4　機器単体特性の相違による影響
（一回換気量、吸気流速）

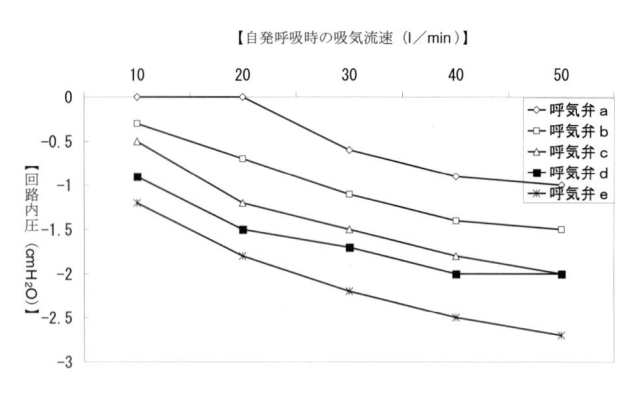

図5　呼気弁特性の相違による影響

より異なるため、機器本体に貼付されている定期点検済みシール（図3）または製造販売会社（メーカ）に確認して、製造販売会社（メーカ）と連携を図りながら計画的に実施することが重要です。
(1) 点検実施日：機種により時期、時間が異なる
(2) 点検内容　：製造販売会社（メーカ）

3）人工呼吸器、付属品の相違による影響

人工呼吸器の定期的な交換は、人工呼吸器本体内部の劣化、消耗部品などを交換することで人工呼吸器の持つ機能、性能を維持することができ、安全性、信頼性を維持、向上することからも必要です。しかし、人工呼吸器の交換は患者さんから見れば必ずしも安楽にはつながらない場合もあることを認識しながら行うことが必要です。

人工呼吸器は、機種が異なればそれぞれの持つ特性が異なりますが、同じ機種においても機器単体ごとに特性が異なるため、これらの特性の相違によって使用する患者さんに対して違和感、不快感などの影響を及ぼすことが考えられます（図4）。また、日常点検で行う呼吸回路の交換に際しても、呼気弁などの付属品の相違[1]によって違和感、不快感などの影響を及ぼすことも考えられます（図5）。

長期間に及び人工呼吸器を装着している患者さんは、人工呼吸器に対する精神的、身体的な依存性から人工呼吸器の極僅かな変化に対しても敏感に感じ取り、頭痛や発汗、呼吸困難感などといった様々な反応を示す場合があります[2]。そのため、人工呼吸器や呼吸回路の交換を行う際には、人工呼吸器および付属品のもつ特性を十分に把握したうえで"患者さんの声に耳を傾ける"ことが重要です（表2）。

2．用手式蘇生器（アンビューバッグ）の準備、点検

人工呼吸器を使用している側には、使用している人工呼吸器が何らかの原因で異常を発生して使用できなくなった場合に備え、必ず用手式蘇生器（アンビューバッグ®など）を準備しておくことが必要ですが、準備しておくだけではなく、アンビューバッグを用いて適正に換気できるかどうかを定期的に点検することも重要です。

3．パルスオキシメータの併用

人工呼吸器を安全に使用するには、パルスオキシメータなどの生体情報モニタを併用することも重要です。平成13年に厚生労働省から「生命維持装置である人工呼吸器に関する医療事故防止対策について」[4]が通知され、その中の一つに「生体情報モニタの併用について」が述べられています。人工呼吸器には様々な警報装置が付いていますが、何らかの原因でそれらが作動しなかった場合には、異常の発見が遅れ患者さんに重篤な障害を与えることになります。そのため、在宅人工呼吸療法においても人工呼吸器の警報が作動しなかった場合に備え、警報機能付のパルスオキシメータなどを装着し、異常を早期に発見できるようにすることが望ましいと考えられます。

在宅人工呼吸療法における人工呼吸器の点検とメンテナンスについて述べましたが、人工呼吸器は、適正な取り扱い、適切な保守点検を実施してはじめてその機能を発揮することができます。

表2 在宅用人工呼吸器特徴比較一覧

	LP6Plus	PLV100	T Bird VS	Achieva PS	LTV950	NEWPORT HT50	LEGENDAIR
駆動方式	ピストン	ピストン	タービン	ピストン	タービン	ピストン（ツイン）	タービン
電源方式	3電源	3電源	3電源	3電源	3電源	3電源	3電源
バッテリ作動時間（分）	30	60	20	240	60	600	240 (MAX600)
重量（kg）	15.5	13.6	15.5	14.5	5.9	6.8	4.5
吸気流速波形	漸減波	正弦波	漸減波	漸減波	漸減波	矩形波	正弦波 矩形波 漸減波
最大吸気流速（ℓ/min）	62.9	28.8	33.7	60.9	42.6	33.2	51.1 43.5 63.3
トリガ方式	Pressure	Pressure	Flow	Flow Pressure	Flow	Pressure	Flow Pressure
作動音（dB）	56〜65	50〜55	45〜55	52〜57	62〜63	51〜52	30
警報音（dB）	82	77	76	90	70	77	
警報音量可変	不可	不可	可	不可	可 6段階	可 2段階	不可
メンテナンス期間	6,000時間または1年	1年	5,000時間または1年	6,000時間	1年	10,000時間または2年	1年

参考文献

1) 瓜生伸一：人工呼吸器の種類・供給・管理．リハビリテーション・エンジニアリング vol.13.No.3.日本リハビリテーション工学協会．9－13.1998
2) 瓜生伸一、渡辺敏ほか：在宅人工呼吸療法の現状 第1報 —患者および家族に対するアンケートより—．日本呼吸管理学会誌第6巻第2号．132－136.1996年
3) 在宅医療を考慮した屋内配線システム調査研究報告書：(社)電気設備学会．在宅医療を考慮した屋内配線システム調査研究委員会．1999
4) 「生命維持装置である人工呼吸器に関する医療事故防止対策について」：厚生労働省医薬局長通知（医薬発第248号）．平成13年3月27日

（瓜生　伸一）

26 最新の排痰手技と機器

　ALSは肺の病気ではないため、肺自体は比較的正常に保たれています。したがって、たとえ呼吸機能が低下しても人工呼吸器を装着することで長期間良好な呼吸状態が得られるはずです。しかし、現実はそう簡単ではありません。嚥下（飲み込み）の障害、痰が出せない、人工呼吸器の使用(陽圧換気)などは、二次的な肺障害の要因となり肺炎や無気肺（肺に空気が入らない）、気胸（肺が破ける）などの問題を引き起こします。痰をためず肺をきれいに、柔らかく保つことができるかどうかが、呼吸管理を良好に維持するための要因になります。

　そのためには呼吸理学療法が重要になります。ALS患者様に対する呼吸理学療法の主な目的は、排痰を促し、無気肺を予防し、肺の柔らかさを保つことです。そこでこの章では、排痰方法と、肺の柔らかさを維持したり、無気肺を予防したりするための深吸気練習（肺胞拡張）について説明します。

> **⚠ 注 意**
> 　ALSは筋疲労を起こしやすいため、いわゆる呼吸筋トレーニング（呼吸筋を鍛える練習）や過度な練習は逆効果になる場合があります。あくまでも疲労のない範囲で行いましょう。

排　痰

　排痰とは、肺内にある痰を体の外へ出すことをいいます。従来から実施されている徒手による排痰に加え、近年様々な排痰方法が考慮され、その効果についての検討がなされています。ALSという病気の特徴を考慮した排痰方法と排痰機器について紹介します。

1）痰の生成

　気道分泌物（痰）は気道を浄化する作用をもつ防衛機構の一つで、本来気道分泌物自体が体に悪影響を与えるわけではありません。正常な状態では1日10〜100mlの分泌物が産生され、気管支粘膜に存在する線毛運動によって口へ運ばれます。その間に気道内で吸収されたり、呼気に伴って蒸発したりしてのどに達するのは10ml以下となって、無意識のうちに飲み込まれるために、痰として出されることはあまりありません。

　しかし、感染症などにより痰がたくさん分泌されるか、あるいは神経筋系の障害により痰を出す力が弱くなるかで気道に痰がたまると、気道内の空気抵抗が増し、努力呼吸をするために息切れを引き起こしたり、気管支に塞栓を形成して無気肺を生じ酸素化能を低下させたりします。

> **ポイント!!　痰を容易に出すため**
> ① 線毛運動による輸送能、② 痰の性状（痰の粘稠度）、③ 痰を出すための空気の流れ（咳を含む）が良好に保たれなければなりません。

2）咳のメカニズム

　気道にたまった痰を体外に出すための大きな力となるのは咳です。気道内の異物・分泌物などの刺激は、迷走神経を介して中脳にある咳中枢に伝わり、咳が発生します。咳は大きく5つの相に分けることができます（図1）。

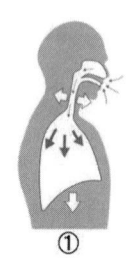

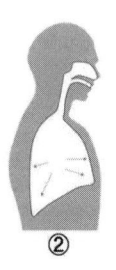

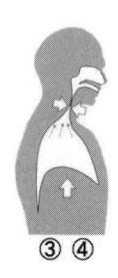

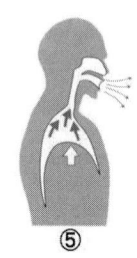

図1；咳のしくみ
①空気の吸入、②吸気位の保持、③声帯の閉鎖、
④胸腔内圧の上昇、⑤声帯の開放

(1) 空気の吸入
　　力強い咳をするためには十分な吸気が必要です。吸気筋の筋力低下や早くて浅い呼吸をしている場合、十分な吸気量を確保することができないため、有効な咳ができません。
(2) 吸気位の保持
　　十分な量の空気を吸入した後、一瞬吸気を停止・保持することにより吸い込んだ空気が肺の末梢まで行き渡り、肺胞を広げる力になります。これにより無気肺が予防でき、また痰の移動に対しても有効な作用として働きます。
(3) 声帯の閉鎖
　　声帯を閉鎖することで空気の流出を止めます。嚥下障害などで声帯の閉鎖が困難な場合、つぎに続く胸腔内圧を上昇させることができません。
(4) 胸腔内圧の上昇
　　声帯を閉鎖した状態で腹筋群を収縮させ、腹腔内圧を上昇させます。これにより横隔膜が上昇し、胸腔内圧の上昇が起こります。腹筋群の筋力低下により胸腔内圧が上昇できないと、力強い咳ができなくなります。
(5) 声帯の開放
　　胸腔内圧が上昇した後、声帯が一気に開放されると、肺内の空気が高速で排出されます。これが痰を出す力となります。

それぞれの相がタイミングよく実行された時に、力強い咳ができます。

> **ポイント!!　ALSの場合**
> 呼吸筋の筋力低下や嚥下機能の低下によって吸う量が少なくなり、さらに胸腔内圧を上昇させることができないため、力強い咳ができなくなります。また末梢の気管支まで空気を流入できないため、無気肺を生じやすくなります。したがって排痰で留意すべき点は、いかにして肺の中へ空気を入れ、効果的な咳をさせるかということになります。

3）排痰に必要な評価
　排痰を実施する際には、まずどこに痰があるのかを確認します。聴診、胸部レントゲン写真、触診で判断することが可能です。また同時に無気肺の存在についての確認も重要です。
　つぎに排痰能力について評価します。効果的に痰を出すためには、前述したように、肺内への空気の出入り（痰を押し出すための流量と流速、咳など）が必要となります。ALSの場合、呼吸筋の筋力低下により肺活量が低下するため、たくさん吸うことができません。これは肺内への空気の流入量を減少させ、痰を出す能力が低下します。しかし、肺そのも

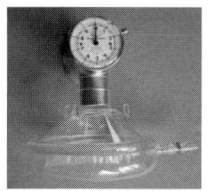

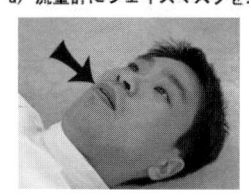

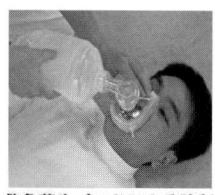

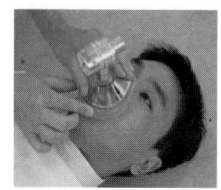

a) 流量計にフェイスマスクを装着
b) 自力吸気（この過程は省くことがあります）
c) 救急蘇生バックによる強制吸気
d) 流量計による測定

図2；MIC測定

のは比較的正常で肺・胸郭系の柔軟性は保たれている場合が多いため、救急蘇生バックなどを使用して強制的に送気された場合、肺活量よりも多くの空気を入れることができます。このときに肺内に入った空気の量を最大強制吸気量（maximum insufflation capacity：MIC）といい、排痰をおこなう際には、この量を維持することが重要になります。肺活量やMICは流量計で測定することができます（図2-a）。咳の強さを示す指標として、咳の最大流量（cough peak flow：CPF）があります。測定には喘息に用いられるピークフローメーターを使用します。これらの測定は流量計やピークフローメーターがないと測定できません。これらの器具がある病院や施設で測定してもらいましょう。

MIC測定方法（図2-b,c,d）
(1) 大きく吸ってもらいます。同時に救急蘇生バック（従量式人工呼吸器でも可能）を用いて数回空気を送気し、肺の中にたくさんの空気を入れます。1回に送気する量は、体重1kgあたり10ml（体重60kgならば600ml程度）を目安にすればよいでしょう。
(2) 流量計により測定する。
　　強制的に肺内へ送気させるため、過度の送気は気胸などの圧損傷の可能性があり注意が必要です。通常、救急蘇生バックは片手で約500ml、両手で約1000mlになります。また、患者の吸うタイミングと送気のタイミングを合わせることが実施上のポイントになります。

CPF測定方法（図3）
(1) 可能な限り吸気をおこないます。
(2) ピークフローメーターをあて、咳をさせます。
　　肺活量やMICが低値であれば、CPFは小さくなります。すなわち、咳の強さは咳をする前の吸気量を反映し、これが多ければ力強い咳が可能となります。しかし、嚥下障害がある場合、MICが多くてもCPFが小さいことがあります。その時は咳を介助することでCPFは増

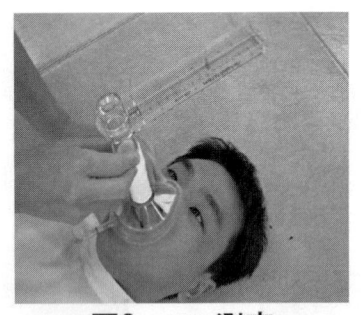

図3；CPF測定
ピークフローメーターにフェイスマスクを装着し、患者に咳をさせる。

加します（咳介助法を参照）。

> **ポイント!!** 一般にCPFが270l/min以下になると感冒時には痰が出しにくくなり、160l/min（もしくは肺活量が1500ml）を下回ると日常的に痰が出しにくくなります。

4）排痰の実際

排痰中はパルスオキシメータなどでSpO₂、脈拍数を確認しながら実施します。これから述べる技術をうまく組み合わせ、痰をうまく移動させ体外へ出しましょう。CPFの値が小さい、あるいは嚥下障害を伴う場合、吸引器をそばに置き必要に応じて使用しましょう。

(1) 体位排痰法

体位排痰法とは、重力を利用して痰を移動させる方法で、排痰の基本となるものです。患者に特定の体位をとらせ（図4）、聴診器を使用して、肺のどこに痰がたまっているのかを把握することが重要です。

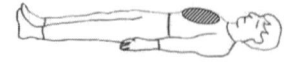

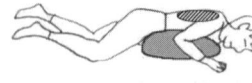

胸の前面；あおむけ
右側背面；左下の半うつぶせ　クッションなどを抱える
背中；うつぶせ
右側前面；左下の半あおむけ　クッションなどを背中におく
痰がたまっている部分

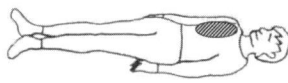

図4；体位排痰法

> **MEMO 備忘録** 同じ姿勢を続けていると、重力の影響で下になった部分に痰がたまりやすくなります。2時間に1回は姿勢を変えるようにしましょう。

(2) 呼吸介助法

呼吸介助法は、肺内の空気の流れを利用して痰を移動させる方法です（図5）。局所的に空気の流れを強くするために、胸郭を絞るような手技をおこなうのでスクイージングと呼ぶこともあります。末梢気道に存在する痰の移動に効果的と言われています。この方法は患者の体への負担が少ないため、積極的に使用されている方法です。痰のたまっている部位に手をあて、呼気のときに合わせて軽く胸を圧迫することで痰が移動します。呼吸介助により痰をのど元へ移動させた後、咳や吸引などにより出させます。

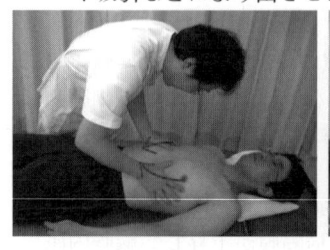

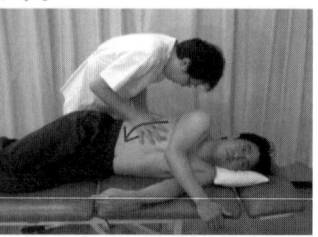

a) あおむけ　　　b) 横向き

図5；呼吸介助法
吐く時に矢印の方向へ胸郭を動かす

> **MEMO 備忘録** 呼吸介助法は押す力加減や動かす方向など、初めは難しく感じるかもしれません。正しい方法を理学療法士から繰り返し指導を受けて下さい。

(3) 軽打法

軽打法は、手のひらをお椀のように軽く丸め（図6）、痰の貯留している部位を軽打することで痰の移動を促進する方法です。しかし軽打することが患者へ苦痛を与えることがあります。のど元にあがってきた痰を出す時に数回軽打する程度にとどめたほうがよいでしょう。

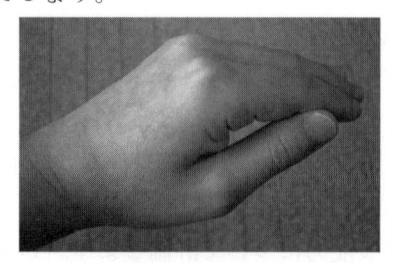

図6；軽打法
手をお椀のように軽く丸め、胸郭を連続的に軽打する。

(4) 咳介助法

ALSの場合、効果的に咳を行うためには吸気と呼気の両方を介助することによって、有効な呼気流速

を得ることができます。まず吸気を介助する場合、救急蘇生バックなどによりMICを得て、その後の呼気介助は、胸部下部に介助者が両手を置き、咳に合わせて圧迫し呼気流速を高める咳介助を行います（図7）。咳介助をおこなうと数倍のCPFを作り出すことができ、痰が容易に出せます。

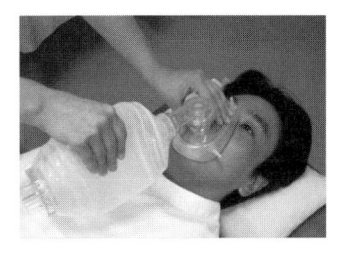

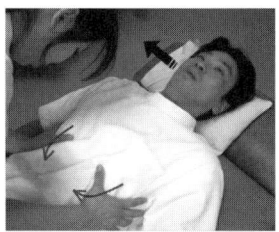

a) 救急蘇生バックで吸入させたあと
b) 咳をする時に胸郭を矢印の方へ圧迫する

図7；MICからの咳介助

(5) ハフィング

ハフィングは、気管切開などで咳ができない場合に使用します。「ハッ！ハッ！」と声を出さずに勢いよく息を吐くことで、のど元にたまった痰を一気に押し上げる働きをします。咳介助法と同様に、ハフィング時に胸郭を圧迫して呼気流速を高めるとより効果的です（図8）。

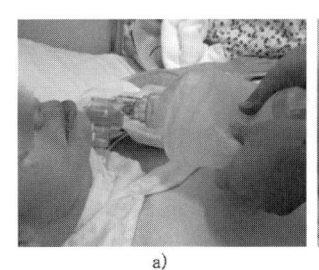

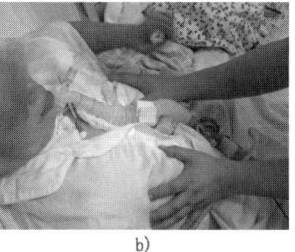

a)   b)

図8；MICとハフィングを利用した排痰

a) 救急蘇生バックを使用して、気切孔から強制吸気させた後、
b) 咳介助を用いて排痰

5）排痰機器

排痰機器にはそれぞれ特徴的な機構があるため、患者に適用するにはその特徴を理解する必要があります。

(1) 肺内パーカッションベンチレータ（Intrapulmonary Percussive Ventilator：IPV；図9）

IPVは、パーカッション発生装置（ファジトロン）で気道内にパーカッション性の小換気団を断続的に高速で入れながら呼吸補助をおこない、痰を出させます。

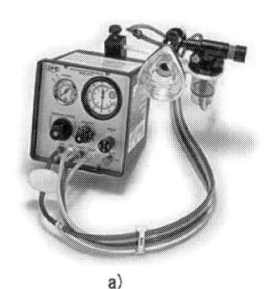

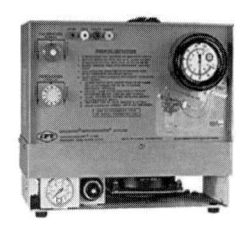

a)   b)

図9；肺内パーカッションベンチレータ

パーカッショネア社製
a) IPV-1（院内用、標準機種）
b) インパルセーター（在宅用）

(2) 陽・陰圧体外式人工呼吸器（RTXレスピレータ；図10）

胸部に装着したキュイラス（胸あて）の内圧を陽圧・陰圧に変動させ胸郭を動かす体外式人工呼吸器で、換気モードの一つに最大1200回/分の振動を胸郭に直接かけることで排痰を促進するクリアランスモードが装備されています。

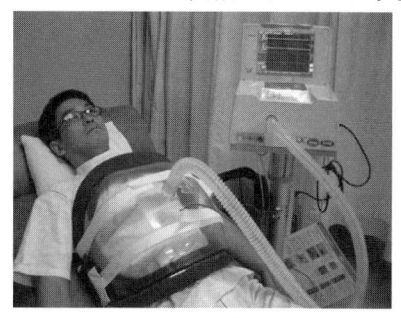

図10；陽・陰圧体外式人工呼吸器

英国メディベント社製　RTXレスピレータ

(3) mechanical in-exsufflator（別名カフマシーン；図11）

この器械は気道に陽圧を加えた後、急激に陰圧をかけることで高速の呼気流速を発生させ痰を出させるものです。いわば咳を介助するための器械といえるでしょう。誤飲や異物の吐き出しにも効果があります。CPFが160l/min以下、もし

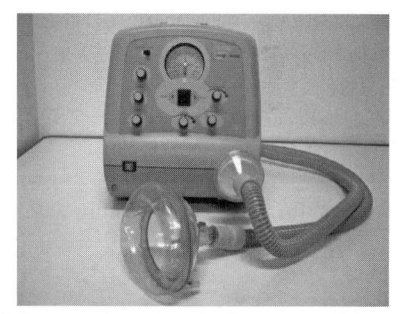

図11；mechanical in-exsufflator

米国レスピロニクス社製
Cough Assist Model：CA-3000

くは有効な咳ができない患者に適応となります。この器械を使用すると、CPFは360～600l/minに達するとされています。体位排痰などと併用し、できる限り痰を口側へ移動させてから使用すると、より効果的に排痰できます。

2. 深吸気練習（肺胞拡張）

肺活量が低下すると咳の力が弱くなり、痰を出すことが難しくなります。そればかりか大きな呼吸ができないので、酸素を体に取り込む場所である肺胞の膨らみも悪くなります。肺胞が縮むと壁が厚くなり、更に固くなります。このような状態が続くと無気肺となり、ガス交換の能力が悪くなります。またその部分にある痰は出されず、肺炎などの感染症を引き起こすことになります。

肺の柔らかさを保つための練習として深吸気練習（肺胞拡張）があります。救急蘇生バックや従量式人工呼吸器などにより、MIC測定の方法で強制的に肺内へ空気を送気させ、声帯を閉じ、息こらえを数秒行った後、吐きます。これを1日3回程度実施します。この練習によりMICをある程度増大させることができ、より効果的な咳が可能となります。また、息こらえにより微細な無気肺を予防できる効果もあります。深吸気練習導入時期については諸説ありますが、肺活量が予測値の40％以下（もしくはCPFが270l/min以下）になったときがおおよその目安といえます。日頃の練習として導入してみましょう。

肺の状態を良好に保つためには、呼吸介助法、咳介助法、ハフィング、深吸気練習を毎日練習しましょう。いざ必要となった時に、直ちに実施できる体勢を作ることが重要です。

参考文献
1) 刀根山病院監修:神経筋疾患の在宅ケア2006年度版. 刀根山病院HP, http://www.hosp.go.jp/~toneyama/care2006/index.html, 2006.
2) 吉田　聡ほか:実践呼吸器ケア. JJNスペシャル71（7）, 80-90, 151-162, 2002.
3) 大澤真木子（訳）：神経筋疾患の評価とマネジメントガイド, John R Bach（著）, 診断と治療社, 1999.
4) 三浦利彦:筋ジストロフィーのリハビリテーション, 呼吸循環障害. 大竹　進（監）, 医歯薬出版, 93-104, 2002.

（山本　洋史）

27 人工呼吸器装着者の合併症

　ALSは呼吸筋も障害される結果、人工呼吸器を装着しなければその生命予後はきわめて不良です。私が医者になった頃はこの病名を患者さんに告げることはほとんどありませんでした。また人工呼吸器を装着するか否かはもちろん、将来どのように経過していく病気なのかも主治医と家族の間で話がなされ、患者さんはあたかも部外者のように対応されていたケースが多かったと思います。

　最近になりようやく病名告知の問題が癌だけでなく、ALSにも浸透しつつあるのは今日的な当然の成り行きであると思います。そして気管切開、人工呼吸器の装着をするか否かの最終的な判断は患者さんの意思が尊重されるという、考えてみれば当然の基盤が整いつつあります。

　しかし患者さんとご家族に人工呼吸器の装着について説明する場合、これまで医者は装着後に起こりうるいろいろな問題を十分説明してきたか、という自問を私自身常に抱えてきました。すなわち人工呼吸器を装着しさえすれば延命が期待できる、という点ばかりを強調し、装着後に起こるさまざまな合併症などに関してはあまり注意を向けてこなかったのではないか、という反省です。そこで、人工呼吸器を装着したALS患者さんのあらゆる合併症（ALSに関連した合併症か偶発的な合併症かを区別せず）を拾い上げ、検討しました。

対象患者さんと調査方法

　対象は平成11年9月から平成15年11月の間、国立療養所兵庫中央病院（当時の名称）に入院中の人工呼吸器装着のALS患者さんです。患者数は18名で、そのうち男性が13名、女性が5名です。
調査方法：入院期間中のあらゆる合併症をカルテから拾い上げ、臓器ごとに分析しました。

結　果：結果を以下に記します。

表1　呼吸器系合併症　18/18

肺炎	16例
肺癌	2例
間質性肺炎	1例
呼吸不全	1例
気管切開口開大	1例
気管切開口狭窄	1例
気管内出血	1例
気管支閉塞	1例

1）呼吸器系合併症(表1)

　18名全員(100%)に何らかの呼吸器系合併症が認められました。その中では(難治性、繰り返す)肺炎が最も多く16名に認められました。ついで肺癌の2名、間質性肺炎、呼吸不全が1名ずつに認められました。また気管に関するものとしては気管切開口拡大、気管切開口狭窄、気管支閉塞、気管内出血がそれぞれ1名ずつに認められました。

2）消化管系合併症(表2)

　18名中17名(94%)に認められました。その中では便秘が16名と最も多く認められました。次いで、舌に関する合併症が5名にありました。具体的には舌が門歯から常に5mmから1cm位突出している状態にあり、その中の1名は舌の側面に潰瘍ができその後まもなく浮腫、腫脹へと進行し、舌が口から飛び出したまま不可逆的な変化を来しました。

　次いで麻痺性イレウスの4名、胃潰瘍の2名でした。食道ヘルニア、鼓腸、痔、口内炎、萎縮性胃炎、Chilaiditi症候群、胃瘻交換時に動脈性の出血を起こしたケースも1名ずつありました。

3）肝・胆嚢系合併症(表3)

　18名中8名(44%)に認められました。最も多かったのは脂肪肝の4名でした。また胆石が3名、原因不明の肝障害、胆泥、胆嚢ポリープ、胆嚢炎が1名ずつに認められました。

表2　消化器系合併症	17/18
便秘	16例
舌突出・潰瘍・浮腫・腫脹	5例
麻痺性イレウス	4例
胃潰瘍	2例
食道ヘルニア	1例
鼓腸	1例
痔	1例
口内炎	1例
萎縮性胃炎	1例
Chilaiditi 症候群	1例
PEG交換時動脈性出血	1例

表3　肝・胆嚢系合併症	8/18
脂肪肝	4例
肝障害	1例
胆石	3例
胆泥	1例
胆嚢ポリープ	1例
胆嚢炎	1例

表4　循環器系合併症	9/18
慢性心不全	5例
不整脈	
洞性徐脈	1例
心房細動	1例
QT延長症候群	1例
心室頻拍	1例
心室性期外収縮	1例
高血圧	2例
異型狭心症	1例

表5　腎・泌尿器系合併症	15/18
尿路感染症	11例
結石	
腎	1例
尿管	1例
膀胱	1例
前立腺	1例
水腎症	3例
腎盂腎炎	2例
慢性腎不全	2例
腎出血	1例
萎縮膀胱	1例

4）循環器系合併症(表4)

18名中9名(50％)に認められました。慢性心不全、不整脈が5名ずつでした。不整脈の内訳は洞性徐脈、心房細動、QT延長症候群、心室頻拍、心室性期外収縮が各1名ずつでした。次いで高血圧が2名、異型狭心症が1名に認められました。

5）腎・泌尿器科系合併症(表5)

18名中15名(83％)に認められました。尿路感染症が13名で、その中の2名は腎盂腎炎になりました。尿路系の結石は4名でその内訳は腎、尿管、膀胱、前立腺が各1名ずつでした。その他には水腎症が3名、慢性腎不全が2名、腎出血、萎縮膀胱が1名ずつに認められました。

6）内分泌系合併症

18名中3名(17％)に認められました。その内訳は褐色細胞腫、糖尿病、食後高血糖が1名ずつでした。

7）精神科的合併症

18名中6名(33％)に認められました。その中では不眠症が4名と最も多く、次いでうつ状態が2名、不安神経症が1名でした。

8）耳鼻科的合併症

18名中8名(44％)に認められ、その8名全員が滲出性中耳炎を合併していました。その他には耳垢塞栓、外耳道炎が1名ずつでした。

9）眼科的合併症

18名中7名(39％)に認められました。この中では角膜に関連する疾患が5名と最も多く認められました。その内訳は角膜炎が4名(点状表層角膜炎が2名、感染性角膜炎が1名、乾燥性角膜炎が1名)、角膜びらんが1名でした。また兎眼、結膜炎、白内障、緑内障が各1名ずつに認められました。

10）皮膚科的合併症

18名中8名(44％)に認められました。そのうちわけは褥創、陥入爪が2名ずつに認められ、感染性疾患としては白癬、帯状疱疹が各2名、単純ヘルペス、疥癬が各1名ずつに認められました。その他には湿疹が2名、皮膚腫瘍、脂漏性湿疹、接触性皮膚炎、乾皮症、汗疱状湿疹、薬疹が1名ずつでした。

11）その他の合併症

脳梗塞、自律神経障害、変形性膝関節症、四肢浮腫、不正性器出血(膣炎？)が1名ずつに認められました。

以上の結果から考えられること

国立療養所兵庫中央病院でこの4年3ヶ月の間に経験した人工呼吸器装着のALS患者さんに起こった合併症を可能な限り拾い上げてみました。

以下各臓器ごとに考察していきます。

1）呼吸器系合併症について

今回の検討では難治性・再発性の肺炎の合併が18名中の16名（89％）と高率に認められました。特に

そのうちの1名は痰の貯留が重度で、気管カニューレからの通常の吸痰では追いつかず、週に最低2回呼吸器内科の先生に依頼して気管支ファイバーによる吸痰を必要としました。それをしなければ痰が貯留している側の気管から反対側の気管に痰があふれる状態でした。

また2名(11.2%)に肺癌が合併していました。近年肺癌による死亡が増加しているとはいえ、これはかなり高率です。人工呼吸器と肺癌、ALSと肺癌の関係は不明です。いたずらに心配することはないと思いますが、咳が続く場合など、レントゲン写真がとれる状況なら、肺炎、(幸い今回の検討ではありませんでしたが)肺結核、肺癌などを検査してもらうことが大切だと思います。

気管切開口の開大は気道内圧が低下するということも十分に予想される厄介な問題であるにもかかわらず根治的な手術が難しく、気管カニューレの種類を工夫することによって対処してもらうしか方法がないと思われます。

逆に気管切開口の狭窄もカニューレ交換のたびに出血や患者さんの痛みを伴なう厄介な問題です。極端な場合は拡大術をするしか方法はありません。

2) 消化管系合併症について

一般的にALSでは自律神経系は障害されにくいといわれています。しかし今回の検討では、便秘は18名中16名(89%)に認められ、かなりの高頻度であることがわかりました。特に頑固な便秘では麻痺性イレウスにいたるものもあるため注意を要します。また鼓腸(おなかが張っている状態)を呈する患者さんもいて、消化管運動の低下は経過の長いALS患者さんの大きな問題であることがわかりました。

さらにほとんど知られていないことだと思いますが、今回舌が突出する患者さんが少なからずいることがわかりました。舌の突出のメカニズムは舌筋の緊張低下により舌の先が下の前歯を越えるためと考えます。ALSでは舌筋が萎縮しますが、舌筋の萎縮によって舌が口腔の奥側に退縮するばかりではなく、逆に挺舌状態におかれるケースもあることがわかりました。舌筋が脂肪に置き換わった結果、かえって舌のボリュームが増えたせいであると考えます。極端な例では門歯を前方に押し出す症例もあり、美容的にも問題があるケースもあります。舌の先がいつも少しだけ前に出ている患者さんではこのようなことが起こらないように気を付ける必要があります。

また胃瘻造設を行っている患者さんが多いと思いますが、胃瘻交換時に動脈性の大出血を来したケースがありました。これは非常に稀なことではありますが、在宅での交換時には注意が必要です。

3) 肝・胆嚢系合併症について

今回検討した患者さんには全員経腸栄養剤が使用されていますが、その中で4名が脂肪肝を合併していました。ほとんどが1日あたり1200キロカロリー前後のカロリー数で決して多いとは思いませんが、人工呼吸器下の患者さんの1日あたり必要カロリーはきわめて低いことを認識したうえで栄養剤の量を決定することが重要であることがわかります。少なくとも経腸栄養剤の量を漫然と長期間投与することは、医原性の脂肪肝を引き起こしかねないことがあり、ときどき血液検査などをしてもらう必要があります。

また胆石や胆泥も少なからず認められました。長期間の臥床状態によって生じる可能性があると思われますが、意思疎通障害が進行した患者さんでは痛みの表出が難しく、こういうことが起こりうることを認識しておく必要があります。

4) 循環器系合併症について

ALSでは一般に心筋は侵されにくいといわれていますが、5名に慢性心不全が認められたことは注目する必要があります。また種々の不整脈も5名に認められました。これは人工呼吸器が関与しているのか、あるいは心筋への虚血が関与している結果なのかは明確にはできませんが、定期的な心電図、レントゲンチェックをしてもらうことが大切だと思います。

最近たこつぼ型心筋症を併発した患者さんを経験しました。この病気は急性心筋梗塞に似た症状、心電図変化を示しますが、一般には良好な経過をたどります。長時間のストレスが引き金になることが多く、注意すべき合併症であると考えます。

5) 腎・泌尿器科系合併症について

人工呼吸器を装着した患者さんでは膀胱内留置カテーテルが挿入されているケースが多いと思われます。今回の検討では予想どおり、種々の程度での尿路感染症が多かったですが、2名では腎盂腎炎にい

たっていました。

急激な高熱の発生時には肺炎とともに必ず気を付ける必要があります。また尿路系の結石は腎、尿管、膀胱、前立腺に各1名ずつ認められました。胆嚢系の結石と同様、特に尿管結石は耐えがたい痛みを伴なうため、尿管系の結石も起こりうることを認識しておく必要があります。

6）内分泌系合併症について

褐色細胞腫に関しては1名と少ないながら、過度の高血圧患者さんでは注意を要します。糖尿病、食後高血糖が1名ずつにあり、定期的に採血をしてもらうことが必要です。

7）精神科的合併症について

不眠症、うつ状態、不安神経症は当然予想される精神科的合併症です。しかし今回の結果は予想より低い数字でした。私の反省として日常診療では精神状態までなかなか踏み込めなく、おそらくうつ状態はもっと頻度が多いものと思われます。適切な抗うつ薬の投与や場合によっては精神科との連携も大切であると思います。

8）耳鼻科的合併症について

8名に滲出性中耳炎を合併していました。国立療養所のように長期間人工呼吸器装着のALS患者さんのお世話ができる医療機関では滲出性中耳炎の合併は広く知られています。しかし入院期間の短縮傾向にある一般病院ではこの事実はあまり知られていないと思います。滲出性中耳炎の合併が少なくないことを広く神経内科医に啓蒙する必要があります。

患者さんが耳の痛みを訴えたり、耳漏が出た場合など必ずこの合併症を耳鼻科の先生に診てもらうことが大切です。

9）眼科的合併症について

角膜に関連する疾患（角膜炎、角膜びらん）や、兎眼、結膜炎が多く認められました。これは顔面の筋力低下に基づく結果です。日ごろ眼軟膏の塗布や、水を浸したガーゼなどにより目を乾燥させないための工夫が必要です。

10）皮膚科的合併症について

ALSに褥創ができにくいことは有名ですが、あくまでもALSでは褥創ができにくいと認識すべきであって、起こりえます。常日頃、骨が突出した場所の皮膚の色の変化(赤くなっていないか)に気を付けておく必要があります。感染性疾患としては白癬、帯状疱疹、単純ヘルペス、疥癬が認められました。特に痛みを伴なう帯状疱疹には注意が必要です。また激しいかゆみを伴う疥癬もかゆみを訴えることができなく、自分でかゆいところをかくこともできない患者さんにとっては想像を絶する苦痛です。清拭時などに皮膚の状態を観察しておき、水疱が帯状にある場合、かさぶたがある場合などには主治医に速やかに報告して下さい。

これまで述べてきた合併症は必ずしもALSや人工呼吸器に関連したものばかりではありません。しかし長期間臥床状態になると予想できない合併症もあると考え、あえて可能な限り洗い出しました。このような検討はこれまであまり行われていません。

さてALSに関してはかつては病名告知は患者さん本人には行われていませんでした。しかし気管切開、それに続いて人工呼吸器の装着をするかどうかの決定は本来は患者さん自身が決めるべきことです。告知の問題はその病名を告げるだけの作業ではなく、患者さんの心理的なサポートも必要で、その方法が現在模索されています。

ALS患者さんに携わる神経内科医は人工呼吸器装着ALS患者さんの合併症を知っておかなければなりません。そのことを患者・家族に説明する義務があります。

この一文が患者・家族・介護者のみならずALS医療に関わっている医療従事者に少しでもお役に立てれば幸いです。

（舟川　格）

VI 嚥下

　嚥下障害はALSの球麻痺症状として出現する。軽度の嚥下障害は飲み込みにくさではなく、食事量の低下、唾液の分泌過多として感じられる場合もある。また、構音障害も平行して出現する。デュシェンヌ型進行性筋ジストロフィーでは嚥下障害や構音障害は大きな問題とならないことが多いのと対照的である。ALSでは初発症状として球麻痺症状が起きることがあるし、呼吸筋障害や四肢麻痺の後になることもある。

　球麻痺症状が先行するALS患者ではPEG（経皮内視鏡的胃瘻造設術）を積極的に行うことは容易だが、呼吸筋障害が先行するALS患者でも肺活量が低下する前に、嚥下障害がなくてもPEGを導入する必要がある。ALSでは遅かれ早かれ球麻痺症状が起きるためである。肺活量が低下すると内視鏡操作が困難になりPEGが作成しにくくなる。

　上位運動ニューロン症状が中心で仮性球麻痺症状が強い方で喉頭気管分離術を行うと大変快適になる方がいることも重要である。喉頭気管分離術はALS患者全体に行うものではなく、個別に適したケースを選んで実施するものである。

28 摂食・嚥下障害

筋萎縮性側索硬化症には残念ながらまだ根本的治療法はありません。四肢の筋力が次第に低下していく過程で、呼吸筋や嚥下筋の麻痺が現れてきます。呼吸筋による呼吸不全に対しては人工呼吸器で補うことができますが、嚥下筋麻痺による嚥下障害については、医療機器で嚥下運動を補うことはとても難しいことです。

そこで、患者さんの嚥下能力を最大限に引き出して、医療的に可能な限り食べることを楽しんでいただくようにすることが大切です。それと同時に、十分な栄養をとっていただくための手段も考えなければいけません。このために、まず患者さんの摂食・嚥下能力を正しく把握することが必要です。

摂食・嚥下障害の基礎知識

まず、摂食・嚥下障害を理解するために嚥下に関わる器官と摂食・嚥下運動について図で簡単にご説明しましょう（図1）。

摂食・嚥下運動は次の5期に分類されます。

認知期：食物が口に入る前に何をどのくらい、どのように食べるかをきめて行動する
咀嚼期：食物を口に入れて噛み砕き、舌でまとめて咽頭へ送りやすい形にする
口腔期：食物を口腔から咽頭の方向へ移送させる
咽頭期：食物を反射運動により咽頭から食道へ移送させる
食道期：食物を蠕動運動により食道から胃へ移送させる

この運動が円滑でなかったり、食物の通り道に障害物があって通過しにくいことを摂食・嚥下障害といいます。この中で、最も深刻なのは食物が気道に入ることで、これを誤嚥といいます（図2）。

このような摂食・嚥下運動を観察するための一般的な検査としてビデオ嚥下造影検査（VF）があります。これは、造影剤の入った食材を用い、嚥下する様子をX線で透視してビデオに収録する方法です。嚥下は一秒程度の短時間の運動ですので、あとでスローモーションなどでビデオを見直します。車椅子に座ったまま検査を受けることができます。嚥下内視鏡検査もあります（図3）。

ALSの摂食・嚥下障害の特徴

摂食・嚥下障害は病気の経過中にほとんどの患者さんが経験されます。以下に、口腔期、咽頭期の主な嚥下機能障害とその症状を示し

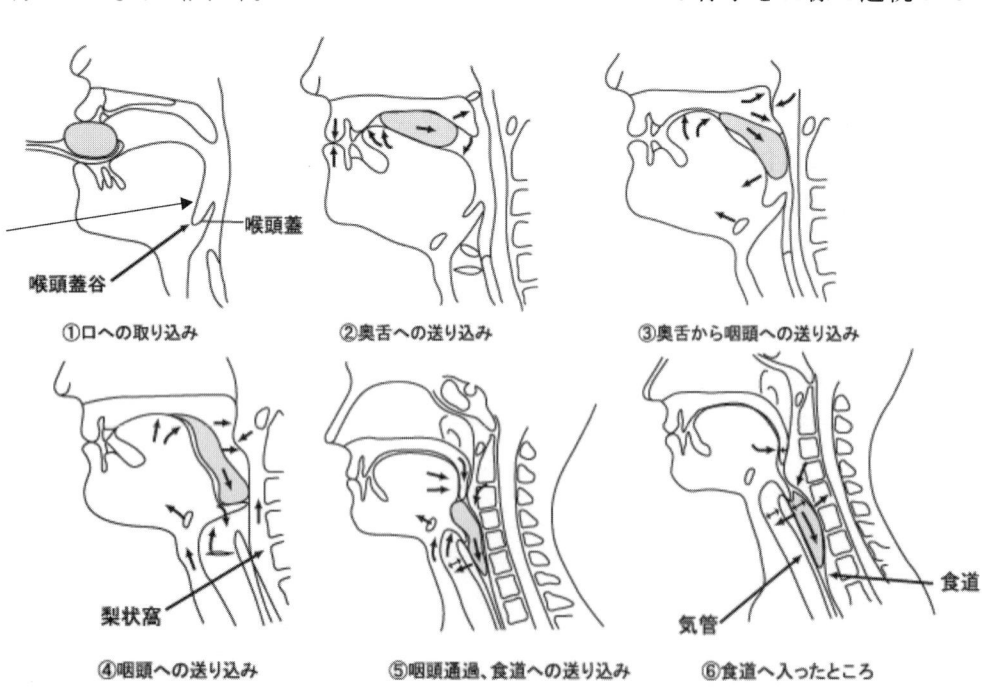

①口への取り込み　②奥舌への送り込み　③奥舌から咽頭への送り込み
④咽頭への送り込み　⑤咽頭通過、食道への送り込み　⑥食道へ入ったところ

藤島一郎：脳卒中の摂食・嚥下障害，第2版，医歯薬出版，東京，2005

図1　嚥下運動

図2　誤　嚥

藤島一郎：脳卒中の摂食・嚥下障害, 第2版. 医歯薬出版, 東京. 2005

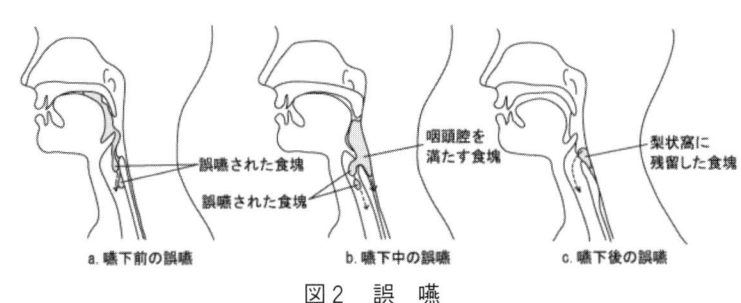

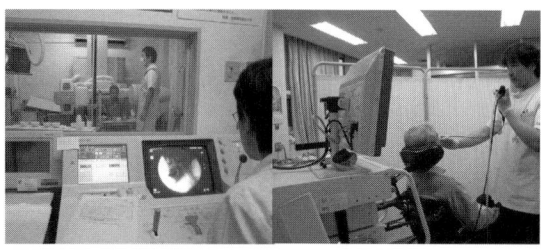

図3　嚥下造影と嚥下内視鏡

ます。

口腔期：咀嚼筋力低下→食塊形成困難・噛むと疲れる。顔面筋力低下→食塊が口角よりこぼれる、流涎。舌の萎縮と線維束攣縮→舌送り不良、上向き嚥下。鼻咽腔閉鎖不全→鼻腔への逆流。

咽頭期：口蓋・咽頭筋力低下→食塊の咽頭への移送困難、摂食時間の延長。嚥下反射の遅延→喉頭蓋谷や梨状窩への食物貯留。輪状咽頭筋弛緩不全→梨状窩への貯留、食道への移送困難。声帯機能不全→誤嚥したものの喀出が困難。

ポイント!! 咽頭期障害が先に現れる場合と、口腔期障害が先に現れる場合があります。しかし、病状が進行すると口腔期・咽頭期ともに重度に障害されます1)。

コツ 嚥下障害の初期には頸を前屈して嚥下するなどの代償的テクニックを経験的・無意識に体得していることもあります2)。

病状が進行して呼吸不全が出現すると、摂食・嚥下障害にはさらに影響が出てきます。これは、脳幹の延髄網様体には呼吸中枢と嚥下中枢が近くに存在する、呼吸と嚥下は一部同一経路を通り、嚥下運動時には呼吸は一時的に停止するため（図4）、呼吸不全があると嚥下運動がしにくくなる、嚥下障害に

よって上気道・下気道に分泌物が貯留すると気道感染の原因なるなどの理由によるものです。

上肢筋力低下により、食物を口へ運ぶことが困難になることも摂食障害として重要です。

観察のポイント

むせがある、食後横になると咳がでる、食事中や食後に咳が多い、食事中や食後にがらがら声や痰がからんだ声がでる、のどに異和感があるなどの症状は咽頭期障害のサインですから、気づかれたら主治医に相談して嚥下機能の評価を受けてください。

また、舌の運動が低下して咽頭への送り込みが障害されると、上を向いて食物を飲み込むようになりますし、口唇が十分閉まらないと食物や唾液が口からこぼれます。

ろれつがまわりにくいなどの構音障害がある時は、口腔期障害がある可能性があり、ぜひ検査を受けて下さい。

食事時間が長くなってきたり、食事中に疲労を訴えたり、摂食量が減ってきたら注意信号、飲み込んだあと呼吸が荒くなったり、痰からみが増える場合は誤嚥の可能性が高く、赤信号と考えて主治医にすぐ相談してください。誤嚥していてもむせない患者さんも多いのです。

体重減少も注意が必要です。筋肉が痩せてくることによるものと、体脂肪が減ることによるものがありますが、ALSの体重減少には両方が同程度に関与しています。

対　策

進行が比較的速いので、摂食・嚥下リハビリテーションでは機能維持が主体になります。

「厚生労働省精神・神経疾患研究委託費　政策医療ネットワークを基盤にした神経疾患の総合的研究班」（班長　湯浅龍彦）では、過去の論文もふまえて3) 4)、ALS患者さんの嚥下・栄養管理のアルゴリ

食物が咽頭を通過するとき喉頭蓋が下に倒れて気道を塞ぐ

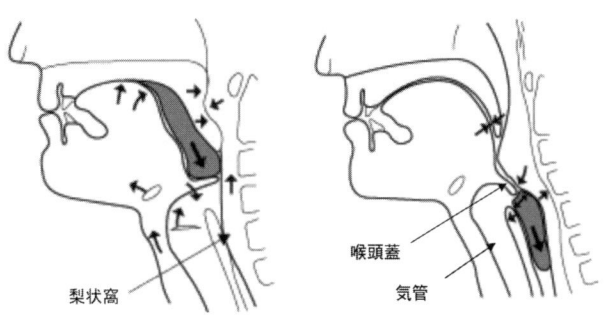

梨状窩　　　喉頭蓋　　気管

図4　嚥下時の気道閉鎖（藤島より引用）

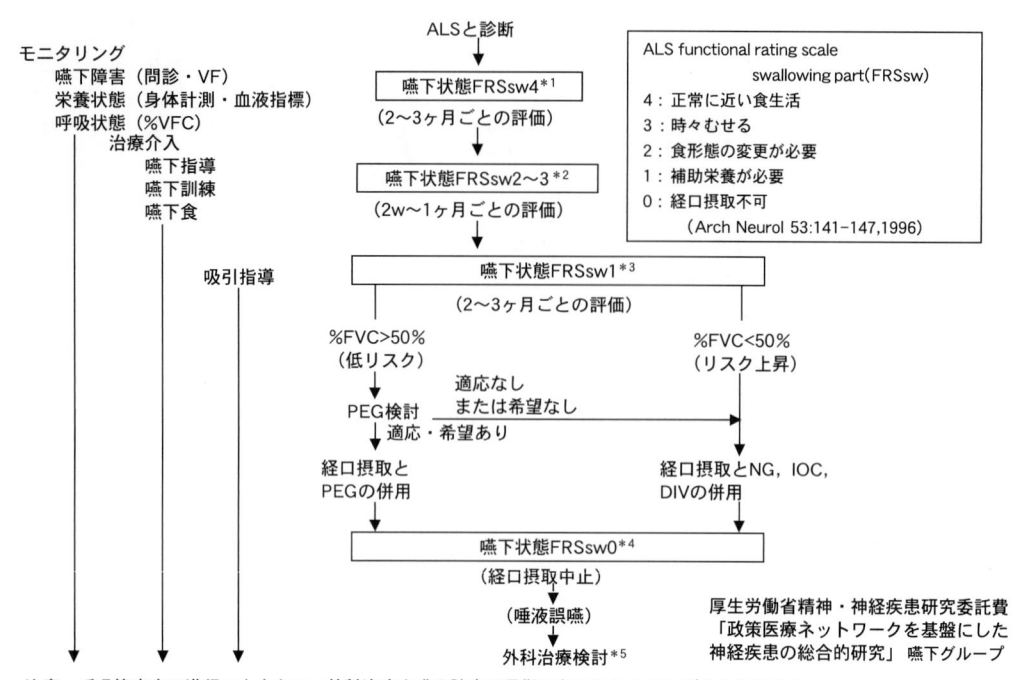

図5　ALSの嚥下・栄養管理のアルゴリズム

ズムを提唱しました[5)6)]（図5）。

将来、摂食・嚥下障害が起こってくることをお話しして、初期より嚥下機能の定期的評価（問診・スクリーニング法・VF検査など）と体重・栄養指標・呼吸機能の定期的モニタリングをしていきます。

嚥下障害が発見されてからは、栄養士による栄養評価のもと、摂食量が不足していれば濃厚流動食などにより補助栄養を行います。水分が飲み込みにくいため、水分摂取を避けて脱水になっていることもありますので、ゼリーやチューブで水分を補いましょう。

また、嚥下機能評価に基づいて、言語聴覚士などによる嚥下訓練を行います。筋疲労に注意して、加重にならないように少しずつ行うように気をつけましょう。少数の患者さんでの試みですが、訓練で効果がみられるとの報告があります。また頸の前屈やリクライニング姿勢などの代償的テクニックはすぐにでも効果が現れる方法です。代償的テクニックや間接訓練は摂食・嚥下機能評価に基づいて言語聴覚士が指導します。

専門医の工夫　鼻へ食物がぬけるという症状に対して、軟口挙上装置を試みることもできます[7)]（図6）。

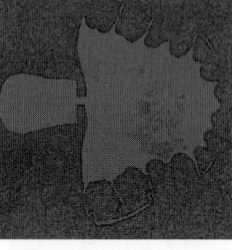

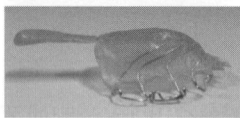

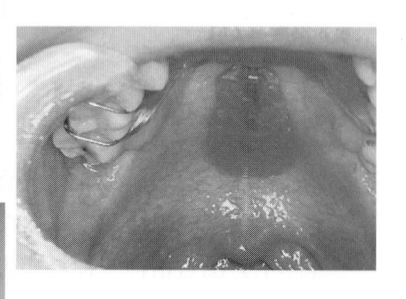

注意　方法によっては逆効果になることがありますので、必ず専門家にご相談ください。

食形態では、きざみ食のように口の中でばらばらになるものや水分は嚥下しにくいので、口の中でまとまりやすい形態にしたり、とろみをつけたりして工夫します。噛む力や舌でまとめる機能が障害度によって異なりますので、症状に応じてゼリー・ペースト・ブレンダー・柔らかく煮たカット食の中で選択します。香辛料などの味の工夫や温冷の温度を強調すると、嚥下反射を促します。栄養士が作り方をご説明します[8)9)]。

食形態の調整や代償的テクニックにより摂食量の増加が期待でき、誤嚥・肺炎・脱水などの合併症の

図6　食物が鼻へ抜けるのを防ぐ歯科的装置

利点
1. 気道の確保
2. 誤嚥の防止

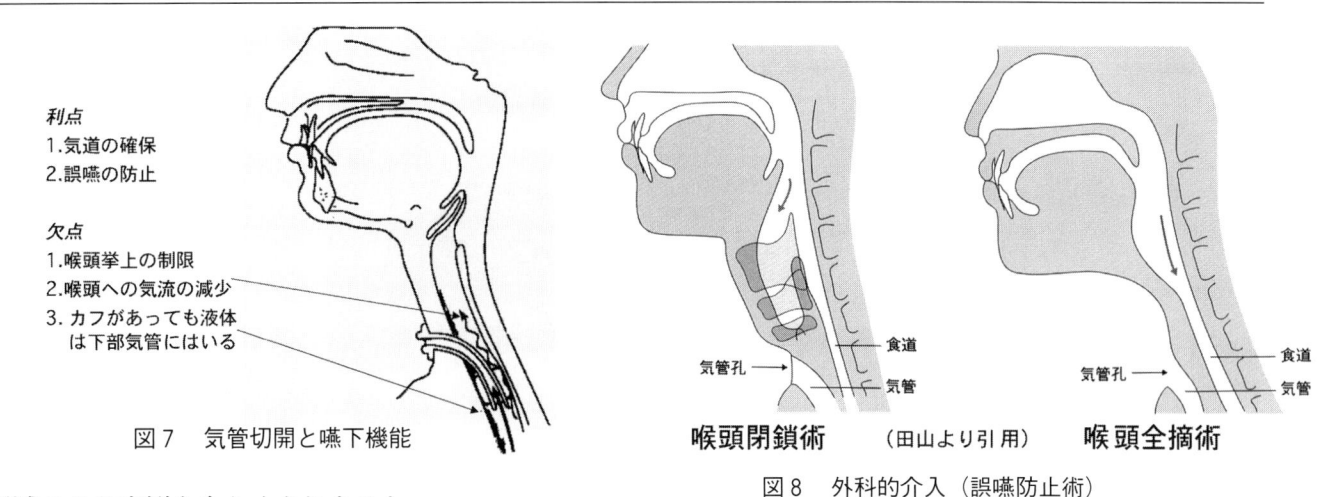

欠点
1. 喉頭挙上の制限
2. 喉頭への気流の減少
3. カフがあっても液体は下部気管にはいる

図7　気管切開と嚥下機能

図8　外科的介入（誤嚥防止術）　喉頭閉鎖術（田山より引用）　喉頭全摘術

軽減できる症例も少なくありません。

　誤嚥など合併症のリスクがある場合は早期に経管栄養による濃厚流動食の併用を導入し、栄養管理の強化を行いましょう。

　さらに誤嚥のリスクが高くなれば経口摂取は中止し、経管栄養のみとします。口からたべられなくなることはとてもつらいですが、無理をして食べていると窒息や肺炎などのリスクは高くなり、呼吸不全を悪化させます。口で味わうだけで飲み込まずに出してしまったり、吸引をしたりと工夫し、味覚を楽しんでおられる方もいます。吸引器は病初期から用意されるほうがよいと思います。

　経管栄養では栄養強化はできますが、誤嚥を完全に防止することはできません。経口摂取を中止しても、唾液は分泌されて無意識のうちに飲み込んでいるからです。この唾液を誤嚥すると痰が増量し、窒息したり肺炎を起こしたりします。まず、口腔ケアを十分行い、口の中の細菌繁殖を少なくするようにしましょう。そうすれば、唾液を誤嚥しても発熱することが少なくなります。しかし、痰が多くなったり、吸引がしづらくなったりしてきた場合は、気管切開により痰をとりやすくする必要があります。

　気管カニューレが入っているとカニューレの重みで嚥下運動時の喉の挙上が制限されることがありますので、なるべく軽量のものを使うなどの工夫をしましょう。また、誤嚥物を喀出しようとしても、カフのために息が喉頭へは流れずに、気管切開孔の方には流れてしまいますし、誤嚥した液体はカフと気管壁のすきまをたどって下部気管へ流れていきます。（図7）

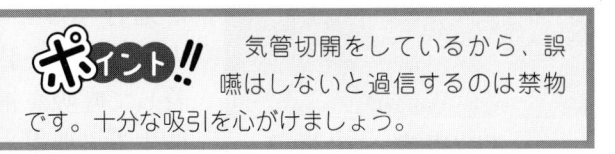

ポイント!!　気管切開をしているから、誤嚥はしないと過信するのは禁物です。十分な吸引を心がけましょう。

　誤嚥を完全に防止するためには、咽頭から気管への道を完全に閉鎖する誤嚥防止術（気管・食道分離術や喉頭摘出など）を考慮する必要があります[10)11)]。（図8）

ポイント!!　誤嚥のリスクが高いにもかかわらず、経口摂取への意欲が強い患者さんの場合もこの手術がよいかもしれません。

　誤嚥防止術では、気管切開は避けられないので発声ができなくなります。しかし、ろれつがとても回りにくく、会話がしにくい場合は、話すことよりも食べることを選択する方がよいこともあります。進行期ではこのような気管切開や誤嚥防止術を考慮することで、より永く口から食物を食べていただくことができます。

　また、食物誤嚥や唾液の誤嚥によって痰が増加します。早期に自己吸引またはご家族による吸引を習得して、痰の窒息を防止しましょう。口角から唾液がだらだらと流れ出ることがあります。これは、顔面筋力低下により口唇が十分に閉じなかったり、頭が前に垂れ下がったり、唾液がしっかり飲み込めなかったりすることによって起こります。姿勢に気をつけ、口腔周囲筋の体操をしましょう。抗コリン剤や三環系抗うつ剤など薬剤で、痰や唾液の減量をはかることもできます。この場合は痰が粘稠になることがあり、窒息に注意が必要です。

コツ　流涎対策に低圧持続吸引器が有用です。

　上肢筋力低下は進行すると、摂食動作がつらくなり、疲労感により食欲も低下します。

専門医の工夫　上肢をつりあげるリフトを補助具として導入するなど、摂食動作による疲労で摂食量が減らないように工夫します。（図9）

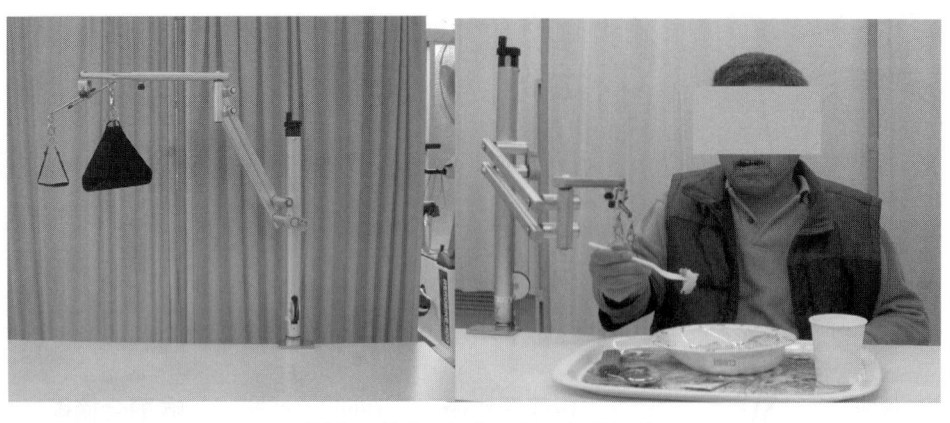

図9　サスペンション・スリング
近位筋の筋力低下が著しい場合に利用する。

また、

> コツ　すべて自力で食べるのではなく、食事の一部を介助してもらって疲労感の軽減に努めることも大切です。

経管栄養について

現在よく使われている経管栄養法には持続的経鼻経管栄養法(CNC)・間欠的経口経管栄養法(IOC)・胃瘻があります。それぞれの長所と問題点について述べます。

持続的経鼻経管栄養法(CNC)
長所：取り扱いが容易

問題点：鼻腔内狭小による呼吸路の狭窄、カテーテルの咽頭留置による嚥下運動の障害、鼻咽腔刺激による分泌物の増加と不衛生、カテーテル周囲の付着残留物落下による誤嚥性肺炎、下部食道括約部の開大による胃食道逆流現象、自己抜去予防のため拘束が必要などがあります。

持続的経鼻経管栄養は簡便で、短期的栄養管理法としては優れていますが、長期経管栄養法としては、上記のような問題点を十分考慮する必要があります。

胃瘻
長所：注入や管理が比較的容易、嚥下運動の邪魔にならない

合併症：術中の出血、誤穿刺、腹腔内漏洩による瘻孔部感染、不良肉芽、カテーテルの逸脱、腹壁の皮膚障害、胃壁粘膜障害、バンパーの胃壁内埋没、瘻孔からの栄養剤の漏れによる胃食道逆流などがあります。また、

> ⚠ 注意　呼吸不全が進行すると、胃瘻を作る時に呼吸状態が悪くなるというリスクがあります[12]。

間欠的経口経管栄養法[13]（IOC）（図10）
濃厚流動食注入時のみ経口的にカテーテルを挿入し、終了時に抜去する方法です。

長所：患者の苦痛・拘束が少ない、鼻咽腔が衛生的、カテーテル留置による弊害がない、嚥下機能訓練の一部となる、呼吸不全合併例でも施行できる。

問題点：介助者が挿入方法を習得するのにやや時間がかかる。

それぞれ患者さんの状況に応じて選択する必要があります。

呼吸不全について

ALS患者さんの呼吸不全は呼吸筋が痩せてきて、息を吸ったり吐いたりが十分出来ない換気不全によって起こります。呼吸不全が進行すると、人工呼吸器を装着して呼吸を補助する必要があります。現在、

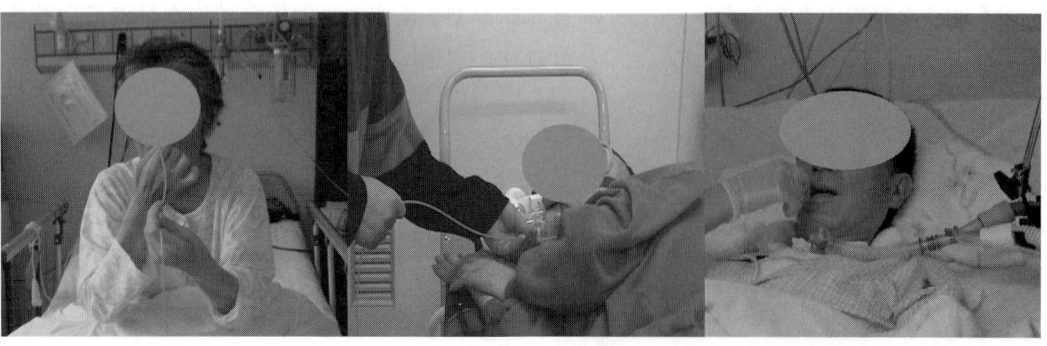

自己挿入　　NIV患者への挿入　　TIV患者への挿入
図10　間欠的経口経管栄養（IOC）

以下の2種類の呼吸管理法が行われています。
　鼻マスクによる間欠的陽圧式人工呼吸（NIPPV）
　気管切開による間欠的陽圧式人工呼吸（TIPPV）

> **ポイント!!** 呼吸筋の中には、嚥下に関連する筋肉も多いこと、また誤嚥した物の喀出には十分な肺活量が必要であることなど、嚥下障害と呼吸不全は相互に関連しています。つまり、呼吸不全が存在すれば、摂食・嚥下障害は必発であり、呼吸不全悪化により摂食・嚥下障害はさらに進行する可能性があるのです[1]。

　そこで、人工呼吸器装着の意思がある患者さんは、医師から勧められたら時点でなるべく早く装着しましょう。一般的にはNIPPVをまず行い、換気が不十分になったらTIPPVに変更します。呼吸器を装着することで呼吸状態が安定し、摂食・嚥下障害が軽減されることもあります。

> **コツ** 呼吸器を装着したまま、口から食事をとっていただくこともできます[14]。

> **ポイント!!** また、呼吸器装着を希望しない患者さんも、経管栄養で栄養状態を良好に保つことで体力を維持でき、口から好みの物を味わっていただくことができます。

　胃瘻（PEG）による栄養管理で体重の維持に努めている患者さんは、そうでない患者さんよりも生命予後がよいという報告があります。何よりも、栄養が十分足りていると、気持ちが少しでも前向きになります。

　患者さんには全身の運動機能が失われていく中で、普通の食生活を長く続けたいという思いが強いと思います。しかし、摂食・嚥下障害になる食生活を続けていると、栄養状態が悪くなったり、合併症を誘発したりして、生命予後を短縮することがあります。患者さんの気持ちをくみとりながら、安全でかつ楽しい食生活をしていただけるよう、医師、医療スタッフ、介護スタッフなどが応援しています。患者さんやご家族だけで悩まずに、なんでもご相談していただきたいと思います。

参考文献

1) 野﨑園子、国富厚宏、齋藤利雄、松村　剛、神野　進：筋萎縮性側索硬化症患者の摂食・嚥下障害－嚥下造影と呼吸機能の経時的変化の検討－．臨床神経学43：77-83，2003
2) 市原典子，三好まみ，松賀晴美：ALS患者さんの自発的代償嚥下．難病と在宅ケア10：32-36，2004
3) Millwer RG, Rosenberg JA, Gelinas DF, et al : Practice parameter: The care of the patient with amyotrophic lateral sclerosis (an evidence-based review). Neurology 52: 1311-1323, 1999
4) Mazzini L, Corra T, Zaccala M, et al : Percutaneous endoscopic gastrostomy and enteral nutrition in amyotrophic lateral sclerosis. J Neurol 242: 695-698, 1995
5) 野﨑園子、石田玄、市原典子ほか：湯浅班嚥下グループのまとめ．厚生労働省精神・神経疾患研究委託費　政策医療ネットワークを基盤にした神経疾患の総合的研究　総括研究報告書(平成15年度〜17年度)：151-164，2006
6) 野﨑園子：摂食・嚥下障害の評価と治療　トピックス　ALSと筋ジストロフィーの嚥下障害．MB MEDICAL REHABIRITATION 83：65-74，2007
7) 舘村卓：歯科に相談できること．湯浅龍彦，野﨑園子編，神経・筋疾患摂食・嚥下障害とのおつきあい－患者とケアスタッフのために－，97-101，全日本病院出版会，2007
8) 山川まり子：外食を楽しく．湯浅龍彦，野﨑園子編，神経・筋疾患摂食・嚥下障害とのおつきあい－患者とケアスタッフのために－．92-96，全日本病院出版会，2007
9) 野﨑園子、藤原育代、石川就一、松本綾、坂口充弘、米田隆：嚥下障害の方も楽しいお食事を　摂食・嚥下障害について．http://www.terumo.co.jp/terumeal/info/index7.html
10) 田山二朗：筋萎縮性側索硬化症の嚥下障害－その機序と対策－　臨床神経，35: 1557-1559,1995
11) 箕田修治：筋萎縮性側索硬化症の嚥下障害に対する誤嚥防止術の適応基準．医療60：620-624，2006
12) 野﨑園子、安東範明、小牟禮修、齋藤由扶子、舟川格：慢性神経・筋疾患におけるPEGの安全性と合併症に関する検討．医療59：89-94，2005
13) 野﨑園子、齋藤利雄、松村　剛、藤村晴俊、神野　進：筋萎縮性側索硬化症患者に対する間欠的経口経管栄養法．神経内科60：543-548，2004
14) 野﨑園子：筋萎縮性側索硬化症（ALS)患者さんの嚥下による呼吸の変化．難病と在宅ケア10：31-33，2005

（野﨑　園子）

29 胃瘻と気管切開

胃 瘻

　ALSで口や喉の動きが障害されると、呂律が回らなくなる（構音障害）だけでなく、むせやすくなり（嚥下障害）、十分な量の水分や栄養を摂取できずに脱水や体力消耗を来す。進行すると気管に食べ物などを詰まらせたり（窒息）、肺に吸い込んで肺炎を生じる（誤嚥性肺炎）。誤嚥性肺炎は重度神経難病患者の死亡原因の多くを占める重大な合併症である。誤嚥をいかに予防するかが、患者の生命予後を大きく左右する。

1）構造的問題
　図1は空気と食べ物の通り道の模式図である。実線は鼻から吸い込んだ空気が気管を通り肺に送られる経路、点線は口から飲み込んだ水や食べ物が食道を通り胃に送られる経路を示している。両者が喉の奥で交差しているのがわかる。健康な人でも、食事中に不意に笑わされた時などに、むせたり、口の中のものが鼻から出て来た経験があるだろう。

2）経管栄養
『経鼻経管栄養』
　嚥下障害のある患者に対して、20年ほど前までは「鼻と口が喉の奥でつながっている」構造を利用して、経鼻経管栄養が主として行われてきた。「鼻管」「マーゲンチューブ」とも呼ばれている。体に傷を付けなくて済むので、現在でも一時的な栄養補給などにしばしば用いられている。
　欠点としては、以下のような点が挙げられる。
・鼻から胃まで細いチューブを留置しておくので、不潔になりやすく、週に一回程度の交換を必要とする。
・異物感が強い。
・鼻から常時管を垂らしているので外観が悪い。
・患者により自己抜去されやすい。
・管が口腔内に戻ってきていることに気づかずに

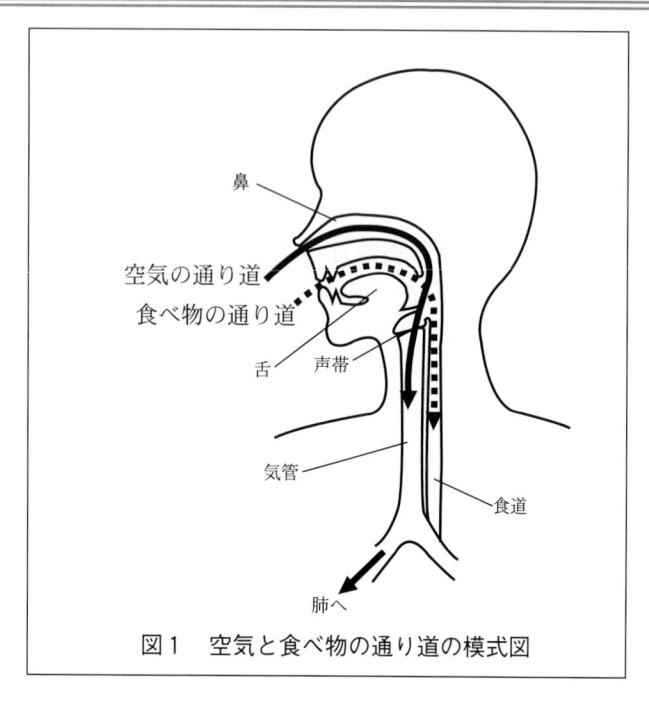

図1　空気と食べ物の通り道の模式図

注入を行い、誤嚥を招くおそれがある。

『経皮内視鏡的胃瘻造設術（percutaneous endoscopic gastrostomy, PEG）』
　1980年代に開発され、簡便に胃瘻が作れるようになった。長期に渡り経管栄養が必要な患者では、現在こちらが主流である。

PEG作成の実際
　最も一般的なpull法について、作成手技の概略を説明する。
① 胃内視鏡（胃カメラ）を挿入する。内視鏡は胃の中を照らして観察できるだけでなく、空気を送ったり、ものをつかんだりすることができる（図2）。
② 空気を送り、胃をふくらませて腹膜に密着させる（図3）。
③ 局所麻酔をかけ、針を貫通させる。
④ 針を通して長く細いワイヤーを胃の中に挿入し、内視鏡でこれをつかむ（図4）。
⑤ そのまま内視鏡を口から引き抜くと、ワイヤー

図2　胃内視鏡（胃カメラ）

図3　皮膚／皮下脂肪／腹筋／腹膜／胃／内視鏡

図4　ワイヤー／針／内視鏡

図5　ワイヤー／PEGチューブ

図6

図7　注入口／ストッパー

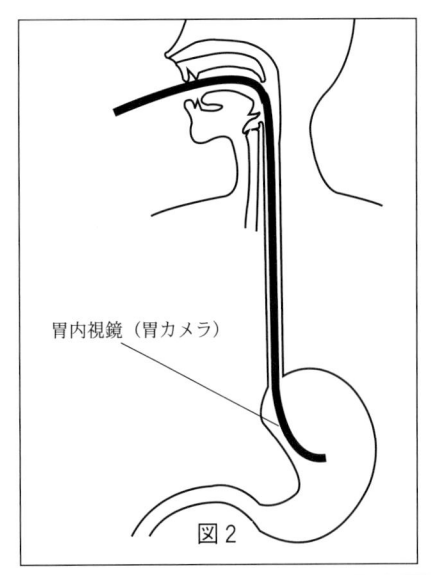

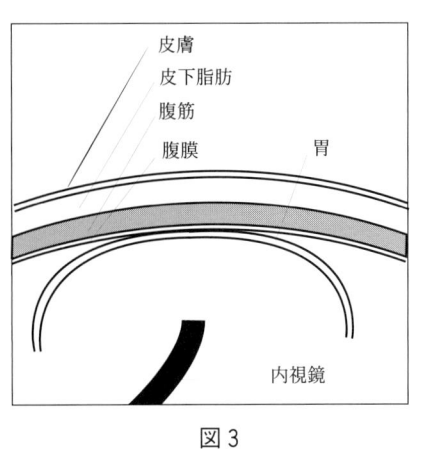

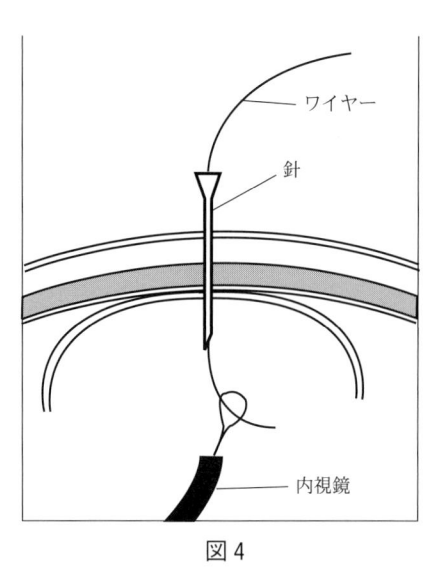

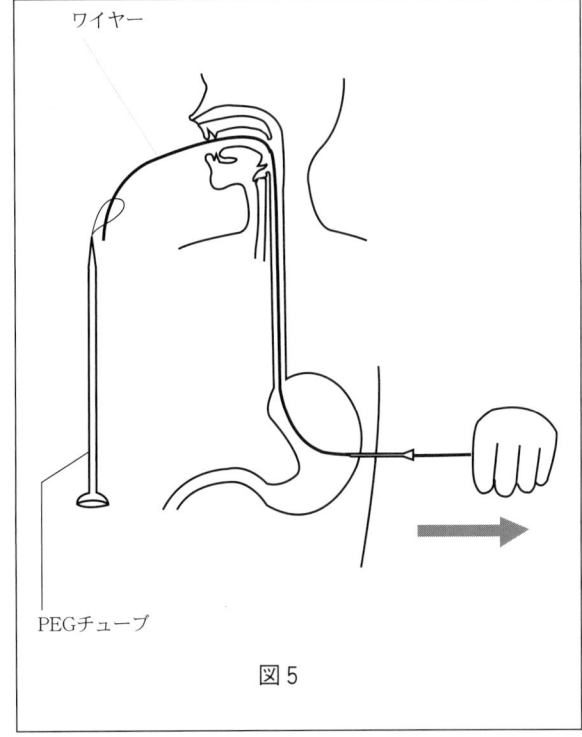

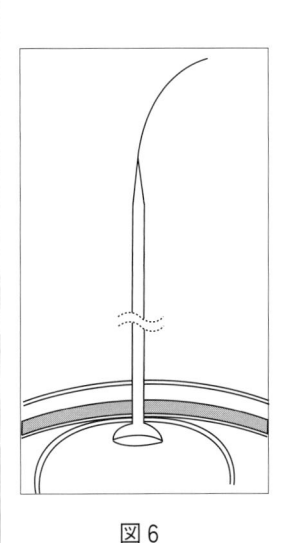

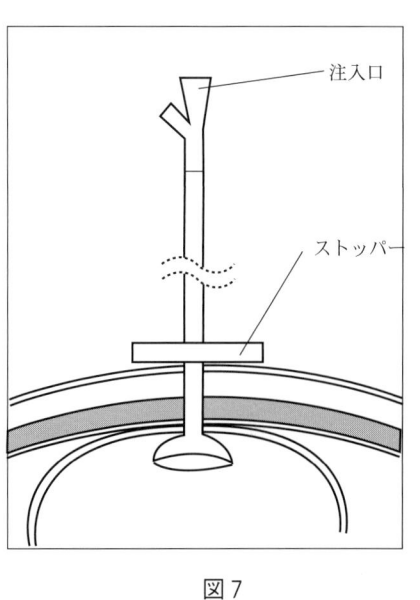

は食道を通過して口から出てくる。ワイヤーの一端は腹壁の外に残っている。
⑥ 口から出てきたワイヤーの先端に、片方がとがっており他方がマッシュルーム型に開いているチューブを接続する（図5）。
⑦ 腹壁から出ているワイヤーを引くと、チューブは食道を通過し、チューブのとがった先端は穴を通過して腹壁から出てくるが、マッシュルーム型の末端は通過できずに胃の中にとどまる（図6）。
⑧ 適当なところでチューブを切って、ストッパーを付けて完成（図7）。

通常10〜20分で終了する。患者が苦痛を感じるのはもっぱら内視鏡を挿入するときで、健常者が胃の検診を受けるときと同様である。

3）胃瘻の特徴

ポイント!!　PEGの説明に当たり、「胃に穴をあけたら、もう口から食べられないのですか」とよく尋ねられる。胃に穴が開いていても、嚥下機能に影響はない。「これまで通り、おいしいものは口から食べましょう。病気が進行したり、体調が悪く口から食べられないときの非常口を開けておくと考えてください。」と説明している。入浴も可能である。

まとめると、以下の様になる。

利　点：
- 経鼻経管栄養と比べて異物感が少なく、外観がよい。
- 確実に胃内に入っているので、注入前の確認が不要。
- チューブの交換頻度が少なくて済む（3～6ヶ月に1回程度）。
- 患者により自己抜去されることが少ない。

欠　点：
- 雑菌の多い口の中を通すので、術後の皮膚感染症（皮下膿瘍など）が多い。
- 理解の得られない患者では、術後すぐに自己抜去されたとき危険。
- 肺活量の極端に低下した患者では、内視鏡を挿入すること自体が窒息につながり危険である。

4）**胃瘻チューブのいろいろ**

胃瘻作成後、1ヶ月程度で傷口が安定し、患者・介護者の希望や状況に合わせて、いろいろなチューブに交換できる（図8）。

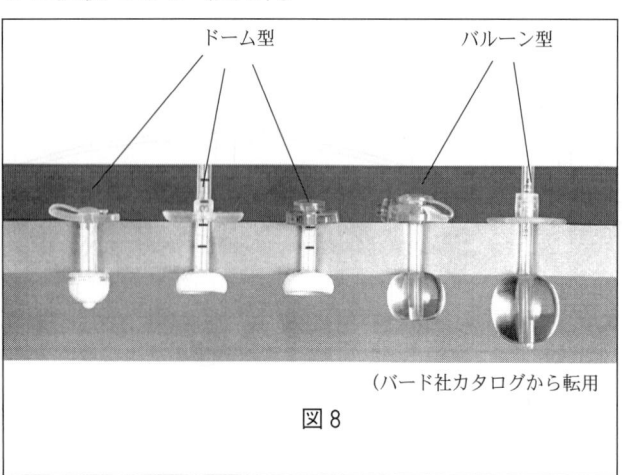

図8

大別すると、①バンパー型、②水を注入してバルーンをふくらませるタイプに分けられる。②は交換時に痛みが少なく患者に人気があるが、しばしば老朽化や腹圧などでバルーンが破裂して抜けてしまうことがある。①は交換時に痛みを伴うものの、抜ける心配はほとんどなく、交換頻度も②に比べて少なくて済む。

胃瘻は、一度作成してしまえばその後の管理が簡単で、患者にとって「失うものは少なく、得るものが多い」処置であるといえる。嚥下障害が見られ始めた患者には、「できるだけ早く、体力を消耗しないうちに」胃瘻を作成しておくことを勧めている。

注　意　ALSでは呼吸障害がある程度以上悪化すると、内視鏡挿入自体で窒息する危険が生じるため、他の疾患の患者より、早期に作成した方が良い。

気管切開

気管に穴をあけ、そこから空気を出入りさせる手技である。喉頭癌術後や緊急救命処置としても行われるが、ALSなどの慢性進行性の神経難病で適応となるのは以下の場合がほとんどである。
ⓐ 痰などが気道につまり、窒息のおそれがある場合。
ⓑ 口から流れ込んだ唾液で肺炎を繰り返す場合。
ⓒ 呼吸筋力が極端に低下している場合。
ⓓ 侵襲的人工呼吸器を装着する場合。

手　技：

あらかじめ口から気管に管を通しておいて（挿管）行うか、局所麻酔か全身麻酔か、病室か手術室か、は、患者の状態と病院の体制で異なる。それほど大がかりな手術ではないので、局所麻酔で行い、所要時間も一時間以内である場合が多い。甲状軟骨（ノドボトケ）の下に4～5cm程度の切開を加え（縦に切る場合も横に切る場合もある）、気管内に気管カニューレ（図9）を挿入する。

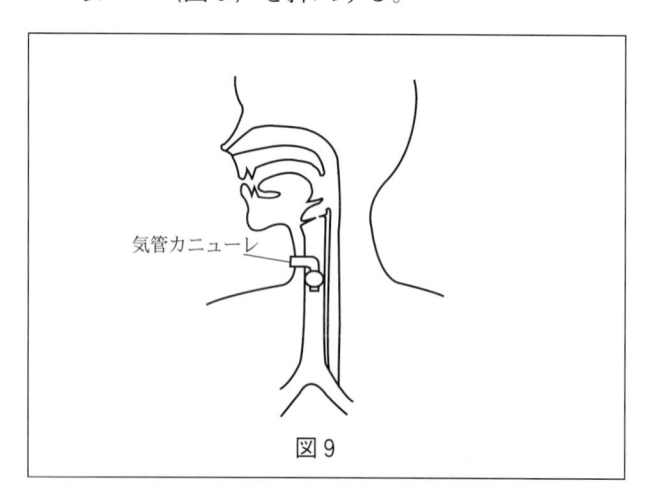

図9

患者の状態にもよるが、麻酔が醒めた後の痛みもそれほど甚だしくはなく、痛み止めが必要な人は少ない。ただし、ご自分の喉をぐっとつかんでみればわかるが、気管は敏感な場所である。そこに異物が

入っているのであるから、体を動かしたり、痰を吸引するためにチューブを入れるなどの刺激による違和感は強い。

専門医の工夫　特に術後2〜3日までは、「気管切開をすれば楽になる、と言われたのにかえって苦しい」と訴える人も多い。筆者は、「違和感が薄れるのに1週間くらい必要で、呼吸が楽になったと実感するのには2週間かかる」と説明している。実際にはもっと短期間ですむ人も多い。

気管カニューレ：
ALS患者で一般に使用される、カフ付き・サクションチューブ付きタイプを図示する（図10）。

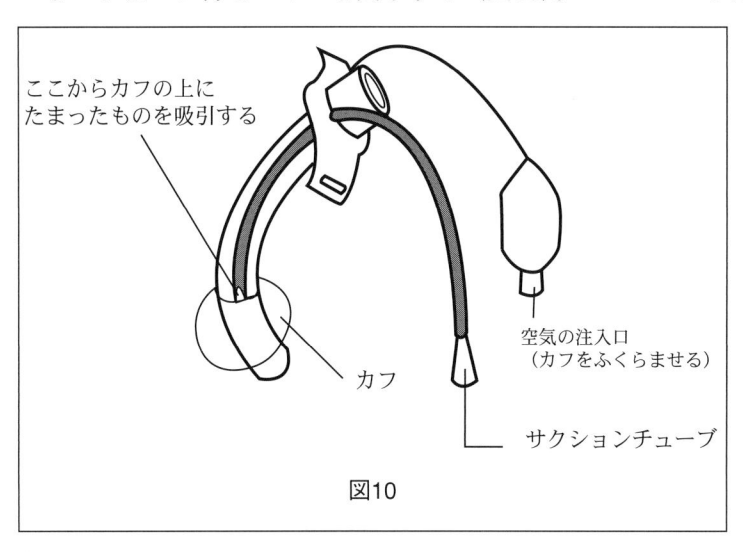

ここからカフの上にたまったものを吸引する
空気の注入口（カフをふくらませる）
カフ
サクションチューブ
図10

気管切開の利点：
・気管の中にたまった痰を速やかに吸引できるので、窒息の危険が減少する。
・嚥下障害が進行すると、自分の口の中から出てきた唾液を飲み込めず、気管に吸い込んで肺炎を起こすようになる。気管切開をしてあれば、気管に入った唾液はカフでストップされ、サクションチューブで吸引することができるので、肺炎を予防できる。楽しみ程度の量を口から食べている人も、気管切開をしてある方が安全に食べられる場合が多い。
・呼吸筋力の低下した患者では、気管切開で鼻から気管までのスペースを省略するだけでも呼吸しやすくなる。
・侵襲的人工呼吸器を装着する場合は絶対必要である。

欠　点：
・声が出なくなる：声帯の下に穴をあけるため、基本的に声は出ない。発声のために工夫した気管カニューレや発声装置等もあるが、ALS患者の場合それらを使えない場合も多い。
・吸引の問題が発生する。気管の中にチューブを入れて痰を吸引するので、介護者はある程度の清潔動作の訓練が必要である。これまでは注射などと同じ医療行為として、患者自身か、患者の代理としての家族か、医師・看護師にしか許可されていなかった。ALS患者の場合はヘルパーでも吸引の許可が与えられたが、実際に行っているケースはまだ少ない。
・痰などがこびりつくため、1〜2週間に1回の交換が必要である。

ALS患者の場合、一度あけた気管切開をふさぐことはまずない。気管切開は、生命予後に直結し、延命効果が期待できる。反面、失うものもあるため、その決断には慎重な判断が必要である。

（大隅　悦子／今井　尚志）

30　NPPV導入後のPEGの実際例

　筋萎縮性側索硬化症(ALS)においては、進行すると徐々に嚥下障害と呼吸不全を呈します。嚥下障害に対しては、経管栄養を、呼吸不全に対してはNPPVを導入することでQOLの改善が期待されます。

　経管栄養を行う場合、一時的には経鼻胃管を留置する場合もあります。しかし、呼吸不全が進行し、NPPV（非侵襲的陽圧換気療法）を導入した後では、マスクと頬の隙間からチューブを入れることになります。そのため、隙間から呼吸器の送気が漏れてしまったり、チューブ留置が誤嚥の誘因になってしまったりと、さらに問題を抱えることになってしまいます。この問題を避けるためには、NPPVを導入する前に経皮内視鏡的胃瘻造設術（以下、PEG）を行うことが望ましいと考えられます。

　しかし、実際の診療においては、必ずしも早期に胃瘻を増設できるとは限りません。十分に説明を行ってもなかなか同意が得られないことが多々あります。その間に呼吸不全が急に進行してしまった場合には、PEGが困難になってしまうこともあります。このように、呼吸不全が進行し、NPPVを導入した後に経管栄養が必要になったケースでも、以下の方法でPEGを行うことにより、安全に胃瘻を造設することができる症例があります。

PEGの方法

　当院では手術室にて、神経内科医数人で協力してPEGを行っています。〔経皮的瘻用カテーテルキット（鮒田式腹壁固定具）を使用しています。〕

　術中はNPPVを継続して使用しており、意識は覚醒しています。術前処置として硫酸アトロピン、臭化ブチルスコポラミンを筋注しました。

　鼻マスクを装着したままの状態で、塩酸リドカイン（表面麻酔用）にて咽頭麻酔を行い、通常は左側臥位にて上部消化管内視鏡を挿入します。その後、仰臥位を取り、十分送気を行い胃を拡張させます。次に手術台の頭側を起こし（胃と腸が重なってしまうのを避ける）、手術灯で腹部を照らします。腸管を誤って穿刺することのないように、手術灯の光が胃の中まで透過する部位を内視鏡で確認し、さらに腹壁側から指を軽く押し込み、胃粘膜面が内腔に突出するのを確認した上で、穿刺する部位を慎重に選びます。穿刺する部位が決まったら、局所麻酔を行い、鮒田式腹壁固定具（図1）を用いて腹壁と胃壁を縫合糸（3-0 ETHICON PDS*Ⅱ）で2ヵ所固定します。その中間にintroducer法（図2～4、文献3を参考に改変）を用いてバルーンカテーテルを挿入、留置します。

　症例には成人用内視鏡（図5）を用いました。

症例　61歳　男性　ALS

　2002年3月（59歳）左足の筋力低下で発症し、徐々に四肢に広がりました。

　2004年1月（60歳）呼吸機能の低下を自覚するようになりました。2月の検査では、%FVC（努力肺活量）が41.2%と低下しており、3月（61歳）当科に入院されました。入院時には既に寝たきりとなっており、ADLは全介助でした。%FVCは32.7%、動脈血血液ガス分析ではPCO$_2$ 50mmHg PO$_2$ 73mmHg SO$_2$ 95%と二酸化炭素の貯留を認め、NPPV（BiPAP Synchrony）を導入しました。5月にPEGを施行することになりました。

　術前の状態としては、ADLは全介助、呼吸機能はFVC 0.80L（%FVC 23.1%）と数ヵ月間で急激に低下していました。嚥下機能は介助にて全粥をゆっくり摂取可能なレベルでした。身長は166cm 体重は47.4kg、BMI 17.2と低下していました。BiPAPの設定は、S/Tモードで日中はIPAP 22cmH2O（夜間はIPAP 16cmH2O）EPAP 4cmH2O RR 13としていました。

　このような状態で、術中に鼻マスクによるNPPVを使用しながら、上述の方法によるPEGを施行しました。術中には呼吸状態は安定しており、安全に施行することができました。

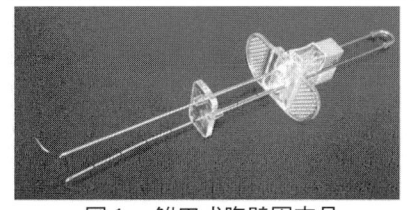

図1　鮒田式腹壁固定具

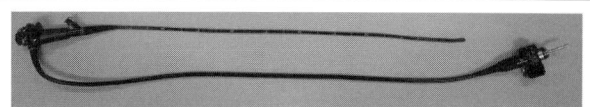

図5　症例1に使用した成人用上部消化管内視鏡
（OLYMPUS GIF-XQ240　先端部外径9mm　有効長1030mm）。

図2-4　嶋尾仁編：内視鏡的胃瘻造設術(改訂第2版)，永井書店，大阪，2005を改変

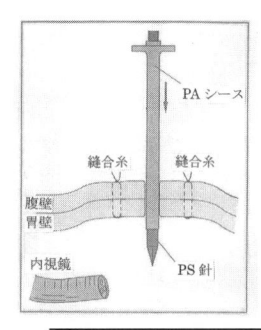

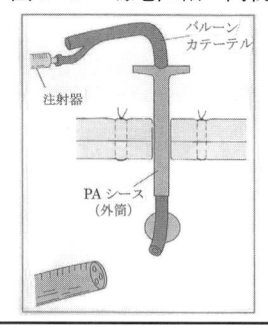

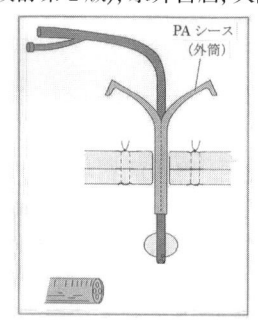

図2　内視鏡で観察を行いながら、鮒田式腹壁固定具を用いて2ヵ所固定、その中間にシースが装着されたPS針（トロカール針）を挿入する。

図3　PS針（内筒）を抜去し、シース（外筒）をガイドとしてバルーンカテーテルを挿入、バルーンに蒸留水を注入する。

図4　シース（外筒）を抜去し、バルーンカテーテルを留置する。

この方はその後、カフマシーンによるMAC（機械的排痰）を使用開始し7月に退院となり、約1年間在宅療養を継続することができました。

結　果

上述の方法では、内視鏡の挿入は1回のみでPEGが可能であり、pull法やpush法のようにカテーテルが咽頭を通過せずにPEGが可能でした。術中は覚醒状態でNPPVを使用しており、呼吸状態は安定していました。頻回の口腔内吸引を必要としましたが、術後の肺炎は認めませんでした。ペースト食程度しか経口摂取できない場合も、先端の細い内視鏡を使用することにより、安全に内視鏡の挿入が可能でした。同様に、側臥位をとれない場合も仰臥位のままで手技が可能でした。

考　察

我々は、多専門職種ケアチームによるALS呼吸療法のモデルを構築中です。早めにPEGを行ってから呼吸苦がない時期にNPPVを導入することにより、QOLの改善が期待されています。米国神経学会のALSガイドラインでは、％FVCが50％を下回った時にNPPVの適応を考慮することになっています。しかし、この時期に順調にNPPVを導入できたとしても、嚥下機能の障害が進行し経口摂取が困難になると経管栄養が必要となります。さらに、％FVCが50％を下回るとPEGのリスクが生じ、30％を下回るとハイリスクとされています。症例1においても、術前の％FVCが23.1％とハイリスクを認めていました。このような呼吸不全が進行したNPPV導入後のALSの症例においても、上記の方法により安全にPEGを行うことが可能である場合があります。

PEGの事故の予防

当院ではPEGの事故予防のために工夫しています。

多くの施設では、穿刺する部位を決める際には、内視鏡先端の光源を点灯させ、胃内から腹壁に達する透過光を指標に穿刺部位を決定します（イルミネーションテスト）。当院では、この方法は取らずに、手術灯で腹壁を照らし、腹壁から胃内に達する透過光を指標にすることで、より安全に穿刺部位を決定することが可能となっています。

一方、PEG造設後の胃瘻チューブの交換についてですが、当院では初回の交換は術後3週間後に行っています。縫合糸の張力が保たれているため、瘻孔の離解が起きにくく、胃瘻チューブを腹腔内に誤挿入する事故を防ぐことができます。交換の際には、上述の通りバルーンタイプの胃瘻チューブを使用していますが、同時に柔らかいポリプロピレン製の交換用ロッド（ガイドワイヤーのようなもの）をガイドとして利用することで、さらに確実なチューブ交換が可能となります。この方法は、訪問診療において在宅の難病患者さんの胃瘻チューブを月に1回交換する際にも大変利用価値が高いと思います。

また、今後は、胃瘻を通して栄養チューブの先端を十二指腸や空腸に誘導し留置すること（経胃瘻的空腸栄養）を目的に、経鼻・経口の両方に対応した、より細く長い上部消化管内視鏡（OLYMPUS GIF-XP260　先端部外径5.0mm　有効長1100mm）を使用してPEGを施行することを準備しています。

このようなPEGを行うためには、当然まずNPPVやMAC（機械的排痰）が適切に行われていることが前提になります。この問題につきましては、「難病と在宅ケア」06年10月号を御参照下さい。

（会田　泉）

31　PEGと経管栄養剤の使い方

　PEG（経皮内視鏡的胃瘻造設術）は、難病をかかえ経口摂取困難な患者さんにとって、在宅療養・栄養管理を行う上での必須アイテムとなっている。ここでは、在宅長期管理を行う上での注意点と、栄養療法の基本的事項について述べる。

PEGの合併症

　PEGの合併症には、造設手技自体に関連したもの、留置したカテーテルに関連したもの、経腸栄養剤投与に関連したもの、カテーテル交換時のトラブルがあげられる。ここでは在宅管理に必要なカテーテル留置に伴うPEG特有の合併症について述べる。

1）バンパー埋没症候群

　バンパー埋没症候群（Buried Bumper Syndrome）は、胃内バンパーが粘膜に食い込み粘膜内に埋もれてしまう状態で（図1〜2）、カテーテルの締め過ぎによって生じる。

> **ポイント!!** バンパー埋没症候群が生じた場合瘻孔は使用不可能となり速やかな処置が必要となるため、予防と早期発見が重要となる。バンパー埋没症候群を疑う症状（図3）を念頭においた上に、毎日のスキンケアの際に、カテーテルの適切な弛みと回転が可能なことを確認することが重要である。

2）栄養状態改善に伴うカテーテルシャフト長の不均衡

　ボタン型カテーテルを留置している場合、栄養状態の改善により、きつくなり、バンパー埋没症候群と同様の状態となってしまうことになる（図4）。

> **コツ** 毎日の観察でカテーテルがきつくなったら早めに医師に相談し、長めのシャフトのカテーテルに交換してもらう必要がある。

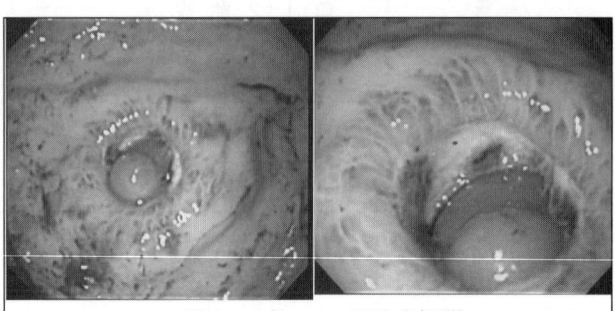

図1　バンパー埋没症候群
（札幌医大第4内科　阿部清一郎先生提供）

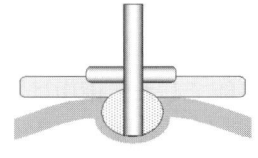

瘻孔完成後にバンパーが胃壁の中に埋もれてしまう。栄養剤の洩れ、滴下不良等で気付くことが多い

内視鏡で確認し、バンパーを回収できればスネアで回収バンパーが完全に胃壁に被われてしまったら外科的に回収

毎日の栄養投与の際の観察が重要
瘻孔完成後はストッパーの締め付けをゆるめにしておく（1〜1.5cm位）
ストッパーを回転させるのは早期発見につながる

図2　バンパー埋没症候群とは

- 胃瘻刺入部の炎症所見の増悪
- 胃瘻カテーテルの回転不可能
- 回転できても手を放すと元に戻る
- 流動食の注入障害
- 刺入部の疼痛の自覚
- タール便の出現　等

図3　バンパー埋没症候群を疑う症状

3）胃内バンパーの物理的刺激による対側胃粘膜の潰瘍

　胃内バンパーの突起により、胃後壁に潰瘍が形成され（図6）、時として大出血を起こすことがある。最近発売のカテーテルでは突起が小さくなり、このような潰瘍形成は稀となっているが、黒色便やター

⚠注意 胃内バンパー（バルーン）による十二指腸の閉塞

バルーン型カテーテルの場合、胃内バルーンが蠕動運動とともに引き込まれ、十二指腸に嵌頓し、嘔吐など消化管閉塞症状を呈する場合がある（図5）。CTや内視鏡で確認した後、バルーンの固定水を抜くとカテーテルが胃内へ戻る。繰り返す場合には、カテーテルをバルーン型からバンパー型へ交換することも検討しなければならない。

ボタン型のカテーテルの場合、栄養状態の改善による皮下脂肪の増加により、カテーテルがきつくなり局所圧迫壊死が起こることがある

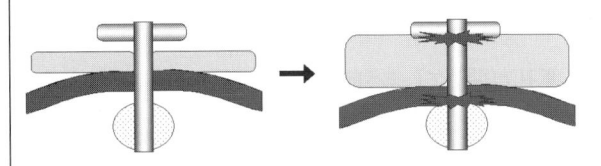

対策
栄養状態が改善し、ボタンがきつくなったら長めのシャフトのボタン型カテーテルに交換する

図4　栄養状態の改善によるトラブル

いわゆるBall Valve Syndrome（バルーンによる十二指腸閉塞）
バルン型カテーテルの場合、胃のぜん動運動とともに胃内バルンが引き込まれ、十二指腸球部にはまり込み、消化管閉塞症状を呈する場合がある

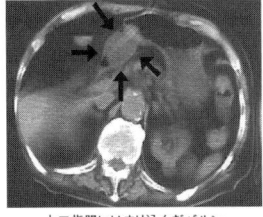

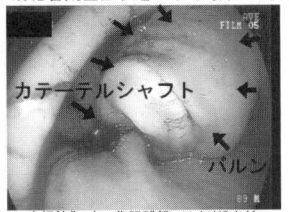

十二指腸にはまり込んだバルン／内視鏡像：十二指腸球部にはまり込んだバルンと、カテーテルシャフト

症状　嘔吐などのイレウス症状・PEGカテーテルが急にきつくなる
対策　まずBall Valve Syndromeを疑うこと。疑われたら、CTや内視鏡で確認する。
　　　バルーンの固定水を抜きカテーテルを胃内へ戻す。
　　　繰り返すならバルン型カテーテルから、バンパー型カテーテルへ変更する

図5　バルーンによる十二指腸閉塞

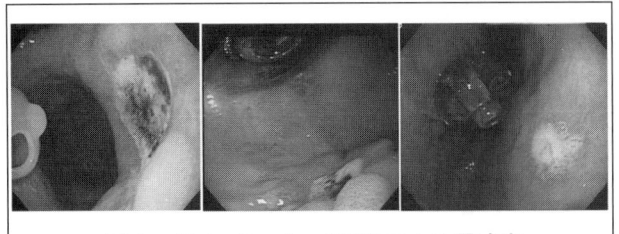

図6　胃内バンパーの刺激による胃潰瘍
（伊達赤十字病院　日下部俊朗先生提供）

ル便が生じた場合、このような潰瘍を念頭において内視鏡による検査が必要となる。

ポイント!! カテーテルの状態を念頭に

カテーテルという異物が胃内に挿入されていることによって、PEG特有の合併症が起こる。在宅においては想像力を働かせ、胃内でカテーテルがどのような状態であるかを考えながら介護を行わなければならない。

ケアとトラブル対策

1）カテーテル交換

PEGカテーテルは長期使用にて劣化が起り、また汚染等の問題も生じるため定期的交換が必要である。交換時期としてはバンパー型では4～6ヵ月毎、バルーン型では1ヵ月毎とされている[2]。筆者は、患者のQOLを損なわないよう在宅で交換を行っている（図7）。

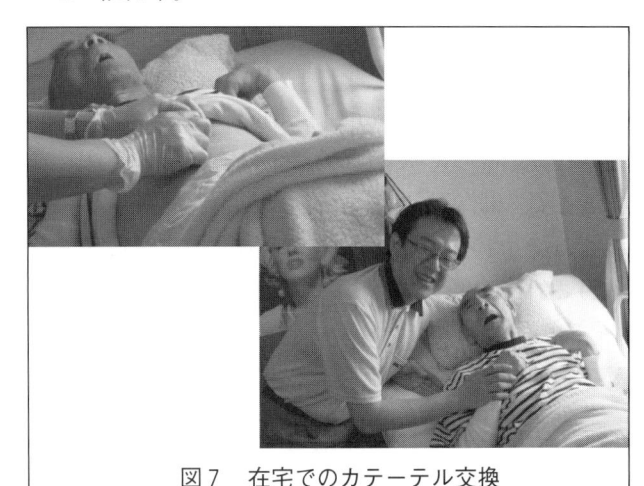

図7　在宅でのカテーテル交換

交換に伴う重篤な合併症も報告されており、在宅担当医の力量に応じて病院での交換を選択しなければならない。

⚠危険 カテーテルの交換

常に瘻孔損傷から腹膜炎に至る重篤な合併症を起こすことを念頭に入れ、新しく挿入したカテーテルが胃内に正しく留置されていることを必ず確認する必要がある。

確認方法としては、在宅においては内視鏡やX線透視が使用できないため、胃液の逆流を確認するこ

とが一般的である。しかし、交換の時間帯によっては胃が空で逆流が確認できない場合がある。

秘伝のオープン 筆者は胃内が酸性(pH4以下)であることを利用して胃液を採取しリトマス紙の変色（青色から赤色）によって確認を行っている（図8）。

コツ 清潔を保持する工夫

雑菌の繁殖によりカテーテル内腔の汚染が生じやすくなるため、酢水を栄養剤投与後に充填することで、清潔を保持する工夫が考案され普及して来ている（図9）。

3）事故抜去

患者自身がカテーテルを抜いてしまう自己抜去をはじめ、胃内バルーンの水が抜けたり、チューブが

ポイント!! 事故抜去への対処法

万が一事故抜去された場合、瘻孔は数時間のうちに閉じてしまうため、速やかな瘻孔確保が必要となる。

瘻孔が閉じてしまう前に瘻孔を確保することが大切
↓
バルーン式の場合、抜けたカテーテルを入れてみる
↓
ダメな場合、またはバンパー式の場合
あらかじめ用意していた細いチューブ
（尿道留置カテーテルなど）を挿入
↓
栄養剤等を一切入れてはいけない
（挿入したカテーテルが胃に入っている保証はない）
↓
朝に造設した病院へ

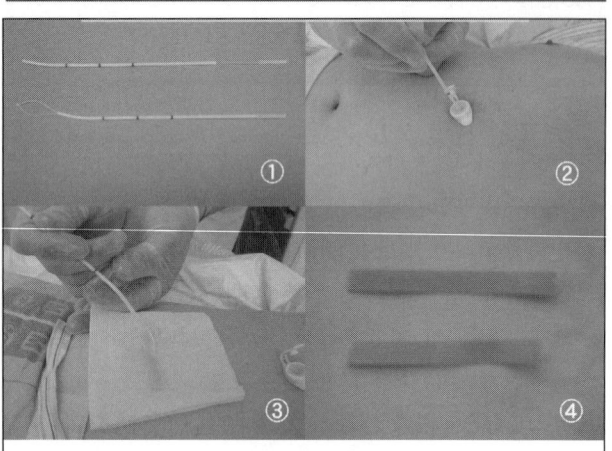

図8　リトマス紙による交換後の確認の手順

2）カテーテルトラブル

カテーテルは、栄養剤・薬剤の長期投与により内腔が閉塞しやすいため、投与後は充分に水でフラッシュを行い閉塞を予防する。また、薬剤投与の際のつまりを予防する工夫として簡易懸濁法が考案され注目されている[3]。

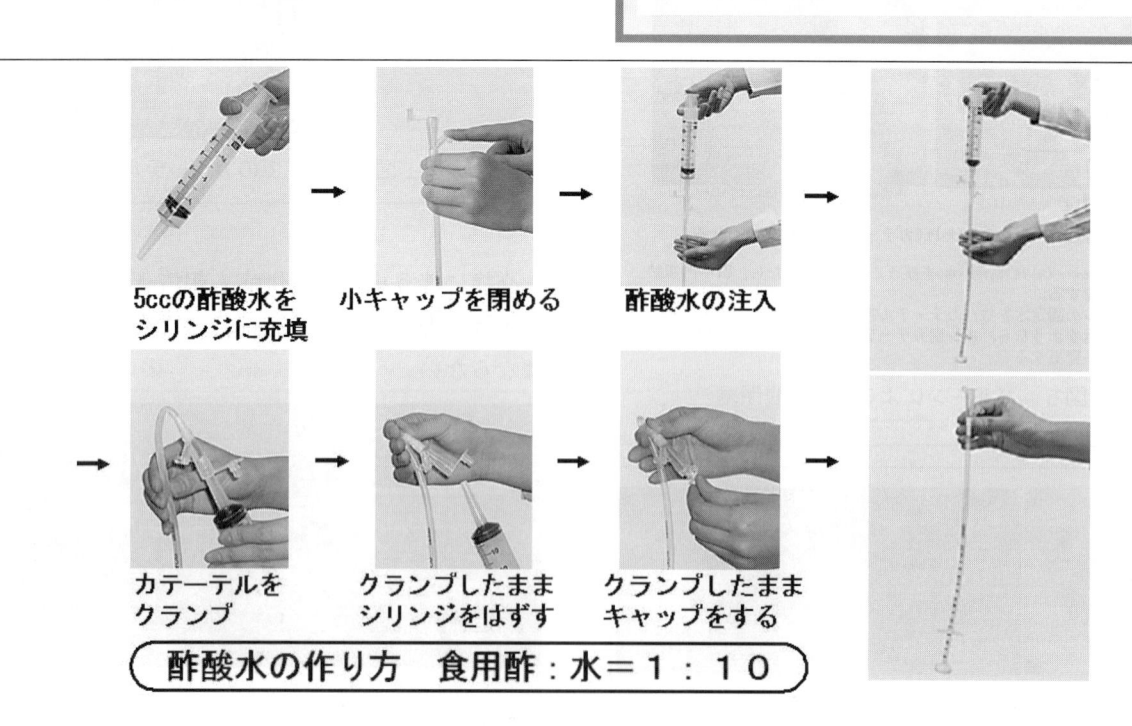

5ccの酢酸水をシリンジに充填 → 小キャップを閉める → 酢酸水の注入 →

→ カテーテルをクランプ → クランプしたままシリンジをはずす → クランプしたままキャップをする →

酢酸水の作り方　食用酢：水＝1：10

図9　酢酸水によるチューブ型カテーテルの清潔保持方法（PDNセミナー　胃ろうと栄養textbookより）

表1 代表的な経腸栄養剤の標準組成表

	成分栄養剤 エレンタール	ペプチド栄養剤 ツインライン	消化態栄養剤 ラコール	消化態栄養剤 エンシュア リキッド	半消化態栄養剤 K-4A	半固形流動食 PGソフト	半固形流動食 メディエフ プッシュケア
タンパク質 (g/100Kcal)	4.4	4.05	4.38	3.52	4.5	4.0	4.7
糖質 (g/100Kcal)	21.2	14.68	14.68	13.78	14	16.1	
脂質 (g/100Kcal)	0.17	2.78	2.76	3.52	2.7	2.2	2.8
食物繊維 (g/100Kcal)	-	-	-	-	2.0	*0.36	1.2
水分 %			85	85	84.3	43.7	27.1
ビタミン							
ビタミンA μgRE	64.8	62	62	250	70	85	71
ビタミンD μg	0.43	0.34	0.34	20	0.5	0.5	0.53
ビタミンE mg	1	0.67	0.65	3	0.9	0.9	0.8
ビタミンK μg	3	63	62.5	7	8	*7.5	8.4
ビタミンB1 mg	0.065	0.2	0.38	0.15	0.13	0.39	0.24
ビタミンB2 mg	0.067	0.225	0.245	0.17	0.14	0.21	0.2
ナイアシン mg	0.74	2.48	2.5	2	2.8	2.1	1.7
ビタミンB6 mg	0.088	0.248	0.375	0.2	0.25	0.5	0.13
葉酸 μg	14.67	25	37.5	20	25	50	27
ビタミンB12 μg	0.23	0.315	0.32	0.6	0.4	1.5	0.27
ビオチン μg	13	3.85	3.86	15.2	5	-	5.1
パントテン酸 mg	0.37	0.94	0.958	0.5	1	0.9	0.67
ビタミンC mg	2.6	22.45	28.1	15.2	20	15	30
ミネラル							
ナトリウム mg	86.7	69	73.8	80	110	130	200
(食塩相当量g)	0.22	0.175	0.19	0.2	0.28	0.3	0.51
カリウム mg	72.5	106.5	117	148	110	100	168
カルシウム mg	52.5	117.5	138	52	60	60	78
マグネシウム mg	13.3	14	44	20	35	35	36
リン mg	40.5	53	19.3	52	60	75	74
鉄 mg	0.6	0.63	44	0.9	1.1	1	1.1
亜鉛 mg	0.6	0.945	0.64	1.5	0.9	1	2
ヨウ素 μg	5.1				15	*15	17
銅 μg	70	23	125	100	80	100	140
マンガン μg	100	160	133	200	400	400	450
セレン μg		1.2	2.5		3	6	3.3
クロム μg					4	6	3.3
モリブデン μg					3	6	2.8

*分析値

引っかかり抜けてしまう場合等を含め総称的に事故抜去と呼ぶ。認知症や意識障害等で事故抜去されることが多いため、腹帯や予防服等でカテーテルを被覆し予防することが重要である。

在宅では、瘻孔確保のためにPEGカテーテルより細めの尿道留置用カテーテル等をあらかじめ用意しておくと良い。

栄養剤投与と固形化

1）栄養剤の種類と用い方

経腸栄養剤には、「医薬品」として認められているものと、「食品」として認められているものがあ

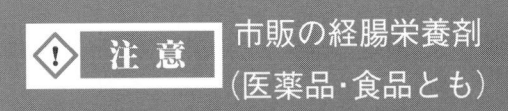

> **注意　市販の経腸栄養剤（医薬品・食品とも）**
> 塩分（食塩）の含有量が低く、長期の投与で低ナトリウム血症を起こしてしまうため食塩の補充を行う（1日3〜5g程度）必要がある。

り、在宅においては医療保険での負担を考慮し前者が主に用いられる（表1）。しかし、これらの経腸栄養剤では長期投与の際には不足する栄養素（ビタミンや微量元素も含めて）が残念ながら存在するため注意を要する。

具体的には、エレンタールは窒素源がアミノ酸であり、長期間経腸栄養を行わず腸管の吸収障害が考えられる場合、経腸栄養の導入時に用いられるが、脂質が極端に少なく、ビタミン・ミネラルも少ないため、漫然とした長期投与を行うと、それらの欠乏症を呈する。エンシュアリキッドも臨床で広く用いられているが、脂質成分が多いため脂肪肝の発生、銅やマンガンが少ないため欠乏症を起こす可能性がある。

このように同じ種類の「医薬品」の栄養剤を長期投与することは微量元素欠乏を呈することがあるため、いろいろな種類の栄養剤を交互に使うことを考えなければならない。「食品」の栄養剤の場合、栄養所要量に準拠した様々なものが発売されている。しかし、入院の際の食事療養費のような保険適応が

無いため自費負担となってしまう。制度上の改訂が望まれる。

専門医の工夫　微量栄養素の補給

在宅の場合は、野菜ジュースやスープを注入したり、ゴマやココア（亜鉛・銅が多い）を溶いて注入するのも一法と思われる。

2）栄養剤固形化

PEGを用いて経腸栄養を行う場合、漏れ（カテーテル周囲からのわき漏れ）・胃食道逆流からの嘔吐・下痢が3大問題点となる[4]。これは栄養剤を経管投与するため液状の栄養剤を投与するために起りやすいとされている。この問題を解決するため、寒天を用いた栄養剤の固形化が考案され注目されている（図10）。

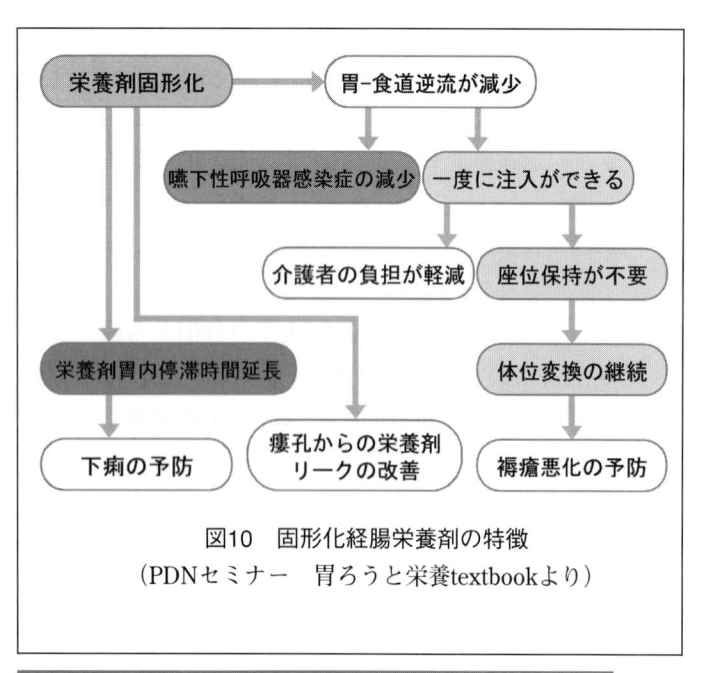

図10　固形化経腸栄養剤の特徴
（PDNセミナー　胃ろうと栄養textbookより）

ポイント!!　固形化経腸栄養剤

下痢の予防、漏れの改善、胃食道逆流の減少が期待できる他、一度に注入できることから、体位の変換が継続でき褥瘡悪化の予防も可能であり、また投与時間の短縮ができるため介護者（特に小児）の負担が軽減できる。

文献

1) 嶋尾　仁：PEG造設術後長期の合併症と対策．内視鏡的胃瘻造設術－手技から在宅管理まで－, 嶋尾　仁編著, 91～94, 永井書店, 大阪, 2005..
2) 西口幸雄他：第3回HEQ学術・用語委員会報告－「カテーテル交換について」－, 在宅医療と内視鏡治療, vol.9, 120～123, 2005.
3) 倉田なおみ：簡易懸濁法－内服薬の新しい経管投与法．経管投与ハンドブック, 藤島一郎監修, 2～24, じほう, 東京, 2001.
4) 蟹江治郎：固形化栄養剤とは．胃瘻PEG合併症の看護と固形化栄養の実践, 蟹江治郎, 120～124, 日総研出版, 名古屋, 2004.

（倉　敏郎）

32 嚥下障害に対する喉頭気管分離術／気管食道吻合術の有用性

喉頭気管分離術（LTS）または気管食道吻合術（TED）は、気道と食道を分離することによって誤嚥を防止する手術で、食べ物や唾液の口腔から気管への流入を完全に遮断することができます。筋萎縮性側索硬化症（ALS）等の著明な嚥下障害を有する神経難病患者に対しての施行例は非常に少なく、手術によって得られる有用性について、これまで、患者・ご家族の生活の質（QOL）の観点から検討したまとまった報告はみられません。

ここでは、熊本再春荘病院でLTS/TEDを施行したALS症例を紹介し、手術の有用性について検討し、明らかになったことを述べたいと思います。

嚥下障害の問題点

ALSでは、全身の筋力低下とともに早晩、嚥下筋の障害による嚥下障害や、呼吸筋麻痺による呼吸障害が出現してきます。その時期は、嚥下障害が先行する人、呼吸障害が先行する人、ほぼ同時に出現する人など患者さんによってさまざまです。嚥下障害により唾液や食物が咽頭に溜まるようになると呼吸苦が出現し、窒息や誤嚥性肺炎の心配が出てきますし、呼吸筋障害により呼吸不全が出現してきますと、呼吸苦のため経口摂取が困難となるなど、嚥下と呼吸は密接に関係しています。症状の進行とともに、水分・栄養の経口摂取が困難となり、経鼻または胃瘻造設（PEG）による経管栄養が必要になってきます。また、呼吸不全の進行により、マスク式の非侵襲的人工呼吸器（NPPV）やTPPV装着が必要となります。

TPPV装着で呼吸不全状態は改善されますが、嚥下障害は残ったままであり、むしろ、気管内に挿入された気管カニューレや空気で膨らまされたカフにより、嚥下運動が邪魔され、食道の圧迫により食物の食道通過が妨げられるなど、嚥下障害そのものは悪化してしまいます（図1）。嚥下障害のため口から全く食物をとれない経鼻またはPEGによる経管栄養の患者さんであっても、健康人と同様に一日1,000〜1,500 mlの唾液は出てきますので、これらを飲み込まなければなりません。飲み込みが不十分であれば、唾液は口腔内や咽頭内に貯留することになり、一部が気道内へ流れ込んでいきます。そのため、気管カニューレのカフを膨らませ、その上部で留め、それより先へ流れ込まないようにしていますが、完全に阻止することはできず、一部はカフの隙間を通って下気道に流れ込みます。その結果、気管支の閉塞・換気障害、誤嚥性肺炎や人工呼吸器関連肺炎、無気肺・胸水などさまざまな合併症を引き起こす危険性があります。

喉頭気管分離術(LTS)/気管食道吻合術(TED)の有用性

1）LTS/TEDとは

誤嚥防止術には喉頭全摘出術、LTS、TED等があります。喉頭全摘出術は耳鼻咽喉科医の中では最も一般的な手術です。TEDは口側の気管断端が食道に縫い付けられており、口腔内の唾液や食物はすべて食道へ流入します（図2）。TEDより簡便な方法として気管断端を縫い合わせるLTSが考案されました（図3）。すでに気管切開をされた患者さんで、気管断端が短く食道への吻合が困難な場合に適している

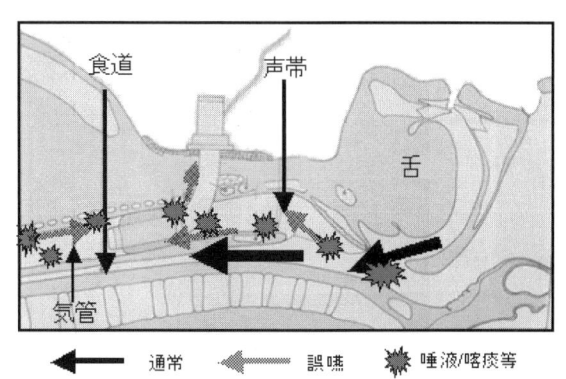

図1　気管切開における誤嚥防止の問題点

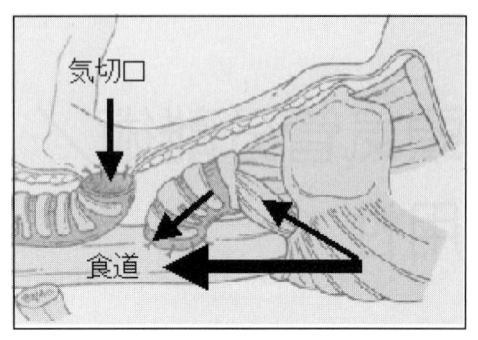

図2　気管食道吻合術（TED）
Tracheo-Esophageal Diversion

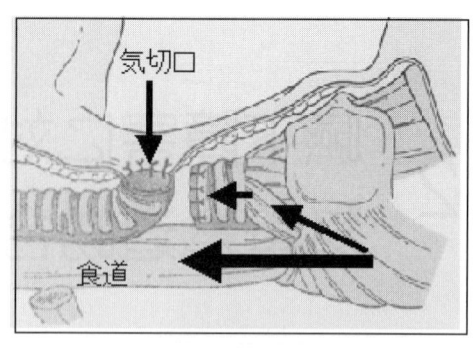

図3　喉頭気管分離術（LTS）
(Laryngo-Tracheal Separation)

とされています。

2）喀痰吸引、誤嚥性肺炎、栄養に対する有用性

これまで熊本再春荘病院でLTS/TEDを施行したALSの患者さんは、平成20年6月の時点で9例（男性7例、女性2例）であり、それ以前は全例TPPV装着者でした。全身麻酔下に症例によってLTSまたはTEDを行っていますが、手術時間は平均約2時間で、術式の違いによる手術時間に差異はありません。手術後、全例喀痰量および喀痰吸引の回数が著減しました。喀痰吸引間隔の時間を手術前後で比較しますと、日中は術前、平均45分間隔（10〜120分）であったものが手術後に120分以上となり、夜間は術前、60〜120分間隔であったものが、術後180分以上と日中夜間とも有意に延長しました。

また、手術後、誤嚥性肺炎や発熱の減少や消失がみられました。特に術前に生命に関わる重症肺炎や反復性肺炎を併発した症例でも術後には改善し安定化しました。一部または全量経口摂取可能になった症例もありました。手術後、栄養状態の改善も認められました。全例で手術中および術後に大きな合併症は認めませんでした。ALS患者さんのほとんどは在宅療養の方でしたが、介護者は喀痰吸引に対する介護負担が軽減され、生活に少しゆとりができました。手術結果に対するアンケート調査では意志をはっきり表示できる症例では患者本人、介護者、医療スタッフとも満足されていました。

3）VAPに対する有用性

熊本再春荘病院に入院または在宅療養中の患者さんで、TPPV装着からLTS/TEDによる人工呼吸器（L/T-PPV）装着へ移行したALS 8例を含む神経難病患者さん11例で、TPPV装着の期間とL/T-PPV装着した期間における肺炎発症頻度を比較しました。TPPV装着期間は各症例で295日〜1623日、全員が呼吸器を装着していた延べ日数は11,010日でした。

この間に併発した肺炎回数は15回であり、1,000日間呼吸器を装着していると1.36回肺炎を併発したというものでありました。L/T-PPVは49日〜1,594日で述べ日数9,233日でした。この間に併発した肺炎回数は2回であり、1,000日間呼吸器を装着していると0.21回肺炎を併発したというものでした。

この結果から、TPPV装着期間に比較し、L/T-PPV装着期間中の肺炎合併頻度は有意に低いことが明らかになりました。このことはVAP発症に誤嚥の関与が非常に大きいということも示しています。

4）無気肺/胸水に対する有用性

熊本再春荘病院に入院または在宅療養中の長期TPPV装着患者さん21例と、L/T-PPV装着患者さん9例で、病状安定の時期に施行した胸部XP、胸部CTにより無気肺/胸水の発生状況を調べました。その結果は、無気肺/胸水は30例中27例（90％）と高頻度にみられ、全て背側下肺を主体に存在し、両側に多く認めました（図4）。その程度は、なし3例、軽微10例、軽度13例、中等度2

-中等度-
TPPV装着期間 50ヶ月
両側に無気肺・胸水

-高度-
TPPV装着期間 60ヶ月
左肺全体が無気肺・胸水

無気肺（白い部分）
胸水（灰色の部分）
無気肺・胸水

胸部X線　　胸部CT
（胸部CTは左側胸部X線の白線における横断面各2点を表しています）
図4　無気肺・胸水の症例

表1 ALS/神経難病における誤嚥防止術の適応基準

1. 難治性の嚥下障害および誤嚥があり，保存的対処（食形態の工夫，嚥下訓練等）により十分な改善が望めない
2. 音声言語でのコミュニケーションが困難で，回復の見込みがない
3. 十分に説明を受け，同意が得られたもの
4. 下記の場合
   誤嚥が著明で，誤嚥性肺炎の既往があり，今後も誤嚥性肺炎を併発する可能性が高い
5. 下記のうち2つ以上を認める
   1) 誤嚥性肺炎を併発する可能性が高い
   2) 喀痰量が多く，頻回の喀痰吸引を必要とし，本人または介護者が疲弊している
   3) 経口摂取を強く希望している

1. 2. 3. 4または1. 2. 3. 5. を満たすものを適応とする。
ただし、手術困難例は除外する。

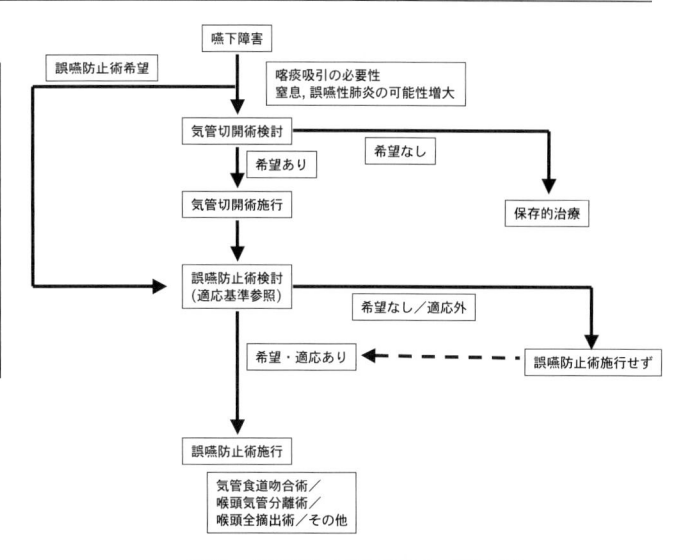

図5 誤嚥防止術のアルゴリズム

例、高度2例でした。中等度、高度の4例はすべてTPPV装着患者さんでした。

以上の結果より、長期人工呼吸器装着ALS患者では無気肺/胸水を高頻度に合併し、L/T-PPVに比較してTPPVで重症例が多いことがわかりました。そして無気肺/胸水の原因として誤嚥が関与しており、その合併を抑制するのにLTS/TEDなどの誤嚥防止術が有用であることが示唆されました。

誤嚥防止術の適応基準とアルゴリズム

誤嚥防止術にはこれまで述べてきましたLTS/TEDのほか、ここでは取り上げませんでしたが喉頭全摘出術があります。気管切開術が局所麻酔で施行され、手術も簡単で侵襲も少ないのに対して、ここに挙げた誤嚥防止術は全身麻酔で施行され、手術侵襲は大きくなりますが、その効果はすでに申し上げた通りです。

私たちは「政策医療ネットワークを基盤にした神経疾患の総合的研究班」の班研究の中で、LTS/TEDの有用性を報告し、この結果を基にALSを含む神経難病患者における誤嚥防止術の適応基準とアルゴリズム(方法決定の手順)を班会議で提案しました。その後、研究班内で検討していただき、神経難病患者の嚥下障害に対する誤嚥防止術の適応基準（表1）とアルゴリズム（図5）を作成しました。嚥下障害のアルゴリズムでは嚥下障害の進行に伴い、喀痰吸引が必要となりますが、喀痰貯留による窒息や誤嚥性肺炎の併発の可能性が増大すれば気管切開術の検討が必要となります。気管切開後も定期的喀痰吸引が不可欠であり、喀痰コントロールが不良の場合には次の選択として誤嚥防止術を検討することになります。希望がある場合どの誤嚥防止術を行うかは個々の施設の事情や術者によって選択することになります。当初から気管切開術のかわりに誤嚥防止術を希望する場合は適応基準を検討し、条件を満たせば施行可能とします。この適応基準およびアルゴリズムはあくまでもガイドライン的なもので、各々の施設の事情で対応します。

研究協力者

本稿の研究内容は平成15-17年度厚生労働省精神・神経疾患研究委託費「政策医療ネットワークを基盤にした神経疾患の総合的研究班」の研究としてなされました．この時の共同研究者は下記の通りです．国立病院機構　熊本再春荘病院神経内科：小出達也、田北智裕、山口喜久雄、今村重洋、熊本大学医学部附属病院耳鼻咽喉科・頭頸部外科：鮫島靖浩。また、誤嚥防止術の適応基準およびアルゴリズムについて御協力いただいた研究班員の皆様、および患者・御家族、病棟看護師の皆様には深謝いたします。

参考文献

1) 箕田修治: 神経難病患者さんの嚥下障害に対する喉頭気管分離術の有用性, 難病と在宅ケア, 10(4), p. 40-43, 2004
2) 箕田修治, 山口喜久雄, 鮫島靖浩ほか: 神経難病患者の嚥下障害に対する喉頭気管分離術／気管食道吻合術 -有用性と適応基準-. 厚生労働省精神・神経研究委託費 政策医療ネットワークを基盤にした神経疾患の総合的研究班 (湯浅班), 平成15-17年度研究報告書, p104-106, p163-164, 2006
3) 箕田修治: 今後の筋萎縮性側索硬化症医療のあり方を考える. 筋萎縮性側索硬化症の嚥下障害に対する誤嚥防止術の適応基準. 医療, 60(10): 620-624, 2006
4) 箕田修治: ALSの嚥下障害対策-喉頭気管分離術／気管食道分離術の有用性と適応基準. BRAIN and NERVE, 59(10): 1149-1154, 2007
5) 箕田修治, 石原大二郎, 西田泰斗ほか: 神経難病患者における誤嚥防止術の有用性-人工呼吸器関連肺炎(VAP)について-. 臨床神経学, 47(12): 1162, 2007
6) 箕田修治, 高松孝太郎, 西田泰斗ほか: 長期人工呼吸器装着ALS患者における肺合併症 -無気肺/胸水について-. 第49回日本神経学会総会, May. 15-17, 2008, 東京

（箕田　修治）

33 嚥下障害に対する手術の有用性
～より長く安全に経口摂取ができるために～

　ALS患者さんは、病気の進行とともに嚥下障害がおこってきます。食事や唾液を誤嚥して呼吸機能がさらに低下することもあり、経口摂取をあきらめることとなります。しかし、唾液や食物が気管に入らなくする手術を行うことによって、誤嚥の危険性がなくなり、むせも防ぐことが可能です。さらに、より長く口から食べられるようになる可能性があります。これまでに当病院では、15例のALS患者さんに誤嚥防止の手術を行っており、手術の有用性について、本稿で紹介します。

嚥下障害への対応

　ALS患者さんのなかでも球麻痺型の場合は、遅かれ早かれ嚥下障害が出現してきます。最初の頃は、食事が送り込みにくいといった症状ですが、病状が進行して舌の萎縮がすすみ、口腔や咽頭周囲の筋力が低下することにより、食物の誤嚥によってむせを生じるようになってきます。最初の頃には食事の形態を変えたり、増粘剤を使用したり、摂食時の姿勢に注意をはらうことなどで対処することができますが、さらに進行してくると、それでは補えないようになってきます。自分の唾液でむせたり、食事がのどにひっかかったり、呼吸筋が弱いためにのどにひっかかった食物を咳払いで出すことができなくなり、かなりの苦痛を伴うこともあります。呼吸機能も低下するALS患者さんにとって誤嚥の危険性が常につきまとうことは、より呼吸状態を悪化させ肺炎のリスクも伴うため好ましいことではありません。

　このような状態を回避するために、経口摂取自体をやめざるをえないこともあります。この場合栄養摂取方法としては、経鼻経管や胃瘻による方法があります。しかし、大きな楽しみの一つである経口摂取を止めるということは、QOLの大きな低下につながります。さらに、経口摂取を中止しても唾液の誤嚥やむせによる苦痛が続く方もおられます。

　私たちは、誤嚥の心配をせずに、できるだけ長く安心して経口摂取ができるように、食物の通り道である食道と空気の通り道である気道を分離する手術を行っています。

手術方法

　耳鼻咽喉科医である私達が関与する一般的な嚥下障害に対する手術としては、気管切開術、輪状咽頭筋切断術、喉頭挙上術といった嚥下機能改善手術や、気管食道吻合術・喉頭気管分離術、喉頭全摘出術（以下、喉頭全摘と略）といった誤嚥を完全に防止するための誤嚥防止手術があります。ではALS患者さんにとって、どの手術がよいのかについて、各々検討を加えてみます。

1) 気管切開術

　カフ付きカニューレを使用することによって、誤嚥して気管内に流れ落ちた飲食物や唾液をカニューレのサクションチューブから吸引したり、誤嚥に伴って増えた痰の吸引をしやすくします。しかし、誤嚥物がカフをすり抜けて下部の気管、肺へと流れ落ちていく可能性があり、経口摂取は中止となる症例を多く認めます。また、嚥下機能が低下した方にとって、気管切開や気管カニューレの装着自体が、さらに嚥下機能を増悪させる原因にもなります。

> **MEMO 備忘録**　嚥下機能が低下したALSの方に気管切開術を行いカフ付きカニューレを装着した場合には、術後経口摂取ができなくなることが往々にしてあることは認識しておく必要があるでしょう。

2) 輪状咽頭筋切断術

　輪状咽頭筋は、通常は食道入口部を閉めて胃酸や飲食物の逆流を防いだり、空気が食道に入らないよ

うに咽頭と食道間をブロックし、摂食時にのみ弛んで食塊が食道に入りやすいようにしています。輪状咽頭筋切断術はその名のとおり、この筋肉を切断することにより常に食道入口部が弛んだ状態にし、食塊がスムーズに食道を通り、梨状窩（咽頭の奥で食道の入り口の手前にある凹み）に食塊が残留しにくくすることを目的とした手術です。

　嚥下障害のすすんだALS患者さんは、嚥下造影検査や嚥下内視鏡検査を施行すると、嚥下時に喉頭の挙上が悪くなり、食道入口部が殆ど開かずに梨状窩への残留を多く認めます。ALSでは進行とともに、筋肉の萎縮によって咽頭の収縮力が弱くなり、また鼻咽腔閉鎖機能不全（鼻腔と咽頭の間である鼻咽腔のしまりが悪い）をきたして鼻へ圧がぬけるようになってきます。さらに舌の萎縮などで口腔にも圧がぬけるなどの理由で咽頭の駆動力が非常に弱まります。このため輪状咽頭筋切断術を行ってもALSでは十分な効果は期待できない、というのが現在の私の結論です。

3）喉頭挙上術

　嚥下時に喉頭挙上の悪い人に、喉頭の挙上を手術で補ってあげる手術です。この手術によって食道入口部が開きやすくなり、喉頭蓋（嚥下時に気道を塞ぐふた）の閉まりがよくなることで誤嚥がおこりにくくなります。

　ALSの嚥下障害の初期の状態（喉頭挙上や食道入口部の開きが悪くなり、食塊が梨状窩に残留する）には、この手術も病態的には有効なのですが、ALS患者さんは、そのような初期の段階ではご自分で摂食時の姿勢や食べ方を非常にうまく工夫されており（代償嚥下）、また食塊の形態をかえることによって、手術をしなくても経口摂取は可能です。さらに状態が進行して姿勢や食塊の形態をかえても誤嚥をきたすようになると、喉頭挙上術で対応するのは難しくなります。このため、この手術もALSで必要となることはないと思っております。

4）気管食道吻合術・喉頭気管分離術

　空気の通り道である気道と、食塊の通り道である食道を別々のルートとしてわけてしまう手術です。この手術では、食事をしても気管の中に入る心配は全くなくなるので、安心して食事ができるようになります。しかし、食事はできますが声はだせなくなってしまいます。

　次に述べる喉頭全摘と比べて、手術時間が短い、出血量が少ないなどから患者さんへの侵襲が少ないため、脳血管障害後遺症やパーキンソン病などで難治性誤嚥を呈する患者さんに対して、主に施行しています。ALSでも当初はこの手術を行いましたが、経口摂取のしやすさを考えた場合にかぎっては喉頭全摘のほうが良いと現在は考えています。というのは、この手術では喉頭自体は残しているので、残した喉頭内腔や、咽頭の奥に残留した食塊を非常に不快に感じてしまわれることが多いからです。これは、感覚のしっかりしたALS患者さんに特徴的なことです。また、残った喉頭自体が筋力の落ちた患者さんにとっては嚥下の妨げとなるようで、術後の嚥下造影検査で検討しても、喉頭を摘出したほうがスムーズに食塊が食道にはいっていきます。

> **MEMO 備忘録**　ただし誤嚥防止の点からは、喉頭気管分離術・気管食道吻合術は侵襲も少なく非常に有効な方法です。術前の状態から、術後の経口摂取は無理な状態だと判断し、本来の目的である誤嚥防止のためのみで手術を考えるのであれば、より侵襲の少ないこの手術で十分な効果がえられるはずです。

5）喉頭全摘出術（喉頭全摘）

　以上の理由から、術後に経口摂取が可能と判断されたALS患者さんの場合には、我々の施設では現在喉頭全摘を第一選択として行っています。ただしこの手術でも声は全く出せなくなってしまいますので、声にとってかわるコミュニケーションの獲得が重要です。通常喉頭全摘を行う患者さんは球麻痺がすすんでおり、術前から声によるコミュニケーションはとれなくなっている方が殆どです。実際当科でこれまでに手術をされた方は、全員声での十分なコミュニケーションは無理な状態でした。

　術後は誤嚥の心配はなくなりますので、食べ物を"ごっくん"できる方であれば、術前に誤嚥をきたしやすく制限をうけていた水分も、むせることなく飲むこともできるようになります。ただし、全身状態や、嚥下機能の残存程度によっては十分な経口摂取のできない方がおられるのも事実です。そのような患者さんでも、唾液などの誤嚥がなくなるために苦痛の軽減がはかれ、また気管内への唾液の流入に

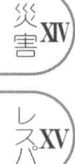

伴う痰の減少もみられ、誤嚥性肺炎の防止がはかれます。

誤嚥がひどくなりますと、経口摂取が中止となる場合が殆どです。また、ALSの症状としての呼吸筋麻痺をきたしてくることもあり、通常気管切開術が行われ、カフ付き気管カニューレが装着されます。そのような状態になると声はだせなくなり、しかも、口から食べられないという状況が場合によってはおこってきます。このような場合に、もっと長く口から食べ物を食べたい！ という思いをもたれている患者さんには、喉頭全摘は一つの可能性をもたせる手術です。

手術の適応

以上のことからALS患者さんで嚥下障害に対して外科的対処を考えた場合には、喉頭気管分離術・気管食道吻合術や喉頭全摘といった誤嚥防止手術が有効です。

ポイント!! 誤嚥防止手術の適応条件

誤嚥防止手術の対象となるALS患者さんに対する我々の適応条件を以下に示します。
(1) 食事の形態・食事摂取時の姿勢の工夫や代償嚥下を行っても誤嚥を伴い肺炎の危険性のあるもので、今後も経口摂取を希望する方
(2) 唾液でのむせや誤嚥がみられる方
(3) 人工呼吸器（気切下）装着が必要になった場合で、嚥下機能が低下しており、今後も経口摂取を長く希望する方（この場合には上記1、2の条件に当てはまらなくても、より早い段階で誤嚥防止手術を考慮しています。）
(4) 気管切開等の処置は行っているが、唾液誤嚥による頻回な吸引が必要で、本人および介護者の負担が大きい方

また、誤嚥防止手術では声がでなくなるという大きな欠点がありますので、以上の条件にあてはまるかたで、かつ、舌の運動障害や萎縮といった構音器官の機能低下等のために言葉を用いたコミュニケーションが困難な方が大前提となります。

当科での手術例と術前術後の状態について

当科では脳血管障害後や脳性麻痺の方で難治性の誤嚥を呈する患者さんに対して、平成4年より誤嚥防止手術を適宜行ってきました。またパーキンソン病などの神経難病の患者さんに対しても平成6年より同手術を行っております。私は平成10年より県下のALS患者さんの大部分の方の診断治療に関わっておられる、国立療養所高松病院（現、国立病院機構高松東病院）の嚥下チームの一員となり、定期的に嚥下カンファレンスに参加しております。これを契機に嚥下障害をきたす神経難病の方（中でもALS患者さんが過半数です）に対する誤嚥防止手術が徐々に定着してきました。高松東病院と連携を密にとり、外科治療の適応となる症例に関しては、時期を逸することなく手術にもっていけるような体制づくりを行っています。現在までに神経難病で誤嚥防止手術を行った原疾患としましては、パーキンソン病、進行性核上性麻痺、副腎白質ジストロフィー、脊髄小脳変性症、Diffuse Levy Body Syndrome、多系統萎縮症、ALSがありますが、中でもALS患者さんへの需要が多くみられます。

平成11年7月から平成16年6月までに、当科でALSに対して誤嚥防止手術を施行した症例数は15例（表1）です。男性9例、女性6例、年令は39歳から80歳（平均63.9歳）でした。以下にこの15症例の方々について術前術後の状態についてまとめます。

誤嚥防止手術をうける前に、すでに気管切開が行われていた方が4例あり、その方々は全員人工呼吸器を装着されていました。さらに5例の方が、呼吸機能の低下によって非侵襲的陽圧換気療法（NPPV）を施行している状態でした。全症例で球麻痺が進行しており、舌の萎縮などから術前に音声によって十分なコミュニケーションのとれている方はいませんでした。術前に経口摂取ができていた症例は7例ありましたが、全例食事もしくは唾液の誤嚥を認め、ミキサー食や水分に増粘剤を使用してとろみをつけた形態としており、さらに摂食時の姿勢をご自分でもうまく調節しながら摂食している状況でした。経口摂取を中止し、経管栄養を行っている症例も8例ありました。術前に肺炎の既往があった症例は4例でしたが、殆どの症例で誤嚥と、それにともなうむせを認めていました。ここで注目すべきは経口摂取を中止しているにもかかわらず、自分の唾液でのむせに苦痛を伴っている方が比較的多くいらっしゃることです。これは、知覚障害をきたさないALS患者さんに特徴的なことと思われます。

ALS患者さんへの対応については、主な紹介先で

ある高松東病院神経内科との連携で、患者さんの原疾患の進行状況、特に呼吸状態と経時的なVF（嚥下造影検査）を用いた嚥下状態を参考にしながら議論検討を行い、手術の適切な施行時期を決定していきます。勿論、誤嚥防止手術を施行した場合のメリット、デメリット、さらに気管切開術のみの場合や、栄養補助手段としての経鼻経管栄養法、胃瘻造設術などについても選択肢にあげて、十分に患者さん及びご家族の方と話し合いをしながら手術の決定をしてくこととなります。

表1　当科での手術症例一覧

症例	術前呼吸管理	術前栄養	誤嚥	術直後呼吸管理	術直後栄養
1	レスピレーター	経鼻経管	唾液	レスピレーター	経鼻経管・水分
2	レスピレーター	経鼻経管	唾液	レスピレーター	ブレンダー食
3	なし	経鼻経管	唾液	なし	ミキサー食
4	レスピレーター	経鼻経管	唾液	レスピレーター	常食・ミキサー食
5	レスピレーター	経鼻経管	唾液	レスピレーター	軟食・キザミ食
6	夜NPPV	胃瘻	唾液	レスピレーター	キザミ・ミキサー食
7	夜NPPV	間歇的経管	唾液	なし	間歇的経管・ミキサー食
8	夜NPPV	経鼻経管	食事	レスピレーター	経鼻経管・ミキサー食
9	なし	ミキサー食	食事	なし	ミキサー食
10	なし	ミキサー食	食事	なし	ミキサー食
11	夜NPPV	ミキサー食	食事	レスピレーター	ミキサー食
12	NPPV	軟食	食事	レスピレーター	ブレンダー食
13	なし	軟食	食事	なし	ミキサー食
14	なし	軟食	唾液	なし	軟食
15	なし	キザミ食	唾液	なし	五分粥・キザミ食

実際に施行した術式ですが、当初は誤嚥防止ができ侵襲の少ない手術をということで、気管食道吻合術や、これに輪状咽頭筋切断術を加えた手術を行っていました。しかし当科では現在、経口摂取が術後可能だろうと予想される症例では、喉頭全摘を第一選択として行っています。

MEMO 備忘録　気管食道吻合術や、輪状咽頭筋切断術を加えた手術では、ALSの場合には知覚が非常にしっかりとしているためか、残した喉頭自体に食物がひっかかって不快感を伴ったり、喉頭自体が嚥下の妨げとなっている所見がVF上も観察されました。

また、ALS患者さんでは、徐々に鼻咽腔閉鎖機能不全（軟口蓋の動きが悪くなり、発声時や嚥下時に咽頭と鼻腔の間の閉鎖が不十分になる状態）がおこってきて、嚥下時に飲食物が鼻へ逆流するといったことが生じてきます。喉頭全摘をうけた後に経口摂取が可能となっても、徐々に鼻への逆流がひどくなり、その不快感などのために経口摂取をされなくなってしまう方が数例いらっしゃいました。

いずれにしても、喉頭全摘を適切な時期に行うことによって、誤嚥の危険性がなくなるばかりか、より長い期間食事摂取が可能となりえるということです。まだ経過観察期間の短い症例もありますが、術後の経口摂取状態をみてみますと、期間や摂取量に差はありますが、全例でなんらかの経口摂取が可能となりました。ただし、原疾患の進行に伴い徐々に経口摂取が困難になるということも事実です。術後長期間の経過を追えなかった1例を除いた14症例の経過を示します（表2）。

患者さんによって嚥下機能や呼吸機能、構音機能などの障害の進行程度はまちまちであるため、誤嚥防止手術が全ての患者様に適応となるわけではありません。また、今回はより長く安全な経口摂取といった面からの誤嚥防止手術について主に述べてきましたが、あくまで手術の対象となるのは嚥下機能が非常に低下した患者さんです。

⚠ 注意　術後の経口摂取がどの程度できるかは残存した嚥下機能の程度によりますので、誤嚥は完全に防止できますが、術後の経口摂取を完全に約束する手術ではない、という点は留意しておく必要があります。

個々に応じた対応が必要になりますが、誤嚥に伴う呼吸器感染症やむせの苦しみ、唾液誤嚥の為に行わざるをえない頻回な痰の吸引などを軽減するため、さらには経口摂取をより長く安全に行うという意味から、誤嚥防止手術は有用な方法であると確信しております。

表2　術前術後の栄養摂取方法の推移

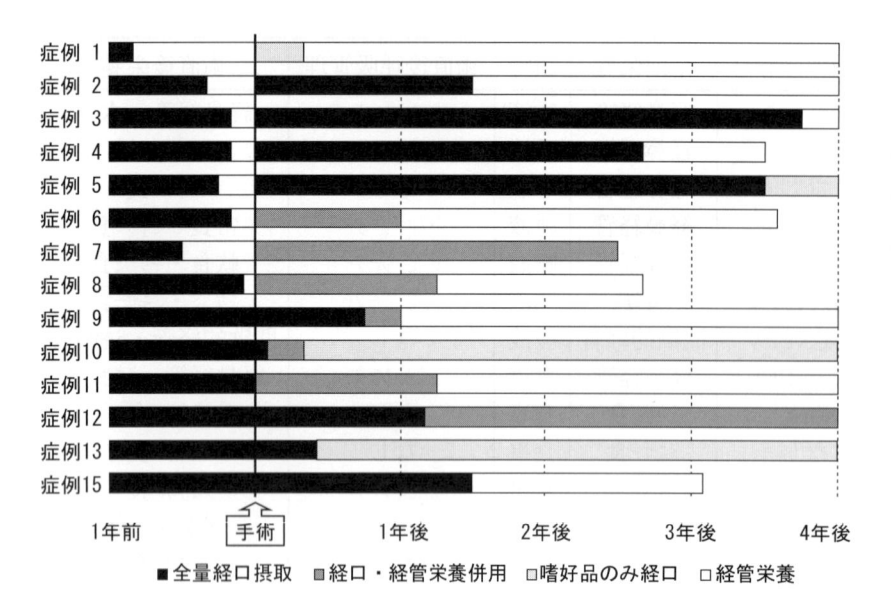

症例1	
症例2	
症例3	
症例4	
症例5	
症例6	
症例7	
症例8	
症例9	
症例10	
症例11	
症例12	
症例13	
症例15	

1年前　手術　1年後　2年後　3年後　4年後

■全量経口摂取　▨経口・経管栄養併用　□嗜好品のみ経口　□経管栄養

症例呈示

　実際の症例を呈示します。62歳、男性の患者さんです。最初に喋りにくさを自覚、翌年に入って徐々に構音障害がすすみ、手指や頚部の筋力が低下してきました。同年11月に近医神経内科でALSとの診断をうけました。その後呼吸機能も徐々に低下し、さらに翌年10月に気管切開術を施行され、人工呼吸器管理となりました。食事はミキサー食を主体、水分は増粘剤使用で全量経口摂取されていました。しかし舌の萎縮などの進行とともに、カフ付き気管内カニューレを使用しているにもかかわらず、気管切開孔周囲の唾液や飲食物のたれ込みに伴うガーゼ汚染が著しくなってきました。

　さらに食事中のむせもみられ、嚥下造影検査を施行すると、誤嚥が多く、一部飲食物がカニューレをのりこえて気管の奥まで入っていました。肺炎防止のため、気切後翌年7月より経口摂取は中止となり経鼻経管栄養となりました。今後唾液などの誤嚥による肺炎防止と経口摂取継続のため、同年8月、喉頭全摘を行いました。術後の経過は良好で、術後10日目より水分から徐々に経口摂取開始となりました。この方は咀嚼力が残存されていたこともあり、術後しばらくはサンドイッチなども食べておられました。ただし口腔機能の低下のため、飲み込む時にはちょっと顔をあげた状態での送り込みが必要でした。センベイを食べておられるK.Yさんを見てください！（写真）。この後、徐々にALSの進行に伴って嚥下機能もさらに低下し、経口摂取の内容はミキサー食となり、約2年半後には胃瘻を造設されました。しかし誤嚥防止手術をしたことにより、長期間安全に経口摂取を楽しむことができ、かつ誤嚥性肺炎の心配から開放されたことで、ご本人様も満足されていらっしゃいました。

　ALS患者さんで、唾液などでむせて困られている方、誤嚥のひどい方には、こういった誤嚥防止手術が効果的です。誤嚥防止の意味からは、どの時期に行っても効果が期待できますが、経口摂取ということを考えた場合には、その施行時期が非常に重要なポイントになってきます。適切な時期を逸しないためには、患者様は勿論のこと、主治医である神経内科医と術者である我々耳鼻咽喉科医が連携をとってかかわっていくことが大切です。今後、ALS患者さんがより長く安全に経口摂取できるような、そしてQOLをより高めていけるような手術方法をさらに確立していきたいと思っております。

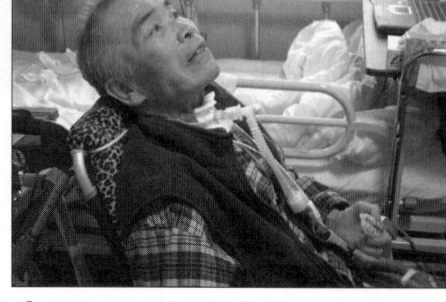

a.せんべいを片手に　　b.嚥下時には上をむいてゴックン

写真　K・Yさん（症例4）の摂食風景

（後藤　理恵子）

VII 口腔ケア

　ALSでは開口障害をきたすことがあり、口腔ケアには工夫が必要である。口腔ケアによって口腔内の細菌数が減ると、誤嚥性肺炎の危険性は低下するし、嚥下障害も改善する場合もある。

　口腔ケアに携わる職種として、歯科衛生士、言語聴覚士、看護師が大変重要であり相互に連携を取りながら行うべきである。ALSの専門病院では言語聴覚士が口腔ケアを積極的に取り組む場合がお多いし、摂食嚥下訓練も関連して行われている。

　歯科衛生士によるケアは病院でも可能だが、在宅歯科診療のなかで行われることが多くなり、歯周病ケアも同時に行われている。専門職種による口腔ケアだけでなく、毎食後や基本的な口腔ケアはご家族、介護者が十分に習得しておいてほしいケア技術である。

34 口腔ケア

　私たちは、歯科在宅往診を通して口から食べることが人間性復活にいかに役立つかということを、何回も体験してきました。多くは脳血管障害の患者さんで、義歯治療により食べられるようになると全身的な回復は目を見張るものがあります。その時、自分では磨けなくなってしまった患者さんの口腔ケアと、使わないため廃用性萎縮が起きた口腔に対してのリハビリテーションは必須条件でした。その口腔ケアが、今にわかに脚光をあびだしたのは、老人性肺炎の原因菌が口腔に常在する細菌によることがわかってきたからです。

　嚥下機能が低下した要介護高齢者の患者さんでは、睡眠中にサイレントアスピレーションと称して咳反射を起こさないで、口腔の汚れた唾液が気管内に混入し、それが肺炎の原因となっているということが、東北大の佐々木教授らのラジオアイソトープを使用しての研究により示されました。また、米山らは、全国11ケ所の特別養護老人ホーム入所者を対象に施設介護者による日々の口腔清掃に加え、専門的な口腔清掃としての口腔ケアを行う群と、従来行われていたケア以外に積極的な介入を行わない群に分け、2年間の追跡調査を行い、両群を比較することで、口腔ケアが誤嚥性肺炎予防に及ぼす効果について検討しました。

　その結果、開始時の全身状況では口腔ケア群と対照群の有意差はなかったものの、2年後の発熱者、肺炎発症者とも、口腔ケア群で有意に低く、さらには、肺炎による死亡者数では、対照群において有意に高くより重篤となっており、口腔ケアにより、誤嚥性肺炎が予防でき得ることを示したのです(表1、図1・2)。

　この論文は口腔ケアの効果を科学的に立証しており、LancetおよびJournal of the American Geriatrics Societyに受理されており、世界的にも評価を得ました。これらの研究がきっかけで、にわかに口腔ケアに火がついた観があります。

　さて、今回『難病と在宅ケア』誌から、口腔ケア・誤嚥性肺炎の予防というタイトルで執筆依頼を受けましたが、歯科往診を通して考えてきた口腔ケアと、そして現場の患者さんからの要望に応え、いろいろ試行錯誤を行ってきた方法、また器具・機材の開発などをしたところをご披露しながら、難病の方々にも応用していただければと思います。

難病における口腔ケアの意義

　原因が分からない難病と診断された時の患者・家族の方々の、この病気の受容に至るまでの過程には並々ならぬ苦悩があったと思います。この病気に対する治療法はないものかと藁をもすがる思いであり、口腔に気がまわる状態ではなかったり、また徐々に病状

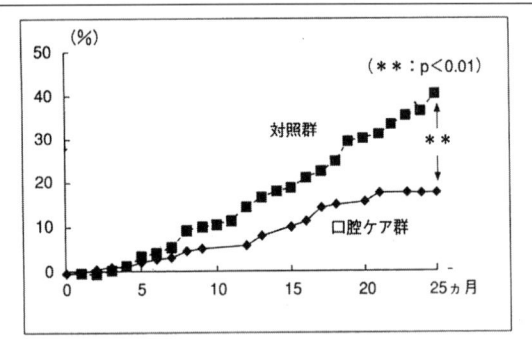

図1　期間中の発熱発生率
期間が長くなるにつれ口腔ケア群と対照群の発生率の差が大きくなっていった(p<0.01)

表1　口腔ケア群と対照群の発熱発生者数、肺炎発症者数、肺炎による死亡者数

	口腔ケア群	対照群
発熱発生者数 (%)	27 (15)	54 (29)**
肺炎発症者数 (%)	21 (11)	34 (19)*
肺炎による死亡者数 (%)	14 (7)	30 (16)**

($*$: p<0.05、$**$: p<0.01)
2年間ののべ7日以上の発熱発生者ならびに肺炎による入院、死亡者数は、口腔ケア群で有意に少なくなっていた

が進行し、行動の自由を奪われてきたときには、車椅子での外出・入浴・ベッドの移乗などその病気と全身とのかかわりに意識が集中し、とかく口腔は二の次、三の次におかれている場合を多くみました。そして、私たちが歯科在宅往診で伺った時には、口腔の破壊が進んでいる方が多くおられました。

健常な方々と同様に歯ブラシが行われなければ虫歯にもなりますし、歯周病も進行します。このような観点から、いわゆるブラッシングができる間はしっかりと行い、虫歯、歯周病の予防に努めていただければと思います。さらにはそれが、嚥下機能の低下や全身の抵抗力の低下に伴う誤嚥性肺炎予防にもつながるのです。ここで、自分で十分磨けなくなってしまった時の介護の一つとしての口腔ケアに話を移そうと思います。

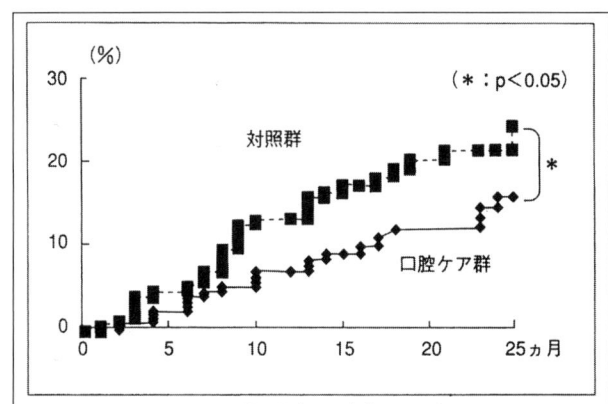

図2　期間中の肺炎発症率
期間が長くなるにつれ口腔ケア群と対照群の発症率の差が大きくなっていた(p<0.05)

図3　口腔全体の協調運動ができるように舌体操・顔面体操を行う

口から食べれる嚥下障害のない方の口腔ケア

口腔ケアといっても、口腔清掃だけに注目するのではなく、安心して口から食べられるように、食事支援を含んだ口腔ケアについて話を進めていきたいと思います。

口腔機能を維持、向上させて食べられる口づくりを論ずるには、まず嚥下がスムースにいくための体幹の保持、いいかえれば車椅子にずれ込んだ姿勢では上手に飲み込めませんので、足底をしっかり床につけて体幹を保持し頚部伸展にならないように多少うつむき加減で食事するのに良い条件にいたします。そうすることでわずかにでも呼吸が楽になります。そのようにした上で、普段使わなくなってしまった口唇、頬、舌の嚥下体操をし、機能低下しつつある口腔に対して食前のリハビリテーションを行ってから食事に進みます。

舌は口の中の手といわれるくらい食物を咀嚼したり嚥下をしたりするのに非常に重要な働きをします。噛んだ食塊をもう一度歯列の上にのせたり、噛み終わった食塊を咽頭に送り込んだりするのも舌の役割です。その舌が動かなくなると食物を噛んで飲み込むことができなくなりますので舌体操を試みます。まず、舌で鼻をなめたり、左右に強く突出させて動かしながら、舌根沈下におちいらないように舌の機能を亢進させます。

また、内側の舌と、外側の頬は協調して食物を咀嚼しますので、頬が柔軟に外側に落ちた食物を歯列の上にのせられるように膨らませたり、頬を内側に吸って歯列に押し付けたりという運動を行います。また口唇はしっかり閉鎖しておりませんと飲み込むことができません。頬と同じように「ウー」「イー」また開口して「アー」などの口を作り口腔全体の協調運動ができるようなリハビリを行います（図3）。

そして次に口腔清掃のための歯ブラシですが、その時に毛先で歯と歯の間に入った食物残渣を押し出したり、かきだしたりして清掃することにより、細菌感染された食物の残渣を綺麗に清掃いたします。そして歯ブラシの背（プラスチックの背）の方で頬をストレッチしたり、

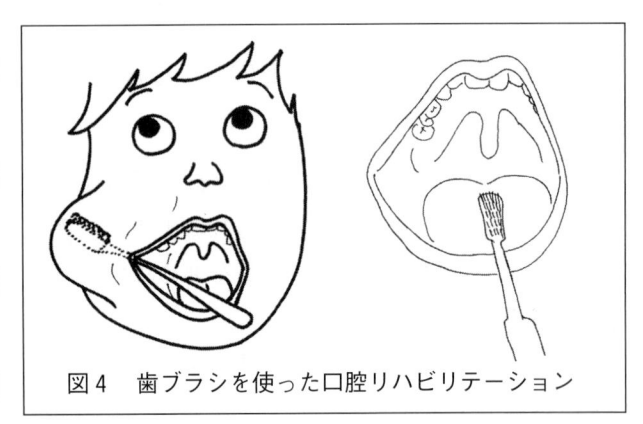

図4 歯ブラシを使った口腔リハビリテーション

舌を圧排してその反発力を利用して舌・口唇・頬のリハビリに利用します（図4）。残存機能の維持・亢進のため自分でできる人には可能なかぎり自分で行ってもらいますが、機能低下をいたしますので、介護者のチェックや歯科関係者の指導をいただければと思います。

うがいができない人 嚥下機能が低下した人の口腔ケア

口腔ケアで介護者が危惧する点は、ブラシをした後のうがいができないというレベルになった時と、誤嚥を疑う汚れた口腔内の残渣を飲み込ませてはという心配から、ついつい口腔ケアがこわい・危険だという立場で遠のいてしまうことが多くあります。うがいできない人へのブラッシングは水を滴下しながら歯ブラシをし、その汚れを吸引してしまうビバラック（写真1）というポータブルの歯ブラシがあります。これは筆者の加藤が開発し、在宅での嚥下障害を疑う患者さんには最適な器具だと思います。また最近共同筆者の黒岩がこのビバラックにつけても使える、歯ブラシに吸引カテーテルを接続した「吸引ブラシ」（写真2）を開発しました。病院や、難病患者さんなど吸引機をお持ちの方にはこれが良いと思います。

吸引歯ブラシの使い方ですが、吸引器に吸引カテーテルをジョイントし用います。その時に、コップ2個を用意し、1個にはぬるま湯を入れ、もう1個には緑茶（カテキン）を入れ、汚れは水で振り洗いをし、緑茶で殺菌作用を利用しながら随時口腔ケアを行います。

安心して安全に口腔ケアができる器具・機材の提供が今まで遅れておりましたので、この分野が発展しておりませんでした。今、にわかに医科・看護の方から口腔ケアの重要性が指摘され、それではというところで歯科界もこのように現場から患者さんの

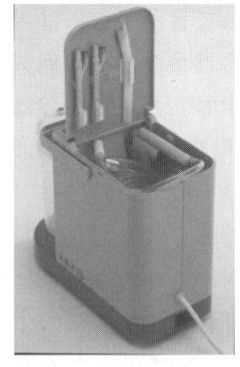

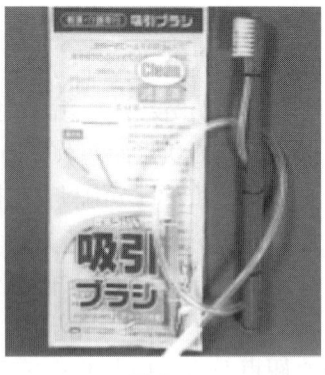

写真1　ビバラック　　　写真2

ニーズに答え求められるものを作り、使ってもらい、ご批判を受けながら行動しているところです。

PEG、経管栄養、気管切開の方の口腔ケア

嚥下機能が低下し、誤嚥の危険を伴うために栄養確保を経鼻栄養やPEGに頼らざる得なくなると、多くの方々は、口は食事に使わないから口腔ケアはもういいという考えになってしまうことが多くありますが、これは大きな間違いで、食事をしなくとも口腔内の粘膜に雑菌が繁殖し、歯牙・口腔粘膜・舌に口腔常在菌が繁殖し、使わない部屋は汚れるという原理そのままに舌苔などもはびこり、いわゆるカンジダと称する真菌類までも繁殖してしまいます。（写真3、4）だから、この時こそ口腔ケアの必要性が求められる時期です。

この時期は多く口呼吸になり、本来鼻腔で行うべき呼吸を口で肩代わりするために口腔は非常に乾燥し、また口腔細菌が徐々に気管に進入していくことに対する生体防御反応として痰が多く生成されます。これは粘膜に付着した細菌を繊毛運動で体外に出そうとして生体が反応している機能で、患者は痰の喀出機能が低下してきているために、やむなく口腔から吸引カテーテルで痰を吸引いたします。その原因は、口腔に細菌がはびこっているからこそ、その細菌が体内深部に進入を試みるわけですから、徹底した口腔ケアにより痰の吸引回数が激減したという症例を多く経験しております。

今、急性期の病院、療養型の施設などで、この口腔ケアを徹底することにより、直接カテーテルで痰の吸引を行う回数が減り、気管へカテーテルを入れる苦しさから患者さんを開放することができています。また、意識レベルが向上した、とか、MRSAの隔離部屋がなくなったなどの報告も得ています。

嚥下障害があるので、口腔ケアを危険視してやら

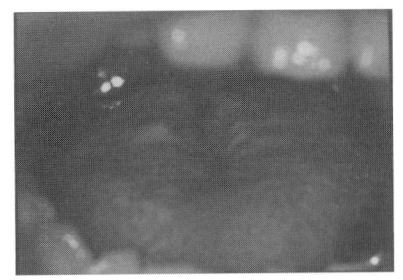

写真3 舌苔がはびこった口腔状態

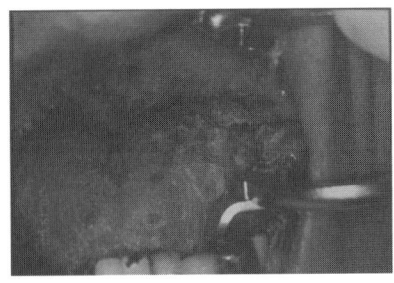

写真4 口腔が乾燥し、痰がこびりついている

写真5 くるリーナブラシ

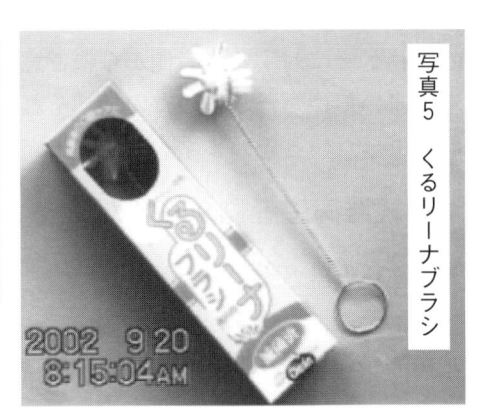

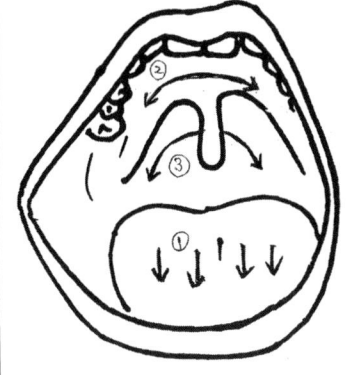

図5 頬の奥のポケットになったところを清掃後、①舌→②口蓋→③軟口蓋・奥舌の順に使用していく

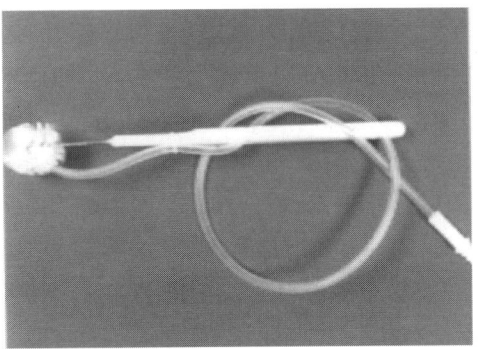

写真6 吸引つきくるリーナブラシ

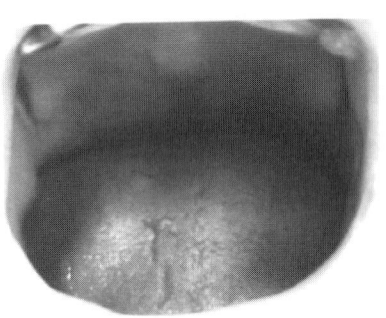

写真7 くるリーナブラシにより、きれいになった口腔状態

ない方が多くありますが、吸引歯ブラシを使えばその危惧を取り払えます。方法としては前述と同じですが、機能低下してまいりますと口腔を指示通り開いて介護者の意図するケアができない場合がでてまいります。この場合、患者さんは意図的に開かないのではなく、廃用性萎縮のために口腔周囲の筋肉が拘縮して開けられない場合が多くあります。このような場合には頸部筋群をホットパックなどで温めたのち軽くマッサージを行いながらリラクゼーションすることにより、諸筋群の緊張が開放され、自然に開口される場合が多くあります。

その原理は、頸椎を中心に頭蓋を保持している筋肉は後方の頸部筋群に対して咀嚼筋群が対応して、その頭部を維持安定させているからです。そのために、長く同じ姿勢でおりますと首の筋群のこりが起こり、その対称である下顎骨をつっている咀嚼筋群が緊張して口をあけられなくなるからです。そしてその後、顔面の表情筋のマッサージを行うことにより口腔は自然と開く場合があります。

なお、咽頭ケアに最適な「くるリーナブラシ」を紹介します（写真5）。このくるリーナ歯ブラシの特徴として毛束が全周に植毛されているので、一かきで食物残渣をとり、かつ軟毛なので柔らかい粘膜にも対応できます。また柄がワイヤーでできていて、しなるので頬の奥のポケットになったところにも対応でき、舌、口蓋、の順に進めていき、最後に咳反射を出すために軟口蓋と奥舌に使います（図5）。

特に軟毛なので、強く振り洗いをしながらつかいます。口呼吸のため口腔が乾燥しこびりついてしまった痰を、カテキンで湿らせたくるリーナブラシで口腔の全周囲をタッピング（トントン）しながら唾液腺を刺激し、乾燥した痰がはがれ易いように口腔を湿潤します。湿潤してきた痰が咽頭に落下するのをすばやく防ぐため、吸引歯ブラシで吸引しながら除去していきます。

その時にカテーテルが詰まることがややありますので、すばやくカテーテルを歯ブラシから引き抜きカテーテルをしごきながら水をすわせます。そのようなことがありますので、吸引つきくるリーナブラシ（写真6）を試作し、現在臨床テスト中ですが非常に有効な成績が看護・介護の現場ででています。要介護者に負担をかけず、短時間で行えるためにこのようなものを開発しています（写真7）。

私は、医師でALSになられた宍戸春美先生と「在宅ケアを支える診療所全国ネットワーク」の仙台大会にてご一緒に講演させていただきました。そこへ、たまたまこのテーマでの依頼があり、今回、私たち

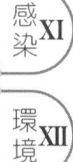

の口腔ケアに対する患者側からのご意見を、宍戸先生に書いていただきましたので、それをご紹介して最後にしたいと思います。

神経難病患者側から見た口腔ケア

難治性呼吸器感染症研究所所長
宍戸春美
元丸森病院顧問・元仙台往診クリニック顧問（非常勤）

　神経難病とは、進行性で治療法のない神経疾患の総称で、代表的疾患として筋萎縮性側索硬化症(ALS)が挙げられる。ALSは、運動ニューロンの進行性変性疾患で、最終的には、運動障害、コミュニケーション障害、嚥下障害、呼吸障害（4大障害）がすべてあらわれるようになる。これらの4大障害に対して、胃瘻栄養、意思伝達装置（パソコン）、人工呼吸器（気管切開）の3大維持装置が使われる。本稿では、主として高度の4大障害のため3大維持装置を用いているALS患者の口腔ケアについて述べる。

　ALSなど、嚥下不能患者は、原疾患に対する治療法がなく進行性で、予後不良の疾患が大半だったため、嚥下不能患者の口腔ケアについては、殆ど検討されていない。未だに原疾患に対する効果的な治療法が確立されてはいないが、医療・医学の進歩はめざましく、人工呼吸器の改良・小型化、感染症予防・治療法の進歩、在宅医療・在宅介護の普及などにより、「ALS長期生存例」、特に在宅人工呼吸器使用例が急激に増加するなど、最近、状況が変わってきた。口腔・咽頭には、多数の好気性、微好気性、嫌気性の細菌がバイオフィルム（biofilm）を形成し、バイオフィル細菌として集団で安定に生息している。口腔内のバイオフィルム（bacterial biofilm）は、歯牙、歯肉、粘膜を基盤として形成され、抗菌薬ならびに抗体・マクロファージなどの宿主感染防御能の攻撃をしのぎ、歯石、う歯、歯周囲炎などの原因となる。バイオフィルムに由来する感染症をバイオフィルム病と呼ぶ。in vitro、in vivoで、黄色ブドウ球菌（MRSAを含む）、表皮ブドウ球菌、緑膿菌のバイオフィルム形成能は高い。これらのバイオフィルム細菌が下気道へ落ち込み、肺炎（誤嚥性肺炎 aspiration pneumonia）の起炎菌となる。人工呼吸器使用中のALS患者を始めとする気管切開患者では、誤嚥は起きにくい。ブラッシングをしたり、嚥下困難患者（主として高齢者、脳血管障害後後遺患者）が「口から食べる」と、バイオフィルムは機械的に破壊され、掻き取られ、更に、細菌は吸引され、ブラシに付着して、口腔内から除去される。

　嚥下困難患者では食べ物と一緒に嚥下され、胃酸によって殺菌される。唾液中には、リゾチーム（lysozyme）、分泌型免疫グロブリンA（sIgA）という殺菌（溶菌）作用、抗ウイルス作用などの宿主感染防御能の一翼を担う成分が含まれる。口腔内の掃除は唾液分泌を促し、唾液の増加は更なる菌数の減少をもたらす。このようにして口腔、咽頭内のバイオフィルムは破壊され、菌数は減少する。この結果、嚥下困難患者における肺炎は激減する。

　歯周囲炎を始めとする口腔内バイオフィルム病は、①口腔内の病巣から血流を介して、遠隔臓器に肺炎を起こす（感染性心内膜炎、大血管の感染）原因となり、②慢性蕁麻疹では、口腔内病巣が原因となって（機序は未解明）、症状を長引かせている場合があり、③口腔内病巣が掌蹠膿疱症の原因となっている場合がある。

　気管切開によって誤嚥の危険は少ないが、高度の4大障害のため3大維持装置を用いているALS患者も、口腔内バイオフィルム病が引き起こす前述の全身への悪影響を免れない。胃瘻栄養が施行され、経口的に全く摂取していないALS患者であっても、口腔ケアが必要な所以である。

　口腔内バイオフィルムを効率的に破壊・除去するためには、従来、歯ブラシによるブラッシングだけでは不十分であった。最近、高齢者の口腔ケア（舌や口腔粘膜の清掃）を目的に開発、市販された歯科用『くるリーナブラシ』（製造販売：株式会社オーラルケア）は、ALSなど、嚥下不能患者に対しても極めて有用である。歯ブラシでは清掃できない、歯牙・歯肉以外の柔らかい粘膜（舌粘膜、頬粘膜など）に付着している舌苔、粘液、バイオフィルムの除去に最適である。使用法のポイントは毛先に巻き付けるようにして取り除くことである。

　洗浄・乾燥・保管を含めた正しい使用法について歯科医師、歯科衛生士の指導を受ける必要がある。器具の破損や誤用によって、患者に傷害を与える虞があり、介護者の注意が望まれる。ALS患者では、高度のコミュニケーション障害のため、苦痛に関する訴えの遅れや誤解により傷害が拡大するので、介護者のコミュニケーションスキルも要求される。

（加藤　武彦／黒岩　恭子）

35 口腔ケア奮闘記

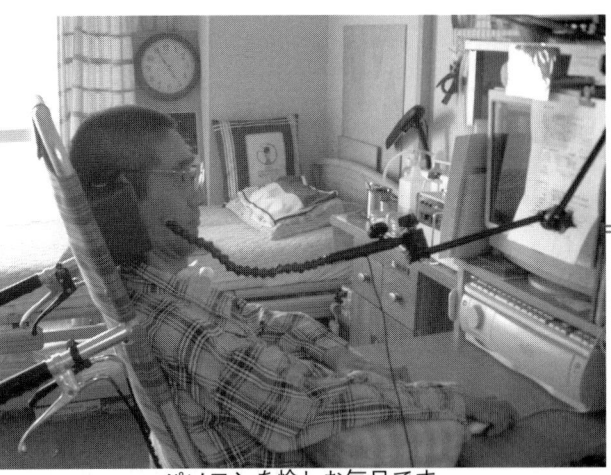

私の現状

　私は平成11年の春に左手の握力低下の違和感より発症し、千葉の地元の総合病院整形外科を経て千葉大学病院神経内科にてALSの診断、告知を受けました。現在は国立療養所千葉東病院神経内科・今井、大隈両先生の指導のもと在宅にて療養しております。現在の病状は上肢、下肢とも機能全廃。球麻痺、嚥下障害が顕著で、すでに気管切開、胃ろう造設などの処置を施しています。また平成14年1月より夜間（睡眠時）の人工呼吸器装着を開始しました。在宅療養生活2年半で、母、妹と同居しており、理学療法士によるリハビリ、訪問看護師を中心に体操やストレッチ運動など意識して身体を動かすことに重点を置いています。現在、41歳。

発病前から歯の不安を抱えて

　一般に歯の質は遺伝するなどと申しますが、私は生来あまり歯が丈夫ではありませんでした。発病前から歯の痛みに悩まされることが多く、療養生活においても不安のひとつでした。せめてもの救いは発病前に偶然にもすべての未処置歯を治療していたということです。ですから療養生活における口腔ケア（歯磨き）に対する関心はおのずと高まりました。

　発病後、しばらくの間は苦労の連続でした。発病したとはいえ、できるかぎり身の回りのことは自分でやりたいと思うのは、すべてのALS患者に共通の思いではないでしょうか。私は当時はまだ口から食事を摂取していたので、日々自由にならなくなる両手、両腕と格闘し次第に重くなる電動歯ブラシを使いながらも、歯を磨かなくてはと思っていたのでした。そして麻痺が脚におよび、ついに室内の移動をも車椅子を使うことを余儀なくされ狭い洗面台の前に立てなくなった時、病気とはいえ身の回りのことさえ普通にできなくなる自分を情けなく思ったものでした。

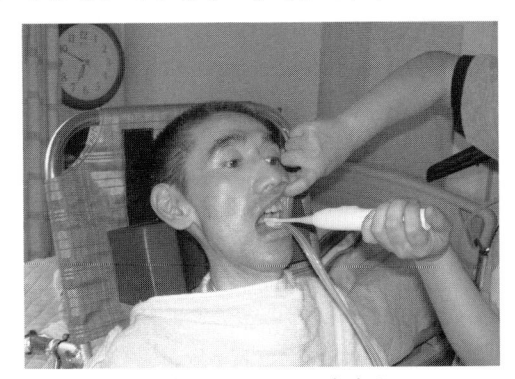

初めは歯ブラシにかじりつくスタイル

　その後も、しばらくは家族に準備をしてもらい、車椅子に座ったまま居間のテーブルに洗面器を置き、それでも自力で歯を磨いていました。その姿は人が見れば「歯を磨いている」というより「必死に歯ブラシにかじりついている」ように見えたことで

パソコンを愉しむ毎日です

妹にしてもらう歯磨き

コツ　口腔ケアの指導（機器使用の場合）

準　備

① 座位またはそれに近い状態で行う
② 入れ歯使用の場合は取り外す
③ 食物残渣はスポンジブラシなどで取り除く

機器の使い方

① 頬や唇を指でどかしながら電動歯ブラシを口の中へいれる
② 毛先を軽く歯にあて、1ヶ所3秒を目安に磨く
③ 磨く順序を決めておくことで「磨き残し」「磨き忘れ」防止
④ 1回3分を目安にする

わが家の口唇マッサージ3景

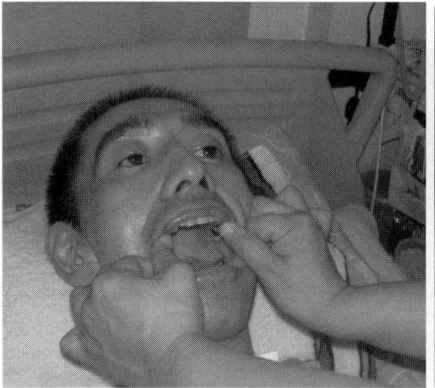

口を開ける（開口訓練） 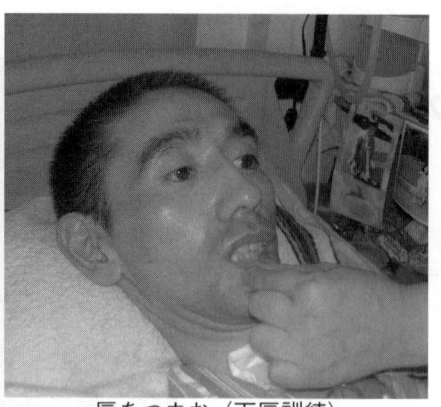　　　唇をつまむ（下唇訓練） 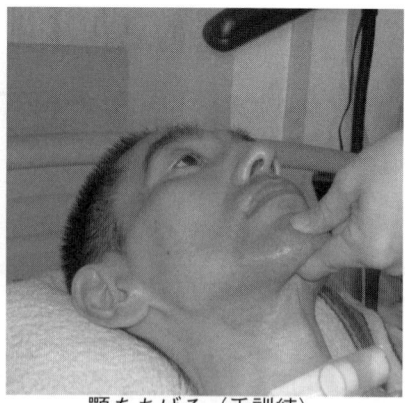　　　顎をあげる（舌訓練）

　電動歯ブラシの胴部分を両手でにぎりしめ（にぎらせてもらって）、テーブルに垂直に固定し、そこへ口もとを持っていき、歯を磨くという格好だったからです。しかもよだれをしたたらせながら…。さすがに見かねた家族から「磨くの手伝うから無理しないで」という言葉を聞いた時、涙がこぼれると同時に何かホッとした気持ちになりました。発病前は日常なにげなく行っていた「歯磨き」という行為がALS患者の私にとって無理してでもやらなければ気がすまない行為となっていたのでした。
　とにもかくにも、翌日から妹との"二人三脚歯磨き"が始まりました。しかし、妹との歯磨きは当初はうまくいきませんでした。前日まで「無理をしてでも自分でやらなければ気がすまない行為」であったものを、突然自分以外の者にまかせてしまうというのは、やはり違和感を覚えざるを得ませんでした。口の開け方、磨き方、口のすすぎ方など不自由だったとはいえ自分で磨いていた時は気にもしなかったことが気になりました。

"磨きやすい歯ブラシ"に替えました

　すでに口を大きく開けることができなくなっていたので、少しでも介助者が磨きやすいように電動歯ブラシを、ヘッドの小さな普通の歯ブラシに変えました。車椅子のヘッドレストの位置を調整するなどして、口を大きく開け磨きやすくなるようにしまし

た。また、それまでは使っていなかった糸ようじなどを使い、磨き残しのないようにしました。口のすすぎはシリンジなどを使い、何回かに分けてすすぐよう

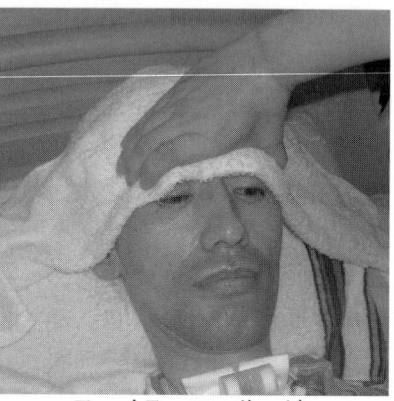

フェイス・マッサージ

MEMO　私が使用している口洗剤と口腔ケア薬剤

歯磨き剤＝ライオン　液体歯磨き剤デント・エラック
洗口剤＝アース製薬　洗口液 モンダミン・センシティブ

ポイント!! 口唇機能訓練

下唇訓練（下唇を左・中・右に分け指の腹を使いそれぞれ行う）
1 前に突き出すようにつまむ
2 内側から（指で）膨らます
3 あご方向に縮める
4 上唇に押し付けるように伸ばす

頬訓練（口は閉じ指が滑らぬよう頬の外側から支持しながら行う）
○ えくぼのできる辺りを内側から飴玉を入れたように膨らます

舌訓練（口外法で、口は閉じ、のどを押さないように注意して行う）
○ あご下の軟らかい部分を指で押し上げ、舌の筋肉を刺激する

開口訓練（押し下げる方に抵抗するように行う）
○ 親指と人差し指の腹を使い、口を大きく開ける
オリジナル・フェイスマッサージ
○目、口のまわりを軽く指圧する。おでこや頬は指先で円を描くようにマッサージする。耳を上下、左右

に工夫しました。しかし、それらの工夫は私に自力で歯磨きができなくなったことを実感させることとなりました。

そんな私に朗報が舞い込みました。それは平成14年1月の国立療養所千葉東病院へのショートステイに合わせて、口腔ケアの指導が受けられるというものでした。今まで苦心してきた歯磨きの成果を、客観的に評価してもらえるのだと喜びました。当日は口腔ケアの指導に先立って、唾液および口の中の細菌検査、口周辺の動きを調べる口腔機能検査が行われました。大学の研究室の先生方による思わぬ専門的な検査に少し緊張しました。その後、千葉東病院歯科・大塚先生方による口唇機能訓練の指導を受け、最後に口腔ケアの指導を受けました。

すすぎの必要がないERAC910

口腔ケアの指導はERAC910という機器を使ったものでした。この機器は電動歯ブラシで歯を磨きながらブラシの部分から自動で給水・吸水されるので、歯磨き後のすすぎが必要ないという便利なものです。この機器は次回のショートステイ（6月予定）までモニター試用ができるとのことでした。今までとは違う方法で

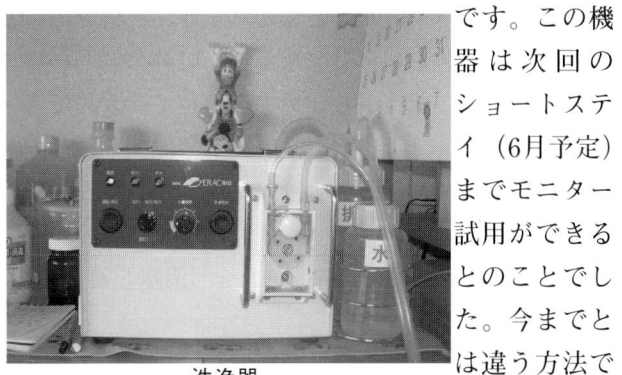

洗浄器

表　私の検査結果一覧

≪唾液および細菌検査結果≫

検査実施日	1月21・22日	6月11・13日
唾液の量	1分間に6mlで量は十分です。問題ありません	1分間に0.3mlです
唾液中の血液	わずかにあります。	わずかにあります
口の中の総菌数	多い	やや多い
ストレプトコッカス・ミュータンス菌数	問題ないレベルです。	認められませんでした
乳酸菌数	多く認められました	問題ないレベルです
カンジダ菌数	認められませんでした	認められませんでした
唾液の緩衝能	高い	普通

≪口腔機能検査結果≫

顔面の動き	頬を膨らますことは難しいようです。唇を突き出したり、すぼめたりする動きが弱いようです。	頬を膨らますことは難しいようです。唇をすぼめたりする動きは弱いようですが、引く動きは強いです
口唇閉鎖	（記述なし）	瞬間的に閉鎖することは難しいですが、ゆっくりと閉じる動きは前回よりも強くなりました
顎の動き	特に問題はありません	特に問題はありません
舌の動き	突出させる動きは認められましたが、左右・側方・上下の運動は難しいようです。	舌の上下の動きは前回より増加しました。左右・側方の運動は難しいようです。
開口量	問題がないレベルです。(337mm)	少し開く量が減ったようです。(28mm)
努力嚥下テスト（嚥下反射の惹起性）	特に問題はありません。（初回嚥下までの時間：6.5秒、努力嚥下回数：5.0回）	今回は空嚥下（口腔内の唾液を嚥下する）で行いました。短時間で繰り返し唾液を集めて嚥下することは少し難しいようです。
プリン食べテスト（食物をまとめて送り込む力）	食物の残留が認められ再度嚥下しても口の中に残留が認められました。送り込みの力が弱いようです。	実施せず
プレスケール（かみ合わせる力）	普通	かみ合わせの力、面積ともに減少しています。

2月12日の報告書の総評

1月21・22日の歯科検診の結果から、唾液および細菌検査では口の中の総菌数は「多い」という結果がでています。むし歯の原因となる「ストレプトコッカス・ミュータンス菌」は、問題がないレベルでした。しかし「乳酸菌」は多く認められました。

6月20日の報告書の総評

6月11・13日の歯科検診結果についてお知らせ致します。歯について：前回と同様問題はありません。
お口の汚れ：歯の汚れについては、歯石は前回同様少しありますが、ネバネバしたプラークは、前回お口全体に多く認められましたが、今回は左右のブリッジ（冠が被さっているところ）のところに僅かにありましたが、それ以外では殆ど認められませんでした。お口の清掃を良くされた成果だと思います。歯ブラシの動きが大きかったり、圧力が強すぎる場合に起こる欠損がみられます。口内炎のできやすい部位と一致しています。乾いた口唇粘膜が傷ついて起こったと考えると、歯ブラシ前に少し湿らせて行うような工夫もよいかもしれません。

の歯磨きで、どれだけ口の中が清潔に保てるのか私にも興味がわいてきました。ただこのショートステイの期間中に私の嚥下の状態を見た主治医の指導もあり、食事の経口摂取を胃ろうからの経管栄養摂取に切り替えたことは今までの「歯磨き」とは違う、まさに「口腔ケア」という意識を私に芽生えさせたことは大きな変化でした。

ここで2月12日に報告されました、機器を使った口腔ケアを始める前の「唾液および細菌検査」の総評と検査結果、「口腔機能検査」の検査結果を以下に記します（検査結果一覧をご覧ください）。

わが家のオリジナルマッサージで

ショートステイ明けから自宅での機器を使った口

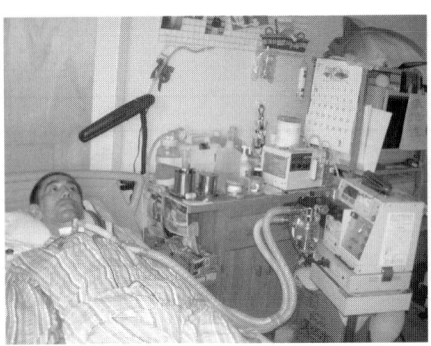

歯磨きを終わってサッパリした私

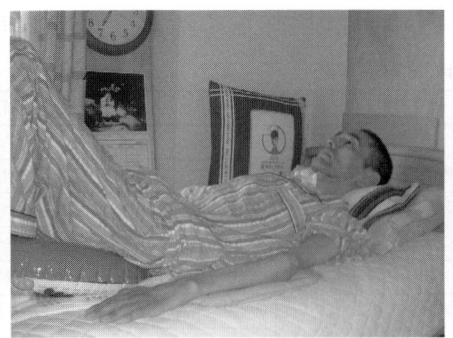

私の昼間のリラックス姿勢
ジェルマットで肘の当たりを和らげています。エアマット代わりに浮き輪を使い、腰の当たりを和らげるのです。

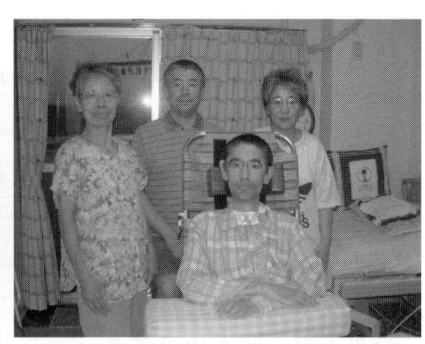

私を介護してくれる家族
左から母、弟、妹。

腔ケアが始まりました。電動歯ブラシを使うということで口を大きく開けるために、まず指導を受けた口唇機能訓練を行います。つづいて清水家オリジナルのフェイスマッサージ。これは球麻痺症状が進んだ私のために家族が考えたものです。その後、車椅子にトランスしヘッドレストを調整して口を大きく開けられるように姿勢を整え、舌苔を取るために専用ブラシで舌をブラッシングします、そしていよいよ歯磨きです。口唇機能訓練の成果か、口の開きが良くなり電動歯ブラシでのブラッシングもスムーズです。スムーズなだけに時間も短縮され何か物足りなく感じるほどです。また以前とは違い食事を口から摂らなくなっていたので、食べカスの磨き残しは心配なくなりました。

口中のネバネバ感との闘い

しかし咀嚼などの口の動きがなくなりその分、唾液の分泌量は減り、口全体に以前にも増してネバネバ感があります。そのため、歯を磨くというより口の中がさっぱりするように心がけています。通常の歯磨きなら水だけで十分なのですが、磨いた後さっぱりするように給水タンクに指定された歯磨き剤を入れ、さらに口全体をさっぱりさせるために、うがいはできないまでも最後に市販の洗口剤を口に含むようにしています。口全体のネバネバ感はなくなりはしないものの、かなり軽減しています。この口腔ケアの方法は機器の試用期間を延長していただき現在（平成18年8月30日）も続けています。

ここで6月20日に報告されました機器を使った口腔ケアを始めて約5ヵ月後に行われた「唾液および細菌検査」の総評と検査結果、「口腔機能検査」の検査結果がでました。

この結果報告をいただき、特に「細菌検査」の結果には満足しました。ほとんどの項目で改善がみられたからです。詳しい検査、丁寧なご指導をいただいた先生方に感謝するとともに、これからもこの方法で口腔ケアを続けたいと思っています。

自宅療養者は日常的口腔ケアが必要

自宅で療養するALS患者にとって、口腔ケアはおろそかにできない日常的ケアのひとつです。特に口から食事を摂らなくなった患者は油断することなく、むしろ注意深く口腔ケアを行うべきです。

それは、口から食事を摂らなくなった患者は食事の後に口に残る食べカスなどが原因で、口の中で菌が繁殖したりムシ歯になるようなことはないので口腔ケアをおろそかに考えがちです。しかし咀嚼しなくなることで口内菌を殺菌し、歯の再石灰化を促す働きのある唾液の分泌量が減少することを考えれば、食事を口から摂らないからといって油断することなくむしろ唾液の分泌量が減少することを認識し口腔ケアを行うべきです。

そのためには正しい口腔ケアの方法を学び、患者それぞれの状況に合わせて応用、工夫することが大切だと思います。さらには定期的に専門家（歯科医、歯科衛生士など）にその成果を評価してもらい、指導を受けることが必要ではないでしょうか。私たちの療養生活はいつ終わるとも知れません。皆さんにこのメッセージを読んでいただき、口腔ケアという日常当たり前に行いがちなケアについて、改めて考えてみるきっかけになれば幸いです。

【Fukuapples@aol.com】

（清水　富久雄）

36 口腔ケアの具体的方法

　ALSは、原因不明の進行性変性疾患であり、病気の進行状態に応じ、適切な介護やケアが必要です。特に、呼吸障害および嚥下障害は、患者のQOLに大きな影響を及ぼします。しかしながら、患者のケアや管理の中で、歯科的な対応が必要とされているにもかかわらず、適正な口腔の管理方法は明らかになっていませんでした。そこで、病気の進行状態に合わせた口腔のケアを提供するために、嚥下障害のリスクの程度に応じた器質的ケアおよび機能的ケアの方法[1]を紹介します。

　現在、在宅ALS患者の口腔ケアは、訪問介護員が、独自の手法で実施しているのが現状です。場合によっては、歯科医師や歯科衛生士などの専門家が、個別に口腔衛生指導を行っています。病院や施設入所の場合は、看護師や家族などが全身的なケアに加えて、口腔のケアに取り組んでいます。いずれも、介護の時間的制約、患者の口腔ケアの技術的困難さ、コミュニケーションの制限、人工呼吸器など医療的管理による制限、口腔ケアに関する知識・教育の不十分な点などがあって難しいところです。

　これまで口腔ケアと言ってもそれぞれの現場での経験あるいは、慣例的に取り組んでいるのみで、系統立った方法は普及されていませんでした。

　最近、介護者の負担軽減を目指す口腔ケアシステムが、中部医療センターで研究開発されました。その有効性も明らかになってきました[2]。この口腔ケアシステムは、1日1回5分程度行う簡便な方法として紹介されています(現状では機能的ケアは考慮されていない)[3]。しかし、ALS患者においては、病状の進行にさまざまな特徴があるため、一定の手法では対応しきれないことが多くみられます。

　そこで、われわれが日常的に行っているALS患者への口腔のケアを器質的ケアおよび機能的ケアに分けて紹介します[4]（図1）。

器質的ケア：

　器質的ケアの方法および用具は、口腔内状態・保

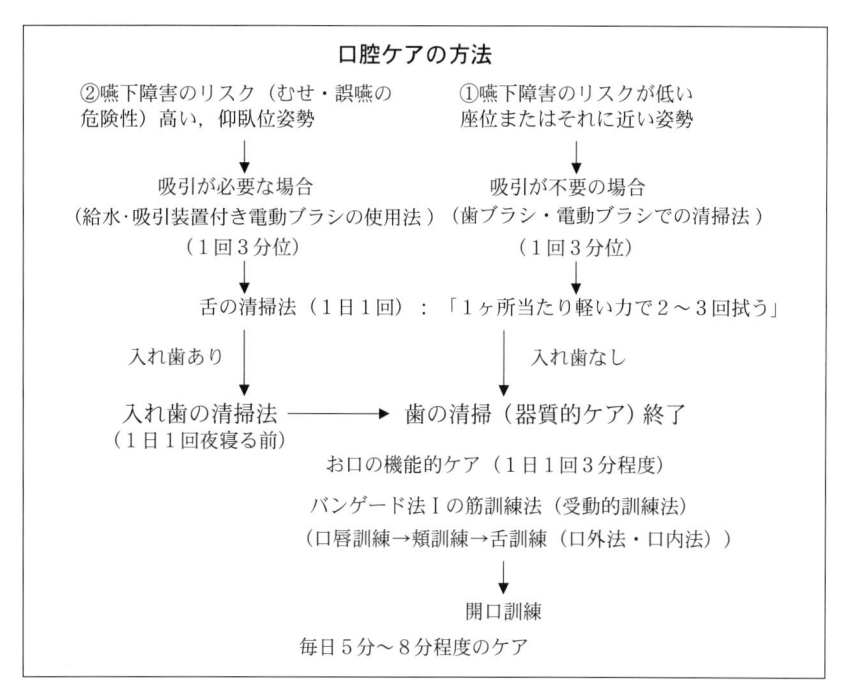

```
                    口腔ケアの方法
  ②嚥下障害のリスク（むせ・誤嚥の        ①嚥下障害のリスクが低い
    危険性）高い，仰臥位姿勢              座位またはそれに近い姿勢
             ↓                              ↓
       吸引が必要な場合                    吸引が不要の場合
  （給水・吸引装置付き電動ブラシの使用法）  （歯ブラシ・電動ブラシでの清掃法）
         （1回3分位）                      （1回3分位）
             ↓
       舌の清掃法（1日1回）：「1ヶ所当たり軽い力で2〜3回拭う」
        入れ歯あり      │      入れ歯なし
             ↓          ↓          ↓
       入れ歯の清掃法 ──→ 歯の清掃（器質的ケア）終了
       （1日1回夜寝る前）
                         ↓
              お口の機能的ケア（1日1回3分程度）
                         ↓
              バンゲード法Ⅰの筋訓練法（受動的訓練法）
              （口唇訓練→頬訓練→舌訓練（口外法・口内法））
                         ↓
                       開口訓練
                毎日5分〜8分程度のケア
```

図1　口腔の器質的ケアおよび機能的ケアの方法

健行動を考慮し、病気の進行に合わせて、指導・提供します。

1）嚥下障害のリスクが低い場合の手順

準備：姿勢は、座位またはそれに近い状態で行なう。座位がとれない場合は、30度〜45度の角度でベッドを起こす。入れ歯が入っている場合は取り外す。

磨き方：歯ブラシの毛先を歯と歯肉の境目にあてて、軽い力で小刻みに動かす。歯ブラシは、水でゆすぎながらみがく（口腔衛生状態が不良の場合は、抗菌剤入り含嗽剤などを使用する）。丁寧に1箇所20回位磨く。1回3〜5分を目安とする。電動ブラシの場合は、毛先を歯面に軽くあて、1箇所2秒あてがい順に移動させる。磨く順番を決めて「磨き残し」「磨き忘れ」のないようにする。

2）嚥下障害のリスクが高い場合の手順

準備：姿勢は、誤嚥防止の体位をとらせる。座位がとれない場合は、30度〜45度の角度でベッドを起こす。ベッド上では、側臥位にする。仰臥位での使用は避ける。入れ歯が入っている場合は取り外す。始める前にスポンジブラシなどで、粘った唾液や痰の汚れ、食物残渣などあれば取り除く。

磨き方：吸引できるブラシを使用する。頬や唇を排除してから、ブラシ部を口の中に入れる（図2）。毛先は歯面に軽くあてる。磨く順番を決めて「磨き残し」「磨き忘れ」のないようにする（口腔衛生状態が不良の場合は、自動給水・吸引装置の付いた電動ブラシなどを使用し、専用の抗菌剤入り含嗽剤を給水しながら用いる）（図3）。

3）スポンジブラシの手順

磨き方：星型のスポンジ部に痰・汚れ、残渣を絡めるよう回転させながらかき出す（図4）。

4）舌ブラシの手順

準備：前述の嚥下障害のリスクに合わせた姿勢で行う。

磨き方：粘膜ブラシを用いて「1箇所当たり軽い力で2から3回」汚れを取り除く（口が開きにくい場合は、ブラシのヘッド部の厚みの薄いもの

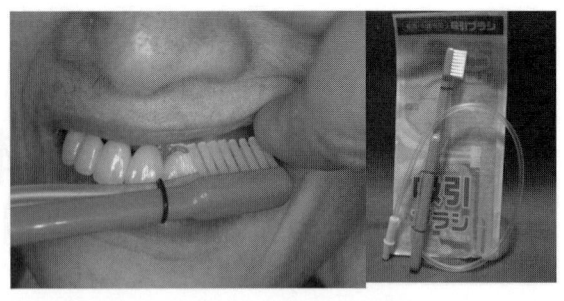

図2 吸引ブラシを使用（頬や唇を排除してから、ブラシ部を口の中に入れる）
（右）吸引ブラシ本体。（左）口腔衛生状態が比較的良好なため、通常のブラッシングを行う。

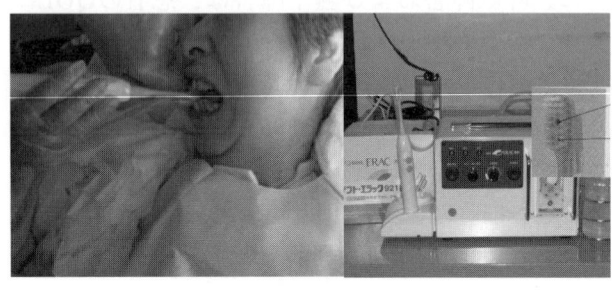

図3 嚥下障害のリスク（むせ・誤嚥の危険性）が高く、口腔衛生状態が不良の場合の口腔のケア
（右）自動給水・吸引装置付き電動ブラシ本体。
（左）口腔衛生状態が不良の場合は、専用の抗菌剤を給水し吸引しながら歯面を移動する。

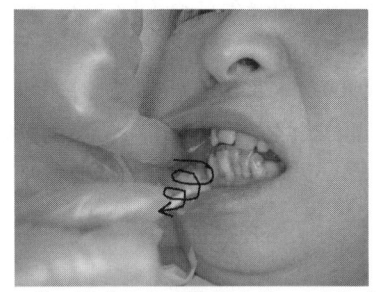

図4 スポンジブラシの使用方法（くるくる回転させながら汚れを取り除く）

を使用する（図5）。

5）義歯使用の場合は、義歯清掃ブラシと洗浄剤を使用

機能的ケア

機能的ケアの種類と内容：筋の萎縮の程度の重い場合は、バンゲード法。受動的刺激法（金子らより）の口唇訓練、頬訓練、舌訓練（口外法）を用いる[5]（図6）。口が開きにくくなってきた場合は、開口訓練を加える。

注意：機能的ケアでは、筋肉疲労が起きないように、

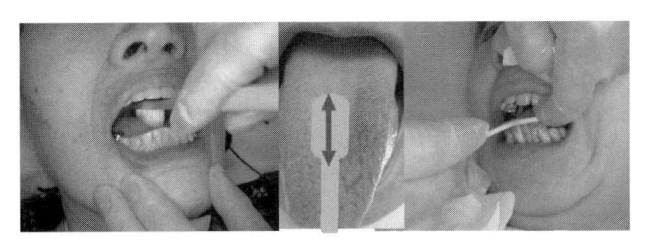

図5 舌ブラシの使用方法　開口障害の程度の応じて，舌ブラシの種類を選択する。（右）ブラシのヘッド部が薄い形状のもの

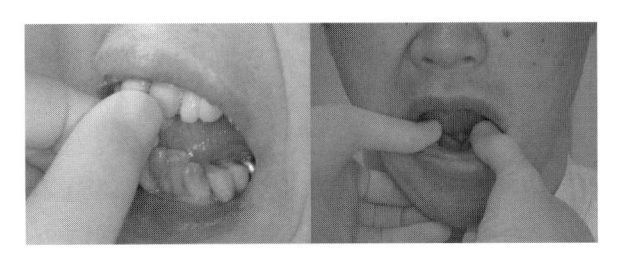

図7 開口訓練

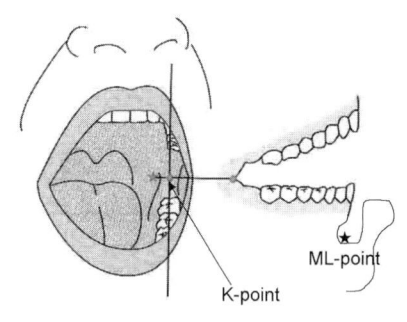

図8 開口反射の誘発法作用機序・意義：咬反射が強いため起こる開口障害に対して開口反射を誘発する
(1) K-point, (2) 歯肉唇移行部（ML-point）

1日1回5分程度を目安にする。意外に「気持ちよい」「爽快である」といった感想が多く継続が期待できる。

1) 開口訓練の手順
準備：本人の開口動作にあわせ少しずつ負荷を加えながら，ストレッチ体操のように3回位繰り返す。訓練はできる時間に無理なく，1日2～3回程度行う。
方法：前歯部を拇指と示指でひねるよう支えて開口させる。または、下顎を支え、口を少し押し下げ開ける方法のいずれかで行う（図7）。開口困難の場合：頬と口腔前庭の間を歯列に沿って奥へ指を進ませる。最後臼歯後方の隆起部（K-point）を刺激すると反射的に口が開く[6]。または、下口唇の内側歯肉唇移行部（ML-point）に指を入れ、強く押し下げる（図8）。

他に、嚥下体操[7]（図9）や頭頸部のROM訓練などを加える場合がある。

以上のように口腔のケアに係る時間は、5～8分程度とし、毎日できるようにする。

口腔のケアの実施例

症例1　71歳、男性、経過10年のALS
食べ物が歯に詰まって困るとのことで、当科を受

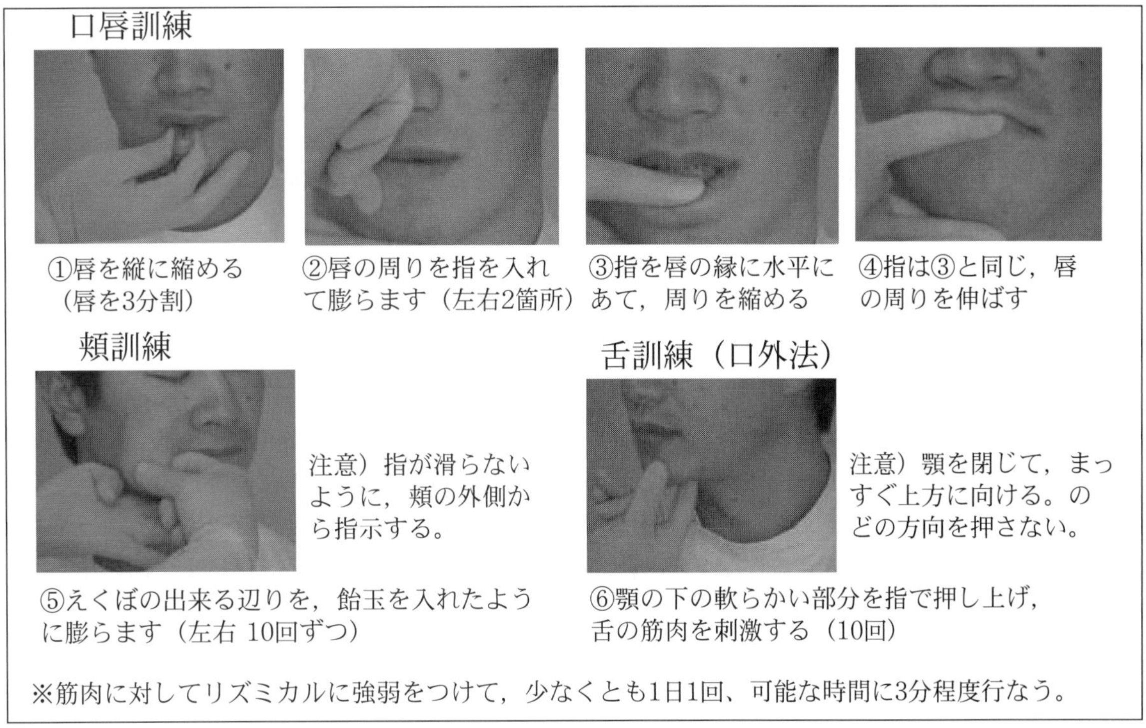

口唇訓練
①唇を縦に縮める（唇を3分割）
②唇の周りを指を入れて膨らます（左右2箇所）
③指を唇の縁に水平にあて，周りを縮める
④指は③と同じ，唇の周りを伸ばす

頬訓練
⑤えくぼの出来る辺りを，飴玉を入れたように膨らます（左右10回ずつ）
注意）指が滑らないように、頬の外側から指示する。

舌訓練（口外法）
⑥顎の下の軟らかい部分を指で押し上げ，舌の筋肉を刺激する（10回）
注意）顎を閉じて、まっすぐ上方に向ける。のどの方向を押さない。

※筋肉に対してリズミカルに強弱をつけて，少なくとも1日1回、可能な時間に3分程度行なう。

図6　機能的ケア：筋刺激訓練法（口唇訓練、頬訓練、舌訓練）の手順と方法

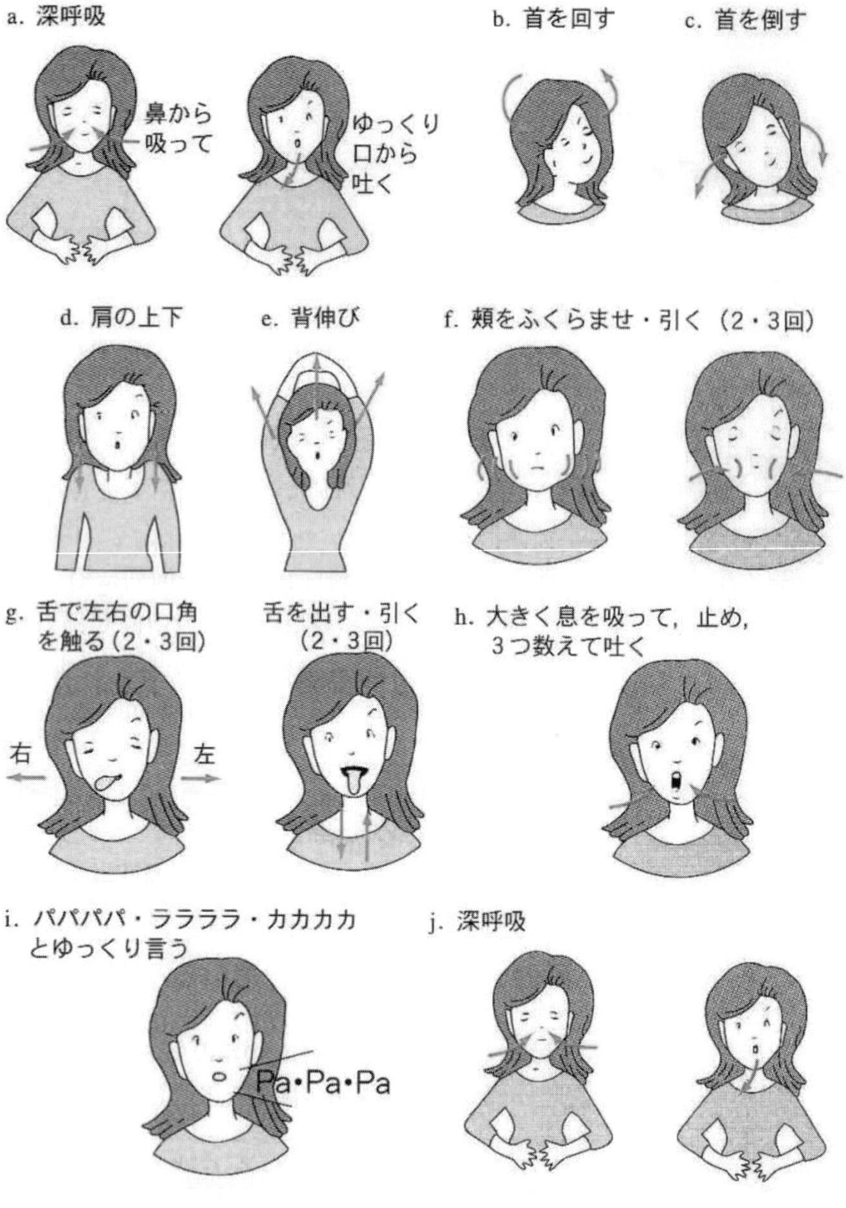

a. 深呼吸　鼻から吸って　ゆっくり口から吐く
b. 首を回す
c. 首を倒す
d. 肩の上下
e. 背伸び
f. 頬をふくらませ・引く（2・3回）
g. 舌で左右の口角を触る（2・3回）　右　左
h. 大きく息を吸って，止め，3つ数えて吐く
i. パパパパ・ラララ・カカカカとゆっくり言う　Pa･Pa･Pa
j. 深呼吸

図9　嚥下体操

診した。構音障害のため、発語は不明瞭。食事は、胃瘻造設をしているが、経口と併用している。口腔内は、臼歯頬側部に残渣が多く認められ、臼歯部の歯肉から排膿がみられた。薬の内服によっても消退しないため、抜歯された。欠損部は、架橋補綴（ブリッジ）を施行。運動機能検査の結果では、口唇・頬部の運動に異常があり、頬の膨らましも持続できなかった。舌の萎縮と運動障害もあった。また、流涎もみられる。唾液嚥下時にむせがあった。ADLは、室内をつたい歩くのがやっとできる程度で、普段の移動は車椅子である。口腔衛生指導と機能の評価を受け、嚥下障害のリスクの低い方法(図1-1)と藤島の嚥下体操を実施した。2週間ごとに経過観察を行った。

歯垢付着および歯肉炎は、ほぼ1ヶ月で改善が認められた。また、初診時に訴えていた口臭はなくなり、流涎も減少した。歯肉の腫脹、出血もほとんどなくなった。

3ヶ月経過後、ネバネバ、ベタベタ感は全くなくなり、流涎もほとんど気にならなくなった。食物残渣の停滞も認められなくなり、唾液でむせることも、咳き込みもほとんどなくなった。頬部の緩みもなくなった。口唇や頬部の運動機能に改善が認められた。

症例2　41歳、男性

1999年に握力低下の違和感より発症、某病院にてALSの診断、告知を受け、在宅療養中。病状は上肢、下肢とも機能全廃。球麻痺、嚥下障害が顕著で、気管切開、胃瘻造設など処置を施している。

2002年より、夜間（睡眠時）の人工呼吸器装着を開始。在宅療養生活2年半、母親と妹と同居、訪問看護師を中心とした全身的ケアを受けながら理学療法士により体操やストレッチ運動など意識しリハビリテーションを行っていた。

発病前より歯の治療はすべて行っていた。口腔ケアに対する関心はあった。しかし、両手、両腕が不自由になるに従って困難となる。

2002年、入院中に口のケア指導と口腔機能の評価を受け、嚥下障害のリスクの高い方法（図1-2）を実施した。口のケアに使う道具は、自動給水・吸引機能を装備した電動ブラシを使うように指導を受ける。その6ヶ月後の評価にて、口の中のネバネバ感は、口のケアによってかなり軽減した。口腔内細菌数は減った。唾液分泌量は減少した。口唇の動きが大きくなり、舌の運動量が増加した。しかし、開口量はわずかに減少した。

口腔ケアの関連知識

　口腔ケアを怠ってしまうと、口腔環境が悪化し、誤嚥性肺炎を引き起こすことがあるので注意を要します。誤嚥を繰り返す場合には、栄養状態の急激な悪化が予測されるため、経管栄養を余儀なくされますが、経管栄養は誤嚥を軽減するものの唾液誤嚥などがあるため、完全に誤嚥を防ぐことができません[7]。ALS患者は、呼吸器装着が必要な場合が多く、上部消化器官と呼吸器のケアの重要性が吸引問題を含め指摘されています[8]。誤嚥による肺炎の発生は、口腔内の細菌の種類によらず、誤嚥量を少なくすることが大切であるため、定期的な吸引が必要なのです[9]。

　気管切開後も経口摂取併用者が多くあるため、唾液や食物の気管内侵入（誤嚥）のリスクが高くなることから、食前・食後の口腔ケアを行う際に、吸引を行う必要があります[10]。唾液分泌が少ない場合は、自浄性が低下し、カンジダ菌が増殖する傾向があるため、十分な口腔ケアが必要です[11]。嚥下障害がある流涎の多い患者では、吸引のできる口腔清掃具の必要性が挙げられます。

　ALS患者の口腔ケアは、個々の特徴と全身の機能衰退の程度（構音障害、嚥下障害、呼吸不全の状態）とを関連させる必要があります。また、歯科的な問題の早期発見・早期治療による口腔環境の整備と口腔の自己管理と専門家による衛生的管理・保健指導も必要と考えます。

　むせ・誤嚥の危険性の高い場合は、専門医による摂食・嚥下機能障害の診断・評価とその訓練・指導も考えなければなりません。また、気管切開や人工呼吸器装着や嚥下障害による経鼻経管チューブ、胃瘻増設などの状態により、口腔のケアの方法はさまざま変化します。そのため、患者の生涯に対応できる口腔ケアを行うためには、図1に示したような嚥下障害のリスクに応じた口腔ケアが役に立つものと考えられます。

　今回の1症例目は、約2ヶ月間で流涎や口臭、歯肉の炎症等の改善が認められました。また、機能訓練の施行によって、表情筋、口輪筋や口腔諸器官の筋活動に効果があったものと推察されます。さらに、患者の満足度は高かったものの、逆に介護者の負担は大きかったようです。しかし、改善するにつれて達成度・満足度は、徐々に高くなってきました。2症例目は、入院中に口腔ケアの指導・訓練を受け、口腔のケアに、自動給水・吸引機能を装備した電動ブラシを使ったところ、6ヶ月経過後、口の中の不快症状が減り、機能的ケアにより口の動きが活発になってきました。

　このように、病状の進行にさまざまな特徴があるALS患者への口腔ケアを器質的ケアおよび機能的ケアに分けて実施したことで、個々の病状に適した幅広い対応のできるようになったと考えられます。

　在宅ALS患者の口腔ケアにおいては、病態の変化がみられるため、その状態に応じた対応をする必要があります。

> **ポイント!!**
> 1）むせ・誤嚥の危険性を最小限におさえることです。
> 2）簡便な方法で、専門家でなくても実行でき、介護負担が少なく、継続できることにあります。

文献：
1) ALS患者の口腔ケア支援のための介入研究：平成13年度「ALS基金」助成金研究成果報告書(主任国立療養所千葉東病院歯科大塚義顕), 2003
2) 角　保徳：高齢者における口腔ケアシステム化に関する総合的研究：口腔ケアシステム開発．平成12年度厚生科学研究費補助金研究成果報告書
3) 角　保徳ら：介護者の負担軽減を目指す要介護高齢者の口腔ケアシステムの有効性, 老年歯科医学, 16:366-371, 2002
4) 大塚義顕：訪問看護における摂食・嚥下リハビリテーション, 6筋萎縮性側索硬化症, 2007, 医歯薬出版, pp136-149
5) 金子芳洋編：食べる機能の障害その考え方とリハビリテーション, 1998, 医歯薬出版, pp114-128
6) K-point刺激法, 聖隷三方原病院嚥下チーム：嚥下障害ポケットマニュアル, 第2版, 2006, 医歯薬出版, pp73, 74
7) 藤島一郎：脳卒中の摂食・嚥下障害, 1993, 医歯薬出版, pp92
8) 原　明美他：気管切開ALS患者の口腔ケア支援の検討：口衛誌53:465, 2003
9) 柴田貴志：代償嚥下により長期経口摂取が可能であった筋萎縮側索硬化症患者の一事例. 日本摂食嚥下リハビリテーション学会雑誌, 5：228, 2001
10) 吉田光由他：口腔ケアによる高齢者の肺炎予防　2年間の追跡調査結果から. 日本老年医学会雑誌：38：481-483, 2001
11) Borasio GD, Voltz R：Palliative care in amyotrophic lateral sclerosis. J.Neurol, 244：S11-17, 1997
12) 黒川亜紀子他：筋萎縮性側索硬化症患者の口腔ケア介入研究2, 口腔細菌, 唾液分泌および保険行動の実態.口衛誌, 52: 466-467, 2002

（大塚　義顕）

37　口腔ケアって本当に凄い！

口腔ケアとの出会い

私は、一時期春先から夏にかけて原因の分からない熱を良く出して入院したことがある。

それが、どうやら口腔ケアに原因があったのではないかと思われるようになったのは、後に口腔ケアを始めてからです。何故かというと、口腔ケアを始めたら、原因の分からない熱が出るのがピタリとなくなり、今でも元気なのです。これには驚きましたねぇ。

すると、呼吸器をつけると接続するカニューレによって、気管の中に細菌の沢山含まれる唾液などが入らないように保護しているが、絶対的なものではないので、その気管に入り込んだ唾液などが悪さを働いたとしか考えられないのです。

歯磨きはしていた

私は、呼吸器をつけてから10年を過ぎたが、私が嫌になるほど女房はずっと歯磨きをしてくれていました。平成8年3月に[胃ろうの手術]をしてからは、口から食事などを全くしなくなったので歯磨きは必要ないと思われたのに、それでも朝晩の歯磨きは欠かさず行われた。それなのに、あるとき女房から「お父さんの口は臭いよ。まるで年寄りの口臭にそっくりだ」と言われるようになった。

その後、私の歯は歯茎でしっかり支え切れなくなったようで、グラグラ動くようになった。私は、障害者用パソコンはおしゃぶりスイッチ（マウススイッチ）で操作していたので「歯が抜けたら、スイッチ操作が出来なくなって大変なことになってしまう」という危機感があり、訪問看護婦さんに歯医者さんを頼んでもらった。

往診治療

ありがたいことに、寝たきりなどで治療をうけられない人たちのために歯科医1名と歯科衛生士2名のチームで往診治療をしてくれたので自宅のベットに寝ながら治療を受けることが出来、歯石の除去や虫歯の治療を定期的に行ってくれた。

更に、私の口が病の進行により開けにくくなっているのを心配して、洗濯バサミのお化けのように大きいものをくれて「これで毎日口の開閉の練習をして下さい」で、一通りの治療が終った。

口腔ケアの実際

私たちは、訪問看護センターと在宅療養患者や家族などで患者会を作っているが、昨年3月、その席で新しく訪問看護センターのスタッフになった歯科衛生士さんの講演を聞いた。彼女の話は、歯の治療よりも耳新しい[口腔ケアの大切さ]であり、歯垢や歯石や歯周病について分かり易いものだった。

それから間もなく、彼女の訪問を受けた。在宅療養患者の歯の実態を事前に把握して、今後の訪問の際に役立てるのだそうだ。

A 私の歯を診て評価した

歯の治療は一通り終っています。歯磨きもされています。だけど、口臭があります。歯肉から血が出ます。歯もグラグラです。これらのことから、完全な歯周病です。

B 対策は

歯磨きの際は磨き残しのないように、歯間ブラシを併用して歯の付け根まで磨く。その際は消毒液（ネオステリングリーン）を用いて、うがいもする。この2点を行って様子を見ましょう。

C 結果〔約1ヶ月後〕

歯茎からの出血がなくなった。歯の口臭がなくなった。（爽快感がある）と、歯科衛生士さんから「この調子で行けばもう大丈夫です」の太鼓判を頂いた。

それからどうしたかというと、本当は胸を張って言いたいのですが、風邪の神様の逆鱗に触れるといけないので、（こっそりと）原因不明の熱は全く出ていません。

口腔ケアって、まるで魔法ですね。

【teru1374@poppy.ocn.ne.jp】

（照川　貞喜）

VIII 食事療法

　ALSの食事療法は大変重要である。栄養障害は二次的な筋力低下の原因になるし、筋萎縮が進行している時期はおそらく、総エネルギー必要量は予想以上に多いと考えられる。栄養管理が十分になされれば、呼吸筋障害の進行を軽減することができる。

　一方で、筋萎縮が進行し固定した場合の総エネルギー必要量は少ない可能性がある。脂肪太りを回避するためにカロリー数を低下させるとビタミンや微量元素の欠乏症状をおこすことがある。このためにALSケアの中に、栄養士を含むNST（栄養サポートチーム）を導入して実際の評価と管理だけでなく、研究も行っていくべきである。

　人の基礎エネルギー消費量は伝統的に、ハリス・ベネディクト（Harris Benedict）の式によって計算されてきたが、ALS患者では妥当性の検討がなされていない。さらに、活動係数（AF）ストレス係数（SF）についても研究がなされていないため既存の栄養学を再度見直していく必要性がある。

38 胃瘻からの半固形栄養材の短時間摂取法

　胃瘻からの半固形栄養材短時間摂取法は、従来の液体胃瘻栄養に伴う合併症と長時間投与に伴う患者さんのQOLの低下を解決し、胃瘻患者さんが、家族と同じ食事を、家族と一緒に楽しむことを可能とした画期的な方法です。本稿では半固形栄養材短時間摂取法の原理とその実際の方法について症例を交え概説します。

栄養管理優先でQOLを軽視していないか

　神経難病の患者さんでは、病気の進行に伴い自力呼吸が困難になったり、嚥下障害が生じたりすることがあります。そのため、長期間にわたる人工呼吸器による管理や、口から食べること以外の経管栄養による経腸栄養による栄養補給が必要となります。近年、内視鏡的胃瘻造設術（PEG）が開発され、その低侵襲と簡便さから胃瘻からの栄養を摂取する患者さんは増加しています。

　胃瘻による経腸栄養法が始まった初期には食物をペースト状にして唾液と混和後に胃瘻より注入する方法が行われていましたが、現在は市販の経腸栄養剤の普及により液体栄養剤を緩徐に注入する方法が一般化しています。そのため、経腸栄養に伴う合併症（胃食道逆流による呼吸器合併症や下痢等）を予防するために、できるだけ緩徐に30度の半座位で栄養剤を注入することが推奨されています。

　では、「胃瘻患者が本当にQuality of Good Lifeであるか？」という疑問に対してはどうでしょう。栄養管理の目的のみで漫然と経静脈栄養がなされ、長期の入院していた過去と比べれば明らかにQOLは改善しています。また、アクセスルートを経鼻胃管から胃瘻に変更したことにより、経鼻胃管と比し胃瘻による経腸栄養が生命予後、栄養管理、在宅療養において優位であることは、医学的にコンセンサスが得られています。

　しかしながら、胃瘻の合併症予防のために長時間にわたり栄養剤の投与を余儀なくされている患者さんが多く存在するのも事実です。そのため、胃瘻患者さんからは、「栄養剤を入れる時間を短縮して、もっとリハビリがしたい。」「家族と一緒に食事がしたい。」との希望や、「栄養を入れている時間が惜しい。自由な時間がもっとほしい。」「同じ姿勢で長時間いるのはつらい」との声も聞かれました。

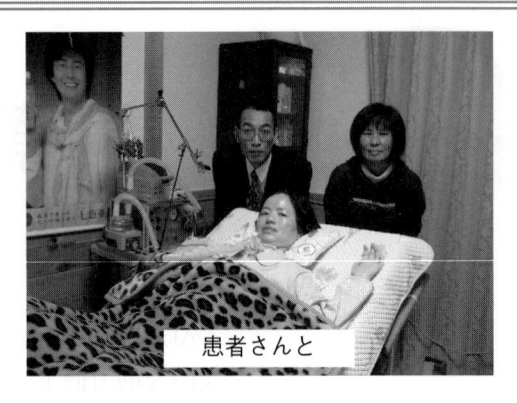

患者さんと

栄養を　健常者のようにもっと短時間で摂取できないか？

　このような状況下で、私の出した結論は、「合併症がなく短時間で注入できる半固形栄養材による胃瘻からの栄養摂取法により、胃瘻患者さんが、家族と同じ食事を、家族と一緒に楽しむことが可能となれば、患者さんのQOLは向上できるのではないか？」です。つまり、「胃瘻患者さんが、家族とともに同じ食卓を囲み、並べられた料理をみて、おいしそうだと感じ、においを嗅ぎ、場合によっては料理を少し舌にのせ食感を楽しみ、可能であれば嚥下訓練として、誤嚥に十分に注意しながら、安全に嚥下できる量だけ飲み込む。

　嚥下訓練としての経口摂取量では必要な栄養量が得られないので、残りの料理を、半固形化して胃瘻から栄養を摂取する」ことです。料理を目の前にすることで、視覚、臭覚、場合により味覚刺激が得られ、食事の準備が脳でおこり、消化管ホルモンや消化管運動が生理的におこります。また、家族と共に同じ食事を取ることは、患者さんの尊厳を高めるものと考えます。つまり、従来、医療者サイドからの

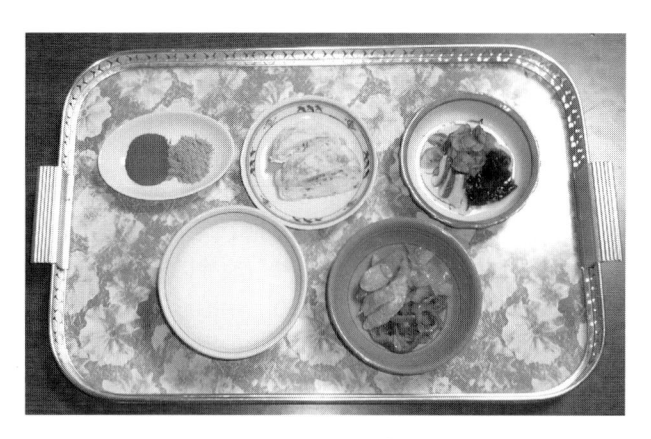

図1-1 患者さんが考えた食事の献立例（1）
左上には大麦若葉とぬか玄の粉末

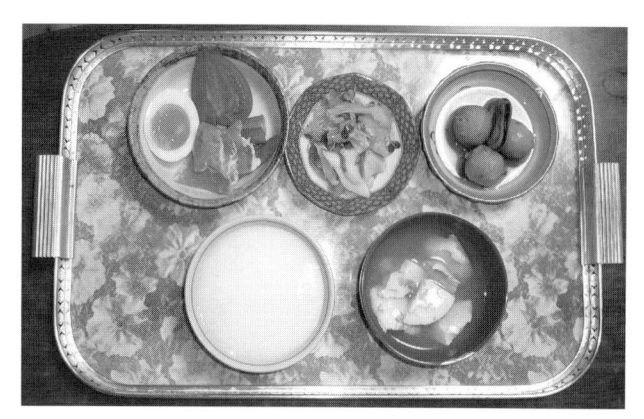

図1-2 患者さんが考えた食事の献立例（2）

栄養投与のコンセプトを患者サイドの栄養摂取のコンセプトへの転換を図ることが重要と考えています。

ここで、人工呼吸器を装着し、半固形栄養材（ミキサー食）による胃瘻栄養を行っている筋萎縮性側索硬化症（以下、ALS）の患者さんを紹介します。

症例

患者さんは46歳の女性です。1993年33歳の時、左上肢の筋力低下が出現しALSと診断されました。その後、呼吸筋力の低下による呼吸不全および嚥下障害と構音障害が徐々に進行し、1998年10月から人工呼吸器を装着となりましたが、ミキサー食の経口摂取は可能な状態で翌年3月から在宅療養に移行しました。2002年頃からは、唾液や飲食物の気管内への誤嚥がひどくなり、カフ付き気管内カニューレに変更しました。誤嚥した飲食物等は、カニューレのサクションチューブから吸引する事で気管切開孔周囲への漏れは改善しましたが、嚥下障害の進行に伴う誤嚥により摂取できる食品は制限され、かつ摂取量の低下したため、35kgあった体重は、28kg前後まで減少しました。

必要摂取カロリー量や微量栄養素の不足が懸念され、ほかの方法で栄養を補うことが考慮されましたが、口から食物を摂取し「食を楽しむ」ことが、本人の「生きがいのある生活」であり、「まだ嚥下できているのだから」と摂食・嚥下訓練（間接的）をしながら、経口摂取をつづけていました。しかし、その後、摂食・嚥下訓練の効果も得られず、食事中のむせ込みが多くなったため、栄養を補う方法の相談が、本人や家族との間で何度ももたれ、経鼻胃管栄養と胃瘻栄養のメリット・デメリットについて検討されました。最終的には、可能な限り口から摂取するという本人の希望をかなえるべく、嗜好品（コーヒー等）は口から摂り、主たる食事は経管栄養から摂るという方法を本人とご主人ともに了解され胃瘻造設が決定されました。2004年8月に内視鏡下による胃瘻造設を行い、胃瘻からの半固形食による経管栄養が開始されました。

患者さんや家族の食事の献立は、テレビの料理番組から得たレシピで料理することが好きだった患者さんが、必要エネルギー量や冷蔵庫の素材も考えつつ毎日ベッド上で作成しています。それをもとに患者さんや家族の食事が作られます。患者さんは家族と同じ料理を、おいしそうだと感じ、においを嗅ぎ、そしてその食事をミキサーにかけ胃瘻から摂取する「半固形栄養材短時間摂取法」を行っています。家族の健康を考えながら献立を立てるという主婦としての役割や家族と共に同じものを摂るという食事の楽しみを家族の一員として満喫されています。つまり、障害をもちつつ患者さんの尊厳を保ちQOLを高めています。

一般的な1日は、朝、大好きなコーヒー150mlを口から楽しむことから始まります。朝食は時間的な側面からエンシュアリキット400mlを胃瘻から注入しています。昼食と夕食の2回は、食事をミキサーにかけた半固形食としており、1回量はお粥と3〜4品の副食（約450Kcal）、さらに本人の希望で大麦若葉とぬか玄の粉末をミキサーで混和し胃瘻から摂取しています。注入時間は、市販の液体経腸栄養剤のようにゆっくり長時間かけて注入する必要がなく、15分前後で終るため、早期に安楽な体位へ戻ることができています。「胃瘻からの半固形栄養材短時間摂取法」を導入して1年6ヶ月たちますが、発熱などの合併症もなく経過し、体重も35Kgに増加

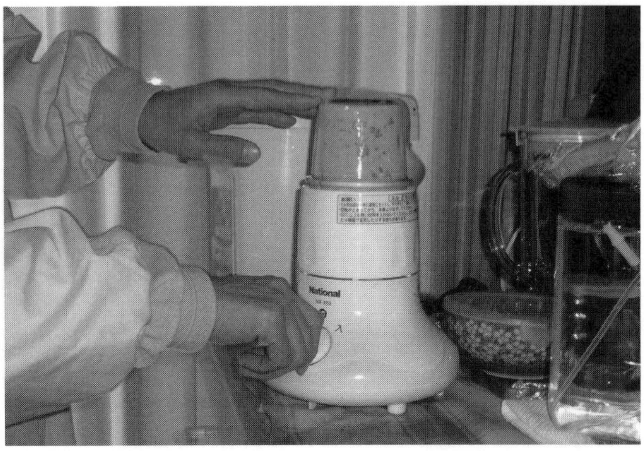

図2　経口摂取できない食事はミキサーにかけます

しています。

胃瘻からの半固形栄養材短時間摂取法

　胃瘻からの栄養法の最大の問題点は、液体の栄養剤を注入することにより、胃の蠕動運動に乗らないことにより生じる胃食道逆流とそれに伴う呼吸器合併症でした。つまり、液体は胃の壁の間での粘性摩擦力がないため胃が運動してもスベリが生じるため本来の流れの方向に進まず逆流を起こしてしまうことでした。これを粘度のある半固形食にすることにより粘性摩擦力が生じ順方向への蠕動運動に乗るため逆流が生じず胃瘻栄養のトラブルが回避可能となりました。

　本来、人は固形物を摂取しており、口の中での咀嚼により、唾液と混和して半固形となった状態で胃内に入っており、半固形や固形の食塊の方が生理的であるはずであり、注入時の簡便さを除けば、胃瘻の栄養剤は液体が良いという報告はありません。

　では、どのくらいの"ねばさ"があれば、胃食道逆流は起こらないのでしょうか？　私どもの検討では、20,000cP以上の粘度がほとんどの患者さんが逆流しません。しかし、粘度に対する意識は様々であり、また経腸栄養剤に増粘剤を添加後や半固形食（ミキサー食）は、時間やpHと共に粘度が変化するため、注入時の粘度が問題となりますが、介護者に粘度のサンプル選びや粘度調整をトレーニングすることにより適切な粘度調節が可能となります。現在、市販されている半固形化栄養剤テルミールPGソフト（テルモ）やラコールにイージーゲル（共に大塚製薬）を添加したものは粘度20,000 cPに調節されているため、これらをサンプルとし、ミキサー食の注入時にこれと同じ粘度になるよう調整することによ

> **MEMO 備忘録**　半固形化栄養材には、半固形栄養剤、液体栄養剤に半固形化剤を添加するもの、食事をミキサー化するミキサー食がある。（表追加1）もうひとつ重要なことは、1回の注入量と注入時間です。液体栄養剤では、胃食道逆流を予防する目的で、ゆっくり緩徐に注入することが推奨されてきましたが、半固形栄養材短時間摂取法は　短時間に半固形の栄養材が胃内でスベルことなく胃を伸展することにより（貯留能）、すみやかに消化管の蠕動運動を惹起することにより胃食道逆流を防止する機序であるため、300mlから600ml程度の量を短時間（15分）程度で注入することが必要です。

> **ポイント!!**　胃内でスベリ起こさず胃を十分に伸展させる適切な粘度（20,000cP程度）のある半固形栄養材を、適切な量（300-600 ml)を短時間（15分程度）で注入することです。

り正確な粘度調節は簡便にできます。

胃瘻からの半固形食短時間注入法の実際

　市販の半固形栄養剤でも手作りのミキサー食でも可能ですが、粘度調節の必要のない市販の半固形栄養剤（テルミールPGソフト）など注入から開始し、合併症がないことと半固形食の粘度調節が適切にできることを確認後に半固形食の注入を開始します。また胃瘻カテーテルは、チューブ式や内腔が十分確保できたイディアルボタン、ガストロボタンが望ましいと考えています。

1　用意するもの
　ミキサー、増粘剤、シリンジ
2　手順
1）足の方からベッドを拳上し胃を圧迫しない半座位30度とします。
2）嚥下が可能な場合は，食べる喜びや味を楽しむ目的で介助者の援助のもと無理をさせずに経口摂取します（図4）。
3）半固形食を準備
　①経口摂取できなかった食事はすべて混ぜ合わせミキサーにかけ、その後にテレミールPGソフトと同等となるように粘度調節します。どろどろの場合は増粘剤で硬い場合は白湯で調整します。通常は副食の粘度が様々でも主食

> **MEMO 備忘録** 半固形栄養材としてはテルミールPGソフトやラコールにイージーゲルを加えたものが安全な粘度です。粘度の低い栄養材は胃食道逆流を起こしたり下痢をおこす危険があるので注意が必要です。また水分補給については、ミキサー食の場合は、ほとんど問題になりませんが、市販の栄養材を単独で使用する際は水分を別途追加する必要がある。通常の1kcal=1mlの栄養剤ではその80％が水分量となるため不足分の水分を補います。テルミールPGソフトでは1.5 kcal/mLなので60％が水分量です。また寒天単独による半固形化においては寒天が腸内で水分を吸収するので脱水を来たしやすいので水分補給には特に注意します。スケジュールは、朝（8時）昼（12時）夕食（18時）にテルミールPGソフトを使用し、午後のリハビリ後の15時頃と夜21時に200〜300ml程度の水の補給をします。半固形短時間摂取法では300－600mlはほぼ全例で2時間以内に胃から腸に排出されるので2時間以上あければ、必要量の水分補給を行う。また、100ml程度の水は、半固形栄養材投与直後であってもすでに蠕動運動が惹起されているため多くの患者で問題ありません。胃食道逆流がある患者では水ゼリーを半固形栄養材と同時に注入します。

（粥）の粘度によりミキサー後の粘度は規定されるようです。

②内服薬をカップに入れた55℃の温湯20 mlの中に入れ、かき混ぜ放置します（簡易懸濁法）。

> **秘伝のオープン** 従来の粉砕法によるチューブつまりの問題を解決した簡易懸濁法による内服薬の注入を行う。簡易懸濁法の実際の方法や使用可能な薬剤については「内服薬経管投与ハンドブック」藤島一郎監修倉田なおみ執筆（じほう）を参照されたい．基本的には、粉砕可能な薬剤は懸濁可能と考えています。胃瘻チューブの変形の可能性のあるマグネシウムを含有する薬剤等は可能な限り使用しないようにしているが、使用時には、チューブの十分な洗浄と酢水あるいは水ゼリーの充填を行い薬剤のチューブ内への残存がないように注意します。

4）半固形食の注入
　①カテーテルの栓を開け、空気を抜きます．半固形栄養材を注入する前にカテーテルを開放することは胃内の排ガスを促すとともに、先に投与した栄養剤の胃内残留を確認することになります。

> **注意** もし、前回注入後3時間以上経過し、胃内残留を大量に認めたときは、胃内容排出機能障害が疑われるので注入を中止します。

　②ミキサー食を50 mlの注射器に吸引し、注射器をカテーテルに接続し、約1〜2分かけ緩徐に食事を注入します．注入後、カテーテルの栓を閉じて再度ミキサー食を注射器で吸引し、栓を開放して注入を行う事を繰り返します．注入圧がいつもより強いときは注入を中止します．

> **秘伝のオープン** テルミールPGソフトにおいては、加圧バッグとの組み合わせにより高齢介護者でも容易に注入できる商品が発売された。またミキサー食注入用のバッグも発売予定になっている。

5）注入が終われば、カテーテルから懸濁した内服薬を注入します．
6）白湯10 ml注入後，専用ブラシでカテーテルの中に入れ上下に動かしながら洗浄し、カテーテルを食酢入り白湯や水ゼリーで満たし栓をします．

> **秘伝のオープン** 水分補給やカテーテルの洗浄および細菌感染を防止する目的で水ゼリーが市販されました。商品としては、アクアゲル（大塚）テルミールPGウオータ（テルモ）があります。

7）胃瘻周囲を清拭し、ティシューこよりを巻いておきます．
8）用いた器具はミルトンに1時間浸けておき、洗わずに乾燥させます．チューブ類はミルトンに浸けておき使用前に水で流して使用します．

> **MEMO 備忘録** 口腔内清潔は重要：誤嚥性肺炎の原因のうち、胃内容の胃食道逆流によるものは本法で防止できるが、口腔内容物を微量誤嚥（microaspiration）は予防できない。そのため口腔内細菌を減らすことが重要で十分な口腔内洗浄は不可欠です。

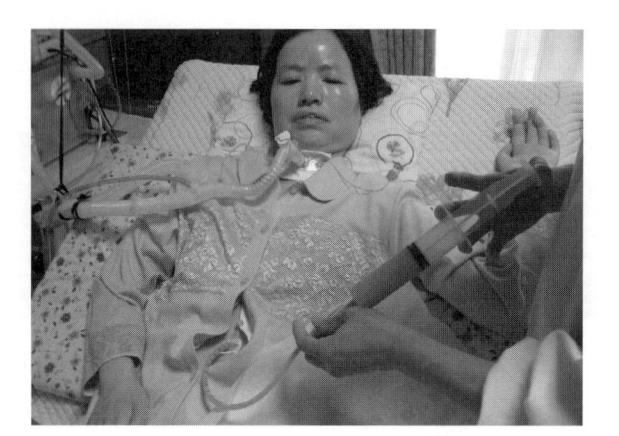

図3　ミキサー食の粘度を調節し、胃瘻からシリンジを用いて注入

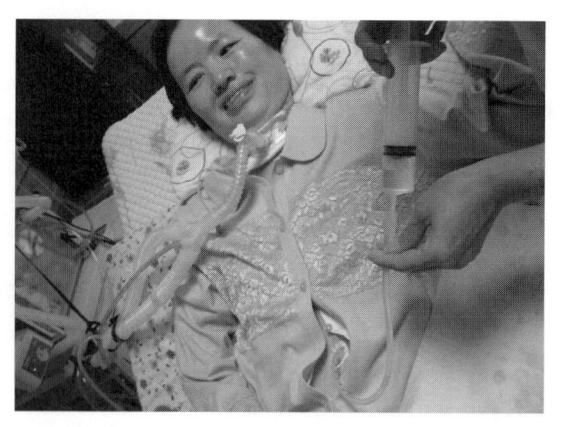

図4　ミキサー食注入後はカテーテルを専用ブラシで洗浄し、食酢入りの白湯で充満

表1

胃瘻からの注入法	持続注入法	間歇的注入法	半固形栄養材短時間注入法
栄養剤	液体栄養剤	液体栄養剤	半固形栄養材 ミキサー食
生理的	・△	○	◎
注入時間	×	○	◎
誤嚥性肺炎の予防	○	・△	◎
スキントラブル	○	・△	◎
下痢	○	・△	◎
簡便性	○	○	◎

◎ 特に有利　○ 有利　△ どちらともいえない　× 不利

表2

	半固形栄養剤	液体栄養剤＋半固形化剤	ミキサー食
推奨商品	テルミールPGソフト1) ハイネゼリー2)	ラコール＋イージゲル3) エンシュア＋ソフティアENS4)	
メリット	粘度調節が不要	栄養剤の種類が豊富	家族と同じ食事 コストが安い 病態に応じた食事の選択
デメリット	栄養剤の種類が少ない	粘度調節が必要	粘度調節が必要
注入法	シリンジ 加圧バッグ	シリンジ 加圧バッグには工夫が必要	シリンジ 加圧バッグには工夫が必要

1) 20,000cPに調整されており胃内で8,000から20,000cPの粘度
2) 胃内で6000cP程度の粘度
3) 20,000cPに調整されており胃内で8,000から20,000cPの粘度
4) 胃内で7,000から9,000cPの粘度
＊粘度が高いほど有用性と安全性は高い

胃瘻からの半固形短時間摂取法のメリット

　前述したように、胃食道逆流がなくなることによる、呼吸器合併症が予防できることが最大のメリットですが、同様の理由で胃瘻部周辺への漏れがなくなることによる皮膚トラブルの防止ができます。また、注入時間が短縮できることにより、体位保持時間が短くなり、患者・介護者の負担は軽減されます。また生理的な食物の摂取により消化管の神経反射やホルモン分泌また消化管運動が正常化するため、糖代謝異常や下痢といった副作用がなくなります。また、食事から栄養を摂るため微量元素等の不足の問題も解決します。そして何よりも家族と共に家族と同じ食事を摂ることは、家族の一員として役割を果たすとの点で患者さんの予後を改善するばかりでなくQOLを向上させます。胃瘻からの半固形短時間摂取法は、表1、2に示すように従来の胃瘻栄養法と比べ多くのメリットを有する新しい胃瘻栄養法であり、胃瘻患者の予後とQOLの向上のため安全に普及すべき方法です。今後、地域連携を視野においた本法の啓蒙活動とさらに簡便に用いることができる栄養剤と容器の開発が重要な課題と考えています。

参考文献
1) 合田文則、藤井映子：ＰＥＧに使う経腸栄養剤の選択と注入法　半固形化の方法を含めて　p125-129　佐々木雅也編　NSTのための経腸栄養実践テクニック　照林社,2007
2) 合田文則：胃瘻からの半固形短時間摂取法ガイドブック：胃瘻患者のQOL向上をめざして、医歯薬出版、2006
3) 合田文則：なぜ、半固形なのか？胃瘻からの「半固形栄養材短時間摂取法」の正しい理解のために　月刊ナーシング27(9):54-60、2007
4) 倉田なおみ：内服薬経管投与ハンドブック、じほう、2001

（合田　文則）

39 長期療養患者の栄養療法

　ALSでは経過中に食物を飲み込む運動（嚥下）も障害されてきます。長期にわたって療養中のALS患者さんでは、胃瘻や経鼻チューブなどを介して市販の経腸栄養剤を注入しておられる方も多いことでしょう。ここでは、経腸栄養を長期間継続するための、栄養面での留意点について述べます。

栄養状態は病気の経過にも影響する

　ALSは全身の運動神経が冒される疾患です。障害される運動神経には嚥下に関わるものも含まれており、このため充分な食事を口から摂取することが徐々に困難となってきます。BMI（体重÷身長の二乗）の値が18.5以下の低体重状態にあるALS患者さんでは生存期間が有意に短いとの報告もみられますが、そうかといって無理に経口摂取を続ければ、むせ込みによる肺炎を起こす危険性も高まります。やはり別の方法で栄養を補給することを考えなければいけません。

　このような場合、ALS患者さんでは消化吸収機能自体は保たれていますので、口を介さずに直接消化管に栄養剤を注入する「経腸栄養法」を行うのが一般的です。特に最近では内視鏡を使用して、胃瘻と呼ばれる小さな穴を体表と胃の間に作成する方法PEGが普及してきており、長期にわたって経腸栄養を行う必要のあるALS患者さんにとっては喜ばしいことだと思います。

　嚥下障害があまり深刻とならないうちにPEGを施行しておけば、しばらくの間は経口摂取を楽しみつつ、不足分を胃瘻からの注入で補うといった方法も容易にとれますし、その後の段階的な切り替えも比較的スムーズに行えるのではないでしょうか。体重が標準より5％以上減少した時点でPEGを施行したグループでは、施行しなかったグループに比較して、体重が維持されると共に生存期間が明らかに延長したとの報告もあります。

栄養状態の評価法について

　このように、ALSの患者さんが十分な栄養をとれるようにすることは重要ですが、それでは具体的にはどれくらいの量を摂取するのが適当なのでしょうか。また栄養状態を評価する指標としては何が適当なのでしょうか。実はこれがなかなか難しいのです。

　通常の方ですと、栄養状態の指標としてまず挙げられるのは体重でしょう。標準体重の求め方として最近広く用いられるのが、先に述べたBMIです。おおよその目安として、この値が20未満だとやせすぎ、25以上だと太りすぎであるといえます。

　もちろん過度の体重減少は問題でしょうが、それと同時に、病気の進行に伴い筋肉の重量が次第に減少するという、ALSならではの特殊事情も考慮しなければなりません。明らかな筋肉量の減少があるにもかかわらず、体重が不変だとしたら、これは脂肪や水分の増加が疑われますし、ただでさえ低下している運動機能に対して余計な負担をかけている可能性もあります。

　こういった状況を把握するためには筋肉や骨、脂肪などの重量を分離してとらえることが必要と思われますが、これを比較的簡便に行える方法として、私はBIA法（Bioelectrical impedance analysis）に注目しています。

　これは生体に微弱な交流電流を流し、電気抵抗（インピーダンス）を計測することによって体の組成を推定する方法で、簡便型のものはすでに肥満度測定器として電気店や薬局などで販売されています。この方式を応用した装置を用いて、当院に入院中のALS患者さんの計測を行ってみましたところ、大部分の方がBMIではやせすぎの範囲に入っていたにもかかわらず、体脂肪率は25％を超えていました。

　これは通常人では肥満とされる数値です。残念ながらALSの方におけるBMI法の信頼性はまだ確立されておらず、それゆえはっきりと結論づけるわけに

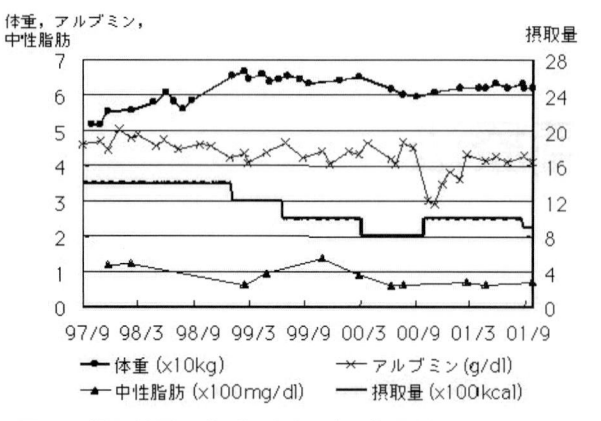

図1 摂取熱量，体重の経過（70代男性，人工呼吸器装着）

はいかないのですが、やはり体重の絶対値のみで栄養状態を判断することはできないようです。

もちろん、体重の測定が不要だというのではありません。血液に含まれるアルブミン（タンパク質の一種）やコレステロール、中性脂肪、血糖などの値とともにその変動をみていけば、有益な情報が得られることは、やはり間違いありません。

その一例として図1に人工呼吸器を装着し、経腸栄養を施行しておられる70代の男性ALS患者さんのデータを示しました。経過とともに徐々に摂取熱量は減らされていますが、体重は必ずしも減少しておらず、逆に増加を示している時期もあることがおわかりいただけるかと思います。

この方のように、経腸栄養を開始して十分な栄養補給が可能となった場合、今度は逆に栄養摂取過剰が危惧されるケースが少なくありません。特に病状が進行し、人工呼吸器を装着して終日臥床していらっしゃる方では、1日1,200kcal程度の熱量でも徐々に体重が増加し、顔がふっくらとしてくる場合がしばしばありますし、中には血糖値の著明な上昇をきたす方さえいらっしゃいます。

摂取熱量はどれくらいが適当か

それではALSの患者さん、特に長期療養中で経腸栄養を実施しておられる方ではどれくらいの熱量をとるのが良いのでしょうか。この問題について検討するため、私は当院入院中で人工呼吸器を装着していらっしゃる患者さん10名を対象として、間接熱量計（吸気と呼気に含まれる酸素と炭酸ガスを分析して消費熱量を計測する装置）を人工呼吸器に取り付け、消費熱量の計測を行ってみました。

その結果、一日の推定消費熱量は大体800〜1,100kcalの範囲に収まっていました。これは性別、年齢、身長、体重などより推定される基礎代謝量（厳密に安静臥床を保った場合の消費熱量）とほぼ同等、ないしはそれよりも小さい数値であり、特に全ての随意筋が麻痺しておられる方では70％台にまで低下していました。

これは先に清水俊夫先生らが発表された成績とほぼ合致しており、栄養療法を実施する上で参考になるかと思います。ただしこの計測値と全く同じ量を投与することが本当に適切なのかどうかは、さらに検討する余地がありそうです。例えば経口摂取や自発呼吸の能力がある程度保たれていて、その維持のためにかなりエネルギーを要しているとみられる方、また感染症があって体力を消耗しておられる方などでは、何らかの方法で少し多めに栄養を補給する方が、体調の維持のために有益かもしれません。

経腸栄養剤の成分は万全か

1）微量元素に注意

さて、ここまでは栄養の「量」の面について主にお話ししてきましたが、一方で栄養の「質」についても注意が必要です。特に経腸栄養を施行しておられる方の場合、結果的には毎日同じ内容の食事をとっているようなものですから、その成分について知っておくことは重要です。

もちろん、市販の経腸栄養剤は各栄養素のバランスを十分研究した上で製造しているはずですが、これのみを長期にわたって摂取し続けた場合、思いがけない異常を引き起こすことがあります。

例えば図2にお示しした方では、経腸栄養を開始して1年半ほど経過した頃より、好中球と呼ばれる白血球の一種が減少し、またヘモグロビンの値も低

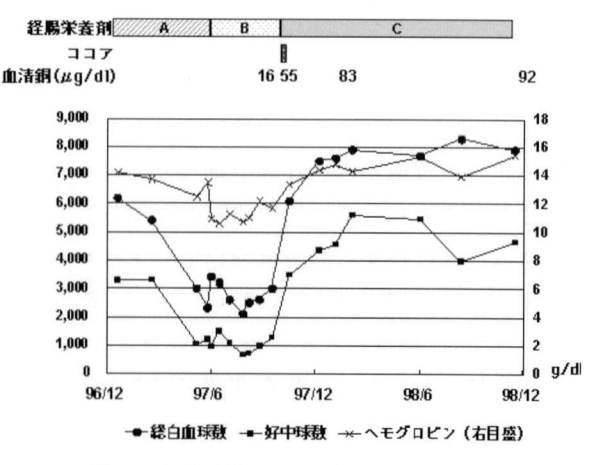

図2 白血球数とヘモグロビン値の推移

表1　各経腸栄養剤の組成一覧
（1000ml＝1000kcalあたり）

		A	B	C
タンパク質 (g)		31	40	40
脂質 (g)		26	28	32
糖質 (g)		161	147	142
ミネラル	ナトリウム (mg)	750	1100	820
	カリウム (mg)	1500	1000	1160
	カルシウム (mg)	1100	1100	360
	マグネシウム (mg)	100	150	200
	リン (mg)	850	850	360
	鉄 (mg)	10	10	9
	銅 (mg)	0.1	0.1	0.9
	亜鉛 (mg)	4	4	1.6
	マンガン (mg)	0.3	0.2	0.4

下してきました。当初はなかなか原因がつかめませんでしたが、やがて血液に含まれる銅の値が著明に低下していることがわかりました。

そこで銅を豊富に含むとされるココアをお湯で溶いて経腸栄養に加え、さらに経腸栄養剤もBからCへと切り替えてみましたところ、1か月も経たないうちに明らかな改善を認めました。その後ココアは中止していますが、現在に至るまで再発はみられておりません。

参考までにこれらの経腸栄養剤の主要成分を表1に示しました。タンパク質や脂質などについては大差がないのですが、A、Bと比べCでは銅の含有量がかなり多いことがおわかりかと思います。

銅や亜鉛、マンガンなどの元素はごく微量ながら生体にとって不可欠のものであり、例えば亜鉛が不足しますと皮膚炎や脱毛が起こりやすくなります。最近の製品では、こういった微量元素の配合にも、さらなる改善が加えられているようですが、もし欠乏症が心配なようでしたら、他の食品などで補充することを考えてもいいでしょう。特にココアは銅のほかに亜鉛も多く含んでいますし、一日に小さじ1杯程度の量でも十分効果があると言われています。

2）塩分量が少ない

また表1をみてお気づきになられたかも知れませんが、どの製剤もおしなべてナトリウムの含有量が少なめです。例えば1日1,000kcal相当量を摂取している方の場合、その中に含まれているナトリウムの総量は1g程度に過ぎません。食塩に換算すると大体2.5gですから、これはかなり厳重な塩分制限をしているようなものです。

さらに人工呼吸器を装着している方では、肺に空気を送り込む圧力が循環動態にも影響を与えており、これが二次的に内分泌系にも作用するため、一層血液中のナトリウム濃度が低下しやすくなっています。ナトリウム濃度が極端に低下しますと食欲不振や嘔気、さらには意識障害などをおこすことがありますので注意が必要です。

明らかなナトリウム濃度の低下がある場合、私は経腸栄養剤に食塩を追加しており、大体一日量3～6g程度で効果があるようです。また私たちが全国の国立療養所を対象として行ったアンケート調査の結果でも、ALS患者さんの約4分の1が食塩の追加投与を受けていることがわかりました。

このほか、カリウムの濃度もしばしば低下を示すことがあり、これも不整脈などの原因となりますので、必要に応じて補充を行います。ビタミン類の補充が必要となることもあります。なお、最近発売された経腸栄養剤のうち、代表的なものを表2にまとめてみました。

このように、長期にわたって経腸栄養療法を受けておられる方の場合、その量と内容の両者に注意を払っていくことが重要です。また病状の進行と共に体の内部環境も変化してくるはずですので、随時主治医の先生と相談して良好な栄養状態を保つようにしていただきたいと思います。

経腸栄養剤の長期投与時の問題点について、さらにわかりやすいようにQ&Aの形式で述べます。

経腸栄養剤とは

Q1．経腸栄養剤にはどのような種類のものがあるのでしょうか。またどれを使用すれば良いのでしょうか。

A1．現在入手可能な経腸栄養剤は多数あります。参考までに、代表的な製品の一部を表2にまとめてみました。以前は粉末が多かったのですが、最近は初めから液体としてあるものが多くなってきています。また、いちいち容器に移し替えなくとも直接チューブにつなげるような製品も登場してきました（メディエフバッグなど）。

現在の経腸栄養剤の大部分には乳糖が含まれてお

表2 主要流動食の組成比較（100kcalあたり）

商品名	E-3	CZ-Hi	L-8	アイソカル・2K	ペプベスト	ツインラインLGE1.0	グルセルナ-Ex	メディエフバッグ	テルミールPGソフト	エレンタール	クリニミール	エンテルード	エンシュアリキッド	ハーモニックM	ラコール	日本人の食事摂取基準（2005年版）50〜69歳 男性 生活活動レベルI（低い）一日あたり	
分類	食品	食品	食品	食品	食品	食品	食品	食品	食品	医薬品	医薬品	医薬品	医薬品	医薬品	医薬品	推奨量・目安量*	上限量
形態	液体	液体	液体	液体	液体	液体	液体	液体	半固形	粉末	粉末	粉末	液体	液体	液体		
発売年	1996	2001	2003	1999	2004	2006	2007	2005	2005	1981	1984	1989	1988	1993	1999		
製造元	森永乳業	森永乳業	旭化成ファーマ	ネスレニュートリション	味の素	明治乳業	明治乳業	味の素	テルモ	味の素	森永乳業	テルモ	明治乳業	味の素ファルマ	イーエヌ大塚大塚製薬		
発売元	クリニコ	クリニコ	旭化成ファーマ	ネスレニュートリション	味の素ファルマ	明治乳業	ﾌﾚｾﾞﾆｳｽ ｶｰﾋﾞ	味の素ファルマ	テルモ	味の素ファルマ	エーザイ	テルモ	ﾀﾞｲﾅﾎﾞｯﾄ	ｽﾄﾘｰﾑﾒﾃﾞｨｶﾙ味の素ファルマ	大塚製薬		
100kcalあたりのml	100	100	66.7	50	100	62.5	100	100	66.7				100	100	100		
タンパク質(g)	5.0	5.0	4.0	3.0	5.5	1.0	4.2	4.5	4.0	4.4	4.0	3.8	3.5	4.8	4.4	60	
脂質(g)	2.2	2.2	2.7	4.3	2.8	2.8	5.6	2.8	2.2	0.2	3.1	1.3	3.5	3.0	2.2		
糖質(g)	14.9	16.7	15.7	12.3	14.5	17.4	8.0	14.2	16.0	21.2	14.1	18.0	13.7	13.5	15.6		
食物繊維(g)	0.6	2.0	0.7	0.2	1.5	1.0	1.4	1.2	0.4							24*[20]	
灰分(g)	0.7	0.8	0.7			0.3											
水分(g)	84.0	84.0	50.9	35.0	84.0	47.4	84.8	83.8	44.0				85.2	79.1	85.0		
ミ Na(mg)	80	90	130	50	130	30	93	185	130	87	78	75	80	92	74		2300
ネ K(mg)	150	150	115	75	200	30	153	130	100	73	111	75	148	117	138	2000*	
ラ Ca(mg)	65	75	50	55	70	30	70	65	60	53	34	75	52	48	44	700*[600]	2300
ル Mg(mg)	30	38	24	18	32	15	28	26	35	13	20	22	20	10	19	350	
P(mg)	65	75	45	58	70	20	70	55	75	41	34	50	52	49	44	1050*	3500
Fe(mg)	1.1	1.1	0.9	1.3	1.2	0.9	1.4	0.8	1.0	0.6	0.9	0.7	0.9	0.7	0.6	7.5	50
Cl(mg)	116	130	60	50	147	8	144	80	280	172	100	150	136	112	117		
Cu(mg)	0.03	0.10	0.08	0.15	0.12	0.05	0.14	0.07	0.10	0.07	0.10	0.05	0.10		0.13	0.8	10
Zn(mg)	0.2	1.1	1.2	1.0	1.8	0.8	1.2	0.7	1.0	0.6	0.2	0.4	1.5	0.7	0.6	9	30
I(μg)	3	15	15		15	1		13	15	5						150	3000
Mn(mg)	20	180	330	8	400	6		340	400	100	50	150	200		130	4.0*	11
Se(μg)	1	4	4	5	9	3	2	3	6							30	450
食塩相当量(g)	0.20	0.23	0.30	0.13	0.51	0.08	0.24	0.47	0.33	0.22	0.20	0.19	0.20	0.23	0.19	[10未満]	
ビ A(μg)	75	75	60	75	81	60	106	49	85	64.8	111	75	75.1	48	62	700	3000
D(μg)	0.5	0.5	0.4	0.5	0.6	0.1	0.7	0.4	0.5	0.43	0.1	0.63	0.5	0.34	0.34	5*	50
タ E(mg)	1.2	1.2	2.0	0.6	3.0	1.3	3.2	1.3	0.9	1.0	0.7		3.0	1.7	0.7	9*	800
K(μg)	8.0	8.0	5.0	5.3	5.5	3.2	3.0	6.3	7.5	3.0		125.0	7.0		62.5	75	
ミ B1(mg)	0.16	0.16	0.16	0.20	0.60	0.13	0.16	0.10	0.39	0.06	0.11	0.25	0.15	0.88	0.38	1.3	
B2(mg)	0.18	0.16	0.20	0.23	0.36	0.15	0.18	0.21	0.21	0.07	0.15	0.25	0.17	0.24	0.25	1.4	
ン ナイアシン(mg)	2.0	2.0	1.3	0.3	2.4	1.7	2.1	1.3	2.1	0.7	0.9		2.0	4.0	2.5	14	300
B6(mg)	0.30	0.30	0.26	0.25	0.60	0.42	0.22	0.10	0.50	0.09	0.22	0.25	0.20	0.40	0.38	1.4	60
B12(μg)	0.30	0.30	0.40	0.05	0.50	0.25	0.36	0.20	1.50	0.23	0.18	0.50	0.60	0.68	0.32	2.4	
パ 葉酸(μg)	30.0	30.0	34.0	20.0	60.0	84.0	24.0	20.0	50.0	10.0	22.0	50.0	20.0	90.0	37.5	240	1000
ン パントテン酸(mg)	1.0	1.0	0.8	1.3	1.5	0.4	0.8	0.5	0.9	0.4	0.6	0.5	0.5	3.2	1.0	6*	
C(mg)	30.0	30.0	30.0	17.5	40.0	5.0	21.0	9.0	15.0	2.6	5.6	50.0	15.2	20.0	28	100	
浸透圧(mOsm/L)	250	300	430	351	430	720	316	380	300	760	300	510〜550	330	350	330〜360		

注1．日本人の食事摂取基準の欄に記載した数値は、健常人の1日あたりのものであり、100kcalあたりではありません。
注2．食塩相当量(g) = ナトリウム(mg)×2.54×1/1000
注3．空欄の項目はデータが得られませんでした。

[ ]：目安量

作成協力：国立病院機構いわき病院 主任栄養士 益田裕司

りませんので、牛乳で下痢を起こす方でも安心です。ただしカゼインなどの牛乳由来の蛋白が含まれているものが多いので、アレルギーのある方は一応注意が必要です。それから、血液の凝固を抑制するワーファリンという薬剤を服用している場合には、ビタミンKを多く含む製剤では薬効が弱められる可能性があります。

経腸栄養剤は、食品扱いのものと、医薬品扱いのものとに大きく二分されます。在宅療養をされている方では、医療保険で請求できる医薬品扱いのものを使用されていることが多いかと思いますが、種類としては食品扱いのものの方がバラエティーに富んでいるようです。

例えば腎不全で蛋白制限が必要な方のためには低蛋白の製剤が市販されていますし（リーナレン、レナウェルなど）、表にお示ししたグルセルナは糖質の割合が少なく、糖尿病の方に適しています。なお私の経験では、グルセルナは下痢を起こすことがほとんどありません。他の製剤ではどうしてもだめな場合は試してみる価値があるかと思います。

どれだけ注入するか

Q2．1日に注入する量はどれくらいが適当でしょうか。

A2．私たちが1日に消費する熱量は運動量によってかなり異なってきます。厚生労働省が発表した「2005年版日本人の食事摂取基準」では、生活活動強度が低い方の場合、50～69歳の男性では2,050kcal、女性では1,650kcalとなっていますが、ベッド上に臥床しがちな方の場合は、さらに少ない量でも十分かと思います。

具体的には1,000～1,400kcalというところでしょうか。また人工呼吸器を装着しておられるALSの方では、800～1,000kcal程度でも長期間にわたって良好な全身状態を維持されていることがあります。ただし、必要とする熱量は体調や病状の変化によっても影響を受けますので、各種の指標を参考にして適宜変更していくのが良いでしょう。

栄養が不足しますと、全身の免疫機能が低下して感染症に冒されやすくなったり、褥創ができやすくなったりします。特に血液に含まれる蛋白質の一種であるアルブミンの数値が3g/dl以下になりますと、褥創の発生率が高くなるとともに、その治癒が困難となってきます。できればその数値を3.5g/dl以上に保ちたいところです。ただし過剰な栄養補給も、高脂血症や糖尿病を引き起こす原因となりますので慎まなければなりません。

やはり3～6か月に一度程度は血液検査を受けることが重要かと思います。また可能でしたら体重も定期的に計測しておきたいところです。ALSの方では、病状の進行とともに全身の筋肉量が減少してきますので、ある程度の体重低下はやむを得ない現象といえるでしょう。しかし病状にあまり変化がみられないにもかかわらず急激に体重が減少してきたり、逆にどんどん増加してくるような場合には早めに主治医の先生と相談なさってください。

1日の水分量の適量とは

Q3．1日の水分量はどれくらいが適当でしょうか。

A3．成人体重の約50～60％は水分であるとされていますし、また体重の6～8％程度の水分が失われると生命の維持に重大な支障をきたします。水分の補給は、栄養の補給と並んで経腸栄養の実施において重要な問題です。成人が1日に必要とする水分量は体重にもよりますが、大体2,000～2,500㎖程度とされています。

このうち300㎖程度は栄養の代謝により体内で産生されますが、経腸栄養の場合、残りはすべてチューブより注入しなければなりません。ですから液体状の製品であっても、たいていの場合はこれに水分を加えてやる必要があります。一般的にはトータルで1日量1500～2000㎖くらいというところでしょうか。もちろん、高温時や発熱時、また下痢の場合などはもっと多めにすべきでしょう。前日の尿量がいつもより少ないとか、色が濃いようなときは、1～2割程度水分量を増やしてみるのがよいのではないでしょうか。

また尿量の不足は尿路結石症の誘因ともなります。ただし、水分量は多いほど良いというものでもありません。特に心臓や腎臓に疾患を抱えている場合には、水分過剰による心不全や電解質バランス異常などに注意が必要です。また後で述べますような低ナトリウム血症の場合には、1日の水分量を1000ml以下に設定することもあります。

微量元素の不足とは

Q4．最近、微量元素という言葉を耳にしますが、これはどういったものなのでしょうか。また経腸栄養剤には十分含まれているのでしょうか。

A4．人体は炭素、水素、酸素、窒素などから構成される有機化合物のかたまりのようなものですし、またナトリウム、カリウム、カルシウムなどのミネラルも比較的多量に存在しています。一方、これらと比較すると量はごく少ないのですが、生命の維持にとって欠かすことのできない元素もあります。例えば赤血球中のヘモグロビンには鉄が含まれており、これが酸素の運搬において重要な働きをしていることは皆さんよくご存じのことと思います。

一般にはこの鉄よりも含有量が少ないものを微量元素と呼んでおり、大部分は金属元素です。第6次改定日本人の栄養所要量では、銅、ヨウ素、マンガン、セレン、亜鉛、クロム、モリブデンについて所要量が記載されていますが、これらのうちでも特に銅と亜鉛の欠乏症には注意が必要です。例えば銅が欠乏しますと、貧血や白血球の減少、骨の異常などをきたすことがあります。かなり重度の貧血のため、原因に気づかれないまま輸血を繰り返し受けていた方もいらっしゃいますし、また白血球の減少につきましては、図2にその一例を記載しました。

それから亜鉛が欠乏しますと、皮膚の炎症や口内炎、舌炎などを起こしやすくなります。味覚の低下もしばしばみられ、これは経口摂取を併用しておられる方では特に問題となるかと思います。血液中の銅や亜鉛は比較的容易に測定が可能ですので、症状によって検査すべきでしょう。

こういった微量元素の重要性に対する認識が高まってきたためか、最近の経腸栄養剤ではその含有量が増えてきているようです。もし現在使用している経腸栄養剤の微量元素含有量が少ない場合、新しい製剤に切り替えるのも一法ですが、微量元素を多く含む食品を少量補ってやるのも良いのではないでしょうか。

例えばココアには銅や亜鉛が比較的多量に含まれており、純ココアを1日3g程度補充することで十分効果が期待できるとの報告もあります。また牡蠣も銅や亜鉛を多く含んでおり、各種の商品が市販されています。このほか、胃潰瘍の治療に用いるプロマックという薬品は亜鉛を含んでおり、亜鉛の補充効果も期待できます（ただしこの目的での投与は健康保険の適用外となります）。

もっとも、微量元素の詳細についてはいまだに不明な点も多く、また過剰に摂取するとかえって健康に悪影響を及ぼすおそれもありますので注意が必要です。前記の「2005年版日本人の食事摂取基準」でも許容上限摂取量を設けています。

微量元素以外で不足がちなもの

Q5．銅や亜鉛以外に不足しがちなものはありますか。

A5．表2の各種経腸栄養剤の成分を眺めてみてください。ナトリウムの値が低いということにお気づきになったでしょうか。食塩相当量でみていただくと理解しやすいかと思いますが、大部分の製剤は100kcalあたり0.2g程度となっています。つまり1日1,400kcal摂取したとしても、2.8gにしかなりません。病院の一般的な塩分制限食でも大体7g程度ですから、これはかなり少ない値であるということがおわかりいただけると思います。

もちろん、生体には血液中のナトリウム濃度を一定に保とうとするメカニズムが備わっていますので、摂取量が少ないからといって直ちに低下をきたすというものではありません。しかしこれが長期間となれば話は別です。図3に当院入院中に低ナトリウム血症をきたした患者さんの一例を提示しました。

この方の場合、経腸栄養に食塩を加えたところ、速やかに血液中ナトリウム値の上昇がみられました。しかし一旦食塩の添加を中止したところ、ふたたびがくんと低下してしまったため、現在も1日6gの食塩を投与しています。

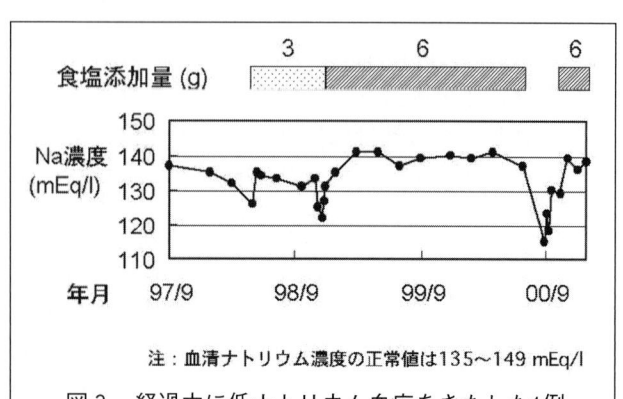

注：血清ナトリウム濃度の正常値は135～149 mEq/l

図3　経過中に低ナトリウム血症をきたした1例

食塩の摂取不足による低ナトリウム血症については、従来あまり注目されていなかったように思います。経腸栄養剤のナトリウム含有量が少ないのも、それを反映してのことかもしれません。しかし実際にはナトリウムの摂取不足によるとみられる低ナトリウム血症は決して少なくありません。以前国立療養所山形病院に入院中で経腸栄養を施行しておられる患者さん36名について調べてみましたところ、15名の方がナトリウムを食塩の形で1日1.5～6g投与されていました。

在宅療養の方の場合、初めから一定量の食塩を加えておくのも一つの方法かもしれません。ただし、ナトリウムの値は体調によっても変化します。特に肺炎などの重症の炎症を起こしますと、一時的に急激なナトリウムの低下を起こすことがあります。一方腎機能障害がある方では、逆にナトリウム制限が必要となることもあります。やはり適宜検査を行った上で、投与量を決定する必要があると思います。

このほかカリウム値もしばしば異常を示すことがあります。カリウムは高すぎても、低すぎても心臓などに悪影響を及ぼす心配がありますが、長期経腸栄養中には低値を示すことの方が多いようです。山形病院でも10名の方がカリウムの補充を受けていました。また鉄剤の投与を受けている方も3名いらっしゃいました。鉄は経腸栄養剤にも含まれていますが、特に若い女性の場合はこれだけでは不足する場合がありますので、注意が必要です。

以上、経腸栄養を長期にわたって施行する場合の主な注意点について述べてみました。結局、市販の経腸栄養剤は既製服のようなものです。万人向けではありますが、必ずしも十分フィットするわけではありません。

また体型の変化と共に服も替える必要が出てきます。経腸栄養も、各個人の状態に合わせた工夫が必要になってくるのが、むしろ当然と思わなければいけませんし、そのためにも定期的な検査は欠かせません。

（関　晴朗）

コツ　合併症がある場合の経腸栄養剤選択

ALSの長期療養中に肝、腎機能障害や糖尿病などを併発することはしばしば経験するところです。こういった場合には、病状に適した経腸栄養剤に変更することを検討します。

1) 肝機能障害、胆道系疾患

人工呼吸器を装着した方では肝臓がうっ血状態となり、機能障害をおこしやすいといわれています。またエネルギーの摂取過剰による脂肪肝なども、しばしば肝機能障害の原因となります。まず摂取カロリー量が適正かどうか検討し、過剰であれば投与量の減量を考えます。また胆石症を指摘されている方では、なるべく脂肪含有量の少ない栄養剤を使用するのが無難かも知れません。万一胆嚢や膵臓の急性炎症を起こした場合には経腸栄養を一旦中止し、病状が落ち着いた後に、胆嚢や膵臓を刺激する危険性の低い成分栄養剤（エレンタールなど）の投与に切り替えることが一般的です。

2) 腎機能障害

腎臓の機能が低下している場合には高カロリー・低タンパク食が原則です。現在は腎機能低下者用に配合された半消化態栄養剤（リーナレンLoGIC、レナウェル）が市販されていますので、これを使用するのがいいでしょう。両者とも1mlあたり1.6kcalと高カロリーであり、腎臓に負担をかけるリン、ナトリウム、カリウムの含有量が低値です。タンパク質の含有量も制限されており、100kcalあたりリーナレンLoGIC3.5が3.5g、レナウェル3が1.5g、リーナレンLoGIC1.0が1.0g、レナウェルAでは0.38gです。主治医の先生と相談し、いずれかを選択すると良いでしょう。ただし、すべて食品扱いとなっています。

3) 糖尿病

糖尿病の治療は食事療法が基本です。経管栄養を行っている場合も同様で、まずはカロリー制限が必要です。栄養剤自体は従来使用していたものでも構いませんが、糖尿病用の製剤も開発されています（グルセルナ、インスローなど）。例えばグルセルナは脂質の割合が高く（全カロリーの49%）ショ糖や乳糖を含んでいません。長期投与を行っても血清脂質に悪影響はないようです。ただし、銅や亜鉛がほとんど含まれていないため、長期間にわたって使用する場合にはこれらの微量元素の補充が必要です。なお、最近になって微量元素を添加したグルセルナ-Exという製剤が発売されました。それから、糖尿病の患者さんでは脱水を起こしやすいので、特に制限の必要がない限りは、水分を十分補給することも忘れないで下さい。

40 経管栄養法の諸トラブル解決方法

　経管栄養法は近年著しく進歩してきました。十数年前までは、口から食事ができないときには、経鼻胃管（鼻孔からのどを通して胃に入れるチューブ）を使うしか方法はありませんでした。患者さんにとっては、飲み込みにくいだけでなく、のどの違和感や不安定な固定、頻繁な交換を要するなど決して理想的な方法とはいえませんでした。

　最近は、内視鏡的胃瘻造設術の進歩とその管理の簡便性や違和感の少なさなどから、長期的な経管栄養の場合は胃瘻を選択することが大多数を占めるようになってきました。その他、間欠的経口経管栄養法などの選択肢も増え、嚥下が困難な患者さんのQOLは確実に向上してきたといえます。

　しかし、経管栄養法はあくまでも自然な食事摂取とは異なることから、特有のトラブルが発生する可能性があります。特に在宅で行っていく場合、見過ごしてはならない注意点がいくつかありますが、ここでは胃食道逆流現象を中心に解説します。

　経管栄養全般における日常の注意点は、表1のようにまとめることができます。いずれも基本的なことですが、特に体位や注入スピードについては個々の患者さんの病状に応じた工夫が必要です。意思表示がはっきりできる患者さんはいいのですが、コミュニケーションが困難な患者さんにおいては、本人にとって快適な状態で経管栄養が行われているかどうかがよくわかりません。実際はつらい姿勢でお腹がはっているにもかかわらず栄養食が注入され続けた結果、気持ちが悪くなり嘔吐することがあります。これは全身管理上も非常に重要な問題です。

　一般的な食事を考えてみればわかりますが、誰でも食べる速さや姿勢は自分の好みで決められます。満腹になったり気分が悪くなると自分で加減します。しかし、難病のために経管栄養を行っている患者さんは多くの場合、体調に応じて自分で姿勢を整え、栄養食の量やスピードを調節することはできません。こうした意味で、経管栄養法は体の自然な生理的要求に即した食事とは根本的に異なった行為といえ、介助者はそうした現実を常に念頭においておくことが必要だと思います。患者さんのお腹の調子やバイタルサインのチェックはもちろん、意思表示が困難な方ではそのときどきの表情や雰囲気、感覚的なものを考慮しながらの工夫が、安全な経管栄養法を継続することにつながるのではないでしょうか。

　また、胃瘻チューブを使用する場合は、瘻孔やその周囲の皮膚のケア、交換に伴う確認事項などがありますが、胃瘻自体の管理に関することは詳述されている解説書や論文等が多数ありますのでそれらを参照していただければ幸いです（日本医事新報2003年に小川滋彦氏による「在宅PEG管理のすべて」というわかりやすいシリーズがあり、特にお勧めできます）。

表1　経管栄養法の日常の注意点

1．チューブ
　先端が目的とする部位（普通は胃内）に留置されていることを確認
　固定が不安定ではないこと
　損傷がないこと
2．体位
　起座位またはベッドをギャッジアップする
3．栄養食
　適切な温度（人肌程度37〜38℃）
　個々の消化機能に応じた注入スピード
　前後の清潔な管理
　カロリーだけでなく，微量元素などを含めた必須栄養素が十分入っていること
　　　　　　　　　　　　　　　（通常の食事のミキサーが理想）

胃食道逆流現象

1）概念と病態

　文字通り、胃の内容物や胃液が食道に逆流する現象をいいます。食道から胃に移行する手前には、下部食道括約部という逆流防止機構が存在します。しかし、その機能が低下し強い腹圧上昇や消化管蠕動運動の障害などがあると、逆流が起こりやすくなります。正常者でも1日に数回は逆流がありますが、回数も少なく、逆流物もすぐに胃に戻ると言われています。多量に食物が逆流すると嘔吐になります。胃液や酸性の胃内容物が食道に異常に逆流すると逆流性食道炎という疾患になります。これは胃酸によって食道粘膜が荒れてしまうもので、胸焼けなどの症状を起こします。無症状の場合も少なくありませんが、内視鏡で観察すると食道粘膜の発赤やびらんを認めます。

　一般的には、「胃食道逆流現象」イコール「逆流性食道炎の原因」としてとらえられていますが、経管栄養を行っている難病患者さんの場合は、経管栄養食が食道内に逆流することが潜在的な嘔吐（口から出なくてものどの奥に出ている状態）となり、それが誤嚥の原因になる可能性が高いということが問題となります。多量に食道内に逆流すると、正常者ではちゃんと吐きだせるようなものでも、咽頭や舌の機能障害がある患者さん、すなわち嚥下障害のある患者さんでは気管の方に誤嚥してしまう危険が高いからです。

　患者さんの中には咽頭付近の感覚が低下している方も少なくなく、吐物に対する嘔吐反射自体も低下していますし、仮に反射があっても筋力が弱いために咽頭喉頭部に貯留して、気管に落ち込んでしまうことが起こりうるのです。多量の誤嚥の場合は窒息の危険がありますし、少量でも肺炎を引き起こしますので大変危険です。また、こうした肺炎は気管切開をしている患者さんにおいても起こります。仮に気管カニューレのカフが十分膨らんでいても、気管の断面は正円ではありませんから、カフと気管のわずかな間隙から栄養食が気管内にしみ込むように流入することはいくらでもあるからです。

2）検査方法

　胃食道逆流現象は外から見てもわからないため、私の病院では胃食道pHモニターという検査機器を用いて検討を行いました。方法は簡単で、細いカテーテルを経鼻的に飲み込んでもらい先端のセンサーが胃内に、先端から10cm後方のセンサーが食道下部に位置するように留置して（図1）、24時間のpHの動きを記録・解析するというものです。患者さんには、1日だけ鼻からのどの違和感を我慢してもらわなければいけないことと、カテーテルの挿入時に位置確認のためX線透視台に乗ってもらう必要がありますが、それ以外には特に負担もなく安全な検査です。一般に胃内のpHは1前後で食道内は6から7くらいと大きな差がありますので、もし胃酸が逆流すると食道内のpHが低下することでわかります。また、経管栄養食が胃内に入ると胃のpHが上昇しますが、それが食道内に逆流するとやはりその時点で食道pHが変化します。そうした現象をコンピュータ解析のデータや実際の時系列のグラフを見て判断することができます。

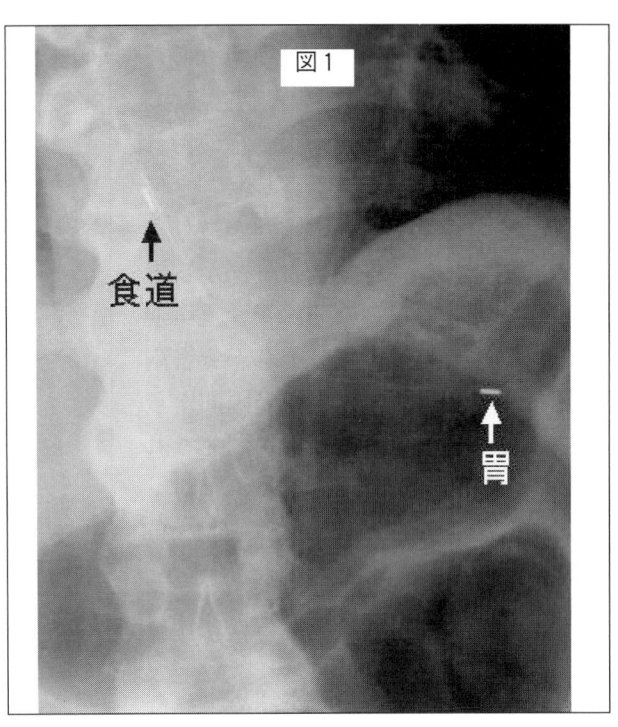

3）症例

　典型的な3人の患者さんのデータを示します。図2は筋萎縮性側索硬化症（ALS）の患者さんですが、食道のpHは胃のpHと相関なく、栄養食の逆流はほとんどないものと考えられます。しかし、別のALSの患者さんでは、胃酸の逆流を疑わせる部分や胃瘻チューブから栄養が入るとともに食道のpHが変動して胃のpHに近づくところがあり、逆流が示唆されます（図3）。この患者さんは気管切開して人工呼吸器を装着していますが、気切部はいつも唾液な

どで汚れがちであり、口腔内からのたれ込みが容易に起こっている状態です。しかも、ときどき経管栄養食様の汚れ方をすることがあり、こうしたときに肺炎が起こる頻度も高い傾向がありました。すなわち、胃瘻チューブから胃に入った経管栄養食の一部が食道へ逆流してのどの奥に出て、それが気管内に落ち込んで、カニューレの隙間から気管にたれ込むことで肺炎が誘発されるという病態が強く推測されたのです。

同様に図4の多系統萎縮症（MSA）の患者さんでは、絶食での記録ですが、著明なpH変動を認め高度の逆流が存在することがわかりました。実際にこの患者さんでは頻繁に嘔吐を認めましたし、気管切開をしているのですが吸痰すると経管栄養食そのものが引けるようなこともありました。重度の肺炎を繰り返しており、栄養食を注入するスピードを遅くして体位を工夫することで逆流の防止を試みましたが、改善はみられませんでした。原疾患による自律神経障害のために正常な消化管運動が障害されて胃から十二指腸への栄養食の流れが悪化していることと、食道と胃の間の平滑筋の働きが低下していることが原因と考えられました。そこで、Jチューブという、先端を十二指腸に留置するチューブを胃瘻から入れて内視鏡下で目的の部位に留置しました（図5）。その後経管栄養を再開して胃食道pHモニターの検査を行いましたが、胃酸の食道内逆流は不変ながら栄養食の胃への逆流は認めませんでした。嘔吐はなくなり肺炎も全く起こさず、栄養管理が安全に行えるようになりました。

図2　胃食道pHモニター（ALS患者）

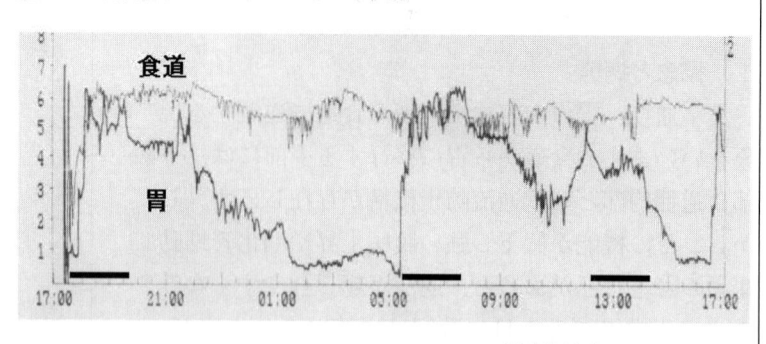

縦軸はpH，横軸は時間で，下線は経管栄養が行われた時間を示す．

図3　胃食道pHモニター（ALS患者）

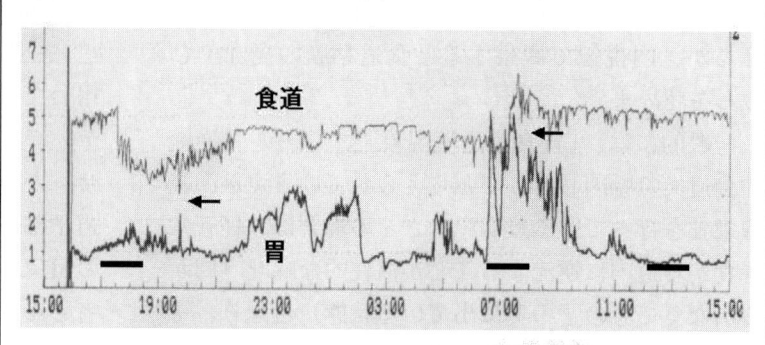

矢印は逆流が疑われるところを示す．

図4　胃食道pHモニター（MSA患者）

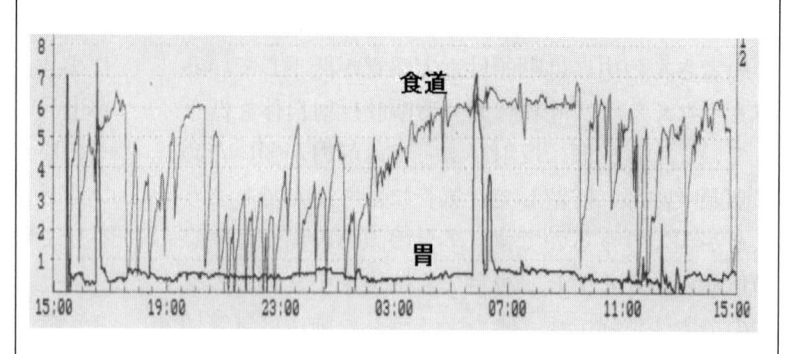

食道pHが多数著しく下降しており，胃液逆流が高頻度であることがわかる．

4）原因と対策

以上のように、嘔吐を繰り返すときや、経管栄養食の逆流を疑わせる症状がある場合は、胃食道逆流現象を疑って検査を行ってみることが勧められます。どのような疾患にこの現象が起こりやすいかは現在検討中ですが、自律神経障害を合併する疾患（MSAなど）や筋強直性ジストロフィーなどの一部の筋疾患では頻度が高いのではないかと考えています。その他の神経難病や神経・筋疾患以外の難病においても、消化管全体の動きが悪いような場合は十分起こりうることだと思います。また、当然のことながら、不調の原因の中には胃十二指腸潰瘍や胃や

図5　Jチューブの留置

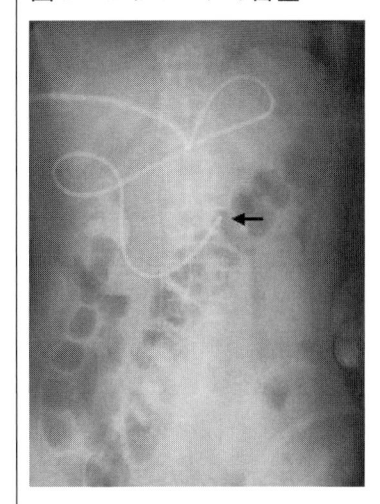

チューブの先端（矢印）が十二指腸内にある．

大腸の悪性腫瘍が隠れている場合もありますので、疑わしいときはまず内視鏡検査を考慮する必要があります。

　胃食道逆流現象の対策としては、体位と注入スピードの工夫が第一です。寝たままの食事が普通あり得ないことであるように、経管栄養の場合も特殊な状況を除いてできるだけ上体を起こして行うことです。また、消化管の蠕動運動が不良の場合は、消化管運動改善薬が有効なこともあります。経管栄養中や直後に腹圧が強くかかると逆流や嘔吐を起こしやすいので、咳き込んだりしないように注意することや、気管切開をしている場合は事前に十分吸痰をしておくことが重要です。種々の対策を講じても高度の逆流を繰り返すときは、前述のMSAの患者さんで行ったような十二指腸に留置するチューブを考慮することとなります。

　難病のために経管栄養を行っている患者さんでは、多くの場合、痰を出しにくい状態や呼吸筋力低下を合併しています。気管切開をしている場合も少なくないと思います。こうした病状においては、肺炎を繰り返すことが全身状態を著しく悪化させ、ひいては呼吸不全を起こし生命予後にも影響する危険性があります。難病患者さんのQOLの維持には栄養管理と感染対策が不可欠で、せっかくの経管栄養がかえって感染を誘発するようなことがないようにケアしなければならないと思います。快適で安全な経管栄養法の継続こそ在宅療養の充実に欠かせない要素だといえるでしょう。

（沖野　惣一）

41 嚥下障害者の食事内容と市販食品の利用

　嚥下障害の患者さんの食事について、頭を悩ませている方も多いと思います。特に在宅で介護をされている方は、食事の度に大変な思いをしている方も多いでしょう。最近では、市販の嚥下食品も数多くみられるようになりました。不足しがちな栄養を補う場合や、食事準備の短縮化のため、市販の嚥下食品をうまく利用するとよいと思います。

　口から食べられなくなるのは大変辛いことです。最近は、嚥下障害者さんの誤嚥防止のため、経管栄養や胃ろうにすることも多くなりましたが、経口摂取が可能な患者さんには、安全で、食べやすく、できるだけ美味しい食事を口から摂らせてあげたいものです。

　嚥下障害の患者さんの食事療法として、よく用いられているのが、市販のとろみ調整食品を利用したトロミ食です。とろみ調整食品は粉末や顆粒状になっており、食べ物や飲み物に加えるだけで、簡単にトロミをつけることができます。嚥下障害の患者さんの食事としては、ゲル状のもので、器に入れて揺らすと液体が揺れ、器から出したときに崩れる程度のかたさが理想的です。誤嚥の危険性がある場合は、ごはんなどの粒や、きざんだ食材の固まりが含まれていない均質なものを選ぶとよいでしょう。

　とろみ調整食品は、各企業より様々なものが市販されています（一覧表参照）。その場でトロミをつけることができ、熱いものでも、冷たいものでもそれなりの粘度が出ます。風味や食感などの問題も、最近はだいぶ改善されてきました。

　在宅で用いる場合は、ミキサー食やお味噌汁、お吸い物、水分などにトロミをつける時にも利用できます。患者さんが美味しく食べられる工夫としては、ミキサーなどのようにすべて混ぜてしまうのではなく、できるだけ分けて、1品ずつ食べさせてあげることです。それぞれに粘度をもたせるために、その場で使う補助食品として、とろみ調整食品を利用するとよいでしょう。

　嚥下障害は、疾患の状態や期間など、個人によってその状態が異なります。また、一日のなかでも、状態が変化することがあるため、嚥下障害者さんの具体的な食事内容や食事方法については、必ず医師の指示を仰ぎ、誤嚥を防ぐようにしてください。

（大越ひろ）

摂食・嚥下関連製品一覧表（編集部）

※食事内容や食事方法につきましては、必ず医師の指示を受けるようにして下さい。
　リストには市販されている製品の一部を紹介しています（2008年11月現在）。

【加工済み食品等】

―― 先生からのコメント ――

　各メーカーで、食べる人の摂食機能にあわせて一応区分をもうけてあるので、嗜好も考慮して選択するとよい。ただし、現段階では摂食機能の分類がメーカーによってまちまちであり、近い将来、統一されることが必要といえる。例えば日本介護食品協議会では、「ユニバーサルデザインフード」を提唱し、区分1～4＋とろみ調整の5段階に製品を分類しているが、残念ながらまだ参加していない企業も多いのが現状である。
　加工食品はそのまま用いるのではなく、一手間加えて工夫するとより食べやすくなる。たとえば、口中でばらばらになりやすい食材も、市販のお粥や裏ごし野菜とあわせると、まとまりやすくなり、むせずに食べやすくなる。これらの加工食品は健康食品を扱っている小売店でも購入可能である。ちなみに、介護情報誌「ハナさん」には加工食品の上手な使い方（メニュー集）が載っているので参考にされたらどうだろうか。
　HPアドレス　http://www.hanasun.com/

区分	商品名	商品の概要	お問い合わせ先
かゆ	全がゆ	おかゆ食品。新潟産コシヒカリを使用。	ホリカフーズ(株) TEL:025-794-5536
うらごし	うらごし	魚やとり肉をうらごし状にし、カルシウムやビタミンDを強化したもの。（ササミ・ツナ・ホキ）	
おじや おかず	明治やわらか食シリーズ	トロミをつけてあり、歯茎でつぶせる程度の柔らかさがある。（豚肉の甘酢あんかけ・野菜とチキンのカレー・白身魚のおじや・肉じゃが・肉豆腐・かぶとポテトのクリームシチュー等）	明治乳業(株) TEL:0120-201-369
ゼリー	明治やわらか食シリーズ	やわらかい果汁ゼリーで5mm程度にカットした果肉が入っている。（メロンゼリー・アロエゼリー）	
おじや うどん おかず やわらかごはん	やさしい献立	1品につき、10種類以上の素材を使用している。おじや・うどん・おかず。たんぱく質、カルシウム、食物繊維強化（おじや鶏ごぼう・おじや親子丼風・うどんけんちん・肉だんごの和風あんかけ・海老と貝柱のクリーム等） やわらかく食べやすく仕上げたごはん（やわらかごはん2品）	キユーピー(株) TEL:0120-14-1122
おかず	りらく	料理の見た目はそのままで、歯ぐきで潰せるやわらかさになっている。（きんぴらごぼう・切干大根の煮物・大根と昆布の煮物・筍とふきの煮物）	三島食品(株) 082-245-3211
カット食	食事は楽し やわらか大豆シリーズ	薄皮をむいた大豆と適度な大きさにカットした素材をやわらかく煮ている。舌でつぶせる程度のやわらかさ。	和光堂 TEL:0120-88-9283
カット食	食事は楽し なめらかシチューシリーズ	肉や野菜をじっくり煮込んでうらごしたなめらかなシチュー。	
カット食	カットグルメ やわらか百菜	魚、肉、野菜、デザートと豊富な82メニューと、冷凍食品ならではの手造り感覚の味付けが特徴。ゼリーで固めてあるため、飲み込み易い。	旭松食品 TEL:06-6306-5301
かゆ	ふっくら白がゆ	コシヒカリを100%使用し、粒を柔らかく仕上げている。ベタつきにくく、飲み込みやすいことが特徴。	亀田製菓 TEL:025-382-2111
ミキサー	ぬくもりミキサー	天然食材を利用し、食材本来の味を活かしたミキサー食。（白がゆ・鯛がゆ・照焼きチキン・ごぼうサラダ等）	ホリカフーズ(株) TEL:025-794-5536
うらごし	うらごし野菜	新鮮な食材をうらごししたもので、様々な料理に使用が可能。（にんじん・ほうれん草・かぼちゃ・焼きいも等）	
	愛情厨房	高齢者や咀嚼困難な人のための食品。（大根の煮物・肉じゃが・里芋の煮物・麻婆豆腐・豆腐と野菜のあんかけ等）	白十字(株) TEL:0120-01-8910
カット食	やさしい献立（やわらか煮）	素材を適度な大きさにカットし、やわらかく煮込んだ野菜の煮物。（かぼちゃの含め煮・肉じゃが・大根の鶏そぼろあんかけ・里芋の煮物等）	キユーピー(株) TEL:0120-14-1122
ゼリー	ジャネフやわらかゼリー	食物繊維とオリゴ糖を配合したゼリー。（りんご・もも）	
ゼリー	和風デザート	鉄、亜鉛、カルシウムがそれぞれ配合された和風素材のデザート。（ごま・きなこ・黒糖）	
プリン	やわらかカップ	1カップで100kalのエネルギー、100mgのカルシウムがとれることが特徴。口でとろけるタイプ。（ポークしょうが焼・いとより鯛・かに風味・ほたて風味等）	キッセイ薬品工業(株) TEL:0263-54-5010
プリン	やわらか倶楽部	口の中でとろけるため、かみやすく飲み込みやすいことが特徴。鉄やカルシウムなどの微量元素も配合している。（きんめ鯛風味・ほたて風味・鶏風味）	製造：ハウス食品(株) 販売：全国病院用食材卸売業協同組合 TEL:03-3219-7471
プリン	おいしくミネラルカルシウム／ヘム鉄 プリン	カルシウムプリンは、卵の殻のカルシウムを利用。1個で300mgのカルシウムを摂取可能。ヘム鉄プリンは、鉄分1mgを配合。	
ゼリー	キッセイフルーツゼリー	鉄分と食物繊維、ビタミン等をプラスしたゼリー。（巨峰・ブルーベリー・もも・みかん・りんご等）	キッセイ薬品工業(株) TEL:0263-54-5010
ゼリー	アイソカル・ジェリーPCF	亜鉛(7mg)を補給できる栄養ゼリー。床擦れに配慮した食品。（ミックスフルーツ・ストロベリー・マスカット・オレンジ・ブルーベリー・うめしそ等）	ネスレニュートリション(株) TEL:03-5769-6230
ゼリー	アイソカル・ジェリーArg	アルギニン2500mg配合。褥瘡の栄養管理に。	
ムース	アイソカル・プディング	総合バランス栄養食。必要な分だけを適切なやわらかさでオーダーメイド。	
ミキサー	ブレンダー食ミニ	栄養バランスの良い献立をミキサー食にしたもの。（ビーフシチュー・すき焼き・肉じゃが・野菜のクリーム煮・ひらめの甘酢あんかけ等）	(株)三和化学研究所 TEL:052-951-8130
ペースト	やさしい献立 （うらごし野菜・素材）	野菜ペースト。スープにすることもできる。（コーンスープ・パンプキンスープ・にんじんスープ・グリンピーススープ・海老・鶏肉・貝柱）	キユーピー(株) TEL:0120-14-1122
	トロミー	高齢者や食欲のない人の補助食品。亜鉛、ビタミンを配合。（チキンクリーム味・ごま味）	ホリカフーズ(株) TEL:025-794-5536
	テルミールソフト／テルミールソフトM	少量で高カロリーがとれる栄養補助食品。クリーミータイプ（ソフト：アップルヨーグルト、ソフトM：アップルベリー・ヨーグルト）。	テルモ(株) TEL:0120-12-8195
ムース	ペクシー	牛乳と混ぜるとムース状になる食品。（オレンジ・パインアップル・アップル・ストロベリー・ミルク風味）	ヘルシーフード(株) TEL:042-581-1191
プリン	快食応援団	ペーストを柔らかく固めた飲み込みやすい食感。（枝豆よせ・ほうれん草のごまあえ・コーンクリーム・にんじんとごぼうのきんぴら）	
	レビオスゼリー	ゼリータイプ。1個中に12種類のビタミンを食事摂取基準（2005年版、50～69歳男性）の推奨量または目安量の70%以上を含む。また鉄、亜鉛、銅、セレンを豊富に含む。1パック(73g) 40Kcalで、GI値も14と低い。	(株)フードケア TEL：042-786-7177
	エネリッチ	ゼリータイプ。低リン、低カリウム、低ナトリウム、たんぱく質ゼロのゼリーで、1パック(80g)で約130Kcal摂れる。	

【とろみ調整食品】

先生からのコメント

飲料に添加する時はダマにならないように、飲料を撹拌しながら少量ずつ加える。

飲料（液体）に添加後、硬さは時間が経つにつれ変化するので注意が必要である。硬くなりすぎたら、同じ飲料で薄めると硬さを調節することができる。それぞれのとろみ調整食品は原材料によって添加量や添加後の性質が異なるので、記載されている表示原材料名を参考にして、使い方を工夫すると良い。

商品名	商品の概要	お問い合わせ先
トロミアップA	粉末タイプ。溶けやすく、冷たいものから温かいものまで可能。	製造：日清サイエンス(株) 販売：ヘルシーフード(株) TEL:042-581-1191
トロミパーフェクト	どんなものにも溶けやすく、素材の種類によるバラツキが少ないトロミ調整食品。経腸栄養剤も簡便に半固形化できる。	日清サイエンス(株) TEL:045-453-1260
ムースアップ	粉末タイプ。中粘度から高粘度のやわらかさに適している。	ヘルシーフード(株) TEL:042-581-1191
トロミクリア	粉末タイプ。べたつきがなく、味もかわらないのが特徴。	製造：ライオン商事(株) 販売：ヘルシーフード(株) TEL:042-581-1191
トロメリン顆粒	粉末状タイプ。デンプン系のトロミ調整剤でトロミが速くつくのが特徴。	(株)三和化学研究所 TEL:052-951-8130
スルーソフトS	粉末タイプ。液状食品に混ぜるだけでトロミがつけられる。	キッセイ薬品工業(株) TEL:0263-54-5010
スルーソフトリキッド	液状タイプ。ダマにならず、トロミの程度を自由に調整できる。	キッセイ薬品工業(株) TEL:0263-54-5010
強力スカイスルー	粉末タイプ。溶けやすくべたつきがない。熱い液状食品に溶かした場合、冷めるとゼリー状のトロミとなる。	フレゼニウス カービ ジャパン(株) TEL:03-5718-5644
シック&イージー	粉末状タイプ。無味無臭で粘性が速やかに出ることが特徴。	フレゼニウス カービ ジャパン(株) TEL:03-5718-5644
ハイトロミール／ネオハイトロミールⅢ／ネオハイトロミールR&E	粉末状タイプ。少量でしっかりトロミがつく。高粘度での使用が多い場合に最適なハイトロミールの他、非常に少量で素早くトロミがつくネオハイトロミールⅢ、扱いやすさと経済性を重視したネオハイトロミールR&Eがある。	(株)フードケア TEL:042-786-7177
エンガード	粉末タイプ。無味無臭で素材の味を活かすことができる。まぜるだけで簡単にトロミがつく。	協和発酵工業(株) TEL:03-3282-0075
つるりんこ	速やかにつるりとゼリー状に仕上がる。一般タイプのQuicklyと牛乳流動食用の2品種。	クリニコ(株)
トロメイクSP	粉末タイプ。さっと溶けて飲み込みやすいトロミがつく。食品の色味・香りはそのまま、冷たい食品にも温かい食品にも使用できる。	明治乳業(株) TEL:0120-201-369
とろみファイン	粉末タイプ。すばやくとろみがつき、安定した粘度が維持できる。食べ物や飲み物の味を損なわず、透明感にすぐれている。	キユーピー(株) TEL:0120-14-1122
トロメリンA	粉末タイプ、ガム質系でべたつきがなく、透明感があり、味が変わらない。	(株)三和化学研究所 TEL:052-951-8130
ソフティア① SOL	粉末タイプ。牛乳や酸性の強い飲料にもとろみが素早くつく。味を変えず、食材の風味を損なわないとろみ製品。	ニュートリー(株) TEL:03-3206-0107
トロミアップV	粉末タイプ。少量でトロミがつき、食品を選ばない。	日清オイリオグループ(株) TEL:03-3555-6812
トロミアップクリアクイック	素早く溶けて透明、無味無臭。	日清オイリオグループ(株) TEL:03-3555-6812
トロミファイバー	粉末タイプ。味を変えない、ダマにならない、温度にかかわらずトロミが付く、難消化性デキストリン配合しているのが特徴。	(株)宮源 TEL:073-455-1711
ぱぱのおもゆ	国産米粉と特殊寒天を使用したフレーク状製品で、お湯に溶かすだけで簡単におもゆができる。ベタツキが少なく、なめらかなとろみ。全粥に「ぱぱのおもゆ」を併せるだけで分粥もできる。	伊那食品工業(株) TEL:0265-78-1121

【ゼリー化補助食品】

先生からのコメント

飲み物、ミキサー食などをゼリー化することができる製品。従来ゼリー化するために用いられてきたゲル化剤も簡単にゼリー化することができるように改良されてきている。製品によっては固めたゼリーを温かくして（60～70℃）食べることが可能なものもある。

商品名	商品の概要	お問い合わせ先
ソフティアゲル	ポットのお湯で溶かすことができる。40℃以下でゲル化し、70℃以上で融解する。	ニュートリー(株) TEL:03-3206-0107
スルーパートナー	40℃程度でゲル化し、70℃程度で融解する。	キッセイ薬品工業(株) TEL:0263-54-5010
お湯で溶ける介護食用寒天	ポットのお湯（80℃以上）で簡単に溶け、冷やすとのどごしの良い寒天ゼリーになる。肉や魚、粘性のある芋類・海藻などをおいしくまとめる。	伊那食品工業(株) TEL:0265-78-1121
介護食用ソフト寒天	ポットのお湯（80℃以上）で簡単に溶け、冷やすとソフトな寒天ゼリーになる。嚥下しにくい水やお茶・野菜等を喉ごしの良いゼリー状に固める。	伊那食品工業(株) TEL:0265-78-1121
介護食用寒天	完全溶解には沸騰が必要。40℃以下でゲル化し、80℃以上で融解する。	伊那食品工業(株) TEL:0265-78-1121
介護食用即溶性寒天	ポットのお湯で溶かすことができる。40℃以下でゲル化し、80℃以上で融解する。	伊那食品工業(株) TEL:0265-78-1121
介護食用ゼラチン寒天	扱いやすい顆粒状。80℃の熱湯で溶解。寒天とゼラチンの特性をあわせ持ち、ゼラチン単体に比べて固まる時間が早い。	伊那食品工業(株) TEL:0265-78-1121

商品名	商品の概要	お問い合わせ先
ホット&ソフト	完全溶解には沸騰が必要。溶解後75～65℃で固まりはじめ、温かいうちに固形化する。70℃程度で融解する。耐冷凍性あり。	ヘルシーフード(株) TEL:042-581-1191
スベラカーゼ	粉末状タイプ。ミキサー粥やでんぷん食品特有である、ミキサー時のべたつき感・飲み込みにくさを大きく改善したゼリー食の素。	(株)フードケア TEL:042-786-7177
顆粒ゼラチン ニューシルバー／RR	顆粒ゼラチンはふやかす手間がなく、直接簡単に溶かすことができる。顆粒ゼラチンRRは、固まるスピードが半分。	製造：新田ゼラチン(株) 販売：(株)アイビス TEL:03-3833-1871
ジェラーレ	温かい料理も作れる介護用ゼリーの素。60℃まで温めても溶け出さない。	
かんたんゼリーの素	液状タイプ。冷たいものから温かいものまで冷蔵庫などで冷やさなくても、簡単にゼリー状に調整できる。	キユーピー(株) TEL:0120-14-1122
スーパーゼラチンSSB	粉末顆粒タイプ。すばやく溶け、適度なゲルを形成する。	株式会社ニッピ TEL:03-3870-2248
ムースゼリーパウダー	粉末タイプ。お湯に溶かすだけで常温でも簡単にムースゼリーができる。エネルギー・たんぱく質等に配慮。かつお風味・コンソメ風味・プレーン・かぼちゃ風味・抹茶風味・バナナ風味。	キユーピー(株) TEL:0120-14-1122
かたまるくん	粉末タイプ。飲み物や、ブレンドされた食品に加え、60℃以上に加熱させて、冷却し冷やし固めると、飲み込みやすいゼリー状に仕上がる。	(株)宮源 TEL:073-455-1711
ミキサーゲル	食卓の料理をすべて、料理の温度にかかわらず、ミキサーにかけるだけで、やわらかくまとまりの良い、飲み込みやすいムース状のゼリーがわずか数秒で簡単にできる。	(株)宮源 TEL:073-455-1711

【水分補給ゼリー】

先生からのコメント

一日に必要な水分の多くは食事から摂取されるので、どうしても食事量が少なくなってくると、飲み物によって水分を補給する必要がある。とろみ調整食品などを利用して、飲み物にトロミを付けることは可能であるが、利便性の点からは水分補給用ゼリーは活用したい製品である。

商品名	商品の概要	お問い合わせ先
トロミドリンク（200ml）	ゼリータイプ。カロリー控えめ。 （洋なし味・麦茶味・天然水）	製造：日清サイエンス(株) 販売：ヘルシーフード(株) TEL:042-581-1191
アイソトニックゼリー（150ml、100ml）	ゼリータイプ。水分補給用のゼリーでノンカロリー。容器は持ちやすく、味はスポーツドリンク風味。専用キャップも用意されている。	ニュートリー(株) TEL:03-3206-0107
エナチャージ（100g）	ゼリータイプ。鉄や食物繊維、緑茶抽出成分を配合。 （もも・あんず・アップル・マスカット・ぶどう・みかん）	ヘルシーフード(株) TEL:042-581-1191
スイートゼリー（150g）	ゼリータイプ。ワンタッチ開封が可能なキャップ付き。低カロリータイプ。 （りんご風味）	日幸製菓(株) TEL:0120-71-7474
ごっくんゼリー（150g）	ゼリータイプ。食物繊維を配合。（グレープ・緑茶）	(株)三和化学研究所 TEL:052-951-8130
桃のゼリー・お水のゼリー（120g）	ゼリータイプの飲料で、ニゲロオリゴ糖配合の特別用途食品（そしゃく・えん下困難者用食品）。グレープフルーツ風味の「お水のゼリー」と食物繊維配合の「桃のゼリー」。	ハウスウェルネスフーズ(株) TEL:0727-78-1195
飲むゼリー（92g）	ゼリータイプ。体液に近い電解質濃度のため、速やかに水分補給ができることが特徴。ノンカロリー。（ラムネ味）	バランス(株) TEL:076-441-4460
やさしくおいしく（100g）	ゼリータイプ。（エネルギー補給：ミックス・フルーツ味、カルシウム補給：ヨーグルト味、鉄分補給：ミックス・キャロット味、水分補給：イオンバランス）	
とろみ茶（150g）	ゼリータイプ。一番茶を使用。甘味のない緑茶ゼリー。消臭作用のあるシャンピニオンエキスを配合している。	伊藤ハム(株) TEL:0120-10-8641
嚥下補助ゼリー（200g）	薬が楽に飲めるゼリー状のオブラート。ノンシュガーで低カロリー。 （レモン味）	(株)龍角散 TEL:0120-797-010
おくすり飲めたね（200g）	ゼリータイプ。薬が楽に飲めるゼリー状のオブラート（子供用）。糖類やショ糖類は含まれていない。 （ピーチ味・いちご味・ぶどう味・チョコ味）	
明治やわらかゼリー（100g）	ゼリータイプ（白桃・緑茶）。のどごしがスムーズな水分補給ゼリー。飲み込みやすさに配慮している。	明治乳業(株) TEL:0120-201-369
やさしい献立ゼリー飲料（150g）	ゼリータイプ。アイソトニックは白ぶどう味、キシリトールと緑茶ポリフェノールを配合し、口腔衛生にも配慮。りんご・ももにはガラクトオリゴ糖と食物繊維を配合し、おなかにやさしいゼリー。	キユーピー(株) TEL:0120-14-1122
やさしい献立ゼリー飲料（70g）	ゼリータイプ。緑茶の色、味、香りが楽しめる。マッシュルームエキス、キシリトール、緑茶ポリフェノールを配合し、口腔衛生にも配慮。	
アクアジュレ／アクアジュレパウチ	ゼリータイプ。付着性がなく均一な食感で、キシリトール、ポリフェノールを配合し口腔ケアに配慮（アセロラ味）。キシリトールとマルチトールを配合し、さっぱりとした飽きのこない味のアクアジュレパウチもある。	(株)フードケア TEL:042-786-7177
とろみ水バラタイプ（54g×12）／ミニタイプ（54g×4）	ゼリータイプ。鉄分・カルシウム・亜鉛・食物繊維を補給。 （亜鉛：りんご味、鉄分：巨峰味、カルシウム：もも味、食物繊維：白ぶどう味）	キッセイ薬品工業(株) TEL:0263-54-5010

【流動食品等】

先生からのコメント

流動食品の多くは栄養価が高く栄養のバランスも良いので、必要な栄養素を簡単に補給することができる。しかし、栄養価が高い流動食品ほど、浸透圧が高いため、多量に飲用すると、下痢・腹痛などの症状を起こしやすいので、注意を要する。また、製品によっては、1mlあたりのカロリーが異なるので使用に当たっては使用説明書に従ってほしい。

商品名	商品の概要	お問い合わせ先
栄養支援　セルティ（200ml）	天然素材を主体に配合したスープタイプの流動食です。（とうもろこし・にんじん・かぼちゃ・じゃがいも・たまねぎ・まめ）	ホリカフーズ(株)TEL:025-794-5536
オクノス-C（200ml）	天然素材のみを使用し、各栄養素をバランスよく配合。タンパク質、鉄分を強化している。（ミルク味）	
栄養支援　ハイピア（135ml）	少量でバランスよく五大栄養素＋食物繊維を摂ることができます。天然素材の栄養機能食品です。（コーヒー・紅茶・バニラ・もも・バナナ・いちご風味）	
MA-7（200ml）	たんぱく質が少なめで、さらっとした流動食。（飲みやすい牛乳風味）	クリニコ(株)TEL:0120-52-0050
MA-8（200/1000ml）	三大栄養素のバランスが良くおなかにやさしいタイプ。（バニラ風味）	
PN-Hi（200/1000ml）	タンパク質・ナトリウムの含量を高め、甘さを抑えた流動食。（プレーンタイプ）	
E-3（200/1000ml）	牛乳と大豆のたんぱく質を配合し、含量を高めた養流動食。（バナナ風味）	
CZ-Hi（200/1000ml）	微量元素（銅・亜鉛・マンガン）と食物繊維の含量を高め、オリゴ糖、DHA、EPAを配合。（小豆風味）	
エンジョイムース	バランスの取れた栄養が手軽に補給できるムース。水と混ぜるだけで簡単にムース状になる。（プレーン・小豆・珈琲・青林檎の4種類）	
インテンダー（200ml）	三大栄養素のバランスが良く、おなかにやさしいタイプ。食物繊維（1パック中2g）が豊富。（バニラ風味）	味の素(株)TEL:03-5250-8131
メディエフリキッド（200ml）	基本的な栄養素をバランスよく配合。マイルドな口当たり。（プレーン風味）	
メディエフバッグ（300/400ml）	バッグタイプの経管営養用の流動食。ビタミンや微量元素を配合。	
F-2α（200ml）	水溶性と不溶性の食物繊維とオリゴ糖を配合。（ミックスフルーツ風味・抹茶風味）	テルモ(株)TEL:0120-12-8195
メイバランスシリーズ	総合栄養流動食。「メイバランスmini」は、少量で高エネルギー（200kcal）の流動食で、特長ある5つの味が楽しめる（食物繊維2.5g、亜鉛1.6mg配合）。「メイバランス1.0／1.5／2.0」は、それぞれ1kcal／ml、1.5kcal／ml、2.0kcal／mlで7種類の微量元素を配合。「メイバランスHP1.0／HP1.5」は7種類の微量元素を配合で便臭低減効果のあるシャンピニオンエキス入り。「メイバランス1.0Na」は、ナトリウム240mg／100kcal、7種類の微量元素配合でシャンピニオンエキス入り。	明治乳業(株)TEL:0120-201-369
メイバランスソフトJelly(150ml)	ソフトな食感のゼリータイプの栄養食。1kcal／mlでエネルギーバランスや微量元素に配慮した設計。パウチ入りで、シーンを選ばずバランス良く栄養補給ができます。おいしいヨーグルト風味。	
FibrenYH（250ml）	栄養価の高い乳たんぱく質を乳酸発酵させた、お腹にやさしいヨーグルトテイストの流動食です。食物繊維1.5g／100ml配合。	
インスロー（250ml）	糖質にパラチノースを使用し、糖質の吸収速度に配慮。長期摂取のためのエネルギーバランスを考えた流動食。1kcal／ml、マロン風味。	
リーナレンLoGIC1.0/3.5(250ml)	糖質の吸収速度に配慮し、たんぱく質・ミネラルの摂取量調整が可能な、1.6kcal／mlの高エネルギー流動食です。コーヒー風味。	
アイソカル・プラス（200ml/1000ml）	少量で高カロリー（300kcal）な栄養食。脂肪の消化吸収に配慮。（バニラ風味）	ネスレニュートリション(株)TEL:03-5769-6230
アイソカル・プラスEX（200ml）	アルギニン1900mg配合。PEHから褥瘡の栄養管理に。	
アイソカル・2K（200ml/1000ml）	少量で高カロリーな栄養食（400kcal）。ビタミン、ミネラルを配合。（ミルク風味）	
アイソカル・RTU（200ml/500ml）	ビタミン、ミネラルなどがバランスよく配合されている。おなかにやさしいタイプ。（ミルク風味）	
ライフロン-⑥（200ml）	フラクトオリゴ糖と食物繊維を配合。微量元素を強化し、飽きのこない飲みやすい味となっている。（ストロベリー味・コーヒー味・ヨーグルト味）	(株)三和化学研究所TEL:052-951-8130
笑顔倶楽部（125ml）	流動食をベースにさらに飲みやすくした少量タイプのハイカロリー栄養飲料。（コーヒー・バナナ・甘夏・いちご・マンゴー・紅茶・ココア風味）	旭化成ファーマ(株)TEL:03-3296-3675
Lシリーズ	Lシリーズ（L-2～L-8）は食物繊維入りや高濃度タイプ、高たんぱくタイプ、微量元素入タイプなどさまざまな種類があり、容器もアルミパウチや紙パック、ソフトパックなど、用途にあわせて使用することが可能。	
グルセルナ（250ml）	脂質、炭水化物を調整済。糖は果糖とマルトデキストリンを使用し、ショ糖を含まない。（バニラ風味）	アボットジャパン(株)TEL:0120-964-930
エンシュアリキッド	経口・経管両用経腸栄養剤。（リキッドタイプ）	
テルミール2.0（200ml）	少量で高カロリーな栄養食（400kcal、1mlあたり2kcal）。5大栄養素をバランス良く配合。（バニラ・ストロベリー風味）	テルモ(株)TEL:0120-12-8195
テルミールミニ／ミニα（125ml）	5大栄養素をバランス良く配合（200kcal、1mlあたり1.6kcal）。（ミニ：コーヒー・麦茶・バナナ・コーンスープ／ミニα：いちご・まっ茶）	
サンエットN-3ソフトパック（300/400ml）	ソフトバッグ入り。EPA、DHA、食物繊維を配合。	(株)三和化学研究所TEL:052-951-8130
サンエット-N3（200ml）	EPA、DHA、食物繊維、亜鉛、銅、セレンなどの微量元素を配合したバランス栄養食品。（ミルク味）	
リカバリーSOY（200ml）	大豆オリゴ糖や食物繊維でおなかにやさしいタイプ。亜鉛、銅、セレン、クロムなどの微量元素を配合。（プレーン風味）	
K-2S、K-3Sα K-4S、K-4SP（300/400ml）	移し替え不要なソフトバッグ入り流動食。半消化態流動食、常温保存可。早期、短期、長期と目的に応じ使い分けられる。	キユーピー(株)TEL:0120-14-1122
K-4A（200ml/1000ml）	アセプティック流動食、1000kcal前後の栄養バランスを「日本人の食事摂取基準（2005年版）」に基づいて配合。常温保存可。	
濃厚流動食　ファインケア／ヒアロケア／ファイバーケア（125ml）	天然素材の風味の生きた栄養補助流動食。125mlで200kcal、7.5gのたんぱく質が補給できる。（バナナ味・コーヒー味・紅茶味・おしるこ味・いちご味・黒ごま味・桜もち味・メロン味・フルーツミックス味・かぼちゃスープ・クリームシチュー味）	

嚥下障害者の食事内容と市販食品の利用●41

【たんぱく質調整食品等】

> **先生からのコメント**
>
> 　嚥下に障害をもつ人が一回の食事で摂取できる量は限られているので、ことにたんぱく質やカロリーは不足しがちである。たんぱく質が不足すると褥瘡になりやすい。また、肺炎後の状態が不良な場合には、たんぱく質調整食品を間食などで摂取すると回復が早いといわれている。ただし、病院の栄養指導に従うことが望ましい。

商品名	商品の概要	お問い合わせ先
メディエフ アミノプラス（125ml）	1パックあたりたんぱく質10g、食物繊維2.4g、亜鉛3mgが含まれている。（プレーン・バナナ・黒ごま・紅茶）	味の素(株) TEL:0120-917719
プロテインマックス（125ml）	1パックあたりたんぱく質9g配合。カロリーは80kcal。（コーヒー・パイナップル・メロン）	(株)三和化学研究所 TEL:052-951-8130
からだに元気（125ml）	オレンジ味にはビタミン、グレープ味には食物繊維を配合。（オレンジ・グレープ）	明治乳業(株) TEL:03-3633-1472
ふんわりムース	1個63g当たり、たんぱく質7.5g、亜鉛5.5mg。（白身魚・カニ風味・えび風味・うなぎ蒲焼風味）	ヘルシーフード(株) TEL:042-581-1191
ブロッカZn（70ml）	1カップ70mlに牛乳200ml分のたんぱく質とカルシウムが含まれている。さらに亜鉛が5mg配合。（オレンジ・青リンゴ・ピーチ・グレープ・甘酒）	ニュートリー(株) TEL:03-3206-0107
トウフィール（205g）	甘味のない豆腐間隔の風味。型ぬきも可能。エネルギー（205kcal）、たんぱく質（10.5g）を豊富に含んでいる。	日清サイエンス(株) TEL:045-453-1260
スムースプロ10（37g）	1袋37g中にたんぱく質（10g）、カルシウム（260mg）を配合。（バニラ・抹茶・ストロベリー）	ヘルシーフード(株) TEL:042-581-1191
ソフトリッチFe（100g） ソフトリッチZn（100g）	粉末を熱湯に溶かし、冷蔵庫で冷やしかためると、プリンを作ることができる。たんぱく質を配合している。ソフトリッチFeには鉄分、Znには亜鉛を配合。	キッセイ薬品工業(株) TEL:0263-54-5010
豆腐よせ（50g）	良質なタンパク質を使用しています。（ささみ・かに・さけ・えび）	ホリカフーズ(株) TEL:025-794-5536
エプリッチ	食べる前に冷やし固める。1パック（200g）で350Kcalとたん白質12gが摂れる。バラエティー豊かな8種類。	(株)フードケア TEL：042-786-7177
えがおゼリー（70g）	たんぱく質、カルシウム、微量元素を摂取できる『美味しさ』にこだわった栄養補給ゼリー。（いちご味・オレンジ味・青りんご味・ヨーグルト味）	旭化成ファーマ(株) 03-3296-3675

【半固形濃厚流動食】

> **先生からのコメント**
>
> 　濃厚流動食は必要な栄養素を簡単に補給できるため、食事の補助的な食品として摂取することが多いが、浸透圧が高いので一度に多量に摂取することは難しい。そこで、下痢や胃食道逆流を起こさずに摂取時間の短縮が可能な半固形状タイプが利便性の点から利用しやすい。

商品名	商品の概要	お問い合わせ先
テルミールPGソフト	銅・亜鉛を含む栄養機能食品。やさしい半固形タイプ。ヨーグルト味。	テルモ TEL:0120-12-8195
メディエフ プッシュケア	優れた栄養組成。グルタミン酸ナトリウム配合。アルミパウチ容器（アダプター付）	味の素(株) TEL:0120-917719
デザート（54g）	口腔領域のリハビリ等に使用できる食べる流動食。（かぼちゃ・ほうれんそう・あずき・黒豆・ミルクプリン・バナナチョコ）	ホリカフーズ(株) TEL:025-794-5536

【濃厚流動食用半固形化補助食品】

> **先生からのコメント**
>
> 　濃厚流動食は必要な栄養素を簡単に補給できるため、食事の補助的な食品として摂取することが多いが、浸透圧が高いので一度に多量に摂取することは難しい。そこで、とろみ（一般のとろみ調整食品では粘度がつきにくい）を付けたり、ゲル化させて半固形状にすると、摂取時間の短縮が可能となる。もちろん経口的にも、胃瘻からの栄養補給も可能である。

商品名	商品の概要	お問い合わせ先
ソフティアiG ソフティアENS	火を使わず、ポットなどのお湯に溶かし、流動食を混ぜるだけでプリン状になる。	ニュートリー(株) TEL:03-3206-0107
ファセットパウダー	粉末状タイプ。混ぜるだけで濃厚流動食や牛乳等を半固形化。べたつきが少なく飲み込み易い物性。	(株)フードケア TEL：042-786-7177
リフラノン	濃厚流動食をゾル～ゲルに調整。	ヘルシーフード(株) TEL:042-581-1191
イージーゲル	1液（ペクチン）、2液（Ca）の順に加えて撹拌。	大塚製薬(株) TEL:050-316-12345
REF-P1	Caの多く含む液体を固形化。	キユーピー(株) TEL:0120-14-1122
ミキサーゲル	常温の濃厚流動食品に加えてミキサーで撹拌するだけで、食べやすく、取り扱いのしやすいゲル状にできる。	(株)宮源 TEL:073-455-1711

IX リハビリ

　リハビリテーションとは本来「復権」のことを意味するが、米国と日本では機能回復（recovery of function）と考える臨床家、研究者が多い。このため、機能回復に至らない難病患者のリハビリテーション概念は混乱している。リハビリテーションが「復権」という意味をもつということは、すなわち、どのような疾病や障害があっても生きていく自分を肯定することが支援されるという意味である。リハビリテーションとは本人だけでなく、家族もコミュニティも難病とともに生きる患者を肯定して受け入れるということである。身体の要素的な機能が回復するか否かは重要ではない。

　この本来のリハビリテーションには、リハビリテーションチームが必要であり、それには、理学療法士、作業療法士、言語聴覚士のみならず、医師、看護師、栄養士、薬剤師、心理療法士、医療ソーシャルワーカーをはじめ、院内のすべての専門職種、地域の保健・医療・福祉従事者のすべてがチームになる必要がある。同時に、家族や介護者、市民、ボランティアの役割も重要である。

42　リハビリテーションの実際

　北島英子さんは昭和63年8月にALSを発症し、平成4年2月には完全に車いすでの生活になった。以来、平成14年に呼吸器装着までの10年間に渡り、在宅での療養を続けながら定期的に通院（甲州リハビリテーション病院）や訪問看護でのリハビリを受けていた。

　当時の北島さんの実際のリハビリ内容、状況を紹介する。

リハビリの内容

　北島さんの通院リハビリは週に2～3回、甲州リハビリテーション病院にて行っていた。内容は以下の通りである。
（現在も呼吸器装着しながら月1回程度、当病院でのリハビリに通っている）

PT訓練プログラム①

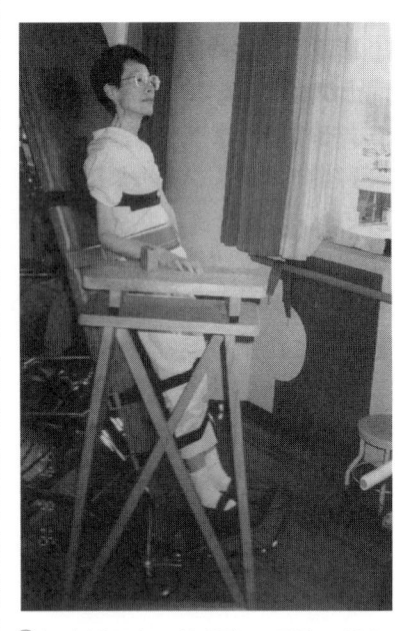

①起立矯正台　約65°～70°（20分間）足部背屈位によるアキレス腱のストレッチ。
効果：抗重力位での廃用性症候群の予防。

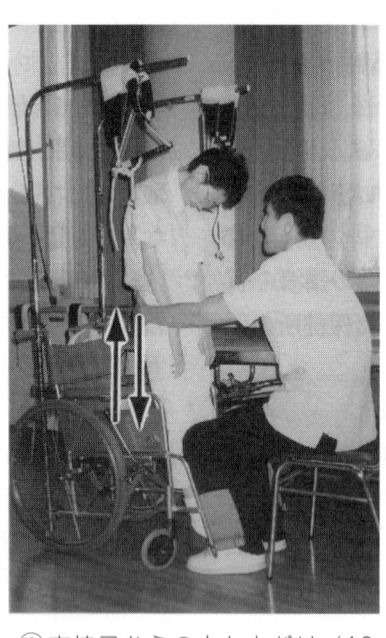

②車椅子からの立ち上がり（10回×2）
効果：下肢体幹の筋力強化・維持

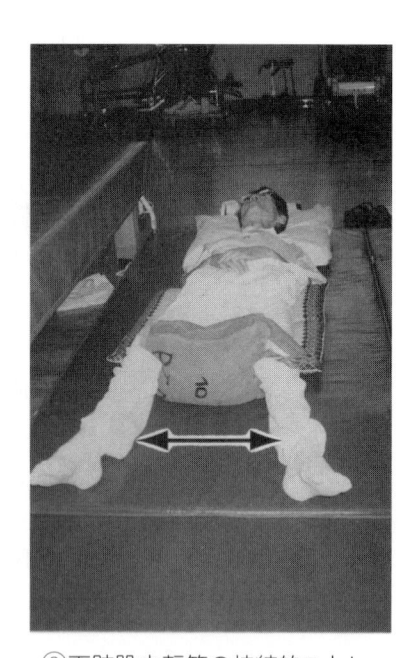

③下肢股内転筋の持続的ストレッチ（約10分間）股内転筋のリラクゼーション。マットに寝て両下肢が開閉しないように、オモリで固定している。

PT訓練プログラム②

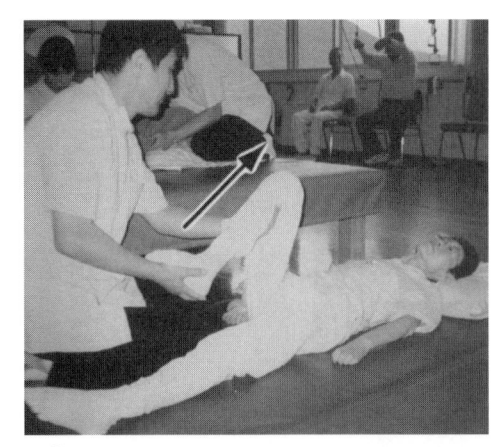

④下肢屈曲・伸転・外転・自動介助運動
　（各20回）
　効果：下肢筋の筋力椎持

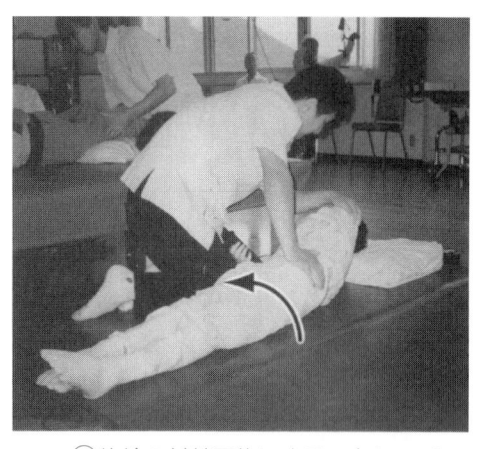

⑤体幹の対軸回旋によるストレッチ

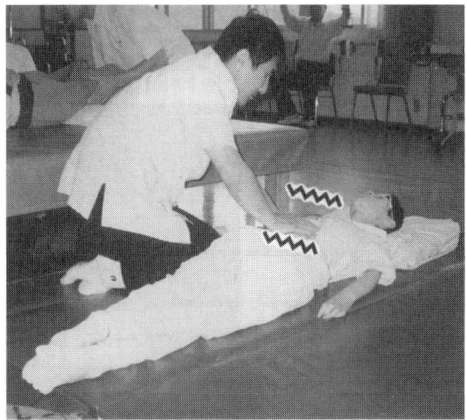

⑥呼吸訓練（各5回×2）胸式呼吸、
　腹式呼吸

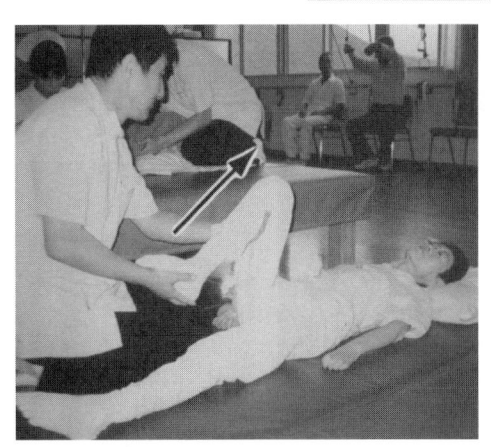

⑦骨盤挙上（20回）
　効果：骨盤周囲筋の筋力強化・維持

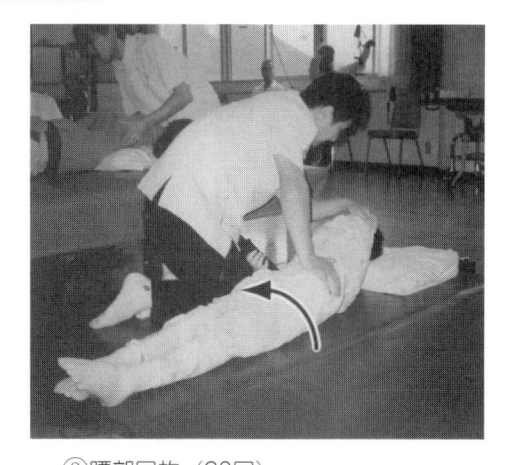

⑧腰部回旋（20回）
　効果：腰部・下肢の緊張のコントロール

リハビリを継続的に続けるには

　英子さんが継続的に通院リハビリを行える要因として、次の理由を挙げている。
①病院が家から車で10分程度で行けるところにあるので、ご主人の北島恒男さんが通勤の途中で送っている
②町保健課、町社協の協力
③リハビリテーション病院の対応

　最後に英子さんはこう語って締めくくった。

OT訓練プログラム

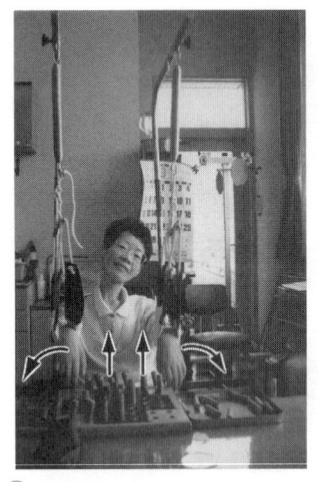

①アームバランサーにてペグの移動
　腕の重みを負荷し、少ない筋力でも腕を動かせるようにしている。

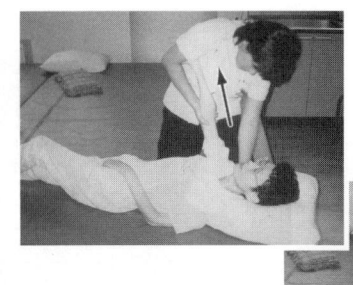

②肩甲骨、肩関節の運動で筋力維持と関節可動域維持を図る。腕を上に押し上げる運動（左）と肩関節を屈曲する運動（右）。

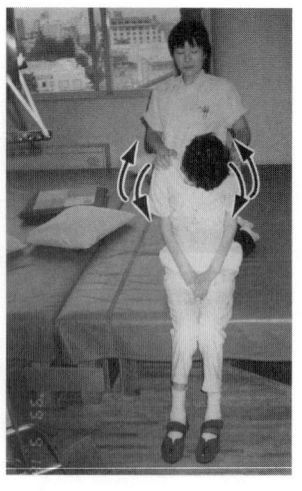

③胸を張る運動
　大きく胸を張る運動で筋力維持を図る。

訪問看護時訓練プログラム

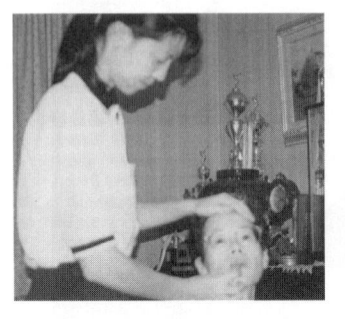

①嚥下訓練
　口唇の閉鎖ストレッチ

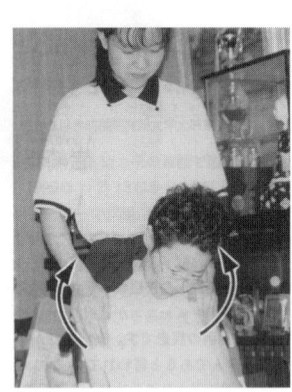

②呼吸訓練
　胸郭を広げる

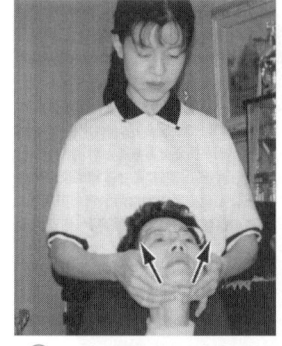

③舌、舌骨の押し上げ

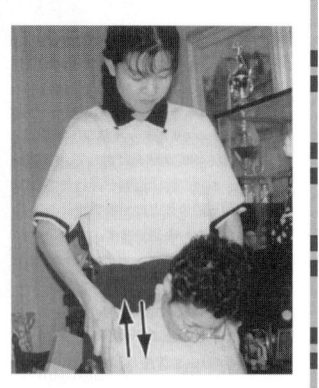

④肩の上げ下げ
　体幹の回旋と発声

「リハビリをしても筋力低下やマヒの進行を止めることはできません。しかし、個人差はあると思いますが進行を遅らせることができるようには思えます。私は自分が動かせない部分を定期的に動かすため、体調がよいのが自覚されます。このことが継続に繋がっているのだと思います」。

（北島　英子）

43　家庭で出来るリハビリテーション

　ALSは本来、運動に関わる上位運動ニューロン（脳から脊髄まで伸びている運動神経）と下位運動ニューロン（脊髄から筋肉まで伸びている運動神経）の両方が障害される病気です。しかし、その障害が生じる時期と部位には時間差があることが多いので、初期に見られる症状も、手指が動きにくくなる人、腕や脚が上がりにくくなる人、脚がつっぱってしまう人、息苦しさがみられる人、しゃべりにくくなる人など、様々です。病気が進むにつれて筋力低下も進行が早い人や、とてもゆっくりとした進行で、一見、病気の進行が止まったかと思われる方までいろいろです。

　宇宙理論物理学者として有名なホーキング博士もALSを患っていますが、20歳の頃の発病で現在60歳を過ぎていますので、ALSといっても本当に様々です。ですから、欧米では単に運動神経細胞が侵される運動ニューロン疾患（MND）と呼ばれることも多いようです。

ALSになって困ること

　単なる筋力低下が、何故、歩きにくさや手指のぎこちなさ、しゃべりにくさ、息切れにつながるかというと、それは人間が行うすべての行為は筋肉の働きによって行われるからです。手足の力だけではなく、無意識に行われる言葉を話すことや食事を噛んで飲み込むということも、喉や口、呼吸の動きを調節しながら、筋肉を動かして行われているからです。

　注目していただきたいことは、筋力低下が主な症状といっても筋肉自体は病気に侵されているわけではないということです。

　筋肉自体が病気で筋力低下を主症状とする病気には筋ジストロフィー症などがありますが、ALSの場合は筋肉に命令を送る神経細胞の機能低下が、結果的に"筋肉を過剰に休ませる"ことによって、筋力低下が生じるようになります。これを神経原性筋

ポイント!! ALSの運動機能等の障害と対策

　全身の筋萎縮・筋力低下は運動神経の変性が主な原因だが、手足を使わないことで生じる廃用性筋萎縮も混在している。神経の変性は予防できないが、廃用症候群による筋力低下はできる限り予防し、進行を遅らせることができる。

障害	具体的な問題	運動指導等の対策
四肢の筋力低下・筋萎縮	・筋肉が細くなり、筋力が低下する ・上肢：箸が持ちにくい、手が上がらない ・下肢：走りにくい、疲れやすい。スリッパが抜けやすい	・筋肉が疲労しない程度の筋力強化を行う ・自動運動できない部分は介助で行う
痙性	・筋肉が突っ張る ・歩行時に足が突っ張る、膝や足部が伸びきる。	・筋肉の伸長運動
関節可動域制限	・関節が動かせなくなったり（不動）、筋肉が突っ張ることで、関節が硬くなる	・関節可動域運動、伸長運動
呼吸筋麻痺	・呼吸筋の筋力低下が起こり、肺活量が低下、呼吸が苦しくなる ・胸郭の柔軟性が低下する ・排痰が困難になる	・呼吸筋の筋力維持・増強運動、腹式呼吸の練習 ・胸郭可動性の確保 ・排痰の練習
球麻痺	・飲み込みが悪くなる、むせやすいなどの嚥下障害が生じる ・口唇や舌の動きが悪く、言葉が不明瞭になる（構音障害）	・飲み込みやすい嚥下訓練食。経鼻チューブや胃瘻造設による経管栄養 ・口唇や舌の運動を行う

【『難病と在宅ケア』2003年1月号（小林量作：筋萎縮性側策硬化症患者が家庭で行う運動）より】

低下と言います。神経支配を失った筋肉は、さらに使われなくなることによって、二次的な筋力低下、廃用性筋力低下（筋萎縮）と呼ばれる筋力低下につながっていきます。

筋力低下によって関節は十分動くことができなくなるので、関節拘縮（固くなること）を生じたり、関節痛が出てきたりします。神経支配が部分的に残存していると、痙性と呼ばれる筋肉のつっぱり感を生じることもあります。このつっぱり感は痛みを伴うこともあります。感覚神経は障害されることがないとされているので、このような痛みは過剰に感じられるようになることも多いようです。

日常生活では歩くことだけではなく、会話をすること、食事をすること、トイレに行くこと、着替えること、お風呂に入ること、外出すること、仕事をすることなど、全ての生活行為に支障が出てくるようになります。

筋力低下に対する運動療法の効果

運動療法などの医学的なリハビリテーションの方法によって、病気のもとである神経細胞の機能低下が防止できるのか否かということは、現時点では明確ではありません。

しかし、それぞれの筋肉に対する神経支配にはある程度の余裕のようなものがあり、一部の神経が侵されていても他の活きている神経細胞がその機能を補ってくれることがあります。

これによって、残された筋力を保ったり、廃用性筋萎縮を可能な限り防ぐことができると考えられています。また、関節の他動的な運動を行うことによって関節拘縮の進行も遅らせることができるので、関節痛の軽減や限られた筋力での効果的な動作にもつながり、介助が必要な状態になったとしても、より介助されやすい状態を保つことができると考えられています。

日常生活を支援する具体的な方法

それでは、自宅で出来るリハビリテーションについて紹介します。いくつかの医学的な知識も述べますが、くれぐれもかかりつけの医師やリハビリの専門家といわれる理学療法士、作業療法士に相談しながら、ご自身、ご家族に応用してみてください。

1）筋力低下の進行を軽減させる方法

筋力を強くする、あるいは保つためには、筋肉に負荷をかけることが基本原則です。筋力増強剤とい

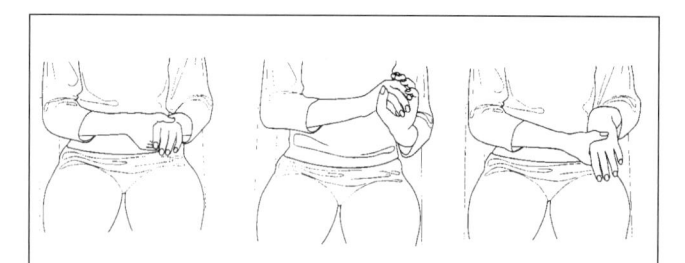

「手首の運動」動きやすい手で他方の手を動かします。

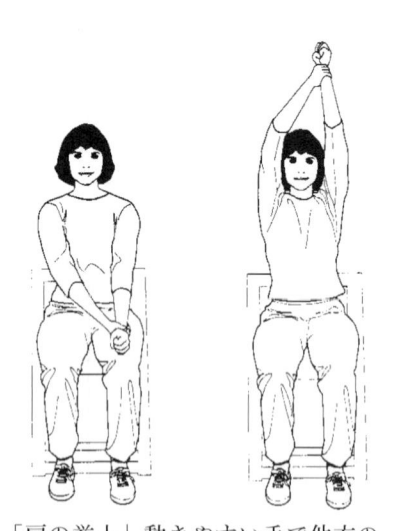

「肩の挙上」動きやすい手で他方の手首を持ち、上にあげます。

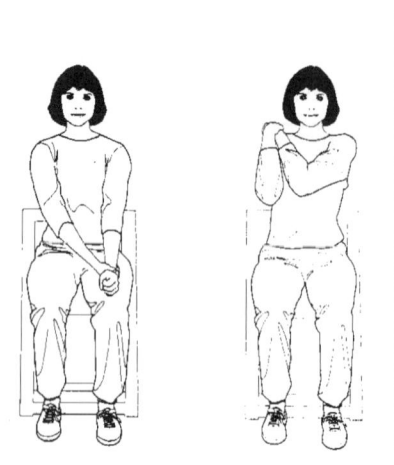

「肘の曲げ伸ばし」動きやすい手で他方の手首を持ち、肘を曲げます。

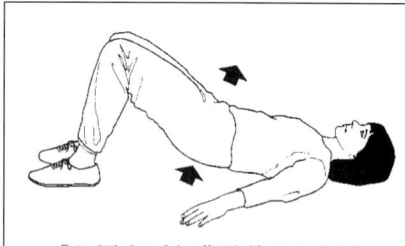

「お尻上げ」背臥位でお尻を浮かせ、保持します。

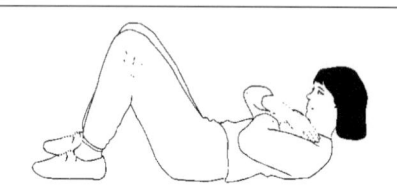

「腹筋運動」背臥位で頭を起こし、保持します。

図1　自分で行う運動

うものがあるようですが、それにしても服用するだけでは効果はなく、筋力トレーニングを行わないと意味がありません。

ALSの場合、筋力増強というよりも筋力維持という考え方が大切になります。それは増強ということに必要とする過剰な負荷が、かえって筋力低下を助長するということが知られているからです。

なぜ、過剰負荷がこのような筋力低下を生じさせてしまうのかはよく分かっていません。しかし、私たちも経験する久しぶりの運動後にみられる筋肉痛がその一因かもしれません。あの筋肉痛は筋肉に貯まった疲労物質の刺激であると同時に、一部の筋肉細胞の破壊から生じるものです。

筋力を強くするということは、一旦、筋組織を破壊して、それを修復する過程で過剰に再組織化され、筋力は増強されるということです。痛みが生じても、それをさらに乗り越えて行っていくウェイトトレーニングではこのようなトレーニングも可能かもしれませんが、一般的な人間にはとてもまねのできることではありません。

痛みがあると、ついつい動くことが億劫になってしまいます。筋力増強を目的とした過剰負荷は痛みを招き、運動習慣を難しくさせてしまいます。結果として運動しなくなり、廃用性筋力低下を助長することになるようです。

筋力を維持するためには、自分の肢体程度の負荷（重りをつけなくても良い）で良いので、毎日続けられる運動習慣を身につけることが最も大切なようです。

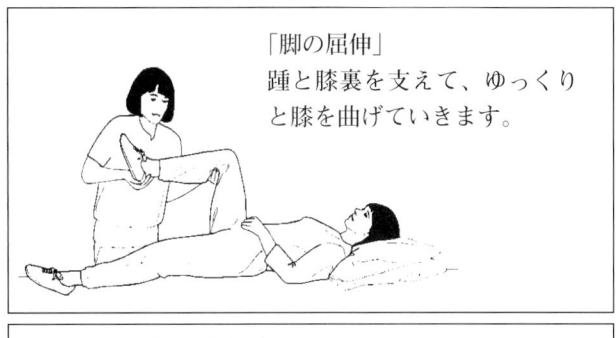

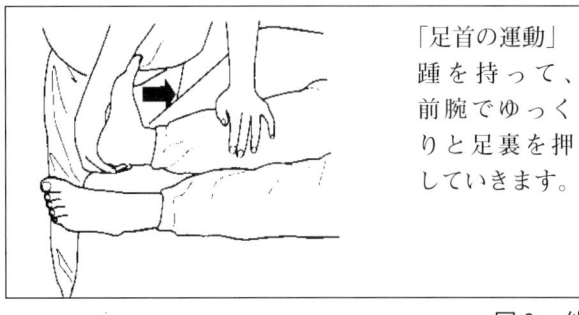

具体的方法については、図1に示すようなものが家庭でも可能と思われます。できるものだけでも、一日10回1セットを3回を目安に、時間を分けて行ってみましょう。

2）関節の動きを保つ方法

前述したようにこの病気は筋肉や関節の病気ではありません。ですから、これらは適切に動かすことによって機能を保つことができます。また、教科書などにはあまり述べられませんが、手足の痛みに対する訴えは少なくなく、実は療養生活上でも大きな問題となることがあります。

この痛みについて関節拘縮が大きく関わっている可能性があります。

筋力が保たれている状態なら、筋力トレーニングが関節可動域練習（専門家の方はROMエクササイズと呼びます）を兼ねることができます。もし、筋力が十分保たれていない場合は、他の人に手足を一緒に動かしてもらう必要があります。

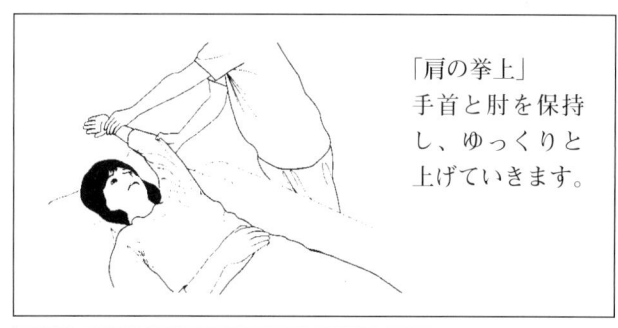

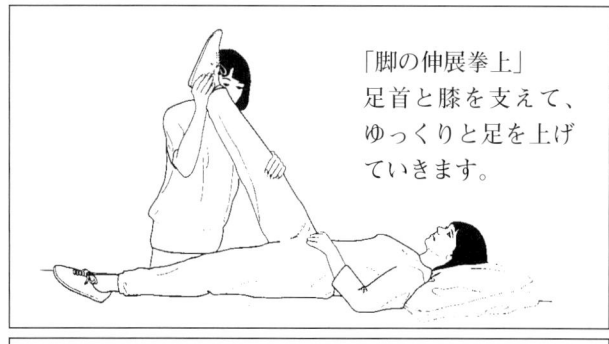

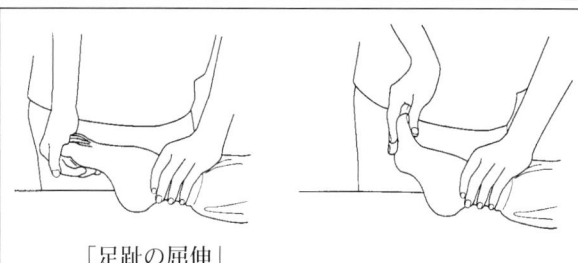

「肩の挙上」
手首と肘を保持し、ゆっくりと上げていきます。

「脚の伸展挙上」
足首と膝を支えて、ゆっくりと足を上げていきます。

「脚の屈伸」
踵と膝裏を支えて、ゆっくりと膝を曲げていきます。

「足首の運動」
踵を持って、前腕でゆっくりと足裏を押していきます。

「足趾の屈伸」
足指を持って、下にさげたり上に起こしたりします。

図2　他者の介助で行う運動

図3　腹式呼吸の方法

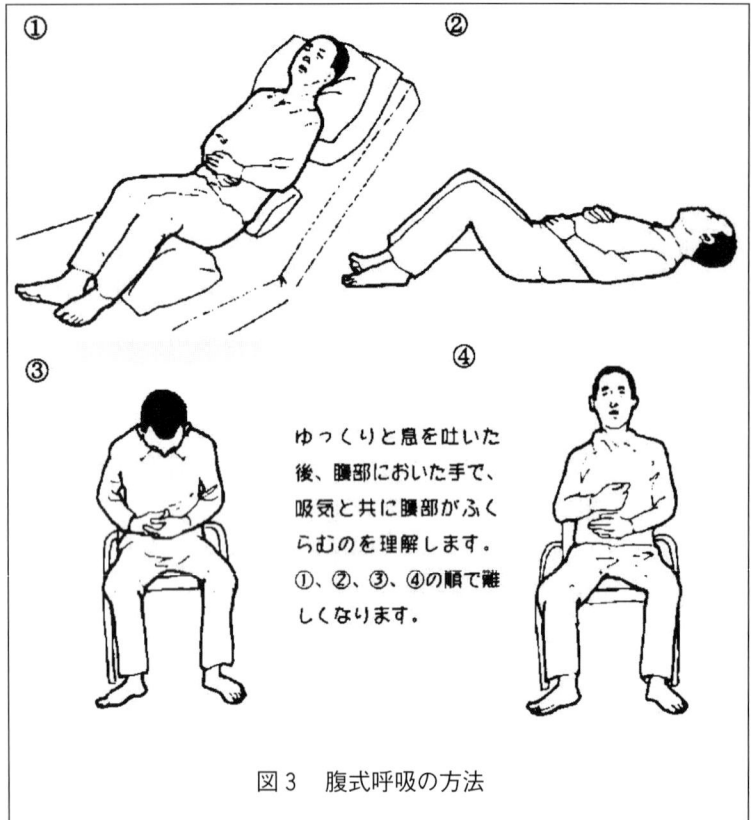

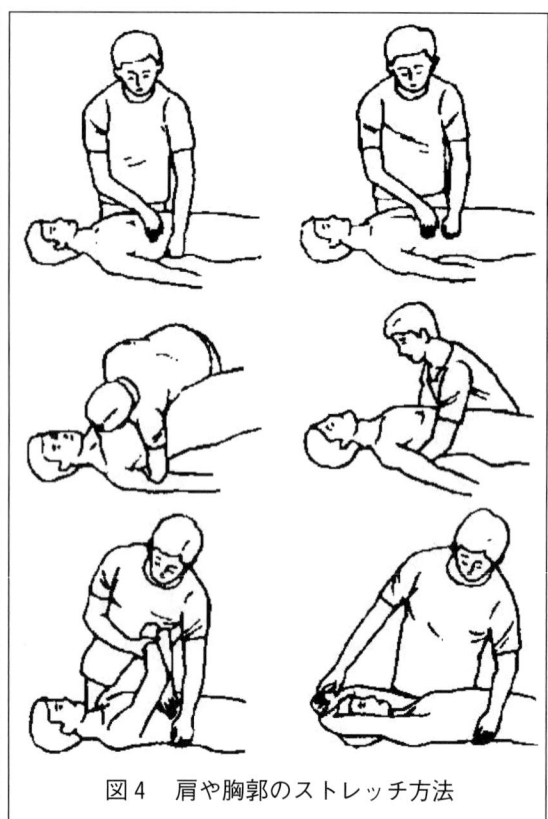

ゆっくりと息を吐いた後、腹部においた手で、吸気と共に腹部がふくらむのを理解します。
①、②、③、④の順で難しくなります。

図4　肩や胸郭のストレッチ方法

necessary な関節と方法は、図2を参考にしてみてください。最初はリハビリの専門家の方の指導を受けると良いとでしょう。特に肩関節は無理に動かすとかえって痛みを強くしてしまうことがあるので注意してください。

それぞれの動きを1日5回以上ゆっくりと行うのが原則です。

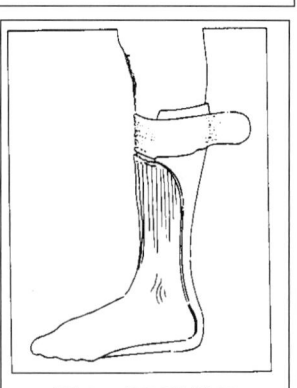

図5　短下肢装具（プラスチック製AFO）

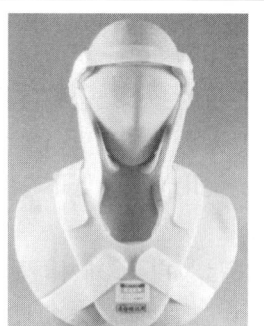

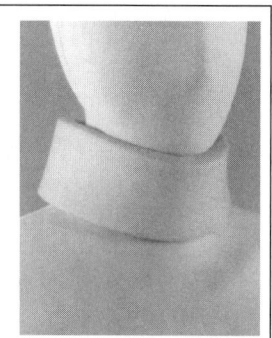

図6　ALSに利用されやすい頚椎装具
「オルトップCO」前額で固定する頚椎装具（左）
「ソフトカラー」やわらかい素材の頚椎装具（右）

3）呼吸機能を保つ方法

呼吸のための筋力といえば、まず横隔膜があげられます。横隔膜は筋肉ですから、意識して働かすことによってその機能を維持させることができます。具体的な方法は腹式呼吸を行うということです。図3を参考にして行ってみてください。ゆっくりと息を吐いた後に、おなかの上の手で腹部が膨らむのを感じることが大切です。

呼吸においても関節の動きを柔らかくしておくことが重要です。呼吸のための関節といえば、脊椎や肋骨、胸骨でできている胸郭が考えられますが、同時に肩関節の動きを保つことも大切で、これは家庭で可能と思われます（図4）。

4）福祉用具の利用や住環境を改善する方法

筋力低下が進行しても、様々な補装具や福祉用具を上手に使ったり、住環境を工夫することで生活がしやすくなることがあります

・歩きやすくするために

脚に筋力低下がみられる場合、まず足首が起きにくくなり、つまずきやすくなったことで自覚する場合が多いようです。そんなときには短下肢装具（AFO、図5）を装着することでつまずきにくくなることがあります。AFOにも種類が多くあるので、理学療法士などに相談して上で検討してください。

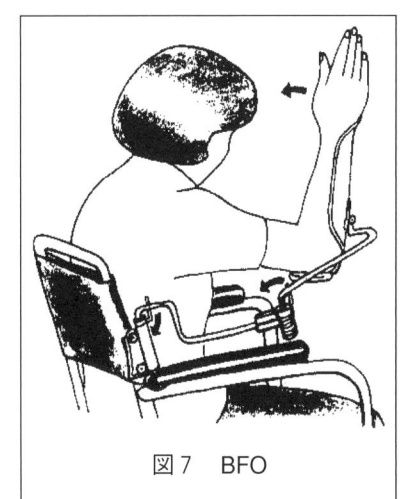

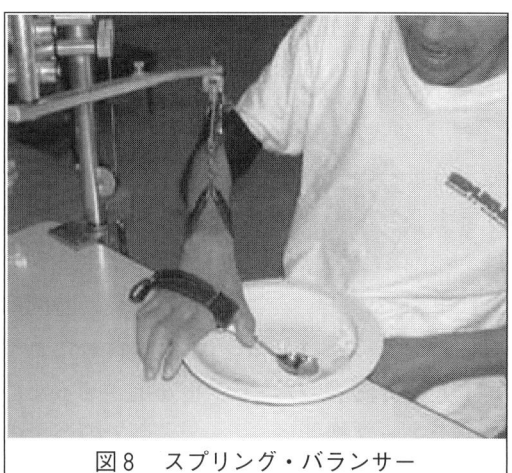

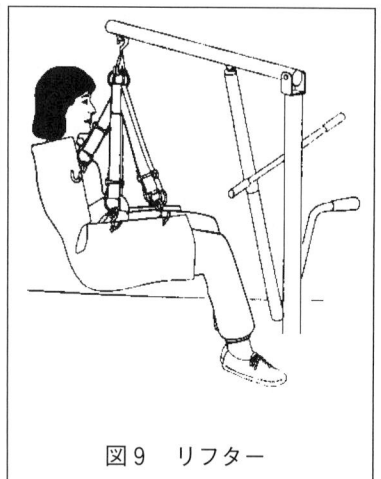

図7　BFO　　　図8　スプリング・バランサー　　　図9　リフター

・首を安定させるために
　首の周りの筋力が低下してきた場合、頭が上げられなくなったり、首の周りに痛みを生じたりすることがあります。このような場合には頚椎装具（図6）を装着すると楽になる場合があります。ALSの場合には、整形外科疾患で使われるような固めの首の周りに巻くものではなく、前額部を固定して首を保持するものや柔らかい素材のものの方が良いという報告もあります。
　但し、装具は基本的に強い部位を支えにして弱い部分を補うものなので、首だけでなく体幹まで筋力低下が進行している場合は、むしろ頚椎装具が負担になって日常生活動作を妨げることになるので注意が必要です。

・食事動作や書字動作のときに腕を動かしやすくするために
　テーブルや車椅子に固定して腕を支えるBFO（図7）やスプリング・バランサー（図8）を利用すると良いことがあります。利用には慣れが必要なので、作業療法士の指導が必要でしょう。
　BFOもスプリング・バランサーも、身体障害者手帳で上肢機能障害のある場合、上肢装具として入手することができます。なお、所得税による自己負担だけでなく、装具の基準価格（本体119,500円＋テーブル金具36,500円）と実勢価格（本体152,000円＋テーブル金具43,800円）の差額（39,800円）負担を生じることがあります。

・歩くことが困難になった場合には
　一般に使われる杖や歩行器、手すりなどが有効な場合もありますが、手の筋力低下が進んだ場合には利用することができません。歩くことが難しくなっ

ポイント!!　一日に行う運動

（*障害の段階によって異なるため、以下はベッド上生活をしている方の一例です）

1）呼吸のリハビリ（1日2～3回：1回10～15分）
　胸郭を柔らかく保つ練習、痰を出す練習
2）関節の運動（1日1回：1回15分）
　股関節、膝関節を曲げて伸ばす（30回前後）
　股を開く、閉じる練習
　肘・肩を曲げて伸ばす（30回前後）
　アキレス腱を十分に伸ばす練習
　足首／手首を回す練習
3）手足の運動（1日2回：1回15分）
　前回、前々回と紹介した手足の運動

4）車椅子乗車（1日1～2回：合計4～6時間）
　日中起きているときは、できる限り車椅子に座る
5）起立訓練（1日1回：10分）
　道具を工夫して立って、膝の曲げ伸ばし
6）電車・車での移動、買い物（2～3日に1回）
　気分転換になるのでとても大切
7）パソコンによるあご操作のインターネットなど
　パソコンの画面上でできる趣味を広げておく

【『難病と在宅ケア』2000年3月号（金子断行：家庭でできる筋萎縮性側索硬化症の訓練）より】

た場合には、車椅子の導入のタイミングです。利用する場所を考えて小回りがきく６輪式の車椅子や、背もたれが倒れるようなリクライニング式車椅子、電動式車椅子、人工呼吸器を搭載することのできる車椅子なども考慮する必要があります。

歩行器や車椅子を使うためには、屋内においてもできるだけ段差をなくす必要があります。

・起き上がりやすくするために

寝具はベッドを導入する方が、本人、介護者のためにも良いでしょう。電動のギャッチアップ機能は起き上がりやすくするためだけではなく、寝返りも困難な場合においては体位変換の機能も果たすようになります。

・トイレでの乗り移りのために

座位を保つことができる方はできるだけ洋式トイレを利用する方が良いでしょう。

寝室にポータブルトイレを利用する場合もありますが、長い時間の座位保持のために手で握る手すりよりも背もたれや横もたれなどがついたものが身体を安定させるために有効かもしれません。

・入浴での浴槽の出入りのために

浴槽の出入りは日常生活動作においてもっとも難

ポイント!! 移動用リフト（段差解消機を含む）

移動用リフトは、自力で移動できない人の身体を吊り具で吊り上げ、ベッドから車いす、トイレ、浴室等との間の移動を補助する。移動用リフトは身体障害者手帳（体幹２級以上）で給付対象となる（日常生活用具：159,000円）。吊り具は入浴担架で請求する。介護保険でもリフト本体はレンタル対象であるが、吊り具は購入対象となっている。

リフトを使用する際、最も大事なことは吊り具の選択である。吊り具は、①脚分離型、②シート型、③特殊型があり、ローバックとハイバックの区別ができる。頸部のコントロールが可能であればローバック、頸部も支持する必要があればハイバックを選択する。脚分離型は着座姿勢のまま臀部を浮かすことなく装着できます。シートタイプは安定性が良い。

床走行式は、小さいキャスターが段差を越えられないため、自宅では使用困難である。車いすからベッドへの移乗やベッドサイドのポータブルトイレへの移乗は、ベッド周辺に走行用レールを組んだ据え置き式リフトが有用である。床上の生活を好む場合や、床への転落を想定した場合、床上までリフトが届くことを確認する。浴槽の出入りは、浴室に設置した固定式リフトが有用である。ミクニのマイティエイド80は水圧で上下するので合理的である、モリトーのつるべーはバッテリーの有無も選択できて、かなりコンパクトのため、使いやすい。また、アーム部の長さのアレンジが６種類あり、浴室に合わせて選択できる。これらのリフトのアームは浴室外まで届くため、浴室入り口段差を容易に越えることができる。入浴用吊り具として、椅子部分がはずれる型式のシャワーチェアーがある。天井走行式リフトは有用であるが、既存の家屋に設置するには費用がかかるため、増築あるいは新築時に導入を検討する。

通常の家屋は地面より40cm程度高くして建築されており、外出の際、この高さが問題となる。車いすで出入りする場合、1/12より緩いスロープが必要で、５ｍ以上の長さとなり実際的でない。また、玄関を改造することは外観上抵抗がある。外出の回数や介助量によっては、段差解消機を検討すべきである。レンタル料は月額20,000円程度で、必ずしも住宅改造を必要としない。

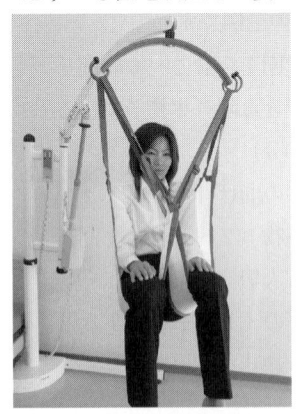

| ローバック（脚分離型） | 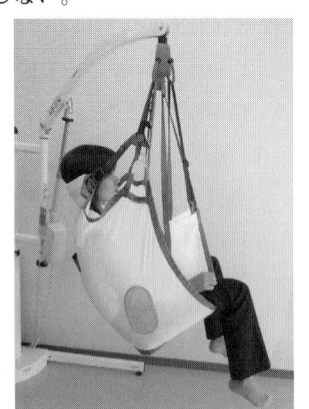 ハイバック（脚分離型） | 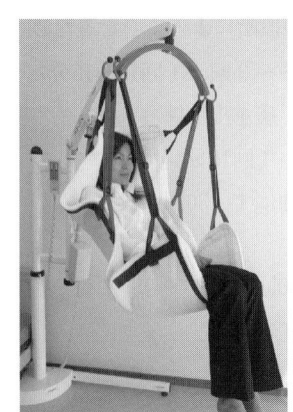 ハイバック（シート型） | 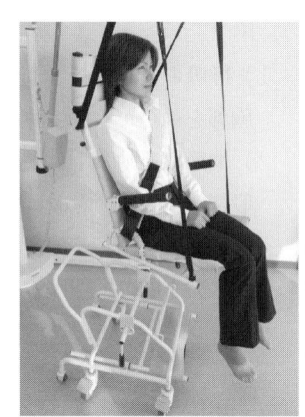 リフトの吊り具として使用できるシャワーチェアー |

【『難病と在宅ケア』2005年６月号（木村浩彰：在宅における三種の神器）より】

しい動作のひとつです。座った姿勢で片足ずつ出入りすることができれば良いのですが、それが困難な場合には、座位姿勢のまま入浴できるリフター（図9）を導入したり（前頁ポイント参照）、社会資源としての入浴サービスの利用を安全のためにも考えてみましょう。

生活指導として

病気そのものからくる筋力低下は、残念ながら有効に防ぐ方法は今のところみつかっていません。しかし、前述したように使わないことによって生じる筋力低下や立ちくらみ、肺炎などは毎日の生活の工夫のなかで軽減させることはできます。そのひとつとして、「座ること」があります。

座位姿勢は視野を広くします。外からの刺激や情報も受けやすくなります。車椅子座位が可能であれば、外出を考えることも可能です。テレビをみたり、パソコンを操作することも容易になります。

肺は、ひとつの姿勢で長時間過ごすことによって、分泌物が肺内の一定部位に貯まるようになります。これが原因で肺炎（荷重側肺障害とも言います）を生じたりすることが多くあります。肺炎防止のために臥位以外の姿勢としての座位が有効であることが知られています。また、食後に臥位でいることによって胃の中にある内容物が喉まであがり、誤って肺の方にいき（誤嚥と言います）肺炎の原因になることもあります。

いずれにしても、全身状態や転倒に注意しながら日常生活の中で可能な限り座位姿勢を保つ時間をつくることです。座位は椅子座位でも良いし、車椅子座位、ベッド上のギャッチアップ座位でも良いでしょう。

ALSとともに生きていくために

ここまでいろいろと書いてきましたが、本当のことをいうとALSという病気とともに生きていくための"唯一の正しい"方法というものはありません。しかしながら、参考となる考え方のポイントはあると考えています。それは自分自身のペースを見出すこと、価値観を変えていくこと、自立性というものを考え直すことです。

3つのポイントに共通することは、時間に対する価値と、日常生活においてエネルギーをどこに配分するべきかを考えることにあります。生活していくためには新しい方法だけではなく、新しい考え方も必要となります。

矛盾するようですが、ひとつの考え方に縛られないでください。ALSという病気のリハビリテーションに最も必要なことは、この考え方の柔軟性の中にあるのかもしれません。

（田原　邦明）

44　在宅における座位保持装置の利用

　2001年WHOは障害の新しい概念として国際生活機能分類（ICF）を発表し、福祉機器の導入や住宅改造による環境整備によって生活機能を改善できることを示した。同じ頃日本では2000年4月から介護保険が施行され、介護支援は進歩したが、福祉機器はレディメイド主体で、障害に応じた福祉機器が入手できないこともあった。介護保険は身体障害者福祉法より優先されるが、身体障害者福祉法にしかない福祉機器は現在も利用可能である。

座位保持装置

　車いすを知らない人はいないが、座位保持装置はほとんど知られていない。「車いす」は移動のための「車」と、良い姿勢で座るための「いす」の機能を要求されるが、一般に移動のための「車」機能が強調され、車いす上で姿勢が崩れている方をよく見かける。

　座位保持装置は、障害のある方が良い姿勢で座るための道具である。良い姿勢で座ることによって初めて重力に拮抗して両手を自由に使用できる。座位保持装置は1960年代後半より欧米で障害者支援技術の一つとして発展し、日本では1989年に身体障害者福祉法・児童福祉法による福祉機器（補装具）として認められ、急速に広まった（座位保持装置の交付件数：1990年1269件→2001年5656件：厚生労働省社会福祉行政業務報告より）。現行では脳性麻痺などの発達障害児・者が主な対象であり、成人の障害者に座位保持装置を交付することは一般的でない。

【座位保持装置の目的】

　座位保持によって呼吸や循環などの生命維持活動が円滑となり、廃用症候群の予防・改善、褥創予防が期待できる（表1）。2002年10月から、病院入院時に「褥創対策」として①椅子上での座位保持、②椅子上での座位姿勢の保持、③除圧について評価しなければならない。また、座位保持装置は上肢活動を促し社会参加を促進する。車いす上の抑制帯は「身体拘束の禁止規定」に抵触するが、座位保持装置によって抑制帯を除去することができる。目指すべき良好な座位姿勢を表2に示す。

【座位保持装置の対象】

　座位保持装置の主な対象は、座位能力分類（表3）②、③である。
①座位に問題なし：車いすの布の座面は座位が崩れるので、身体寸法にあった車いすを使用する。床か

表1　座位保持装置の身体への影響と社会参加

生命維持	● 呼吸、循環、摂食、消化、排泄、休息、睡眠の改善
廃用症候群の予防・改善	● 四肢体幹の筋力増強・維持 ● 関節の変形・拘縮予防 ● 心肺機能の維持 ● 座位耐久性の向上
不良姿勢による疼痛の予防	
褥創予防	
姿勢保持から上肢を解放し、自由な上肢活動	● 意欲の向上 ● 脳血流の増加 ● 作業療法
社会参加	● 移動 ● 集団参加のための姿勢保持 ● コミュニケーション ● 学習
介護者の負担軽減	
寝たきり予防	
身体抑制の軽減	

表2　指標となる座位姿勢

骨盤：僅かな前方傾斜。回旋はない。
股：屈曲約90度。僅かな外転・外旋。
膝：屈曲約90度
足関節：0度
脊椎：腰椎軽度前彎、胸椎軽度後彎、頸椎軽度前彎での垂直姿勢
肩甲帯：中間位
頭部：中間、垂直位、眼水平
上肢：アームレストまたは大腿の上でリラックス

表3　座位能力分類：身体拘束ゼロ・マニュアル（2001年3月）

①座位に問題なし	姿勢が安定し、両手を自由に使える。自力で姿勢を変えることができる。
②座位に問題あり	姿勢が次第に崩れ、手で体を支える状態。自力で姿勢を変えることができない。
③座位がとれない	座ると頭や体がすぐに倒れる。リクライニング車いすやベッドで生活している。

表4　座位保持装置の種類

普通型	木製椅子、工房バギーなど
リクライニング式普通型	座面と背シートの角度を調節可能
モールド型	特殊な採型器やギプスで採型されて作成されたもの
可変調節型	形や大きさを調整可能

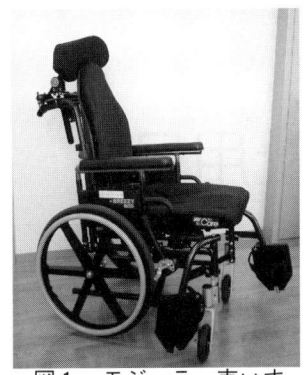

図1　モジュラー車いす
(Quickie Breezy500)
肘掛け、足台、キャスター、ブレーキ等を変更できる。車軸の位置調整も可能。背もたれと座面はいずれもジェイを装着している。

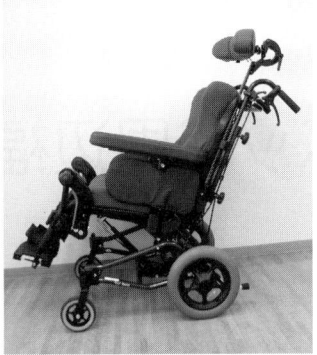

図2　ニューコンフォート
（フランスベッドメディカルサービス（株）：
http://www.homecare.ne.jp/）
ヘッドレストの位置、背もたれ角度（リクライニング機構）、座面角度（ティルト機構）、肘掛け位置、足台位置と角度を変更可能

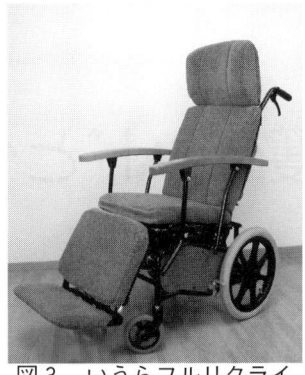

図3　いうらフルリクライニング式車いす
（（株）いうら：
http://www.iura.co.jp/）
リクライニング中に座面が自動的に傾く（ティルト）するため、利用者が滑り落ちない。

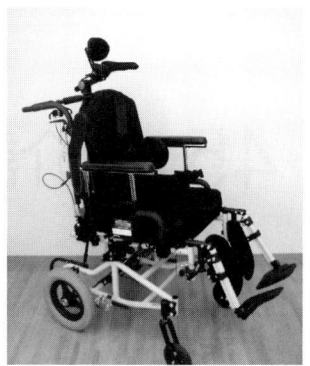

図4　クイッキーの車いすフレーム（Quickie TS）とジェイ式

の座面の高さ、座面の奥行き、肘掛けの高さ、車いす幅に注意する。
②座位に問題あり：臀部全体で体重を受け止め、かつ滑りにくいクッションが必要である。横に倒れる場合は側方パッド類で対応する。介護保険による車いすは通常レディメイドであるが、車いすの各部品を目的に応じて調整できるモジュラー（modular）車いすもある。モジュラー車いすは利用者の身体に合わせた背もたれや座クッション、パッド等を装着可能である（図1）。
③座位がとれない：座面と背もたれが全体として傾くティルト機能と、背もたれが傾くリクライニング機能を両方必要とする（図2）。リクライニング機能だけだと、身体が滑り落ちてしまう。

【座位保持装置の入手方法】

座位保持装置の選択は、障害の程度、使用目的、使用場所によって異なるため難解である。いうらのフルリクライニング式車いす（図3）やニューコンフォート（図2）等は試行する価値がある。介護保険で対応できない場合、身体障害者福祉法の補装具として入手できる。
座位保持装置は4種類に分類され（表4）、身体障害者手帳の体幹機能障害1級相当（座位がとれない者）が必要である。市町村役場の補装具担当へ判定の依頼を行い、県または市の更生相談所で医師の判定を受ける。広島市では地域リハビリテーション推進事業として、重度障害者の自宅を訪問して判定を行っている。座位保持装置に係る自己負担額は所得税額によって無料から全額まで変動する（応能負担）。

【座位保持装置の最近の話題】

座位保持装置として、障害の変化に対応し、発注から入手までの期間を短縮するため、モジュラー車いすフレームにジェイ（株）アクセスインターナショナルやInvacare社、Cascade Designs社等の背もたれや座面、パッドを取り付けて給付できる。座位保持装置のための専門外来を持つ病院もある（永生病院リハビリテーションセンター：東京都）[1]が、現物を多数準備して適切な座位保持を得るためには、処方する医師にも作成する業者にも相応の知識と技術が要求される。ジェイの試行セットは有用である（図4）。

在宅での福祉機器は、利用者の自立生活の支援が目的であり、介護保険だけでなく各種の制度を有機的に利用すべきである。今回、介護保険では使用困難で、かつ在宅で有用と考えられる座位保持装置の特徴と入手方法について述べた。これらの福祉機器が在宅障害者の福音になれば幸いである。

参考文献
1）田中義博、岩谷清一他：医療機関におけるシーティング・クリニックの取り組みOTジャーナル　38(11):1067-1072,2004

（木村　浩彰）

45　介護ベッドとベッド周辺福祉用具

　在宅介護を必要とする障害者・高齢者にとってベッドは不可欠なものと考えられます。布団と比べて、ベッドの利点は、(1) 寝返り、起き上がり、立ち上がり等の自立動作をしやすい、(2) かがむ動作を減らし介護負担が軽減する、(3) 端座位等の様々な姿勢がとれる、などです。一方、欠点は、(1) 場所を取るため部屋が狭くなる、(2) ベッド幅によって動きが制約される、(3) ベッドから転落する不安があり、柵をつけると拘束感があるなどです。
　ここでは、各メーカーが工夫を施した最新の介護ベッドと褥瘡予防効果のある寝具や介護動作が楽になる福祉用具について紹介します。

最新の介護ベッド

　最新の介護ベッドには以下に述べる特徴や機能があります。

1) 低床型ベッド

　床からボトム(底板)までの高さが20cm台のベッドです。マットレスを含めて高さ30cm台です。以下の利点があります。

> **ポイント!!**　(1) 転落時の衝撃が軽く、ケガの可能性が低い(衝撃緩衝マットを床に敷くとより効果的)。
> (2) 端座位で小柄な人も足が床につく。
> (3) ベッドへの移乗が楽になる。

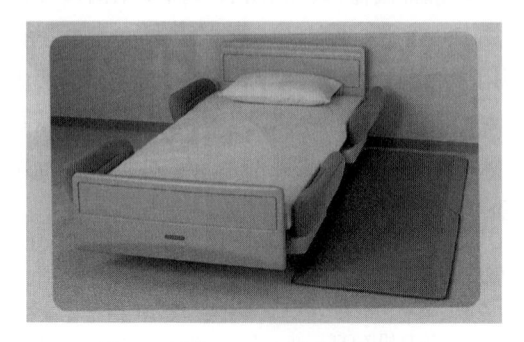

図1　低床ベッドと衝撃緩衝マット

2) 幅広ベッド

　ベッド幅が90cm台から100cm台のベッドです。以下の利点があります。

> **ポイント!!**　(1) 圧迫感が無く、かつ介護動作が行い易い(90cm台)。
> (2) 体格が大きい人でも寝返りできる。
> (3) 起き上がりが楽になる。

　サイドサポートをベッド柵の代わりに付ける事で横方向に空間(片側5cm)を作り拘束感を軽減するベッドもあります(パラマウントベッド「楽匠」)。

3) ショートベッド・ロングベッド

　利用者の体格、部屋の広さに合ったベッドを選べます。ショートベッドは、マット長(ベッド長)が短いベッド(170〜180cm台)で、小柄な高齢者に合い、狭い部屋でも導入可能です。ロングベッド(200cm台)は、身体の大きな人に適します。

4) 電動機能の改良

　介護ベッドは、自力で動くことが困難な人の為に背上げ、膝上げ、昇降を電動(モーター)で行ないます。最新の介護ベッドでは、電動機能が改良されました。

(1) モジュラー型ベッド

　利用者の身体機能の変化に合わせてモーター数(1〜3)を追加できるベッドです。商品は、ケプロコア820R・850RDX(シーホネンス)。

(2) 背上げ機能の改良

　ギャッジアップ(ベッドの背上げ)機能には、以下の欠点がありました[1]。

・背とボトムとの間にズレを生じる。
・臀部が滑る。
・臀部の滑りを防ぐ為、膝上げ機能を使うと胸・腹部が圧迫される。

　各メーカーは、ボトム(底板)の形状や動きを改

良することで、腹部圧迫感と身体のズレを減少させました[2]。商品は、楽匠（パラマウント）、ヒューマンケアベッドFBM-10α（フランスベッド）、ケプロコア（シーホネンス）、エルハーモニー（ランダル）など。

> **専門医の工夫**　最新の研究から、医療現場ではギャッジアップ時に以下のことに注意しています。
> (1) 身体のズレ防止[3]
> ・ギャッジアップ時に股関節部位（腸骨稜が目印）をベッド可動基点に合わせる。
> ・最初に下肢をアップする。
> ・次いで頭側をアップする。
> (2) 褥瘡予防[2][4]
> 　ギャッジアップは30°までにする。30°までは、体がずり落ちず圧力も分散されるが、30°以上は、身体のズレが生じ、臀部に圧力が集中する。

(3) その他の機能

ギャッジアップ時に両側のボトムもサイドアップし、左右への転落を予防するベッド（フランスベッド「ヒューマンケアベッド・リハビリSU」）、片側の肩の部分が独立して傾き（ツイスト機能）寝返り・起き上がりを楽にするベッド（ランダル「4WD」）、踵上げ機能により血液循環を促進するベッド（アイシン「ベルグランド」）などです。

最新介護ベッドの寸法・機能を比較すると表1のようになります。介護ベッドは介護保険でレンタル可能ですが、商品によっては介護保険が効かない物もあります。ケアマネージャーや福祉用具販売事業者にご相談ください。

体圧分散寝具[2][5]

自力体位変換能力がない場合や、制限がある場合は、体圧分散寝具の利用で褥瘡を予防します。体圧分散寝具には、ウレタンフォームマットレス、ウォーターマットレス、ジェルマットレス、エアーマットレスなどがあります。マットレスは介護保険でレンタル可能ですが、商品によっては自己負担で購入のみの物もあります。ケアマネージャーや福祉用具販売事業者にご相談ください。

1）ウレタンフォームマットレス

ウレタンフォーム（低反発、ソフト、ハード）が素材で、定期的な体位変換と共に褥瘡を予防します。低反発のものほど体圧分散効果があります。個々に応じた体圧調整は困難ですが、自力体位変換に必要な支持力（安定感）を得られます。商品は、フローラ/S"（ケープ）、マキシフロート（パラマウントベッド）、インテグラメッド（フランスベッド）、ソフトナース（ラックヘルスケア）など。

2）ウォーターマットレス

水の浮力で体重を分散し、体圧による痺れや血行障害を緩和して、褥瘡を予防します。水量により、個々に応じた体圧調整ができ、ギャジアップ時のズレが少ないです。ただし、底面の安定のなさ、水温管理が必要、マットレスが重いことが欠点です。商品は、アクアメディック2、アクアメディックライト（アキレス）。

3）ジェルマットレス

ジェルは、シリコンや多重構造ポリマー等が素材で、ウレタンフォームとの組み合わせで体圧分散効果を得ます。厚みがある方が体圧分散は高いが、それに伴って重量が増すこと、表面温度が低い為、使用者の体熱を奪うことが欠点です。商品は、アルファプラ（タイカ）、ピュアレックス（モルテン）など。

4）エアーマットレス

エアーセルにより体圧を分散します。細長い独立型のエアーセルのマットレスは一体型より褥瘡発生率が1/2とされています[3]。マット内圧調整により個々に応じた体圧調整ができますが、自力体位変換時に必要な支持力（安定感）が得にくいです。エアーマットのタイプには以下のものがあります。

表1　最新介護ベッドの比較

	アイシン	シーホネンス	パラマウントベッド	フランスベッド	ランダル
最低ボトム高	27cm	25cm	25cm	25cm	30cm
最大ベッド幅	100cm	108.5cm	100cm サイドサポート有	103cm	120cm※1
ショートベッド長	185cm※2	196cm	180cm	170cm※2	180cm※2
ロングベッド長	210cm※2	223cm	205cm	195cm※2	220cm※2
背上げ改良	○	○	○	○サイドアップ有	○ツイスト有

○有り　※1.マット幅　※2.マット長

図2　手動ポンプ式エアーマット

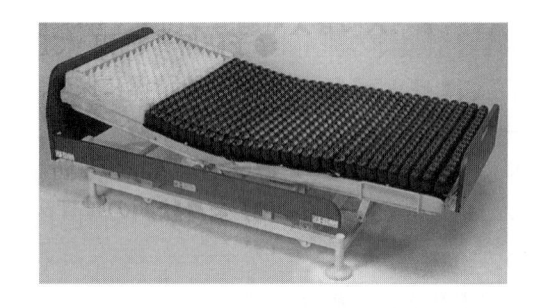

(1) 2層・3層式エアーセル

　セル構造が多層である為、身体を低圧保持でき、背上げ時の臀部の底付きを予防できます。商品は、トライセル（ケープ）、アドバン（モルテン）など。

(2) 複合型

　ウレタンフォーム等との組み合わせで、体圧分散効果を高めています。商品は、アキュマックス（パラマウントベッド）など。

(3) エアー噴出型

　空気孔からエアーを噴出し、身体の湿気をとり適度に乾燥させて、「ズレの力」による褥瘡の発症を予防できます。商品は、サンケンマット、ハッピーウェイブ（三和化研）など。

(4) 自動体位変換マットレス

　自動的に半側臥位と背臥位を交互にとらせられます。商品は、セラターン・ミレニアム（タカノ）、スーパー介助マット、クレイド（モルテン）など。

(5) 手動ポンプ式エアーマット

　エアーマットのモーター音が気になる方に適します。除圧の必要な部位に応じて1～4枚つなげて使用します。商品は、ロホマットレス（アビリティーズ）。

体位変換用具

　ベッド上での自力体位変換ができない方の介助を補助する為の福祉用具です。

1）マルチグローブ

　滑りやすい布地で作られた手袋です。体位変換時に寝ている方の体の下に楽に両手を差し込めます。パラマウントベッドから発売されています。

2）スライディングシート

　筒状に縫製されたもので、内側は滑りやすい素材、外側は滑りにくい素材でできています。二重シートの上側または下側をたぐり寄せることで寝ている方

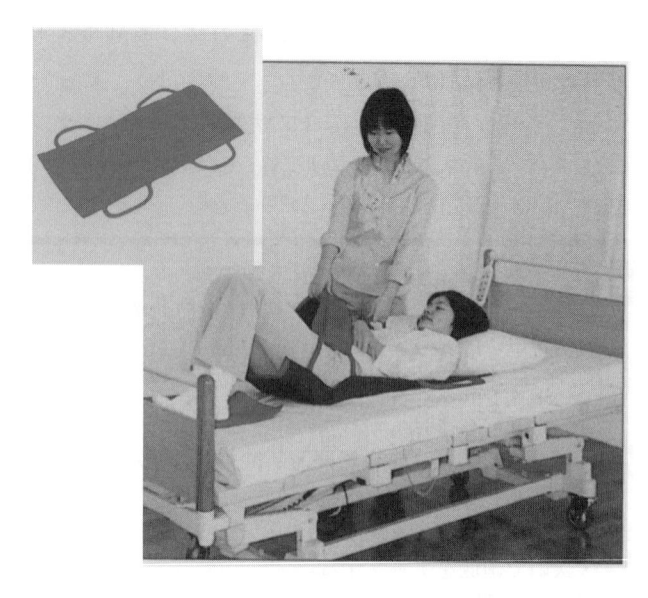

図3　スライディングシート

を移動できます[1]。介護保険でレンタル可能です。商品は、トランスファーシート（アビリティーズ）、マルチ（ラックヘルスケア）、イージーリフト（ロメディック）など。

体位保持用具

専門医の工夫　最新の医療現場の研究から、ベッド上の体位保持に円座（ドーナツ）を使用することは、以下の理由で危険とされています[3)4)]。

・円座周囲の狭い面積で重量を支える為、局所的に圧力がかかる。
・皮膚が引っ張られ、ズレと圧迫が生じ、血液の流れを阻害する。
・本人の動きや体のズレで、褥瘡部位を円座中心部から周囲に動かしてしまう。
・円座を正しく褥瘡部位に当てようとすると、動きが制限されてしまう。

　踵部の除圧にはウレタンフォームを用い、踵より頭側の下肢を長く広く支え、一部分のみに圧迫や荷重がかからないようにするとされています[2]。

　ベッド上での良肢位保持には以下の福祉用具を使うと便利です。

1）体位変換保持パッド

　低反発ウレタンフォームで作られ、三角形で楽に身体へ差込めます。このパッドで30°側臥位をとることで、殿筋で身体を支え、接触面積を広げ、仙骨部・大転子・腸骨の褥瘡を予防できるとされていま

す[4]。商品は、ナーセントパッド（アイ・ソネックス）、フィットサポート（ケープ）、パフディ（ハートウェル）など。

2）筒型クッション

低反発ウレタンフォームや細かなビーズで作られています。自在に曲げられ、曲げた後はその形を保持し、体圧分散と体位保持に効果があります。商品は、くねクッション（アビリティーズ）、スネーククッション（ラックヘルスケア）など。

移乗用具

寝具は夜、快適に寝るための用具であり、日中は離床して車いす上ですごす等の環境設定が必要です。車いすへの移乗の際は、移乗用具を使用することで介護負担の軽減になります。立ち上がりは不可だが端座位はとれる方には、スライディングボード（ロメディック「イージーグライド」など）を使用します。全介助の方には、居室の環境に適したリフトを使用します。

介護ベッド、マットレス、ベッド周辺福祉用具選

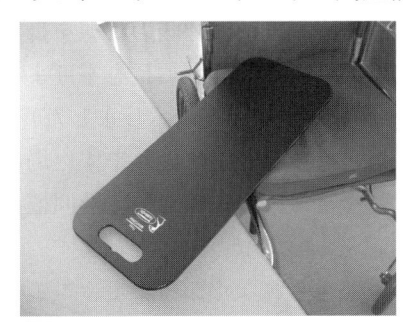

図4　スライディングボード

> **ポイント!!**
> (1) ベッドの選択
> 　　利用者の起き上がり能力や介助の程度により、背上げ機能のみか、膝上げ機能や昇降機能も付けるかを選択します。次に利用者の体格や部屋の大きさ等の生活環境によってベッド高さ・幅・長さを選択します。
> (2) マットレスの選択
> 　立ち上がり自立で端座位をとれる方には支持性の高いものを、介助度が高い方には、褥瘡予防効果の高いものを選択します。
> (3) ベッド周辺福祉用具の選択
> 　自力で体位変換や立ち上がりができる方には介助バーで十分ですが、自立できない方には褥瘡予防と介護負担軽減の視点で選択します。

定の流れを図5に示します。

以上、最新の介護ベッドとベッド周囲福祉用具についてご紹介しました。ご参考にして、安楽な臥床、介護負担の軽減、離床の促進に繋げていただければと思います。

参考文献
1) 日本リハビリテーション工学協会編：ベッドの選び方・使い方
2) 宮路良樹編：褥瘡対策の予防・治療ガイドライン, 照林社, 8-34, 2001
3) 大浦武彦：看護・介護スタッフの為の褥瘡ケアのノウハウ第9回, 32-43, 老健, 2001.1
4) 美濃良夫：正しい床ずれの予防と介護, アクションジャパン
5) 日本褥瘡学会編：褥瘡対策の指針, 照林社, 27-30, 2002

（古賀　洋／木之瀬　隆）

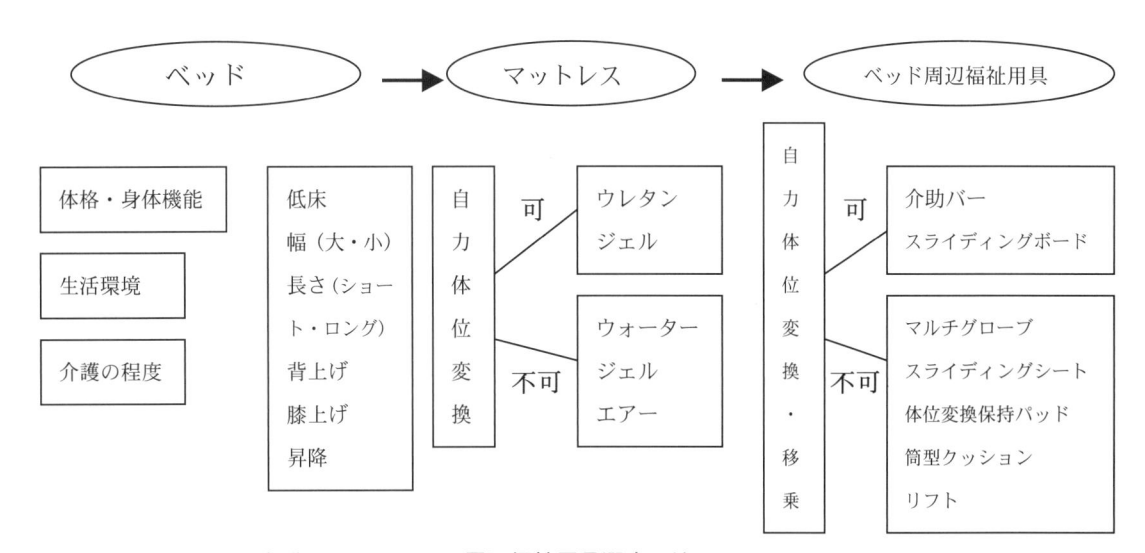

図5　介護ベッド、ベッド周辺福祉用具選定の流れ

46 呼吸理学療法

　ALS患者さんに対してのリハビリテーションは、その身体的な面だけでなく、生活や精神面また社会的な側面に対して重要な役割を果たしています。最近、患者さんやご家族また介護する方からの呼吸理学療法についての指導の依頼が多くなり、関心が高まっていることを実感しています。また実際に療法を行っている時に、普段は厳しい表情の患者さんも穏やかな表情になることを良く経験いたします。ALS患者さんに対する呼吸理学療法は、呼吸器疾患や筋ジストロフィーに対する手技を参考に改良を加えてきました。ALSは個別性の高い疾患ではありますが、ここで紹介する呼吸理学療法が少しでも参考となることを期待しています。

呼吸障害の特徴

　ALSは運動をつかさどる神経の病気で、呼吸のための筋肉（横隔膜や肋間筋など）を動かす神経も障害を免れません。呼吸筋力の低下に伴い呼吸運動が低下し、肺活量が低下していきます。肺胞での換気が不十分になりますと、低酸素血症や高二酸化炭素血症となります。また、胸郭や肺が硬くなり、より呼吸運動がしにくくなり、弱い呼吸筋にさらに追い打ちをかけてしまいます。腹筋も弱くなると、痰や誤嚥した物を咳でしっかり出すことが難しくなり、肺炎の原因ともなります。

ポイント!! ALSの場合
　肺疾患を合併していないことが多いので肺実質には問題がありません。ALSの呼吸障害は呼吸筋力低下による換気不全ですが、寝たきり状態や人工呼吸器装着などによって無気肺や喀痰の貯留がおこり二次的に肺実質の障害を引き起こしてしまいます。もともと肺は問題ないのにたいへん"もったいない"といえます。

　ALSの特徴は、全身性と進行性でありますが、一人一人症状の進行の仕方は違います。手足の筋力低下からはじまる患者さんが多いのですが、手足が動いて歩行も安定しているのに、呼吸困難になる方もいらっしゃいます。またもう一つの特徴として、飲み込みにくい（嚥下障害）、話しにくい（構音障害）などの球麻痺症状を伴うことです。このために、咳がより困難となったり、栄養状態が悪化する場合があります。このような各症状（手足の麻痺、呼吸障害、嚥下障害など）の出現する時期や進行のスピードは、一人として同じではありません。

呼吸機能の評価

　呼吸理学療法を行う前に呼吸の状態を良くつかむことが大切です。表1に評価項目を挙げました（代表的な測定場面を図1～4に示しました）。評価するときの注意として、非常に疲れやすい場合があるので、一度に全ての検査をしないで数回に分けて行い、また休憩を十分に取って検査します。またマウスピースがくわえられなくなるので、エアーマスクなどを使用します。多くの検査項目の中でも特に肺活量（VC）や最大呼気流速（PCF）を定期的に（数ヶ月に1回程度）チェックすることが大切です。VCが1000ml以下、%VCが50％以下、PCFが270L/min以下となったらより頻回に（1回/1ヶ月程度）評価し対応が遅れないように注意します。最近は検査用具も安価となり酸素飽和度（SPO$_2$）測定のためのパルスオキシメーターやPCF測定のためのピークフローメーターを自宅で用意している場合も多くなりました。

　ALSの場合、球麻痺により上気道の閉塞が起こってくることが多く呼吸機能に大きく関わってきます。このため、食べやすい食事の形態（普通食・軟食・きざみ食・おかゆ・ミキサー食・とろみ食・流動食）、食事姿勢（座位・側臥位・セミファーラー位・頭部の位置）、咽せ込みの有無、吸い込んだ息

表1 呼吸機能の評価項目

呼吸機能	検査項目
換気能力	分時換気量（V̇E），呼吸数（RR），1回換気量（TV） 肺活量（VC），%VC，最大換気量（MVV） 努力性肺活量（FVC），1秒率（FEV₁.₀%）
呼吸筋力	最大吸気圧（PImax），最大呼気圧（PEmax），最大鼻腔吸気圧（SNIP）
喀痰能力	最大呼気流速（PCF）
肺・胸郭伸張性	最大強制吸気量（MIC），胸郭拡張差
その他	血液ガス，経皮的酸素飽和度（SPO₂），血圧，心拍数（HR） 呼気終末二酸化炭素分圧（PETCO₂），発声持続時間，胸郭や脊柱の変形 呼吸音，呼吸パターン，呼吸困難感，咳・痰の状況 顔面筋や舌筋の動き，呼吸補助筋の緊張，四肢や頸部体幹の筋力，ADL 発語障害，嚥下障害，栄養障害，安楽な姿勢，自覚症状 人工呼吸器の設定（設定モード，アラーム，PEEP，1回換気量，呼吸回数等）

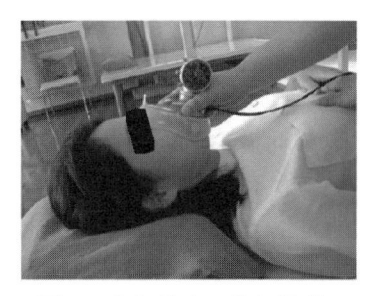

図1 換気能力 換気量計によるVC, RR, V̇E, MVVの測定

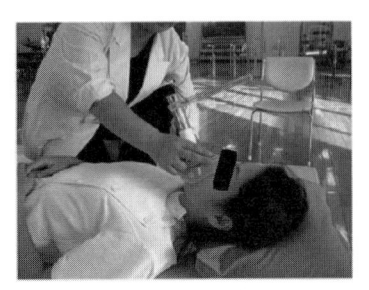

図2 咳嗽能力 ピークフローメーターによるPCFの測定

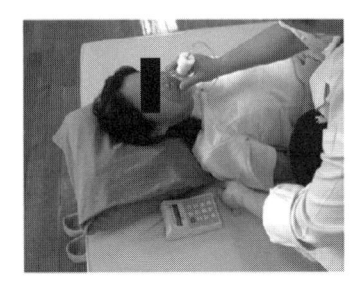

図3 口腔内圧による呼吸筋力 口腔内圧計によるPImax, PEmaxの測定

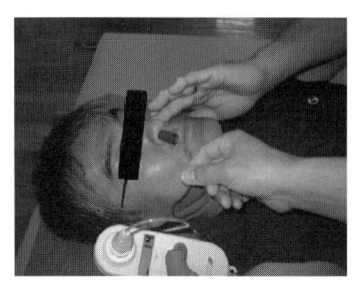

図4 鼻腔内圧による呼吸筋力 鼻腔内圧計によるSNIPの測定

ポイント!!

最大呼気（咳）流速（peak cough flow：PCF）とは

咳をした時にはき出される呼気の速さの最大値です。ピークフローメーターで測定され（図2）、健常成人では360～960L/minです。12歳以上でこの値が160L/min以下に弱くなると気道内からの痰の排出が困難になるといわれています。また270L/min以下でも風邪をひいたときなど痰の量や粘稠度が増したときには、排痰が困難になるといわれています。

最大強制吸気量（Maximum insufflation Capacity：MIC）とは

深吸気後にさらに蘇生バッグ等にて強制的に肺に空気を送り、溜めることのできる空気の最大値です。VCと同様に換気量計で測定できます（図1）。肺のコンプライアンスと喉咽頭機能の指標になります。

をはかずに溜めることが可能かなどにより咽頭・喉頭の機能を評価することが重要です。息溜めが困難になると最大強制吸気量（MIC）がVCより低くなったり、VCが高いにもかかわらずPCFが低値を示すことが多いです。

評価で最も大切なことは、患者さんの呼吸の様子を注意深く観察することと思います。自宅でもまた検査器具が無くても多くの貴重な情報を得ることができます。参考のために呼吸チェックリストを表2に示しました。異常があったら早めに医師や看護師に連絡をとるなどの対応が必要です。

呼吸理学療法の目的

呼吸障害の項で述べましたように、呼吸筋力の低下からいろいろな問題がおこってくるので、筋力の維持改善が大きな目標です。しかし手や足の筋力と同じように、これには難しい問題があります。弱い筋に無理な運動をするとかえって筋力の低下を早めてしまうこともあるようです。かといって、筋を使わないと力が低

表2 呼吸のチェックリスト

	チェック内容
自覚症状	咳払いが小さい，声が小さい，朝に頭痛がする，息苦しい 食事やトイレなど日常生活で疲れやすい，日中に頻回に眠気がある よくむせる，嚥下障害が軽いのに食事量が減る，最近体重減少が激しい
呼吸数	安静時1分間に30回以上の呼吸では疲労する，25回以上になったら要注意
呼吸パターン	肩・頸・顎などを使って努力して呼吸していないか，浅くて早い呼吸でないか リズムが不規則でないか，楽な姿勢が決まっているか
痰のようす	痰が多くないか，いつも絡んでいないか，ゴロゴロしていないか スムーズに出るか，色や性状はどうか
表情	チアノーゼは，苦しそうか，ボーとしていないか，なにかいつもと違う感じはしないか

下してしまうこともあり、運動と休息の兼ね合いが難しいところです。しかし筋力低下によっておこる様々な問題をなるべく少なくすることは可能です。つまり、肺や胸郭の伸張性や可動性を維持改善して無気肺を予防したり、楽に呼吸ができるようにしたり、痰を出しやすくしたり、緊張をほぐして痛みや疲労を軽減し、ADLや活動性を維持向上することはできます。

呼吸理学療法の実際

ALSに対する呼吸理学療法をなるべくわかりやすくするために、呼吸機能低下の進行度及び人工呼吸器の導入形態から6つの病期（カテゴリー）に分類し、それぞれに評価や介入のポイントをあげガイドラインとして整理しました（表3）。ALSの患者さんが全て同じコースをたどるわけではありませんが、以下にそれぞれについて説明していきます

ALSの最初の症状は手足の麻痺（運動障害）であったり、嚥下困難（栄養障害）であったり、息切れ（呼吸障害）であったりします。それらの症状の発現や進行の程度には個人差があります。一つの障害が他の機能に影響を及ぼすことが多く、例えば下肢筋力低下から運動量が減り呼吸筋の廃用を助長したり、息切れから歩行量が減り進行以上の下肢筋力低下を引き起こしたり、また食事の嚥下困難から栄養障害となり四肢や呼吸筋の筋力低下を来すことは多く経験するところです（図5）。したがって活動不足による呼吸筋の廃用性低下に対しては呼吸筋力強化が可能なときもありますし、人工呼吸器を装着しながらの歩行練習で移動能力が維持できたり、経管栄養に移行することで筋力が向上し移動や呼吸が楽になることがあります。

ADLや運動時にも息切れなく生活できる時期（呼吸障害徴候なし）

この時期で大切なことは、定期的な（できれば数ヶ月に1回程度）評価を継続することです。VCより、呼吸筋力（PImax、PEmax、SNIP：口腔内圧を測定するPImaxやPEmaxより鼻腔内圧を測定するSNIPの方が球麻痺の影響が少ないことが多いです）や呼吸持久性の指標である最大換気量（MVV）が低下し始めていることがあります。呼吸理学療法としては、散歩や呼吸体操（呼吸筋・呼吸補助筋のストレッチや深呼吸・咳の練習など）が中心となります。また呼吸筋強化の練習も可能な場合もあります。砂嚢（用意できない場合は、お米や砂糖の袋）やいろいろな器具を使用することもあります（図6，7）。疲労には十分注意して、呼吸困難感や息切れがおこらないようにします。

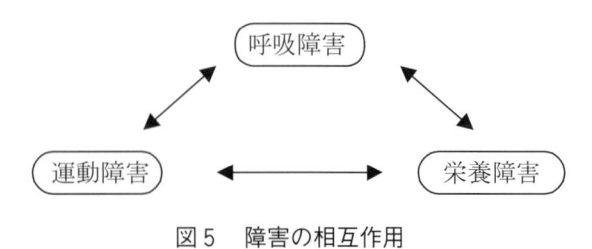

息切れや呼吸困難が出現する時期（呼吸障害徴候あり）

呼吸機能においてかなり幅のある時期です。評価

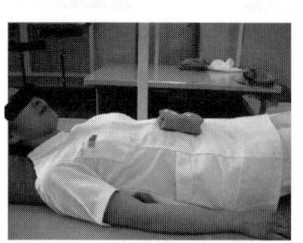

図6 吸気筋訓練1 吸気時に500g～2Kg程度の砂嚢を押し上げる

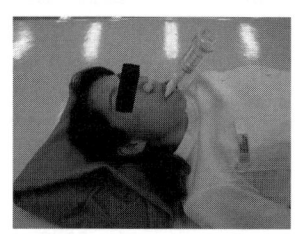

図7 吸気筋訓練2 THRESHOLD®を利用して吸気に抵抗

> ⚠ **注意** 球麻痺症状の出現により喉咽頭機能が低下すると
>
> 呼吸理学療法は大きな影響を受けます。VCやPImax，PEmaxなどの評価では、結果のばらつきが大きくなりやや不正確になります。また息溜めや発声や咳の練習が難しくなってきます。背臥位では唾液による咽せや舌根沈下が起こりやすいので、側臥位・座位・セミファーラー位などの姿勢また顔を横に向けた体位など苦しくない姿勢（本人が一番よく知っている）で評価や練習をするようにします。徒手的呼吸介助でも咽せを誘発するときがあります。呼吸理学療法の基本は、苦しくなく楽で気持ちが良いことです。苦痛を伴う手技は控えるべきと考えます。

では疲労に注意が必要です。運動療法としては、呼吸体操を介助してもらっても良いですから無理のない程度に継続します。また疲労や危険のない範囲で起立や歩行などの移動動作や仕事・家事・趣味を継続することが大切です。呼吸筋の訓練としては、深呼吸（なるべく鼻から吸っての腹式呼吸で）が大切

図5 障害の相互作用（呼吸障害 ― 運動障害 ― 栄養障害）

呼吸理学療法●46

表3 ALSのための呼吸理学療法ガイドライン (2008)

臨床的事項		呼吸障害徴候なし	呼吸障害徴候あり	常時NPPV	部分的NPPV	常時NPPV	部分的TPPV	常時TPPV	注意事項
評価項目		運動時息切れなく安静時に も息切れ出現 VC>1000ml %VC>50% PCF>270 L/min RR≥30回/分	運動時息切れしやや安静時に も息切れ出現 VC>1000ml %VC>50% PCF>270 L/min RR≥30回/分	NPPVを夜間や日中に一時的に使 用する NPPVを導入する時期も含む	同左 (呼吸器設定に注意) 呼吸器の設定 (種類・ モード・抜トリガー・ア ラーム等) 呼吸器装着時の時間や場面の確認	1日中NPPVを使用している	気管切開施行後で夜間や日中に 一時的にTPPVを使用する	気管切開施行後で、一日中TPPVを 使用している	1,疲労しないように (一度に実 施し過ぎず)、特に努力性の評 価が大きい 2,聴診ができることをはからっさ が大きい 3,呼吸以外の評価も重要
		VC, VE, TV, RR, PCF PImax, PEmax, SNIP MIC, MVV 胸郭拡張差 視診, 聴診, 触診, 打診 SpO2, PETCO2	VC, VE, TV, RR, PCF PImax, PEmax, SNIP MIC, MVV 胸郭拡張差 視診, 聴診, 触診, 打診 SpO2, PETCO2	VC, VE, TV, RR (自発呼吸が可能な範囲で) 視診, 聴診, 触診, 打診 球麻痺症状 (嚥下) SpO2, PETCO2 呼吸器の設定 呼吸器装着外す場面 の確認	VC, VE, TV, RR 自発呼吸の時間 視診, 聴診, 触診, 打診 SpO2, PETCO2 PIP, 肺コンプライアンス 呼吸器の設定		視診, 聴診, 触診, 打診 自発呼吸の時間 SpO2, PETCO2 PIP, 肺コンプライアンス 呼吸器の設定	
運動療法		目標心拍数を目安に歩くなどの 軽い運動 呼吸体操 (呼吸筋のストレッチ) 深呼吸など 仕事, 家事, 趣味などの継続	散歩・軽い体操 呼吸体操 (介助可) 座位・起立・歩行等の移乗 仕事, 家事, 趣味などの継続 ADLレベルを下げない	呼吸体操 (介助) 座位・起立・歩行等の移乗 仕事, 家事, 趣味などの継続 ADLレベルを下げない 呼吸器装着下での運動療法 (呼 吸苦や疲労に注意)	呼吸体操 (介助可) 歩行練習や座位・立位 ベッドや臥位が多いときはベッ ド上臥位からのスト レッチ 呼吸器装着下での運動療法 (呼 吸苦や疲労に注意)		痛み・苦痛の軽減に主眼 蘇生バッグや呼吸器を装着した 車椅子でベッドから離れるべ ッド上臥位が多い時は 部のストレッチやマッサージ		1, 呼吸筋と他の筋では低下の程 度に差がある 2, 全身の筋力や体力維持につと める 3, 筋や全身の疲労に注意する
呼吸筋訓練		呼吸筋維持強化訓練 (砂嚢や訓 練器具を使用した負荷訓練) 腹式呼吸練習で深呼吸 (筋疲労に注 意)	腹式呼吸, 深呼吸に注意 (筋疲労を休めること) 咳・発声練習 (球麻痺症状が強い時でも可能な 範囲で)	腹式呼吸の練習 (可能な範囲 で, SpO2モニター必要) (疲労しないように) NPPVにて呼吸筋を休めること も重要	自発呼吸の練習 (SpO2モニター必要)		自発呼吸の練習 (SpO2モニター必要)		1, 呼吸筋疲労に注意 2, 無理をせず, 深呼吸・息詰 自発呼吸の維持へと移行する
胸郭可動性/肺弾性維持 (リラクゼーション)		呼吸 (補助) 筋ストレッチ (深呼吸) 徒手呼吸介助, 胸郭捻転 体幹捻転 胸腰椎伸上げ MIC維持 (MI-E・蘇生バッグ・人工呼吸 器を用い)	呼吸 (補助) 筋ストレッチ (介助可能) 徒手呼吸介助, 胸郭捻転 甲帯肩甲帯分離運動 胸腰椎伸上げ MIC維持 (MI-E・蘇生バッグ利用)	同左 NPPVに呼吸器装着時と非装着時で可能 (呼吸器装着時と非装着時でMIC維持の練 習が呼吸器で可能	同左 (蘇生バッグ利用) (咳の介助)		呼吸 (補助) 筋ストレッチ (体幹捻転) 転, 肩甲骨帯分離運動, 胸腰椎 伸ばし上げ上肢伸展(身体や維持)ときは 胸腰椎伸上位, 胸郭分離 徒手呼吸介助 (蘇生バッグ利用) MIC維持		1, 呼吸理学療法の中心 2, 全期間にわたって重要
咳排出援助		咳の練習 (深呼吸後息をためて一気に呼出 ハフィングなどの練習)	体位排痰法, 加湿, 咳の介助 咳排痰補助法 (スクイージング等) MI-Eの利用 の利用, ハフィング	体位排痰法, 加湿 咳の介助 (咳バッグ利用) 咳排痰補助法 (スクイージング等) 球麻痺症状が強くなければMI-Eも 効果的	同左 排痰補助法 MI-Eも効果的な場合もある		体位排痰法, 加湿 排痰補助法 (スクイージング, バ イブレーション等) MI-Eも効果的な場合がある		1, 誤嚥・誤飲の時に備えて 事前に指導や練習が重要 2, 球麻痺症状が強いと咳が困難 となる
注意事項		1, 目標心拍数はカルボーネン法 により, (220-年齢)×HR時に安静時 HR)×0.2と安静時HRに加えた 時間 2, 運動療法・呼吸体操中に呼吸 時に 3, 呼吸筋維持強化の可能性有 4, 筋や全身の疲労に注意する 5, 呼吸評価の継続 (数ヶ月に1 回)	1, 深呼吸→息ためる→咳の一連の 練習を行う 2, 定期的に胸郭・肺の柔軟性の 維持 3, 徒手呼吸介助手技が重要 4, 球麻痺による嚥下せや唾 液の吸引・嚥の呼吸の工夫 5, 根気良下に注意 6, 1回/月度の定期的な評価	1, 自発呼吸の継続, 排痰が重要 2, 球麻痺の進行とともに窒息 使いにくくなる 3, 球麻痺症状が強いときは窒息 に注意 4, 呼吸理学療法中及び呼吸療法後の SpO2モニターでの確認 5, 呼吸器装着車椅子での活動	1, 自発呼吸の継続 2, 球麻痺の進行とともにNPPVが 使いにくくなる 3, 発声障害により食事量が減らないよう に注意 4, NPPVの有効利用 5, 球麻痺による唾液の明せや呼 気による呼吸補助しながら の歩行活動性維持 6, 排痰困難時はカニューレ (吸引器)の 利用 7, NPPV装着下タイプでは活動 性の維持		1, 気管切開直後の身体の安 楽をはかることが重要 2, 発声障害となる努力 3, 球麻痺症状タイプでは発声 4, 気管切開呼吸補助の歩行 生呼吸できる	1, 上気道炎・誤嚥の時が重要 事前に指導や練習が重要 2, 球麻痺症状が強いと咳が困難 となる	

略語 ADL: 日常生活, VC: 肺活量, %VC: %肺活量, TV: 1回換気量, RR: 分時呼吸数, PCF: 最大咳流量, PImax: 最大吸気圧, PEmax: 最大呼気圧, SNIP: 最大鼻腔吸気圧, MIC: 最大強制吸気量, MVV: 最大分時換気量, SpO2: 経皮的酸素飽和度, PETCO2: 呼気終末二酸化炭素分圧, MI-E: Mechanical in-exsufflator (通称カフアシスト・マシーン), NPPV: 非侵襲的陽圧換気, TPPV: 気管切開下を伴う侵襲的陽圧換気, HR: 心拍数

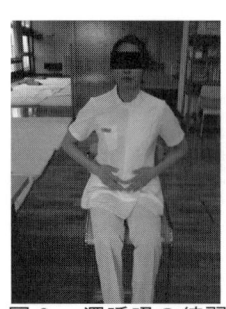

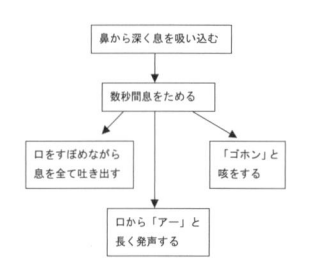

図8 深呼吸の練習　お腹に手をおき、鼻からゆっくり、深く息を吸い込み、お腹が膨らむ。

で、一度息を溜め、その後に口をすぼめて呼気をのばしたり、あるいは発声したり、咳をしたりします（図8）。

実際に良く使用される手技について紹介致します。

1）徒手的呼吸介助

最も基本的な手技で咳の介助や排痰補助などいろいろな場面で応用できます。目的は、換気効率の改善・胸郭や横隔膜の柔軟性維持・リラクゼーション・排痰捉通・呼吸補助などです。留意点としては、呼吸運動に合わせる・手掌全面接触（触るときは圧迫感や冷感など与えないよう細心の注意をはらう）・常に表情に注意しコミュニケーションをとりながら行う・休憩を取りながら痛みや息苦しさや疲労を与えないように行うなどです（図9〜18）。

2）胸の周囲を柔らかくして呼吸を楽にする練習

胸郭周囲の可動性や柔軟性の維持・リラクゼーション・呼吸を楽にすることを目的として、痛みや痺れを起こさないように注意して行います。また徒手的呼吸介助が困難なときでもこれらの手技は可能な場合が多いです（図19〜24）。

3）気道クリーニング

喀痰排出援助としては、体位排痰法と加湿が基本です。体位排痰法は、重力を利用して痰を出す方法なので痰のあるところを高くします。背臥位が多くなると背部の換気が不十分で痰が溜まりやすく、下側肺障害をきたしてしまいますので側臥位（60度以上）で休むことに慣れておくことが大切です。なるべくベッドから起きあがり車いすに移動して生活空間を狭めないことが重要と思います。室内の湿度管理や水分補給を怠らないで痰の粘稠性が高くならないように注意します。

次に排痰を捉通するためには、十分な吸気量と呼気スピードを高めることが大切です。蘇生バッグ（図25）や人工呼吸器やMI-E（咳を補助する装置、通称カフマシーン図26）で吸気量を増やします。また呼気時に呼気スピードを増すようにスクイー

コツ　徒手的呼吸介助の手順

(1)胸の動きや呼吸パターンをよく観察し軽く手を添えて動きを感じ、なぞる

(2)呼気に合わせるように少しずつ呼気を助けていく、患者と同じ呼吸をする

(3)皮膚をこするのではなく、胸郭をかごに見立てて、かごを揺するような感じで動かす

(4)4〜5呼吸で1回休む

(5)息を吸う時にパッと手を浮かすように力を抜くと吸気を助けることもできる

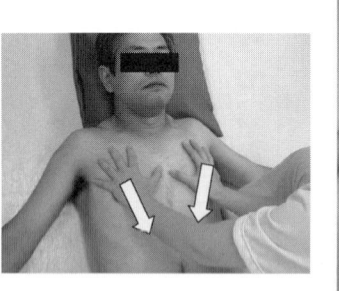

図9　胸郭上部の呼吸介助　胸郭の上方に両手を置き、胸郭の動きをみながら、息を吐くときに両手で胸をななめ下方に押し込む、息を吸うときには力をぬく

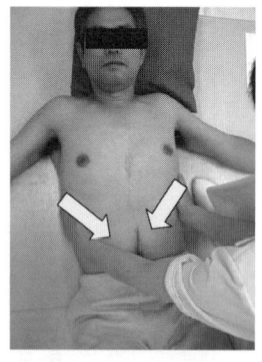

図10　胸郭下部の呼吸介助　胸郭の下方に包み込むように両手を置き、胸郭の動きをみながら、息を吐くときに両手を臍の奥に向かっていくように内側・ななめ下方へと押し込む、息を吸うときには力をぬく

図11　側臥位での呼吸介助　胸郭を挟み込むように両手を置き、胸郭の動きをみながら、息を吐くときに、両手を前後から圧迫し骨盤の方向に向かってななめ下方に押し込む、息を吸うときは力をぬく

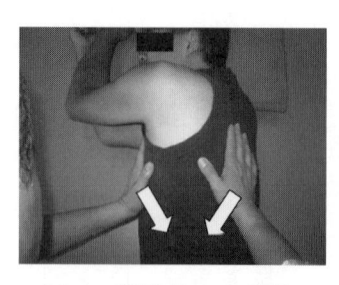

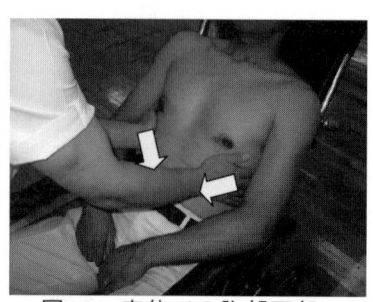

図12　座位での胸郭下部の呼吸介助　胸郭の下方に包み込むように両手を置き、胸郭の動きをみながら、息を吐くときに両手を臍の奥に向かっていくように内側・ななめ下方へと押し込む、息を吸うときには力をぬく

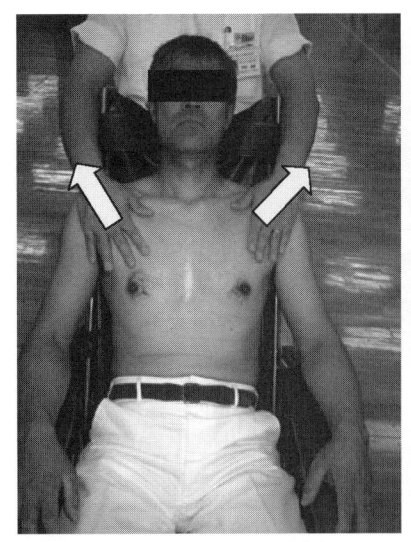

呼吸理学療法●46

図13　胸郭上部の吸気介助　後ろから両肩に手を置き、息を吸うときに胸を開くように右左に広げる

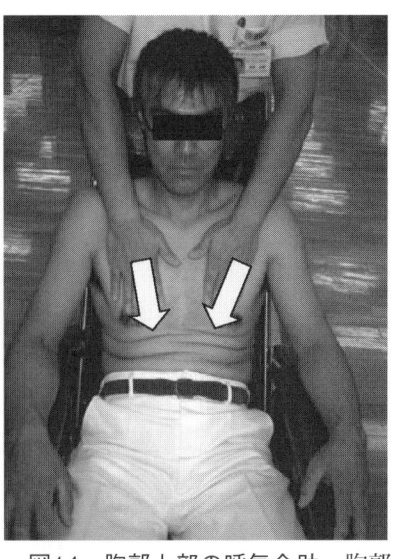

図14　胸郭上部の呼気介助　胸郭の上方に両手を置き、息を吐くときに両手で胸をななめ下方に押し込む

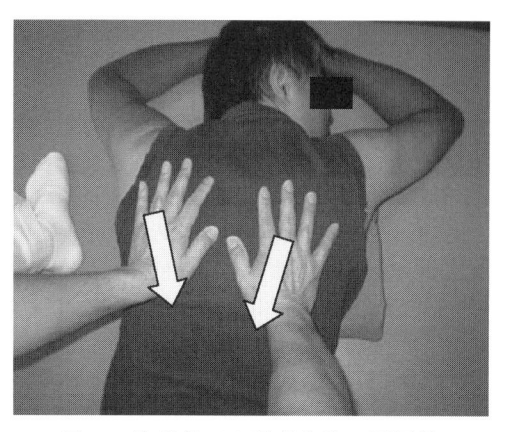

図15　腹臥位での呼吸介助　肩甲骨の下部に両手を置き、胸郭の動きをみながら、息を吐くときに両手で胸をベッドの方に押し込む。息を吸うときには力をぬく

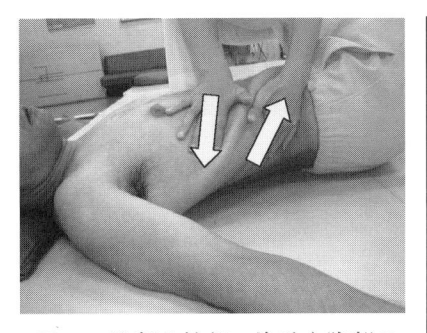

図16　胸郭の捻転　片手を胸郭の上前方にもう一方の手を下後方に置き、胸郭の動きをみながら、息をはくときに、両手を合わせるようにして胸郭をしぼる、息を吸うときは力をぬく

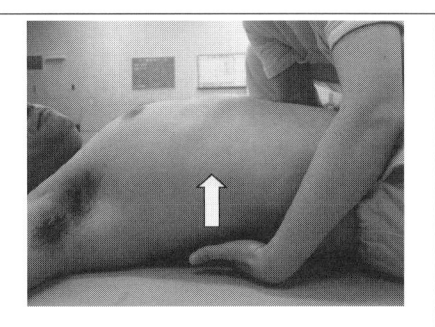

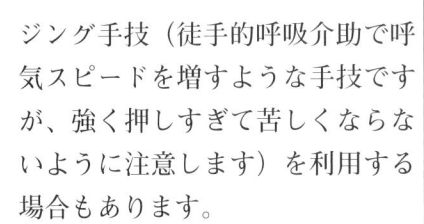

図17　胸腰椎の持ち上げ（両側同時）背骨の両脇に両手の指腹をあてる。胸郭の動きをみながら、息を吸うときに手の甲を床に着け指を曲げて指の腹で胸郭を持ち上げる、息を吐くときは力を抜いて胸を下ろす。胸郭全範囲で行う。

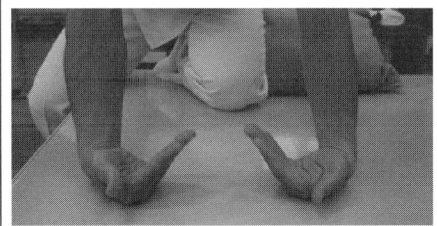

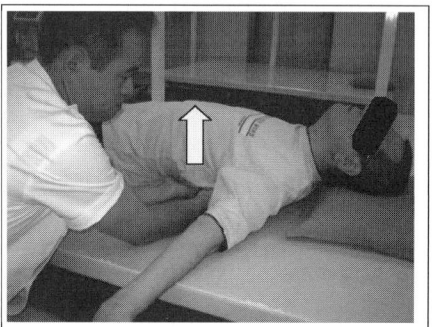

図18　胸腰椎の持ち上げ（片側ずつ）　肩甲骨の内側と背骨のあいだに両手の指腹をあてる。胸郭の動きをみながら、息を吸うときに手の甲を床に着け指を曲げて指の腹で胸郭を持ち上げる、息を吐くときは力を抜いて胸を下ろす。胸郭全範囲行う

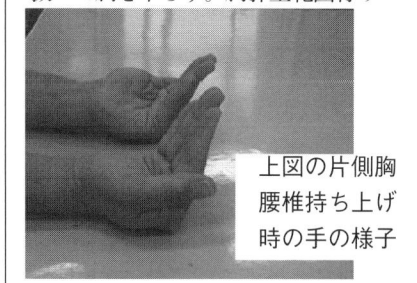

上図の両側胸腰椎持ち上げ時の手の様子

上図の片側胸腰椎持ち上げ時の手の様子

ジング手技（徒手的呼吸介助で呼気スピードを増すような手技ですが、強く押しすぎて苦しくならないように注意します）を利用する場合もあります。

咳の介助も基本的には、徒手的呼吸介助と同じ方法で行います。大きな吸気後に本人の咳とタイミングを合わせて瞬間的に呼気を介助します。疲労しないようにまた痛みを出さないように注意します。咳が困難なときには、ハッフィング（"ハッ！ハッ！"とリズム良く早い呼気を行う方法）を介助するときもあります。MI-Eで痰の排出が可能なこともありますが、球麻痺が強まってくるとかえって苦痛になるときもあるので注意が必要です。

いろいろな手技を紹介してきましたが、それぞれの患者さんに合った手技を選択します。もちろんこれらの手技は、これから述べる人工呼吸器を装着した段階でも可能です。

NPPV(非侵襲的陽圧換気)を1日のうち部分的に使用する時期（部分的NPPV）

呼吸の状態や球麻痺の程度や患者さんの意向からNPPVが導入されます。最初は練習も兼ねて試されます。夜間に装着されはじめ、やがて食事やトイレ

> **ポイント!!** 背臥位（あおむけ）での呼吸介助手技が基本
>
> 胸の硬さは一人一人違います、患者さんのペースや動きに合わせ、力を入れすぎないように注意します。背臥位が苦しいときには側臥位や座位などで行います。側臥位は排痰のためにも重要なので慣れておく必要があります。腹臥位は、背中にたまった痰を排出したり、背中側の肺を広げるのに有効ですが、苦しくないときや人手があるときなど可能な範囲で行います（図15）。呼吸が速いときには、2～3回の呼吸に1回介助するようにして、本人の呼吸を乱さないように深い呼吸を介助します。胸郭捻転の手技は、わかりにくいかもしれません。呼気を介助しながら胸郭を捻ってほぐしていく感じで、呼吸の介助より胸郭柔軟性改善の要素が大きい手技です（図16）。胸腰椎の持ち上げは、特に背臥位で寝たきりの方には是非勧めたい手技です。ベッドと背中の間に空気を入れるような要領で、本人は胸が広がる感じがします。両側同時に行うことは、施行者にとっては体勢がとりにくくきついので、患者さんの体格が大きい場合には片側ずつ行う方が良いと思います（図17,18）。

後などの疲労時に使用されるようになります。

この時期は、NPPVが有効に利用できる時期です。患者さんの身体状況や生活状況また希望に添った呼吸器やインターフェイスが選択されます。最近はマスクの種類も増え選択肢は増えつつありますがよりきめ細かい適合ができると良いと思います。NPPVとうまく付き合っていくことが大切で、下肢筋力が強いときにはNPPV装着下で歩行されている方もおられます。

呼吸理学療法は、呼吸器装着下と非装着下の両方で可能なことが多いですが、姿勢に注意が必要で患者さんの希望に合わせて行います。呼吸器の設定や管理状況、マスクの適合状況、吸引器や蘇生バックが準備されているかの確認も行います。球麻痺の程度にもよりますが、蘇生バックで深呼吸や咳の介助をすることもできます（図25）。自発呼吸にこだわり、疲労が助長されたり食事量が減っている状況にないか注意します。NPPVを効果的に使用することで呼吸筋の疲労を軽減しよりながく自発呼吸が継続できることもあります。

NPPVを1日中使用する時期（常時NPPV）

ほぼ終日NPPVで過ごす時期です。とかくベッドで寝たきりになりやすいので、可能な限り車椅子に移り、できれば立位や歩行も試みます。ベッド上臥

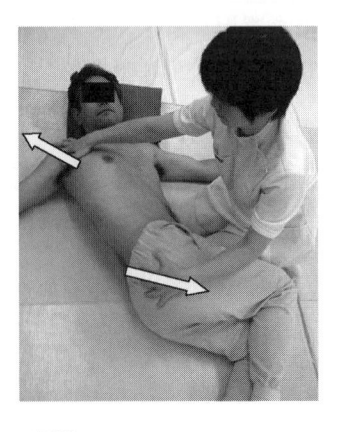

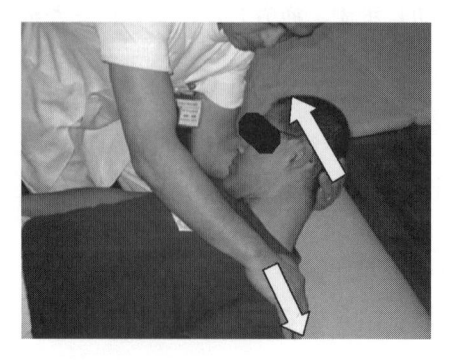

図19 体幹の捻転 両膝を立てた姿勢から両膝を片方に倒して胸郭と腰部をひねり伸ばす

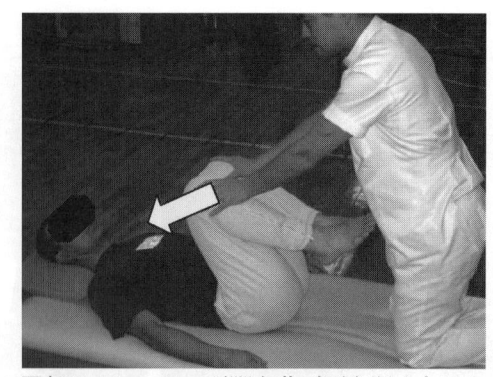

図20 腰部ストレッチ 両脚を曲げ腰を深く丸める

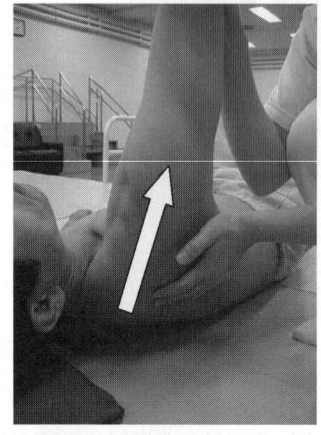

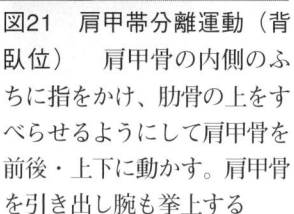

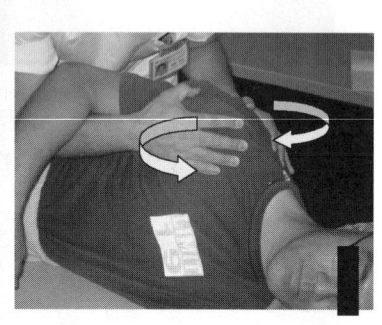

図21 肩甲帯分離運動（背臥位） 肩甲骨の内側のふちに指をかけ、肋骨の上をすべらせるようにして肩甲骨を前後・上下に動かす。肩甲骨を引き出し腕も挙上する

図22 肩甲帯分離運動（側臥位） 肩甲骨を両手で包み込み「の」の字を書くように動かす。小さな動きからはじめ、徐々に大きく動かしていく

図23 後頚部のストレッチ 頚の後ろと肩に手を置き顎を肩に近づけるように頚と肩の筋肉を伸ばす

> **ポイント!! 安楽姿勢**
>
> ALSの場合、安楽な姿勢が状態によりまた時期により異なるため、患者さんごとに最も安楽な姿勢を確認する必要があります。呼吸筋力が低下してくると背臥位では呼吸苦が強まりファーラーの姿勢や座位が楽となりますが、頸部や体幹筋の低下から座位より臥位の方が楽という場合もあります。また球麻痺が強まってくると唾液や舌の動きを重力を利用してコントロールするため側臥位や座位が楽となることが多いようです。NPPVを部分的に使用している時期の呼吸理学療法実施時には、座位ではNPPVなしでもできるが背臥位では必要という場合が多いです。

位が多いときは、下側肺障害をおこしやすいので体位変換や胸腰椎の持ち上げが大切です。また車椅子への移動時などに呼吸器を外せると介助が楽なので、自発呼吸の練習も可能な限り行います。

ただし無理をすると危険なので、パルスオキシメーターでモニターしながら疲れないように行います。呼吸補助筋の緊張が強まっている場合もあるので、呼吸（補助）筋のストレッチやリラクゼーションまた胸郭柔軟性維持のための徒手的呼吸介助を継続します。

排痰がしだいに難しくなってきます。球麻痺が強くなければ、蘇生バッグやMI-E（カフマシーン）が使用できることもあります。自力で痰の排出ができないときは、吸引器・蘇生バッグ・SPO₂モニターは必須で、呼吸理学療法中また療法後でも呼吸状態のモニターは必要です。

TPPV(気管切開を伴う侵襲的陽圧換気)を1日のうち部分的に使用する時期（部分的TPPV）

気管切開施行後で夜間や日中に一時的にTPPVを使用する時期です。TPPVをほとんど使用しないで自発呼吸が可能の期間が長い方もいらっしゃいます。四肢の筋力が保たれていますと、歩行やADLがかなり自立できる方もまた自分で蘇生バッグを操作し呼吸補助しながら歩行練習ができる患者さんもおられます。

気管切開により発声でのコミュニケーションが難しくなり、また精神的にも落ち込み、なかなかベッドから離れられなくなってしまうこともあります。そうすると四肢の廃用性筋力低下が進行し寝たきりになってしまいますので、状態が落ち着いたらなるべく早く、起座・起立・歩行を試みて元の移動レベルに少しでも近づけることが大切です。

呼吸理学療法では、胸郭や肺の柔軟性を維持することが重要でTPPVによる合併症を予防します。深呼吸や排痰の補助のために蘇生バッグが利用できるときもあります。また車いす座位や完全な側臥位などの姿勢に慣れておくと、スクイージングなどの排痰補助手技が有効に使用できて吸引の回数を減らすこともできます。

呼吸器装着時には、設定モードやアラームを確認し、徒手的呼吸介助では、呼吸器に同調させて行います。ファイティングや加圧に十分注意し、PEEP（呼気終末陽圧）が設定されているときには、PEEPの効果がなくならないように注意します。またカニューレや蛇管を引っ張ったりして咽せを起こさないよう周りに気を配ります。

TPPVを1日中使用する時期（常時TPPV）

ほとんど呼吸器をはずせなく、長期臥床になりやすい時期です。長期臥床や呼吸器による合併症を少なくするように呼吸理学療法を実施します。

呼吸理学療法としては、胸郭可動性/肺弾性維持（リラクゼーション）や喀痰排出援助が中心となります。また呼吸だけでなく体全体を楽に快適に過ごせるような療法（全身の可動域訓練やストレッチ等）も大切となります。

大切なことは、NPPV期と同様に寝たきりにならないようにベッドから離れる努力をすることです。何か目的を持って外に出られるように周りの協力も大切です。また、毎日のケアの一部として呼吸理学療法を継続することが重要です。そのためには、呼吸理学療法実施者の健康管理や役割の分担などの工夫が必要です。呼吸理学療法を良く継続されている方の胸は柔らかく、安定した生活が続き、活動的に

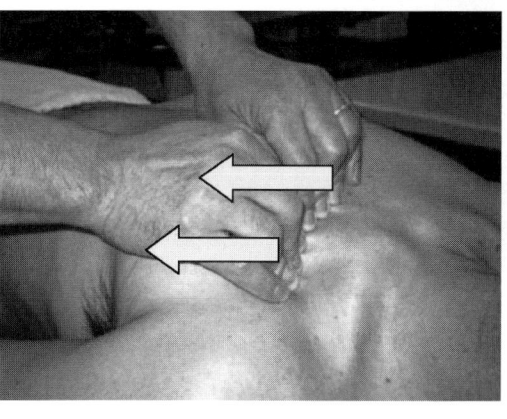

図24　肋間筋のストレッチ　肋骨の間に指をおき、呼気時に肋間筋を下方に引き伸ばす

> **⚠ 注意** 呼吸機能が低下し、また球麻痺症状が進行してくる時期
>
> 呼吸理学療法ではこの時期は、特に注意が必要です。快適さや呼吸機能の維持を目的に、また患者さんも希望して呼吸理学療法を実施している場合が多いのですが、時として咽せたり、呼吸困難となり苦痛を与えてしまうこともあるからです。
> 徒手的呼吸介助でも圧迫感を感じたり、咽せを誘発したりします。呼気時の圧迫の強さやスピードそして吸気に移行するときのタイミングなどを調整し咽せを誘発しないような工夫が必要です。徒手的呼吸介助より、吸気介助である胸腰椎持ち上げや他の直接呼吸を介助しないような手技の方が良い場合もあります。排痰より安楽さを重視した呼吸理学療法に変更していくことも大切です。また吸引器・蘇生バッグ・パルスオキシメーターの準備や緊急時の対応を確認しておくことが重要です。

過ごされている場面をよく経験致します。

呼吸理学療法の実際ということでガイドラインに沿って説明してきました。このガイドラインも一つの目安ということで参考にしていただけたらと思います。まだまだ不十分なところも多く、今後も改良を加えて行きたいと考えています。実際の力加減やそれぞれの患者さんに合った方法は、理学療法士におたずねください。

ALSに対する呼吸理学療法を紹介してきました。患者さんの感想としては、「胸郭捻転で肺の奥まで空気が出入りする」「体幹の捻転で身体の萎縮した筋が伸びるように感じ、身体全体がリラックスした気分になった」「呼吸介助で呼吸が楽になり身体が軽くなる」「呼吸介助後に歩行が楽になり長く歩ける」「胸腰椎持ち上げで深呼吸ができ、また背中の

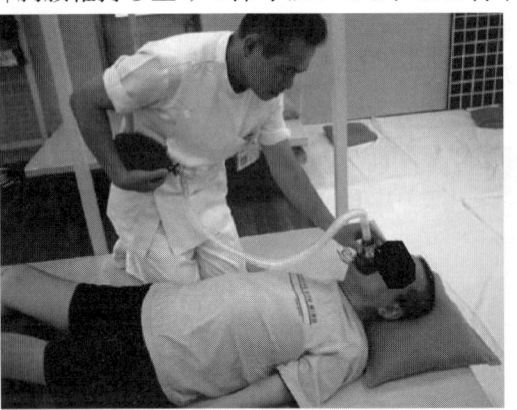

図25 蘇生バッグによる深呼吸と咳介助 バッグで数回空気を送り込み、息をため一気にはき出す（咳をする）

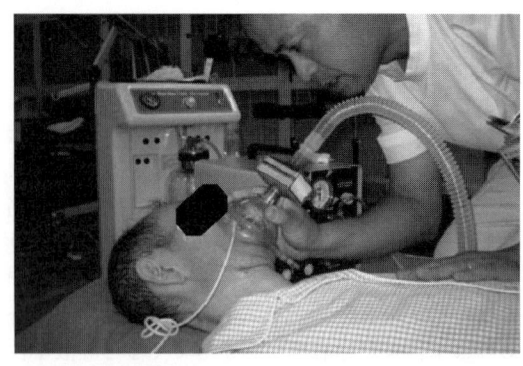

図26 機械的咳介助（Mechanically assisted coughing :MAC） 機械で吸気と呼気を助け気道分泌物や誤嚥物の排出を助ける、低い圧から開始し慣れることが大切。（Mechanical In-Exsufflator :MI-E 通称　カフマシーン）

> **ポイント!!** ALS患者さんが最も苦痛と感じるのは
>
> 意思疎通が困難なときが多いです。気管切開し、また表情筋も低下してくると、思うように自分の要求が伝わらなくて苛立ちまた疎外感を持つこともあります。近年コミュニケーション機器の進歩はめざましく大きな恩恵をもたらしています。様々な意思伝達装置や入力用スイッチが開発されています。今後も発展していくと思いますが、最も大切なことは、わずかな目の動きや表情の変化を見逃さないで何を言いたいのかをわかろうとする気持ちだと思います。

つぼを押されている感じがしてマッサージされている感じがする」などがありました。

呼吸理学療法中や直後に経皮的酸素飽和度や呼気終末二酸化炭素分圧の改善は観察されますが、より長期的で科学的な効果については今後も検討していかなければならないと思っています。

また心不全・不整脈・肺水腫・肺出血・肺塞栓・治療されていない気胸・高度な骨粗鬆症・骨髄炎・転移性癌・胸壁動揺・椎間板ヘルニア・長期ステロイド投与などでは呼吸理学療法が禁忌や要注意の場合もありますので、医師に相談して下さい。呼吸理学療法の影響は、数時間後に出現してくることもありますので（痰の喀出など）、患者さんの表情や呼吸の様子をよく観察して、常に細心の注意をはらって進めることが大切だと思います。

今回の紹介がALSに関係するケアする人とケアされる人に少しでも参考となれば幸いです。

（笠原　良雄）

X 訪問看護・介護

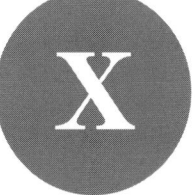

　難病ケアでは病院内でも在宅ケアにおいても多専門職種ケアチーム（inter- and multidisciplinary care team）が必要である。その構成メンバーは医師、看護師のみならず、リハビリテーション担当者（PT, OT, ST）、栄養士、心理療法士、医療ソーシャルワーカ、保健師、歯科衛生士、ケアマネージャー、介護福祉士やヘルパー、補完代替医療の担当者やボランティアなどである。

　米国では近年、医師が在宅患者を訪問する制度がなくなった上、入院でTPPVすることはICUと同じ費用負担が発生するため、TPPVは大変困難な医療となってきている。米国では限られた健康保険制度の中で外来のALSクリニックを中心とした外来診療と訪問看護が行われている。

　一方で、日本や英国などでは医師による訪問診療・看護が行われている。英国ではGPと緩和ケア医師の両者と訪問看護チームが対応している。日本でも24時間対応できる訪問看護ステーションや診療所が確立してきている。日本の特徴としてはヘルパーが患者・家族の了承のもとで、吸引行為を一部行っていることや診療報酬体系以外に介護保険や障害者自立支援法のサービスも組むことができることである。いずれにしても制度を十分に理解し利用することで患者の在宅ケアのレベルを向上させることができる。異なった医療制度の国ではALSケアの構築のしかたや患者・家族の意思決定の考え方は異なってくることが医療人類学的研究で明らかとなってきた。

47 米国の診療とケア

　諸外国における神経内科の臨床現場には、ALSクリニック、あるいはMS（多発性硬化症）クリニックといった疾患に特化したクリニックがある。それらクリニックに関する文献では、学際的アプローチによる運営を行っていることが記載されている。私は、約10年間、東京都の難病医療相談会に相談員として携わっていたが、その経験からALSをはじめとする神経難病に対しては、学際的アプローチが必要であることを認識せずにはいられなかった。

　米国には、数々のALSクリニックが存在する。私はニューヨーク州ニューヨーク市にあるコロンビア大学のMDA/ALSセンターにて研修を行い、ALSクリニックにおける学際的アプローチの実際を学ぶことができた。その概要と今後のわが国におけるALS診療についての私見を述べる。

コロンビア大学のMDA/ALSセンターにおけるALS診療の実際

1）コロンビア大学のMDA/ALSセンターの紹介

　コロンビア大学は、マンハッタン島にあるアメリカの名門私立大学である。その大学の神経科学研究所内のMDA/ALSセンターは、1987年に公式業務を開始したが、その20年前から、ALSの研究や診療を行っており、長い伝統を有する。また、MDA（筋ジストロフィー協会）が1987年時に、全米でたった5つのALSセンターを指定したうちの一つである。

2）ALSクリニックの実際

(1) 診療スケジュール

　当MDA/ALSセンターにおける診療の週間スケジュール（表1）は、月曜日は全神経疾患を対象とした一般診療ならびに、臨床試験が実施される。火曜日がいわゆる「ALSクリニック」で、午前6名、午後6名の計12名のALS患者の診療・ケア（相談）を行う。患者は2ヵ月から3ヵ月に一度の頻度でクリニックを受診する。水曜日は、研究日（休診）。木・金曜日は、医師が、個人開業的に診療を行う。

　火曜日の「ALSクリニック」の一日のスケジュールは、午前と午後の各3時間に、各6名の予約患者の診療・ケアを行う。開始直前と終了後にスタッフ間カンファレンスを行う。十分な情報共有がなされており、チームワークもよい。受診者は、独歩の方、車椅子の方、寝台車で来院される方など、軽症から重度な方までさまざまである。3時間で、6名の患者の診療・ケアを行うのはとてもハードで、午前の受診者のうち、最後に帰った方は、約14時近かった。スタッフは、ろくにお昼をとる時間もなく、午後の患者に対応していた。

表1　MDA／ALSセンターの週間スケジュール

月 (Mon.)	一般診療　全神経疾患対象の診療/臨床試験
火 (Tue.)	ALSクリニック
水 (Wed.)	リサーチデイ（研究日）休診
木 (Thurs.)	プライベート・オフィス（個人診療）
金 (Fri.)	プライベート・オフィス（個人診療）

8:45～9:00	スタッフミーティング
9:00～12:00	午前の部の診療　6名
13:00～16:00	午後の部の診療　6名
16:00～17:00	スタッフミーティング

> **ポイント!! ALSナースの役割**
> ・神経内科医師と密接に業務を行うこと
> ・診療チームによる取り組みの調整をはかる
> ・在宅療養支援のためのケアサービスの調整を行うこと
> ・患者・家族に対する教育を行うこと
> ・患者の代弁者をつとめること
> ・患者に地域ケア提供者、社会資源やサポートグループの照会を行うこと

(2) 様 子

ほとんどの患者は1人もしくは2人の家族同伴者があった。患者は一組ごとにプライバシーが確保される個室（診療室）に通される。診療室のドアの前にかけられたホワイトボードには、患者のイニシャル名と、診療にあたるスタッフの職種のリストが記載され、職種の横には「イン」「アウト」のチェック欄がある。

入室する際は、「イン」、退室した際は「アウト」をチェックすることで、この診察室では、今、どのスタッフが対応しているかどうかがわかるしくみになっている。各職種は、空いている診療室を次々と順不同で回っていく。家族は、熱心にメモをとったり、またあらかじめノートいっぱいに用意してきた日々の療養生活の中でわいた具体的な質問の数々を各専門職にぶつけていた。その様子は真剣そのものであった。

スタッフの職種は、図1の中心に記したように、多種多様である。これらの職種は、病院ならば、どこでもそろっていることであろう。しかし、外来診療という場で、しかも患者数よりも多い専門職が、一同に会しながら、ALS患者・家族の診療やケアを行う光景は、形容しがたいほどすばらしいと思わされた。それぞれの役割については、明文化されており、また記録用紙一式の中で、どの職種が何を担当するのかといった分担が、実践上、明確になっていた。

それぞれの専門職はそれぞれの専門性にもとづき診療・ケアにあたる。たとえば、「栄養士」の関わりは、栄養評価にもとづき、体重減少著明な場合は、経口と胃ろうの両方からの摂取のすすめや高カロリー栄養製品の紹介といった対応策を指導する。

「言語療法士（ST）」の関わりは、嚥下機能の評価のために、その場で3～4種類の検査（アップルソースを飲み込んでもらい嚥下状態を確認したり、嚥下に関わる呼吸機能の評価など）を行い、その結果、現在の状況と病状進行の1歩先を見超しながら対処法の指導を行うなど、大変個別的で、かつ専門性が高い関わりを見学できた。

なお、看護師の役割については、クリニック内外の調整役として重要な役割を担っている。

患者数よりもスタッフの種類・数が多いため、廊下では、あふれた職種がコミュニケーションをとっている場面もみられた。こういったことで、職員間の意思疎通や情報交換が円滑化し、職員同士の自然な合意形成につながっていくと考えられた。

また、多職種がALS診療・ケアという同じ目的で、同じ場所に会して協働する場は、己の専門性の発揮・向上のみならず、他専門に関する知識が涵養される機会となり得る。つまり職員間の相互交流によりALSの診療において全域にまたいだ最新の知識の習得につながっていくと考えられた。そんな意味では、学際的アプローチをとるALSクリニックでの実践そのものが、全関係職種がお互いにお互いの質を高めあえる教育の場と化していたように思う。

(3) 患者・家族教育プログラム（地域支援）

隔週で月曜日の18:00～20:00に、市内2ヵ所の教会で交互に、患者会と当MDA/ALSセンターとの協働で、患者・家族教育プログラムが実施されている。これは、患者・家族間の相互交流とメンタルサポートを意図したものであり、私が参加した日は約32名の患者・家族・遺族の参加があった。

ピザやドリンクを囲んで約1時間、自由に談笑したあと、患者と家族は別室に別れるよう指示があった。それぞれの部屋では、大学（クリニック）側から派遣された職員がコーディネーター役を担い、患者や家族の思いを表出しつつ、かつ教育の機会となるような場にしていた。

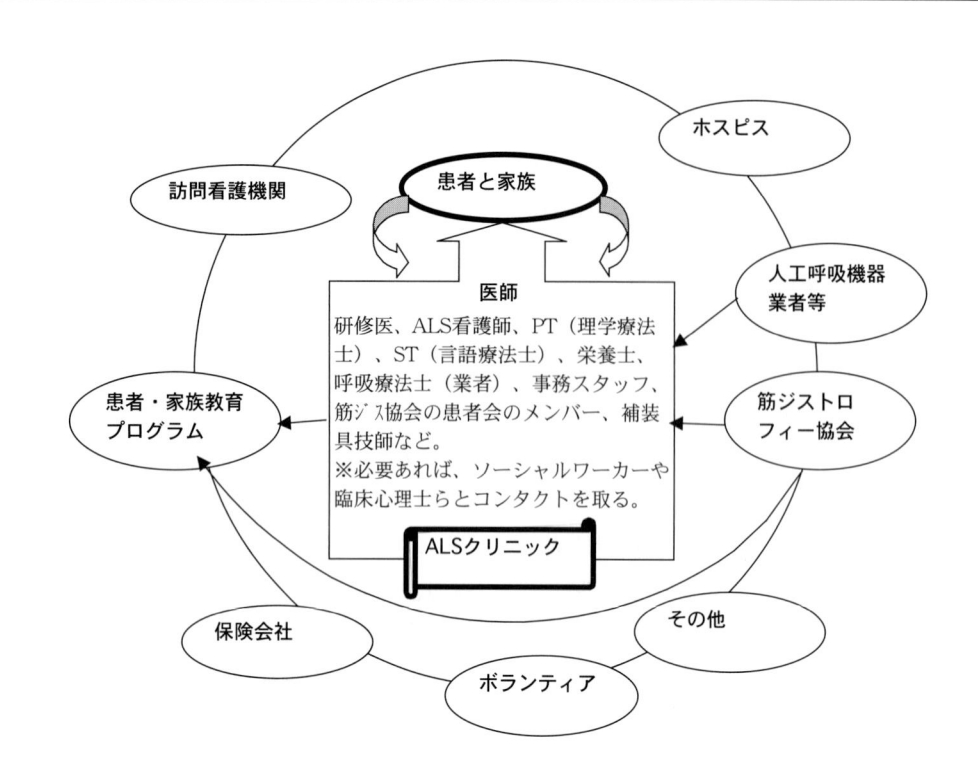

図1 ALSクリニックのスタッフの種類と地域支援概念図
（著者の図式化による）

コーディネーターは、参加者に対して、自分が新人なのか、中級、上級者なのかを自覚し、いろいろな段階の人がいることを意識させつつ、参加者一人一人が、つらいことや乗り越えてきたことなどを発言することを促していた。このようなクリニック外における活動を通してみると、患者・家族をクリニックだけで支えるというのではなく、地域で支えあっており、重層的な支援体制があることを感じた（図1）。

(4)臨床試験について

研修先のMDA/ALSセンターでは、NIH（国立保健院）あるいは筋ジス協会から助成を受け、コエンザイムQ10をはじめ、遺伝子、栄養など、全部で10種類の臨床試験を請け負っており、私の研修当時は、6種類の臨床試験が実施中であった。

その臨床試験においては、看護師や栄養士、PTらは、ただ単に検体採取や検査を実施するだけではなく、同時並行で、患者・家族の状況を情報収集したり、相談やメンタルケアを行っていた。

日本との違いから見た米国ALS診療の特徴と米国から学ぶ我が国のALS診療のあり方

日本の現状と対比しながら、米国のALS診療の学際的アプローチの主な特徴を以下にまとめた。

1) 専門分化・個別性が高いケア

各専門職の専門分化が明確であり、その高い専門性に基づき、患者一人一人が抱える多種多様な症状や問題に、個別性高く関わっていた。日本では、それらの仕事を神経内科の医師と看護師のみが一手に引き受けているふしがあるが、医師や看護師もオールマイティでなく、ALS患者のかかえる多種多様な問題に対応するには能力的にも時間的にも限界が伴う。

医師や看護師の教育はもちろんのことであるが、日本においては、ALSの難病相談や外来診療の場において、神経難病分野に精通した理学療法士、作業療法士、栄養士などのコメディカルの育成と導入をはかっていくことが課題であると感じられた。

2) 待ちの姿勢や現状対処よりも攻めの診療・相談（先手アプローチ）

米国の診療やケアは、進行を見込んで先へ先への症状対処をしていた。「今かかえている症状よりも明日の症状」といった視点である。日本では、現症状や現問題に対処するだけの診療や相談に終わって

いるような気がする。しかし、一方で、人工呼吸器をつけるかつけないかの話だけが、診断告知後早々に行われ、先手で行われている傾向がなきにもあらずである。

ALS患者が抱える問題の中で、呼吸不全はもっとも重大なことであるが、四肢の不自由さ、流涎、嚥下障害などのさまざまな症状にも日々悩まされていることを認識すべきである。ましてや患者は、この病気とはじめて闘うわけであり、進行する多種多様な症状や障害に不安や戸惑いを感じている。そういった症状や障害の一つ一つに対しても、呼吸不全同様に先手アプローチが必要と考える。

しかし、それには必ず同時並行で患者の心理状態に対する評価やケアをしながら行うことを忘れてはならない。こう考えると、ALS患者が病気をかかえながら主体的な取り組みができるように支援するためには、学際的アプローチによる一つ一つの症状に対する先手をうったマネジメントが必要なのは言うまでもない。

3) 患者と家族を1単位にした関わり

日本における難病相談の場には、患者のみ、家族のみといったどちらか片方が多く、患者と家族の両方が出席するということは大変少なかった。患者が一人で、ALSという病気を理解することはとても困難で、家族がよき理解者・支援者となる可能性を高めるためにも、患者と家族が病気や進行について共通理解をすることは大変大切である。

可能な限り、米国のように、診断早期から患者と家族をセットにした診療・相談を行っていくことが望ましいと考える。

4) 患者会と大学（クリニック）の協働

患者会のメンバーが診療に参加し、ALS患者・家族一組一組に対して、患者会の紹介を行っていた。また、クリニック外においては、市内の教会で、患者会と大学の協働により患者・家族教育プログラムが運営されていた。このように、クリニック内外での大学と患者会の協働・交流が行われていた。

5) エビデンスが生かされた実践

大学研究所内にあるALSクリニックだからかもしれないが、臨床と研究活動が一体化されているとともに、最先端のエビデンスが即、診療やケアに還元されていた。

たとえば、低栄養は生存率に悪影響であるというエビデンスに基づき、早期から栄養維持のためのアプローチを栄養士が中心になって進めていた。また早期NPPVの導入が効果的であるとのエビデンスから、呼吸機能の低下の所見が見られた頃から早期にNPPV療法を積極的に進めていくなどの対応がとられていた。

とかく日本では、臨床は臨床、研究は研究というように、臨床（診療あるいは相談の実践）と研究が乖離している状況がある。盛んに行われている研究の成果をぜひ実践に生かした診療・ケアが望まれる。

診断時から重度にいたるまでの包括的ケアを

米国では、外来診療の場で、多職種による専門性高い診療やケアが行われていた。日本では、症状・障害がハイテクケアレベルにいたった在宅療養支援の段階で、様々な機関・職種を巻き込んだ在宅療養支援体制づくりに取り組むのがほとんどの実状である。

米国では、人工呼吸器を装着して療養する患者が少ないため、ケア資源の配分が、わが国とは、ウエイトの置き方が違うことは言うまでもない。しかし、ALS患者・家族が、病気を抱えての生活に主体的に取り組めるよう支援するためには、病状進行が速いALSだからこそ、特に診断直後からの学際的アプローチによる早期介入が必要なのではないか。治療法がまだ解明されていない病気だからこそ、診療と相談・ケアの一体化が必要なのではないか。

わが国では、現在、保健福祉事務所における特定疾患の申請時相談や難病相談会、病院の外来診療と入院医療、難病相談・支援センターなどが、ほとんど別個に機能しているのが実状である。

これらの機関で提供される支援を地域ごとにシステム化し、診断時から重度にいたるまでの継続性、病院と地域とのケアの融合、かつ複雑多様な問題に対応できる学際的アプローチを兼ね備えたわが国独自の包括的ケア提供をめざした支援体制のあり方をさらに模索していく必要があろう。

（牛久保　美津子）

48 世界でも珍しいALSの出産をして
－家族の介護には限界があるから－

　私はALSを発病して16年、2年前人工呼吸器装着して生き長らえている50歳の患者です。この病気の特徴で、人によって発病の仕方も進行も様々なので、当初は絶望した私も、月日の経過と共に落ち着いて考えられるようになりました。

　昭和医大に検査入院したのが1993年1月。その時は、はっきりとは告知されず、曖昧に「神経性の筋萎縮症」と嘘の診断を頂きました。医者がはっきりと言わないから他の科を受ける時に紹介状をもらい、初めて病名が分かりました。半年以上は泣いて暮らしました。私に病気の事を告げずに隠していた夫にも当たりました。

　自分だけが不幸のどん底に突き落とされ、社会から隔絶されたようで、どうすればいいのか苦しんだ時期もありました。けれども、ALSになって以来、ALSであることを常に自覚してはいますが、絶対に病気に負けたくないという気持ちで生きています。病人だと思わないで生きている事が進行を遅くしているのかもしれません。自覚症状の出た1991年から数えると、今年で実に17年目になります。なんと長い月日をALSと共に過ごしてきたことでしょう。

妊娠と出産

　病気の進行は遅くても確実に進行していますから、いずれは呼吸器をつけて生きる道を選択すると思います。1994年7月にハワイへ旅行に行った後、体に変調を覚え婦人科を受診、妊娠を知りました。ALSだとわかっていながら、赤ちゃんを産もうとするのは、傍から見れば無謀としか思えなかったかも知れません。けれど、夫も彼の親も私の両親も誰一人反対する者はいませんでした。(でも、彼らの心中を察すると、今頃になって熱いものがこみ上げてきます)。

　何もかも嫌気がさして弱気になっていた私に、生きるようにと神様が授けてくれたのだと思い、迷うことなく産むことに決めました。その頃の私は、ま

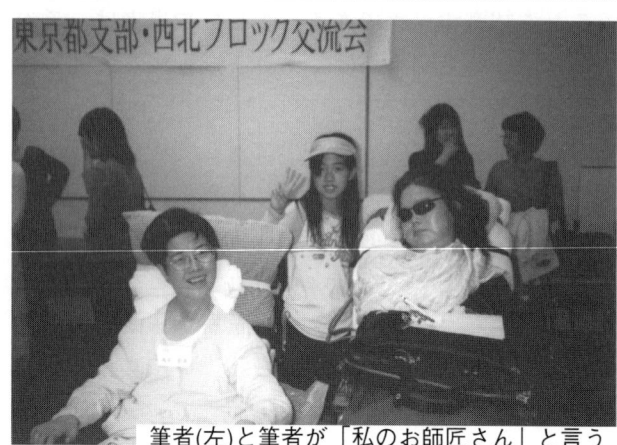

筆者(左)と筆者が「私のお師匠さん」と言う橋本みさおさん

だ自分のことや家事は、何とかこなしていました。子どもを産むこと、育てることに関しては、ただ漠然とした可能性に賭けていたのかもしれません。でも、無責任な可能性ではなく、その頃の私の体力と気力、家族の協力も考え合わせたものです。

　ところが、妊娠4～5ヶ月目に入った頃に、初めに通っていた医者から中絶を勧められました。「このままでは生まれ出ずる者も殺される」。どうすれば良いのか悩みました。

　「そうだ！ 医者を変えればいいんじゃない。」そして私の主治医であるT病院のI先生に相談しま

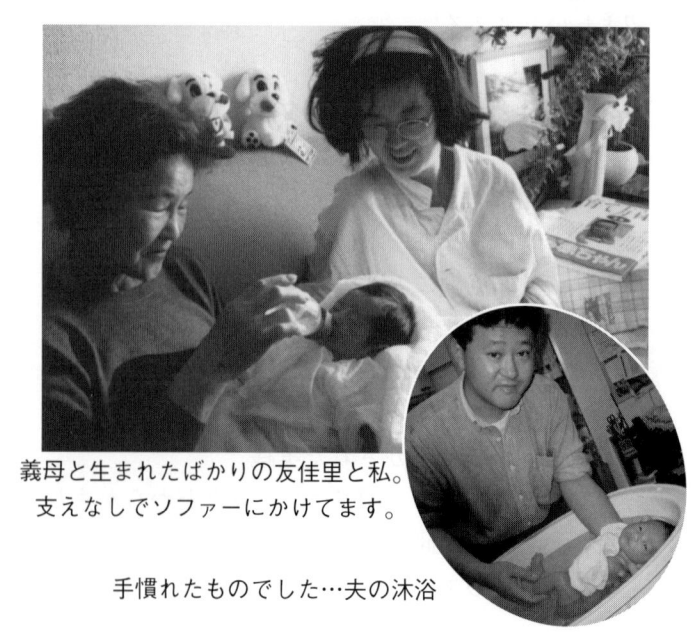

義母と生まれたばかりの友佳里と私。支えなしでソファーにかけてます。

手慣れたものでした…夫の沐浴

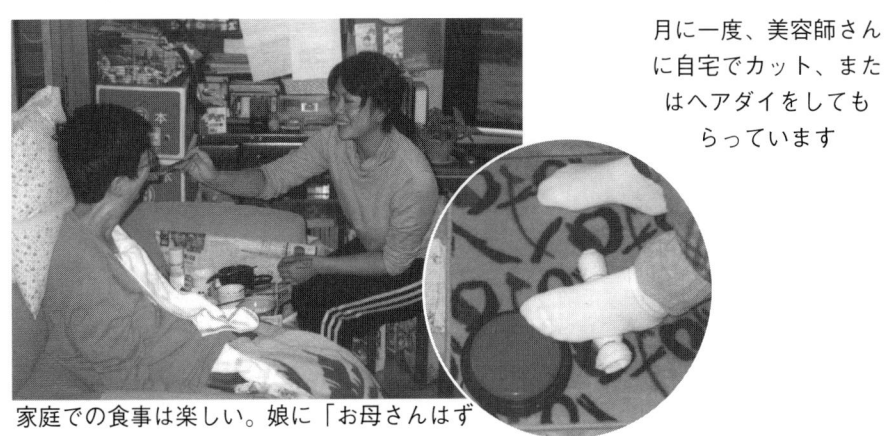

月に一度、美容師さんに自宅でカット、またはヘアダイをしてもらっています

家庭での食事は楽しい。娘に「お母さんはずるい！ご飯食べながらパソコンやって、テレビ見てる！」と言われます。（足元スイッチの成せる技です）

した。Ｉ先生は頭ごなしに出産すること否定はせず、家族にＡＬＳのことを説明し、私の意思も確認した上で、産婦人科のＩ先生を紹介して下さいました。Ｔ病院の誠意ある医師や熱意ある看護スタッフに巡り会い、1995年3月に普通分娩で無事に出産しました。

ＡＬＳで出産するのは世界的にも珍しいとのこと。そういうことに果敢に取組み、挑戦してくれた病院とスタッフに感謝します。あのとき、あきらめずに自分の意思を伝え、協力者を探して本当によかったと思います。人間の持つ未知の力と可能性を信じて、これからも生きて行けると感じました。そして今、13歳になった娘と49歳の夫と幸せに暮らし、24時間を介護者と共に過ごしています。

子育てのこと

出産後に私が落ち込んだのは、私の赤ちゃんを自分一人では何一つ出来ないということです。家事をこなすのも無理になっていました。一度、人に頼ってしまうと楽な方を選んでしまい、今まで自分で出来ていたことさえ出来なくなってしまいそうだったから、極力自分でやれることはやりました。

ＡＬＳで必要なことは、今、自分は何ができて、何ができないのかを知り、周りの人に理解してもらう事です。出産後は、実際には、自分で自分の体を支えてバランスを取って歩くのが精一杯でした。赤ちゃんを膝の上に載せて抱く事はできましたが、立ったままで抱ける訳がありません。

母となったからには、自分で自分の子を抱きしめたいのは当り前のこと。抱けないことから受けるストレスは当人以外知る由もなし。出産後、暫くは、義母が泊まり込みで私と友佳里（娘の名前）の世話をしてくれました。義母は友佳里が生まれる前からの一番の理解者で、いつも励まし勇気づけてくれました。夫も毎日沐浴を担当してくれたり、仕事の疲れもあるはずなのに哺乳ビンでの授乳を手伝ってくれました。

幸いなことに、病気の進行が遅い事に助けられ、友佳里が10ヶ月になる頃まではオムツを替えることができ、粉ミルクも作れ、少しは母親らしくできたと感謝をしています。そして、動けなくても目をかけることはできましたから、子供が動き回るようになった頃、危ないことをしそうになった時は、声をかけて防ぎました。不思議なことに私の言葉の聞き取りは、娘が一番が早く、介護者に教えていたくらいです。

みさおさんとの出会いと患者交流会

同じＡＬＳで練馬区に住む橋本みさおさんとの出会いが、私の在宅療養に対する考えを確固たるものにしました。私の夫は発病してから暫くは献身的な介護をしてくれましたが、病気の進行と共に彼の生活をあわせるのが不可能になりました。

考えてみれば、仕事も忙しいのに、家に帰ってからも私と娘の世話や家事に追われていれば無理もないことです。

夫が海外出張になったのを契機に夜勤のアルバイトを探したり、娘の成長に合わせてボランティアを頼んだり、すべて、みさおさんのアドバイスによるものです。みさおさんも私も家族に介護してもらうことには反対でした。家族の介護には限界があるから、早く介護体制を整えろと云われていました。私に子供が小さいうちは出来るだけそばにいてあげるように、入院生活などはもってのほか、在宅で頑

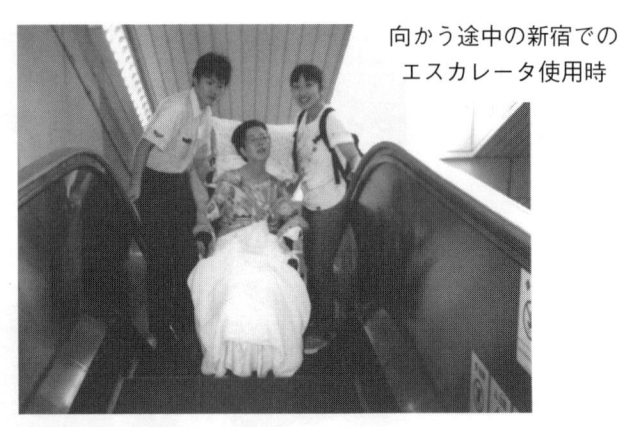

向かう途中の新宿での
エスカレータ使用時

一家で散歩は心身が共にさわやか。

張れ！と。

母として、妻として、主婦として、そして一人の女として如何に生きていくかを思うとき、先駆者がいたことは心強いことでした。

外出するということ

私は出かけるのが大好きです。買い物や映画、散歩の他に、娘の小学校の行事には、必ず行くようにしています。私が外出する事によって、周りの人達が何かを感じ取ってくれるといいなと思います。小学校にはエレベーターがないので、教室が２Ｆや３Ｆだと、車椅子にのったまま、御神輿し状態で運んでもらいます。５〜６人の人手が必要です。毎回、先生方や父兄の皆さんに助けられています。

また、患者交流会へも毎回可能な限り参加しています。多くの患者や家族に出会い、その不安や悩みを知り、同感し、前向きに生きている方からは励まされ、生きる力を与えられるのです。

一番、楽しみなのは夏に家族で避暑に行く'清里'です。子供との夏休みの思い出作りにと始めて、今年で３度目の家族旅行になります。バリアフリーのペンションに２泊３日で泊まります。食事もフルコースの刻み食を用意してもらえます。でも、何よりのご馳走は、美味しい空気と綺麗な景色なのです。できることなら、毎月一回は訪れたいくらいのお気に入りの場所なのです。

介護してくれる人々との毎日

みさおさんに「呼吸器をつけたALS患者の介護度が５だとしたら、呼吸器をつける前は介護度10にあたる」と言われたことがあります。確かに、まだ声が出る私の不明瞭な会話を聞き取り、かろうじて立てる私を支えてトイレに連れていくのは大変なことです。今、介護スタッフは昼夜合わせて17名、見習いが５名。19：00〜翌９：00までは学生アルバイト。日中は９：00〜19：00は、４事業所から、多い日は３交代で介護人。他に＋２業者が午前・午後に家事ヘルパーが入っています。

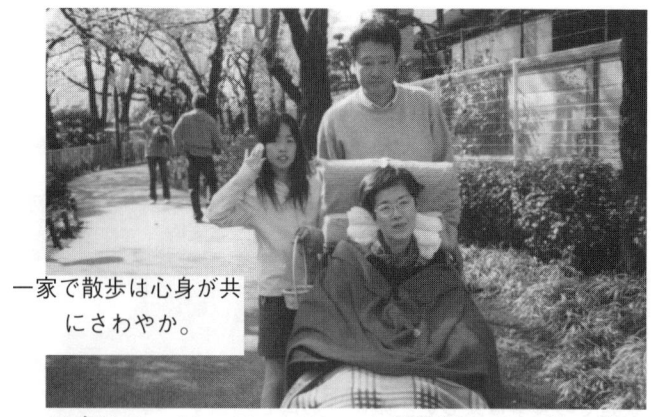

この介護体制が整うまでには、かなりかかりました。未だに人が足りなくて困っている毎日です。この病気になったことだけで、もう十分不幸で、いっぱい我慢しているのだから、これ以上我慢する必要は無いと思います。どんな事も我慢しないで発言していくことが大切だと思います。また、介護や看護に従事する人には、ALSの特異性を理解してもらい、患者の要求をわがままと受け取らずに、優しく見守って受け入れてほしいのです。

これからのこと

私が今、自分のやりたい事がだいたいできているかと聞かれたら、半分以下かも知れないと答えるでしょう。でも、周りの人達に助けられて、精一杯の事をしてもらっているから、毎日が楽しいのです。大切な事は、自分がどのように生きたいかを意思が伝えられるうちに家族に伝えて協力してもらう事。そして、何か『生きがい』を見つけて自分の持てる力を生かす事だと思って、精一杯生きています。

私のような若輩者がいうことではないと思いますが、姿が変わっても中身は何一つ変わりないのだから、病気になったことや自分の立場を嘆かないで、他の患者さんにも、明るく、楽しく、強く生きてほしいのです。また、自分自身でALSのことを理解するのが必要だと思います。

自分一人で悩まないで、同士がいることを思いだしてプラス思考で生きましょう！ALSと闘いながら、共に生きぬくために必要なのは、諦めないことだと思います。病気から逃げないで立ち向かいましょう！

（北谷　好美）

49 地方のALS患者さんへ 24時間ヘルパー派遣の取り組み

先駆的な取り組みゆえの「生みの苦しみ」

　私が所属するNPO法人いわき自立生活センター（以下、いわきCILと略す）は、03年4月にスタートした支援費制度の指定事業者となり、ヘルパー派遣に本格参入した。それ以前の6年間は、いわゆる有償ボランティア派遣型の活動を行っていたが、支援費への取り組みで、事業体へと大きく変容をとげたこの1年間であった。

　現在は月に約3500時間のヘルパー派遣を行っているが、支援費・介護保険が合わせて約2500時間、あと1000時間は有料介助派遣という個別契約である。全体の利用者約100名のうちALSと筋ジストロフィーの方が6名で、うち2名が人工呼吸器のユーザーである。

　いわきCILが人工呼吸器ユーザーへのヘルパー派遣を検討し始めたのは、今から3年前のこと。しかし最初は理事会やスタッフミーティングでも慎重論が強く、「医療の仕事ではないか」、「リスクが大きすぎる」などの声も多かった。「どんなに障がいが重い人でも、地域で生きたいという希望があれば全力で支援する」というのがいわきCILの理念であったが、それでも議論は難航した。

まず人工呼吸器装着者にタッチを

　そこで私は人工呼吸器ユーザーについて知ってもらうことから始めようと考え、02年6月に「ベンチレータと共に生きる」講演会をベンチレータ使用者ネットワークの横川由紀さん（札幌）を招き開催した（主催：いわきCIL）。このようなテーマでの講演会はいわき市で初めてだったこともあり、看護師やヘルパーさんなどが約100名も集まり、みなが熱心に横川さんの話に聞き入っていたことを今でも思い出す。

　「人工呼吸器をつけた方の自立生活が今広まろうとしている。われわれはその入り口に立っているんだな」との思いをいわきCILの多くのスタッフに共有してもらえたと思う。私はソーシャルワークでいう「ソーシャルアドミニストレーション」（社会福祉組織運営法）をわが組織に実施したことになる。

支援費・介護保険で11時間　それで24時間派遣の構造

　前述したいわきCILがヘルパー派遣を行っている人工呼吸器ユーザーのうちのひとりが、日本ALS協会福島県支部長の佐川優子さんである。佐川さんが国立いわき病院（当時は国立療養所翠ヶ丘病院）を退院した02年9月より、24時間のヘルパー派遣を行っている。当初は介護保険と市よりの全身性障がい者ヘルパー派遣の委託（週32.5時間）で、03年4月からは介護保険と支援費の2つの制度を併用する形で派遣を行っている。

　図は佐川さんの週間サービス提供表である。佐川さんはケアプランの作成を、いわきCILの援助で自己作成している。厚労省の大変あいまいな吸引問題の通知のおかげで、ケアマネを入れると話が進まない、というのが私のささやかな経験から導き出された教訓であり、私はケアプランの自己作成をみなさんにお勧めしている。

　さて、制度上は介護保険で1日に2.5時間、支援費の日常生活支援で7時間（月217時間）、移動介護で1.5時間（月50時間）の合計11時間の派遣となる。毎日15：00〜17；00はヘルパー2人体制なので、1日に26時間のヘルパー派遣をしているが、制度上は11時間しかみてくれないので、残りの15時間は佐川さんと有料介助派遣の契約を結んで派遣している（詳しくは後述）。

　佐川さんは一人暮らしであり、1日に15〜6回の吸引が必要である。24時間介助者がついていなければ生命にかかわることを行政も承知していながら、制度でその半分も保障しないというのは、一体どういうことか。この点をめぐる佐川さんといわき市と

図 佐川さんの介護計画票

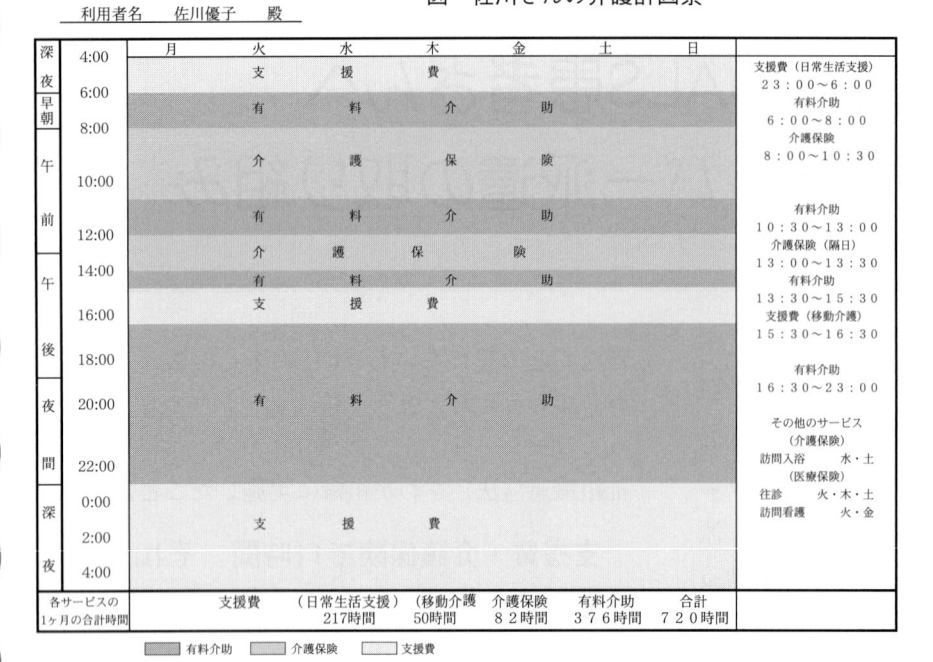

利用者名　佐川優子　殿

	月	火	水	木	金	土	日	
深夜早朝 4:00〜6:00	支援費							支援費（日常生活支援）23:00〜6:00
午前 6:00〜8:00	有料介助							有料介助 6:00〜8:00
8:00〜10:00	介護保険							介護保険 8:00〜10:30
10:00〜12:00	有料介助							有料介助 10:30〜13:00
12:00〜14:00	介護保険							介護保険（隔日）13:00〜13:30
午後 14:00〜16:00	有料介助							有料介助 13:30〜15:30
16:00〜18:00	支援費							支援費（移動介護）15:30〜16:30
夜間 18:00〜22:00	有料介助							有料介助 16:30〜23:00
深夜 0:00〜4:00	支援費							その他のサービス（介護保険）訪問入浴　水・土（医療保険）往診　火・木・土　訪問看護　火・金

各サービスの1ヶ月の合計時間：支援費（日常生活支援）217時間　（移動介護）50時間　介護保険 82時間　有料介助 376時間　合計 720時間

■有料介助　■介護保険　□支援費

の話し合いは現在進行中で、私もたびたびそこに同席し、他県の例などを示しながら改善を働きかけている。

「支援費の利用者が予想以上に増え、予算がパンク寸前」との全国各地の福祉事務所の窓口で毎日発せられているセリフにうなだれている暇はない。介護保険や支援費で限界なら第3の道を考えるべきではないか、と訴える。

たとえば宮城県が県単事業で実施している「ALS在宅療養患者介助人派遣事業」（月40時間）や「ホットいきぬきサービス事業」（月24時間）（＊この2つの事業の併用は可。利用者は20名　仙台市で実施している「全身性障害者指名制介護助成」（月60時間）利用者27名などの取り組みもある。

ALSや筋ジストロフィーの方の大変な療養生活の状態を示せば財政的にきつい状態といっても、単独事業を起こすことに一般市民の理解は得られると思う。

肝心の収支構造は赤字

ここで有料介助派遣の契約について説明したい。契約は「月〇〇時間の派遣を〇〇円で行う」ことを明記する。契約料はその方の支払える額で、としている。利用料の単価は、制度の一番低い単価＝1,530円としてあるので、一応正規の金額で算出させていただくが、契約料以外は値引き処理を行っている。たとえば、月200時間の有料介助派遣契約を月10,000円で結んでいれば、1,530円×200時間＝306,000円となるが、値引き296,000円を行い、請求

は10,000円となるわけである。

このような値引きが月平均100万円にも上っており、経営のことを考えると私の頭の中は酸欠になる。

制度を使っても足りない方は大勢いて、すべての方にこのような対応をしてあげたいが、弱小NPOができることにはおのずと限界がある。そこで当面対応するケースとして、日常生活に常時介助が必要であり、なおかつ一人暮らしか同居する家族がいても介助が望めない方としている。

赤字でも派遣が継続できる理由

では、このような異常な収支構造にありながら、派遣を継続できているのはなぜか。

それは、ひとつには、制度を上回る派遣を行っているケースでも、赤字にはならない仕組みを作る。工夫をする。＊ここで言う「赤字にならない」というのは、派遣したヘルパーの給与を制度からの収入でどうにか払えるということであり、収益どころか事務経費も残らないのだが…。

たとえば、支援費は支給量（1ヶ月に使うことが認められたサービスの時間）を、どのように使うかは利用者の選択にゆだねられている。（このことが介護保険に比べ「使い勝手のよさ」になっている）そこで24時間ヘルパーを派遣しているケースでは、利用者の同意を得た上で、深夜帯に支援費（日常生活支援）をあてている。深夜帯は日中に比べ単価が1.5倍になるからだ。介護保険の場合、使えば使うほど一割の自己負担として跳ね返ってくるが、支援費はよほどの高収入の世帯以外は自己負担がないか、ごくわずかですむ。（若干の問題はあるものの、支援費をこのような「ベターな制度」にしていった陰には、障がい者自立生活運動の長年の努力があったことを我々は記憶すべきである）

さらに利益部門も持っていること

ふたつには、事業全体では収益がでるようにし、収益のでないケースを抱えられるようにすることである。そのために事業規模の拡大もはかった。事業

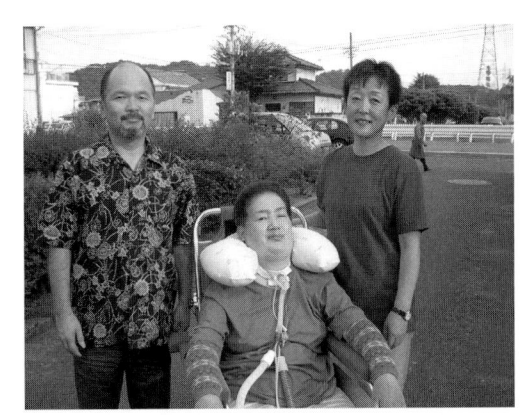

写真左が筆者、中央は佐川優子さん、右は佐川さんの介護にあたっているヘルパーさん

の裾野を広げた。

この対極に、全身性障がい者数人だけに限定したヘルパー派遣という事業所もあるかと思う。この場合の不安要因は利用者の入院である。入院中は介護保険・支援費とも使えない。その間のヘルパーの給与をどうするか。ひとつには、実働払いの登録ヘルパーや学生の有償ボランティアだけでチームを作るという方法もあるが、不安定雇用であり、矛盾がすべて働く人に押し付けられる形なので、私としては避けたい方法と考えている。

いわきCILでは、全身性障がい者への長時間派遣は常勤職員（月給制・社保加入）を柱にして組んでいる。吸引など特殊な技術が求められるケースには、安定的な介助体制が必要だからだ。

理念の持つ力

このようなシステムが実行できるのは、いわきCILがNPOであるということに加え、「どんなに障がいが重い人でも、地域で生きたいという希望があれば全力で支援する」ということを中心的理念としているからである。

私は行政が主催する会議や、自分が委員をつとめる各種審議会の席上で、先に述べた現状を訴えている。そして、このような「特殊な構造」では他の事業者が人工呼吸器ユーザーへのヘルパー派遣に踏み出すのは困難であること、もっと制度の底上げをはかり、他の事業者も参入できるようにして欲しいとアピールしている。

東京都のいくつかの区を除けば、全国的にはいわき市と似たような状態ではないかと思う。待ったなしの厳しい療養生活を送っている患者さん・家族にとって制度の立ち遅れは大問題だ。しかし嘆いてばかりでは事態は改善しない。

いわきCILが全身性障がい者の自立生活を初めて支援した7年前は、障がい者へのヘルパー派遣は週10時間（！）であった。それが今ではまがりなりにも1日11時間となっている。その間は行政・議会への働きかけを活発に行い、5年前には県庁へのデモ行進も行った。

人工呼吸器ユーザーへの支援については、これまで大都市部の情報が多く、私たちのような制度が未発達の地方で暮らす者には別世界の話であった。

今回の私の文章が、ALSの患者さん・家族の現状に心を痛め、「なんとか支援できないか」と考えている地方の事業所や相談員などに少しでもお役に立てれば幸いである。

【追記
 支援費への包括的な報酬体系の導入の動きについて】

厚労省がとりまとめた「障がい者（児）の地域生活支援の在り方に関する検討会について」が8月6日に発表された。その中で「サービス利用者間の公平を図る観点から、たとえば、1月当たり相当量を超えるサービス提供については、包括的な報酬体系の導入といった選択肢が考えられるが」との文面が突如として登場した。同検討会の委員からは、これについては、反対意見が多数上げられていたと聞く。それを押し切っての記載であるから、厚労省側の相当強い意志を感じさせる。

サービスを申請した個人のニーズを把握し、どんなサービスがどれだけ必要かを見極めるのがケアマネージメントではなかったのか。包括的報酬体系の発想には、ケアマネージメントのケの字もない。もっとも介護保険こそ、どんなに障がいが重くても要介護5までという利用できるサービスの上限設定のシステムであり、その「真髄」がこっそりと支援費に持ち込まれようとしているのだ。

もうひとつ、これは私の超主観的な見方なのだが、制度の不足分をカバーしているNPOの存在を当て込んで、「24時間必要な重度の人でも○○円ぐらい支給すれば、あとはNPOがカバーしてくれるだろう」という計算が、どこかでだれかによってなされているに違いないと思うのだが、これって考えすぎ？

すっかり「当て込まれている」弱小NPOの事務局長として、「公的責任」を死語にしかねない、このような動きには断固反対したい。2004年10月記

（長谷川　秀雄）

50 高知の「お山の介護人」
創意工夫で不便を乗り切る竹本文直さん

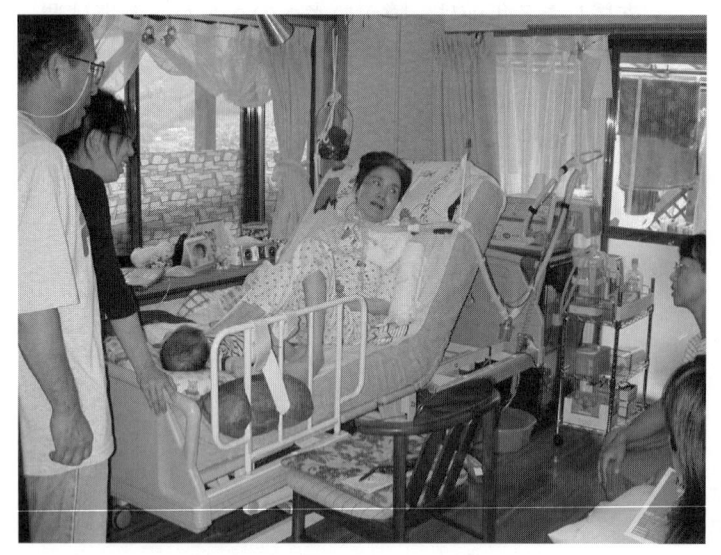

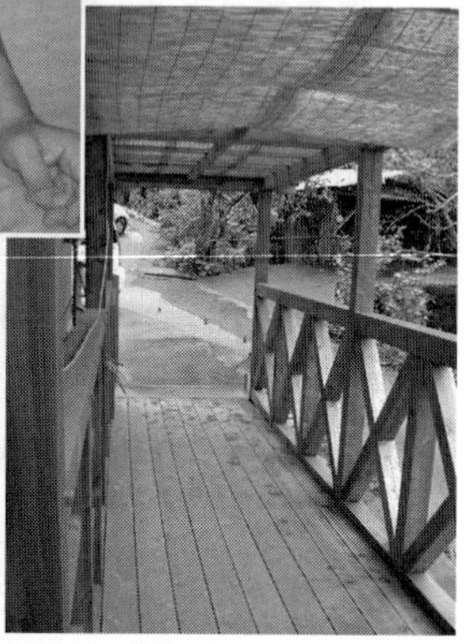

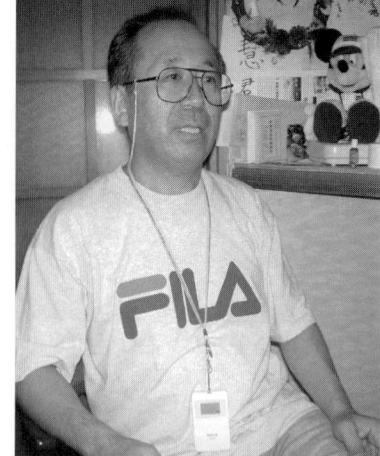

← お山の介護人こと、夫の文直さん。介護に楽しい工夫が満載。（「父ちゃんコール」の受信機をいつも携帯）

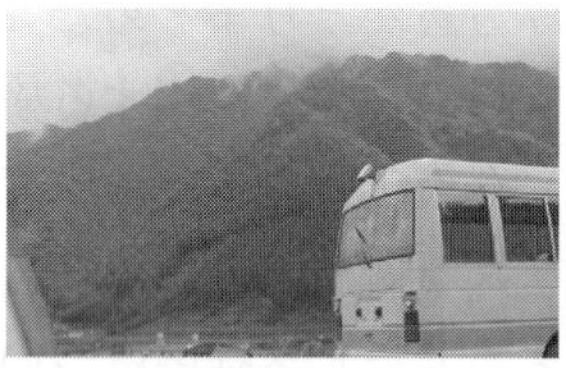

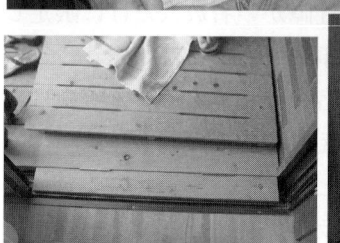

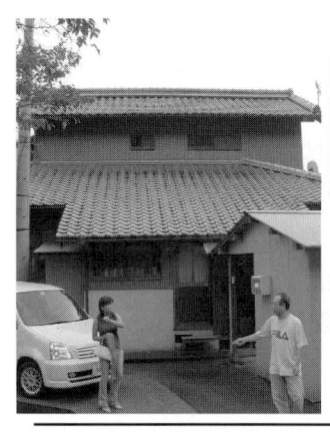

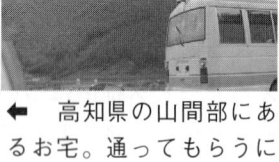

↑ 週末は2人の娘さんたちとお孫さんも集まり、窓辺の明るい部屋でにぎやかに近子さんを囲む

← 高知県の山間部にあるお宅。通ってもらうには不便なため、ヘルパーも十分に来てもらえない。
↑→ 豊かな自然に囲まれて

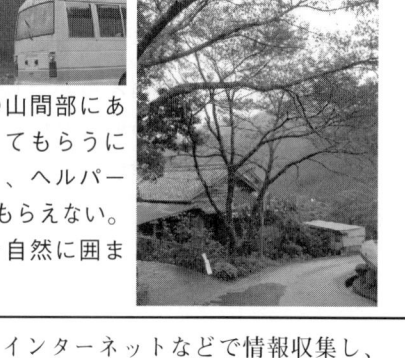

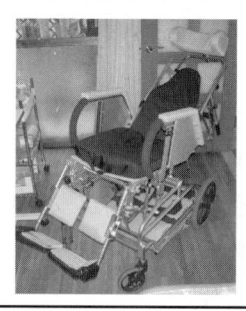

↑手作りのスロープ↑

← 娘さんチョイスのカラー、オレンジがおしゃれな外出用オーダーメイド車椅子（松永製作所製）

　お山の介護人こと竹本文直さん（54歳）と介護人の夫を養う?!ALS患者の竹本近子さん夫婦。高知県吾川郡の山間部にあるお宅は茶畑に囲まれ、小川のせせらぎとのどかな澄んだ空気がある。しかし、引き換えに各福祉事業所のエリア外として、社会資源の活用がはばまれている。

　そのため、郵便局勤務だった文直さんは専任介護人となった。

診断と同時の呼吸器選択

　ALSと診断されるまでに2年2ヵ月かかったが、そのときすぐ呼吸器をつけた。血中酸素濃度はすでに80台後半で、「よく生きてたね」と言われたという（正常値は90台後半）。

　病名がわからない間も文直さんはインターネットなどで情報収集し、ALSを疑っていた。ある程度予備知識があったとはいえ、実際の診断、告知後は呼吸器をつけるかどうか当然迷った。できればつけたくない、鼻マスクでと思っていた。

　しかし車で10分という近所にALSの男性患者がおり、介護をしている奥さんも明るい人で、「ああいう形で生きられるなら」と呼吸器をつけることを選択した。

　現在、近子さんとの会話は口ぱくで大体理解できる。誤嚥が少ないため食事は口から。本を片手に夫の手作り和食が基本の普通食である。

人の手が欲しい

　山の上で不便なため、人の支援が少ない。介護保険も受ける介護が少なくて使い切れない。生協にも加入。24時間介護をしている訪問看護施設も近くになく、文直さんが1人になるのはせいぜい30分。手作りの「父ちゃんコール」の受信できる40m以内でである。現状では仕事をすることは無理だ。

　吸引は多いときは20回/日、もちろん夜も続く。文直さんは同室内のソファーベッドで睡眠をとり、体位交換は毎夜2〜3回。ショートステイは04年11月18日から25日まで1週間支援病院へ入院。2年ぶりである。

　「学生ボランティアでも来てくれないかな？」と思うが、話はあっても不便さからか続かないという。

高知の「お山の介護人」●50

↓ 近子さんの動かせる足周辺にあるのは操作スイッチ、「父ちゃんコール」、「緊急通報スイッチ」
（独居老人用に行政が作った物を特別に支給してもらった。文直さんが倒れたときに、患者と共倒れにならないために…しかし今は近子さんの足が届かないようになってしまったが）

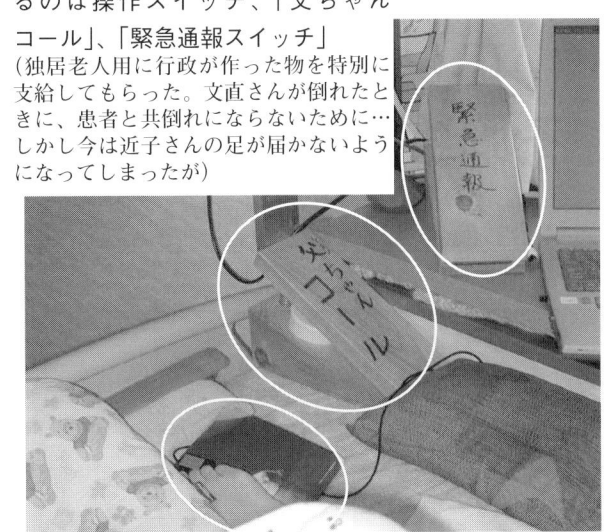

スケジュール

曜	午前 / 午後
月	訪問入浴 / 訪問リハビリ
火	訪問看護 / 訪問介護（2H）身体介護・散歩
水	訪問入浴 / 訪問介護（1.5H）身体介護、家事援助
木	訪問看護 / 訪問介護（0.5H）身体介護
金	訪問入浴 / 訪問看護
土	訪問介護（0.5H）身体介護 / なし
日	なし / なし

※2週間に1回の往診でカニューレ交換。

発症：平成12年
呼吸器装着：平成14年
看護・介護環境：ほとんど文直さんの家族介護。買い物は看護師さん週3回2時間ずつの訪問中に行う。

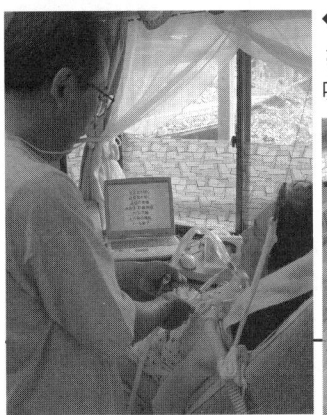

← ↓ 是非ともみなさんに紹介したい、吸引チューブ

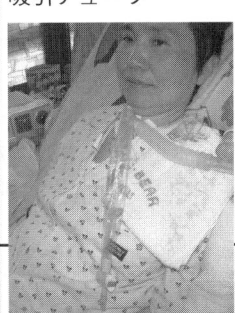

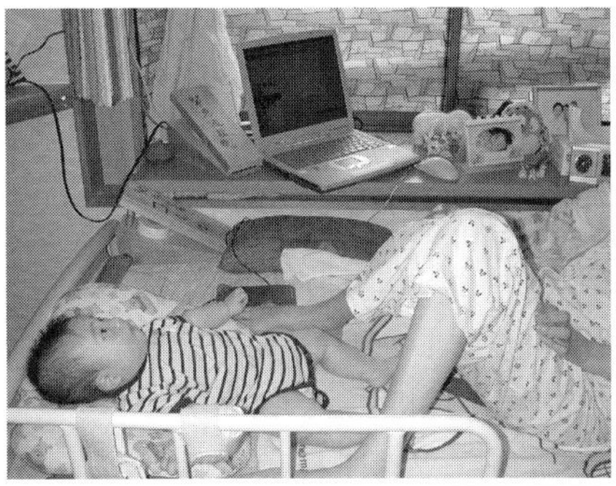

← ベッドの足下はお孫さんの定位置。近子さんと一緒に、写真を見ている様子
足スイッチにてHPやメールチェック

吸引チューブを広めたい

主治医から紹介された米国製の吸引チューブを重宝している。特徴は、吸引チューブがビニール袋の中に密封されているため感染症のおそれが軽減、介護者が吸引のたびに手などを消毒する必要がないこと。週に2回交換（使い捨て）している。医療保険が使え、20個で3000円強の負担。高知県にはALS患者が多く、30,000人の人口に5人。内、4人が在宅。病院も担当患者の在宅でもこの製品を使用しており評判も良い。

その他、文直さんお手製の介護用スイッチ「父ちゃんコール」と折りたたみ式スロープ、吸引チューブ、おしゃれなオーダーメイド車椅子など、随所に工夫を施した製品が活躍している。介護を紹介したホームページも文直さんが作成。近子さんはALSになってからメールを始めた。また竹本家は無農薬でお茶畑野菜も作っている。

初めての遠出

2003年10月に、東京ディズニーランドに車で家族揃って旅行へ行った。言い出したのは近子さん。看護師、PTも同行。

はじめ飛行機を考えたが、申請などの手続きが大変で諦めた。調べてみると何かあっても患者側の責任になるよう、何も用意してもらえず、バッテリー含め全て自分達で準備しなくてはならなかった。

それならと車で決行。文直さんの運転で夜中の10時に出発し、2時間走って30分休むペース。休憩中にPTさん（保健所所属）がストレッチ。吸引などは看護師さん。人工鼻でトラブルがあっただけで、無事翌日午後2時半頃ホテルに到着。みんなくたくただったが本人が一番元気だったという。

お山の介護人になって

介護を振り返ってもらうと、「想像と似たようなものだった」、つまり「楽でもないし、死のうと思う程でもなかった」という。近子さんが明るく、精神力も強い。つらいことはあるが、そればかり思っていると病気になってしまう。家族がみな楽観的なので明るいのかも、と話す。

将来を考えると、収入は年金と蓄えだけ。希望的観測では子供に養ってもらう。国の政策を見ていると、「田舎に居る弱い者は死になさい」と言われているようだが、この環境のお陰で進行が遅いのは事実だと二人は明るく笑っている。

【http://www15.plala.or.jp/ja5lbn/】

（竹本　近子）

51 患者とヘルパーが自信と誇りを持てる職場づくり

　どんなに重い障害を抱えていても、その人らしい生き方を支援し、共に創りだしていく介護と、ヘルパーが自信と誇りを持って働ける労働条件づくりをめざす事業所運営に、取り組んでいます。

なぜ事業所を立ち上げたか

　第一に、当時の介護状況が大変きびしく（その困難は現在まで継続している）、私のような医療行為を伴う重度の障害者に対応するヘルパーステーションがほとんどなかったこと。私は49歳でALSの告知を受け（1996年）、2000年3月には呼吸器を装着し、在宅での療養生活に入りました。ちょうど4月から介護保険がスタートし、民間のヘルパーステーションが市内にも30数ヵ所、立ち上がっていました（それまでは5〜6ヵ所の家政婦派出所に市が委託していました）。

　さて、介護保険を利用しながら、吸引などの「医療行為を伴う介護」を引き受けてくれる事業所があるのかどうか？　妻が働いている我が家ではそうでない家庭と比べ、ますます厳しいものがありました。幸い地域医療や、地域福祉の向上に努力している発足まもないAヘルパー事業所に、なんとか頼みこみ、引き受けていただきました。これまで派遣していただいていた事業所は「医療行為」を理由に断られました。

　それからの約2年間「ヘルパーの吸引が認められる」まで、ヘルパー事業所と私ども家族が一緒になって『違法なことやっている』という声との戦いでした。たとえばヘルパーが吸引している場面に出くわした看護師から『違法ではないの？』と、注意をされ、ヘルパーが辞めてしまったり、「A事業所が医療行為を売りものにしているのでは」というウワサがたち、それを耳にした妻が派遣を中止されるのではと心配し、関係者へのお願いと説得に駆けずり回っていたこともありました。

　このようにA事業所も大変な困難を抱えながら、

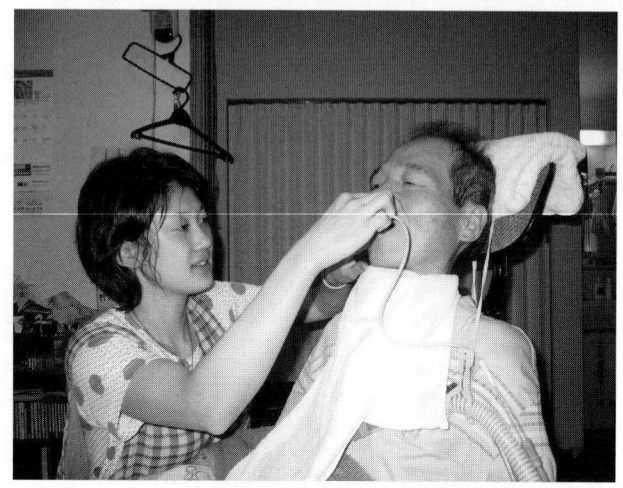

OLからヘルパーに転身した小林さん(21歳)と筆者の口腔ケア（毎日9〜18時ケアしてくれている）

患者・家族の生活を支えるためにと、幸い中断することなくヘルパーの派遣のために努力をしてくださいました。私ども家族にとっては、このような事業所が存在しなかったら、今の在宅での生活はなかったことと思っています。その後私が在宅での療養生活になってから今もなお、ALS患者・家族の同じような悩みがわたくしどもの所に多く寄せられています。どんなにか、そのための事業所が不足していることかと、痛感する日々です。

　第二に、在宅での療養生活も10年目に入り当事者だからわかること、当事者だから出来ることを考えました。

　患者同士の交流の場、患者の社会参加の場の必要性と当事者からみたよりよい介護を広げる事業所の必要性を強く感じていました。改めて当事者としての役割は、人と人との架け橋になること。それは人を助け、人に助けられる人びとをつなぐ架け橋。あえて言えばやさしさの連鎖をつくることではないかと考えています。もう一つは患者の存在、生きることが家族の生きる力をつくり、とてつもない困難に立ち向かうその姿が人びとを励しているといえるのではないかと思うようになりました。

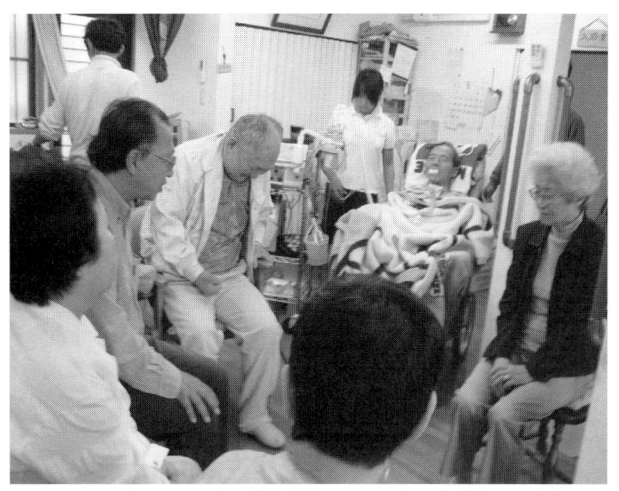

デイサービス利用者のリハビリ仲間と

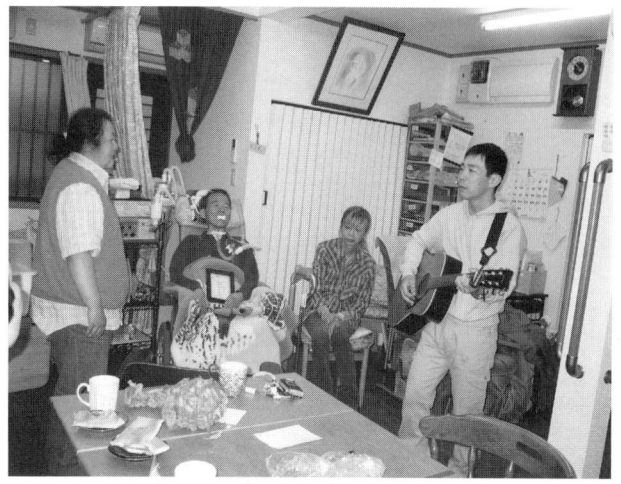

デイサービス利用者の誕生日会で

　このように当事者としての視点から障害者自立支援ネットワークわの会は、当事者主体の自立支援活動を取り組んで12年目に入っています。ここに要求があり需要もありました。担い手もいました。

　一方でALS患者の多くは、社会的にまた時には家族からも、孤立した状況に置かれるという実態が悲しいことに少なからずありました。私は『障害は身体が不自由なだけでありたい。その他は一市民として、社会的に孤立することなく自由でありたい』という思いで活動しています。普通に生きたいと思っています。病気になる前と違うのは体だけでありたいと思っています。

　時々、では普通に生きているか、と自問します。／6〜7割はそう思う／と答えが返ってきます。
　ではなぜ普通に生きられるのか。
(1) 福祉制度（介護保険と支援費514時間を柱とする）の活用。このこと　ぬきにすべてがなりたたない。
(2) 医療、看護、介護体制のある程度の確立。
(3) ボランティアなどの周辺の支援。
(4) 家族の同意と援助。
(5) 患者本人の意志。
　では普通に生きられない理由はなにか。
(1) それでも制度（介護保険と支援費）が不足すること。☆全国的には驚くべき格差が存在する。
(2) 訪問看護、ヘルパー体制が患者の需要を満たしていないこと。
(3) 吸引などをふくむ医療環境の不十分さ。
(4) ALSと言う病気の特性（治療法なし、進行性）。
(5) 患者の意志の強さと継続性における不十分さ。
　では、どうするか。
(1) まず自分がなるべく健康で普通に生き続けること。
(2) ALSの現状を知らせ、連帯の輪を広げる。
(3) 制度改悪などの実態を知って知らせて防ぐために、さらに改善させるためがんばる。
(4) 障害者を弱者が人間らしく生きられる予算を国や地方に求めていく。
(5) ALSの原因究明へ貢献する。
　こんなことも話し合いながら運営にあたっています。
　介護保険が実施され支援費制度になってから『みなし制度』を活用した自前のヘルパーステーション立ち上げの経験が東京都を中心に広がっていました（現在全国25,000ヵ所、東京3,000ヵ所）。
　このような取り組みに学び2003年7月、わの会はNPO法人を取得し、2004年1月からデイサービス、2004年3月ヘルパーステーション、2005年5月居宅介護支援事業を立ち上げることができました。
　この1年間の実績は、デイサービス利用者にALS患者2名、その他、難病患者2名が通所し1日13人の定員に、毎日高齢者中心に10人前後の利用者がおられます。ヘルパー事業では、ALS患者4人に18人のヘルパーが24時間・365日の要望にこたえています。現在利用者が約30人おられ、そのうち視覚の障害を抱える利用者さんは、14人おられます。この4月からは知的障害児への派遣要望にもこたえられるようになりました。2004年度、第1年目の実績派遣時間は介護保険制度利用者のべ1860H。支援者8500Hでした。

よい介護とヘルパーの労働条件の改善めざして

　当ヘルパー事業所では年間7〜8人の看護学生や

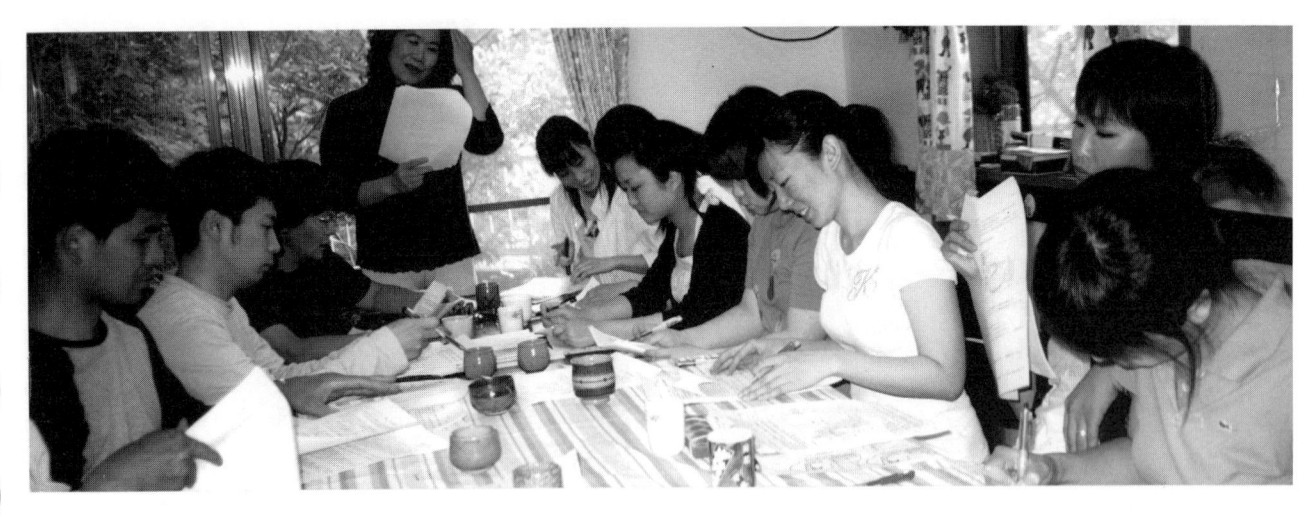

わの会の若者や看護学生を中心とした学習会

　一般大学の学生が、主にALSの患者を中心に夜間と休日の介護にあたっています。また、20代の若者がフリーターやOLから介護職を目指すという例も、年々増えています。彼らのように初めて介護職につこうとする者のために、ヘルパー２級や日常生活援助従事者の資格取得の相談にものっています。

　しかし、ホームヘルパーの八割以上が「登録型」などの非正規職員で、うち七割が月収十万円にも満たないと言われている全国的なヘルパーの現状があり、私たちのヘルパーステーションでも同じようなことがいえます。

　このようなヘルパーの労働条件を改善することが、よい介護につながと考え微力ながら努力しています。二年目にあたるこの４月から移動費、交通費、研修費補助を新たに計上しました。　理事長でもある私は、自身の介護のあり方について、自ら『お願いごと』を『介護通信』としてまとめた文章を用意し、解決してほしい介護方法などについては、看護士・経験豊かなヘルパー、時に学生さんの知恵をかりたり、また福祉専門学校の教員に相談しています。それらのプリントは、自分の介護にあたるヘルパーだけではなく、事業所全体で活用してもらっています。

　それは療養10年という時間の中での患者、家族だけでなく、医療、看護、介護にかかわっていただいたたくさんの人たちと様々にとりくんできた成功や失敗のまとめのようなものであり、一定の普遍性ももつと考えるからです。さらに進行性難病であるALSは患者の体力の変化にともない看護、介護の方法もかわるからです。

　一定以上の重い障害者は日常生活の一部またはすべてを人の介護、介助に頼らなければ生きて行けない。その理由はどのようであれ、多くの人びとが障害者の生活にかかわるようになる。そしてそれぞれの道筋から人間のいたみに対する協力者となっていく。介護、介助の世界では強さや競争でなく／やさしさ／の価値感が優先する。やさしさにはやさしさが対応し、新たなやさしさ、より深い豊かなやさしさを広げていく。つまりやさしさの連鎖が生まれ広がる。

　NPO法人わの会は、どんなに重い障害を抱えていても、その人らしい生き方を支援し、共に創りだしていく介護を目指すことと、ヘルパーが自信と誇りを持って働ける労働条件づくりの両輪を重視した事業所運営に、全国の仲間と共に歩みたいと思っています。

（佐々木　公一）

52 「自宅で過ごしたい」という願いに応えて

　岩手医科大学附属病院神経内科に診断目的で入院したALSの患者様は、2004年から現在まで約19名で、その中で、人工呼吸器装着後も在宅療養を継続されている患者様は2名です。患者様が在宅療養を望んでもご家族の介護力に対する不安が強く、在宅療養が出来ないのが現状です。そのため、ほとんどの患者様は病院での生活を余儀なくされております。

　在宅での介護体制を整えるためには、家族や介護支援スタッフの方々に対する在宅療養に必要な指導が看護師の重要な役割になります。また、患者様やご家族が無理なく在宅療養を続けて頂くために、社会資源を利用した介護支援体制も整える必要があります。加えて人工呼吸器を装着されている場合、24時間体制での援助が絶対条件となり、人工呼吸器の管理を中心とした日常生活全般の援助を、在宅環境の中に組み込んで行く必要があります。

　Aさんは平成13年に入院し、在宅療養を強く希望されました。Aさんやご家族の「自宅で過ごしたい」と言う願いを実現することが私達の役目ではないかと思い、地域を担う関係者と協力しながら、介護指導を計画的に行いました。在宅療養後も、呼吸器合併症の併発もなく経過しているAさんに実施した退院指導の内容を述べます。

事　例

　Aさんは50歳代の女性で、家族構成は夫と娘2人そして夫の両親の6人家族です（図1）。平成11年にALSと診断され、平成13年胃ろうを造設し翌年に気管切開を行い人工呼吸器を装着しました。この頃にAさんから「家に帰りたい」との相談を受け、主治医と難病医療専門員に働きかけ、ご家族・地域の保健師の方々・ケアマネジャー・難病医療専門員・主治医・看護師とで数回の話し合いを持ちました。一回目の話し合いでは、人工呼吸器を付けた状態での在宅療養と言うこともありご家族の不安が大きく、前進しませんでした。

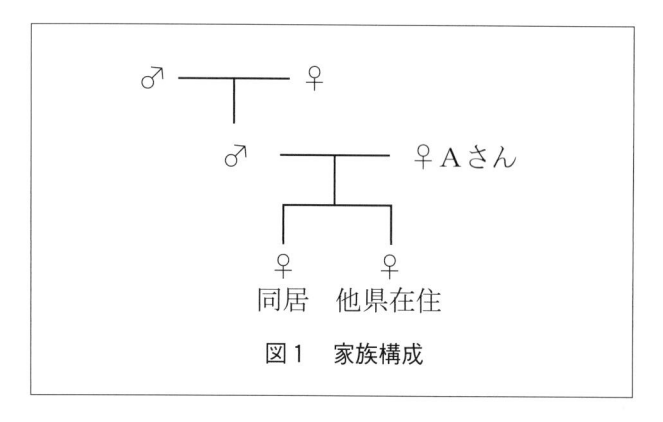

図1　家族構成

　しかし、Aさんの在宅療養の希望が日増しに強くなって行くのと同時に、話し合いを何度も持ちました。その中で不安な気持ちをカバー出来るような日常生活動作の具体的な介護方法の提示や経済面の具体案を示すことによって、ご家族も徐々に在宅療養への移行を現実的なものにしていきました。在宅療養移行の約2ヵ月前から介護指導を開始しAさんおよびご家族が希望する在宅へと帰って行きました。

ご家族および介護ヘルパー・訪問看護師への指導の実際

　病棟内で担当グループを編成し、人工呼吸器の取り扱い方および呼吸管理・日常生活動作の介護の仕方についてチェックリストを作成しました（表1）。これに基づいて、月曜日から金曜日までの5日間を指導期間とし、時間は9時から16時までとしました。指導対象は、Aさんに関わる全ての在宅支援スタッフとして、ヘルパー、訪問看護師、ケアマネジャー、地域の保健師そして、娘さん2人にAさんの病室に来て頂き、看護師と一緒に1回あるいは2回程度介護実践が出来るように計画しました（表2）。指導の実際については以下の項目に沿って説明を行いながら、看護師と一緒に実践しました。

1）呼吸管理について

(1) 人工呼吸器の日常管理について

　人工呼吸器は生命維持装置であり、誤った取り扱いや十分な対応ができなければ生命に関わる問題と

表1　看護・介護方法指導チェックリスト

チェック項目	9/2	9/3	9/4	9/5	9/6
人工呼吸器					
呼吸器の日常管理（設定条件・点検）					
アラームの対応					
呼吸状態の観察（胸郭の動き・呼吸音）					
吸引（口腔内・気管内）					
排痰（体位ドレナージ等）					
気管切開部開創のガーゼ交換					
回路の消毒・部品の手入れ					
蘇生バックによる呼吸法					
カニューレ交換時の介助					
回路交換時の介助					
SpO2のチェック					
1日の食事と水分摂取量					
経管栄養食の作り方					
注入方法（温度・速度）					
水分補給・内服薬注入					
イリゲーターの洗浄方法					
胃ろう部のガーゼ交換					
水分摂取量と尿量チェック					
排便誘導（腹部マッサージ・温湿布・浣腸）					
摘便・後始末					
口腔ケアの知識と実技（歯ブラシ・綿棒）					
全身清拭の知識と実技					
陰部洗浄の知識と実技					
衣類着脱の知識と実技					
コミュニケーション					
拘縮予防の為のリハビリ知識と実技					
褥瘡予防の知識と実技					

なります。それは呼吸回路の問題、コンセントの脱落、加温加湿器のトラブルがほとんどで、人的要因によるものです。在宅療養の中で特に重要なこの項目については、指導に入る前に専門業者からご家族と在宅支援スタッフに、説明会を行ってもらいました。この説明会を踏まえた上で実際に装着されている人工呼吸器に触れてみることから始めました。

確認方法
1．正常に作動しているかどうか。
2．コンセントの脱落の有無
3．設定条件・呼吸回路・加湿状況・気道内圧
4．回路内圧上限、下限アラーム・無呼吸アラームの対処方法

呼吸の管理について
　呼吸状態の観察は、呼吸音を聴き胸の動きを見ることが大切です。Aさんは気管カニューレが挿入されているので、吸引チューブを挿入して分泌物を吸引しなければなりません。吸引操作で気を付けなければならない事は感染予防です。
方　法
1．吸引前には必ず手を洗い清潔な手袋を着用
2．痰の性状や観察
3．体位による排痰の援助
　さらに、喀痰吸引後にアンビューバッグの使用も実際に行いました。

気管カニューレの取り扱いの実際
　自分で呼吸ができないAさんにとって、気管カニューレの装着状態に不具合が生じると致命傷になりかねません。不用意に抜けないようにするための方法として
1．気管カニューレのカフは痰や唾液が肺に流れ込む事を防ぐ栓の役割をしているため、専用の注射器で耳たぶの硬さくらいに膨らませる（3～4ml）。
2．気管カニューレの固定は指1本が入るくらいとする。
3．気管切開部のガーゼ交換は毎日行う。しかし、唾液で汚れた場合はその都度行う。

2）日常生活動作の介護の仕方について
(1) 経管栄養について
　嚥下困難のある患者様にとって、経管栄養は栄養と水分の補給に欠かせない手段です。
注入方法
1．決められたカロリーの経管栄養剤をイリゲーター（専用ボトル）に入れて胃ろうより注入し

表2　指導の期間と職種

月日 時間	9/2（月）	9/3（火）	9/4（水）	9/5（木）	9/6（金）
9:00～ 12:00	ヘルパー 2　名		訪問看護師 1　名 ヘルパー 1　名	訪問看護師 1　名	ヘルパー 2　名
13:30～ 16:00		ヘルパー 2　名	訪問看護師 1　名 ケアマネジャー 1　名	訪問看護師 1　名	地域の保健師 2　名

※　ご家族は毎日実施

ます。
注入後のイリゲーターの取り扱いについて
1．経管栄養剤および内服薬の注入後は白湯を入れ、管の閉塞を予防する。
2．使用後のイリゲーターは、細菌繁殖の予防のため中性洗剤で洗浄し必ず乾燥させて保管する。
　また、水分量は1日の排尿量や皮膚の乾燥状態を観察しながら調節する。さらに、胃ろう部の観察は毎日行い、浸出液や周りの皮膚が発赤した場合など、訪問看護師に相談するよう指導しました。

(2) 排便コントロールについて
　排泄、特に用便を援助してもらうことは、患者様にとってつらいことです。気兼ねをさせないように気を配り、後始末は手際よく行う技術が必要になります。特にALSの患者様は、運動量の減少や腸蠕動の低下により便秘になりがちです。
便秘にならないための工夫
1．腹部マッサージや温めたタオルを使用した温湿布の方法
2．摘便による排便誘導の方法

(3) 口腔ケアについて
　口の中を清潔に保つことは、口内炎や肺炎の予防につながります。特に抵抗力が落ちている患者様には重要な援助になります。
方　法
1．必ずベッドを起こし、顔を横に向ける。
2．歯ブラシを使用するが出血や口内炎を認めた場合は、水で濡らした綿棒で軽く口の中を拭うようにする。
3．口腔内を観察する。

(4) 全身清拭について
　身体を清潔にすることは、汚れを落として二次感染を予防する意味と、新陳代謝を促し爽快感をもたらす上で大切なケアです。
方　法
1．室温は23〜25度に保ち、部屋を暖かくする。
2．顔・首・胸・腕背中と腰・足の順に行う。
3．タオルの温度は実施者の腕の内側にあてて確認し、拭く時の強さは患者様に確認しながら行う。
4．感覚麻痺がある場合には、温めたタオルが長時間皮膚にあたることによる熱傷に気を付ける。

(5) 陰部洗浄について
　陰部および肛門部は、常在菌が多く粘膜から絶えず分泌物があり、排泄物によって汚染しやすいなどから細菌が繁殖しやすい条件をもっており、感染をおこしやすいため、1日1回または排便後に洗浄する必要があります。
方　法
1．専用のボトルに微温湯を準備する。
2．防水シーツとオムツを敷き、石けんを用いて優しく洗い流す。
3．洗浄後は水分を十分にふき取り、オムツかぶれの有無の観察をする。

(6) 衣類の着脱について
　患者様の身体は、発熱や発汗、分泌物などにより汚れやすい状況にあることが多く、定期的または汚染の都度に交換することが望ましいです。
方　法
1．襟元と肩を大きく開き、袖を脱がせる。この時、無理に腕を引っ張ると肩や腕の痛みにつながるため片側の衣類を手前に寄せて、脱がせる側の襟元に余裕を持たせることが大事です。
2．衣類のしわを伸ばす。

(7) コミュニケーションについて
　コミュニケーションの手段として、話す、書く、顔の表情、目の動き、身振りや手振りなどがあります。しかし、ALSの患者様は、運動障害によって、次第にこれらの手段のほとんどが失われていきます。Aさんのコミュニケーション手段としては、して欲しいことを書いたカードを見せて、瞬きの回数によって、はい・いいえの合図ができること、また、パソコンを用いた意思伝達装置で、自分の意思を広く他人に伝えることができることを説明しました。

(8) 拘縮予防のためのリハビリテーション
　ALSの根本的な治療法が見出されていない現在、リハビリテーションを行うことは身体機能の低下を遅らせ、現状を維持することができます。可能な限り関節を動かすこと、しかし、無理をしないで1日1回くらいを目安にゆっくりとリズミカルに、大きな関節を重点的に行うよう説明しました。

(9) 体位変換・褥瘡予防について
　体位変換は褥瘡予防だけではなく、肺炎の予防や神経の圧迫を防止し、加えて気分転換にもなります。
方　法
1．2〜3時間毎に行うことを目安にする。
2．行う際には背中を軽くマッサージし血行を良くする。

表3　在宅療養の週間サービス計画表

		月	火	水	木	金	土・日
深夜早朝	4:00	家族	介護ボランティア	叔母さん	家族	家族	家族
	6:00						
午前	8:00	在宅支援サービス	在宅支援サービス	在宅支援サービス		在宅支援サービス	
	10:00	訪問看護	訪問看護	家族	訪問看護	訪問看護	
	12:00						
午後	14:00	在宅支援サービス	在宅支援サービス	叔母さん	訪問入浴介護	在宅支援サービス	
	16:00	ＪＡホームヘルプ	家族		家族	ＪＡホームヘルプ	
	18:00						
夜間	20:00	家族	介護ボランティア			家族	
	22:00						
深夜	24:00						
	2:00						
	4:00						

3．体位変換後は必ずAさんが快適かどうかを聴く。

指導に対する家族の反応

　以上の項目について説明を加えながら実施してきましたが、娘さんや在宅支援スタッフの方々の覚えが早くAさんも安心して任せているという状態でした。また、娘さんの希望もあり、夜間も看護師と一緒にケアを行い技術を修得していましたので、私達が考えていた以上に早い段階で在宅療養へ進んでいったと思います。

　さらに、難病医療専門員と連携し電力会社、消防署への連絡、往診医の確保、緊急時の再確認そしてボランティアの確保等、在宅療養に向けての最終確認を行い退院となりました（表3）。

退院後のAさん

　在宅療養生活に移行後は、ご家族が運転する車でのドライブを楽しんだり、パソコンをフルに活用して、料理のレシピを作ったり、インターネットや友人とのメール交換を楽しんでいるようです。

　胃ろうのチューブ交換などで短期入院されましたが、5年経った現在に至るまで、一度も呼吸器合併症は起こしていません。これは、ご家族の多大なる努力と、Aさんとご家族を取り囲む在宅支援スタッフの絶え間ない援助による効果と考えます。

　患者様とそのご家族の生活の質を考えると、在宅療養の方が優れていることはいうまでもありません。しかし、在宅療養生活を継続していくためには、患者様とご家族、在宅支援スタッフに必要な知識および技術を習得していただく必要があります。

　また在宅療養を支えるための保健・看護スタッフとの連携が重要になります。これからも、患者様が在宅療養生活を望まれた場合には今回の経験を生かし、一人でも多くの患者様が在宅で過ごせるように取り組んで行きたいと思います。

参考文献
1）小玉香津子他：看護の基礎技術．初版，第10刷，p.11, p.466, p.479, p.486, 学習研究, 1999.
2）中田諭：在宅における人工呼吸器のリスク管理, 難病と在宅ケア, 12(7), p.25～28, 2006.
3）林秀明他：ALSケアブック.改訂新版,p.100～119,日本ＡＬＳ協会,2000.
4）柳澤愛子他：退院支援．第1版第2刷, p.47～50, 杏林書院, 2003.
5）山田雅子：継続看護実践ガイド．p.42～49, 中央法規, 2002.
6）横山光恵他：こう生きたい―希望に少しでもお手伝い, 難病と在宅ケア, 12(6), p.14～17, 2006.

（岩泉　康子）

53　重度拘縮のほぐし方

　日頃ALS患者様の治療・看護・介護等に携わる多くの方々に敬意を表します。いろいろな面でのサポート、その激務に対して本当に頭が下がる思いです。私は平成16年4月から平成18年3月までの2年間、病院に入院されているALS患者様のリハビリテーション（以下リハビリ）を担当させていただきました。

　患者様はいずれも人工呼吸器を常時装着し、ベッド上の生活をされていました。コミュニケーションが正確にとれたのは、6名中1名の方でした。それまで私は正直ALS患者様に接することはなく、病気の知識がありませんでした。6名の患者様はすでに四肢に中〜重度の拘縮がありました。できてしまった拘縮を改善するのは困難です。ただ2年間リハビリテーションを継続し、若干ですが、肩関節の動きに改善がみられました。今回重度の拘縮を伴う患者様に日常どんなリハビリをしたらよいか、自分の体験をふまえてご紹介します。

重度ALS患者様もリハビリは必要

　本来ですと拘縮ができる前の予防が大事というのは、皆様ご存知のことと思います。あるご家族の方から「体を動かしてあげたいけど、どうしていいかわからない。どこまで動かしていいかわからない。」という声がありました。そのため、ここではできるだけわかりやすく安全に簡単に行えることを目指したいと思います。

ポイント!!　拘縮ができる原因のひとつ
　不動（動かさないこと）があります。人間は身体を日常動かしています。あるいは動かされています。その動かしている通り（動かされている関節の可動範囲で）であれば、その範囲で拘縮はできにくいはずです。

リハビリを、① 関節可動域訓練（ROM-ex．アールオーエムエクササイズ）、② ポジショニング、③ 呼吸介助に分けて説明します。

関節可動域の訓練

コツ　動かす時の注意点
　まずはじめに患者様に声をかけて、どの関節を動かすのかを話します。急に動かされたら、誰でも怖いと思うはずです。そしてゆっくりと愛護的に動かしてください。関節が固いからといって無理に力まかせに曲げてはいけません。ご家族であれば、痛みが出ない範囲で動かすことです（特に肩関節に注意）。

　回数は全身を行うのであれば、2〜3回ずつぐらいでしょう。20分以上はかかると思います。動かす方はできるだけ自分がやりやすい姿勢をとり、楽に続けられる格好で行います。なおここではあくまでもすでに拘縮があると想定して説明します。

専門医の工夫　家族の方が初めて行う場合
　まず自分で写真のように体が動くのか試してみる、あるいは拘縮のない方の体を動かしてみることをおすすめします。正常を知っておくことが大切です。自分で体感すると、どの場所、どの筋肉が伸ばされているか実感できるからです。

　次に拘縮のできやすい関節と、その動きの制限ですが、
■肩：とくに人工呼吸器蛇管側の可動性が低下しやすい。
　動きは屈曲（写真1、2）・外転（写真3）・外旋（写真4、5、6）。
■肘：屈曲
■前腕：回外（写真7、8、9）
■手：背屈・掌屈
■手指：屈曲・伸展
■股：屈曲・内旋
■膝：屈曲　　■足：尖足

① 関節運動

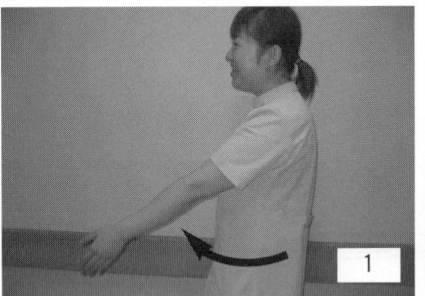

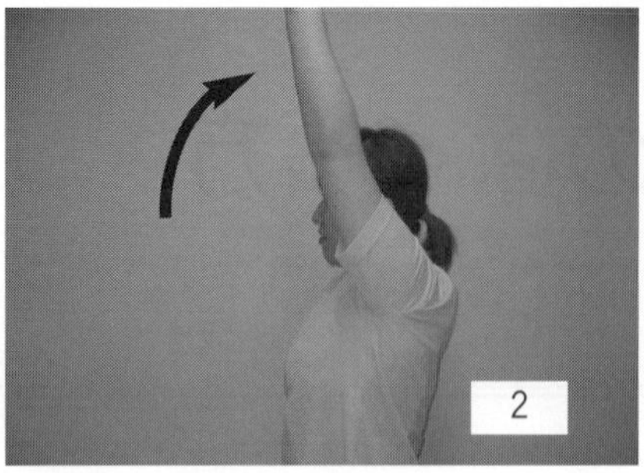

1 肩屈曲　手の平を体側につけた位置から前方挙上

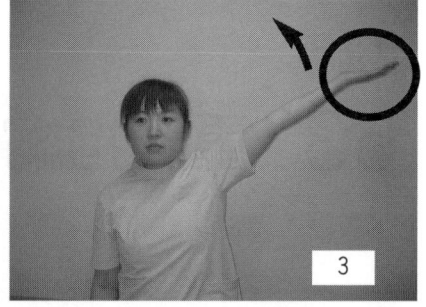

2

3 肩外転　側方挙上　肩より上の位置では手の平が上を向いていること

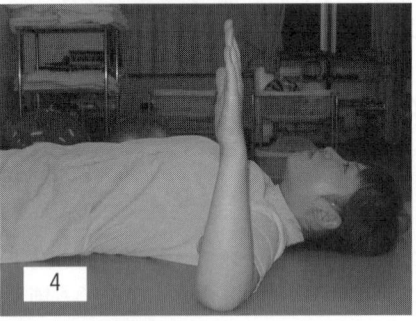

4 肩内外旋中間位（第2ポジション）肩外旋90度、肘屈曲90度

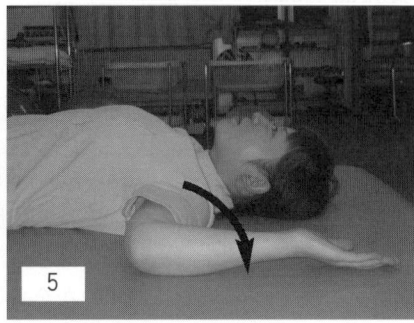

5 肩外旋　頭側への回旋運動

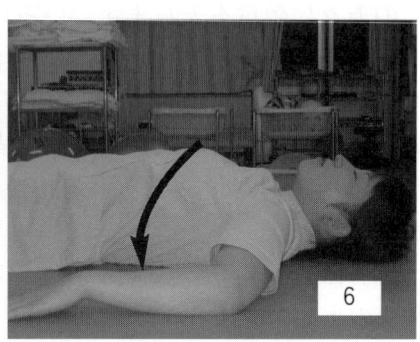

6 肩内旋　足側への回旋運動

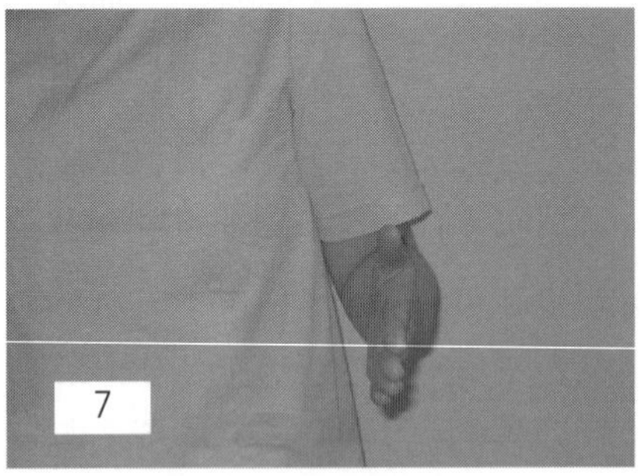

7 前腕中間位　肘を90度屈曲し、体側につける。親指が上を向く

8 回外　手の平が上を向く運動

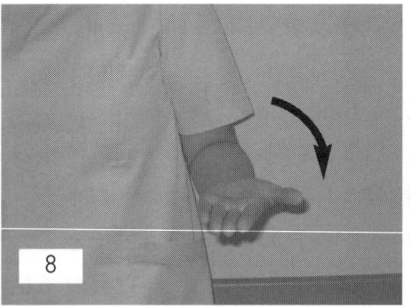

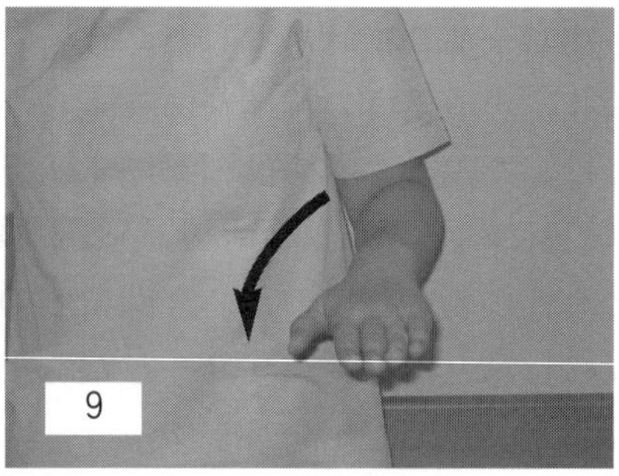

9 回内　手の平が下を向く運動

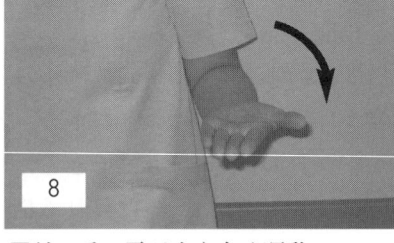

1）上　肢

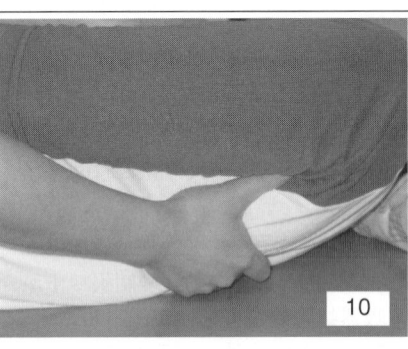

10

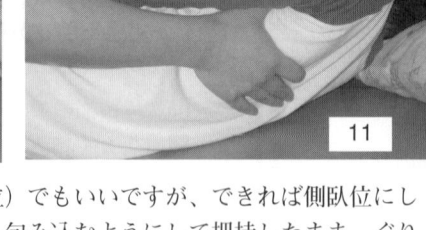

11 肩甲骨のマッサージ　あおむけ（背臥位）でもいいですが、できれば側臥位にしましょう。肩甲骨（背中の三角の骨）を包み込むようにして把持したまま、ぐりぐりとなるべく大きく円を描くように動かします（写真10〜11）。

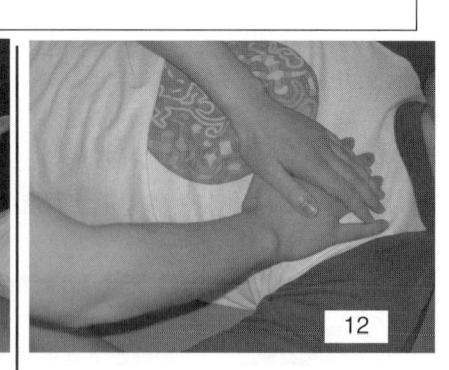

12 大胸筋のマッサージ　鎖骨の下から腕のつけねにかけて両手を重ねて円をかくようにマッサージします。強く押してはいけません（写真12）。

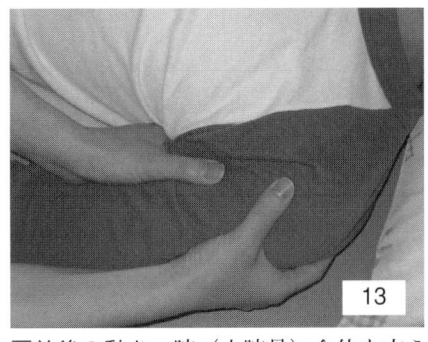

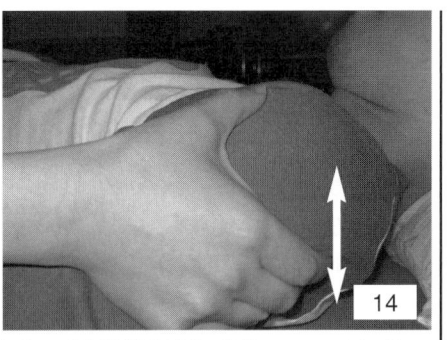

肩前後の動き 腕（上腕骨）全体を支えもち、（上腕骨頭を）前後にゆっくり動かします（写真13～14）。

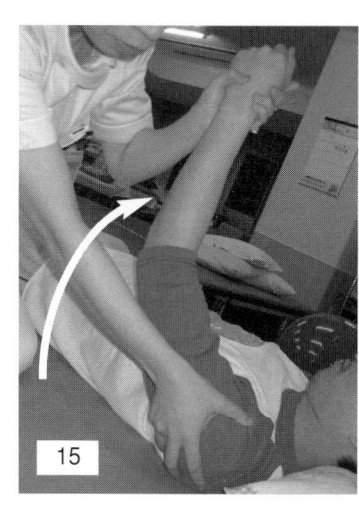

肩屈曲 肩を支えながら、手首をもち頭の方向へ動かします。この時手首は写真のように手の甲が外側を向くようにします（写真15）。

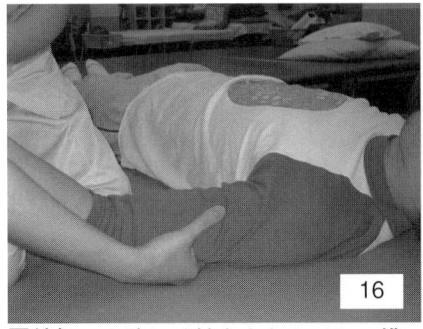

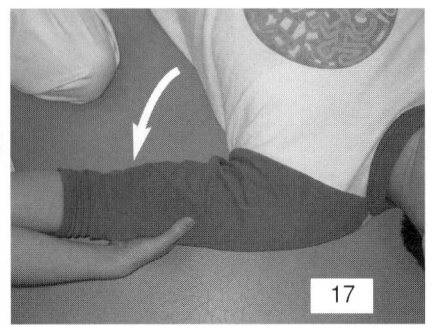

肩外転 上腕と手首をもちながら、横に拡げるように動かします。この時、腕はなるべくベッドから離さず、すべらすように動かしましょう（写真16～17）。

肩外旋 肘をわき腹（体幹）にくっつけたまま肘を曲げて保持します。そして手首をもって外側に開くように動かします。無理に動かしたり急激に動かしたりしないように注意しましょう（写真18～19）。

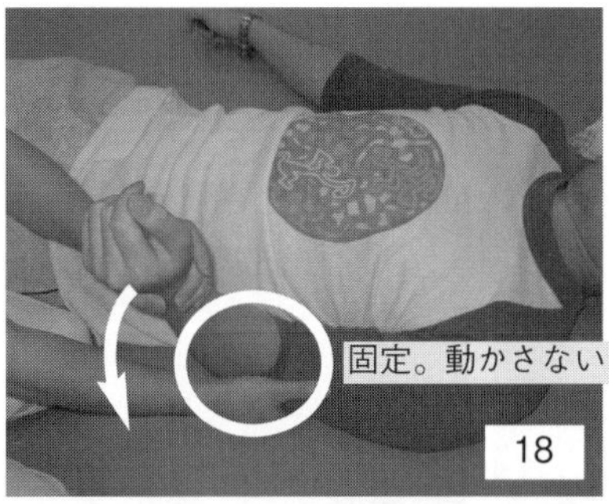

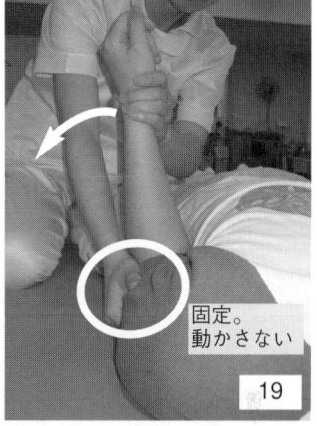

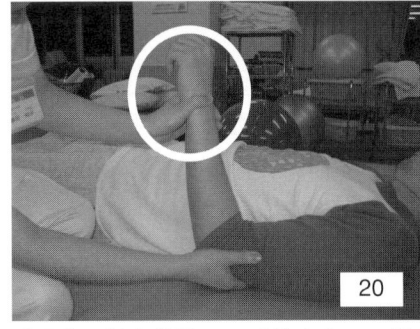

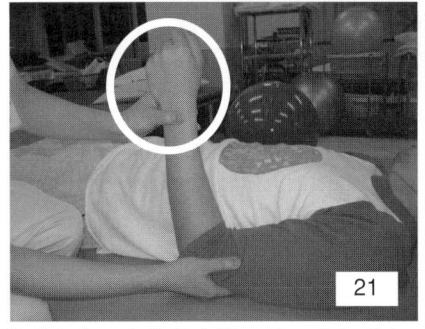

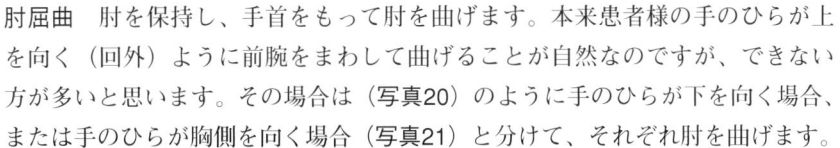

固定。動かさない

肘屈曲 肘を保持し、手首をもって肘を曲げます。本来患者様の手のひらが上を向く（回外）ように前腕をまわして曲げることが自然なのですが、できない方が多いと思います。その場合は（写真20）のように手のひらが下を向く場合、または手のひらが胸側を向く場合（写真21）と分けて、それぞれ肘を曲げます。

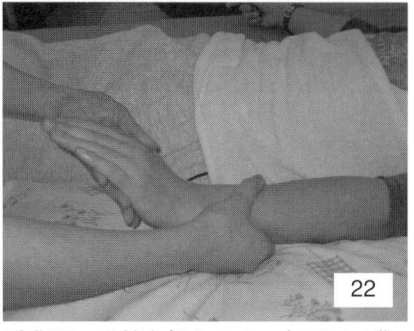

手背屈 手首を押さえて、（できれば）手指全体を伸ばしながら、手のひら全体を反らします（写真22）。

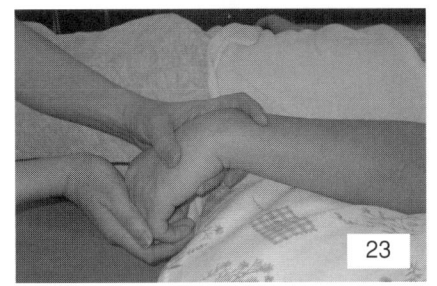

手掌屈 写真22とは逆に手の甲を曲げながら手指全体も曲げます。手指が曲がらない場合は手の甲だけ曲げてみましょう。指先は痛いので、特にゆっくり優しく動かします（写真23）。

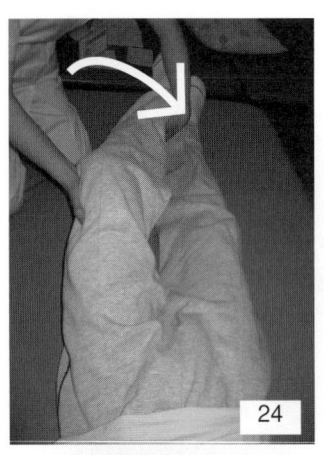

股外旋　太ももと足首をもち、軽く股関節を曲げながら、あぐらをかくような方向に足を動かします（写真24）。

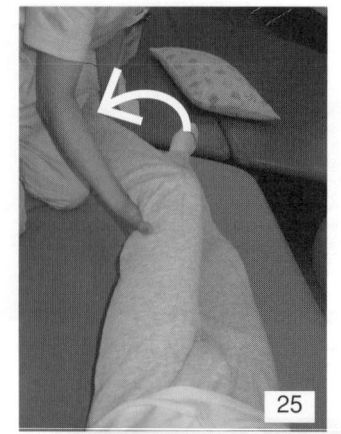

股内旋　手の位置は変えずに、足首を外側にひらくように動かします。股関節は開かないようにします。制限がある場合は無理して動かさなくてもいいです。できない方も多いです（写真25）。

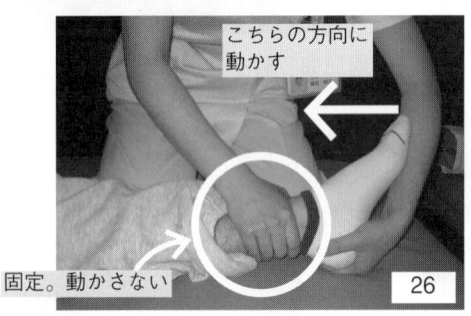

こちらの方向に動かす

固定。動かさない

尖足　足首を固定し、踵を包み込みながら、足底全体を自分の前腕にのせます。足首が動く範囲でアキレス腱を伸ばします。はやく急激に動かすと、がくがくとけい縮（筋の緊張が高まる）が起きる場合があります（写真26）。

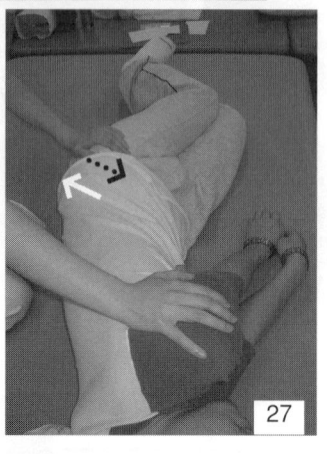

リラクゼーション　側臥位。肩と骨盤を把持し、矢印（実線と点線の方向に）のように体をねじるように、ゆすります。人工呼吸器をつけていると、ここまで動かすのは難しいかもしれませんが、できる範囲で動かしてみましょう（写真27）。

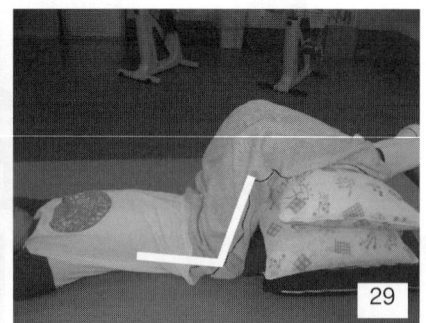

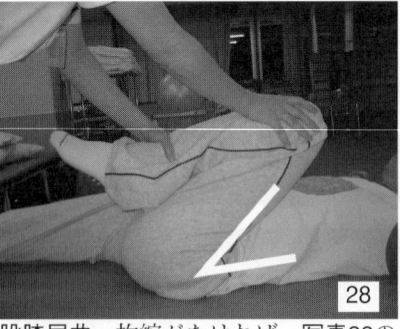

股膝屈曲　拘縮がなければ、写真28のように股関節と膝関節を曲げますが、寝たきりや車いすに座れない場合は、写真29のようにできるだけ股関節を曲げるように、足の下にクッション・座布団を入れ、股関節の屈曲角度を保つことが大切です。股関節の屈曲角度がある程度保たれれば、比例して膝の屈曲角度も維持できると思われます。

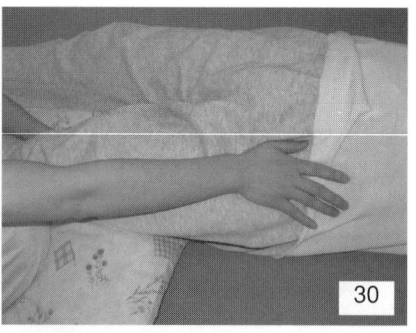

股関節つけ根のマッサージ　足を動かす前に、股関節のつけ根を軽く円をかくようにマッサージするのもいいでしょう（写真30）。

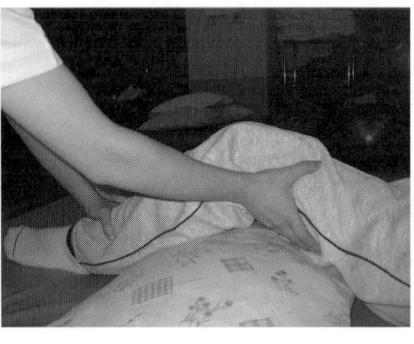

膝屈曲　太ももと足を支えながら、膝を曲げていきます。痛みがある場合は無理に曲げないように気をつけます。なおギャッチアップの状態ですと、膝を曲げにくいので体をまっすぐにしておきます（写真31）。

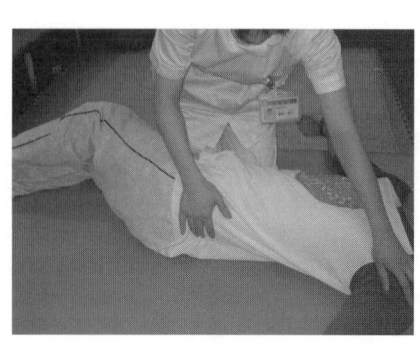

体幹回旋　寝たきりの場合、体幹の可動性も低下しやすく、見逃しやすい部分でもあります。そのため肩は動かないように固定し、腰から骨盤をもって体を捻ります（写真32）。

② 呼吸介助

呼吸介助は、排痰を促すだけでなく、胸郭・体幹の可動性を維持し、さらに皮膚萎縮の進行を遅らせることにも効果があります。呼吸介助の方法は担当スタッフにおききになり、ここでは一般的な方法の紹介に限らせていただきます。

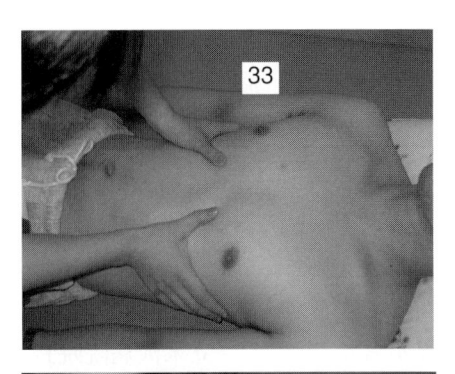

下部胸郭の呼吸介助　下部胸壁前方に両手をあて、呼気に合わせて、下方に引き下げます（写真33）。

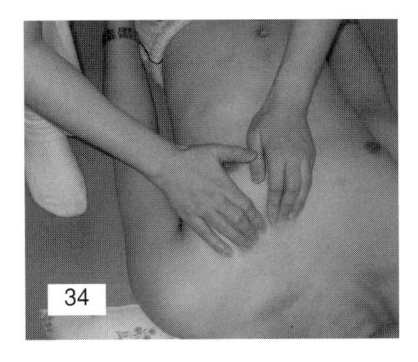

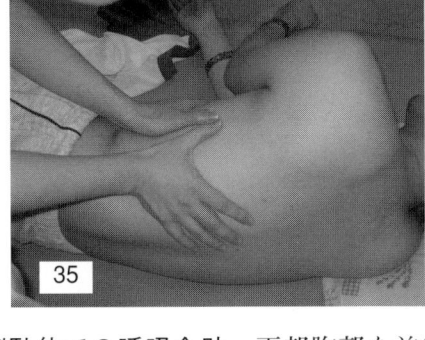

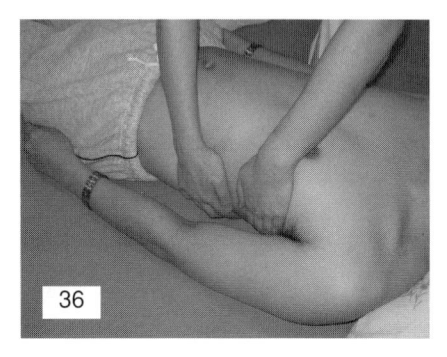

肋間筋のストレッチ　肋骨と肋骨の間に2から5指の指先をあて、呼気時に軽く押し下げます（写真34）。圧が強いと、かなり痛いので、注意しましょう。

側臥位での呼吸介助　下部胸郭を前後からはさみこみ、呼気時に肋骨全体を骨盤にむけてカーブをえがくようにしずみこみます。寝たきりの方は、胸郭の動きもかたい場合があるため、動かないからといって無理に動かそうとしてはいけません。不快感を与えるだけです（写真35）。

肋骨捻転　肋骨を両手で把持し、頭側の手（写真左手）は動かさず、足側の手（写真右手）で肋骨をねじるようにもちあげます。すでに胸郭がかたくなっている場合は無理に動かさなくてもいいです（写真36）。

③ ポジショニング

関節拘縮があったり、人工呼吸器の装着・制御装置のスイッチがあると、ポジショニングの制限が生じて、その結果、拘縮が進行することが予想されます。かといって、患者様からポジショニングに対して、苦痛を訴えることも多く、ケアの現場でも苦慮されているのではないでしょうか。

以前リハビリを担当した方で、ALSではないのですが、肺炎で寝たきりで、3週間をすごされている間に不動により尖足ができてしまいました。

重度の拘縮の場合、その可動範囲の中で、できるだけ、いろいろなポジションをとることが、大切ですし、それを患者様に理解して協力を得られるかも鍵になると思います。

車いすに乗れなくなったら、前述の写真16のようにして、股屈曲を維持することもひとつです。ギャッチアップだけでは、これだけの股屈曲角度を保つことは難しいかもしれません。

また指先・手首の位置によっても曲げておくのか、伸ばしておくのかによっても拘縮の進行が変わるのかもしれません。例えば、手関節背屈（写真37）の場合は、手指を伸ばしておきます。逆に手関節掌屈（写真38、39）の場合は、手指を曲げておきます。

37

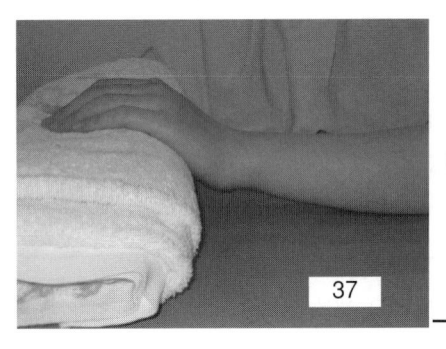

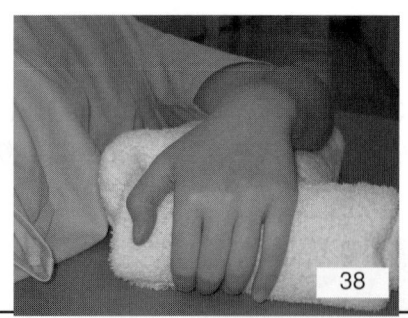

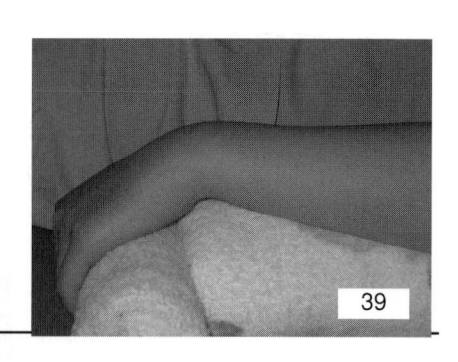

38

39

最後に

　現在のケア・リハビリが明日の体の機能を支えているのは確かです。でも理想と現実の間で、限られた時間・マンパワーでできることの限界があることも事実です。ケアされる方も健康には充分ご留意ください。これまでのことをやろうとすると、かなり体はきついかもしれません。

　今回このような執筆の機会を与えてくださった国立米沢病院院長・飛田宗重先生ならびに、写真撮影にご協力頂いた安部孝史さん・箭内絵美さんに深謝致します。

介護者のために

40

41

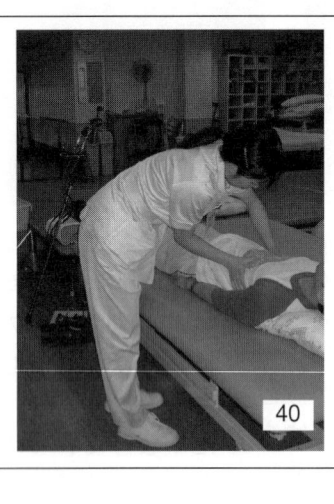

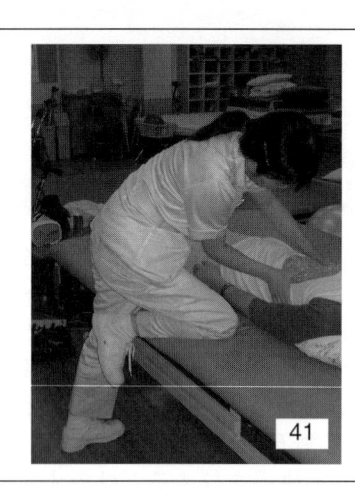

写真40のように、長い時間中腰で動かそうとすることは絶対に避けてください。慢性腰痛の原因になります。できれば写真41のように片方の膝を曲げるなど工夫をして、腰への負担を減らすようこころがけてください。

（藤田　知子）

54　医療福祉制度変更による経済的影響

　平成18年度の診療報酬、介護報酬等の改定は、急性期病院など大きな病院の人員を増加させるなど、治癒可能な急性期の段階にある人々に対する医療の充実が図られるようになりました。また、高齢者においても介護予防に重点が置かれるようになり、慢性的な疾患で長期療養が必要な人だけではなく、人工呼吸器装着者を含む医療依存度の高い人々、終末期状態にある人々でも自宅で療養ができるための改正内容が含まれておりました。

　神経難病療養者は、長期間の療養が必要であり、かつ医療依存度が高い状態で自宅での療養を続けます。しかし、病状の進行や療養状況の変化により、在宅療養から施設療養が必要になることもあり、在宅療養支援にかかわる医療者等と医療施設との連携は重要なものとなっております。今回の制度改定においては、神経難病患者の療養支援の選択肢が広がったと考えることもできますが、療養者のニーズや現状の支援体制に合致したものであるかは検証されておりません。

　診療報酬介護報酬改定後1年を経た現在、在宅神経難病療養者の療養状況を振り返り、疾患の特徴、療養状況の特徴に大きく左右される神経難病療養者の在宅療養支援の課題について、ここで明確にしていきたいと考えます。

神経難病療養者の在宅療養支援にかかわる制度改定

　在宅療養支援に関連する制度改定の概要について下記に示します。

1）療養通所介護

　難病等を有する重度要介護者またはがん末期の患者さんであって、常時看護師による観察が必要なものを対象とし、入浴、排泄、食事等の介護、その他の日常生活上の世話と機能訓練を行います。利用者1.5に対し提供時間内に1以上の看護師が必要です。また常勤専従野看護師1名以上を配置することが定められています。利用者の定員は5名以下。定員×8平方米専用の部屋を有し、サービス提供に当たっては、主治医や医療機関との連携体制をとることが必要とされます。介護報酬は3～6時間／日で1,000単位、6～8時間／日で1,500単位となっています。

2）短期入所生活介護事業所在宅中重度加算

　自宅療養者が短期入所利用中も、継続的に同じ訪問看護師から看護を受けることができます。この加算は事業所施設につくものであり、受け入れ加算として415単位（夜間看護体制加算10単位をとっていない場合は425単位）が短期入所生活介護施設が算定できます。訪問看護ステーションとは、施設との契約により報酬が支払われます。

3）短時間訪問看護

　日中訪問看護を受けている利用者に対して、夜間、深夜、早朝の時間帯に、20分未満の短時間の訪問看護285単位を算定することができます。

4）緊急時訪問看護加算

　在宅療養支援診療所の医師の指示より訪問看護を行った場合、1日につき1回限り2,650円が算定できます。

5）難病等複数回訪問看護加算（平成16年度改定事項）

　難病等の療養者に対する訪問が複数回になった場合2回を4,500円、3回以上について8,000円を算定できます。

6）在宅人工呼吸器使用特定疾患患者訪問看護治療研究事業（平成16年度改定事項）

人工呼吸器を使用しながら在宅療養している難病患者について、診療報酬で定められた回数を超える訪問看護受けた場合、1日につき4回目以降を年間260回の範囲で研究事業（都道府県が実施主体）から支払われます。

在宅神経難病療養者にとって、通常営業時間外であっても訪問看護の利用が可能となり、また、複数回の訪問看護が受けられるようになりました。短期入所時もなじみの訪問看護師から継続して看護を受けることが可能となり、また、看護師によるケアを目的とした通所サービスが広がる道筋が示されました。

通所介護利用の現状と課題

難病看護の実践家および研究者のネットワークを利用して、訪問看護ステーションの担当看護師より在宅神経難病療養者の療養状況を調査しました。全国9都県の39施設の協力を得て、訪問看護を受けている対象者112名の在宅療養について、制度改正に関連する事項について調査しました。

現在の利用サービスについての調査結果では、訪問系サービスは、訪問看護ステーションを通しての調査であったため、訪問診療、訪問看護、訪問介護、訪問入浴の利用が多くみられましたが、それに対して通所系サービス　通所介護、通所リハともに利用は少ないものでした。また、人工呼吸器装着療養者においては、1割に満たない数の利用でした。

今回の調査は、訪問看護師を通しての療養状況調査ですので、在宅療養中心の捉え方となっています。通所介護に関しては、療養通所介護と特定していたわけではないので、実際に常時看護師の観察が必要な状態で看護主体の療養通所介護を利用していたか否かは不明です。療養通所介護として開設された施設は、制度上設置が認められて1年経た現在、40箇所ほどの施設が療養者の受け入れを行っています。

秋田県の療養通所介護元気塾では、関連訪問看護ステーションから訪問看護を受けている4名の人工呼吸器装着療養者のうち1名が、通所サービスを受けています。また、愛知県の療養通所介護事業所さくらにおいては、1名の人工呼吸器装着者の利用があります。両施設とも療養通所介護モデル事業の時点から積極的に取り組んでいた施設です。2月に新設した北海道の療養通所介護来夢ラインは人工呼吸器装着療養者は現在はおりませんが、神経難病療養者が通所サービスを受けているということです。

このような実際の通所サービスの実際から、まだ1年であるため通所している療養者数は多くはありませんが、今後増える可能性が高いと考えられます。療養者受け入れには利用者1.5名に対して1名の看護師が必要ですが、医療処置やケアの内容が重度になり、利用者人数が増えた場合、必要十分な看護を提供できるだけの体制を整えておくことが求められると考えられます。関連する訪問看護ステーションが、十分通所サービスにかかわることができるかということは、ステーション内での人材の有効な活用および育成、そして、複数ステーションでの相互の交流および人材の活用が必要になってくると考えられます。

療養者の生活の質を高めるため、また、家族介護者の支援という観点で、療養通所介護の推進は必要でありますが、この制度が十分効果を示せるような体制をとることにも目を向けて、地域における療養者支援の土台をつくることが、現在、大切であると考えます。

早朝夜間深夜短時間訪問・緊急時複数回訪問・短期入所施設連携

介護保険の制度改正によって、短時間訪問の算定が可能となり、短期入所中への看護提供が可能となりました。また、緊急時複数回訪問については、医療保険および研究事業で年間260回までの看護提供について算定することができます。今回の調査においては、緊急時複数回訪問の利用は多く、特に人工呼吸器装着患者では7割の利用となっていました。しかし、そのほかの制度については活用が少ないものでした。

特に短期入所時の看護提供は、人工呼吸器を装着している療養者に対してはありませんでした。特別養護老人ホームのような介護中心の施設では、人工呼吸器装着患者のような医療依存度の高い療養者を受け入れること事態が大変少ないと考えられます。

今回の制度改正では、介護施設において訪問看護ステーションからの看護提供を活用することにおいて、重度化する利用者に対応しようという改訂内容になっております。重度化に対応するために、訪問

看護ステーションと連携をとり、医療依存度の高い利用者もうけいれられるように制度を設定してはありますが、この制度に対してどのように施設、ステーションそれぞれが取り組めばよいかということについては、十分把握されていないのが現状であると考えられます。

療養者のQOL向上に関心を持ち、家族療養者の支援を念頭において、人工呼吸器装着者においても短期入所が可能であり、そのために施設や主治医および訪問看護ステーションが新たな行動をとる準備ができていることを示していく努力が必要であると考えます。

療養過程と専門職の関り
―調整活動の専門家―

神経難病療養者は、自ら症状に気付き診断を受けるために医療機関を訪れます。そのときから、医療職とのかかわりが始まることになります。現在の社会の流れでは、診断がついて治療を受けた者に対して、その後の長期療養は在宅でという方針でことが進められがちです。

1）外来看護師の専門性と保健師との連携

受診の当初から在宅療養までの過程で、医師と同様に療養者の状況を把握でき、生活の面まで捉えて支援につなげられる役割を果たすのは看護職であるといえます。

神経難病に関しては、保健師が難病対策の実践者として関わりますが、医療施設での診断の時期、治療の時期においては、十分情報を得て自宅での生活を整える支援にまでつなげるには数々の課題があります。また一方、医療施設においては入院が少なくなり、病状管理は外来診療で行われる機会が多くなってきます。外来看護師のかかわりが重要な位置を占めてくるようになります。療養場所が変わることに応じて、保健師との連携や自宅での療養支援のための個別のかかわりについては、神経難病特有の病状の進行や、長い経過の中での療養支援のあり方について十分理解のある看護師のかかわりが必要です。疾患が難治性であること、生活上に大きな問題が生じてくることから、療養者のニーズは多様であり、また、その時々に即応することが求められます。現在の診療体制のなかで医師のみの対応では限界があることは否定できません。外来看護師が神経難病看護の専門性を高め、外来通院時に個別に関われる十分な時間と機会を確保できるようにするとともに、今後考えられる長い療養期間を通して支援を調整する保健師と連携をとることが必要であるといえます。

外来看護師が個別に療養者に関わることを推し進めるには、外来における看護指導や保健指導を行った場合、神経難病療養者に対しても指導料が算定されるようになること、また、指導できる看護師の実践能力を設定し、十分な看護提供ができると保証する教育的土台とつくることが必要と考えます。

2）在宅療養期のケアの調整

医療者等のかかわりが必要になってくるのは、診断期と同様、療養の場を決定したり、病状の変化に対応したりすることが必要な時期であり、呼吸機能に障害が著しく現れるALS療養者にとっては、人工呼吸器装着について検討する時期です。

一連の療養過程全体を保健師が捉えてはいますが、実際のケア提供を行う訪問看護師は、特にこの時期のケアの調整にまつわる多様な課題に利用者と取り組むことが多くなっています。自宅に帰るか否か、帰らなければならないとするとどのような体制が必要か、介護技術の習得やサービス利用の方法を理解することも含まれ、在宅療養を考える時期の重要な支援者として訪問看護師が存在します。

訪問看護は療養者個人との契約の上に成り立つものではありますが、神経難病患者の場合、単にケアを提供するだけの存在ではない場合が多いと思われます。介護保険制度でケアをマネジメントする介護支援専門員は、対象者の医療依存度が高い場合、病気やケア内容まで精通している看護師が適任とされることがあります。看護師は難病の疾病管理に関しても深く関わり、また、サービス提供を調整する役割も果たすことになります。

保健師がこの役割を果たすことも期待されますが、現状では直接ケアに当たる看護師が調整役を果たすことで、時間や支援内容を有効に利用することができると考えます。しかし、この場合も外来看護師と同様、実践能力を確実に持っていることを示す実績や教育が必要でしょう。ケアコーディネートを十分行うことにより、療養体制が確保され、また、病状の進行時の体制を事前に確保しておくことが可

能となります。

3）専門特化が期待される難病療養支援ケア調整

在宅療養で必要なケアコーディネートは、単に医療の提供がスムースに行くことだけではなく、療養者および家族のニーズにあった対応を地域に存在するサービス資源全体を見渡して調整することです。療養期間が長くなることに伴い顕在化する家族負担とその軽減のための支援は、医療と介護が連携をとりつつ機能することが望まれます。

医療依存度の高い療養者の希望として、長時間滞在のサービスがありますが、介護だけのケア提供では疾病の特徴からニーズを満たすことが困難であり、医療との協働が必須のものと考えます。医療保険・介護保険・特定疾病研究事業のどれかが単独でこのようなニーズを満たすことはできないので、制度活用の調整をはじめ、現場での人と人との関係調整も含めて様々なコーディネート活動が求められます。それには、特定の専門的役割の創設、その役割を果たす人の育成の体制、身分の保証などを検討すること必要であり、今後、専門特化した形でのコーディネーターの活動に期待したいところです。

4）長期療養施設の存在

また、療養の場が在宅へという動きは社会が要求していることは十分理解できますが、療養型病床の廃止に向けて、医療療養病棟・介護療養型医療施設の評価引き下げが行われている現在、病状の変化への対応や、在宅での家族を中心とした療養体制の変化への対応に不安が残るのは否めません。

今回の療養情況調査において、同居者のいない療養者が20名（18％）でした。高齢者夫婦世帯が多くなってきている現在、在宅療養を続けたくとも続けられない療養者家族が出てくるのは避けられないことです。しかし、病院等へ入ることが難しくなるので、神経難病療養者は病気の進行に対する不安と、継続して受けられるケアや療養場所の確保に心を悩ますことになります。

安心して地域で生活できるということは、自宅でも病院・施設でも、必要に応じて、両様の場を選択でき、また、いつでも戻れるという保証があることによって成り立つものと考えます。その観点から捉えた長期的な療養施設の存在も、在宅療養者の安心のひとつとなるでしょう。

（本田　彰子）

XI 感染

　人工呼吸器装着患者は非侵襲的陽圧換気療法（NPPV）であっても、気管切開による陽圧換気療法（TPPV）であっても、気道のクリアランスが大変重要である。つまり、気道から痰を取り除けないと肺はすぐに炎症を起こし、抗生剤を投与しても、無気肺となり気道内圧が上昇し、さらに呼吸機能が低下してしまう。

　NPPVの場合は呼吸理学療法やカフアシストを使った器械的排痰訓練が重要である。TPPVは気管切開孔があるために吸痰は比較的容易であるが、頻回の気管吸引が必要になることがあるので、無気肺を予防するにはカフアシストも同様に重要である。

　ALS患者の合併症の中で、肺炎は頻度の多いものであり、これをコントロールする必要がある。長期臥床のALSの場合は腎結石や腎盂腎炎、胆石や胆道炎も起こすことがある。このため、熱があがり、感染症を疑ったら、血液検査や抗生剤の投与だけでなく、全身のCT検査を行うことは大変意味がある。

55　在宅人工呼吸器装着中のケアと感染予防

　在宅人工呼吸療法のメリットは、自宅という住み慣れた環境でご家族と共に暮らすことができるということです。そのことは患者さんに精神的な安らぎを与え、ご家族と共に暮らすことが大きな生きがいともなり、闘病意欲につながります。また、在宅で過ごすことにより外出や、状況により旅行なども可能なことから、生活の質の向上にもつながるでしょう。しかし、ご家族にとっては必ずしも良い点ばかりではなく、介護にあたる精神的・肉体的負担はかなり大きいと考えられます。そのため、在宅人工呼吸療法は、患者さんとご家族を中心に医師・訪問看護ステーション・行政機関が協力、連携して、安全に療養できるような体制作りが必要です。

　呼吸管理を実施するか否かの決定は、医師や看護師ではなく患者自身が行います。患者さんの決定、あるいは承諾能力がない患者さんの場合には法定代理人（親権者・後見人）など代諾権者が行うことになっています。そして患者さんが呼吸不全状態を脱するために積極的な方法を選択された時、人工呼吸器を用いての治療が始まります。開始された後は、ご家族（介護者）に、十分な指導や訓練が必要となります。

　人工呼吸器装着中の管理は、呼吸器の正常な作動（安全管理）と呼吸器感染症を予防するための感染予防が重要です。一旦肺炎を起こすと重篤になる可能性や回復が困難になる場合もあります。そのためには予防が重要です。今回は、感染予防の観点から、気管切開患者の人工呼吸器ケアについて述べます。

人工呼吸器

　人工呼吸器には、気管切開をして気管切開チューブより行う侵襲的換気療法と、マスクを使い（一般的には鼻マスク）気管切開をせずに行う非侵襲的換気療法があります。前者は気道の確保から吸引が容易である反面、気道からの感染等が問題になります。後者はNPPV(Noninvasive Positive Pressure Ventilation)と呼ばれ、日常生活への支障が少なく慢性呼吸不全、神経筋疾患等の患者さんの呼吸不全治療に広く普及しています。

　気管切開を受けている患者さんでは、病院で既に設置型人工呼吸器を使用した経験から携帯用人工呼吸器に変更することへの不安が強く、携帯用人工呼吸器に慣れることが困難で在宅開始まで時間を要しますので、入院中から病態に合わせた機種選定をすることが大切です。

人工呼吸器回路の管理

　人工呼吸器の回路はいくつかの部品の組み合わせによってできています。肺に埃や細菌が入らないようにするためのフィルター、エアーを送るための蛇管、加湿を与えるための加湿器または人工鼻、呼気を逃がすための呼気弁、気管カニューレと蛇管を結ぶカテーテルマウント等（図1, 2）から成り立っています。気管切開中は、本来の口腔・鼻腔での加湿は行われないため、そのため、繊毛運動の低下、分泌物の粘調化、気道粘膜に炎症を起こしやすくなり、分泌物の貯留により、肺胞でのガス交換機能が低下します。そこで代行した加湿調節機能が必要となるため、加湿器や人工鼻が必要となります。加湿器と人工鼻を使用する際のそれぞれのメリット・デ

> **ポイント!!　細菌の進入経路**
> 　細菌の進入経路として、(1) 人工呼吸器回路の汚染、(2) 誤嚥（口腔内細菌・胃内容物逆流等）、分泌物の貯留 (3) 不潔な吸引操作等があります。人工呼吸器に関連した肺炎等の呼吸器感染症を予防するためには、これらの細菌の進入経路を遮断することです。そのためには、(1) 回路内の汚染防止のため回路を不用意に開放しないこと、また適切に回路交換を行うこと、(2) 回路内に貯留した水を気道内に逆流させないこと、(3) 誤嚥防止（頭部の挙上など）、(4) 清潔操作での適切な吸引が重要です。

図1

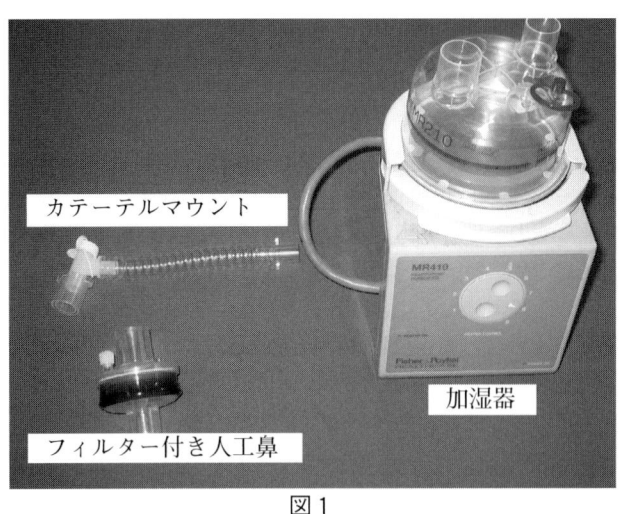

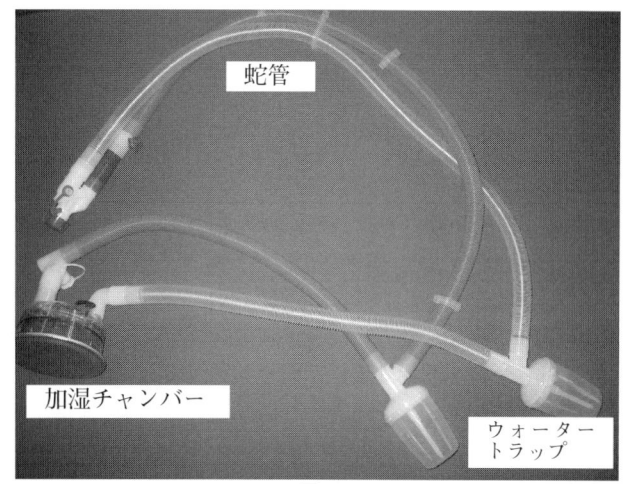

図2

表1 加湿器・人工鼻の特徴

	メリット	デメリット
加湿器	▼ 加湿加温効果が高い。 ▼ どの事例にも使用が可能である。	▼ 安全確保のための管理や点検など手間がかかる。 ▼ 結露によって気道分泌物の逆流があり、回路内が汚染しやすい。
人工鼻	▼ 取り扱いが簡便である。 ▼ 回路が単純であり、組み立てエラーが少ない。 ▼ 回路に結露を生じない。	▼ 加湿不足。 ▼ 呼吸抵抗や死腔の増加。

メリットを表1に示します。それぞれの特徴を活かして使用しますが、在宅人工呼吸管理には人工鼻の方が管理はしやすいでしょう。

回路の消毒方法

呼吸器回路は「粘膜に接する」中間リスク（表2）に等しいので、消毒レベルとされています。病院においては90℃の高熱に耐えられるものならウォッシャーディスインフェクターで熱水消毒、呼吸器回路自動洗浄装置（低温殺菌：パスツリゼージョン法）での消毒、あるいは滅菌レベルで処理をしてもよいでしょう。在宅では中性洗剤で洗浄後に高熱に耐えられるものなら80℃10分の熱水消毒又は次亜塩素酸ナトリウム0.01％（100ppm）液へ1時間浸漬し、よく乾燥させ、埃がかからないようビニール袋等に保管します。人工鼻やカテーテルマウント、加湿器のチャンバーはディスポーザブルですから再生できません。

> ⚠ **注 意**
>
> 1）回路の交換頻度
>
> 回路は頻回に交換すると、肺炎を併発するリスクが高くなるといわれています。通常、回路が肉眼的に汚染されているときに交換します。ただ、回路の種類によっては耐久性により推奨される期間もありますので、確認をして交換して下さい。人工鼻やカテーテルマウントは汚染しやすいので単体で交換しますが、やはり48時間以内には交換しないほうが良いとされます。
>
> 2）加湿器使用時の管理
>
> ・加湿器内の滅菌水は衛生的手洗い後に、閉鎖回路で補充します。1日1回補充とし、継ぎ足しは避けましょう。回路をはずした後は接続部位からのリークがないか点検します。温度管理も必要です。
>
> ・回路内に水が貯留しやすいため、回路内の観察を随時行います。水滴が気道内に流れこまないよう注意が必要です。蛇管やウォータートラップの水滴は気道内に逆流しないように外し、破棄します。ウォータートラップは身体よりも低い位置に設定します。
>
> 3）回路交換時の注意
>
> ・交換時は衛生的手洗いを行い、箱から直接取り出した未滅菌手袋を清潔に装着します。
>
> ・安全確保のため2人で実施します。一人は用手人工呼吸をし、酸素飽和度をチェックします。もう一人は清潔操作ですみやかに交換します。
>
> ・交換直後はリークテストを行い、問題のないことを確認してから患者さんに装着します。

在宅ケアの準備

　在宅でのケアを始めるにあたっては、まず医療者間での情報交換や勉強会を持ち、支援体制や医療チームの検討を進め、第1段として、カンファレンスを持ちます。2回目には、退院前に病院担当医、担当ナース、在宅担当者、在宅スタッフとして行政の保健師、ケースワーカー、訪問看護ステーションに第2段のカンファレンスの機会を持つようにしています。本人や家族の病気への理解、治療方針、人工呼吸器の管理・指導の状況、感染予防について、吸引の指導のことなど、退院後の生活がイメージできるような話し合いが持てて役割分担ができることが大切に思います。

　様々な機種の人工呼吸器の取り扱いについての勉強会も現在まで4回実施しています。ステーションのスタッフは全員で17名いますが、エリア別にスタッフもグループで対応できるように計画調整しています。

　在宅ケアを開始するにあたり、退院直後、自宅でもう一度集合し、ベッドの位置や家族がやるべき事ができるかチェックすること、緊急時の対応についても再確認が必要です。始めの2週間は色々なトラブルや、吸引が確実にできているか、回路トラブルはないかなど、不安が多いので毎日訪問することも多いです。その後に、家族と十分相談しながら、訪問回数やサービス内容、時間帯、ケアプランとの調整をしてゆく必要があります。この2週間は病院より指導のあった消毒の仕方を、もう少し手間のかからない方法を一緒に考えてゆくようにしています。

　また在宅の色々なトラブルに備え、1人の患者さんに受け持ちは5～6人のチームで担当し、緊急、相談にも対応できるようにしています。

　人工呼吸器の回路等では、ディスポが増えてきましたが呼気弁がうまく作動しないこともあるため、気管カニューレ交換や回路交換などは週中に計画しておくとよいでしょう。気管カニューレの交換については、特に患者さん不安が強いので、主治医と訪問ナースが同時訪問にて計画してほしい。耳鼻科の医師も医療チームの一員として協力してもらえると安心だと思います。アンビューの使用については家族に十分指導を受けて、実際に呼吸リズムに合わせてできるように病院で体験しておいてほしいです。

胃瘻PEG対策

　また、早期に胃瘻造設となるケースも増加してきています。バルーン型、バンパー型、ボタン型、チューブ型、いずれのPEGタイプでも病院からの退院指導ではイソジン消毒＋ガーゼをあてる処置がほとんどですが、ヨード系かぶれもたまにみられます。弱酸性石けん等でよく泡立てて挿入部を洗浄し、よく洗い流しています。すでに肉芽がない場合、消毒なしでペグケアーを貼用し、3～5日毎に交換した場合、早期に傷も治癒している例もみられる。MRSA感染している場合は、最初に軽く挿入部を拭き取り、上記ケアを行います。

　病院で渡しているケースは少ないが、当センターでは胃瘻PEG手帳（写真2）を渡し、活用を勧めています。栄養投与の方法の説明や、胃瘻の交換など記録し、管理しています訪問したときにチェックし、家族にも分かりやすい。胃瘻は長期管理になるため、どのキットを造設したか、いつ、どこで、誰が……必ず医療機関の医師に初診記録してもらうとよいでしょう。

　吸引に関しては、医療者は摂子の取り扱いに慣れているか、家族や介護者にはディスポグローブで手技が確実にできるように在宅で指導してゆく方がよいと思われます。病院と同じものを準備するのではなく、2週間位の間で使いやすいように相談しながらでよいでしょう。閉塞による挿入部からの栄養剤のもれを防ぐために、とけにくい内服薬はアイソトニックゼリーや水オブラートにまぜて注入。水フラッシュすれば実際の閉塞が防げることが多かったです。

【『難病と在宅ケア』2004年5月号（元保土ヶ谷医療センター訪問看護ステーション・小林　敦子管理者）より】

気管切開中の管理

　気管切開とは輪状軟骨の下(いわゆる喉仏の下付近)で気管を切開し、気管内にカニューレを入れて換気を行う方法です。死腔(気道やチューブなどガス交換に関与しない部分の体積)が最も小さく換気効率に優れた方法ですが、痰の吸引が容易になります。しかし、短所として侵襲的な行為が必要であること、また気管切開カニューレの挿入が刺激となり痰の分泌が増え、気管切開孔部の保清に配慮が必要となります。切開部や気道からの出血や気胸の危険も指摘されており、呼吸管理開始に際して非侵襲的換気療法が限界に達した患者さんに行われます。

1）気管切開創のケア（1日1回、または汚染時）
(1) 衛生的手洗いをします。
(2) 気管カニューレにきちんとエアーが入っている

表2　感染リスクと対策のレベル

リスク	内容	対策レベル	例
高リスク	皮膚・粘膜を貫通して直接体内に入るもの	滅菌	手術器具 注射針等
中間リスク	粘膜に接するもの、体液・病原体に汚染されたもの	消毒	内視鏡 呼吸器回路
低リスク	傷のない正常な皮膚に接するもの	洗浄及び乾燥	トイレ、洗面台、リネン
最小リスク	皮膚に直接触れないもの		床、壁

ことを確認し、カニューレが抜けないよう注意しながら綿テープとガーゼをはずし、気管切開創周辺の頚部等を清拭します。創の状態を観察します。

(3) 気管切開創をポピドンヨード等の消毒液で消毒します。ただし、気管切開創は抜糸が終了し、創が安定すれば消毒は必ずしも必要ではなく、きれいに清拭をするだけでも問題ありません。

(4) 滅菌Yガーゼを装着し、気管カニューレが抜けないよう綿テープでしばり、ガーゼをテープで固定します。創から浸出液がなければ必ずしもYガーゼがなくともかまいません。

2）気管カニューレの交換

カニューレの汚染が著名なとき、閉塞気味のときに交換となります。在宅では、2週間に1回が交換の目安となります。衛生的手洗いをして、清潔に交換しましょう。また、交換の刺激で痰が出やすいため、交換前後に十分に吸引しましょう。

3）気管内吸引の方法

(1) 衛生的手洗いをします。
(2) 吸引器を作動させ、吸引圧をチェックします。
(3) 箱から直接取り出した未滅菌手袋を清潔に装着します。
(4) 人工呼吸器を一時はずし、吸引カテーテルをセットし、滅菌水を引きます。
(5) 吸引圧をかけずにすばやくカテーテルをカニューレ内に挿入し、カテーテルを回しながら痰を吸引します（一回10秒以内で）。
(6) 吸引が終わったらすばやく人工呼吸器を装着します。
(7) 吸引カテーテルの外側の汚れをアルコール綿でふき取り、内腔は滅菌水を吸引して汚れを流します。（病院においては吸引カテーテルは単回使用であるため、廃棄します。在宅においては、乾燥した容器に乾燥した状態で保管するか、消毒薬の入った容器に保存します。
(8) 石鹸と流水でよく手を洗います。

4）人工呼吸器装着中の日常ケア

(1) 適切な体位：

胃内容物等の逆流を防止し、嚥下性肺炎予防のためベッド頭部を30～45℃に挙上しておきます。

(2) 身体の清潔

入浴・清拭・陰部ケア

呼吸器を付けたまま入浴は出来ませんので、呼吸状態を観察し、必要時補助バック（アンビューバック）にて補助呼吸をします。お湯の温度は、心臓の負担を避けるためにぬるめ(40℃前後)加減にします。気管切開をしている場合、気管カニューレの周囲をビニールなどで覆ってカニューレ内にはお湯を入れないように注意して下さい。入浴できない場合は、気分の良い暖かい時間に身体を拭き、清拭後は保温に努めましょう。陰部は毎日洗浄又は清拭しましょう。

口腔ケア

口腔ケアは、肺炎予防のためには重要なケアです。嚥下反射・咳反射の低下している場合は、唾液とともに口腔内の細菌も同時に誤嚥するため、誤嚥性肺炎を起こしやすいといわれています。口腔内の細菌を減少させるためには口腔ケアが有効ですから、毎食後に歯ブラシを用いてしっかりと口腔内をきれいにします。

(3) 環境整備

埃が舞い散るような環境にありますと、吸引操作時や加湿器の滅菌水交換操作時などに細菌が混入する可能性があります。毎日湿式清掃をして、埃をためないようにしましょう。

75歳女性、1993年にALSを発症し、1996年より人工呼吸器を装着している事例です（図3）。発症当初はご主人が在宅介護にあたっていましたが、脳梗塞をわずらい施設入所となったため、看護師の娘が介護することになりました。日中は訪問看護とホームヘルプサービス、夜間は娘が介護し、2か月に1

在宅での感染予防の指導

家庭では、吸引が慣れるまではディスポグローブを次のようなときに使うよう指導している。カテーテルを扱う時、吸引時、褥瘡をケアする時、外出時でも必需品とする。

気切孔、気管孔： びらんなどできたら、ネオメド、ゲンタシン、リンデロンなど、耳鼻科の医師と早期に提携しのほうが経過にあわせて処方してもらう。洗浄は、病院では皆イソジンを使用するが、かぶれる方もおり、傷の治りが遅くなります。在宅だと個々に対応できるので、カニューレ交換の時だけイソジン消毒する場合か、市販ハイアミン綿で拭き取り交換後、ゲンタシン軟膏を塗薬する。イソジンは皮膚の状態が見えにくいという点もある。

気切孔はカニューレを抜くとふさがってくる。永久気管乳はふさがらないが、こちらの方が肉芽ができにくく、トラブルも少ない。

膀胱瘻： ペグケアをつけたまま入浴できる。ペグの感染予防キットなどもあるが、まずイソジン液で汚れ拭き取り、弱酸性ボディソープ等でよく泡立てて洗い、よく洗い流した後、自然乾燥させる。これで接触性皮膚炎を防ぐことができ、皮膚トラブルもない。滅菌ガーゼが不要、滅菌綿棒も少なくてすむ。膀胱瘻、PEGも同じ方法で洗う。PEGの交換時期だけ、消毒液を使う。

PEG交換： 往診医と相談して病院で交換することが出来る。交換時に1週間入院するなどあるが、PEGの種類により交換時期が異なる。

・バルーン型　月1回交換。入院せずかえられ、使用者も多い。指導された家族が交換する場合も。

・バンパー型　一番かぶれやすい。

・ボタン型　トラブル少ない、半年に1度程度の交換（トラブルない場合）。肉芽防ぐには時々回すなどを試す。

呼吸器： フィルター類の交換時期をしっかりチェックリストを作成し実施。回路交換時、在宅の場合、訪問ナースはマスクを着用しています。テストラングをつなげて家族と一緒にチェックする。ディスポの交換は以前は2週に1回だったが、月1回で済む。バクテリアフィルターなどきちんとすれば、費用も少なくなる。

MRSAも神経質になることはない。看護師が行くときは摂子で処置。便処置時に使い捨て手袋を使う程度。汚れたガーゼはビニール袋2枚の中に捨てて、密閉する。

褥瘡： 当センターで難病で在宅の方はいない。他の方では、緑膿菌などが出ている場合、汚染されたガーゼをはずす時、弱酸性ボディーソープでよく患部時だけグローブ着用のまま指先で軽くこする程度洗い、処置をしている。（2枚ずつはめておく。）

口腔ケア： 口腔外科用のバキュームのノズルを使用すると、唾液を吸引しつつ歯磨きができることを家族に指導。口腔ケアをはじめてから肺炎少なくなっているのは事実である。口腔ケアを怠ると唾液の流れ方が悪くなり舌にカビが繁殖、味覚がにぶる。口の周りの筋肉が萎縮し、舌をかむ、頬の内側をかみ出血が止まりにくくなることもあるので、口腔リハビリもしっかりしてほしい。外出時、停電時など使用できる「スーパー吸引ポンプ」（米国製）、「スッキリ・すう太」も使い勝手も良く、口腔ケア時にも発揮できています。高齢の方も取り扱いしやすく、故障も少ないので予備の吸引器としても薦めています。

気を付けること： 鼻腔などにMRSAが残ることも多いので、ケアが終わった後、家を出る前に、手洗いして、鼻腔入口粘膜をイソジン、またはイソジンガーグルをつけたティッシュか綿棒などで拭き取る。

家族への感染予防： 褥瘡のケアなどで汚れた物を取るときはグローブ必ず使用し、もちろん流水にて十分手洗いをするよう指導しています。

今後わかりやすい感染予防マニュアルの作成に取り組み、個々のケアに活用していきたいと考えています。

【『難病と在宅ケア』2004年5月号（元保土ヶ谷医療センター訪問看護ステーション・小林　敦子管理者）より】

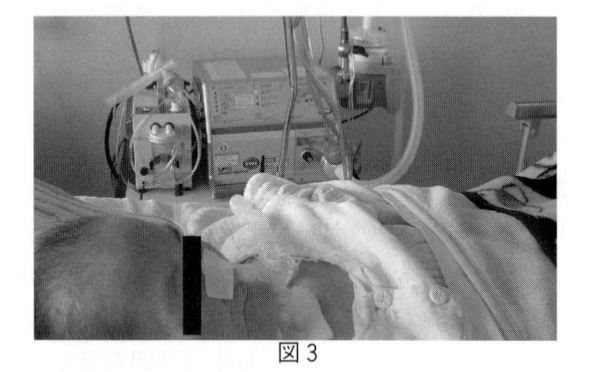

図3

回、2週間のレスパイトケア入院をして生活のリズムができています。

今ではまったく自力では動けず、意思疎通も図れなくなりましたが、褥瘡も発生せず、全身状態も落ち着いています。娘は仕事を持ちながらの介護を苦痛と感ぜずに「生きていることに価値がある」と自信を持って話していました。人工呼吸器は生命維持装置です。肺炎等の合併症を予防し、患者さん本人にとって、そして家族にとって有意義な装置であるべきと考えます。

（齋藤　由利子）

56 在宅での感染予防と吸引排痰ケア

気管吸引の必要性

排痰に対する援助は臨床的には（表1）のような方法を単独で行ったり組み合わることで行われる。気管吸引は、患者の年齢や、呼吸器疾患の有無、基礎疾患により、本来、生体に備わっている気道クリアランス機構が障害された場合（表2）気管内に貯留した分泌物や異物を吸引し除去することで、気道の閉塞や換気障害、呼吸器感染などの肺合併症を予防する目的で行われる。ALS患者の場合、呼吸筋力低下により咳嗽機能が低下し、気管にある喀痰の喀出困難のために気管吸引が必要になる。

気管吸引の合併症

1）気管吸引は侵襲的な処置である。

身体に対する影響や危険性を十分に認識し、危険が回避できる方法を選択する必要がある。吸引に伴う合併症を（表3）に示す。

近年一般臨床の現場では、吸引に伴う低酸素血症、気道感染、気道分泌物の飛沫防止面で閉鎖式吸引が注目され普及してきているが、在宅においてはコスト面や、手技の簡易さなどから、これまでの開放式吸引を実施している方が多い。

吸引を行う判断とタイミング

気管吸引を行う明確な基準は確立されていない。一般的には、① 呼吸音の聴取による分泌物の確認、② 気道内圧の上昇、③ 換気量の低下、④ バッギング、⑤ 酸素飽和度の低下などを総合的に判断して行うべきであるとされている。

難病における吸引のタイミングは、患者が吸引の要求を行った時に行う事が求められる。喀痰上昇による音がしないため吸引の必要がないと判断しない事が重要。ややもするとそのことで患者との関係を築けない事がある。患者の訴えを訴えとして理解することが大切である。

表1　排痰に用いられる方法と促すための方法

排痰に用いられる方法	
体位排痰法	排痰体位、kinetic bed 療法
バッグ加圧法	
排痰手技	用手的呼吸介助法、胸郭振動法　胸郭叩打法　スプリンギングなど
咳嗽	咳嗽指導、咳嗽介助、強制呼出法　気管圧迫法
呼吸法の習得	自動周期呼吸法、自原性排痰法
呼気用圧を用いた方法	呼気陽圧：TheraPEP® など　持続的陽圧：EzPAP® など
振動を用いる方法	気道内振動：肺内軽打換気（IPV）Flutter®, Acapella®など　胸壁振動：高頻度胸壁振動法　体外式人工呼吸器
機械的咳嗽介助法	mechanical in-exsuffator
気管吸引	
気管支鏡による吸引	
排痰を促すための方法	
吸入療法、気道内加湿、水分管理、離床・座位、運動など	

表2　気道クリアランス機構の障害

1. 気道分泌物の性状変化：分泌物の増加、粘稠度の上昇など
2. 気道の線毛運動の機能低下：喫煙や炎症など
3. 咳嗽機能の低下：意識レベルの低下、呼吸筋力の低下など

表3　気管吸引による身体への影響

- 低酸素血症
- 肺胞虚脱
- 気道粘膜の損傷、出血
- 気管支攣縮
- 身体的苦痛に伴う精神的ストレス
- 血圧上昇、低下
- 頭蓋内圧上昇
- 咳嗽運動によるエネルギー消費
- 不整脈、徐脈

吸引の実際

健常者では1日に10～100mlの気道分泌物が産生されるが粘液線毛輸送系により喉頭まで達し嚥下され痰として意識されない。その気道分泌物が上昇してきたときに、吸引としての手技が必要になる。

今回小出保健所と共同開催したヘルパー対象のALS難病セミナーで気管内吸引の指導を行った方法について記載する。

（注）当院では実際には、吸引カテーテルは単回使い捨てシングルユースで実施しているが、在宅の場合消毒再利用していることを前提として吸引指導したものである。

1）必要物品
(1) 吸引器
(2) 吸引カテーテル
(3) 消毒水　（0.1％　塩化ベンザルコニウム液）
(4) 通水用水　滅菌精製水　吸引前後用に各1本
(5) 70％消毒用アルコール綿
(6) ディスポ手袋

2）方法
(1) 必要物品を用意する。
(2) 手洗いをする。
(3) ディスポ手袋を利き手に装着する。
(4) 吸引器の連結管と吸引カテーテルを接続する。
(5) 吸引器のスイッチを入れる。
(6) 吸引カテーテルをアルコールで拭く。
(7) 滅菌精製水を吸引カテーテルに通す。
(8) カテーテルの接続部を押さえて、気管カニューレより静かにカテーテルを挿入する。カテーテルの挿入長さは10cm程度とする。吸引時間は10秒位。陰圧を加えてカテーテルを360度回すようにして静かにゆっくり引き上げる。
(9) 吸引後カテーテルをアルコール綿で拭く。管の中を洗うようにして滅菌精製水を通す。
(10) 吸引カテーテルを消毒液に浸す。
(11) 物品を片付けて手洗いをする。

3）注意事項
(1) カテーテルは滅菌なので、吸引前に他の場所に触れて不潔にしない。
(2) 鼻、口に使用したカテーテルは気管内吸引には使用しない。
(3) 効果のない吸引を続けていると患者はすぐに低酸素状態になり、心臓に負担がかかり全身状態の悪い人工呼吸器使用中の患者では心肺停止に繋がることもある。
(4) 吸引カテーテルを引き上げた後、もう一度カニューレ内にいれて吸引しない。（いわゆる2度引き）
(5) 手にもったカテーテル部分をカニューレ内に入れない。

厚生労働省の通達によれば、家族以外が行う痰の吸引範囲は、口、鼻腔内及び気管カニューレ内部までの吸引を限度としている。

> **コツ**　吸引カテーテルの挿入長さは、カニューレの種類や太さによるが、おおよそ約10cmでカニューレ内部に一致できる範囲である。体感でこの10cmを覚えることが必要とされる（図1）。

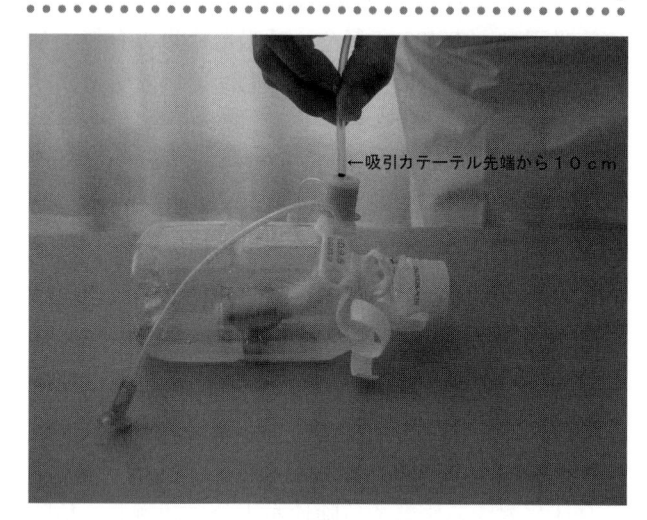

←吸引カテーテル先端から10ｃｍ

図1

4）吸引の歌
（どんぐりころころの替え歌）
1．圧は12で確認し、カテーテル持ったら持ち替えず、ゆっくり挿入10cm、くるくる回して、10秒よ。
2．患者の表情確認し、苦しくないよう要注意　循環動態無気肺は、吸引に伴う、合併症。
3．カテーテル抜いたら、アル綿で、周りを消毒通水し、アル綿絞って中消毒、ピンチで止めたら、ハイ終了。
＊1番がおおよそ10秒〜15秒になります。吸引の目安にしてください。

感染予防とリスク

1）感染予防のためのガイドライン
米国CDC（Centers for Disease Control and Prevention:疾病予防管理センター）は米国の連邦政府の直属機関であり、国内外の公衆衛生の管理及び

維持向上にあたる。CDCでは感染予防方法に関する研究を実施し、対策のための草案をまとめガイドライン勧告を行い、それが院内感染防止の標準となっている。

各勧告は、存在している科学的根拠、理論的根拠、適応性、及び潜在的な経済的影響を基に分類される。このCDCのガイドラインでは、感染防止として以下のことが推奨されている。

(1)手洗い（カテゴリーI 強く導入を勧告する）

(a) 気管内チューブまたは気管切開チューブを装着している患者及び、(b)患者に使用されている全ての呼吸関連装置に触れる前後には目で見える汚染があるときは薬用石鹸と流水で、目で見える汚染がないときは、アルコールベースの手指消毒剤で消毒する。

(2)バリアプリコーション

(1)全ての患者の気道分泌物または気道分泌物に汚染された物品の取り扱い時に手袋を着用する。
(2)以下の場合は手袋を交換し、手を洗う。
患者との接触後

ある患者の気道分泌物または気道分泌物に汚染された物品の取り扱い後、別の患者、物品、または環境表面に接する前、及び同一患者の汚染された身体部位及び気道または呼吸装置に接触する都度行う。

(3)吸引カテーテル（中程度の導入を勧告する）

開放式吸引システムが行われるのであれば滅菌の単回使用のカテーテルを使用する。

以上のことから開放式吸引を行う場合は、感染症の有無にかかわらず吸引前後には手洗いを行い、気道分泌物に触れるときは手袋の装着をする。

看護師の手洗い操作や清潔操作が汚染に大きく関与していることを認識する。

2）吸引カテーテルの消毒

開放式吸引を実施する場合、吸引カテーテルの使用直後、必ずエタノール綿で吸引カテーテルを拭き、滅菌精製水で有機物の洗浄後、消毒液に浸して保存する。再使用時は滅菌精製水で消毒液を洗浄後使用する。

消毒液は24時間交換で、薬剤は8％エタノール添加塩化ベンザルコニウム（ザルコニンA）が望ましい。また、洗浄液は8時間で菌の発生がピークに及ぶという報告がある。

3）吸引カテーテルの選択

吸引カテーテルの太さは気管内チューブと吸引カテーテルの管径比が50％以上の時に気道内圧が急激に低下するため、多くの文献で吸引カテーテルの外径が気管内チューブの内径の2分の1以下とすべきであるというのが一致している。吸引カテーテルの先端は、単孔式と多孔式がある（図2）。単孔式は、気管粘膜に接したとき一点に高い吸引圧を加えることになり、粘膜損傷を起こしやすい。一方多孔式は、一点が粘膜に接しても吸引圧が他の孔で分散されるため粘膜損傷は起きにくいとされてる。

> **MEMO 備忘録** 気管カニューレの内径はID(mm)で表され吸引カテーテルの外形はOD（Fr）で表示されている。3Frは約1mmであり気管カニューレの1.5倍の吸引カテーテルを選択すると良い（表4）。

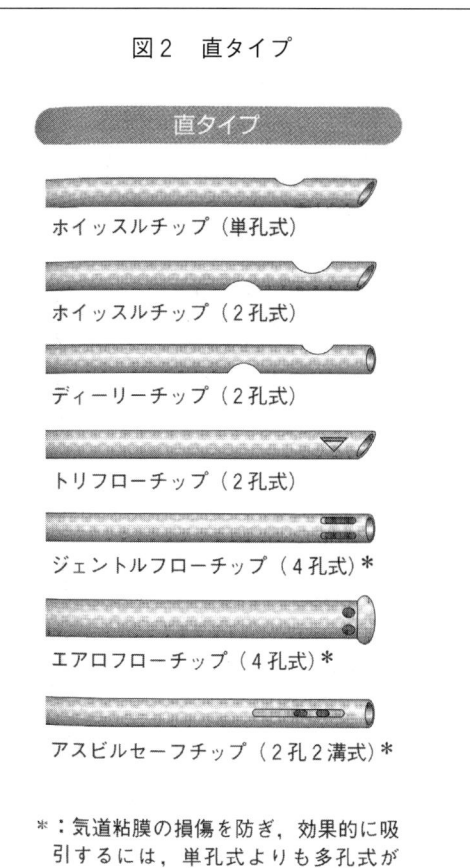

図2 直タイプ

直タイプ
- ホイッスルチップ（単孔式）
- ホイッスルチップ（2孔式）
- ディーリーチップ（2孔式）
- トリフローチップ（2孔式）
- ジェントルフローチップ（4孔式）*
- エアロフローチップ（4孔式）*
- アスピルセーフチップ（2孔2溝式）*

*：気道粘膜の損傷を防ぎ、効果的に吸引するには、単孔式よりも多孔式が"お勧め！".

表4　気管吸引による身体への影響

気管内チューブのサイズ(mm)	3.0	3.5	4.0	4.5	5.0	5.5	6.0	6.5	7.0	7.5	8.0	8.5	9.0	9.5
吸引カテーテルのサイズ(Fr)	4	5	6	6	6	8	8	8	10	10	12	12	12	14

4）吸引圧

　安全で効果的な吸引圧は、成人の場合80～120mmHg（10.7～15.9kpa）である。在宅の場合は殆どが設定圧になるタイプを使用することが多いと思うが、弁を開きアナログメーターを参照しながら設定するタイプの吸引機を使用している場合は、注意が必要である。

5）カテーテル操作

　吸引中の操作は、粘膜損傷を予防し、気道の周囲に付着した痰をまんべんなく取るためカテーテルを360度回しながら吸引する方法がとられている。しかし、摂子でカテーテルを持ち回転させる方法や手関節を回す方法では、カテーテル先端が回転せず先端が気道に接していれば粘膜損傷の原因となる。

　気管吸引は、患者にとって多大な苦痛を感じる医療行為であり、清潔操作で安全に効果的に行うことが求められる。

!危険　カテーテルを上下に動かすことは患者に苦痛を与えるばかりか粘膜損傷のリスクが増す原因となる。気管吸引は、患者にとって多大な苦痛を感じる医療行為であり、清潔操作で安全に効果的に行うことが求められる。

専門医の工夫　吸引時に気管内にカテーテルを挿入してから陰圧をかけ、吸引する方法が一般的である。しかし、難病患者の場合、カテーテルを挿入してから陰圧を加えるのは、吸引圧による刺激が強く苦痛を感じる患者もいるため、対象に応じて、カテーテル挿入時から陰圧をかけるなど個別の対応が必要となることも多い。

6）口腔ケア

　口腔内には常時300種類の細菌が生息している。しかし、唾液によって常に洗い流され胃に送り出されていることで、細菌の繁殖がおさえられている。口腔から気管内への病原菌の侵入を防ぎ、人工呼吸器関連肺炎の予防や意識障害者・高齢者の不顕性誤嚥を減少させることに繋がる可能性がある。当院では流涎過多者には持続吸引の実施。口腔内乾燥している方などにはオーラルバランスの使用などで口腔内のケアで個別対応を行っている。

7）リスクの回避

　吸引による侵襲を防ぐには、患者の状態をアセスメントする能力、呼吸理学療法の知識と実践能力、吸引による合併症の知識と安全な吸引手技を含めた総合的な能力が必要となる。気管内吸引は各医療施設において広く行われているが、その手技や基本方針は各施設によって異なるのが現状であった。これは国内に目的・手技・適応を整理した標準化された指針（ガイドライン）がなかったためである。

　呼吸療法医学会では呼吸療法に関わる医師と看護師、理学療法士、臨床工学士からなるワーキンググループで気管吸引が安全に行われるためのガイドライン作成に取り掛かった。

　このガイドラインは気管内吸引に関わるすべての者を対象に安全に効果的な気管内吸引を行うことができることを目的に作成され、特に成人の人工気道を有している患者を対象にした気管内吸引の方法について述べられている。このガイドラインは、2007年の呼吸療法学会で発表され、学会での意見等勘案されホームページに改訂版が更新されている。

　吸引という手技を通して、患者や患者を取り巻く家族との関わりの中で、患者の思いを理解し、援助していくにはコミュニケーションが円滑に図れることが重要である。

（中島　好子）

57 呼吸器感染症の抗菌薬療法

　古くから神経疾患の病状が進むと呼吸器感染症が頻繁に合併してくることが知られています。神経難病の患者さんには尿路感染や胆道系の感染、中耳炎、蜂窩織炎などいろいろな感染症が合併してきますが、肺炎に代表される呼吸器感染症は合併頻度が高く、QOLや生命予後を大きく左右するものです。感染を繰り返すたびに入院を余儀なくされる方もおられ、呼吸器感染症は神経難病患者さんの在宅療養を阻害する要因にもなっています。

　嚥下が障害されると飲食物や唾液などの分泌物を肺に吸い込みやすくなり、呼吸器感染症を発症する原因になります（誤嚥性肺炎）。また、呼吸する力が弱くなったり、咳が上手に出来なくなると肺を清潔に保つことが難しくなります。寝返りが出来ないことも、肺の中に痰を溜めてしまう結果になり、これも肺炎の原因になります。神経疾患患者さんでは胃の内容物が食道に逆流してくる胃食道逆流が認められ、時にはこれを誤嚥することもあります。ここでは神経難病に合併してくる肺炎、特に人工呼吸器を装着している患者さんに発症する肺炎の特徴と抗菌薬療法について述べたいと思います。

神経難病と人工呼吸器関連肺炎

　人工呼吸器関連肺炎（ventilator associated pneumonia：VAP）は院内肺炎（hospital-acquired pneumonia：HAP）のなかでも死亡率が高いことが知られています（20〜70％）。また、その発生頻度は10〜20/1000人工呼吸器・日と言われています。言い換えると、人工呼吸器を1000日間装着していると10〜20回肺炎を発症するということです。ただし、これはICUに入室されている、すなわち全身状態が極めて悪い患者さんにおけるデータで、神経難病の患者さんにはあてはまりません。

　人工呼吸器を導入することによって、神経難病患者さんの予後は著明に改善します。人工呼吸器を装着し10年以上療養を続けている筋萎縮性側索硬化症（ALS）の患者さんも少なくありません。しかし呼吸器装着後、比較的早期に亡くなられる患者さんもいます。表1に私たちの施設で亡くなった人工呼吸器装着ALS患者さんの死因を示しますが、肺炎、すなわちVAPが39.1％で一位を占め、特に装着後5年未満で亡くなった患者さんの過半数の54.5％がVAPを直接死因としています。しかし、装着後5年以上生存された患者さんでVAPを直接死因とするものは25％と減少しています。VAPは神経難病患者さんの直接死因として重要で、特に装着後早期の患者さんの予後を大きく左右していると言えます。

　私たちは2002年から2004年にかけて2年間ALS患者さんでのVAP合併の調査を行いました。17人の患者さんで、のべ5079日間の間に13回のVAP発症が認められました。発生頻度は2.6/1000人工呼吸器・日で、ICUの1/4から1/8程度の頻度でした。特に装着後5年以上の患者さんでの頻度は0.8/1000人工呼吸器・日と低く、2/3の患者さんはVAPを合併していませんでした。逆に装着後5年未満の患者さんでの発生頻度は6.5/1000人工呼吸器・日と高くなっており、VAPを繰り返している患者さんもいました。この間、13回のVAPが観察されましたが、亡

表1　侵襲的陽圧人工呼吸療法を行ったALS症例の直接死因：装着後生存期間との関連（南岡山医療センター）

	5年未満（人）	5年以上（人）	計（人）
肺　炎	6 (54.5%)	3 (25.0%)	9 (39.1%)
心疾患	4	3	7
腎不全	0	2	2
消化管出血	0	1	1
肺　癌	1	0	1
間質性肺炎	0	1	1
敗血症	0	1	1
呼吸器トラブル	0	1	1
合　計	11	12	23

くなられた患者さんは一人もいませんでした。

呼吸器を装着している神経難病患者さんがVAPを発症することは意外に少なく、その予後も決して悪くはないが、早期からVAPを繰り返し発症している患者さんでは直接死因につながってしまうと私たちは考えています。残念ながらどのような患者さんがVAPを繰り返してしまうのかは分かっていません。

肺炎の重症度：入院治療の適応

以前、肺炎は入院して治療する病気でした。しかし、経口抗菌薬の進歩や一日一回の点滴静注で対応できる注射剤が使用できることから、最近は外来や在宅での肺炎治療も可能になってきました。表2に日本呼吸器学会が作成した肺炎の重症度分類を示しますが、中等症以下では外来治療が可能とされています[1]。しかし、在宅難病患者さんが肺炎を合併した場合には痰の吸引などで介護量が増えて家族の方の負担になることもあるでしょう。かかりつけ医がどこまで在宅診療に時間を割くことができるかという問題もあるでしょう。何よりも基礎に神経疾患があるわけですから、酸素飽和度（SpO_2）が低下している場合や、頻呼吸や頻脈が認められる場合は入院治療に踏み切った方が良いと思います。中等症以下の肺炎であっても、気管切開を受けている患者さんや、人工呼吸器を用いている患者さんでは入院治療の方が望ましいと考えます。

神経難病に合併する肺炎の起炎菌

肺炎は病院外で感染して発症する市中肺炎（community-acquired pneumonia：CAP）と患者さんが病院内で感染して発症する院内肺炎に分けられています。定義上、入院後48時間を経て発症した肺炎を院内肺炎としています。

市中肺炎では起炎菌としては肺炎球菌が最も多く、インフルエンザ桿菌、マイコプラズマ、クラミジアが続いており、特に若年者の間ではマイコプラズマやクラミジアによる非定型肺炎が認められます。緑膿菌やメチシリン耐性黄色ブドウ球菌（MRSA）の関与は少ないとされています。一方、院内肺炎の起炎菌は、緑膿菌や肺炎桿菌などのグラム陰性桿菌と黄色ブドウ球菌が多く、多剤耐性菌が関与することも多いことが知られています。市中肺炎と院内肺炎にはそれぞれ治療のガイドラインが示されています。しかしながら、いろいろな背景因子を持っている患者さんに発症してくる肺炎を、市中肺炎、院内肺炎と一括りにしてしまうことには無理があります。最近では日本呼吸器学会が老人ホーム肺炎という概念を、米国胸部疾患学会と米国感染症学会は長期療養施設関連肺炎（healthcare-associated pneumonia: HCAP）という概念を提唱しています。

神経難病に合併した肺炎の起炎菌に関する詳細な検討はこれまでなされていません。呼吸器感染症を専門にしている施設を除くと肺炎の起炎菌を特定することが難しく、一般的には50％程度しか同定できないことが原因だと思われます。私たちは肺炎の起炎菌との密接な関連が示唆されている上気道の細菌叢の調査を行っています。経口摂取が出来なくなり、経鼻チューブが挿入されると黄色ブドウ球菌やグラム陰性桿菌が定着しやすくなり、気管切開がなされている患者さんでは高率に緑膿菌が検出されました[2]。その概略を図1、図2に示します。

神経疾患患者さんや高齢者に発症してくる肺炎は口腔内の分泌物を睡眠中に誤嚥（不顕性誤嚥）することによって生じる誤嚥性肺炎が多くを占めると考えられています。VAPの大多数は誤嚥してカフの上に溜まった分泌物が肺に落ち込むことによって生じる誤嚥性肺炎です。これまで誤嚥性肺炎の発症には嫌気性菌の関与が重要視されてきましたが、誤嚥性肺炎やVAPの患者さんを対象にして気管支鏡などを用いて病巣部から痰を採取した研究では、緑膿菌をはじめとするグラム陰性桿菌や黄色ブドウ球菌が多く検出され、嫌気性菌はほとんど認められませんでした[3]。最近では誤嚥性肺炎やVAPにおける嫌気性菌の関与には疑問が持たれています。

表2　肺炎の重症度分類

使用する指標
1. 男性70歳以上，女性75歳以上
2. BUN 21mg/dL以上または脱水あり
3. SpO2 90%以下（PaO2 60Torr以下）
4. 意識障害
5. 血圧（収縮期）90mmHg以下

重症度分類
- 軽　症：上記5つの項目の何れも満足しないもの
- 中等症：上記項目の1つまたは2つを有するもの
- 重　症：上記項目の3つを有するもの
- 超重症：上記の4つまたは5つを有するもの
　　　　　ただし，ショックがあれば1項目のみでも超重症とする

図1　入院患者鼻腔における各種細菌の分離頻度（南岡山医療センター）

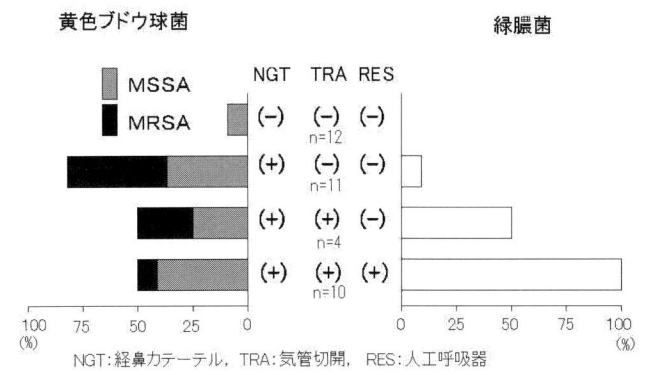

図2　神経内科入院患者の鼻腔における黄色ブドウ球菌と緑膿菌の検出率（南岡山医療センター）
NGT：経鼻カテーテル，TRA：気管切開，RES：人工呼吸器

　神経難病患者さんであっても、明らかな嚥下障害がなく、普通に経口摂取が出来ている患者さんの場合は、一般の市中肺炎と同様、肺炎球菌、インフルエンザ桿菌、マイコプラズマ、クラミジアなどが起炎菌になってくるものと思われます。筋ジストロフィーの施設など若年者が集団生活を送る環境では、マイコプラズマやクラミジアによる非定型肺炎が流行することがあります。

　経口摂取が難しくなって経管栄養を行っている患者さんや、気管切開や人工呼吸器療法を行っている患者さんでは在宅患者さんであっても院内肺炎と同様に緑膿菌などのグラム陰性桿菌やMRSAを含む黄色ブドウ球菌の関与を考えなければいけません。ただ、緑膿菌とMRSAについては起炎菌と判断するのには慎重な態度が必要です。確かにこの二つは多くの神経難病の患者さんから検出されます。MRSAは術後の患者さんやICUに搬送されるような急性期の重症患者さんの肺炎の起炎菌としては重要ですが、慢性疾患の患者さんにおいてMRSAはグラム陰性桿菌に比べて起炎菌としての意義が薄いことが知られています[4]。また、MRSA感染症は低栄養の患者さんに好発します。栄養状態がある程度保たれている場合（血清アルブミン値が3 g/dL以上）、慢性期の患者さんにMRSA肺炎が発症してくることは稀です。なお、痰から緑膿菌が検出された場合も単に定着しているのみで起炎菌と断定できないことも多いと言われています[5]。

抗菌薬の選択

　神経症状が比較的軽い患者さん、普通に経口摂取が可能で、呼吸運動の障害が目立たない患者さんの場合には、日本呼吸器学会が作成した成人市中肺炎診療ガイドライン[1]のうち、軽症の基礎疾患や慢性呼吸器疾患がある場合の選択薬に準じて抗菌薬を選ぶのが良いでしょう。在宅で治療する場合には経口β-ラクタマーゼ阻害薬配合ペニシリン、ニューキノロン経口薬のなかでも肺炎球菌、マイコプラズマ、クラミジアなどにも効果のある薬剤（レスパイラトリーキノロン）、注射剤であれば1日1回の投与でも有効なセフトリアキソンを用います。入院治療であれば、β-ラクタマーゼ阻害薬配合ペニシリンやピペラシリンの点滴静注が良いでしょう、重症であれば第3世代セフェムや第4世代セフェム、β-ラクタマーゼ阻害薬配合セフェムを、場合によってはカルバペネム系薬剤を選択します（表3）。マクロライド系薬剤は肺炎球菌に無効なことが多く、非定型肺炎が強く疑われる場合を除き単独で投与すべきではありません。非定型肺炎の可能性を否定できない場合はレスパイラトリーキノロンの投与が良いと思われます。

　経管栄養を行っている患者さん、気管切開や人工呼吸器療法を行っている患者さんでは在宅患者さんであっても緑膿菌感染症を念頭においた薬剤の選択が必要になります。入院治療が望ましいと考えますが、在宅で治療を行う場合にはレスパイラトリーキノロンの内服を選択します。抗緑膿菌活性を持つアミノグリコシド剤（1日量を1回で投与した方が有効です）の併用も良いでしょう。入院治療の場合は抗緑膿菌活性を持つ第3世代セフェム、第4世代セフェム、β-ラクタマーゼ阻害薬配合セフェムを用います、タゾバクタム/ピペラシリン（日本では保険適用外）も有用です。重症例であればカルバペネム剤の投与や抗緑膿菌活性を持つアミノグリコシド

表3　神経難病に合併した肺炎の治療［1］：神経症状が軽度の場合

在宅、外来
- 経口βラクタマーゼ阻害剤配合ペニシリン
    - 例）スルタミシリン（ユナシン）　　　　　　　　375 mg 3錠　　3分服
- レスパイラトリーキノロン
    - 例）レボフロキサシン　（クラビット）　　　　　400 mg　　　　1～2分服※
    - モキシフロキサシン（アベロックス）　　　　　　400 mg　　　　1日1回
    - ガレノキサシン（ジェニナック）　　　　　　　　400 mg　　　　1日1回
- 第Ⅲ世代セフェム（1日1回投与）
    - セフトリアキソン（ロセフィン）　　　　　　　　1回1～2g　　　1日1回点滴静注

入院
- βラクタマーゼ阻害剤配合ペニシリン
    - 例）アンピシリン・スルバクタム（ユナシンS）　1回3g　　　　1日2回点滴静注
- 広範囲ペニシリン
    - ピペラシリン（ペントシリン）　　　　　　　　　1回2g　　　　1日2～4回点滴静注
- 第Ⅲ世代セフェム
    - 例）セフタジジム（モダシン）　　　　　　　　　1回1g　　　　1日2～4回点滴静注
- 第Ⅳ世代セフェム
    - 例）セフェピム（マキシピーム）　　　　　　　　1回1g　　　　1日2～4回点滴静注
- βラクタマーゼ阻害剤配合セフェム
    - セフォペラゾンスルバクタム（スルペラゾン）　　1回1g　　　　1日2～4回点滴静注
- カルバペネム
    - 例）イミペネム（チエナム）　　　　　　　　　　1回0.5g　　　1日2～4回点滴静注
    - メロペネム（メロペン）　　　　　　　　　　　　1回0.5g　　　1日2～4回点滴静注
    - ビアペネム（オメガシン）　　　　　　　　　　　1回0.3g　　　1日2～4回点滴静注

※1日1回投与は効果的だが、本邦では適用外

表4　神経難病に合併した肺炎の治療［2］：神経症状が中等度以上の場合

在宅、外来
- レスパイラトリーキノロン
    - 例）レボフロキサシン（クラビット）　　　　　　400 mg　　　　1～2分服※
    - モキシフロキサシン（アベロックス）　　　　　　400 mg　　　　1日1回
    - ガレノキサシン（ジェニナック）　　　　　　　　400 mg　　　　1日1回
- アミノグリコシド：レスパイトラリーキノロンと併用
    - アミカシン（アミカシン）　　　　　　　　　　　1回400 mg　　1日1回点滴静注

入院
- 第Ⅲ世代セフェム（抗緑膿菌活性をもつもの）
    - セフタジジム（モダシン）　　　　　　　　　　　1回1g　　　　1日2～4回点滴静注
- 第Ⅳ世代セフェム
    - 例）セフェピム（マキシピーム）　　　　　　　　1回1g　　　　1日2～4回点滴静注
- βラクタマーゼ阻害剤配合ペニシリン（抗緑膿菌活性をもつもの）
    - 例）タゾバクタム・ピペラシリン（タゾシン）　　1回2.5g　　　1日2回点滴静注
- βラクタマーゼ阻害剤配合セフェム
    - セフォペラゾンスルバクタム（スルペラゾン）　　1回1g　　　　1日2～4回点滴静注
- ニューキノロン
    - シプロフロキサシン（シプロキサン）　　　　　　300 mg　　　　1日2回点滴静注
    - パズフロキサシン（パシルなど）　　　　　　　　500 mg　　　　1日2回点滴静注
    - ＊レスパイラトリーキノロンを経管で注入しても良い
- カルバペネム
    - 例）イミペネム（チエナム）　　　　　　　　　　1回0.5g　　　1日2～4回点滴静注
    - メロペネム（メロペン）　　　　　　　　　　　　1回0.5g　　　1日2～4回点滴静注
    - ビアペネム（オメガシン）　　　　　　　　　　　1回0.3g　　　1日2～4回点滴静注
- アミノグリコシド：上記薬剤と併用
    - アミカシン（アミカシン）　　　　　　　　　　　1回400mg　　　1日1回点滴静注

MRSA肺炎が疑われるときは下記から1剤を選択して併用

- バンコマイシン（バンコマイシン）　　　　　　　　　1回1g 1日2回、または 1回2g 1日1回点滴静注
- アルベカシン（ハベカシン）　　　　　　　　　　　　1回200 mg　　　1日1回点滴静注
- リネゾリド（ザイボックス）　　　　　　　　　　　　1回600 mg　　　1日2回点滴静注 または経管より注入

バンコマイシン、アルベカシンは治療域と中毒域が隣接しており、血中濃度の測定が望ましい。
アミノグリコシドとバンコマイシンの併用は副作用防止の観点から避けるべきである。

※1日1回投与は効果的だが、本邦では適用外

剤の併用を考慮します。誤嚥性肺炎やVAPの治療に関して日本呼吸器学会[6]は2剤または3剤の併用療法を推奨していますが、神経難病患者に合併するVAPの予後は不良ではなく、嫌気性菌の関与も否定的なことから、重症例を除けば単剤による治療が十分に可能だと考えています。アミノグリコシド系薬剤は肺炎球菌をはじめとするレンサ球菌への効果が期待できず、起炎菌が判明する前に単独で投与すべきではありません。

MRSAで肺炎を生じるのは神経難病患者さんにおいては稀ですが、塗抹標本（痰を染色して顕微鏡で観察）でグラム陽性球菌がほとんどを占めている場合や、抗菌剤投与前の検体でMRSAのみが培養されてくる場合、初回に選択した抗菌薬が無効の場合にはMRSA感染症を疑わなくてはいけません。その場合にはバンコマイシン、アルベカシン、リネゾリドを投与します（表4）。

わが国では経口薬であれば1日3回毎食後、注射薬であれば1日2回朝夕に投与することが慣習的に行われてきました。しかし、最近の研究でニューキノロン系経口剤やアミノグリコシド剤は1日量を1回で投与した方が効果が上がることが分かっており、実践している医師も多いと思います。また、ペニシリンやセフェム剤などのβ-ラクタム剤では1回量を増やすのではなく、1回量はそのままで投与回数を増やす方が有効です。重症感染症では試みるべきと考えます。

抗菌薬の変更と投与終了

抗菌薬投与を開始した場合には3日後（重症例では2日後）に治療効果を判定し、抗菌薬をそのまま継続するか変更するかを判断する必要があります。その際、熱型と白血球数、酸素飽和度、患者さん本人の呼吸状態や食欲といった全身状態が判断基準となります。治療が有効な場合でもレントゲン所見は改善していないことも多く、CRP値はしばしば上昇しています。痰の培養結果が判明していることは抗菌薬変更の際の手がかりとなります。そのためには治療開始前に痰を採取しておくことが大切です。起炎菌が判明した場合には初回治療が有効な場合であっても、それに応じてより狭域な抗菌薬に薬剤を変更したり、単剤投与に切り替えることが耐性菌対策、副作用、医療経済の面から求められています。

専門医の工夫

MRSA感染症の発症を防ぐために

神経難病患者さんの場合、病気が進行してくると、経口摂取が出来なくなって経管栄養が開始されたり、尿道カテーテルが留置されたりすることで、MRSAに感染してしまうリスクが高くなる。しかし、たとえMRSA感染症を発症してしまっても、現在はMRSAに有効な薬が使用できるようになっている（表）。

MRSA肺炎を発症するのは血清のアルブミン値が低い、低栄養状態の人に圧倒的に多い。このことは栄養状態を保っていればMRSA肺炎には罹りにくいことを意味している。低栄養の原因には食事の量と内容に問題がある場合もあるが、感染症を繰り返すことが低栄養状態の原因となっていることもしばしばある。また、感染症を繰り返し、長期に渡って抗生物質が投与されることはMRSA感染症発症の大きな要因となる。

したがって、MRSA感染症を予防するには、手指の衛生（手洗い）や口腔内や皮膚などのケアに気を配り、各種カテーテルの管理も適切に行うなど、日常の感染症対策を怠らないことが大切である。また、発熱などで感染症の発症が考えられる時には早期に医師の診断を受け、適切な治療を開始することが重要である（感染症は治療開始が遅れると短期間での治療が難しくなり、結果として抗生剤の長期投与につながることがしばしばある）。

表 MRSA感染症の治療に用いられる薬剤

一般名	商品名
塩酸バンコマイシン（VCM）	塩酸バンコマイシン，バンコマイシンなど
テイコプラニン（TEIC）	タゴシッド
硫酸アルベカシン（ABK）	ハベカシン，ブルバトシン
ST合剤（ST）	バクタ，バクトラミン

（　）：略称

> **専門医の工夫　気道食道分離術**
>
> 　近年、気管切開のうえ人工呼吸器を装着しているALS症例に喉頭気管分離術や喉頭全摘出術などの気道食道分離術が行われるようになった。気道食道分離術は誤嚥防止だけでなく、気管内吸引回数の減少にも極めて有効であり、気管切開部の管理も容易にする。症例によっては経口摂取が可能となり、失われていた「食の楽しみ」を一時的にせよ取り戻すことが可能になる。
> 　気道食道分離術には、発声が可能であった患者であっても、人工喉頭を使用しない限り発声が困難になるというデメリットも存在し、全ての症例が気道食道分離術の適応となるわけではない。しかしながら、少なくともVAP（人工呼吸器関連肺炎）を繰り返す症例では気道食道分離術を積極的に行うべきと考えられている。

投与終了について日本呼吸器学会は解熱、白血球数の正常化とレントゲン所見の改善傾向、CRPの最高値の30％以下への低下をあげています。

おわりに

　VAPを繰り返すALS患者さんの予後は不良でしたが、そのような患者さんでも気管食道分離術を行うことによりVAPの発生頻度は著しく減少します。私たちの施設ではこの5年間、VAPで亡くなられた患者さんはおられません。呼吸器感染症は神経難病患者さんにとって時には命を脅かす大きな問題です。口腔ケア、体位や食事形態の工夫による誤嚥対策、体位変換やスクイージングによる排痰の促進などによって呼吸器感染症に努めることが大切です。さらには栄養状態を保つこと、耐性菌の温床となる褥瘡を作らないこと、入浴や清拭で身体を清潔に保つことなどの全身管理の管理も忘れてはいけません。

　感染症を生じた場合には、早期に治療を開始することが良い結果につながります。病原微生物の数が少ない間に治療を始めることが、短期間での治癒に結びつき、患者さんへのダメージを最小限におさえることを可能にします。発熱や痰の増加など感染症の発症を疑わせる症状が認められた時はなるべく早期に対応すべきです。

（信國　圭吾）

参考文献

1) 日本呼吸器学会市中肺炎診療ガイドライン作成委員会．呼吸器感染症に関するガイドライン：成人市中肺炎診療ガイドライン．日本呼吸器学会，東京，2007
2) 信國圭吾ほか：神経難病病棟入院患者の鼻腔前庭細菌叢—経鼻カテーテル挿入および人工呼吸器装着の影響—．感染症誌 1994；68：21-26
3) Marik PE, et al : The role of anaerobes in patients with ventilator-associated pneumonia and aspiration pneumonia. Cest 1999; 115: 178-183
4) Terpenning MS, et al : Colonization and infection with antibiotic-resistant bacteria in a long-term facility. J Am Geriatr Soc 1994; 42: 1062-1069
5) 小橋吉博ほか：人工呼吸管理中に発症した院内肺炎に関する臨床的検討．感染症誌　1998；72：897-904
6) 日本呼吸器学会呼吸器感染症に関するガイドライン作成委員会．呼吸器感染症に関するガイドライン：成人院内肺炎診療の基本的考え方．日本呼吸器学会，東京，2002

XII 環　境

　在宅生活を円滑に行い、外出もできるようになるとALSと共に生きることは大変楽しくなる。家族の負担も減ったり、家族と共に外出することは大変楽しいものである。このために、ALS協会や理学療法士、作業療法士から環境の調整のために、必要とされる機器・設備や住宅改修の仕方などのアドバイスをうけるとよい。

　難病医療制度からサポートされるものもあるが、障害者自立支援法の中でのサポート、介護保険でのサポートなど様々で複雑なため、ケアマネージャー、保健所の保健師、医師、医療ソーシャルワーカが連携して支援していく必要がある。そうすれば、呼吸器をつけてALSと共に生き、快適な生活と外出も確立することができる。

58 柔道整復師として働き続ける

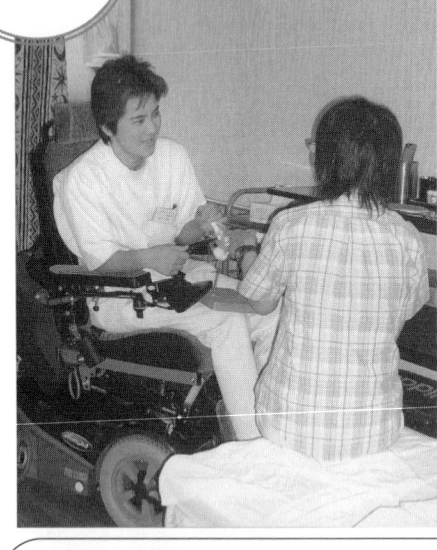

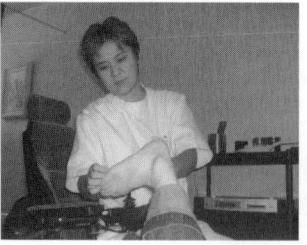

← 自らの痛みは電動車椅子で抑えての治療風景（テーピング中）

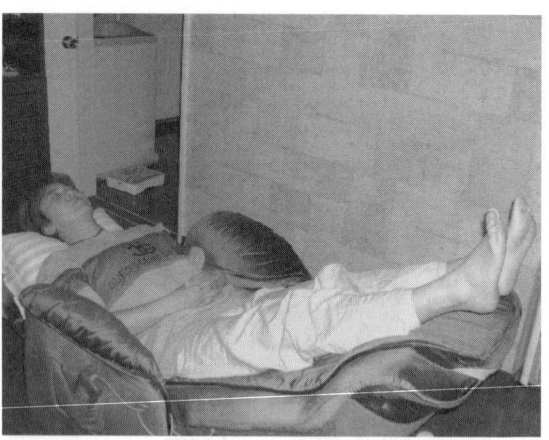

↑ 勤務する接骨院寮に住み込み自宅のマッサージ機で下肢の後ろ側の筋肉をほぐしている

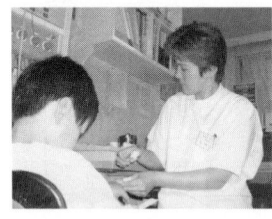

●●● 治療風景 ●●●

骨折

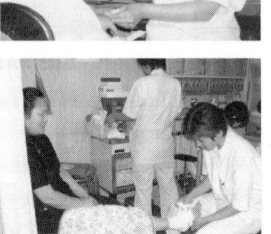

包帯中

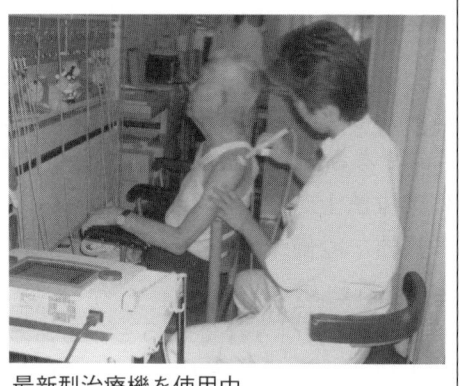

最新型治療機を使用中

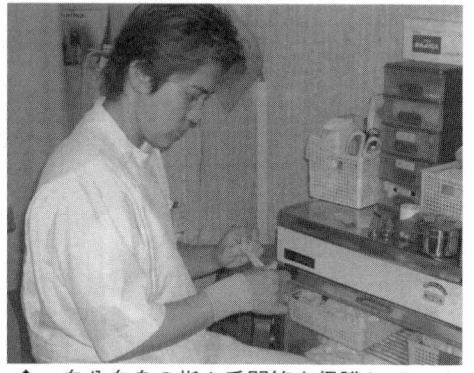

↑ 自分自身の指や手関節を保護している

　生きることは、それだけで価値ある！ ALSになろうが、それに何ら変わりはない。世の中には人の数だけ色々な考えがあり価値観も違う。自分の一生の中で、本人が何処に価値を見出すのか？ その為に何を学び、何を考え、どんな行動を起こすのか？ そこに個々の違いが生じる。

基本的な生き方

　ALSを告知され8年。基本的な生き方は何も変わらない。仕事をして収入を得、自立した生活を送る。自分でやれる範囲のことをやり、器の範囲で欲しい物を買って、余暇を楽しむ。当たり前の生活だが、ALSにもなるとこれを継続することが難しい。

　だから敢えて質にもこだわり生きている。仕事はやれる限り続ける。その行為が体にどんな影響を与えようとも。「ムリをしないでネ！」と、周囲の人はよく気遣ってくれるが、それこそがムリ！（笑）

　仕事もプライベートも、やりたい事はまだまだたくさんある。行きたい所もたくさんある。少々体がきつくても、やれる時にやらねば。いや、やりたいと思う。

体力の衰え

　そんな意に反して体力は日々衰え、体のあちこちに痛みを感じる仕事を終え、家に帰るやいなやピクとも動けない事もある。日中は鎮痛剤、夜は睡眠剤、今やそれが当たり前の毎日。けれど私は妥協しない。笑顔でいる為に、動く為に、迷わず鎮痛剤を飲む。ドクターに言わせればナンセンスな話であろう。

　「自殺行為だ。」と言われた事もあるが、果たして本当にそうだろうか？ 床に臥せっていてもALSは治らない。座っていれば痛くないのか？ 寝ていれば痛くないのか？ とんでもない。それはそれで圧迫されているところが痛かったりして、苦痛があることに変わりはない。

　動いていようが、じっとしていようが、365日様々な痛みや苦痛を伴っている。ケガもしやすい。些細な事で転倒等して、肋骨は3回骨折した。治癒力も落ちているようで治りにくくなった。ウイルスにも弱く、免疫の衰えも感じる。原因は解らないが、微熱もよく出る。時に鎮痛剤にて、薬疹が出る事もある。そんな時は、きつくてもひたすら耐える。

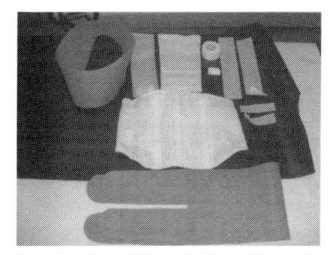

柔道整復師として働き続ける●58

↑ 仕事の際に自分の体を支えるためのアイテム

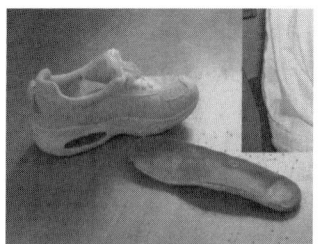

↑ 重心や体を安定させ残された筋肉を効率よく使うために靴には足底板を挿入している（入谷式）

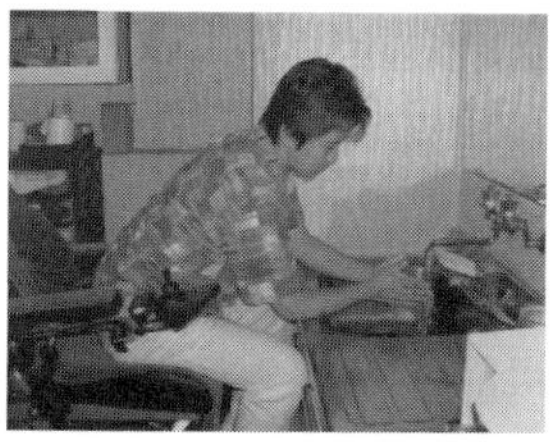

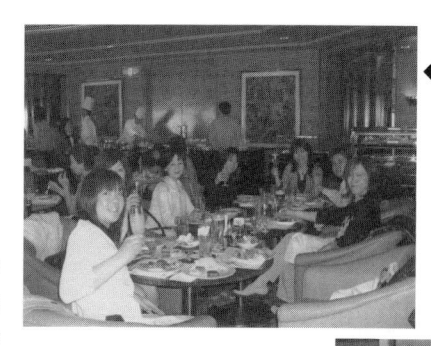

← 職場の仲間達と食事会

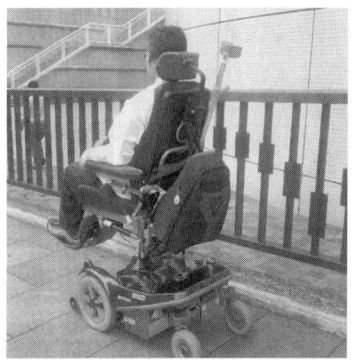

↑ エントラ・コルプス（ペルモビール社）で買い物へ

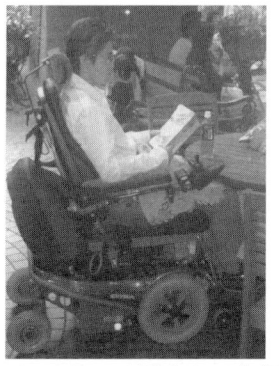

↑ 痛みが軽減する高級電動車椅子230万は助成金と自己負担で購入し、仕事にも、外出にもかかせない

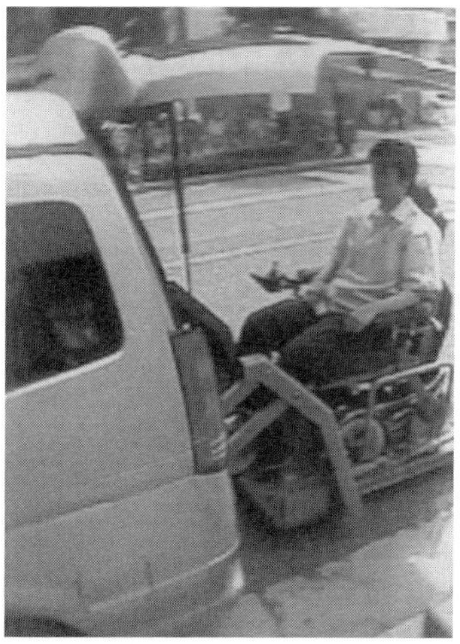

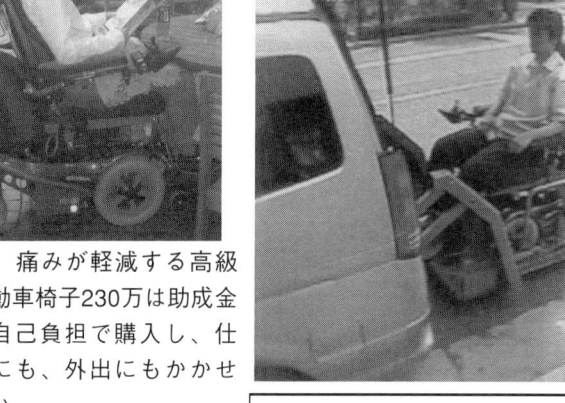

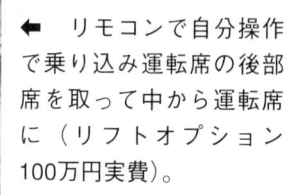

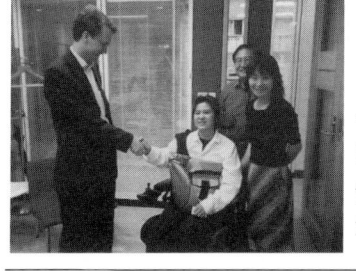

← スエーデン製車イス国内第1号者を記念し大使館にて商務参事官と記念写真

↑ 重いお皿は持てないのでコレール等の食器やスプーンは口運びのいいものを使用

← リモコンで自分操作で乗り込み運転席の後部席を取って中から運転席に（リフトオプション100万円実費）。

病んでいるのだから、色々な症状が出るのは仕方のない事。あがいてもしょうがない。受け入れるしかない！ 闘うしかない！

仕事

仕事も休まず行く。どこまで続けられるかは分からないが、白衣で死ねたら医業人として言うことはない。

以前、主治医に「どうしてそこまでするの？」と、言われた事がある。医業は一生勉強ですから。私にとって仕事は、修行の1つに過ぎない。ほねつぎは皆柔道を習う。古来より「武医同術」という言葉がある。武術を通し破壊を学べば、必然と人体の仕組に詳しくなり、治す術も自然と体得される。活法と殺法は表と裏。その精神力や集中力には、合い通じるものがあるという意味を持つ。この言葉に多くを学んだ。自分自身がALSだからこそ、肉体的・精神的に苦しみを体験しているからこそ、活法＝生きるエネルギーを、より多くの人に伝えられると思う。だから私は仕事を続けたい。折角医業に携わっているのだから。学びを信じ、自分の生き方を信じたい。

友

病気になると、改めて1人では生きていない事を認識する。近き友の存在に気付いた時、人間の温もりを痛切に感じた。いつもいつも、皆が足もとを照らしてくれる。時が流れ、もし我が心迷いし時も、きっと道しるべとなってくれるだろう。私はその照らされし我が未来をしっかり見据え、歩を突き進むのみ。友は、本当にありがたい！ 皆、私の大切な友なれば、いつ如何なる時も、感謝の思いは絶えない。

深く濃く生きたい

日々色々な事を考える。無駄な時間など一刻もない。結果が過程の産物だとしたら、生きる過程をおろそかには出来ない。世界に我はただ1人！ 我以上に、自分の人生を全う出来る者などいない。病気であろうがなかろうが、死が近かろうが遠かろうが、呼吸器を付けようが付けまいが、己自身がきちんと向き合い考え出した結論ならば、悔いはない。そう、それだけの道を日々歩いてきているのだから。胸を張って笑顔を忘れず、命を慈しみ、愛すべき人達を我が心に抱いて、朗々と雅通に生きたいと願う。

【倉又 弓枝　41歳・記】

59　外車電動車椅子で日常生活に支障なし

　私は5年前にALSに罹患して現在は歩行困難となり、電動車椅子を補装具として交付申請を行いました。早めの受診と告知のおかげで、不自由ながらも以前と同じように生活をしながら、会社勤めもしています。電動車椅子の機種選定に際して、私の家庭環境が大きなファクターを占めていますので、先ずは自己紹介を致しましょう。

私自身で一家の家事を切り盛り

　今年で49歳です。伴侶は3年間癌と格闘した後9年前に他界しており、父子家庭で獅子奮迅してきました。長男は学生ですが親元を離れた寮生活中です。次男も、長男と同じ道を歩む予定です。長女が、今年でやっと高校生になります。

　私の両親とも同居しています。母は74歳で心臓に持病を抱えているので、あまり無理はさせられません。父は脳卒中の発作を2度繰り返していて、痴呆も進んでおり、一般的には要介護状態です。年老いた両親と長女に私が、家族構成となります。

　私自身も食事の用意等の家事をしながら「気も体も休まる暇無し」というドタバタの日々の中、子供たちにも手伝いをさせ、日本古来？　の健全な精神的教育に則り、子育てをしてきました。もちろん今現在も、頑固な雷親父は健在です。そんな折に罹患してしまいました。

突然のALSの告知に愕然

　ALSの告知を受けたからと言って、突然、日常生活が変るわけではありません。病気のことを調べるにつけ、一番の援軍となるはずの伴侶はおらず、年老いた両親と子供を抱えた私は愕然としました。「来るべき現実を、薄目で覗くのが精一杯」なので、目先の移動問題を解決して、出来るだけ就業期間を延ばす工夫をすることにしています。元より移動機械が大好きな私ですし、長年技術者畑で仕事をしているので、今までの経験を最大限に生かして、主たる移動手段となる電動車椅子選びをしてみました。

＜家庭、職場の状況＞

- 父子家庭であり、普通の父親より、家事等やることが多い。
- 長男、次男、長女を養育する必要がある。
- 子供達の学校行事にも、自らが参加する必要がある。
- 高齢の両親を抱え、特に父は脳卒中により難聴、発音不明瞭、右手不自由である。
- 買い物や、調理に掃除洗濯等の家事もこなす必要がある。
- 近隣の商店（半径5Ｋm圏内）まで買い物のため移動手段が必要である。
- 職場は身体障害者に理解があり設備環境も良いので、出来る限

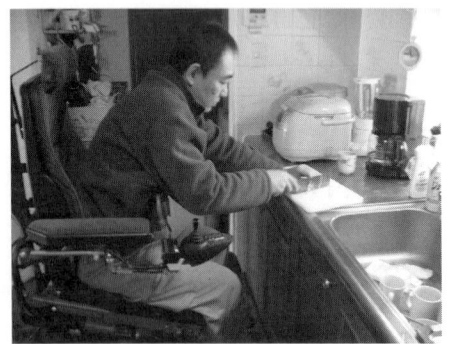

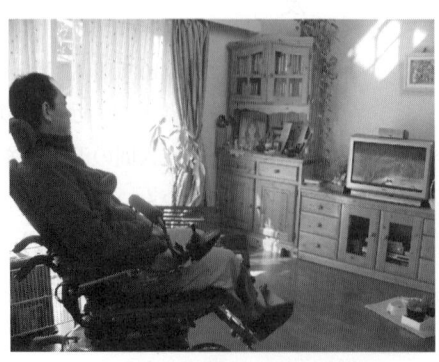

自宅のキッチンで料理中　　　リクライニングしてテレビを観る　　　スタンディングシートで戸棚から皿

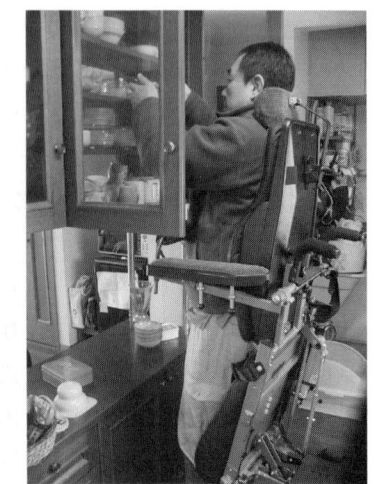

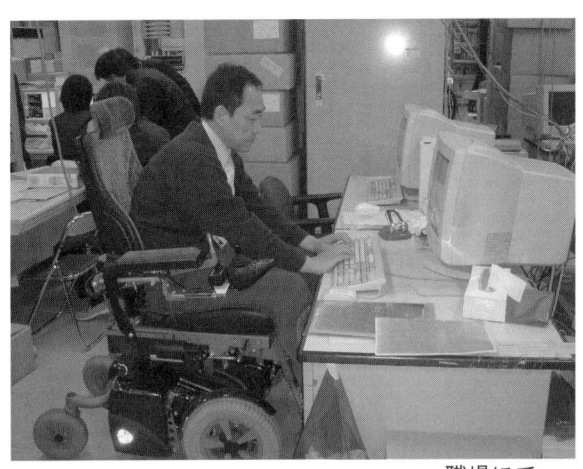

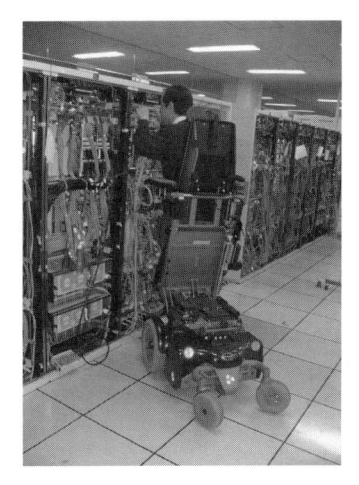

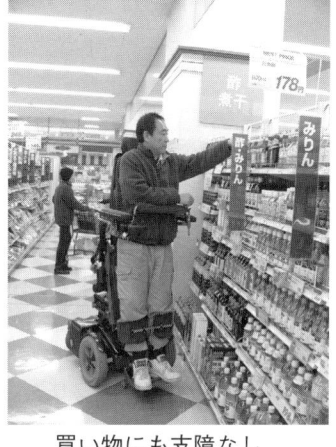

職場にて　　　　　　　　　　　　　　　　　　買い物にも支障なし

りの就業が可能である。
●職場敷地内での移動距離が長い。（一日20Ｋｍ以上）
●電話交換機関連の仕事のため、高所（立って手の届く範囲）に手が届く必要がある。

＜電動車椅子に必要な性能＞

○出来る限りは、介助者の手を借りずに乗り移る事が可能な事
○走行可能な距離が長いこと（30Ｋｍ以上）
○調理等の家事、就業のため立位（スタンディング）が可能な事
○病状の進行に合わせて、最低限の改造ですむこと。
○以上の様な機能を、出来る限りカタログスペックで持っていること。

スタンディング機能を選択

そして、いろいろと情報を収集して福祉介護機器展で、展示してある国内外の電動車椅子全てに試乗した結果、最終的にスウェーデンのペルモビール社製のスタンディングモデル。「チェアマン２Ｋバーティカル」を選びました。

先ずは聞きなれないスタンディング機能ですが、足の力が無くてもモーターで座面を持ち上げて、写真のように立ち上がれます。しかも、そのまま動き回れるオプションもあります。高い所に手が届くし「立った目線で話が出来る！」これは、ちょっと前まで健常者だった患者さんなら解ると思います。全部は無理でも、ある程度の不可能が元に戻る。それによる「精神的な復活！！」の意味が深く大きいと感じました。この機能により買い物に行って食材選びや食事の用意、職場での作業等を、一人で思い通りに行うことができます。

チェアマンはオプションと電動アクションが非常に豊富です。椅子が上下するリフト、後ろに傾くティルトやリクライニング。ベッドみたいに平らにもなるから、疲れた時には、背筋を伸ばすことも可能。一日の殆どを電動車椅子の上で過ごす私達には必要な機能です。しかもこれらは、オプションの選択しだいで可能となり、自分専用の改造は最小限で済みます。

病態の進行に対応できるかを考慮

それから、ALSの場合は病気の進行と共に最期は呼吸器の装着となるわけで、辛い現実ですが、まずは呼吸器の問題は抜きにして「自分の指一本で、車椅子を制御出来るか？」、次に「呼吸器の取り付けは可能か？　あの重量を支えられる構造か？　パイプの取り回しや、介護者が楽に制御出来るか？」を検討しました。

バッテリーの容量や、ベース車両の貧弱な国産の電動車椅子では、導入後に補強を含めて多大な改造を必要とするようです。これは障害を抱えた諸氏のイベントへの参加写真等を見て、車椅子工房での話を聞けば、百聞は一見にしかずでした。

今までの検討結果からは、スウェーデン製チェアマン２Ｋは大丈夫そうです…、と曖昧な表現をするのは、スペックや機能、構造や強度的には満たしていても、私自身がまだそのような使い方をしていないので、残念ながら具体的にご紹介できないからです。ごめんなさい。

現在の私の身体状況では、車椅子工房での改造は必要なく、チェアマンのオプションの選定だけで利用が可能だからです。国産に比べて安定性やパワー感に秀でていますし、何よりも障害を負った人達への機能の補完と言う、ソフト面での考え方の違いを窺い知れます。

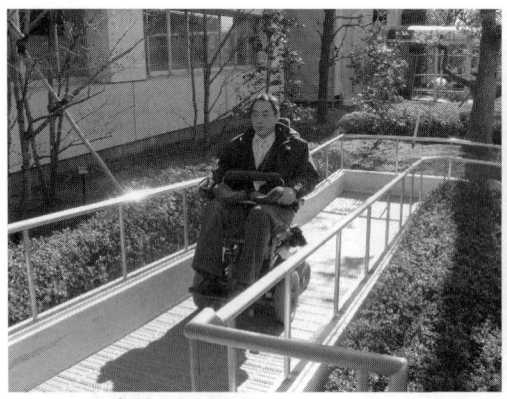

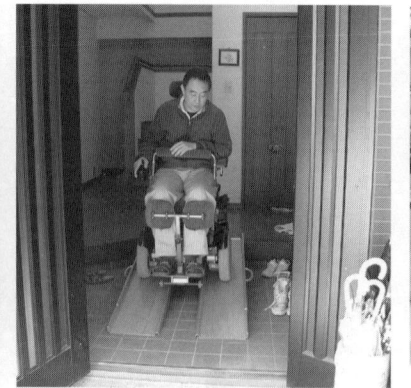

会社はバリアフリー　　　　　　　自宅で出社前　　　　　　　スーパーで買い物

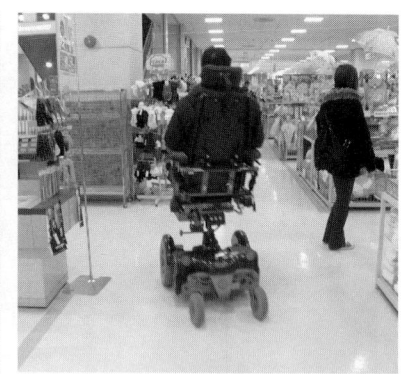

外車には、重い等の日本向きでは無い部分も有りますが、これは走行距離の違いや安定性、安全の確保のためと考えられます。決して日本のテクノロジーのようにハイテクではありませんが、基本設計がしっかりしていて、「大したものだ！」と判断しています。

車椅子工房や、積極的に外に出るアクティブな障害者の方々のホームページを拝見すると、２台目～３台目の電動車椅子に外国製を選択されている方を、非常に多く見受けられます。車椅子工房の話では、身体状況に合わせた改造を行う際にも、欧米製等の外車の方が、「基本設計がしっかりしているので良い」そうです。

チェアマン２Ｋバーティカルは、シートを動かす時に、あちこちでベルトや金属棒がグゥングゥンと動いています。多分、機械的なテクノロジーでは日本の最先端技術に劣るかも知れません。ところが非常に残念なことに、国内メーカーで、このような機能を持つ電動車椅子を、提供してくれるところはいまのところ見つかりませんでした。

コストダウンが精度に優先している

多分、補装具の交付基準額に納まる価格を前提に設計して、販売されているための結果でしょう。障害者が失った、または生まれつき出来ない人たちへの日常生活の補完、メンタル面も含めて、考えられた結果では無いと感じました。日本の技術力や品質を期待している人達は、日本国内だけに留まらず、海外にも大勢居ると思いますけど、「行政に働き掛けをしないか無駄だった？　結局それを障害者、ユーザ任せ？　にして、介護保険対応！　や交付基準内！　の旗印を掲げる国内メーカさん、如何でしょうか？」

「補装具の交付」について

実は、ここに最大の難題が隠れていました。私達の問題解決のためには、いろいろな立場の方々の力をお借りして、願いもしますよね。ここで、それぞれの立場上の違いや利害関係？　で考え方や方針に違いが出て、申請者は非常に嫌な思いもします。

交付して頂くために審査を受けに出向きますが、状況の聴取の際、まず相談員に「厚生労働省の基準にはスタンディングは含まれず、機能的に基準外です。価格も基準外です！」、と告げられます。審査の診断の際には、担当医師に「進行性神経疾患の貴方は、自分の将来を本当に見据えて居ますか？　動けなく成ったら使えないでしょ！　突然動けなくなる事もありますよ」と問われます。

それを言われたら「先生、遠まわしに、進行性神経疾患の私には、無用の長物になるって、言われましたよね？！」と、吃驚を通り越して、喧嘩腰にならざるを得ません。良い方に解釈すれば、「申請者の決意を確かめている！」でしょうか？

冷静に客観的に捕らえても、「医師の口からそれは言えないでしょう！」と思いますが、行政関係者の皆さん、真意は何処に有るのですか？

出来れば、「初めての申請に対する。前向きな検討による混乱の出来事」であって欲しいと思います。市役所の社会福祉課では、県の審査結果待ちとのことです。そう、船橋市のように独自の判断基準を設けて頂ければと思います。生活の維持に必要で有り、操作も出来て、自分達家族の将来を見据えて、最前と考えた申請、そんな本人の選択が認められない日本の政策や地方行政、それが身体的弱者には悲しい現実です。

（竹内　聡）

60 ヘルパーさんと共同作業の絵画個展を開く

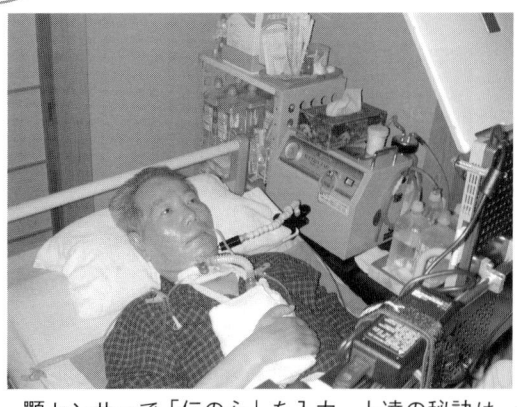

顎センサーで「伝の心」を入力。上達の秘訣は、「習うより慣れろ」だとか

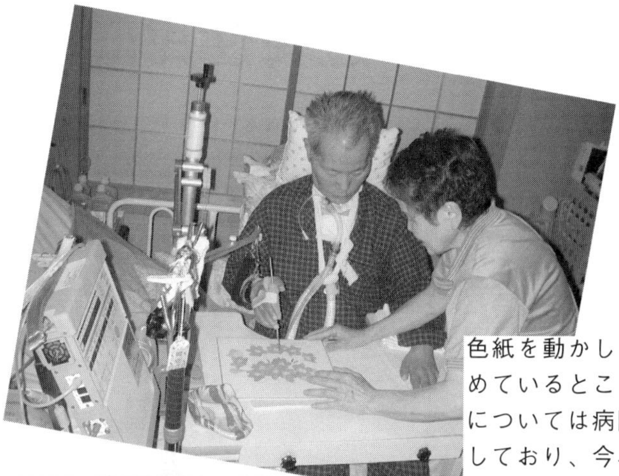

色紙を動かして筆をすすめているところ。色紙絵については病院にも展示しており、今年6月には佐々総合病院で4回目の展示が行われた

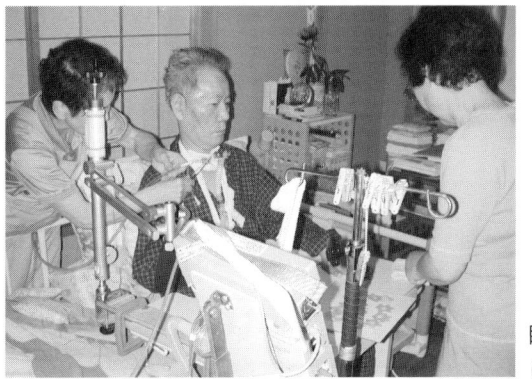

絵筆中は後から吸引するヘルパーさん

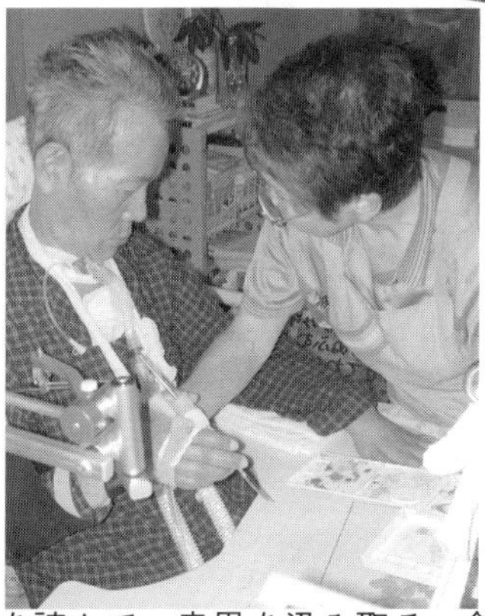

瞼を読んで、意思を汲み取る。創作は長谷川さんとヘルパーさんの共同作業

発症：平成11年
呼吸器装着：平成11年10月
支援費：460時間（スタート時は84時間だったが、度重なる交渉と不服申し立て制度を利用して増加）
看護・介護環境：妻の腰痛と神経炎の悪化から、毎晩夜間ヘルパーに入ってもらっている

平成11年10月、呼吸停止からALSを発症した西東京市の長谷川進さん（69歳）の趣味は、絵を描くこと。「私たちALS患者も、自分の能力に合った道具・補助具、そして介助者の3つが揃えば、創作活動もできるんです」

そうやってヘルパーさんと二人三脚で、膨大な時間と労力をかけて創りあげた美しい作品の数々は、見る者の目に驚きと希望、そしてやさしさを与えてくれる。

バランサー「PSB」との出会い

私が中学生時代から好きだった絵を再び始めたのは、50才の時。最初は独学で、それから絵画教室で指導を受け、東光会展に入選するまでに上達。60歳で退職し、「さあこれからさらに上を目指して描き続けよう」という矢先の呼吸停止だった。私の場合、気づいたときには人工呼吸器なしでは生きられない体になっていたので、「呼吸器をつけて生きるべきか」と悩む余裕さえなかった。

しばらくは何もできなかったが、やがて現実を受け入れざるを得ないと悟り、再び絵筆をとることにした。しかし、発病から一年半が経過する頃には、右手を挙げることも筆を握ることもできなくなり、私は再び絵を諦めようとしていた。

ところが、その頃都立神経病院で勧められたバランサーを取りつけ、指先に筆をくくりつけて手を動かして見ると、右手が動くではないか！こうして私は再び絵を描く喜びを手にすることができた。

バランサーでの絵画

絵の制作には非常に時間がかかるが、焦らずに仕上げていく。ベッドの端に座り、後ろからクッションで体を支え、右手をバランサーで持ち上げ、右手首を固定し、指先に筆をくくりつけて描いていく。

それは、ヘルパーさんに意思を伝えながらの共同作業。また、その間も痰は溜まるので、吸引をしたり姿勢やバランサーの調整もたびたび。普通では考えられない努力をしながら、根気よく描いていく。

しかし、この苦労も作品が仕上がっていく姿を見るとすっかり忘れてしまい、できあがった瞬間は喜びと充実感でいっぱいにになる。

こうして完成した作品をしまっておくだけではもったいないと、2度の個展も開いた。作品をご覧いただいた方から励ましの言葉を受け取ったり、また逆に励まされましたといわれると、絵を描き続けて本当によかったと思う。これからも一枚でも多くの絵を描きたいと思っている。

（長谷川　進）

263

61 高知県高岡郡の僻地介護の暖かさ
－近隣住民に守られて－

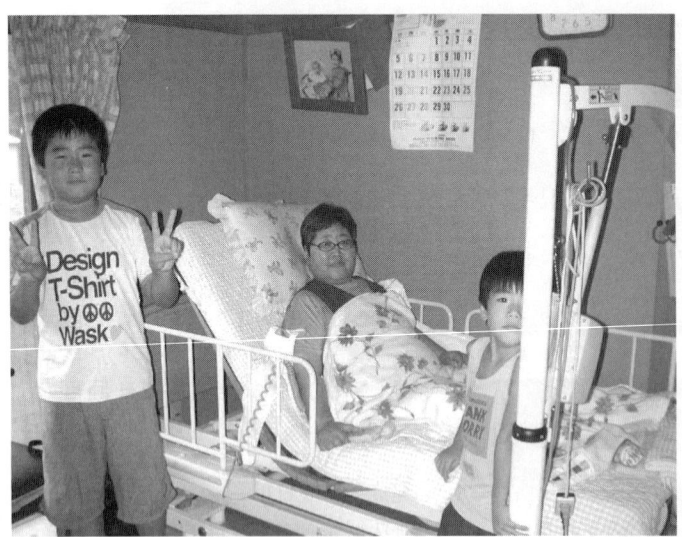

↑ 愛孫に囲まれ賑やかな毎日を

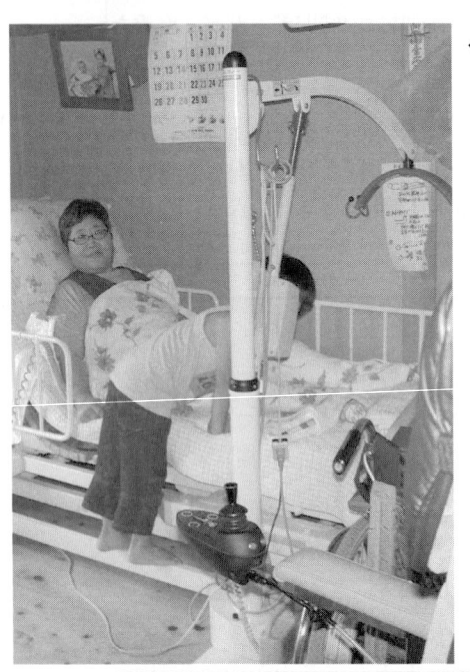

← ベット脇の床置吊り下げ式リフトは大活躍

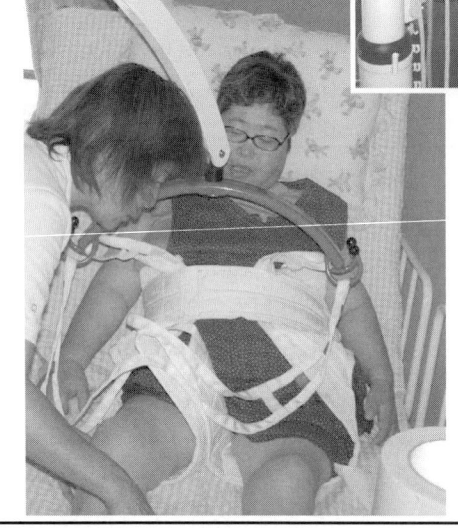

リフトを使って車椅子への移乗の様子
← シートをお尻の下に敷き、腰ベルトと足にベルトを襷がけにする
↑ 電動スイッチで上がり、空中移動（左・訪問リハのOTさん　八重子さんの状態をみて福祉機器のサポートをしてくれている）

~~~~~~~~~~~~~~~~

自身の口で軽快に話せるALS患者の片岡八重子さん（59歳）は夫、息子夫婦、3人の孫の7人家族である。

二世帯家族はみな仕事を持っているため、昼間は八重子さん一人の時間が多い。介護事業所の少ない地域だからこそ、昔ながらの近所の方々の声かけ運動により安心して、明るく楽しく過ごしている。少数介助者での福祉機器の活用を紹介する。

~~~~~~~~~~~~~~~~

6年前「足がだるい」というのが最初の自覚症状。階段を上がるのに苦労した平成13年にALSと判明。3年前に手足に症状が出て、車椅子生活になり、今は食事の介助も必要になっている。

病名の告知がないまま闘病

市立病院の医師からは「筋肉が老化するような病気」とだけ説明され、病名の告知はなかった。しかし役場への申請書類で「筋萎縮性側索硬化症」と知る。その頃新聞に「ALSはきちんと医師から告知・説明しないといけない病気」という文字を見つけているが、自分で家庭の医学などの書籍や、24時間テレビのALS患者さんを見てどんな病気かを知ったという。

数ヶ月後の診察で、医師に「どんな病気か知っていますか？」と尋ねられ、「はい、テレビや本で見ました。」と答えると、それ以上の詳しい説明はなく、「最終的に延命には人工呼吸器が必要になり、呼吸器をつけるかつけないか選ばないといけない。これを見て家族と話し合いなさい」と4本のビデオとパンフレッ

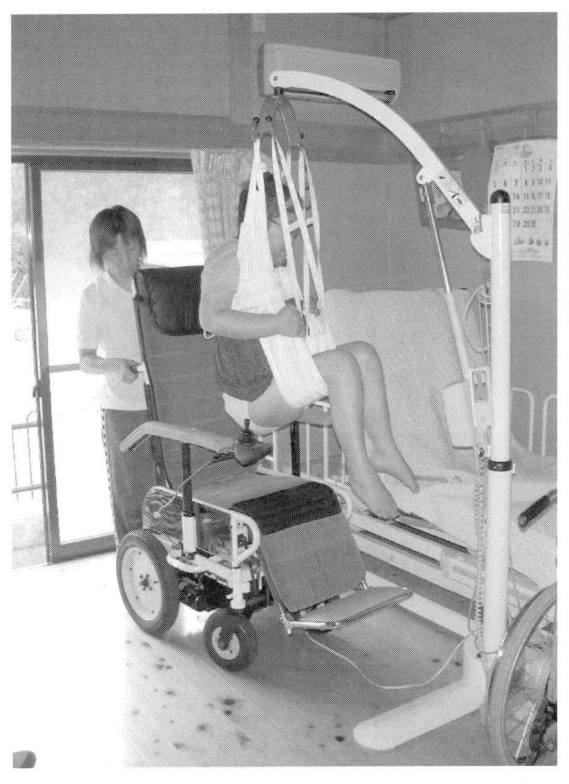

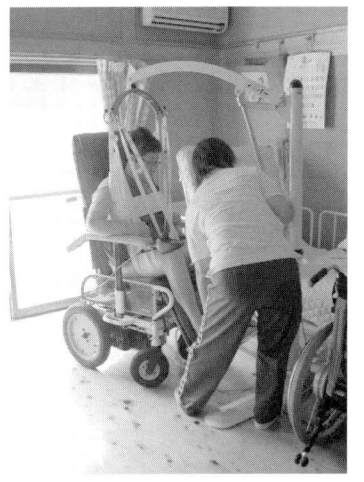

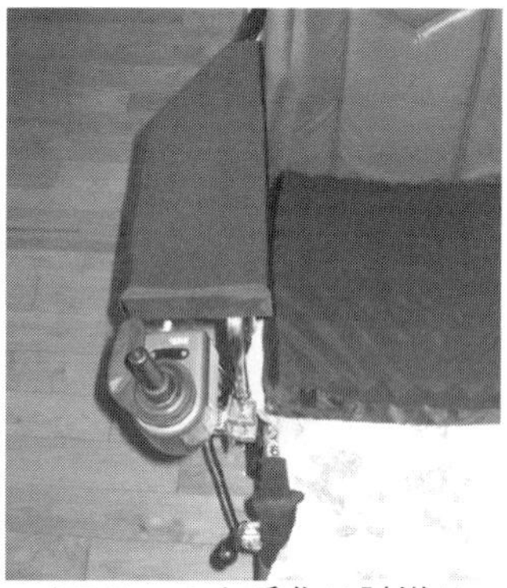

リフトを使って移乗の様子↑

待ちに待った電動リクライニング車椅子の試乗 ➡
（進行からか、リクライニングができない今までの車椅子では腰が痛く、背中の圧迫感と足のつっぱりで座っていられなくなってしまった。）
試乗車3台目にして、ようやくヤマハJW電動車いすが合い、ベッドでいることが多かったのが、車いすでの時間が増えた。

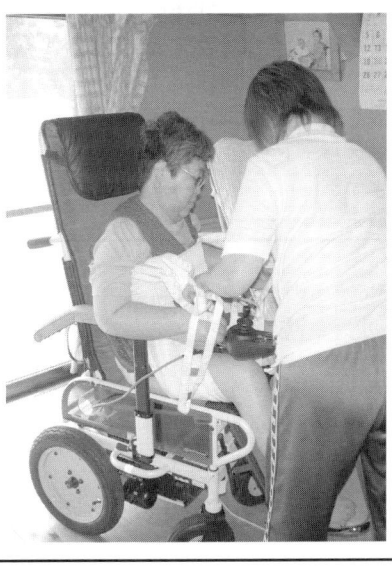

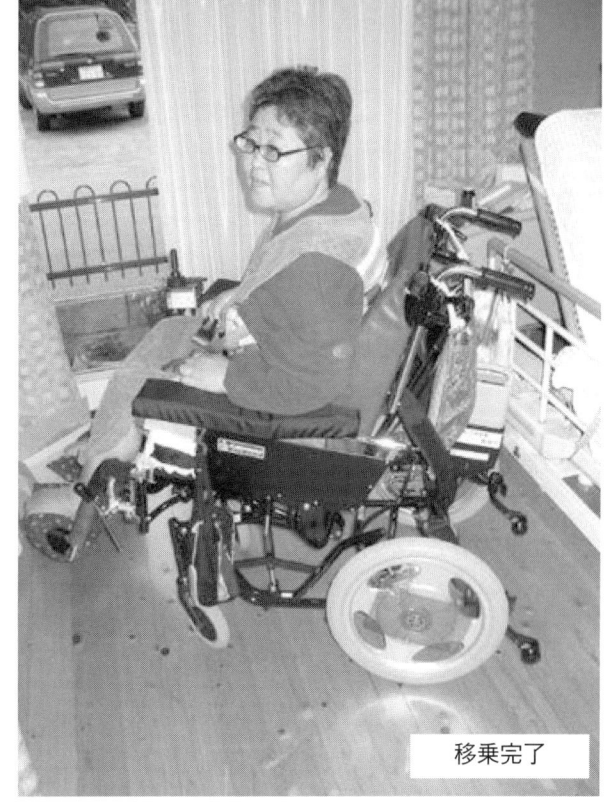

ジョイステックと手作り肘掛け↑
微力操作しかできない八重子さん仕様に作ってもらった。

移乗完了

トを渡された。それを家族とともに見たが、あまりにも情報が少なすぎて、まだどうするかは決めかねている。

あくまでも前向きに

医師に病気を告げられた時、ショックだったが、仕方ないかな、なんとかなるかな、と。すぐ立ち直る高知女性の気丈な気質。話すのが好きという八重子さんは、「みんな助けてくれるし」と明るく話す。

「前向きに生きにゃいかんと思う」また周りの人にも「病気の話より、世間話をして欲しい」と思っている。「本人がめそめそしてたら、人が寄よってくれんがですよ。『泣くき、いや』『ぐちぐち言うき、いや』と言われてしまう」八重子さんの言葉には、周りの人にも気を使い、明るく振舞おうとする努力が感じられる。

昼間は家族の介護なしで

昼間は夫と息子夫婦は仕事に出ており、家族で介護を出来る人はいない。介護保険利用でのヘルパーさんが食事とトイレの介助に、10時・1時・4時と約3時間毎に来てくれる。

また、道路側の窓を開け放しており、近所の方達が時々のぞいて声をかけてくれるので、今は昼間一人でも大丈夫だ。テレビのチャンネルも来た人が変えてくれる。何かあっても電話をかけられないのが問題で、ちゃんとした連絡方法が見つかるまでは、近所の方にちょこちょこ覗いてね、とお願いしている。

一人になると心細く、また車椅子に乗れなくなったことが困った事。そして、人工呼吸器をつけると、現

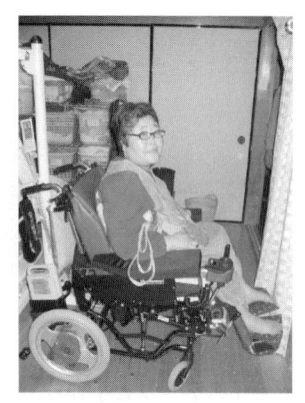

電動リクライニング車椅子で室内移動

八重子さん宅 →
八重子さんの部屋は道路に面しており、近所の方が通る度に気さくに話しかけてくれる ↓

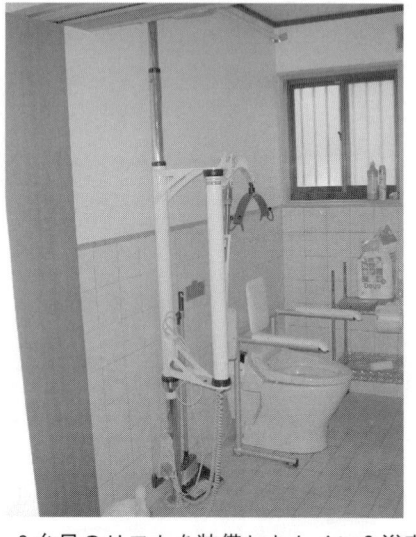

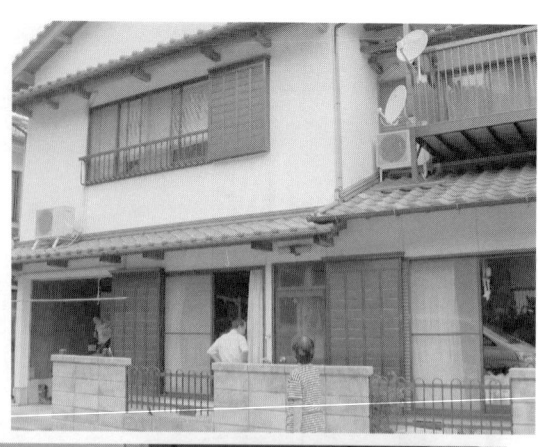

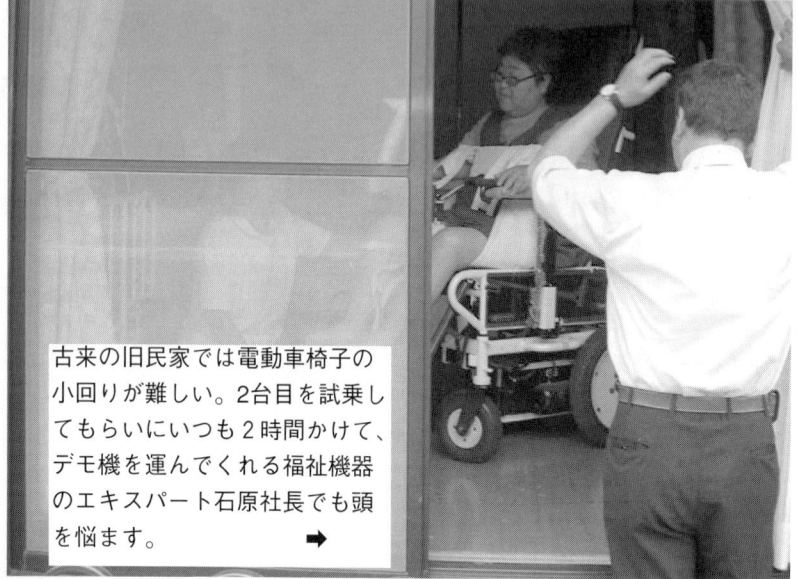

2台目のリフトを装備したトイレ＆浴室 ↑

古来の旧民家では電動車椅子の小回りが難しい。2台目を試乗してもらいにいつも2時間かけて、デモ機を運んでくれる福祉機器のエキスパート石原社長でも頭を悩ます。→

状の介護力ではやっていけないという心配がある。

「おばあちゃん、そんなはよ決めんでええよ」

呼吸器選択について家族の言葉。医師からは本人の意思を尊重するように言われている。話すことができなくなること、介護の内容など、呼吸器装着後の情報は保健所から教えてもらっているが不安がいっぱい。

現状では、36,000円位介護保険を使用できるが、保険を超える分も多少ある。車椅子、ベッド、リフト2つ、トイレを介護保険でレンタルしており、保険の枠内で入れるのが難しい。この上、呼吸器をつけて、家族への介護の負担増を考えると、「つけられない」と思っている。しかし、家族に頼らずに十分に介護を受けることができるのなら、人工呼吸器をつけて生きていきたいとも心が揺れている。

現在、訪問看護は週3回、1回に1時間（この時ヘルパーなし）来てもらっているが、ヘルパーさんの回数が多いため、入浴は週1回。介護度4である八重子さんの入浴の実費費用は1,500円。内400円食費、11,00円介護保険分。11,000円の1割負担だが、介護保険を出る実費は負担が重い。

入院と骨折事故

昨年、風邪をこじらせて黒潮病院に入院。その時、ポータブルトイレから車椅子に移乗中に体を上げきらずに肩関節を骨折してしまった（リフトはなかった）。看護師さんが何人もで介助してくれていたのだ

が、、、。車椅子が楽だという八重子さんのことを思って、看護師さんもわざわざ頑張って移乗させてあげようとしてくれたのだ。

リフトがあれば骨折せずにすんだのにと、病院は八重子さんの事故を教訓に、今後リフトの必要な方が入院した時のため、どの病棟でもリフトをレンタルできる契約をしたという。

以前は車椅子で生活していたが、今は筋力が落ち、腰が痛くなるので1～1.5時間が限界になっていた。しかし新しいリクライニングの電動車椅子では、痛みはなく、軽いジョイスティックで移動できるため、日中の一人生活も緊急時の通報や移動の面で、前に比べてより安全になっている。平成17年5月記。

（片岡　八重子）

62 男性用尿管理装置の排尿ケア

　筋萎縮性側索硬化症（ALS）は運動神経がほぼ選択的に障害される進行性神経変性疾患です。疾患の特徴として、排尿障害は生じないとされていますが、実際は、多くの患者さんで、排尿ケアに関しての問題が生じています。本稿では、排尿ケアに関して苦慮した実際のケースをいくつか紹介した上で、ALSの排尿ケアにおける問題点を整理し、さらに、最近、試用している男性用尿管理装置 afex®を紹介したいと思います。

トイレでの排尿を最後まで希望したケース

　左上肢筋力低下で発症した49歳の女性の患者さんは、当初、自宅のお手洗いを車椅子で利用できるように改造して使用していましたが、筋力低下の進行とともに、それが難しくなり、不本意ながらもベッドサイドに置いたポータブルトイレを使用するようになりました。できればお手洗いでという思いは強くありました。

　さらに筋力低下が進行するとともに、呼吸不全の症状が強くなり、マスクによる非侵襲的人工呼吸療法（NIV）を導入しましたが、ポータブルトイレに移動し、排泄することをきっかけとして呼吸苦が増強し、回復しなくなるため救急搬送される事が増えてきました。尿器、おむつの使用や尿道バルーンの留置は、どれも受け入れることはできず、ポータブルトイレでの排泄を続けました。最終的には、やはり排泄時の呼吸困難をきっかけにして状態が悪化し、救急搬送され、入院となりましたが、改善が得られず亡くなりました。

夜間の排尿ケアが介護者の負担となったケース

　自宅で食堂を営んでいた65歳の女性の患者さんは、ご主人が仕事をしながら介護をされていました。ポータブルトイレを使用して排泄していましたが、筋力低下が進行し、移動が難しくなるとともに、特に夜間の排泄が、ご主人の負担となり、在宅療養が困難となりました。尿器、おむつの使用は絶対嫌だと言われ、訪問看護師から相談を受けました。在宅を続けるためには仕方がないということで説得され、尿道バルーンの留置なら我慢するということになりました。

バルーン留置よりおむつを選択したケース

　66歳の女性の患者さんは、一人暮らしだったため療養型の病院に入院していました。特に頸部の筋力低下が著明で、頭部を固定することが難しく、トイレ移動にあたって苦痛も強く危険だということで、なんらかの対応がせまられました。軽度ながら褥瘡もあったため、看護師としては、尿道バルーンの留置が良いのではないかという判断でしたが、患者さんは、バルーン留置をどうしても受け入れられませんでした。管をいれられるくらいならおむつにするということで妥協し、おむつかぶれや褥瘡が悪化した場合だけ、一時的にカテーテルを留置することとしました。

ALSにおいて排尿ケアは非常に重要な問題

　ALSでは、感覚障害、眼球運動障害、膀胱直腸障害、褥瘡は、原則として末期まで出現しないとされています。また、基本的には知的な障害も生じないことがほとんどであり、患者さんには、自分の人生を自分の意志で選択することができる疾患であると説明しています。

　このように排尿機能が障害される疾患ではないのですが、実際は、四肢体幹の筋力低下が進行することによって、排尿動作遂行の能力が困難になってきます。多くのALS患者さんは、呼吸不全が進行し、体動により呼吸苦が増強するような段階になっても、少しでも自然な形での排尿を望むことが多いのですが、呼吸不全の影響や筋力低下による姿勢保持が困難になるなどの身体的な問題や、介護者あるい

は看護者の負担などの社会的な問題から、希望するとおりの排泄行為が不可能になることが多く経験されます。

> **MEMO 備忘録** 藤田らのALS在宅療養者の実態と介護負担感を調査した報告では、介護者が負担に感じる介護項目の上位3つは、痰や唾液の吸引（44%）、排便（36%）、排尿（33%）であり、排尿や排便介助の回数、特に夜間の排尿介助の回数が介護負担感と強く関連していると述べられています[1]。

ALSでは、疾患の進行とともに種々の機能が障害され、代替となる補助が必要となってきます。車椅子、人工呼吸器の装着、胃瘻の造設など障害を受け入れ、選択していかなければならない問題が次々に生じてきますが、排泄の問題は、直接的に生死に関わらないためか、医療者特に医師からは、軽視されがちな印象があります。しかし、排尿行為は、非常にプライベートな行為であり、そのケアにおいては個人の尊厳が保たれるよう配慮が必要です。特に、ALSのように高次機能が障害されず、人格が保たれる疾患においては、いっそうの配慮が必要です。

このようにALSの排尿ケアは非常に重要な問題ですが、その選択肢は必ずしも多くないのが現実でした。ALS患者さんで、排尿動作に障害が生じた場合、おむつ、尿器、コンドームカテーテル、自動採尿器、尿道バルーン留置、膀胱瘻などの選択肢がありますが、必ずしも満足いくものではありません。これまで臨床の現場で苦慮することが多く、検討が必要と考えてきました。

新しい男性用尿管理装置

この男性用尿管理装置（商品名：āfex®）は、最近、本邦でも使用できるようになった男性専用の尿管理装置のひとつです（図1）。本来は前立腺癌術後などの失禁管理に使用するためのものですが、男性のALS患者において有用であると考え、何人かの患者さんに試用を依頼しました。本装置は、いくつかのパーツに別れており、それを組み合わせることによって、一般活動用、車椅子用、仰臥位用、安楽尿器用に対応できるよう考慮されており、ALSの種々のステージ、日常の各場面において対応が可能です（図2）。

この装置の中心となる、受尿容器は、高密度ポリエチレンからなる外装と多孔に成形した軟質のポリ塩化ビニルの二重構造になっており、逆流がある程度制限されるような構造になっています（図1）。ラテックスを使用しておらず、内径は約45mmで、装着しても圧迫感はありません。コンドームタイプの集尿器に比べてスキントラブルや不快感が軽減しています。

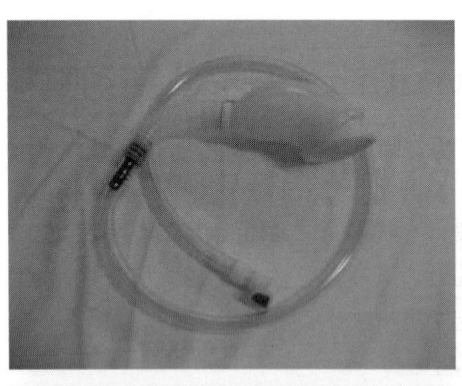

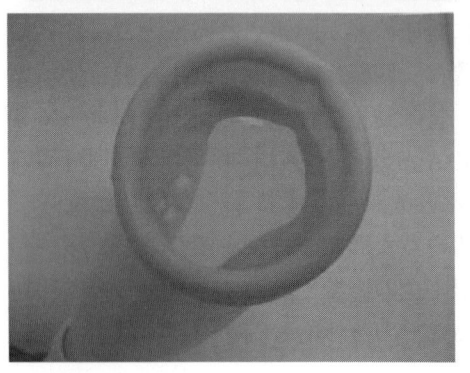

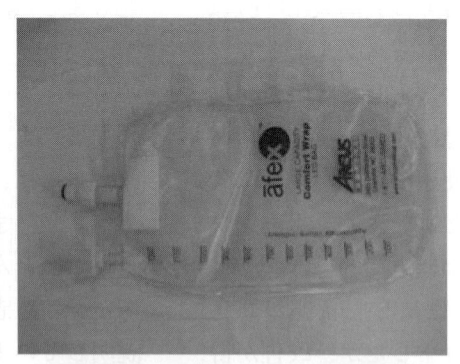

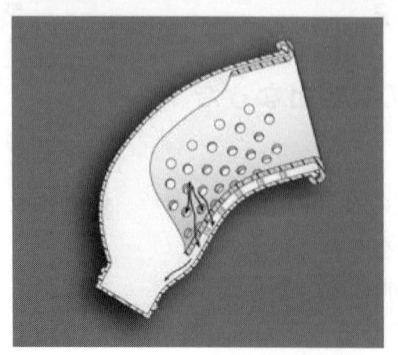

図1 受尿容器は，高密度ポリエチレンからなる外装と多孔に成形した軟質のポリ塩化ビニルの二重構造となっている．受尿容器，蓄尿パックともに逆流防止弁付き．

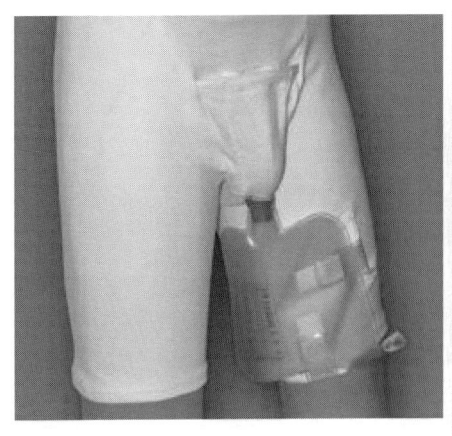

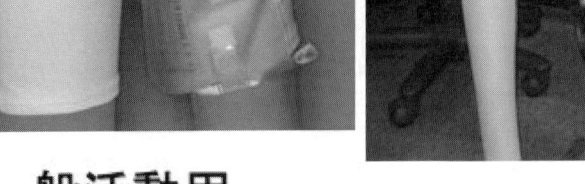

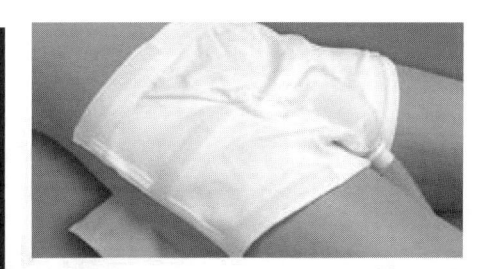

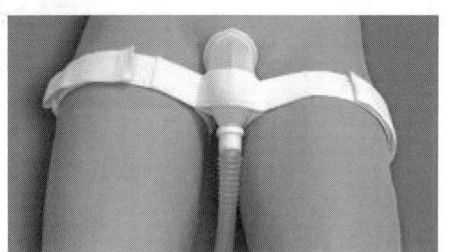

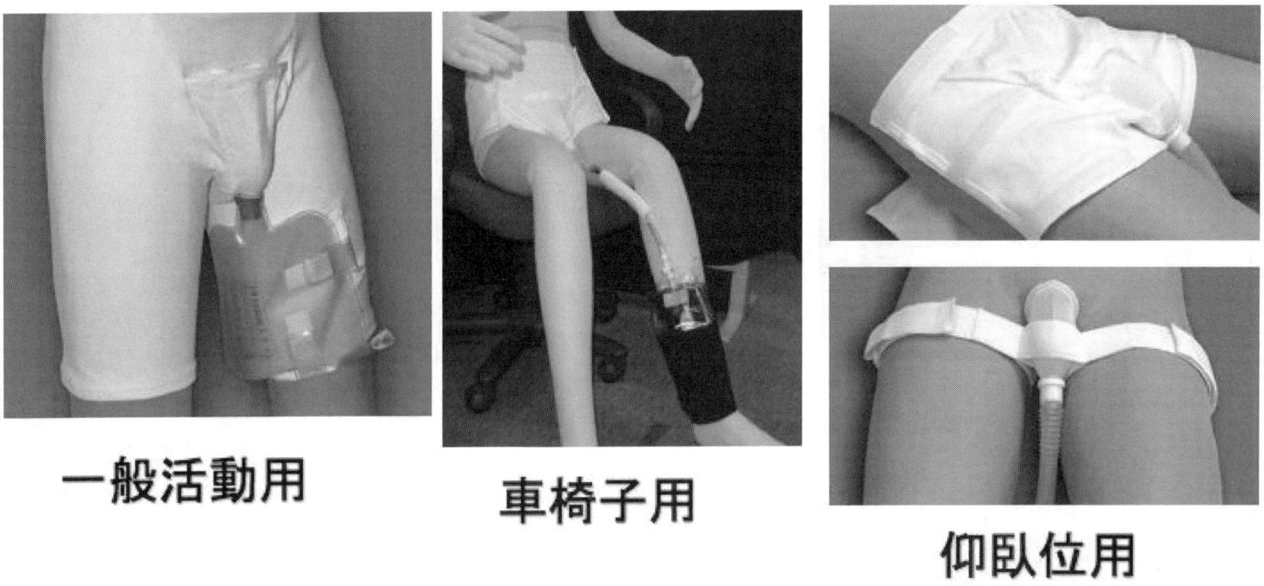

一般活動用　　　　　　車椅子用　　　　　　　仰臥位用

図2　いくつかのパーツに別れており，組み合わせることによって，一般活動用，車椅子用，仰臥位用，安楽尿器用に対応できる

車椅子用を使用したケース

下肢筋力低下で発症し車椅子を使用しています。会社での勤務を続けていますが、小便器への移動や立位保持が難しく、上肢の筋力低下も進行したため勤務中に自力で排尿することがしだいに難しくなってきました。ケアマネージャーに相談したところ、職場の同僚に尿器でとってもらったらどうかと勧められましたが、他に良い方法がないか相談されました。

実際、このようなケースでは、おむつ、コンドームカテーテル、自動採尿器、尿道バルーン留置、膀胱瘻など、それぞれに問題があり、同僚の理解が非常にある職場だということから、ケアマネージャーの提案が現実的にも思えます。

それが無理なら、勤務の継続が難しくなるのも事実です。ただ、患者さんと御家族の思いを考えると、なんとかしてあげたいと思い、この男性用尿管理装置を試すこととしました。

導入したのは、レッグパックを使用した車椅子用システムです（図3）。装着しての排尿感は自然で、

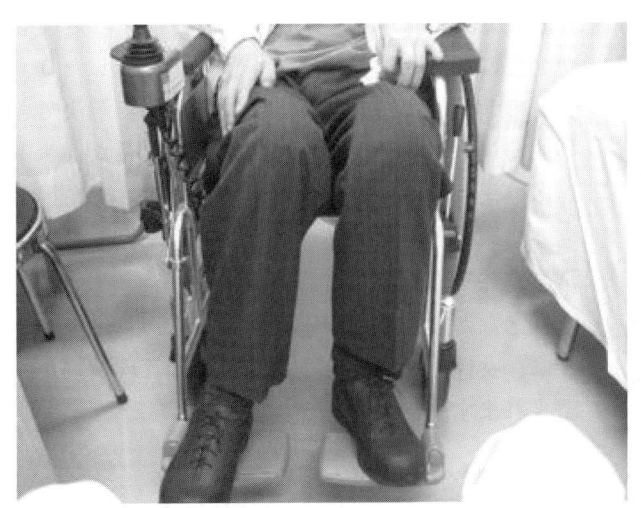

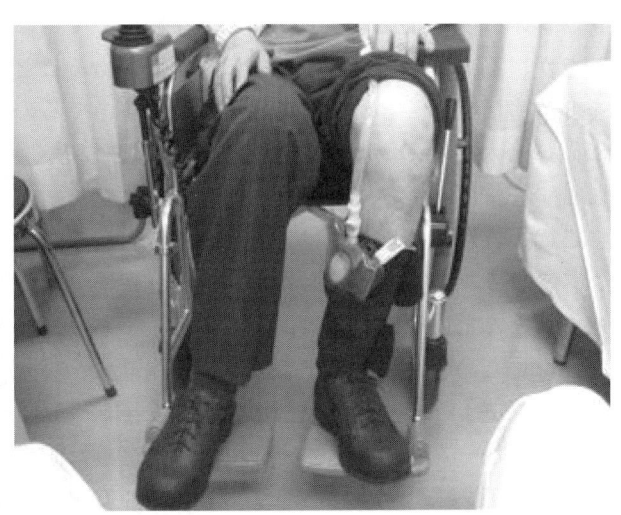

図3　レッグパックを使用する車椅子用のシステムを導入し，勤務の継続が可能になった．

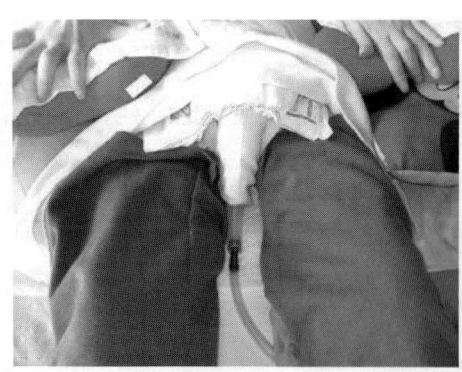

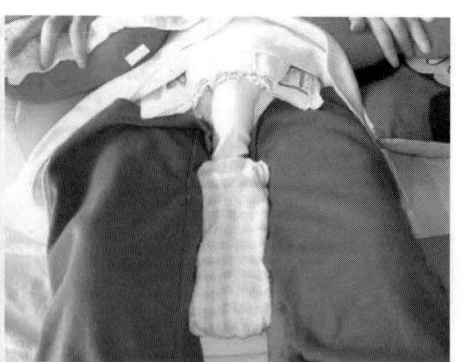

図4 仰臥位用を導入．大腿部の違和感の軽減とすべり止めのために受尿器を布で覆い，チューブに重りを付けることで容器を固定した．

尿漏れはなく、圧迫感もスキントラブルもありませんでした。これにより勤務の継続が可能になりました。勤務中に蓄尿パックが一杯になる場合がありますが、尿器での排尿介助に比べると、排尿パックの処理だけなら抵抗は少なく、必要時は、会社の同僚がトイレで蓄尿パックの処理をしてくれています。

勤務の途中でアンモニア臭が気になることがあったので、セラミック不織布の脱臭シートを受尿容器のうえに被せるようにして改善しています。この男性用尿管理装置の導入により年間87,600円の新たなコスト負担が必要になりましたが、ご本人の満足度は極めて高く、継続使用を希望されています。

仰臥位用を使用したケース

球麻痺から発症し、喉頭全摘術で人工呼吸器を使用している患者さんです。意思伝達装置を使用していますが、普段はわずかな眼球運動と瞬き、ごくわずかに動く右手の拇指だけが意志を伝える手段です。排尿機能は正常で、当初は尿器を使用していましたが、筋力低下の進行とともに、尿意があることを介護者伝えることが困難になり、尿器をあてるのが間に合わないことが多くなったため、やむなく、おむつを併用していました。

この男性用尿管理装置は、当初、集尿容器をレッグストラップで固定しましたが、違和感がありました。ほとんどの時間は、仰臥位で過ごしており、体動がないため、レッグストラップは使用せず、集尿器を布で覆い（大腿部の違和感の軽減とすべり止め）、チューブに重りを付けることで安定した固定状態が得られました（図4）。多い時は300ml程度の排尿があるのですが、特に漏れることなく使用ができています。排尿感も自然な感じで、患者さんは大変喜ばれています。この男性用尿管理装置を装着した状態で、外出も可能であり、外出先での排尿の心配がなくなりました。

これまでおむつにかかっていた費用は年間約20万円でした。かなり高額ですが、これは、排尿するとすぐにおむつ交換を望まれることが関係しています。この男性用尿管理装置を使用した場合、メーカー推奨の交換頻度で計算すると、年間68,000円で、コスト的にもメリットがありました。

まとめ

この男性用尿管理装置は、ALSの種々のステージ、日常の各場面において使用できる優れた男性用排尿管理装置です。今回は、車椅子用、仰臥位用を使用しましたが、どちらも導入前の問題点を解決でき、QOL向上に貢献できました。継続が困難となるような有害事象はなく、快適に使用できています。おむつを使用していた患者さんには、コスト的にもメリットがあります。ただ、蓄尿パックの処理などが必要になるため、ズボンや下着を工夫したり、トイレの改造やポータブルトイレの使用で解決できたりする場合は、積極的には導入を望まれないケースが多いようです。どちらにしろ、患者さんに提示できる排尿管理の選択肢がひとつでも増えるのは、非常に有益であると考えています。

残念ながら女性用の尿管理装置はありません。今後は、女性も利用できる新しい排尿管理装置が強く望まれます。

参考文献
1）藤田真樹ら：茨城県におけるALS在宅療養の実態と介護者の介護負担感．茨城県立病院医学雑誌, 2005；23(2): 57-66

（野中　道夫）

63　アイデアいっぱいの町居学校

　町居幸治さん（57歳）は、平成9年にALSを発症して以来、長期にわたり在宅療養を続けているが、その生活は妻の富久代さんのアイデア工夫で溢れている。訪問看護師やヘルパーも感心するという富久代さんの"コツ"をここに紹介する。

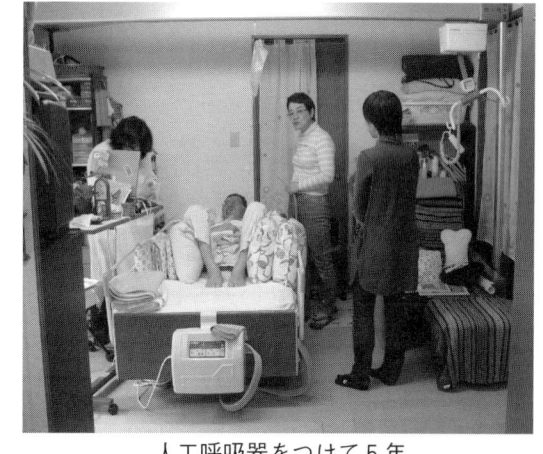

入念な洗浄で皮膚トラブルを解決

　町居さん宅を訪問して、ぐるりと辺りを見回せば、富久代さんのちょっとした心配りがそこかしこにみてとれる。拘縮を防ぐために、体の各部位に合わせてつくられた数々のクッション、サスペンダーを利用してつくったシーツ止め、車いすで散歩にいってもすぐに上がれる玄関絨毯、オムツを切って作成した唾液止め…。こうした富久代さんオリジナル介護用品の数々については、本稿中の写真を参照していただきたい。いずれも富久代さんの発想力と細やかな性格と、夫への愛情に溢れたものばかりだ。

　このことは、週2回の入浴にもよく表れている。通常の訪問入浴サービスは、だいたい3人の介護者でさっと終わってしまうが、幸治さんの入浴介助には4人のヘルパーが訪れるにもかかわらず、富久代さんも一緒になって洗浄に約1時間かける。

発症：平成9年
喉頭全摘術：平成14年
支援費：428時間
外出支援：40.5時間
看護・介護環境：訪問看護は平日は毎日、ヘルパーは平日10時～17時＋週3日は19時～翌朝8時。

人工呼吸器をつけて5年
たくさんのサイズのクッションでひじや足が柵にあたらないようにしている

　これだけ念入りに洗浄することで、皮膚トラブルはまったくなくなった。「入浴を手抜きすれば、指の間にカビが出てきます。一度できると治りにくいので、注意が必要です。また、入浴前に、頭をオイルマッサージしておけば、フケも出ませんね」

　その他、背中をごしごしと洗い刺激を与えることで、排痰が促されてよく出ることも大きな効果だ。

入浴タオルは、麻とシルクの素材が1番だが、半年でタオルがつるつるになってしまう。
5人がかりのエステなみのバスタイム

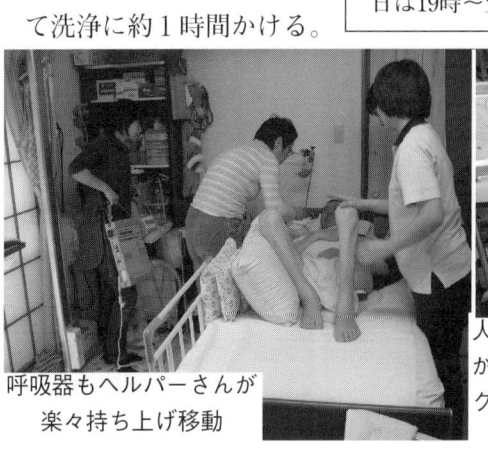

呼吸器もヘルパーさんが楽々持ち上げ移動

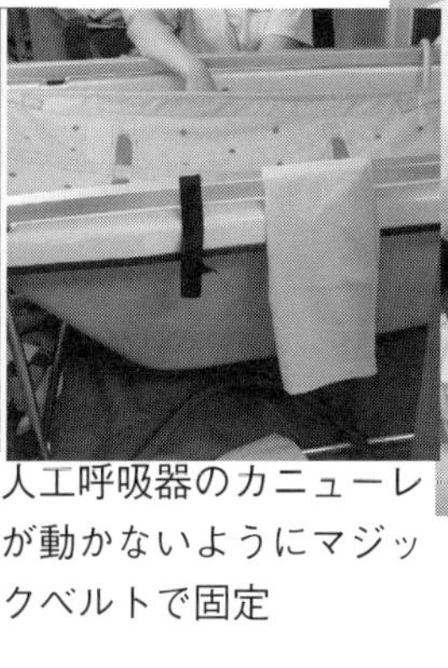

人工呼吸器のカニューレが動かないようにマジックベルトで固定

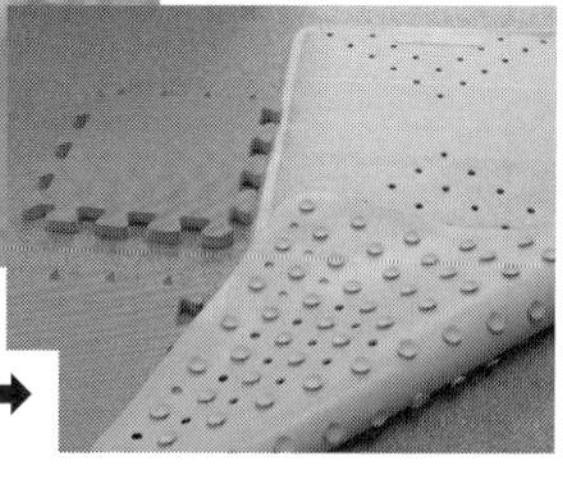

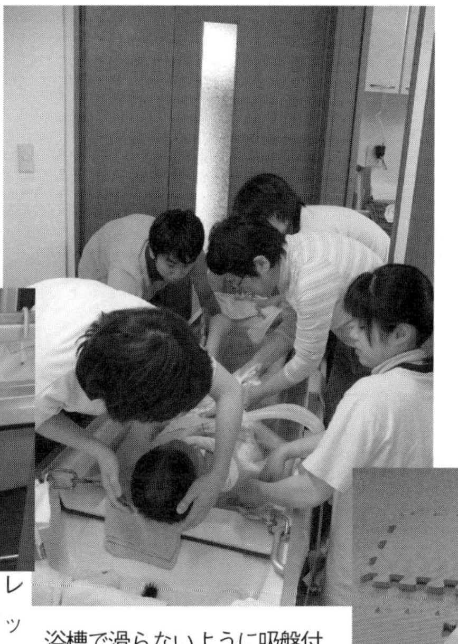

浴槽で滑らないように吸盤付き浴槽マットを敷いている。

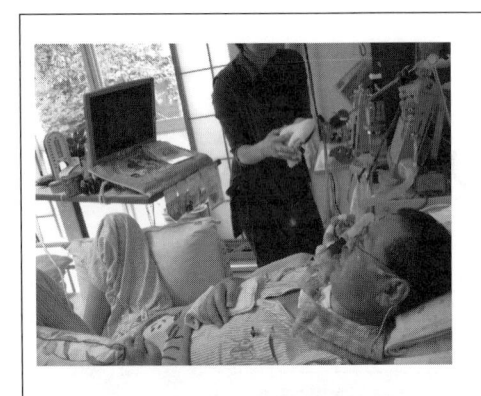

こめかみスイッチで意思伝達装置
「伝の心」と額スイッチでナースコールという命綱

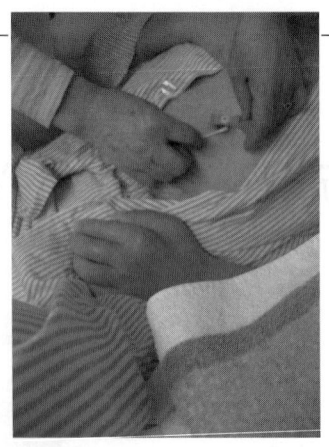

胃瘻孔もイソジン綿棒で
きっちり消毒

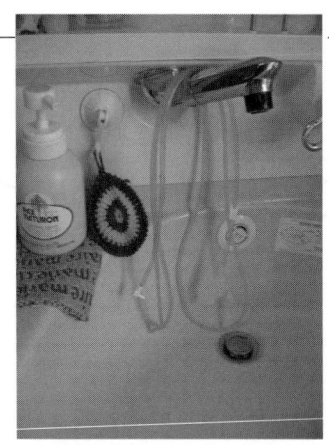

胃瘻チューブも入浴の度に
洗浄する

さらに、足を持ち上げたり、普段できない動きを入浴時にすることで、自然とストレッチになるという。

また、入浴サービスのない週5日間も、ベッドで足浴し、指の間もきれいに洗浄している。そのため、体全体が温まり、毎日入浴気分が味わえるという。

こまめな消毒が吉

現在、幸治さんは胃瘻を造設しているが、よくある胃瘻感染や皮膚トラブルがまったくない。というのも通常、イルリガードルは3，4日で使い捨てにするが、チューブは週5回水道で洗い使用する。これには他の訪問看護師もびっくりしているが、ヘルパーさんが他の難病患者へ応用したところ、やはり胃瘻漏れによる皮膚トラブルがなくなったという。

また、週3回以上、DHCディープクレンジングオイルでごしごしと洗顔することで、脂質が変わった。これについてもやはりヘルパーさんが他のパーキンソン病患者に行ったところ、皮膚が柔らかくなり、表情が変わったという。

もう一つ忘れてはならないのが、気管カニューレの取扱い。家族でも看護師でも、鑷子（ピンセット）を使うのが一般的だが、富久代さんはディスポ手袋を使う。「病院で教えられたのですが、鑷子より手の方が微妙な感触もわかるのでいいと思います」

そして手袋の使用前には必ずゴージョアスリンで手指消毒。「消毒はとにかくこまめにするので、だいたい1ヵ月で一本なくなります」このこまめな消毒こそが、肺炎を起こさないコツかもしれない、と富久代さんは言う。「ただ、当初は手が荒れて困り

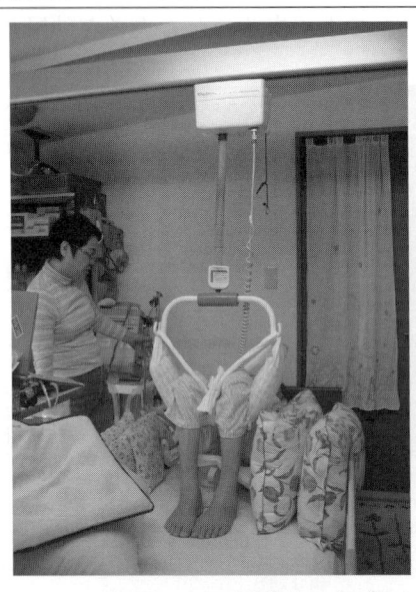

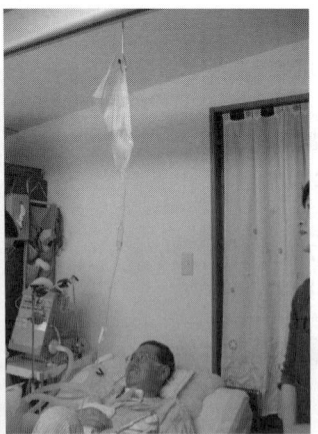

天井リフト（アーチパートナー）
介護保険レンタルで月2万5千円で、いろいろな用途で使っている。
①適便と車いすへの移動　②経管栄養掛け　③布団吊し

リフトに吊して経管栄養

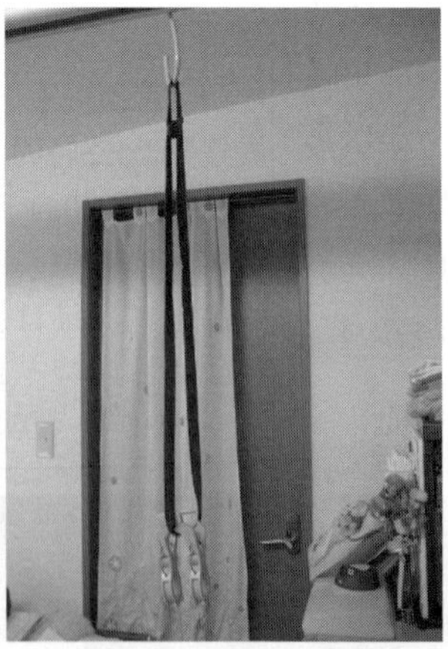

リフトに布団バサミを吊して
上布団の重力を軽くしている

おしりを上げるには…
膝裏が痛くないように腰ひもでクッションをつくり、リフトで足を持ち上げ完全にひとりで排泄できる。（回路を気にしないで）

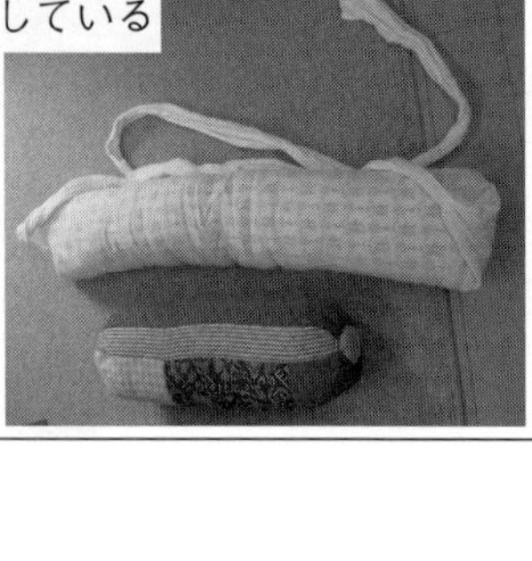

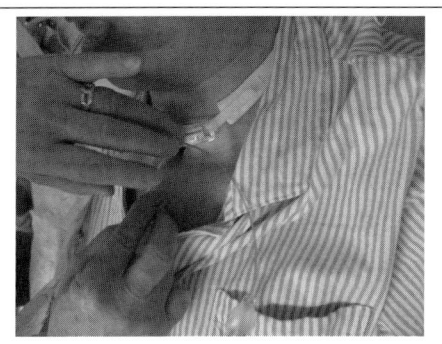

気切部分もイソジン消毒
カニューレベルトも包帯で手作り

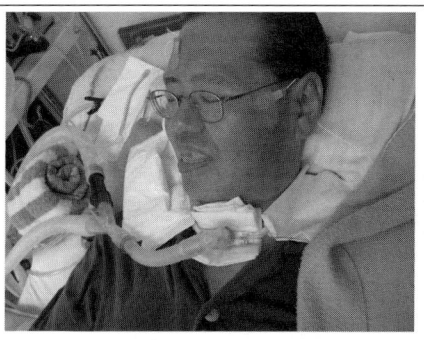

オムツを折りたたみ、涎留め

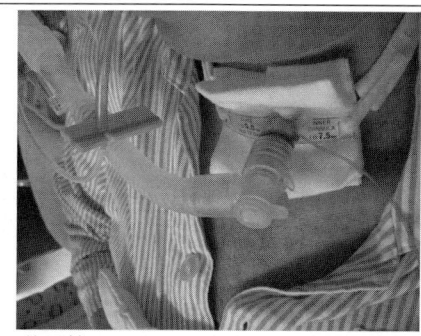

菓子箱のしきりにを利用しての唾液吸引カテーテルをカニューレにぶつからないようにおさえ留め

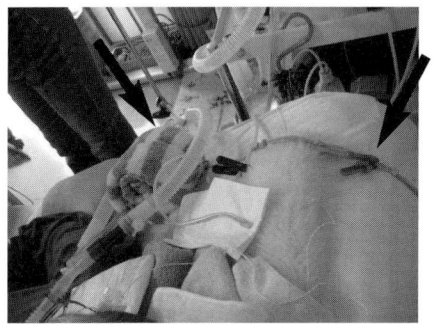

タオル枕にして、呼吸器蛇腹の重力留めと洗濯ばさみでで回路固定

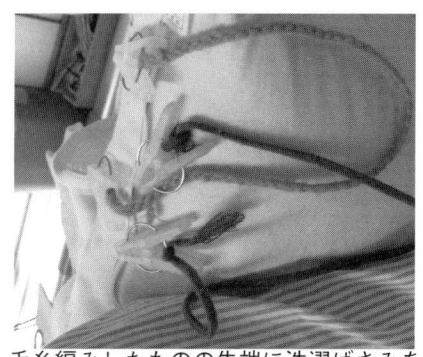

毛糸編みしたものの先端に洗濯ばさみをつけて車いすでの上掛け留め等に使用

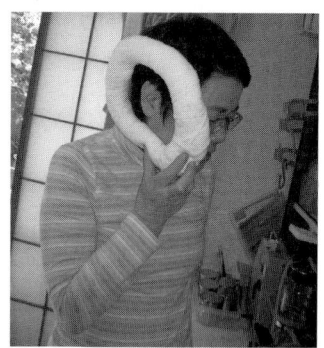

ドーナツ枕を包帯でぐるぐる巻きにして作って、まめにお洗濯

ました。人によって違うでしょうが、私の場合はゴージョアスリンが一番手荒れが少ないですね」

ところで、消毒液などの消耗品は医療保険の適用外になることが多いが、町居さんの場合は消毒液、注射用水、Yガーゼ、イソジン綿棒、カテーテル（月60本）、などは在宅人工呼吸器管理料として支給されている。一方、ディスポ手袋（3ヵ月で約2万円）やカット綿などは適用外で、消耗品の自己負担額は月約1万円に及ぶ。そもそも病院によって保険適用の範囲が異なるのもおかしいし、「こんなに在宅療養者が増えたのだから、もっと衛生材料を安く手軽に入手できればいいのに」と富久代さんが嘆くのも当然だ。「カット綿は当初、病院から買っていましたが、やがて売ってもらえなくなり、売店で購入。値段は以前の倍になりましたので、今は往診の先生にお願いしています」

学生ボランティアを育てる

現在、訪問看護は平日の週5回。幸い、東京都では在宅人工呼吸器使用難病患者訪問看護事業がすすめられているため、多い日は一日4回来てもらえるという。

一方、ヘルパーは平日の週5回10時〜17時、中野区は泊まりも週3日認められているので19時〜翌朝8時まで来てもらっている。もっとも、泊まってくれるヘルパーはおらず、今では有料の学生ボランティア（費用はヘルパーと同額）にお願いしている。「これだけ在宅が普及しているのに、夜間に来てくれるヘルパーさんはいませんでした。それならいっそのこと、興味をもった人を自分たちで育てようと、看護学生にお願いすることにしたんです」

実際、町居さん夫妻のもとで育てられた看護学生が、その後看護師として病院に入ったものの、在宅へ戻ってきたいという人が増えてきているという。

もっとも、これだけのヘルパーや学生ボランティアをお願いできるようになったのは、支援費が認められてからのこと。それまでは介護保険で毎日約1時間半ヘルパーさんに来てもらう以外は、富久代さんひとりで看ていた。それが今では支援費428時間、外出支援40.5時間。この数字は同じALS患者でもかなり多いほうだが、それこそ「命がけで交渉」した結果、勝ち取った時間だった。

そのおかげで、町居さん夫妻の大好きな外出も大幅に増えた。ヘルパー2人（車いす1人、荷物1人）と計4人で週2回の散歩のほか、年1、2回は泊まりがけで旅行などに出掛ける。「泊まりが好きなので、バッテリは20時間分（4個）用意しています。

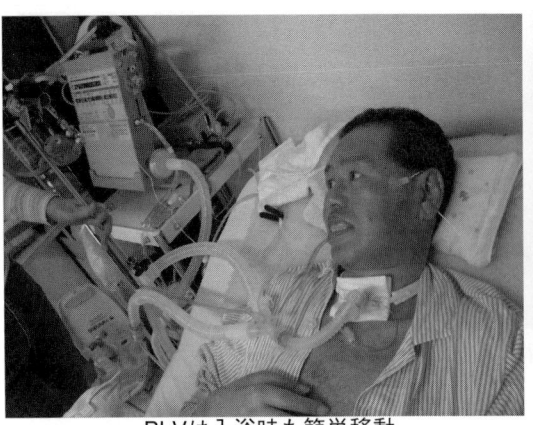

PLVは入浴時も簡単移動

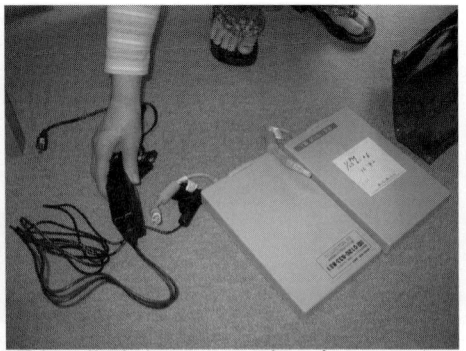

最新の薄型バッテリー2個と今までのバッテリー2個を含めて計4個で20時間分あるので、安心

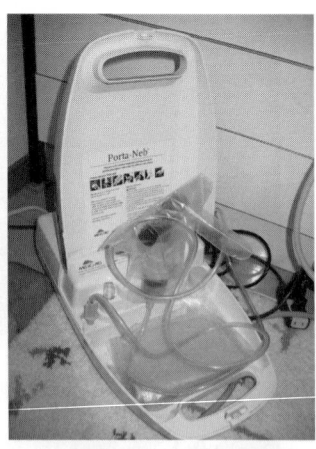

ネブライザーも強い味方

PTさん手作りの唾液吸引器と加加湿器

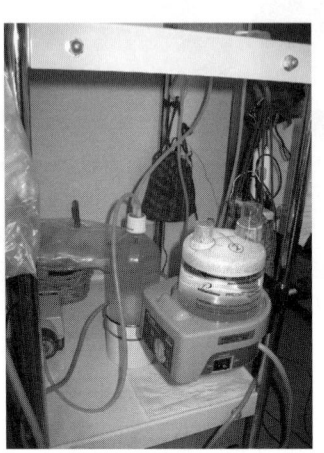

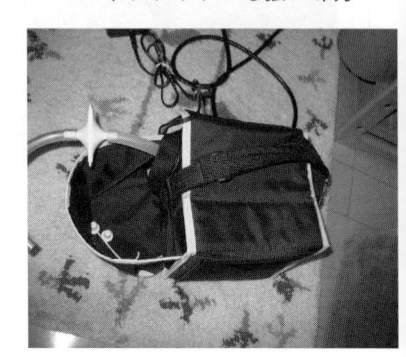

携帯用吸引器

私たちはいつも2人なので、冠婚葬祭でも一緒に出かけますよ」

すべては日常生活から生まれたアイデア

町居さん夫婦の意思伝達は、主に"目配せと口パク"だ。幸治さんは文字盤が嫌いなのでほとんど使うことがなく、しかし大抵のことは富久代さんにはわかるという。どうしてもわからないときだけ、「伝の心」を使う。

意思伝達装置をつなぐスイッチは、頬で1年、手は3年で動かなくなったため、現在はこめかみにピエゾセンサーをつけている。手や頬につないでいたときはヘルパーでもセッティングできたが、こめかみは目で見えないので富久代さんにしかできない。メーカーも「こめかみで使用している人はいないので詳しく知りたい」というが、富久代さんは10分もかからずにセッティングしてしまうからすごい。

また、こめかみで難しいのは、ALS患者は皮脂が多く、テープがとれやすいのも理由のひとつ。だからこそ、前述のような"脂質を変える洗顔"をあみだしたのだろう。「私がやっていることは、すべて生活の中から生まれたアイデアですよ」

吸引は夜2回、寝る前に排痰作業をしてから行う。以前は痰がつまって仕方がなかったが、フジ・レスピロニクス社の深見氏（呼吸療法士）にアドバイスを受け、体を横向きにねじるようにしたところ、1時間以内に痰がどっと出るようになった。これを夜10時から始めて左右両側行うため、就寝は夜中の2時になる。

ところで、幸治さんは「喉頭全摘術」を2002年に行っている。以来、毎日規則正しく2時から9時まで眠るようになり、その間非常に吸引が少なくなった。さらに、肺炎も一度も起こしていないという。

ただし、入院中には病院スタッフに体を動かしてはいけないと言われ、排痰できずに2度も無気肺になってしまった。幸い、ブロンコ（内視鏡で肺痰すること）をして事なきをえたものの、スタッフの知識不足を責められても仕方がないだろう。「神経科に入院したのですが、呼吸器科だったらこんなことはありえないそうです。どちらがいい、悪い、ではなく、知識の共有を徹底してもらいたいですね」

"気持ちのわかる看護師の養成所"

これまで紹介してきた富久代さんのアイデアは、すべて看護師やヘルパーさん、看護学生へと受け継がれている。「看護学生などは、最初はできなくて当たり前。怒るのではなく、育てる気持ちで接すれば、みんなで楽しむことができます。そして楽しむことができれば、疲れも吹き飛びます。私としては"気持ちのわかる看護師の養成所"でいられたらいいですね」

（町居　幸治）

XIII 地域ネットワーク

　どのような病気、障害になってもそれで、人間は直ちに不幸になるわけではない。一方で、健康であっても全てが幸福であるわけではない。ALSは難病であり、確かに対応に工夫や苦労も必要だが、それを乗り越えていくと新たな人生を経験することができる。

　この第XIII部ではALSと共に生きる患者さんとご家族がそれぞれ生活を工夫し、人生のドアを前向きに開けて、生きていく姿が大変すばらしく語られている。

　これらを読むと、人は重篤な障害や病気になっても自分自身でできることが少なくなるわけではなく、病態にあわせた適切な援助さえあれば、人はALSと共に、活き活きと生活を楽しむことができることがわかるだろう。

64 チーム医療
東京都「在宅難病患者訪問診療事業」の現場
中野区医師会の取り組み

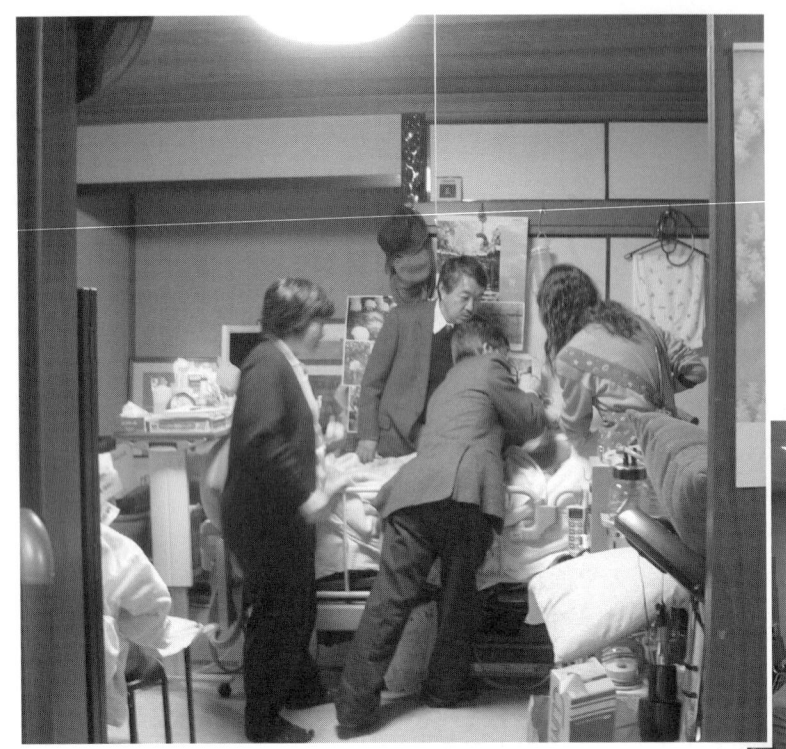

日中ヘルパーさんのみの患者宅にて

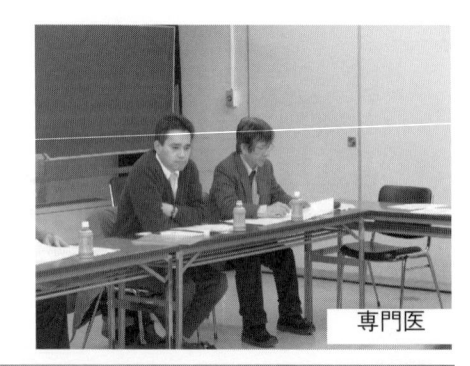

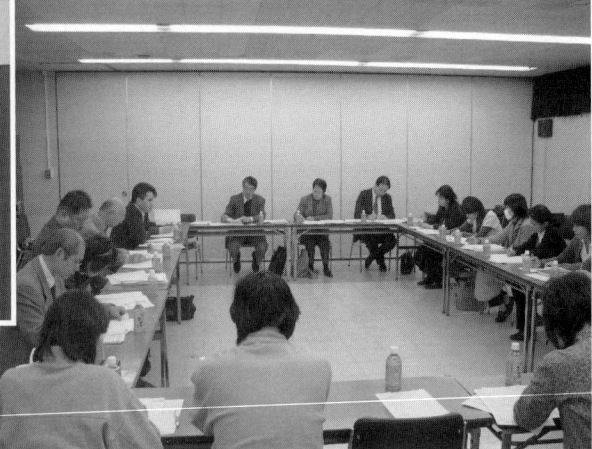

専門医

各班の訪問診療後の関係者全員のカンファレンス

近年、難病患者が快適な在宅療養生活を送るために、"チーム医療の重要性"が盛んに叫ばれている。まだまだ対応は遅れているものの、昭和62年度より東京都が進めている「在宅難病患者訪問診療事業」もそのひとつで、各地域でチーム医療を充実させることで在宅ケア体制の向上を目的としている。

早くからその事業に取り組んできた中野区医師会の例を参考に、当該事業の概要とチーム医療の実際について紹介する。

診療班を編成し、サービスを充実

「在宅難病患者訪問診療事業」は、都立神経病院が実施してきた在宅診療事業などをモデルとして、昭和62年度に東京都が実施要綱を制定し、(社)東京都医師会へ委託してスタート。平成2年度には島しょ地区を除く全都地区医師会で実施する体制が整備され、現在に至っている。

この事業は、専門医とかかりつけ医、看護師、保健師、医療相談員などが診療班(チーム)を編成して訪問診療を行い、その後、訪問診療従事者や関係者によるケース検討会を開催し、個々の患者のニーズに適したサービスを提供できるよう対応している(図1)。なお、この事業は地区医師会を単位として行い、経費はすべて東京都が負担しているため、患者・家族には一切費用がかからない。

総勢約40名が集まり、検討会を開催

中野区には、行政が把握している寝たきり、準寝たきりの重度の難病患者は86名おり、うち約30名がこの訪問事業に登録されている。対象者には年8回、訪問診療とケース検討会を行うことで、チーム連携と情報の共有を図ることが目的だ。

中野区の場合、まず、事前に調整委員会を開催し

「在宅難病患者訪問診療事業」の現場●64

アパートの一室に専門医、ホームドクター、PT、保健師、地域医師2名、看護師含めて8名で往診

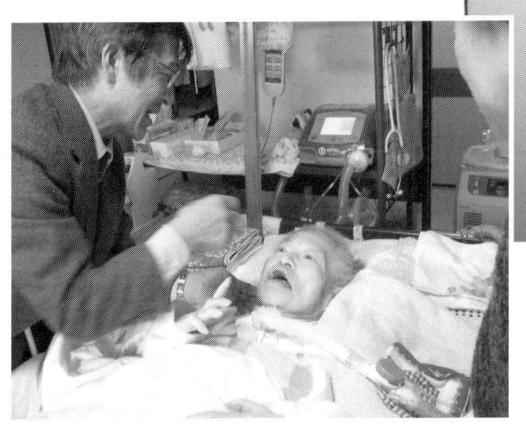

口腔内チェックと吸引をする専門医

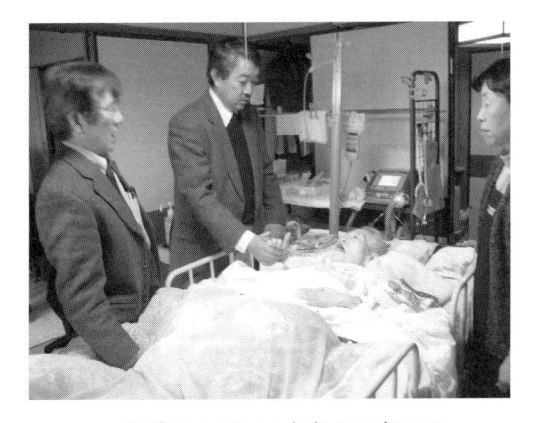

湯浅三山型ALS患者さん宅にて
中央にホームドクター・中村医師

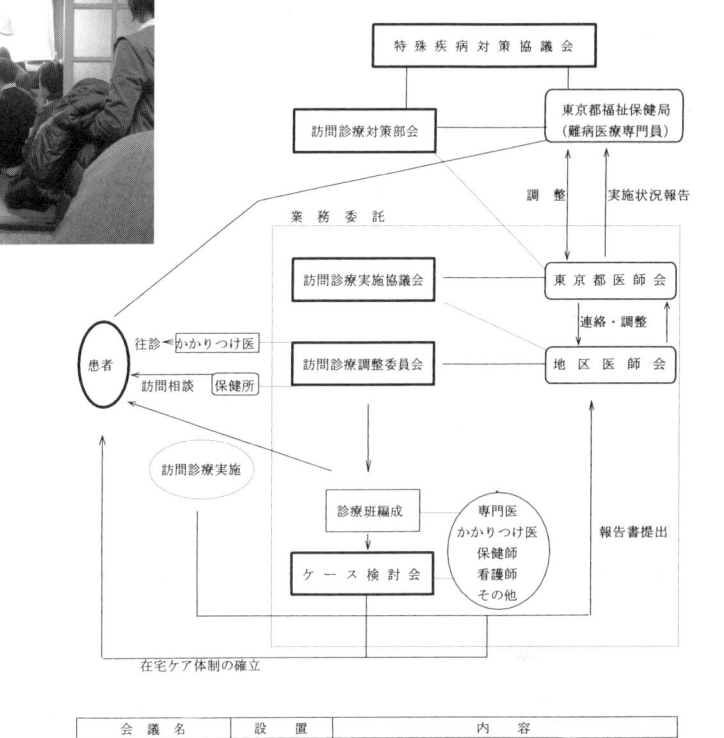

図1　「在宅難病患者訪問診療事業」の体系図

て訪問の調整を行い、当日は中野区の専門医およびかかりつけ医約20名が午後1時に集合。その日まわる在宅療養者について打ち合わせを行う。そして専門医・かかりつけ医のグループ3班（各4～5名）にわかれ、ハイヤーを借りて訪問診療を開始。16時頃までに各班4～5名の在宅療養者を往診する。

その際、各患者宅にはあらかじめ主治医や保健師、訪問看護師、ヘルパー、ケアマネージャーなどのスタッフを集めておく。つまり、立場の異なる約10名の医療従事者が一同に介して、患者の状態を確認し、意見を交換できるというわけだ。これは、患者にとっても、治療からリハビリ、看護・介護体制までなんでも質問できるため、非常にありがたい機会だ。

一通り訪問診療を終えると、再び医師会に戻り、16時頃から17時すぎまでケース検討会を行う。この検討会では、各患者宅で集まった医療従事者全員が参加し、他の医師会メンバーと意見の交換・情報の共有を行うため、総勢40名にも及ぶ。そのため、必ずしも各ケースの話題にとどまらず、ケアの連携や寝たきり患者の緊急避難策など、さまざまな重要検討課題について議論し、対応を進めることが可能だ。いまだ方向性のまとまらない問題もあるが、今後地域医療をまとめ、在宅療養を充実させていくためには、非常に重要な場といえるだろう。

それでは、以下に今回中野区医師会で訪問診療・ケース検討会を行った4人について紹介する。

【Aさん（ALS・50歳女性）】
●経緯・状態：Aさんは平成17年にALSと診断を受け、大学病院へ通院している。その後、東洋医学による治療も開始するため、渡航を決意。これまでに中国の病院へ数回入院し、漢方、マッサージ等、加療を受ける。

しかしながら、病勢は衰えず、嚥下障害、呼吸不全出現、東京医科大学病院にて胃ろう造設。BiPAPによるNIPPV等導入となり、在宅療養を続けている。最近、本人よりBiPAPが合わないという訴えも出て

277

いる。
●専門医の見解：ALSの場合、一番注意しなければいけないのは二酸化炭素の問題だ。酸素飽和度（SpO_2）がそれほど下がっていないうちからCO_2値が上がるケースもある。特に夜間、SpO_2が90を切るようだとかなりまずいので、呼吸状態を早急に確認することが必要だ。日中、$SpO_2$95あっても、一晩、一時間ごとに確認するとすっと下がることもある。

また、ALSの場合はCO_2値がそれほど高くなくても、突然死してしまうケースも多い。一日も早く呼吸の状態をチェックし、将来呼吸器をどうするか話し合っておくことが大切だ。

●訪問看護師の見解：一時期、SpO_2が90を切ることもあり、かなり落ちていたものの、胃ろう造設とともにBiPAPを導入してから、95以上にアップしていた。しかしその後、徐々に拘縮が進み、肺の状態も悪くなっている。最近では93〜96。Aさんは我慢強い人で、なかなか訴えない方だが、最近では苦しいというようになった。かなり状態は悪いと考えられる。

●ケアマネの見解：本人とご主人、娘さんの意見が合わないことが非常に多い。たとえばご主人が漢方で治療したいと考えているのに対し、娘さんは反対している。Aさんはご家族に気を遣い、ご主人と話すときはご主人に、娘さんと話すときは娘さんに話を合わせるので、本心でどう思っているかがわからない。呼吸器についても、ご主人はどんなことをしてでも生きてほしいのに対し、娘さんは自然のまま逝かせたいと考えている。Aさんは、そんな意見の対立をしている親子を見て困惑し、どうサービスを提供したらいいか悩んでいる。

●訪問PTの見解：ご主人は2〜3週間前の患者会では、人工呼吸器はつけないと言っていた。やはり、このように意見は変わっていくものなので、今後も慎重な判断が必要。

【Tさん（ALS・84歳女性）】
●経緯・状態：TさんはALS（湯浅三山型）と診断。CPVPだが自発呼吸があり、安定している。家族、訪問看護、ヘルパーも介護に慣れてきて、トラブルは少なくなったが、ヘルパーの確保が難しい状況となっている。

10月には、湯田中温泉へ亡夫の法要で帰省したが、

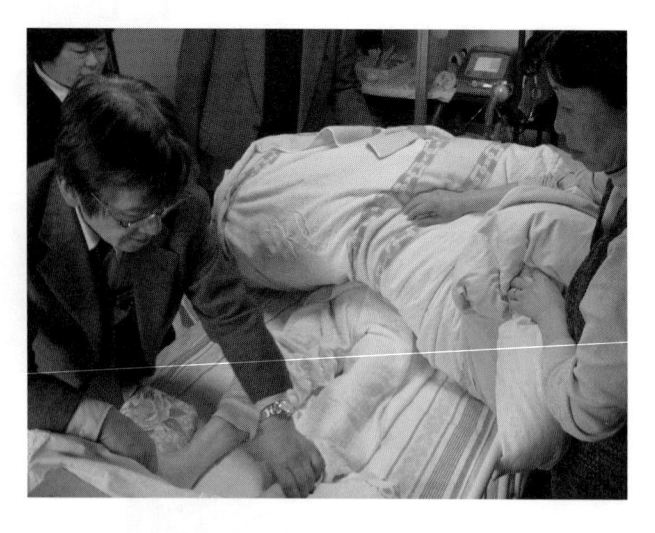

かかりつけ医以外の医師の診断も受けられることで自動的にセカンドオピニオンに

以来、元気になり、うなり声様の発生がよく出るようになった。

●訪問看護師の見解：早くから湯田中温泉への法要を望んでいたため、かかりつけ医付添で2泊3日の旅行をしてきた。旅行先で状態が悪くなることもなく無事で帰ってこれたため、それが本人には精神的にとてもよい影響を与えたよう。帰ってからその話をするととてもにこやかな表情を見せる。

ただ最近、呼吸が若干弱くなっている様子。そのため、今後はアンビューバックによる呼吸リハを、根気よく続けていくことが大切。

以上、検討会で報告された内容のごく一部を紹介したが、このように患者一人ひとりに対し、チームはもとより地区医師会全体で情報を共有し、検討する。これは、在宅ケア体制の向上だけでなく、各医療従事者のスキルアップという意味でも、意義は大きいといえるだろう。

「担当医が○○先生だから」「○○訪問看護ステーションの看護師だから」在宅ケア体制の充実度が異なるというのは、本来あってはならないこと。地域全体でチーム医療に取り組むことは、医療・看護・介護体制を均質化しながら向上することにつながる。これは非常に重要なことだ。

古くからその重要性が叫ばれていながら、まだまだ在宅ケアのチーム医療は遅れている。いまだチーム医療に取り組んでいない地域には、ぜひあらためてチーム医療・地域医療を考え直し、力を注いでいただきたい。

65 在宅医療とは療養生活の環境整備から
～かかりつけ医の役割～

　難病患者が在宅療養を快適に過ごすためには、ホームドクターの存在が欠かせない。しかし残念ながら、その要求にこたえられる医師はまだごく一部だ。その結果、泣く泣く在宅療養を断念したり、あるいは信頼できるホームドクターを求めて引越を余儀なくされる患者が後を絶たない。さらに、近年の法改正に伴い、在宅療養を取り巻く環境はますます厳しくなっているのが現状だ。
　本稿では、古くから難病患者の在宅療養を積極的に支援している駒クリニック立石の取り組みと訪問医療の現状を紹介する。

訪問リハより訪問マッサージ？

　「訪問リハビリは、もう厳しいですね」
　2006年4月の診療報酬の改定を受けて、駒クリニック立石の駒形理事長がまずもらしたのはその言葉だった。「訪問リハが、訪問看護の回数を上回ってはいけないことになりました。家族がある程度できるようになれば頻回には訪問看護は必要ない。ですから訪問リハを専門にやっていた人ができなくなったんです」
　以前は特定疾患の難病患者の場合、訪問リハは介護保険の対象だった。しかし訪問看護ステーションからの訪問看護の一貫としてリハビリを行ってしまえば、医療保険を利用することができたという。しかし、そこに規制がかかってしまった。
　「そのため、各事業所さんの方では一気に訪問リハの熱が冷めてしまったようです。一方、リハビリテーション病院における特定疾患の回復リハは点数が高くなりました。今後は訪問リハからそちらへ流れることになると思います」
　そのことは、当然駒クリニックにも影響を及ぼした。リハスタッフ（PTとOT）が相次いで退職したため、今はマッサージ師を利用することでしのいでいる。「訪問マッサージであれば、医療保険の枠内で行えるので、特定疾患の方は自己負担がかかりません。そこで、マッサージ師に勉強してもらい、拘縮予防や呼吸筋リハを取り入れてもらうようにしているんです」
　とはいっても、それはあくまで苦肉の策。できればPT・OT・STを補充したいので、現在も募集を続けている。さらに、在宅支援診療所として難病の訪問診療を実施する後継者としての医師確保も急務だと考えているという。
　いずれにしても、以前に比べ、在宅療養者のリハビリ環境は非常に厳しくなったといえるかもしれない。しかし「毎回リハビリテーションに行く必要性はあまりない」とも。「大切なのは、そのとき必要なメニューをつくり、定期的に評価に行くということ。家族ができるようになれば、半年に1回程度伺って、同じメニューを継続するのか、それとも再度リハビリメニューをつくり直す必要があるかを、リハビリの専門家が判断すればいいと思います」

訪問診療の一番の役割

　駒クリニックでは現在、訪問診療が必要な患者を約100件抱えている。うち約1割が難病患者で、訪問診療と訪問看護は同一法人のため日にちをずらして訪問している。
　ところで、時折「訪問看護と訪問診療はどう違うのか」という声を聞くこともあるが、駒形氏は「そこには大きな違いがある」と断言する。
　訪問診療に訪問看護、リハビリ、マッサージ、介護、訪問入浴など、ひとりの在宅療養者をサポートするには、当然チーム医療が必要になる。そのとき、それぞれがそれぞれの意見を主張しあっても、結局はぶつかり合うだけでチームはまとまらない。そこでチームの意見を調整しながら患者の状態を把握し、問題があれば専門医に紹介してまた精査してもらう——その全体のコーディネートをするのが、訪問診療の役割なのである。単に週に一度、カニューレ交換に訪れることが訪問診療ではない。

> **かかりつけ医の役割**
> ①入院中の医療行為から，自宅での日常生活行為への円滑な移行。
> ②身体面では，日常的な合併症の治療。
> ③患者さんや家族からの相談を受ける。
> ④ケアマネージャーや看護・介護スタッフの意見調整。
> ⑤専門医受診時の情報提供。

> **神経難病の患者さんの自宅生活で必要な事**
> ①生活環境が整っている事。
> 　（介護者の健康問題や各種在宅サービスの準備出来ている）
> ②身体面では、病状が安定している事。
> 　（不安定な場合は、病院での治療を考慮）
> ③精神面では、自宅での生活に対して強い不安を抱いていない事。
> 　（在宅サービスで、如何に不安感の軽減が図られるかが問題）

また、「家族の健康管理をするのも、訪問診療を行うかかりつけ医の重要な役割のひとつ」だ。いくら患者が元気でも、介護者が倒れたら在宅療養はできない。

大震災への備えが急務

駒クリニックでは、東京都の在宅神経難病医療ネットワーク事業に基づき、対象となるALS患者3名を診ていることも特徴のひとつ。この事業は、神経難病の患者さんが安心して療養生活を送ることができるよう、都と医師会が支援する事業で、葛飾区の割り当ては現在3人。多い区では10人近い対象者がいる区もあるそうだが、対象者になるには「特定疾患の患者で、かかりつけ医がいて、専門医が訪問してくれる」ことが最低条件になるため、かなりしぼられてしまうという。

駒クリニックの場合は、専門医に国立精神・神経センター国府台病院の吉野先生らが3ヵ月に一度、訪問診療に同行してもらえる。そのひと月後には検討会議が開かれ、現場の人間に加え、医師会長、区の福祉部担当者、保健所の保健師なども交えて情報を共有する。

現在、検討会議で最も議題に上がるのは、災害時の対応だ。たとえば大震災が起きたときにどうしたらいいのか、阪神・淡路大震災の報告書や、最も対応が進んでいる静岡の事例などを参考に、対策を練っている。一次避難所で対応できない場合、二次避難所へ行く手段はどうしたらいいのか、また停電の際に電気をどう確保するかも大きな問題だ。

電気については2000年問題のときに、対策が進められたことが大きい。患者さんから東京消防庁と東京電力に呼吸器や吸引器を使っていることを登録してもらい、緊急時には東京電力から自家発電機が運ばれる体制になっている。「個人情報なので一律にというわけにはいきませんが、必要性の高いところについては、確認がとれて、なおかつ了承が得られたら、優先的に登録してもらっています」

現在は、区が自家発電機の置いてある防災倉庫のマップをつくり、関係者に配るということも進めている。「停電対策は、大震災に限りません。例えば自動車が信号機にぶつかって電線を切ってしまい、私の患者さん宅が停電になったこともあります」

また、災害時にもうひとつ大切になってくるのが、実は「ご近所づきあい」である。「神戸のときも、アンビューバックを数時間ごとに4人交代で一晩中やっていたという話を聞いています。停電のときに、"大丈夫かな"と覗いてくれたり、搬送のときに手を貸してくれたりというご近所の協力があるとないとでは全然違います」

難病患者の入れない療護施設

また、難病患者を取り巻く環境は、地域差によっても大きく左右されている。支援費ひとつとっても、同程度の病状でも百時間単位で差が出ている。十分な支援費なしに在宅療養を続けるのは難しい。

一方、療護施設を取り巻く環境も先行きは不透明だ。ALS専用居室を設けても補助金だけをせしめて実際には患者を入れない、気管切開した患者は受け入れないなど、これまでも後ろ向きな施設の話題はたびたび出ていたが、4月の法改正で料金的にかなり下げられてしまったことで、今後、そういう施設がますます増えるのは間違いないだろう。

「気切して呼吸器をつけてしまえば、それまでに比べてずっと症状は安定します。患者さんは声も失いますし大変でしょうが、我々の立場からいえば半分は仕事が終わったようなものです。ところが、今度は夜間吸引が必要になるので、施設側にとっては問題になります。在宅ではヘルパーさんの吸引が認

> 病院での医療行為から，自宅での
> 日常生活行為への円滑な移行
> ①特殊な物品や器具・薬品の使用は最小必要限度にとどめ、一般に入手し易い汎用品を使用する事。
> 　何が無いから出来ないではなく，何で代用するかを考える。
> ②手技や手順は出来るだけ簡単である。

> 神経難病患者さんの自宅生活支援で
> 現在直面している問題
> ①介護職の痰の吸引。自宅ではある程度改善。施設では禁止のまま。また、PEGからの栄養剤や薬の注入は禁止。
> ②尊厳死の問題。一旦装着した人工呼吸器は外せるのか？
> ③自立支援法により、自己負担の増額やサービスの制限や削減。支援費の減額や通院や外出援助の禁止。

められていますが、施設では認められていません。しかし、夜間に看護師を確保するのは、施設にとってかなり厳しいのが現状なのです」

実際には、ヘルパーさんにきちんと研修を行い、夜間吸引をしている施設もある。しかしそれも「グレーゾーン」だ。

「緊急の場合は構いませんが、継続的となると厳密にはアウトです。介護保険で法令違反と認められてしまうと、厳しいペナルティを課せられてしまうので、施設側はどうしても守りに入ってしまいます」

一方、4月から外部サービス運営型の特定施設が認められるようになった。そのため、有料老人ホームでも、介護つきのものと、自立型でケアハウス的なものが、必要に応じて外からの訪問診療・訪問看護を受け入れることが可能になったという。「ただし、支援費を受けるのは今のところ難しいですね。結局は区や市の担当者の裁量によりますが、認められないケースの方が圧倒的に多いと思います」

5者択一の行方は？

2006年9月、「ALSを考える会」（石川みよ子代表）が川崎二郎厚生労働相に、治験中の「エダラボン」の早期保険適用を求めて約20万人分の署名を提出したことは記憶に新しいが、治療についても依然として難しい状況が続いている。エダラボンの効果についても、駒形氏は「厳しいですね」とのこと。「治験データも見ましたが、かなり個人差があって判断は難しい。ただ、唾液が少し飲みやすくなったなどはあっても、進行自体を止めることはありませんね」

呼吸器を装着するまでに処方する「リルテック」も含めて、わずかでも進行を遅らせる可能性がある以上、「やらないよりはやったほうがいい」だろう。ただ、エダラボンは保険適用外なので1本1万円の高額な負担を強いられる厳しさは言うまでもない。

難病患者を取り巻く環境は、今も厳しさを増している。療養型の病床群については今後、締められていく一方なので、「どんどん閉鎖していくのは間違いない」という。「それまでの療養型施設をやめて、リハビリテーション病院になるか、ホスピスになるか、介護施設になるか、特定疾患病棟になるか、それともベット規制で枠があれば急性期病棟に戻るのか。5者択一です。そのなかで、特定疾患病棟を選択してくれる療養型の病院がどれくらい増えるかに、今は期待しています」

駒クリニックの訪問診療

ここからは、駒クリニックが実際に訪問診療を行っている2人について紹介する。

【須永武治さん（ALS）】

気管喉頭分離術で食を楽しみ、呼吸も楽に

須永さんは1999年にALSと診断され、すぐに気管切開をして呼吸器を装着。駒クリニックからは毎週水曜日に訪問診療に訪れる。以前は週2回訪問していたが、状態が安定したことから週1回に。

現在、支援費は221時間（重度訪問介護15％増）。訪問看護師は週2回10時半〜12時、ヘルパーさんには毎日来てもらっている。また、訪問看護師1名とヘルパーさん1名、そして保健所の人と一緒に散歩に出かけるのも習慣だ。

須永さんは、2006年9月に気管喉頭分離術も行っている。それまで須永さんは誤嚥性肺炎を繰り返し、国府台病院で2回水も抜いたことがあるそうだが、誤嚥が解消されるわけでもない。やがて溜まった水が石灰化してしまったことから、とうとう手術に踏み切った。「分離手術を終えてから、水が溜まることもなく、誤嚥性肺炎で入院することもなくなりました。夜の痰の量も減り、以前は1時間おきに吸引していたのが、今では4時間以上眠れるんですよ」

なお、分離手術をしても、石灰化してしまったも

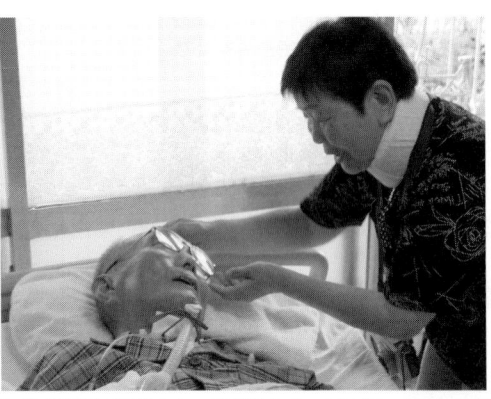

気管喉頭分離術をして呼吸もとても楽になり、痰も激減しました。なんでもすりつぶして食べてます！

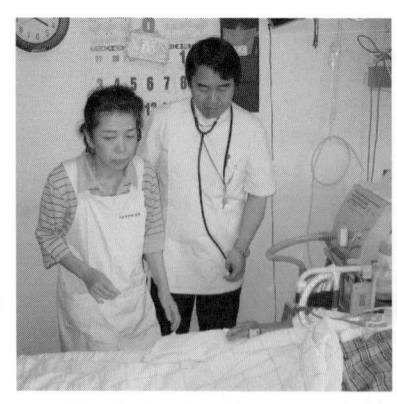

駒形先生とヘルパーさんからの状態確認。

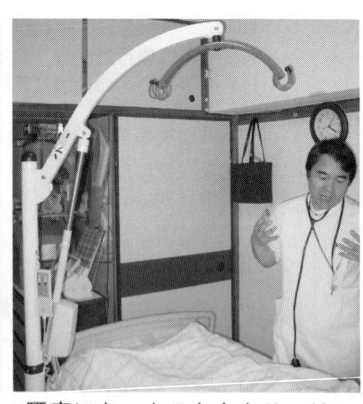

腰痛になったこともあり、リフトを使用して趣味の外出へ。

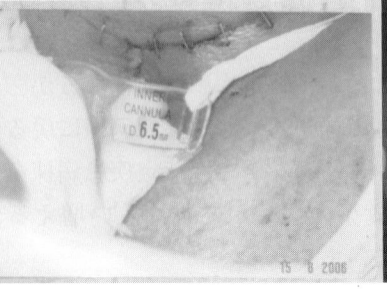

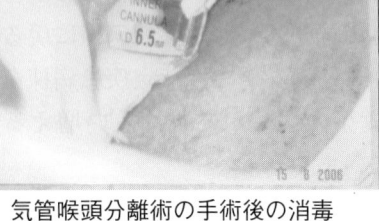

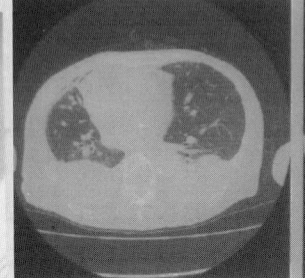

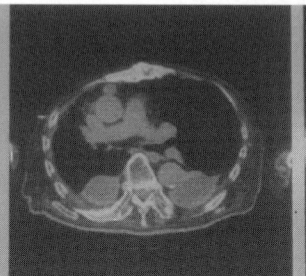

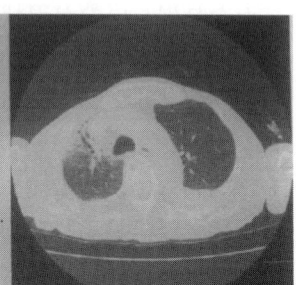

気管喉頭分離術の手術後の消毒

須永さんのCT　手術前の肺の胸水（左）から手術後少しずつ胸水が減っている（右）

のはとれないが、「ある程度炎症がおさまれば、多少は吸収されます」とのこと。現在、少しずつ口からの食事にもトライしているという。

【江口素子さん（ALS）】

江口さんがALSと診断されたのは、平成15年のこと。同年9月には緊急入院をして気管切開し、人工呼吸を装着した。

当初紹介された病院では、ラジカットを受けることもできなかったため、国府台病院の吉野 英先生に会いに行き、受け入れてもらったという。「他に薬がないわけですから、やはり試したいと思いました。少しでも可能性があるわけですから」

そして国府台病院に入院。退院して在宅療養を始めてもラジカットを続けるため、駒クリニックに近い今のマンションへ引っ越した。

ところで、夫の宏さんはなかなかのアイデアマンで、部屋の中にはオリジナルの介護グッズが多数存在している。とくに驚くのは、車のバッテリーをそのまま入れて非常用電源に使えるバッテリーケースだ。「カー用品店で、直流から交流に変える変換器さえ買ってしまえば、あとは持ち運びやすいように板で箱をつくり、キャスターをつけるだけです」と宏さんは言う。「単に電源だけ欲しいのなら、極端

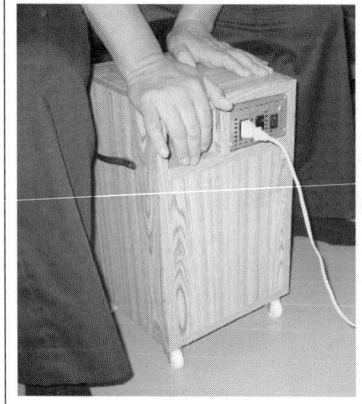

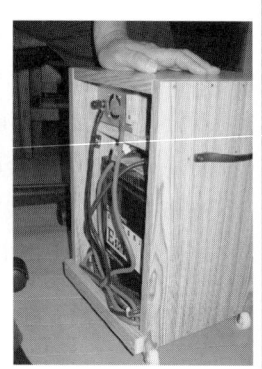

外出時には椅子にもなる、自作のバッテリーケース。右は裏側の様子。車のバッテリーをそのまま入れて使える。

な話、変換器さえあればいいんです」

在宅療養を始めた際に、ホームセンターで自家発電機も購入（約4万円）しているが、音がうるさいことや、外出時に加湿器などちょっと電気がほしいという形で持っていけるものではない。そこで、このバッテリーケースを考えた。「今のところ、自家発電機とともにあくまで非常用と考えていますが、バッテリーふたつに充電器がひとつあればずっと使えますから、こういった準備をしていると精神的にも安心できます。また、車のバッテリーがそのまま使えるのは、大震災などの災害時にも便利です」

（駒形　清則）

66　インターネットを利用した在宅療養の支援

長崎神経医療センターではALS患者さんに対して看護師が中心となり、テレビ電話を用いた在宅支援を行ってきましたが、利用者が少ないことや通信費用の問題があり十分に活用できていません。また当病院は診療圏が広く、訪問看護では車で片道1時間を要することもあり、専属スタッフがいない現状では不定期の訪問にならざるをえなくなっています。

さらに在宅療養をしている患者さんや家族が抱える問題は多岐に亘っており、看護師のみで解決することは限られていました。病気に対する不安や介護者のストレスなど、緊急性は少ないものの通常の外来では十分に時間を割いて解決することが難しい厄介な問題が多いのです。神経内科の専門医が在宅療養支援に何らかの形で関わることができれば患者さんや家族の抱える問題の多くは解決できると考えられますが、テレビ電話や訪問看護などの当院の支援システムでは介入が難しかったのです。

ホームページを立ち上げ

患者さんの健康状態をチェックして問題点や解決方法を専門医の立場からコメントできるようなホームページを立ち上げてみようかな、と思い立ちました。

ホームページの入口（図1）には、左から患者様入口、医師入口、看護師入口そして長崎県難病医療専門員の入口があります。医師だけでは解決できない問題にも対応できるよう、他の職種の方にもシステムに参加してもらいました。それぞれの入口をクリックしてログイン名とパスワードを入力すると、患者さんの健康状態の閲覧およびコメントの入力画面（図2）へ進みます。

左フレームに患者さんが健康状態を入力した日付が示され、中央フレームに健康状態に関する質問事項と回答（表1）が並び、右フレーム最上段（患者・介護者コメント欄）に患者さんの健康状態に関するその他の情報が入力されています。右フレーム第二段は医師コメント欄、第三段は看護師コメント欄、第四段は難病医療専門員のコメント欄となっています。いずれも、患者情報を閲覧した後にそれぞれの立場から意見を入力するようにしました。

第二例目の患者さんは平成5年発症の女性で、やはり車椅子使用でしたが入力は手でキーボードを用いていました。第三例目の患者さんは平成13年発症

> **コツ**　健康状態の入力は患者さん自身ができるように、チェック項目を必要最小限にしてクリックで選択できるようにすればなんとかなりそうでした。
>
> 不足する内容は別にコメントとして入力してもらうようにしました。書き込んでさえいてくれれば、病院でも自宅でも出張先でもインターネットを通して患者さんの状態を確認できます。幸い、平成13年度ALS基金の助成金を得ることができ、患者さんが自分の健康状態に関する書込をしたその日のうちにチェックして専門医としての意見を書き込むシステムを作り上げることができました。

図1　ホームページの入口

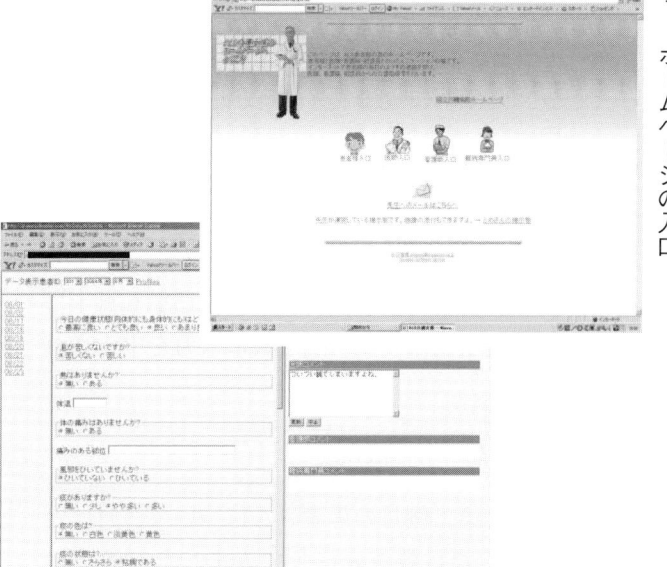

図2　健康状態およびコメントの入力画面

表1　健康状態に関する質問項目

1. 今日の体調はいかがですか？　　○変わりない　○調子が良い　○調子が悪い
2. 眠れましたか？　　　　　　　　○変わりない　○良く眠れた　○眠れなかった
3. 顔色は良いですか？　　　　　　○変わりない　○良い　○悪い
4. 体の痛みはありませんか？　　　○ない　○ある，痛みの部位：（　　）
5. 熱はありませんか？　　　　　　○ない　○ある，体温：（　　）℃
6. 血圧はいくらですか？　　　　　（　／　）mmHg
7. 息が苦しくないですか？　　　　○変わりない　○苦しくない　○苦しい
8. SpO₂はいくらですか？　　　　　（　）％　○測っていない
9. 痰がありますか？　　　　　　　○変わりない　○いつもより少ない　○いつもより多い
10. 痰の色は？　　　　　　　　　　○透明　○白色または淡黄色　○黄色
11. 痰の状態は？　　　　　　　　　○水のようにさらさら　○粘調
12. 嘔気・嘔吐がありませんか？　　○ない　○ある
13. 便通はどうですか？　　　　　　○異常なし　○便秘している　○下痢している
　　　　　　　　　　　　　　　　　○その他：（　）
14. 排尿の状態は？　　　　　　　　○変わりない　○少ない　○濁っている　○その他：（　）
15. 発疹や痒みがありますか？　　　○ない　○ある，発疹（痒み）の部位：（　）
16. 浮腫がありますか？　　　　　　○ない　○ある，浮腫の部位：（　　）
17. 気管切開部の状態は？　　　　　○異常なし　○赤くなっている　○膿が付いている
18. 胃瘻部の状態は？　　　　　　　○異常なし　○赤くなっている　○膿が付いている
19. 人工呼吸器に問題は？　　　　　○無い　○ある　具体的に：　　（　　）
20. 胃瘻セットに問題は？　　　　　○無い　○ある　具体的に：　　（　　）
21. 精神的な問題は？　　　　　　　○無い　○ある　具体的に：　　（　　）
22. 福祉サービスに問題は？　　　　○無い　○ある　具体的に：　　（　　）
23. 介護者に身体的問題は？　　　　○無い　○ある　具体的に：　　（　　）
24. 介護者にストレスは？　　　　　○無い　○ある　具体的に：　　（　　）

の男性で、車椅子使用で入力は手でキーボードを用いていました。平成16年8月末の時点でシステムを継続されているのは第一例目の患者さんのみです。

> **コツ**　インターネットが利用できてワープロが使える程度のコンピューター操作の知識があれば誰でも利用できるはずだったのですが、実際に使用できる患者さんは少なくて平成13年12月から1名が、平成14年1月からもう1名が、平成14年8月からさらに1名がシステムに参加してくれました。第一例目の患者さんは平成6年発症の男性で、システム導入時は車椅子使用で入力は手でマウスを用いていました。

第二例目の患者さんは、坐位でのキーボード入力ができなくなり平成16年6月末で入力を中止されました。また、第三例目の患者さんは平成15年6月末に特殊疾患療養型病床への入院を機に入力を中止されています。

システムの利用状況

第一例目と第二例目の患者さんについて、月ごとの書込があった日数を表にしてみました（表2）。利用日数の右肩に＊が付いているのはその月に入院していたことを示しています。両患者さん共に入院

期を除いてほぼ欠かさず入力されているのがわかります。特に第二例目の患者さん（Nさん）は平成15年6月までは確実に入力されています。その後坐位でのキーボードによる入力が困難になるにつれて入力できる日数が次第に減り、平成16年7月からは入力できなくなってしまいました。

Nさんのコメント欄の記入内容を抜粋

平成14年1月3日、システム導入2日目の書込

Nさん：「夫婦二人暮らしです。病状が進行していった場合、夫の年齢や身体的なことが不安に駆られます。時として眠れない時もあります。」

福留：「介護は大変難しい問題です。友の会などには出席されていますか？　患者様の家族は皆さんそれぞれに悩み（問題）を抱えています。話合われてみると何かの参考になると思います。また、睡眠薬や抗不安薬の使用を主治医に相談してはいかがですか。」

嚥下に関する相談が多い

Nさん：「酢の物や水分の多い果物、ひき肉を使った料理、焼き魚のように水分が少ない物、乾燥した物などがむせ込みます。唾液でむせる時が1番

表2　患者さんがホームページ書き込みを行った月ごとの日数

	平成13年12月	平成14年1月	平成14年2月	平成14年3月	平成14年4月	平成14年5月	平成14年6月
患者1	26日＊	24日	25日	24日	27日	19日＊	19日＊
患者2	未導入	30日	28日	31日	29日	31日	30日

	平成14年7月	平成14年8月	平成14年9月	平成14年10月	平成14年11月	平成14年12月	平成15年1月
患者1	25日	24日	8日＊	13日＊	0日＊	1日＊	0日＊
患者2	30日	31日	30日	30日	30日	31日	30日

	平成15年2月	平成15年3月	平成15年4月	平成15年5月	平成15年6月	平成15年7月	平成15年8月
患者1	14日＊	18日＊	0日＊	26日	27日	27日	18日＊
患者2	27日	29日	30日	31日	30日	8日＊	0日＊

	平成15年9月	平成15年10月	平成15年11月	平成15年12月	平成16年1月	平成16年2月	平成16年3月
患者1	25日＊	28日	26日	10日＊	25日	26日	22日＊
患者2	29日	27日	25日	26日	23日	25日	24日

	平成16年4月	平成16年5月	平成16年6月	平成16年7月	平成16年8月
患者1	21日＊	29日	23日＊	28日	8日＊
患者2	21日	24日	11日	0日	0日

多いです。水やお茶などは、用心して飲むと大丈夫のようです。」

福留：「刺激の少ない、水分を十分に含んだ食品が適当のようです。また、全くの水分よりもゼリー状の物が良いようです。」

Nさん：「水やお茶に早速とろみをつけたらとても飲みやすく感じました。薬もゼリー状にした水で飲んでもいいでしょうか？　食事時間は30分程かかります。酢の物など大好物は食べる事はできませんが、口から味わいながら食べれることは、ありがたく幸せと思ってます。」

福留：「錠剤はゼリーで包むようにすると飲み易いです」

Nさん：「2回に分け飲んでた薬がゼリー状の水で3錠を1度に容易に飲むことができました」

呼吸機能に関する相談も多い

Nさん：「肺機能検査を受けたが65％でした。前病院の時より結果がよかったので嬉しい。」

福留：「％VCが65％ですね。風邪をひくと、咳や痰がうまく出せなくなる数字です。しっかり予防してください。％VCを維持する方法の一つに呼吸リハビリがあります。主治医の先生に相談を。」

Nさん：「今日は、呼吸器リハビリをして頂きました。少しずつ教えて下さり、家でも出来るようにします。」

在宅では不慮の事故がつきものです。

Nさん：「今日は、椅子のまま物を拾おうとし、前かがみのまま体を起こすことが出来ませんでした。夫が留守中だったので身動きが取れず、途方にくれ、いも虫状態でした。ショックとともに情けないやら悲しいやらの1日でした。夫の帰宅は3時間ほどしてからでした。」

福留：一人時の対応策を考えねばいけませんね。」

Nさん：「昨夜は、前日の事で眠れなく、今まで、比較的穏やかに過ごしていた私は、現実を突きつけられた想いでした。気持ちに余裕がある時とない時の差を感じてます。夫が留守の時はヘルパーさんにお願いしたいと思います。」

Nさん：「緊急連絡網を作ってもらい壁に貼ってますが、今回の時は電話を取れなくて連絡できませんでした。」

難病医療専門員と相談して解決策を考えました。

Nさん：「緊急時対策として、市の方から電話回線を使って出来るように、機械を設置してもらいました。対象者は、65歳以上の独居老人とのことでしたが、特例として認めてもらいました。」

ポイント!! 在宅療養は大変ですが、何かしらの目標を持って暮らして欲しいものです。

Nさん：「呼吸器装着してられるメル友のSさんは、今年の目標だったプロ野球「広島VSヤクルト」観戦を実現されました。計画の時からお聞きしていたので、ワクワクドキドキしながら按じていました。Sさんは、"これからの人生に夢と希望を失わずにやっていけそうだ"と言っていました。私も、千葉の長男の家に行くことを計画しようかな？　と思っています。」

福留：「応援します。車椅子でも飛行機には乗れます。ご主人だけで不安があればお手伝いできる方が必要です。」

福留：「先日、筋ジストロフィーの子供たちの修学旅行を世話してくれた旅行会社の方と話をし、車椅子で旅行する方のお世話をたくさんしてきた実績があるそうです。」

Nさん：「今まで、長時間の移動は不安を感じなかなか実行に移せませんでした。」「長男が、私の計画をとても喜んで、少しでも元気なうちが良いのでは？と。目標を持つ事は、こんなにも、生活に張りを持たせるものかと感じてます。」

Nさんは平成15年7月に胃瘻造設目的で入院し、その時の書込を抜粋

Nさん：「今日は病棟案内してもらい入院患者様の胃瘻部を見せて頂き、有難うございました。」

Nさん：「胃瘻は、食べる楽しみを失う事に繋がると思ってましたが、違う事が解って安心しました。」

Nさん：「胃瘻HPを見ました。ALS患者さんの体験などもあり、大変参考になりました。」

時にはALSに対するNさんの考えが示され、返事に苦労することもありました。

Nさん：「平成10年の春、告知を受けたとき人工呼吸器をはじめ諸々の事を考え人工呼吸器を使わないで生きることを決めました。その事は、時間が経っても変わらず、私の中で揺るがないものとして育ってます。これからどんな風になっていくのか想像できませんが、きっと本性をまくりだして、じたばたと醜くくなると思いますが、時間がある間、諦めることなく頑張りたいと思ってます。」

Nさん：「最近、日に日に首の力が弱っていくので憂鬱な気分でした。車椅子に座れる時間が短くなっていくのが不安で、無理して座っていると疲れることの繰り返しでした。車椅子に座るのが少し苦痛で横に

なると楽です。だんだんそうなるのですね。」
　第一例目のIさんは、平成13年12月からこのシステムを導入しました。導入して間もなくは頚の不安定が大きな問題でした。
　Iさん：「今日は昨日の寝る姿勢が悪かったのか頭が少し重く感じます。頭を真っ直ぐ保持するのにいつもより力が必要で首の疲労感が大きいようです。」
　Iさん：「今日は首の力が少し弱いようでした。首の力が弱い時は飲み込み姿勢が取り辛くなる為少し飲み込みづらくなるのが困ります。」
　本人の体調不良時は奥さんが代わりに書込をしている。
　Iさんの奥さん：「昨日より痰の量が増えました。呼吸困難はありませんが胸が広がりにくい感じがあり、血液検査では白血球は正常でCRPは（+）でした。鼻水と痰出しに励んでいますが本人、介護者ともに疲れます。」
　Iさんの奥さん：「熱が38.5度まであがり解熱剤を使用しました。痰は多いですが体調不良は底をうち後は回復するだけだと言っております。」
　3日後の外来受診時に肺炎との診断で入院。
　胃瘻造設にあたっては沢山の質問を受けました。
　Iさん：「前回の入院でこれだけ運動機能が落ちるとは思いませんでした。今度入院したらもうなにもできなくなるようで不安。胃瘻の手術をしたら何日くらい立ち座わりができなくなるのですか？」
　福留：「少なくとも手術当日と翌日の2日間はベッド上安静が必要です。合併症や痛みが無ければ一週間で立てるでしょう。」
　Iさん：「胃瘻に関してはそろそろ時期だと思っています。ただ入院中に筋力を維持するにはどうすれば良いかを十分検討できればと思います」
　福留：「1.入院期間の短縮2.早期の経管栄養の導入でしょう。1.は胃瘻増設の前日に入院。2.は術後の合併症が無ければ7日で始められます。スクワット運動は腹筋に力が入るので傷が癒えるまでできません。」
　Iさん：「入院中の食事はどうなるのでしょうか」
　福留：「中心静脈栄養（詳しくは奥様に）になります。」
　Iさん：「胃瘻造設術後に呼吸状態が悪化することがあるとALSケアブックに書いています。また中心静脈栄養中の経口摂取について教えてください。」
　福留：「胃瘻増設には痛みがある為、鎮静剤を使います。鎮静剤には呼吸抑制作用があります。ALSの場合必要最小限にしますが、呼吸状態が悪化する恐れは免れません。中心静脈栄養中でも食事はできます」

　Iさん：「胃瘻増設手術についての説明も頭ではある程度まで理解できるのですが気持が理解したがらないと言うのが本音です。私の場合顔を右に向けていないと気道が少し狭まり呼吸しにくくなるような気がするのですが問題ありませんか？」
　Iさん：「座っていて頭を背もたれにつけた状態に呼吸しづらく感じます。頭を前に垂れていたり真っ直ぐなら支障ありませんが。診察の時々首を前に垂れるのはそのためです。内視鏡挿入時支障はありませんか？」
　Iさん：「最近出来る運動の量はかなり減りました。手術後何日目くらいから出来ますか？　また胃瘻を造ってもうつぶせにはなれるのでしょうか？　短時間でもうつぶせになると背骨が伸びて気持ち良いのです。」
　福留：「運動することで腹圧がかかり、胃液がもれてしまいます。傷が十分に癒えないと腹膜炎を起こす危険があります。術後早くても一週間は運動しない方が安全と考えます。傷が癒えてからは胃瘻を造ってもうつぶせになることはできます。」
　Iさん：「お腹が空いた時イライラする頻度が多くなって、間隔も短くなっています。その時は気分良くありません。エンシュアを飲めば治ることから嫁さん曰く「食事量の減少による糖分不足だ」と」
　福留：「お腹が空くとイライラしますからね。一回の食事量を少なくして、その代り回数を増やしてみては。」
　Iさんの奥様は元看護師さんで、頼りになります。

> **ポイント！！** 呼吸管理は致命的な問題であり、多くの患者さんは気管切開を避けては通れません。

　Iさんの奥さん：「昨日お会いした時に人工呼吸の件を聞いてからひどく落ち込んでいました。前回の肺機能検査に比べ確実に悪化しているのは自覚しています。呼吸不全となった時にいきなり気管切開するのか、バイパップで少しでも楽になるか（気管切開に切り替える時期が問題になるのでしょうが）、もちろん何もしないのも選択の一つだと話しました。これまで呼吸筋のリハビリ等をやってきたのにいよいよこれまでか、という諦め、無力感がありました。人工呼吸が必要になったことがこれまでの頑張りを否定されたのではなく、生きるための補助が一つ増えただけ、と容認できるようになれば・・と思います。」
　福留：「確実に落ちていく機能を見つめることは

尋常ではありません。今できる最善の策を提供するのが私たち医療従事者の仕事でしょう。」

Ｉさん：「息苦しいのかどうか分かりません。11時頃はSpO$_2$は始め94、ポカリを飲んだあとは96でした。ともかくきつい気がしますし、お腹は空くが少し食べただけで空腹が満たされ食欲がなくなります。胃瘻を造るとこのきつさはなくなるのですか」

福留：「胃瘻や呼吸器管理が必要と考えられます。気管切開も考慮してください。」

この2日後に入院し、平成14年9月初めにバイパップの導入と胃瘻造設し9月末に退院しました。しかし、バイパップは有用ではなかったようです。

Ｉさん：「気のせいなのは分かっているのですが、寝ているときからだが呼吸するのを止めてしまいそうで不安でよく眠れていません。」

福留：「バイパップの練習を進めてください。不安の解消にも役立つはずです。」

Ｉさんの奥さん：「昨夜は、結局寝つけず眠剤を使用し、3時間は熟睡できたそうです。呼吸に関して異常に神経質になっていまして夜間突然呼吸が止まってしまったらと、深呼吸ばかりしているので普通の呼吸の仕方を忘れてしまった、などです。頭がボーとする、指先がしびれる、このままだと息が止まりそう、病院に連れて行ってと訴え、30分以上深呼吸を続けていて過呼吸発作を起こしてしまいました。バイパップの回数を増やすよう言っても慣れないせいか、ただ苦しいだけで問題解決にはならないと言います。使用時間も30分以上は出来ません。」

この翌日外来受診していただき、診察と血液ガスや胸部X線検査を行いバイパップの使用方法について説明しました

Ｉさん：「今日はバイパップの装着を積極的にしました。時間はまだ長く続けることは出来ませんが、昨日のような混乱した感じはありませんでした。」

対処できたのも一時的でした。

Ｉさん：「呼吸が苦しい時バイパップをすると楽になります。ただウトウトしてしまうと、口が開くことがあり空気が漏れて苦しくなります。寝てしまうときは口までカバーするマスクがいいと思います。唾液の呑み込みが悪くなって絶えず流れている状態です。」

福留：「口まで覆うと唾液がなおさら溜まってしまいます。吸引もできず、やっかいですね。タオルを噛んだりすると口からの息の漏れが減ることがあります。」

Ｉさん：「バイパップのIPAPを8cmに変更しました。昨夜試験的に上げてもらった時は楽だといっていましたが今はそうは思わないとの事。朝食時少し誤嚥しその後は経口摂取は控えています。」

福留：「心配ですね。呼吸状態の悪化が最大の要因でしょうか。誤飲もあるし気管切開が必要ではないですか？入院を勧めてください。その時に、バイパップを持ってきてください。」

10月中頃に再入院していただき、次の日に気管切開術を行いました。約3ヶ月間の入院の後退院となりました。その後気管支肺炎で1回、胃瘻のトラブルで2回入院しましたが、それ以外はレスパイト入院を繰り返しながら在宅療養を続けられています。

インターネットやコンピューターを趣味だけでなく仕事でも毎日使っている私にとってこのシステムは楽勝だと思っていました。一日一回コメント（返事）を書き込むだけなのですから4〜5人の患者さんと対応できるとタカをくくっていたのですが、3人が相手の時はページを開くのもためらうような気持ちになっていました。良い回答をしなければならいという心理的な重圧があったのかもしれません。

でも重要なのは内容そのものよりも、毎日コメントを記入するということだとわかりました。自分のコメントを読み返してみると、無責任と感じることが少なくありませんが、患者さんにとってこのシステムが生活の一部となっていましたので、僕自身も生活の一部として毎日何かしらの返事が記入できるようになりました。

> **ポイント!! QOL維持に有用**
>
> 僕自身が患者さんから学ぶことも多く、「お互い様」という相補関係が自然に生じているようです。このシステムは学会でも発表して患者さんのQOL維持に有用との結果を提示しました。しかし、システムが有用なのではなく何らかの形で医療スタッフが患者さんと毎日繋がって、皆で在宅生活を支え合っていることがQOL維持に有用なのだと思います。

この本文を作成するにあたりホームページからの引用を承諾頂いた2人の患者様にお礼いたします。Nさんの承諾を最後に示します。「周りの人たちの支えのお陰で生きてる私にとって、その時々に考えたことや心模様に共感して頂く方があったら幸せです。」

（福留　隆泰）

67　唯一パソコンを頼りに情報を収集

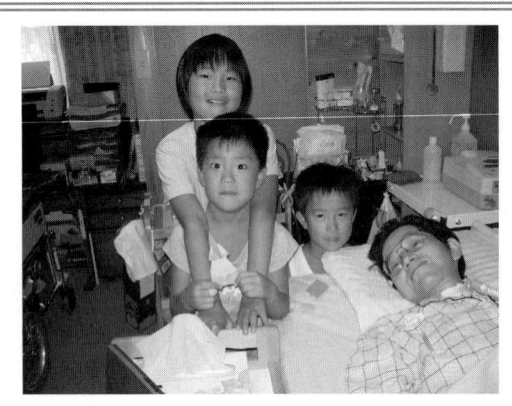

3人の実子と

在宅療養サポート体制に関して、私の場合比較的整っている方だと思う。主治医のいる長崎神経医療センターまで車で30分以内で着く事と日々の状況はALS介護支援システムを通して主治医が掴んでいる事、具合が悪くなった時は勿論の事、レスパイト入院も引き受けてくれるので年に3回ほど利用している。また近くのかかりつけの医師がALSの知識もあり素早く・気軽にかつ安心して対応してくれる事。訪問看護の対応も看護介護も安心して任せられる事等。福岡から佐賀への移住によりここまでの地域ケアシステムを自分なりに確立してきたことを紹介する。

介護保険と障害者手帳の更新手続き

体に異変を感じたのは36歳、ALSの告知をされたのは1998年40歳の時でした。まず、保健所に特定疾患受給者証の申請を行いALS協会に入会しました。今考えると意思伝達装置の導入や障害者手帳・障害年金等の福祉制度全般について保健所で説明してほしかったと思います。

40歳で身体障害者手帳の申請をし4級に認定されたが、一年後の更新で2級に認定が変更になりました。2級になったら福岡県春日市では障害者助成金を受け取る事が出来、医療費が行政負担になる。これまでも特定疾患の方で1レセプトの医療費はそれほど大きなものではなく月2000円程度でしたがそれでも助かりました。

それにしても言語障害の認定は厳しいものです。私の話す言葉をまともに理解できるのはその時には妻だけでしたが、4級にしか認定されませんでした。納得がいかず、認定理由は言語障害は3級が最高で少しでも声が出たら3級には認定されないとの事でした。ただ障害者手帳自体は身体障害に言語障害がプラスになり1級に更新になりました。しかし言語障害4級では後々意思伝達装置の導入が難しいとはその時には思いませんでした。

ペンを持てなくなってから約2年、会社（大手家電メーカー）の応援で仕事を続ける事ができ、42歳の2000年5月に職場を離れました。

療養地移転

離職したら私の実家に転居しようとは前々から考えていました。3人の育児・教育と色々と介護に手のかかる私の面倒を妻一人で見るのは、妻の身体が体力的にも精神的にも疲れ果ててしまい続くはずはなく不可能だという事は分かっていることでした。そこで子供たちの世話の一部だけでも田舎の両親に応援してもらおうと考えました。

そこでまず子供の転校手続きを済ませ、次にマンション購入の折住宅公庫への支払い免除の申請手続きをしました（私は住宅公庫に重度障害になった時に支払いが免除になる保険がある事も知らなかったが友人より情報を得ました）。

次に行ったのは実家でのパソコンの通信手続き。この頃には私にとってのパソコンは休職中の私が会社の友人たちを始めとする外部との連絡手段であり、インターネットを通じて買い物やその支払いをする大切な手段で手足になっていた。パソコンがあればこんな身体の私でも時には妻の役に立つ事が出来ます。

結局福岡で済ませるべき申請・認定が終わったのは11月の始めでした。各申請書の手続きがスムーズかつ的確に行えたのは、これまで私を診てくれよく分かっている福岡徳洲会病院にお願いしたからで

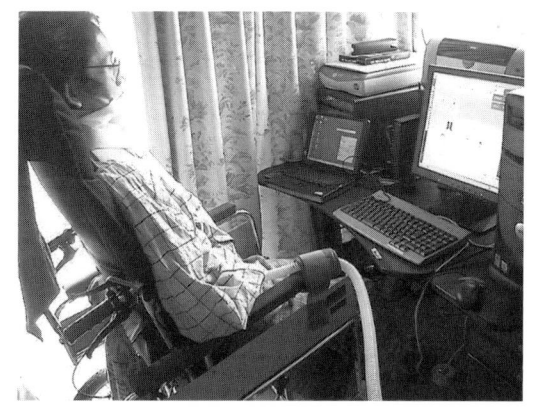

パソコンを使う仕事を探しています

す。これでようやく佐賀に住民票を移せる状態になりました。

県の福祉行政の違い

佐賀に移ってからすべき事はたくさんありました。まずは病院探し。当時の主治医が薦めてくれた長崎県にある長崎神経医療センターにお願いする事に決めていましたが、自宅から車で30分かかるため、緊急時に対応してくれる病院または医師・上/下肢・言語/嚥下のリハビリをしてくれる病院を探す必要がありました。福岡では福岡徳洲会病院だけで全て済んでいたのですがここには全てに対応できる病院はありません。それに福岡徳洲会病院ではソーシャルワーカーが色々相談にのってくれましたがここにはそういう存在はいません。

川棚病院の医師や保健所の保健師に相談しながら自分たちで探すしかありませんでした。合わせて特定疾患・介護保険・身体障害者手帳の申請・更新手続きをしなければなりません。これらの過程で福岡県と佐賀県の県の行政としてのトータル的な病院体制・福祉行政の違いを感じることになりました。

例えば特定疾患受給者証の取扱いについても、福岡県では転院しても何ら問題はなかったのですが、佐賀県では受給者証が使えるのは基本的に主治医のいる一病院だけ、追加したい病院があればその都度追加申請書を主治医に追加が必要な理由を書いてもらいそれぞれの病院に申請書の内容を書いてもらった上で申請し認定を受けなければなりませんでした。

当時佐賀県では追加申請をする者は極稀だったようで保健所保健師さんは認定を取り付けるために色々根回しをしてくれました。

また転居前の福岡県春日市で提供されていた福祉サービスが、私の生まれ育った町にはないか、あるいは所得基準の違いで受けられない事が分かりました。

そこでインターネットを使って各自治体の身体障害者の福祉を調べてみたが、各自治体で福祉に対する取組と内容に大きな差があることが分かった。佐賀県はどちらかというと福祉に対する対応と取組は弱いと言える。その分を各保健所がフットワークでカバーしていこうとしているように私には思えます。

やっと見つけたかかりつけ病院

最終的に言語・嚥下リハビリに関しては、自宅から車で約40分の佐世保の病院を上・下肢のリハビリはデイケアを利用する事にしました。また緊急時には近くの医院の往診もしてもらえる事にしました。そして、妻と保健師が話し合いをして容態が急変した時には隣りの県にある川棚病院に救急車で直接運んでくれるように手配してくれていました。

救急車で患者を搬送する場合いくら患者のかかりつけの病院が在ってもその地区の病院にひとまず搬送しなければならないという規則がある様で、まして私の場合は希望する病院がその上、他県の病院でしたから関連部署を調整・説得するのに余計に時間と労力を必要としたようでした。しかしこの取り決めをしていたお陰で一昨年10月に呼吸困難を起こした折に、迅速に川棚病院に搬送してもらえ、気管内挿管その後の気管切開という処置をこれまた迅速かつ的確に施していただけました。

苦難の介護支援事業者選び

私が佐賀に移ってきて一連の手続きを通して最も困ったのは介護保険での介護支援事業者選びでした。この時の私の選定の基準は近くの病院では上・下肢のリハビリを簡単には受ける事ができない事が分かりましたのでリハビリ設備が充実している施設で通所リハビリが受けられる、そういうデイケアサービスを利用できる事業者を探す事でした。でも役場から受け取った資料には事業者の名称は記載されていても、そこがどういう種類のサービスの提供をしているのかは記載されてはいませんし、役場の福祉担当もそういった細かい事までは当然知りませんでした。

障害年金の手続きと取り組む

次に取り組んだのは障害年金の手続きでした。障害年金については、妻が日本ALS協会発行のケアブックを読んで始めてその存在に気が付きました。それ

まで福岡・佐賀の両県で色々な手続きを通して医師や保健師・市役所や役場の福祉担当者と会う機会はありましたが誰も障害年金という制度がある事を教えてはくれませんでした。

私たちは障害年金について誰に尋ねたらいいか分かりませんでした。そこで休職中にもかかわらず会社の人事や福岡徳洲会病院で以前お世話になっていたソーシャルワーカーにも尋ねたのですがそれでもなかなか分かりません。社会保険庁のホームページを見ても厚生障害年金が対象になるのはよく理解できません。結局会社の人事が調べてくれて建前では勤務地の社会保険事務所、私の場合は福岡で申請しなければできないという事になってはいるけど実際には最寄の社会保険事務所でもできると教えてくれました。

当時私は会社と健康保険組合から休職手当と傷病手当を支給してもらっていましたので、どのタイミングで厚生障害年金を申請すれば自分にとって最も有利になるかを相談するため最寄の社会保険事務所に行き窓口の担当者に尋ねると、厚生障害年金を受給すると、その分と休職手当・傷病手当から差し引かれるという誤った説明を受けたため、申請してもしなくても個人的には受け取る収入は変わらないから今慌てて申請する必要はないと考え、その時は申請せずに帰る事にしました。しかし今まで世話になった会社の費用負担が私が厚生障害年金を受給することで少しでも小さくなればその方が良いと思い直し2月に入るとすぐに申請手続きをしました。

厚生障害年金の時期がずれ込む

その結果翌3月分から厚生障害年金を受給できるようになりました。実は私はこの時の厚生障害年金の認定時期には大いに不満がありました。私の障害の度合いは身体障害者手帳の更新過程を見れば明白であり、少なくとも身体障害者手帳で2級に認定された1年前に遡って最低障害年金2級の認定が受けられなければおかしいと思っていた。

それにしてももしこれまで特定疾患・身体障害者手帳・介護保険と申請・更新する過程の中で誰かが障害年金について正しい知識を私に与えてくれていたとしたなら、このように厚生障害年金の時期がずれ込む事はなかったと思います。

わが家の家計を支える

経済的にわが家の家計を助けてくれてたのは、会社及び健康保険組合からの諸手当と厚生障害年金、ある損害保険会社の介護費用保険です。

でもこの寝たきり介護費用保険の認定は思いのほか厳しく認定審査に3年もかかりました。今はこの介護費用保険による月10万円と厚生障害年金と県からの重度障害者に対する助成金で暮らしていますが、まだ小さい子供たちの進学を考えると不安になります。

デイケアスタッフや利用者が第二の家族

私の在宅療養生活は気管切開をして人工呼吸をつけた前と後で大きく変わりました。その中で唯一変わらない事は、私がどんなに難しい病気でも、いつかは治ると信じたいと思っている事です。

そのためは今出来る限りの運動、リハビリをする事だと思っている。よくくじけそうになる事もあり、この思い込みが強すぎたために胃ろうを作るべきタイミングを見誤り気管切開の時期を早めてしまったと思うが、これについては自分の信念に基づいて行った事で惜しい事をしたなという思いはあるが後悔はしていません。

在宅療養前半はデイケアと病院通いそれにパソコンを楽しむ日々でした。火曜と木曜はデイケアで自主トレと理学療法上によるリハビリ・昼食と会話を楽しみました。デイケアに通うとみんなが元気を分けてくれている気がしていました。

水曜は佐世保の病院で上・下肢・言語・嚥下のリハビリ、帰りに妻と二人で色々な所に自動車を止めてコンビニの弁当を食べるのが楽しみでした。金曜日は一週間おきに主治医による診察を受けるため併せて上・下肢のリハビリのために川棚病院に翌週は佐賀市内にある漢方治療クリニックに通っていました。公園に自動車を止めて昼飯代わりにたこ焼きやお好み焼きを食べるのが楽しみでしたし、またクリニックの先生が患者が諦めない限り自分も諦めないと言ってくれる言葉に勇気付けられました。

食事と入浴とトイレは妻が介助してくれていました。そして2001年の冬、川棚病院の主治医からインターネット利用した介護支援を考えていると聞かされ、毎日交流していてとても安心感があります。

2002年に入ると手足・体幹の力も更に弱くなり妻だけでは入浴介助が難しくなってきました。そこでデイケアで入浴介護を利用し、合わせて訪問看護による入浴介護を増やす事にしました。

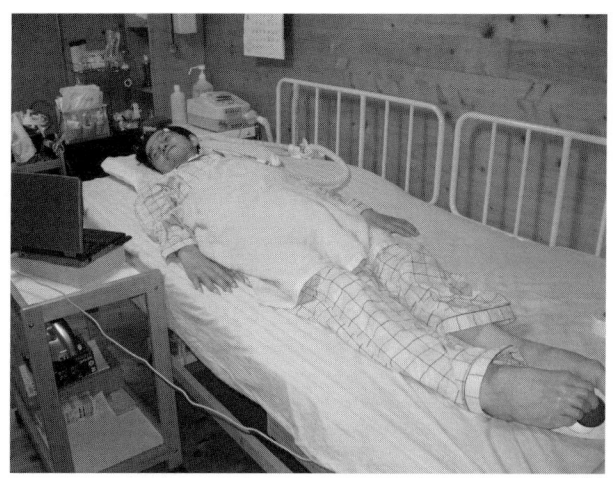

右足親指でのパソコン入力が外界との唯一の
コミュニケーション手段

気管切開後の在宅療養

　その頃私の周りでは色々な人達が集まり私の在宅療養に向け話し合いを行い準備が着々と進んでいました。まるで私の退院を待ちわびてでもいるかのように。そこで話し合われた内容を聞いてみると、①川棚病院(現在の長崎神経医療センター)ではカニューレ交換を含む通常の外来診療（私の希望もあり2週間に一度）と容態急変時の入院対応、年に3・4回2週間程度のレスパイト入院を引き受ける、また日常の状態はALS介護支援システムで確認を取り合う②在宅でのカニューレ交換・容態の変化時には自宅の近所の医院の先生に往診にて対応していただく③訪問看護が毎日入る④訪問リハビリを週2回来ていただく⑤入浴車を手配する⑥意志伝達装置を申請する(私の希望に応じたパソコンとオペレートナビ＋ワンタッチスイッチ)⑥退院の際受持ちの看護師が責任を持って母に吸引の指導をする(ちなみに妻は元看護師です）等だったようです。退院してから一年半になりましたが現時点ではこの話し合いに基づきまわりの皆さんに支援していただき助けてもらいながら大した支障もなく進んでおります。

在宅療養での今後の課題

　しいて問題点を挙げれば①妻に疲労が溜まってきて体調を崩しかけている事。母が補助的な役割をして這いますが補いきれてはいません。また訪問看護も日曜・祝日を除いて毎日来ていただいていますが時間の壁があり余り甘える訳にも行かず何ともし難いものがあります。他の選択肢が増える(例えば吸引の出来るヘルパーのいる訪問介護事業所が実際に出来る・24時間対応の訪問看護ステーションが近くにある等）事を望むだけです。②胃ろうのチューブが自然抜去したため、交換するのにかなり痛い思いをした。③停電した時の人工呼吸器の対応を根本的にどうするかは未だに解決していない。

　私の人工呼吸器に対する現時点での対応は
　1）電力会社からは一つの電線で入っているが家の中では私の部屋だけは別回路・別ブレーカーにしている　2）人工呼吸器には停電に対応した外付けアラームが着いている　3）外部バッテリーを所持している　4）呼出コールは充電対応で停電の時も使用できる　5）どうしようもない時は自動車のシガーライダーから電源を取る。

　私はこれまで停電を3回経験した。初めの2回は私の認識通り短時間で人工呼吸器は自動復旧したから自発呼吸で乗り切れました。しかし先日起きた3回目の停電は10分余り続いたので、さすがに自発呼吸では苦しくなりコールで妻を呼びました。この時幸いだったのは停電が昼間だった事でした。この事で妻が危機感を一層強く持ち保健師と連絡を取り九州電力と話し合いの場を持ちました。

　そのときの九州電力の説明と今後の対応は、①今日工事によって停電する事はなく停電が起こるとしたら事故による停電になる、この場合事故が起こった地区が自分の家の周りでない時は3分以内の停電が断続的に2回起こる②停電が4時間以上続く時は連絡する③優先的に電話を取り次ぐよう登録しておく④要望としては、電気が消えたらまず周りの家を見て停電かどうか確認して欲しいし、発電機を備えるなどして自己防衛して欲しいとのことでした。また、保健所の方でも関連部署を含めた停電時のマニュアルを作成してくれました。

　この様に私は多くの方々の支援と援助を受けて生きています。会社でも沢山の人に世話になってきましたし、困った時には今でも相談して助けてもらっています。大学・高校の友人・小中学校の時からの友達も助けてくれます。近所の人も子供達に良くしてくれます。医療関係の方々・訪問看護師さん・デイケアのスタッフ・ケアマネージャーそして家族にもいっぱい助けてもらっています。だからいつの日か治る日が来る事を信じて今出来ることに精一杯取り組まなければなりません。それが今の私に出来る唯一の恩返しです。2004年9月記。

（池田　竜一）

68 患者さんに成果か？沖縄野草茶の使用経験
ALSに取り組む札幌市／旭町医院　堀元　進医師

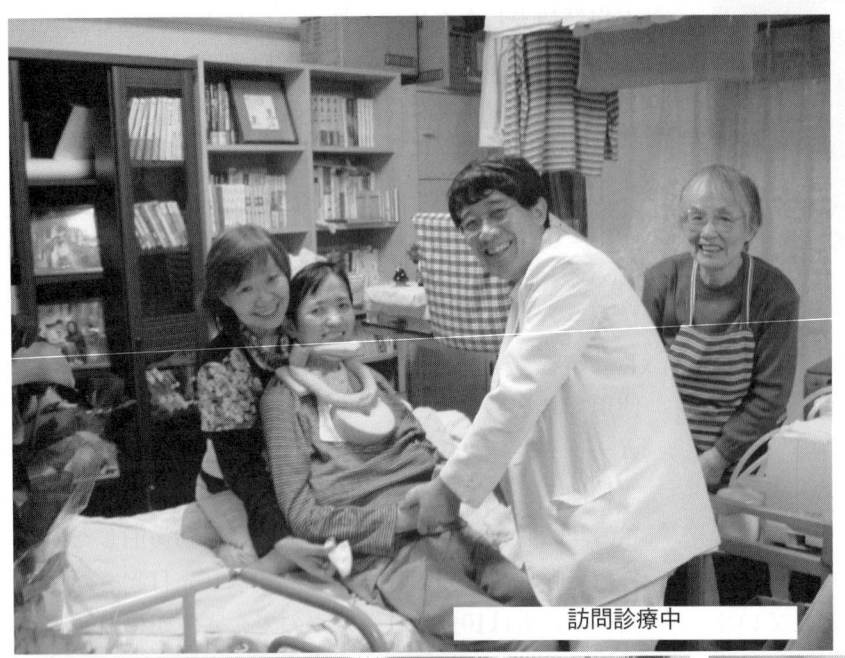

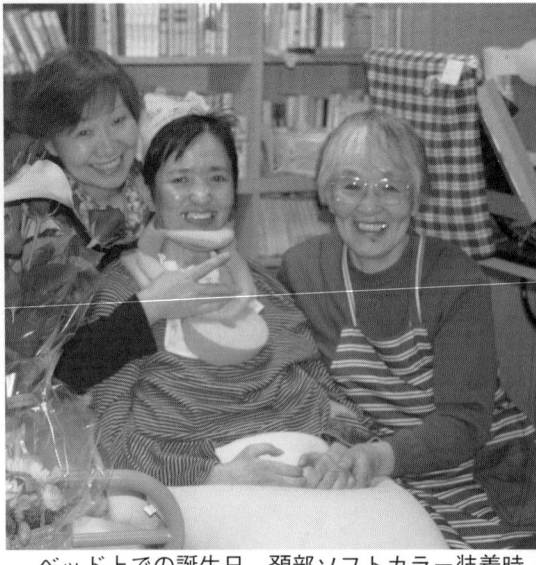

訪問診療中

ベッド上での誕生日、頚部ソフトカラー装着時
（左から訪問看護師さん、私、母）

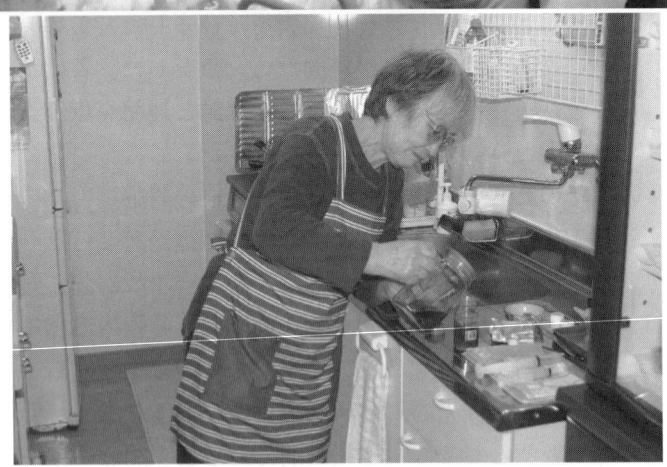

お母さんが立てる野草ブレンド茶「蓬莱仙寿茶」

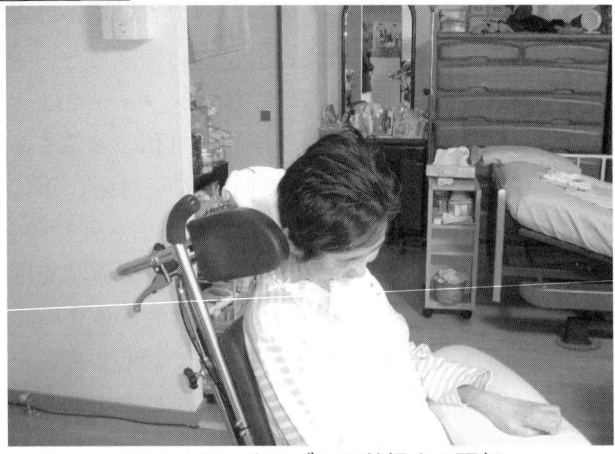

ソフトカラーをはずして前傾する頭部

　ALS患者さんは在宅生活中の53歳の女性。2003年6月（51歳）に「話しづらい」という症状にて発症。脳外科、耳鼻科、神経内科を順に受診。発症後、約半年が経過した2003年秋にALSの診断が確定。

　その頃には会話は困難になり、左手の筋力が低下し把持力を喪失。嚥下機能も極度に低下し、唾液の呑み込みが不可能となる。誤嚥による頻回のムセに悩まされ、栄養確保と肺炎予防目的にて2004年2月（52歳）、胃ろうを造設。しかしながら症状は容赦なく進行し、2005年には筆談も不可能となり、完全な寝たきり状態となっている。

　同年7月には誤嚥に対する根治術として、耳鼻科にて喉頭を摘出し気管切開孔からの呼吸を確保した。経過中、ALSに対する標準的な薬剤であるリルテック錠（50）2T 2×、メチコバール細粒0.1% 1.5g 3×は持続的に投与し、胃ろうからの栄養はラコールを使用、精神安定剤としてデパス細粒0.3mg 1×が午後3時に投与されている。

　一般にALSは難病中の難病と呼ばれる神経疾患であり、全身の筋力が徐々に失われ、最終的には呼吸筋機能低下による呼吸不全で死に至る。中でも会話や嚥下に支障を来たす症状から始まる「球麻痺タイプ」と呼ばれるものは進行が極度に速く、発症後2～3年で死亡するケースが多い。本症例も例に漏れず、急速に筋力が低下し、発症からの2年間は悪化の一途であった。

蓬莱仙寿茶

　私たち主治医、看護、介護チームは本人の了解を得、家族と相談の上、病態改善への効果を期待して健康補助食品に分類される沖縄発酵化学が市販している野草ブレンド茶「蓬莱仙寿茶」（注1）の胃ろうからの注

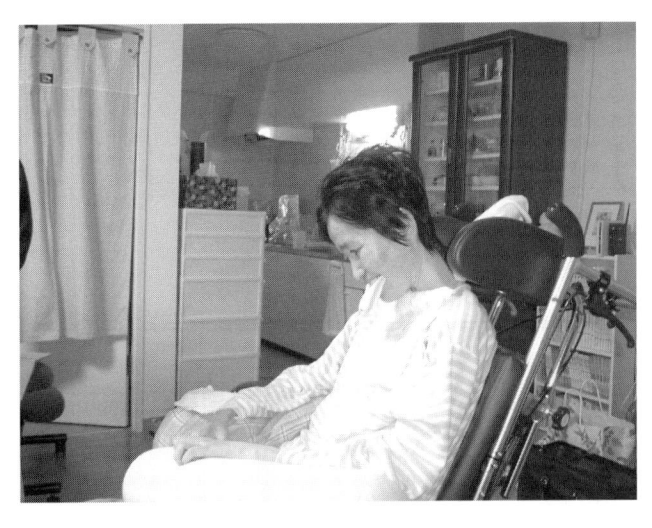

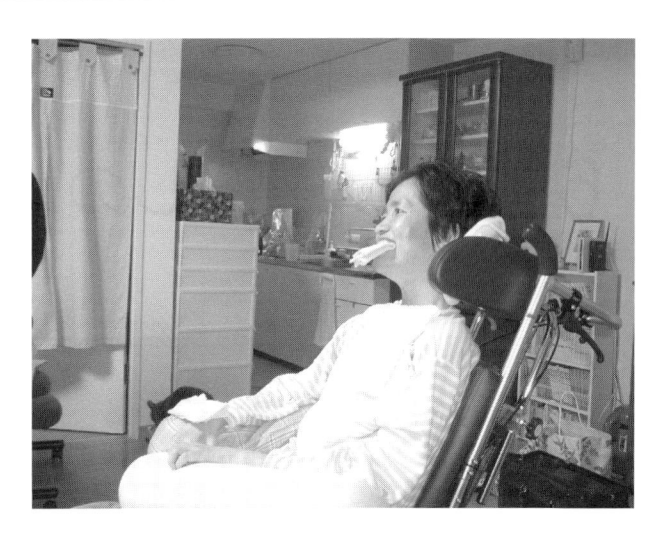

補助なしで持ち上げに挑戦　　　　　　　　　自力で正常な頭部保持に成功

入を2005年5月より開始した。服用は通常飲用の2倍濃度とし、約4gを約250ccのお湯で漉し出し、それを1日数回に分けて注入。7月の喉頭摘出術目的の入院中は中断したが、8月まで同量で続け、明確な効果が現れなかった為、9月より5倍濃度にして投与を続けた。全身状態、血液検査等による観察では、投与に伴う副作用に類する電解質異常などは見出せなかった。

筋力の回復

中断した時期を除いて投与開始より約半年後にあたる2006年1月、ALSの進行、特に球麻痺タイプの病状変化では今まで経験したことがない改善の兆しの出現を我々は経験した。介助により車椅子で座位をとる事が可能となり、その二週間後には頭部を支える頸椎ソフトカラーに頼らず、頭をある程度自力で保持することが可能となった。2月初旬には座位にて前傾した頭部を自力で持ち上げることが出来、頸肩部、背部の筋力回復が示唆された。また、一時は全く不可能であった書字も、右前腕部を介助者が上手に支えることによりマジックペンを用いて可能となっている。

症状が改善

一般に全く改善が期待され得ないALSの症例で、現在の我々が経験している素晴らしい事実を引き起こしている要因を正確に分析することは難しい。然しながら、今までに経験した他のALS患者の治療法と異なる点は、野草ブレンド茶「蓬莱仙寿茶」の投与を続けていることである。

そのいずれかの成分がこの種の神経難病の進行を妨げ、症状の改善に寄与している可能性は大きいと考えられる。今春、高校を卒業する一人娘さんと72歳のお母さんが毎日献身的な介護を続けている。

周囲からのたくさんの暖かな支えによって、患者自身が未来を悲観することなく、明日への希望を持ち続けている。進行する難病に家族の絆で果敢に立ち向かう患者とその家族に何らかの助けが欲しい。大地や宇宙に通ずる力の源にその助けを求めたい、というのが我々の切なる願いであった。何処かに何かが隠されている可能性がある。

今回、我々が沖縄の薬草を治療の方法の一つとして試用するきっかけになったのは、私が見た沖縄の静かな島の暮らしの風景である。私が以前、沖縄の離島で診療に従事していた時に、土地に自生していた薬草を調理したものが自然な形で食卓に供されていた。

健康に必要な成分を自然な食物として摂取する。「長命草」などの薬草の効用が生活の知恵として伝承されていたのである。この度の症状改善が薬草の効果によるものかどうか、又使用量は適切かどうか等、その医薬的効果の検証は今後の課題となろう。

比較対照スタディは難しいとしても、複数の症例で検討してゆく必要がある。然しながら我々が今為すべき事は、あらゆる手段を用いて難病の運命に立ち向かう患者の苦悩を和らげ、明日への希望を与える事である。

本症例では今しばらく同量にて投与を継続し、患者が希望を持って明日を迎えられるように支援を続けてゆきたいと考えている。

注1）参考：成分／ヨモギ、グァバ、ニガウリ、ウコン、アガリクス菌糸体、シイタケ菌糸体、クミスクチン、他に17種　野草。

（堀元　進、堀元　美奈子／記）

69　一人暮らしのメリット・デメリット

　人工呼吸器を装着したALS患者であっても、一人暮らしは可能である。兵庫県神戸市灘区在住の岡本興一さん（33歳）もその一人だが、話を聞いてみると、特別なことだとは感じないから不思議だ。しかし日本でそれを実現しているALS患者は、岡本さんを含めてわずか2人にとどまる。成功させるために必要な条件はいくつもあるだろうが、一番大切なのはそれを望む人がいるということ。そしてそれは間違いなく、"全国でわずか2人"のはずがない。岡本さんの生活を通して、一人暮らしを望みながら最初から諦めていた人が、もう一度希望を持って頂ければ幸いである。

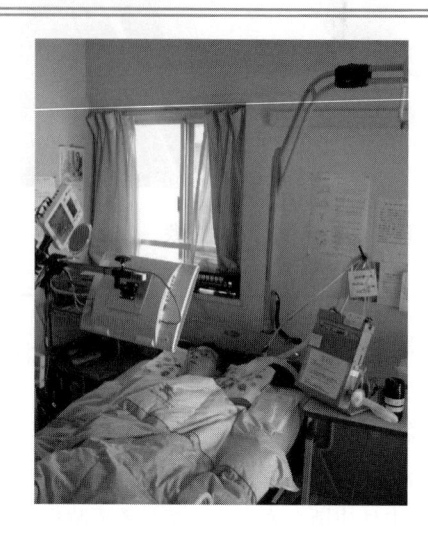

発症：1999年
呼吸器装着：
　2005年7月
支援費：
　620時間

整理整頓されているお部屋

自分のことは自分でしたい

　ALSと診断された当初、岡本さんは実家で在宅療養を続けていたが、2002年4月より一人暮らしを始めている。「僕はとても幸運で、神戸市の実家から車で10分のバリアフリー市営住宅に抽選で当たったんです。おかげで、念願の一人暮らしが実現しました」
　岡本さんの考えるALS患者が一人暮らしをすることのメリットは、①家族の負担軽減、②呼吸器装着前は一人の時間をたくさん持てる、③収入が一人分になるのでヘルパー利用料や福祉用品等の自己負担が減る、の3点。しかし一人暮らしを望んだ最も大きな理由は、取材中に何度も言葉にした「自分のことは自分でしたい」という強い欲求だろう。
　逆にデメリットは、「現時点ではあまり感じていない」と答える。「ただ、呼吸器を付ける前には、一人の時に何度か転倒したことがあり、誰かが来るまで起きあがれずに困った事がありました」
　人工呼吸器を装着したのは、2005年7月に遡る。トイレで気を失い、気が付いたら口に呼吸器が付けられており、数日後には気管切開を行った。
　呼吸器の装着については、主治医に選択を迫られたときもほとんど悩まずに「付けてほしい」とお願いした。「僕にはこのまま死を選択する勇気はありません。まだ若いですし、一日でも長生きすれば、有用な薬剤が開発されるかもしれない。ただ、周囲の人たちに負担をかけているのは申し訳ないですね」

WEBカメラを使い、海外の相手と通信も

　現在、岡本さんの看護介護体制は表1の通りである。当然だが、ひとりになる時間はなく、「あってもたまにゴミ出しに行くときぐらい」だ。
　入浴は週1回（月4回まで）、火曜日の午前9時〜10時過ぎまで訪問入浴サービスを利用するほか、木曜日と金曜日にはベッド上で洗髪をしてもらう。また、呼吸器を装着して以来、使用している車いすが小さく、長時間座っていられないために外出できなくなって困った。「僕は身体が大きく、身長が187cmもあるので、何かと物が小さくて困ります。車いすについては、神戸市の基準外申請に通い、支給して頂けるようになりました。それで、呼吸器を搭載してのリクライニングとティルトの両方ができる車いすを、アクセスインターナショナルに制作していただきました」
　意志伝達には、主にパソコン（オペレートナビ使用）とレッツチャットを利用。そのため、スイッチがきちんと押せているかに注意している。「機器類

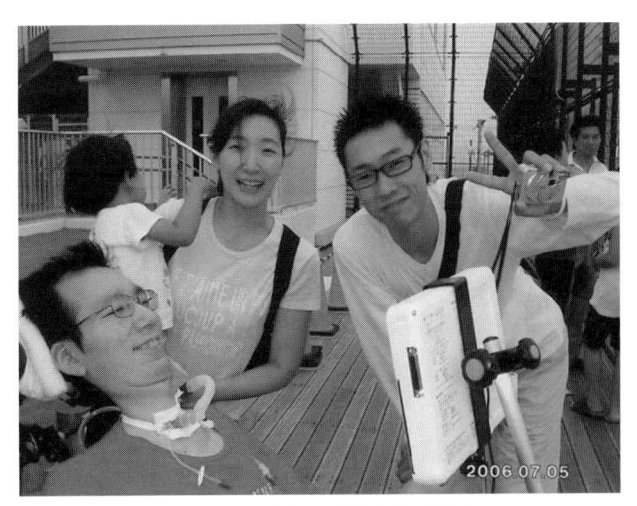

みんなで外出！（姉と友人と）
会話はレッツチャットで

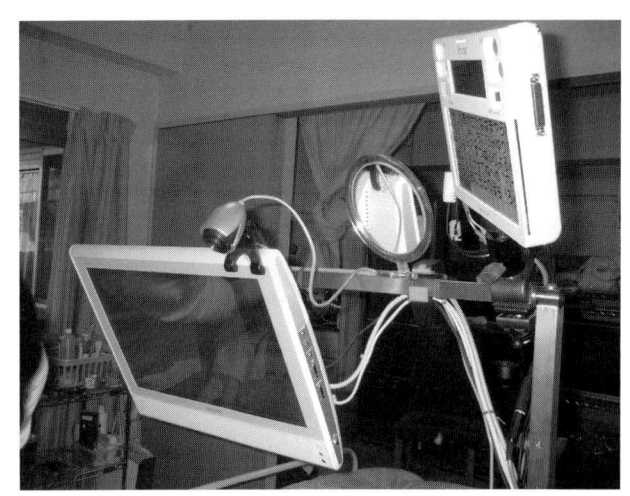

鏡で視界を広くしている
パソコンディスプレイと会話補助装置（レッツチャット）

"困ったヘルパーさん"の数々

岡本さんがこれまでに出会ったさまざまな"困ったヘルパーさん"は以下の通り。
①顔を近づけて、大きい声で子供相手に話しかけるような接し方をする人。
②（呼吸器をつける前）お風呂で頭を洗ってもらう時に、シャンプーを付けて頭の半分だけをなでるように塗って終える人。「何に対しても適当な方でした」
③年配でハーフの、日本語は話せるけれどあまり字を読めない人（漢字は全く読めない）。「僕は文字でコミュニケーションをとるしかないのに、この方を連れてこられたのは吃驚しました。ある日、人工鼻が外れてしまったのになかなか気づいてもらえず、レッツチャットで文字を打っても理解してもらえなかったため、かなり危険だったこともあります」
④ブザーで呼んでも全く返事をしない人。「しばらく経っても来ないので、もう一度鳴らすと『わかってる』と。返事をしてくれなければ聞こえてないのかと思いませんか？ また、声を掛けずいきなりケアをする方もいて（例えば突然吸引したり、顔の向きを変えたり）、その間、ずっと無言の人もいます。僕は寝たきりで声も出ませんが、意思表示はできるので、そういう対応をされるのは非常に悔しくて辛いです」
⑤家に来ても挨拶もなしにそのまま椅子に座り、用事があって呼ぶまでは顔を出さない人。「その方は、帰るときも一言もなく出て行きます」
⑥呼吸器のアラームが鳴っても何も確認しない人。「これは介護者みなさんに言えますが、吸引のときにいつも鳴るので、変に慣れているようです。そのため、回路の接続部分が外れているのにすぐ気づいてもらえなかったことも何度かあります」

に異常が出ると対応できない人がほとんどなので、そういう時の対処法をしっかりと覚えて頂くことも大切ですね。また、50音表を読んでもらい、目を閉じたら確定というようにしています」

ちなみにパソコン環境は、レッツチャットの外部出力1にデスクトップパソコン、外部出力2に環境制御装置を繋げている。パソコンの液晶ディスプレイは、テレビチューナー内蔵なのでパソコンを起動させなくてもテレビが見られる。「友人がWEBカメラを設置してくれたので、友人や海外にいる姉などとテレビ電話もしています。そうしたパソコン関係や意志伝達装置については満足していますが、今後、今のスイッチが使えなくなったときに良いスイッチがあるかどうかが不安です」

経済問題

現在、約20人の訪問看護師やヘルパーが出入りしている。そのため、一人の人間がすべてを把握しておかなければ、家の管理はできない。だからこそ、「どんな細かいことでも伝えてほしい」と訴える。

「僕が家のことをすべて頭に入れて指示を出さなければ、例えば冷蔵庫に腐った物が入っていたり、郵便物が未開封のまま置いてあったりするんです。中にはすごく細かいことまで気が付いてくれる方もいますが、ほとんどいないので理解して欲しいです」

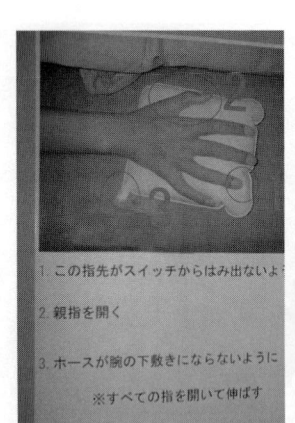

スイッチはPPSスイッチの
エアバックを使用。張り紙
しておいて、誰にでもセッ
ティングができるように

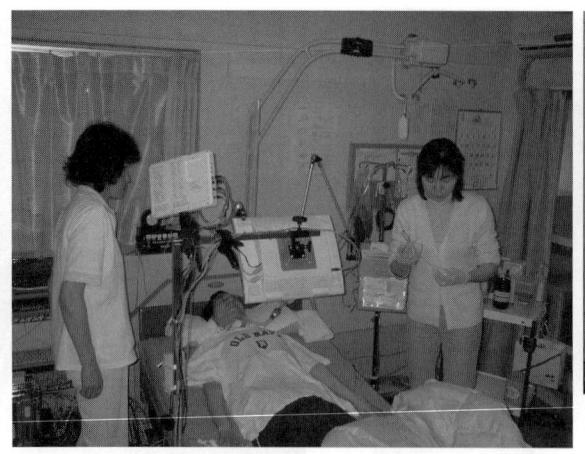

一人の時間はない一人暮らし
車いす等への移乗は
リフト（ミクニマイティエース）を利用

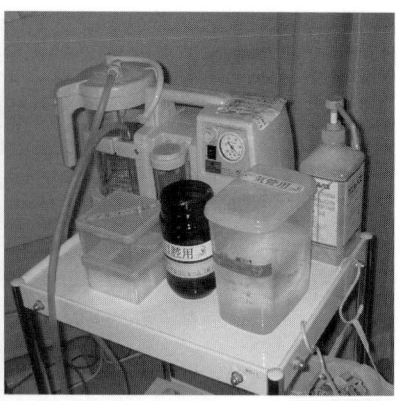

ウエルパスで消毒

岡本さんの月々の経済収支は表2の通りだが、「経済的に特に不自由はない」という。現在の生活には基本的に満足しているものの、呼吸器等のトラブル時のヘルパーさんの対処法をもっとレベルアップしてほしいという要望はある。「これからは、定期的にアンビュー等の練習をしてもらおうと思います。口頭で指導を受けただけでは、だめのようです」

また、4、5ヵ月に一度はPEG交換が必要になるが、その際にはいつも1週間程度入院するようにしている。在宅時と比べて、①呼吸器トラブルがあっても安心、②人手があるのでケアがスムーズ、③家族の負担がなくなる、というメリットはあるが、①入浴や洗髪がいつもの間隔でできない、②腕や足の位置変換がうまく伝わらない、③呼んでもすぐに来てもらえないことがある、という不都合もある。

一人暮らしの心構えは

「僕は、ものすごく環境に恵まれていたと思います。さまざまな周囲の方たちがものすごく協力してくださったからこそ、今があると思っています。ですから、僕が何かをしたということは特にないのですが、何事も早めに準備していくことは、とても大事だと思います。病気の進行を自らが受け入れ、パソコンを覚えたり胃ろうを造設したり、呼吸器装着についてもある程度前から決断したほうがいいでしょう。そうは言っても、病気の進行を事前に受け入れていくのは大変ですが…」

できるかぎり自分でなんでもしたいという岡本さんは、買い物もインターネットを利用してほとんど自分で行っている。「そのほうが安く買えますし、自分で選べるのでお勧めです」

自分にできないことを嘆くのではなく、自分にできることを最大限に生かそうとする——日々、病が進行していくALS患者にとって、なかなかできることではない。しかしそれを受け入れることができたとき、また新しい可能性が拡がるのかもしれない。

（岡本　興一）

表1　看護・介護体制

	訪問看護師	ヘルパー	家族（父）
月	10時半～12時半 14時～16時	9時～12時 12時半～15時 16時～21時	21時～翌9時
火	9時～10時 12時半～14時	10時～12時半 14時～21時	21時～翌9時
水	10時半～12時半 14時～16時	9時～12時 12時半～15時 16時～21時 23時～翌9時	21時～23時
木	10時～11時 14時～16時	9時～12時 12時～15時 16時～21時	21時～翌9時
金	10時半～12時半 14時～16時	9時～12時 12時半～15時 16時～21時 23時～翌9時	21時～23時
土		9時～13時 13時～15時 16時～21時 23時～翌13時	15時～16時 21時～23時
日		13時～15時 16時～21時 23時～翌9時	15時～16時 21時～23時

表2　経済収支

収入：障害者年金1級＋障害者手当　約11万円
支出：家賃　約1万円
　　　光熱費　約2万円
　　　電話代（インターネット費用含む）　約5千円
　　　訪問看護費（交通費、医薬品のみ）約2万円
　　　支援費負担金2万4,600円（2006年4月以降）

70　医学生・看護学生を介護人に育てる

次世代の医療者、未来への夢

　塚田 宏さんがALSと診断を受けたのは、1984年、51歳の時だった。当時は本人への告知はなく、知らされたのは家族のみ。病名も体が動かなくなることも知らぬまま症状は悪化の一途を辿り、約2年後には救急で人工呼吸器を装着した。

　入院し、告知されて目にしたものは、同じ病に苦しむ人々の壮絶な姿だった。彼らの多くは、ひたすら病気を隠し、誰の目にも触れずに死にたい、という絶望に覆われていた。しかしそのように人との関わりを絶つことで、ALS患者は自分がその先どのような経過をたどるのかさえわからなかった。

　そのことに気づいたとき、塚田さん夫妻は率先して自分より症状の軽い同病者に自分の状態をみてもらい、考えてもらう機会をつくってもらうようになった。そしてそのことは、自身にとっても恐ろしい病気の現実を認める大切さを知らせてくれた。

　入院生活は、実に13年間にも及んだが、「体が不自由になっても、心は自由に考え、楽しく生きることができる。もう一度家に帰って生活したい」との想いが、退院へと駆り立てた。

　1999年より在宅療養を実現すると、学生たちの前で講演活動を開始。今日まで生きながらえたことに感謝し、その想いや現実を伝えることで、何かの力になることができればと考えたのだ。そして想いは通じ、家には次第に学生たちが集まるようになった。「これからの医療を背負って立つ彼らにこそ、ALS患者の現状と必要なケアを肌で知ってもらいたい」と考えた塚田さん夫妻は、旅行やALS国際会議などにもボランティアスタッフとして連れていくようになった。毎年、新しい学生が入れば、合宿と称し2人ひと組で2泊3日、家に泊まってもらい実地研修をする。ALSの治療法とともに、素晴らしい医師やナースを育てることが、新しい目標となった。

　現在、塚田さん宅には慈恵医科大学の医学生・看護大学生と杏林大学の看護大学生が多数ボランティアスタッフとして出入りしている。すでに医学生は6代目、看護大学生は一期生から続いてもう13代目。ただ純粋に、彼らの勉強になればと考えて始めたことが、いつの間にか与えられるもののほうが大きくなったようだという。「彼らが医師に、看護師になったとき、今の私と同じくらい幸せなALS患者が、きっと増えるに違いありません。その日が一日も早く訪れることを、願うばかりです。」

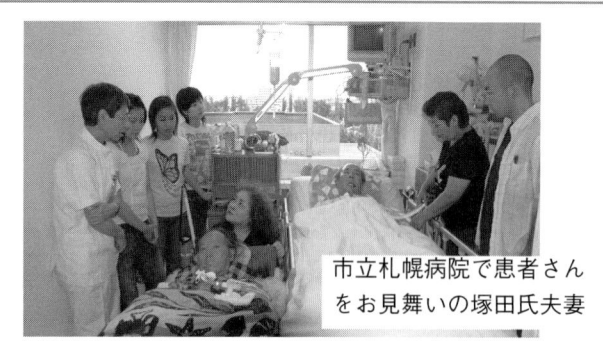

（塚田　宏）

市立札幌病院で患者さんをお見舞いの塚田氏夫妻

患者さんの状態を知るために行うこと

東京慈恵会医科大学　医学科6年
山崎　幹大

　塚田宏さん宅には、2年前からボランティア訪問をさせていただいています。ここではお宅に訪問した際や外出で同行した際に行っているVital signの確認について、どのように行っているか紹介します。

Assessment（状態評価）の流れ（表1）

　最初にしなければならないのは、感染防御で、手洗いや消毒、手袋の用意などです。在宅では病院に較べて病気を引き起こす菌は少ないですが、気管切開しているということは生体防御機構のひとつとして働く上気道を通過せずに、直接気管に空気が送られることになります。肺炎などを防止するために、手洗い、消毒などの感染防御の基本は重要です。

　そして人を見るときは、最初の印象が大切です。塚田さんの場合は目の周囲の筋肉が動かせるので、

表1　Assessment（状態評価）

- 最初にしなければならないこと
  感染防御（消毒）、安全確認、
- 最初に確認する項目（Vital Sign）
  ①印象…患者さんの表情、体位、呼吸音、臭い、
  ②意識…清明(A)、声に反応(V)、痛みに反応(P)、なし(U)
  ③呼吸…look、listen、feel（見て、聞いて、感じて）
  　　　　呼吸数、呼吸音、酸素飽和度
  ④循環…脈拍数、脈の強さ、
  　　　　末梢の皮膚の状態（温度、色、汗による湿り）
  　　　　血圧、体温、

表2　呼吸に問題がある場合

- 痰の貯留している場合
  ⇒気管内吸引を施行
- 痰は貯留していないが呼吸障害が続く場合
  ⇒気管カニューレ、カフ内エア、回路、チューブ、
  　人工呼吸器、のチェック
  　どこか外れている部分はないか？
  　水滴やねじれで閉塞している部分はないか？
  　人工呼吸器は正常に作動しているか？
- チェック後も強い呼吸障害が続く場合
  ⇒救急車を呼ぶ

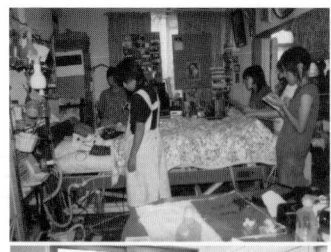

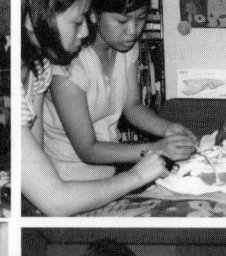

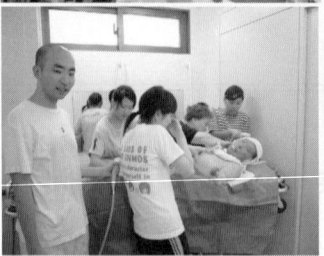

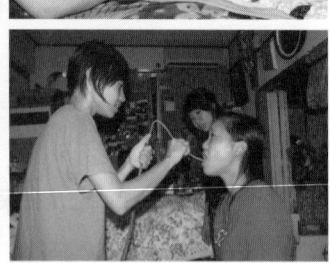

塚田家での実習（左上）胃瘻交換（右上）
旅先ホテルでの入浴、左が山崎氏（左下）吸引練習（右下）

目の表情から読み取れるものが多いです。

　目を見開いて苦しそうであれば、呼吸困難や身体の痛み、あるいは僕がダメ学生なので怒っているのかもしれません。また反応に乏しい無表情のときは、なんらかの障害の可能性を考える必要があります。

　また、塚田さんは胃瘻からエンシュアによる栄養補給をしていますが、エンシュアのにおいがする場合、胃瘻から逆流していることが考えられます。

　人工呼吸器をしている場合で怖いことは、もし意識がなくなっていても呼吸は人工的に継続することです。人工呼吸器が働いているから大丈夫だろうと思っていたら、気がついたときには患者さんが死亡していたというお話も聞いています。

　意識の評価方法は簡単なものを示します。意識が清明であればA、声をかけて反応があればV、痛み刺激で反応があればP、何をしても反応がなければUという4段階で評価します。塚田さんの場合は眼が動くかどうかで意識の確認をします。意識がはっきりしていたら、文字盤で質問をしてみます。

　呼吸は、胸郭が左右差なくしっかりと上下に動いているかで判断します。もし左右差を認める場合、片側性の無気肺や閉塞性病変（腫瘍、分泌物貯留など）が考えられます。

呼吸に問題がある場合（表2）

　塚田さんは自力で痰を吐き出せないため、気管に痰が貯留することが多く、ゴロゴロという肺雑音が聴取されます。気管内吸引を施行して、呼吸困難感がなくなるかと肺雑音が減弱ないし消失するかの確認を行います。また、気管カニューレのカフ漏れ、あるいは人工呼吸器の回路の空気漏れにより雑音が聴取されることがあり、カフ漏れはカフ内エアを入れ直して雑音が消失することを確かめ、人工呼吸器回路が原因であればバックバルブマスクによる換気に切り替えて雑音が消失することを確かめます。人工呼吸器回路が原因の場合はどこか外れている部分はないか、水滴やねじれで閉塞している部分はないか、人工呼吸器は正常に作動しているかを調べます。

　これらを調べても、強い呼吸困難、胸郭の動きが悪い、肺雑音の聴取、酸素飽和度の低値などの所見が認められる場合は、呼吸不全になっている可能性が高いです。主治医の先生に連絡し、緊急性が高いと判断されれば救急車を呼びます。

循環のチェック

　循環は、脈拍数、脈の整・不整、脈の強さも重要ですが、抹消の皮膚の状態も重要です。手足の先でチアノーゼを起こしていないか、温度が高くないか、皮膚が浸潤していないか、などをチェックします。また、血圧、体温は計測に時間がかかるので、意識、呼吸、脈拍の確認後に計測を始めます。

　体温計をうまく脇に挟む位置に腕を移動させ、体温を計測します。体温は35.8度前後が平熱で、38度以上の発熱がみられるときは感染、特に肺炎の可能性を考えます。

　Vital Signは医師、看護師が患者を診るとき、最初にチェックする重要なものです。こうした様々なことを、学生のうちから体験できたのは塚田さんのたおかげです。心から感謝しています。

XIV 災害

　地震などの大規模災害時には電気、水道、ガスというインフラが障害されるために、ALSの在宅ケアは大変になる。また、訪問看護師やヘルパーが来られなくなっただけでも在宅療養が継続できなくなる場合もある。

　このため、避難勧告が出た時だけでなく、在宅ケアが継続できなくなった時のために、どの病院に入院するかなどをあらかじめ、保健所の保健師、担当医師と十分に打ち合わせ、災害時の個別支援計画書としてまとめておくと良い。

　また、大規模災害時は電話などでの安否確認や救急要請の連絡ができなくなることがある。そのときのために連絡方法を検討しておく必要がある。

　ベッド周囲は物が転倒しないようにし、呼吸器も正規の架台に取り付け、地震でも転倒しないようにする。予備のバッテリーを確保し、災害発生直後から12時間くらいは救急搬送できなくても自宅で耐えられるようにする必要がある。

　災害時の対応法を地域で一度でも話し合っておくと、たとえ十分でなくても、実際に災害が起きたときには助け合いの輪として機能し必ず役立つ。

71　中越災害を踏まえた取り組み

　柏崎地域振興局健康福祉部（柏崎保健所・地域福祉事務所を含む）は、新潟県のほぼ中央に位置する柏崎市と刈羽村の1市1村を管内としています。管内の人口は約11万人、夏は近県からも多くの海水浴客を集め、柏崎刈羽原子力発電所と故・田中角栄首相の地元として有名です。

　管内の難病患者さんの数は451人、そのうち筋萎縮性側索硬化症の方9人、パーキンソン病の方88人、脊髄小脳変成症の方14人です。また神経内科の入院ができる専門病院が一つとそのほかに神経内科外来が2つあります。

中越大震災〜集中豪雨〜豪雪の体験

　柏崎の街を地震が襲ったのは平成16年10月23日午後6時少し前でした。震源地から約25km離れていましたが全壊家屋16、大規模半壊家屋42、半壊家屋106という状況でした。地震発生と同時に市内はほぼすべて停電、市内各地に82の避難所が設営され避難者は最大で6,200人、住宅に被害を受けた方などは、その後仮設住宅での生活を余儀なくされました。

　その時は保健所も介護や医療施設の被害確認や避難所の設営協力、県庁や管内市町村との連絡業務などで保健師が難病患者の様子を確認することが難しい状況でした。

　地震の傷跡もまだ残る平成17年6月27日〜29日には柏崎市を中心とした集中豪雨により市内の一部地域が床上浸水、山間部の集落が孤立などの被害が続きました。

　また平成17年12月の平成18年豪雪では、柏崎市南部の高柳町を中心に豪雪に見舞われ月間合計降雪量は441cmに達し、雪には慣れっこのはずの新潟県民もいつ降り止むともしれぬ雪と格闘しました。

災害の中の難病患者

　平成17年度の特定疾患の継続申請に合わせ、アンケート調査を実施しました。この調査や家庭訪問により、難病患者さんと、その家族の災害時の様子が明らかになってきました。

　いつ止むともわからない余震の中、近隣の人に抱えられて車の中に避難したAさん。停電で真っ暗になった家の中で、ギャッジアップしたまま下がらなくなったベッドの上で恐怖に震えながら夜が明けるのを待っていたBさん。この人をおいて逃げるわけにはいかないと、家と寝たきりの夫と運命をともにする覚悟をしたCさん。水害の避難勧告が出たとたんに足下まで水が迫り、逃げるに逃げられなくなったDさん。水がくるぞの声に、なんとかパーキンソン病の夫を施設まで送り届けたEさん…それぞれ被災された皆さんの苦労が伺えるものばかりでした。

> **ポイント!!**　天災は避けることはできないにしても、その災害に備えた準備をしておかないと次に何かあったらもっと大変になると取り組んだのが今回の体制づくりです。

中越大震災・平成17年の水害における問題点

　家庭訪問やアンケート調査結果から、その過程を振り返ってみました。問題点は次の3点です。

(1) 安否確認が必要な方と患者さんの特性を踏まえた問題やニーズの把握が不十分であった。
(2) 停電で生命維持に必要な医療機器等が使用できない方もいた。
(3) 避難勧告後も避難せず、自宅待機する方が多かった。

難病患者緊急時安否確認リストの作成

　緊急時に安否確認が必要な方の氏名、連絡先、現在の状況、安否確認事項等が一覧表（表1）になっており、保健師が到着出来ない場合も事務所の災害時初動マニュアルによって事務職がすぐに確認出来

表1　特定疾患受給者安否確認対象者名簿＜医療機器等使用ケース＞　　　　平成　年　月　日現在

番号	担当	氏名 生年月日 病名 想定避難先	世帯構成	連絡先 (本人及び親戚、近隣等)	現在の状況 留意事項	関係機関連絡先	個別確認事項	安否確認事項	確認者 確認時間
1	◎○	Bさん S○○.○.×× 筋萎縮性側索硬化症 ◎○	高齢な両親と3人	柏崎市△△町□-○○ ○○-△□◇×	・寝たきり ・生活全般に介助を要する ・BiPAP、吸引器、カフマシーン、胃ろう、自動昇降機	国立病院機構A病院 ☆☆-◎◎▲▲ 訪問看護ステーションB △□-○×△×	①医療機器(BiPAP、吸引器、カフマシーン)②介護用品(電動ベッド、移動用リフト)③経管栄養物品	確認事項チェック □ ライフライン □ 被災状況 □ 在宅可能か □ 本人、家族の体調 □ 残薬状況	
2	×□	Cさん S○×.□.▽ 筋萎縮性側索硬化症	夫・長男家族と同居 夫以外からは介護の協力は得にくい	柏崎市●○町×-□-△ ☆◎-▲▲△△	・生活全般に介助を要する ・吸引器、カフマシーン、胃ろう、気管切開、人工呼吸器	国立病院機構A病院 ☆☆-◎◎▲▲ 訪問看護ステーションB △□-○×△×	①医療機器(人工呼吸器、吸引器、カフマシーン)②介護用品(電動ベッド、移動用リフト)③経管栄養物品	確認事項チェック □ ライフライン □ 被災状況 □ 在宅可能か □ 本人、家族の体調 □ 残薬状況	
3								確認事項チェック □ ライフライン □ 被災状況 □ 在宅可能か □ 本人、家族の体調 □ 残薬状況	
4								確認事項チェック □ ライフライン □ 被災状況 □ 在宅可能か □ 本人、家族の体調 □ 残薬状況	
入院中	×△	Fさん S△▽.□●.×× 筋萎縮性側索硬化症	本人、妻のみ	柏崎市■▼町×-□○ ×◇-○×▲□	全介助 人工呼吸器使用 吸引器使用 胃ろう	国立病院機構A病院 ☆☆-◎◎▲▲ G訪問看護ST ●★-□◇△×	①医療機器(人工呼吸器、吸引器、カフマシーン)②介護用品(電動ベッド)③経管栄養物品	確認事項チェック □ ライフライン □ 被災状況 □ 在宅可能か □ 本人、家族の体調 □ 残薬状況	

るようになっています。これは目立つオレンジ色のファイルに綴ってあり、入っているキャビネットも決まっています。

安否確認の最優先者は医療機器等を使用している方です。現在当管内では、人工呼吸器装着者を含めて10名おられます。次いで、歩行困難患者のいる高齢者世帯、日中独居の方です。

昨年新潟市を中心として大規模な停電があり、その時にも在宅の難病患者さんがかなり苦労されたようですが、柏崎でも小規模な停電が時々あり、つい最近も強風や雷による事故停電が2回ありました。停電情報をリアルタイムに把握することが非常に困難なのですが市の災害防災無線から停電情報が入ると当部の職員の誰かが窓を開けて耳を澄まし、「○×地区…と△◇地区…」と叫んでくれます。

それと同時に担当保健師が「医療機器等使用の人はいません。一応他の人も見てみます。」「潰瘍性大腸炎の人2名。働いている人です。パーキンソン病の○○さんはお年寄りだけの世帯なので連絡入れてみます。…」と言う感じです。

MEMO 備忘録　医療機器等使用の方がいた場合は電力会社に停電の状況の確認と復旧の見通しを問い合わせ、必要があれば現地に行くか訪問看護ステーション等に連絡し情報を集めます。

災害時個別支援計画の策定

災害の際には、移動が困難である、不自由な身体では避難所での生活はできないという理由で、大半の方が自宅待機を選択していました。

ポイント!!　そこで、「すみやかに安全な避難ができる」「避難所での生活が安心してできる」「適切な時期に専門病院に入院できる」ということを目的に災害時個別支援計画を作成しました。

(1) 計画策定の対象者
　・医療機器等を使用している方
　・移動困難な難病患者さんがいる高齢者世帯。または日中独居となる方。
(2) 計画に盛り込んだ盛り込んだ主な内容
　・避難に備えて患者が準備しておく品物
　・避難先と移動手段
　・移動に際しての支援者
　・医療依存度が高い場合入院時期、入院対応の基準
　・避難所生活での留意点
　・本人、家族の役割
　・主治医からの意見　　などです。

策定にあたっては、まず、(表2)の聞き取り用紙（当部オリジナル）を使って患者本人、家族と時間をかけて上記項目について話し合います。その後、

表2 個別支援計画聞き取り用紙

ふりがな		Bさん		確認年月日	17年11月4日（1回目）
氏　名				同席者	本人、父、母
生年月日	昭和○○年◇月××日生			病名	筋萎縮性側索硬化症
住所	柏崎市△△町□-○○			電話番号	○○○○-○○-△□△×
現在の身体状況	ADL全介助。コミュニケーションは文字盤で行う。自発呼吸あり。 日中は2時間ごとに痰の吸引が必要（手技は母のみOK）夜間はなし。				
家族構成と 健康状況	名前	続柄	健康状況		
	Bさん	本人	ALS		
	△△	父	あまりよくない		
	○○	母	あまりよくない		
家族以外の連絡先	優先順位	名前	続柄	住所	電話番号
要介護度	要介護5				
日常生活自立度	C-2				
週間ケアプラン	月	火	水	木	金	土	日
	DS	訪問看護B	訪問看護(A病院)	訪問看護B	DS		
	水曜はリハビリ通院が入る場合有り						
ADL （日常生活動作）	食事：車いすに移乗し食堂で胃ろうから注入（エンシュア2本×3食） 排泄：自室のトイレで実施。排泄時にはリフトを用いて専用の車いすに移乗する。リフトは電動。 更衣：全介助 移動：全介助 入浴：DSにて2／w						
IADL	言語理解：問題なし 視力：問題なし 聴力：問題なし 薬の管理：介護者が管理する。 認知症：なし						
服薬状況及び 頓服薬	○○、◎▲　朝夕×1T　　　□△、××　随時 ×●、△△、■▽、○× 　　　　朝昼夜×1T　※内服薬はすべて胃ろうより注入。 ◎◎　夕×1T						

通院状況	病院：国立病院機構A病院 主治医：☆☆医師 頻度：1回／月（診察）、1回／週（リハビリ） 時期：月の初め 通院手段：社会福祉協議会リフトバス H内科医院△□医師の往診　1回／2週（カニューレ交換）
想定される避難先	場所：国立病院機構A病院 移動手段：救急車
関係者	介護支援専門員：■■さん 市担当：なし 民生委員：不明 近隣：両隣の家が父のいとこ その他：
○非常持ち出し品の確認	＜準備＞　完了　・　未完了 ＜基本的な持ち出し品以外で必要なもの＞ ・BiPAP、カフマシーン ・吸引器及びその付属品 ・内服薬の書かれた紙
○本人、家族がすること	A病院以外に避難した場合、健康福祉部又は訪問看護ステーションに連絡をいれること。避難する際は病院へその旨連絡してからいくこと。
○配慮して欲しいこと	本人を移動させることが難しいので、救急車による搬送をお願いしたい。 自宅に発電機を用意してあるので数時間は発電が可能。
○受け入れ病院と受け入れ時期の目安	国立病院機構A病院 停電以外で医療機器が健在な場合は自宅で様子を見る。 被災後2時間で避難を検討する。
○本人の希望	できるだけ在宅を優先して、避難はぎりぎりまで延ばしたい。
○情報を共有するための同意	同意する　・　同意しない 同意する関係機関：介護支援専門員、訪問看護ステーション、電力会社
○主治医からの意見	呼吸補助と栄養療法の継続が必要。 災害後は合併症を起こしやすいので、油断せず必要時は速やかに入院するように。目処としては12時間程度で避難するように。 国立病院機構A病院　☆☆

主治医や関係者からの意見を加え、その結果を（図1）にして、患者さん、家族、関係者間で共有します。

この作成にあたってよかった点は、何が必要か、自分のできること、周囲にお願いすることを明らかにしていくことで、受け身になりがちな災害時の対応について、自らできることは積極的に対処するという自主的な防災意識が芽生えたということです。

停電したらどうする？　ということを、より具体

Bさんの災害時避難計画

○ライフライン（電気、ガス、水道）に被害がなければ在宅で様子をみる。
○明るいうちに次の行動に移せるように判断する。
○ライフライン（特に電気）が不通となり、2時間をめどに次の行動を検討する。

①ライフラインの復旧の目途がたたない場合、
②避難勧告がでた場合、
③家屋の被害が大きい、介護者の負傷等で、在宅での介護が困難な場合、
④医療機器（人工呼吸器、吸引器）に異常があった場合、
→入院
⑤ライフライン復旧のめどが立った場合、引き続き在宅で様子をみる。（12時間以内を目途に）

＜災害避難時、Bさんの連絡先メモ＞

国立病院機構A病院	0257-
訪問看護ステーションB	0257-
C電力会社（停電時の問い合わせ）	0120-
D保健所	0257-
医療機器メーカーE	0120-

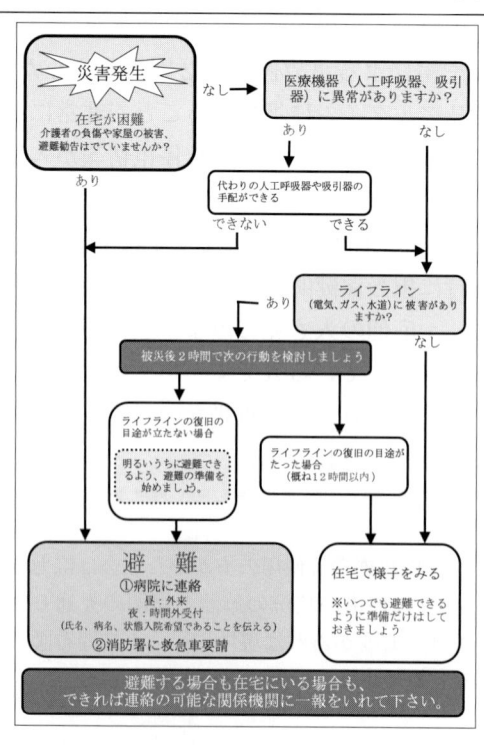

図1　避難計画個人票

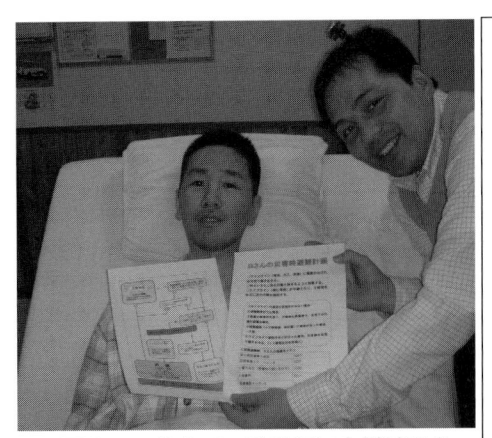

写真1　管内で一番最初に支援計画を策定したBさん。中越大震災後は発電機を購入し、災害に備えています。

表3　災害に備えましょう

災害時は行政や医療も被害を受ける可能性があり、その機能の回復には3日間程度が予測されます。そのため災害に備えた物品は最低3日間分程度を目安に用意しておきましょう。

基本的な持出品	・現金、印鑑、通帳、保険証など。 　→いつでも持ち出せるよう決まった場所にしまいましょう ・10円硬貨（公衆電話の利用に便利です） ・飲料水（ペットボトル） ・懐中電灯、携帯ラジオ ・衣類（下着やセーター、ジャンパー類） ・軍手・ヘルメット（帽子）　など
病気に関するもの（重要）	・特定疾患受給者証（コピーでも可） ・薬とお薬手帳 ・薬を飲むための飲料水（ペットボトル） ・処置などに必要な物品　など
高齢者や体の不自由な方がいる家庭	・常備薬 ・紙オムツ ・おんぶひも、杖、車いす　など

この他に、ご自身の状態にあわせて必要な物品を事前に用意しておきましょう。

○避難の際にはこんなところに注意して！
・避難の際には丈夫で動きやすい靴をはいて避難しましょう。
・日ごろ使い慣れた杖や装具などは決まった場所においておきましょう。
・日ごろ飲んでいる薬の説明書やお薬手帳があると、いつもの病院以外でも薬の処方がスムーズにすすみます。
・家族でどこに避難するのか話し合っておきましょう。（近所でどこが避難所になるか確認しましょう）
・一人で避難が困難な方は、日ごろから隣近所や親戚などに避難の協力をお願いしておきましょう。

避難準備情報がでたら、人より早く行動に移しましょう！

的に考えていくことで、停電に備え発電機を準備したり、バッテリー付きの吸引器に変更したり、アンビューバックの使い方を再度学んだりと患者さんやご家族のできることは案外多くあります。

これは患者さんが病気と上手につきあっていく上でとても大事なことと思います。

関係機関とのネットワークづくり

当部では、平成17年より、関係機関と緊急時患者支援ネットワーク会議を開催しています。

ここでは、患者さんに同意を得た情報を共有することと専門病院、消防署、電力会社、市・村の行政等とそれぞれの役割について検討しています。

現時点で話し合われているそれぞれの役割は以下のとおりです。

> **MEMO 備忘録**
> 専門病院：緊急、災害時、医療依存度の高い患者及び病状悪化が予測される患者の受け入れと専門医療チームとしての被災住民への医療の提供
> 消防署：患者の搬送、要請があれば緊急・災害時の安否確認のための出動
> 電力会社：患者からの問い合わせに対して停電復旧めどのお知らせ

その他の特定疾患受給者への啓発

これまでは医療機器を装着した方などを中心に述べてきましたが、重症の方の個別支援計画を立てていく上で、何かしらの難病を抱えて生活される方についても、これだけは日頃から準備しておいた方がよいものがわかってきました。

> **ポイント!!**
> 基本的には災害発生から行政や医療機関の機能が回復するまでの3日間程度を過ごせるだけの備えを準備してもらいます（表3）。
> 重要な点としては、パーキンソン薬やステロイド剤などを飲んでおられる方については薬が命綱ですから、内服薬の確保がスムースに行えるよう薬の説明書きやお薬手帳などの情報を有効活用してもらいます。また避難に際して人の手が必要であれば、事前に誰かに協力を依頼しておくことも明記しました。
> 避難時期の目処としては、避難勧告や避難指示となってからの避難では避難時期を逸してしまうことが多いので、避難準備情報が出た時点で避難を開始するように呼びかけています。

今回の中越沖地震では上記のように最終的な避難先が決まっていたことで、患者さんやご家族、関係機関の支援の方向性を一致させることができ、大きな被害のなかのスムースな避難や在宅療養の維持ができました。在宅で療養されている方には、いつ来るかわからない災害にむけて、どれだけのことが想像できるかが、緊急時の避難の成否の鍵を握っているように感じます。

（浅井　正子／榎田　健）

72 あの日あの時あの一瞬 全てが壊れる

中越地震を体験

　発症から13年、呼吸器生活8年の私は、平成16年10月23日午後5時56分、中越地震体験しました。同年は全国的に大雨による水害、台風が来て、「被害が無くて有り難いね」といっているところへ、まさかの地震でした。23日の夕方、いきなりの突上げ、一瞬何が？　その後の横揺れ、さすが震度6強の揺れは半端では無い。

　地震発生時主人が体とベットをおさえてくれ、孫三人はテーブルの下へ。幸い倒れた物は無かったが、仏壇のお内仏が一気に飛び出したり、食器が飛び出たり。1度目の強い余震、有難い事は電気が消えなかった事、火災が起きなかった事、孫が「お母さん外へ逃げよう」といって、私の外出には慣れてる家族（寝たきりとはいえ、人工呼吸器を車椅子に積んでよく買い物や外出をしていた）。とにかく、隣の駐車場へ避難。私は車へ呼吸器と吸引器を持ちこみ、娘が車のエンジンをかけ電源を確保した。

　駐車場ではわが家の明かりに近所の人や友人次女の家族等、余震の治まりを待ち、家に入ると23人が我家で1夜を明かすこととなった。自力では非難が出来ない事、孫がまだ小さい事、余震が治まらない。恐さを通り越し居直ったような気持。築10年の家。そう簡単に潰れてたまるか、強い余震の度に胸に念じた。

　家は壁にヒビが入る程度だが地盤が液状化により、家全体が傾いた。床に缶コーヒーが転がる不気味さ！　25日は雨と同時に停電。緊急入院外科のICUのベッドを空けて頂く有難い。しかし、孫から母親を離す事になった。小さい孫2人と父親は柏崎の親戚に、「おいでよと　言つてくれる　ありがたさ」。

　家族離散これが1番辛い。3泊して自宅に戻る。やっぱり家族が一緒が1番。
退院して来たとたんに雨による土砂崩れの危険で避難勧告が出た。夜中に近所の親子とともに栃尾の親戚に身を寄せる。7人で自分の家のように勝手にさせて頂く。

　11月4日に傾いた自宅に戻った。今回の災害で皆さんの親切、私がいるため家族が一緒、病気にも感謝かも知れない。近所のコミュニティの大切な事をしみじみと感じる。

　「なまずさま　そろそろ怒りを　静めてよ」

　被災者すべてがこれからが本当の大変がやってくる。これからの自分に何が出来るか？　心中模索成り。小さな平和が壊れた、子供の心も壊れかけそう。町が壊れた、自然が壊れた、廃業する人、去って行

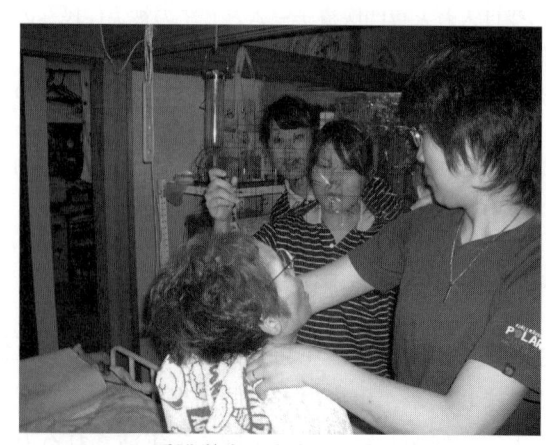

誕生日を孫たちが祝ってくれる

看護学生と文字盤で会話中

> **ポイント!! 普段からの備え**
>
> 　人工呼吸器などの電気で動く機械については、予め予備バッテリーやガソリン発電機などを持っておくべきである。吸引器もバッテリー内蔵タイプと手動式または足踏み式を予備器として所持すべきであろう。それで当面は凌ぐしかない。どのぐらいの時間我慢すれば良いのかは皆目見当が付かない。
>
> 　住宅の耐震補強工事をして少なくとも、居室の上から崩れないようにする。居室には不要なタンスなどは置かず、大きな揺れも部屋が散乱しないようにする。
>
> 　洪水などに見舞われる地域では、床上浸水を想定し、コンセントタップは床上1m以上の高さに設置する。都市型水害では短期集中豪雨でもあっという間に床下床上浸水になってしまうので、注意が必要である。
>
> 　服用薬剤などは1週間分位は予備を持っているとよいが、阪神淡路大震災でも近隣の県から薬剤は速やかに届くようになり、それほど神経質になる必要はない。しかし、震災後1週間は人間心理として異常興奮期にあり服薬など平素のケアを忘れてしまっていることがあるので、冷静に行動することが求められている。
>
> 　できればケアのマニュアルや注意点をしるした災害時対応ノートなどを各自作成しておくと良いと思われる。
>
> 【『難病と在宅ケア』2007年2月号（中村　洋一：災害時の難病患者ケア）より】

く人、元気な時の思い出が消えて行く、近頃泣虫が取り付いたみたい。

　「かたむきし　家でも一緒　うれしさよ」
　「あとにくる　つらい仕事や　いかにせん」
被災された皆さんこんな思いの人が多いのでは！
　以上の文は地震の直後に書いた文です。
　いま、2年が過ぎ思う事は、先ずは難病で呼吸器を付ける私が居る事をご近所や地域の人に知って頂く事（避難所に行く手が出来ない為いろいろ救援物資を運んで貰う）。

日頃のお付き合いが大切

　電気が命綱、常に車のシガレットに呼吸器用の変圧機と延長コードを備えて置く。ガソリンは満タンに！　しておくように。
　電力会社に登録して置くと発電機を借りる事が可能。入院は医師・看護師と意思伝達が出来ないため、付き添いが必要で、緊急時は入院は可能。
　家屋はバリアフリーではないが、12年前に新築の際、段差を低くしたので、車椅子でも出入は容易です。
　この度の家の被災判定は半壊でした。
　見た目にはそれ程ひどく壊れたようではない。しかし地盤の液状化により基礎から家全体が傾いた。この修理には地質調査を頼み、地盤改良をする事で傾いた家を起こす事にした。寝たきりの私が居る事、店が休まないでよい事、居ながらにして工事が出来ました。
　災害はいつ、何処で、何が、起きるか解らない。災害時のマニュアルは出来ていますが、その場、その時の情況により、一呼吸を置き、患者も介護人もパニックを起こさない様に対処する事が、中越地震を体験しての感想です。

（西脇　幸子）

介護者から

患者の長女／西脇　裕子

　私は、母幸子の介護をしながら理容業を営んでいます。父、主人、子供2人の6人家族です。父と主人は会社員で　日中は近所に住む妹と2人で母を看ています。
　母は現在65才、右足先が少し動くので足でパソコンを打って会話やメールをしています。発病前は「女にしておくのがもったいない様な性格」でしたから、2年前にあった地震の時でも気丈にがんばってくれていました。
　中越地震で一番困った事は停電、そして家族がバラバラになった事でした。今までに体験したことの

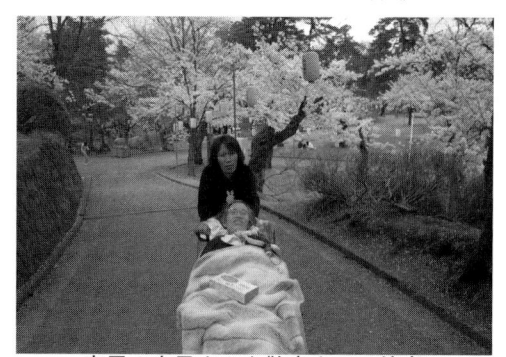

実母の幸子さんを散歩させる筆者

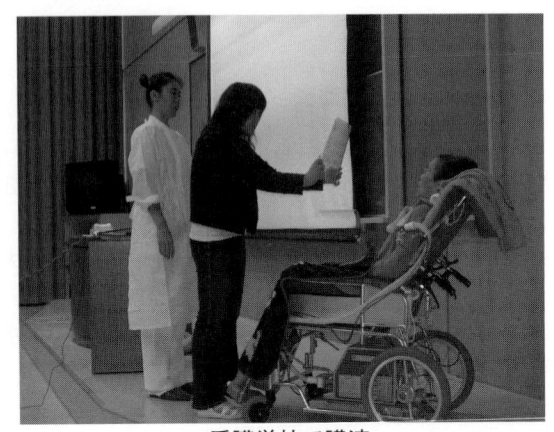

看護学校で講演

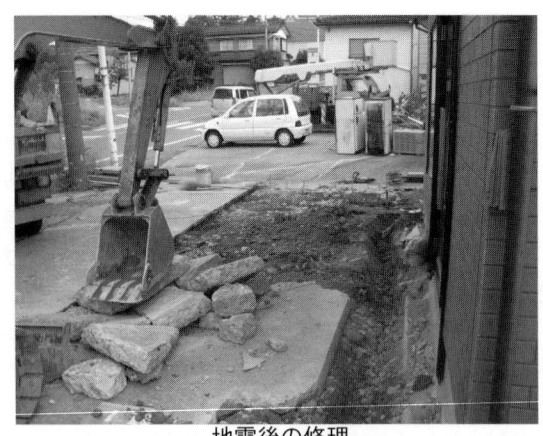

地震後の修理

ない「ずーん」が下から突き上げてから、立っていられない横揺れ。その時私は夕食の準備をしている最中でした。

食器が棚から飛び出し割れる音、子供達の泣き叫ぶ声、人工呼吸器のアラームの音。動きたくても動けず、作ったばかり味噌汁がこぼれるのをよけながら、流し台につかまって揺れが治まるのを待っていました。目の前の冷蔵庫が動き、対面キッチンの中に閉じ込められた時には「死ぬかもしれない…」と思いました

その後も余震が続き、近所の人たちもたくさん集まって来ました。「近くの中学校が避難所だが、もういっぱいで入れない」という話を聞き、とりあえず余震の合間をみて、家から食料やストーブを持ち出しながら暫く駐車場で暖をとっていたのですが、さすがに3時間も外にいると段々寒くなり、小さな子供もいたので家の中をかたづけ、妹の家族、近所の人、みんな一緒が心強いので総勢23人我が家で一夜を過ごしました。

余震も一晩中続き、横にはなっていましたが眠れませんでした。夜が明け明るくなってから家のまわりや報道をみて被害の大きさに驚きました。家が壊れ、道路が割れ、崖が崩れ…、けがをしないで無事だったのが不思議なくらいでした。このあたりは長岡でも被害が大きかった地域で、水道、都市ガス、電気などのライフラインがストップしたのですが、うちのガスはプロパンで、電気も点いていたので家で様子をみることにしました。母の食事も経管栄養（ラコール）だったので　お湯で温めて入れていました。親戚、知人、保健師、訪問看護、ALSの会から安否の電話が入り、みな母を心配してくれる事に感謝しました。

25日（月）朝、訪問看護（長岡中央訪問看護ス

テーション）が来て「呼吸器をつけている人はみんな入院して、あとは西脇さんだけだから…どうする？」と言われたのですが、電気が点くから家に居ると言い、何かあったら病院にお願いする事にしました。

入院は下の子供が生まれてから（4年くらい）一度もしていませんでした、入院をすると病院側のスタッフと意思の疎通がスムーズにいかないため、必ず誰か付き添いにつかなくてはなりません、父も主人も勤めに出ていたので私か妹が付かなくてはならなかったのですが、仕事があり小さい子もいたので、なかなか家を空ける事ができなかったのです。だから今まで具合が悪くなると点滴を家でやってもらったこともありましたが、なんとか入院をするほど体調を崩すことなく家でがんばってきました。

「入院したら大変だ！」という意識もあったし地震で精神的にもまいっていたので、離れ離れになるのもイヤでした。ところが、夕方、雨が降ったのと同時にまさかの停電！　電力会社に電話をしても「復旧のメドがたたない」と言われ、仕方なく病院にお願いすることになりました。

病院もいつも以上に込み合っていましたから、「ベッドと電気のみを借りる、電気が復旧したら退院する」と言う約束で、呼吸器、吸引器、エアマット、経管栄養セット、薬を持参しての入院となりました。

幸い、電気は翌日の夜には復旧したのですが、当初は病院の方が安全だからというのでしばらくお世話になるつもりでした。しかし「震度6」を体験し、全員避難勧告がでた時、自分で歩ける人が優先で、母のように手のかかる人は最後と言われたときに「どこにいても危ないのだ」と感じ退院する事にしました。

実際のところ、入院していた部屋が5階外科のICU（ここしか空いていなかった）だったので情報がまったく入ってこないし、子供とも会っていなかったので介護している私の方が怖くてまいりました。揺れがくれば自分の身をかばうより母の体と呼吸器をおさえるのが精一杯、おびえながらも「負けるものか！！！！」と心の中で叫びつつ、母のそばにいました。

余震があるたび何人も看護師さんがベッドを押さえてくれ、自分たちも怖いだろうに患者を勇気づけ働く姿には頭が下がる思いでした。入院中は病院の人たちには大変お世話になりました。退院し、傾いた家（片側が12センチ傾き半壊の認定）でも我が家が一番だと安心したのもつかの間、家の裏の高台にある学校のグランドに亀裂が入り崩れるかもしれないと避難勧告が出て、また出て行かなくてはなりませんでした。もうみんな離れ離れになるのも嫌だったので、みんなで隣市の親戚宅に避難させてもらいました。水道復旧と避難勧告があけるのと同時に自宅に戻ってきました。

地震発生から避難勧告が解除され家に帰ってくる10日間の間、母は体調を崩すことなくいられたのはよかったです。揺れても逃げる事も、叫ぶ事もできず、ただ寝ているだけ…。私たち以上に恐かったと思います。

「在宅療養支援計画策定・評価事業」の停電時における支援計画

西脇さんの停電時避難計画

○停電になった場合30分をめどに次の行動を検討する。

① 東北電力に復旧めどを電話で確認

② 訪問看護ステーションに連絡
　（訪問看護ステーションから他のスタッフに連絡）

③ 復旧に3時間以上かかる場合
　・復旧のめどが立つ・・・電源のあるところ（親戚の家）避難
　・復旧のめどが立たない・・・入院
　　（訪問看護ステーションと連絡を行い入院について検討する）

④ 3時間以内で復旧する場合は、引き続き在宅

＜災害避難時、西脇さんの連絡先メモ＞

東北電力（停電時の問い合わせ）	0258-
長岡中央訪問看護ステーション	0258-
長岡中央綜合病院	0258-
指定居宅介護支援事業所桃李園	0258-
医療機器メーカー	090-
長岡市役所（介護予防推進室）	0258-
長岡保健所	0258-
長岡消防署（救急要請）	119

保健師さん作成の「停電時の避難計画」

この地震で本当にたくさんの方に助けていただき、感謝してもしきれません。あれから2年あまりが過ぎ、復興が進み町並みや道路も綺麗になりました。ただまだ仮設住宅に住んでいる人、住宅を再建できずにこの地を離れる人も多いです。いまだに余震もきます。またいつ何時このような災害に遭うかわかりません、私たちが気のついた範囲で、あると便利なものを書いてみました。

いざという時に　あると便利なもの

◎車　避難場所など移動に便利
　変圧器（￥5000～￥10000）を利用してシガレットライターから電気をとる。となりの市や被害の少ない所に行くと比較的なんでもある。ガソリンは半分になったら入れておくようにする。今回の地震時一回20リットルしか入れてくれませんでした。

◎充電式の吸引器

◎カセットコンロ　お湯を沸かす、温かいものをつくる。ガスの復旧が一番遅かった。

◎水　飲料水用のペットボトル。給水車の水はかなり塩素臭い（プールの水を飲んでいるみたいだった）。
　ポリタンク（給水車から水を運ぶため）

◎食料　スーパーも休むところが多く、救援物資が届くまで3日分は用意しておくといい。

◎紙皿、紙コップ、割り箸、おしぼり　水が出ないため使い捨て（ラップを紙皿に巻いて使うとラップだけ捨てればよい）。

◎携帯電話　安否確認。混んでいてつながりにくかったがメールはOKでした。ライトの代わり。充電用の電池はコンビニに売っている。避難所にも充電器はあった。

◎ラジオ　懐中電灯　懐中電灯は一人に一台あるといい。地元のFM局はかなり細かな地震情報を出していました。
　今回痛感したことのひとつに「遠くの親戚より近くの他人」プライバシーの問題もありますが病人がいる家庭では近所や地区の防災会などに『どこの部屋で寝ているか』を知っておいてもらったほうがいいです。
　病院との連携も大事です。いざとなったら家より安全だと思います、どのような順序でどこに連絡をとり、どのように搬送するかきめておくと安心。
　人工呼吸器など電気を使用している家庭は電力会社に登録しておき、停電が長引くようなら発電機をかしてもらう。

73　突発的緊急災害発生時の対応と準備

■「突発的緊急事態」の健常人と患者に違い

「突発的緊急事態」は、健常人では「突発的災害」に、ほぼ等しいと考えられます。人工呼吸器使用中のALS患者である筆者にとって、認識は全く異なります。「突発的緊急事態」、「パニック」と聞いて、まず思い浮かべるのは、毎日のように繰り返される、人工呼吸器、意思伝達装置にまつわるトラブル（人工呼吸器の接続が外れる、人工呼吸器のアラーム音にだれも気付かない、コールしてもだれも来ない、意思伝達装置のフリーズ、フリーズにだれも気付かない、意思伝達装置スイッチの調整不良による使用不能、など）です。

この2つは、24時間、365日、1秒たりとも休まずに正常に働き続けてほしい機械です。ALS患者の日々の感覚では、文字通り「ライフライン」です。介護者のコミュニケーションスキルに問題がある場合やパソコンの機能をよく知らない場合にも、ALS患者が「パニック」と感じる事態が起こります。例えば、介護者が人工呼吸器の整備のため回路の接続を外す前にその意図が正確に患者に伝わっていなければ、患者はトラブルと認識します。

現在まで40ヶ月の在宅人工呼吸器＋胃瘻栄養＋意思伝達装置使用の間、災害と言えば、火事はなく、地震・水害はあったが被害は全く受けておりません。唯一の被災は、2回の停電ですが、ともに「人災」（介護者が誤って意思伝達装置に使用するパソコンのコンセントを抜いた）で、電力会社が原因の停電は、瞬停（意思伝達装置を24時間使用しているので分かる）を含め、1回もありません。

このような背景を背負っているという事実を頭の片隅に置き、本稿をお読みいただきたいと思います。

■ALS患者の危機管理
　　　　　　　（リスク・マネジメント）

前述のような日常のトラブルが続くと「発生頻度の低い災害に対する備えは二の次で、毎日くりかえされる人工呼吸器・意思伝達装置のトラブル・バスターが先だ」と思うこともあります。冷静に考えれば「日常的パニック」をできるだけ減らす努力を続け、その一方で地震、停電などの災害に対する備えも怠らない」ことが合理的なのです。

在宅ALS患者の危機管理（リスク・マネジメント）は、在宅医療にかかわる医師や訪問看護師の指導を受け、患者・家族自身が行わなければなりません。病状はもちろん、住環境、家族構成が、患者ひとりひとりによって異なるので、危機管理の範囲や方法もケースによって変わります。

人工呼吸器・呼吸管理に関連する危機管理を考えますと、外部要因と内部要因の2つに大別されます。外部要因には、停電、火事、水害、台風、地震などの災害が含まれます。内部要因を次に示します。

(1) 人工呼吸器本体の故障
(2) 人工呼吸器に付属する蛇管の破損
(3) 人工呼吸器に付属する装置の破損
(4) 気管カニューレとの接続部の外れ
(5) 気管カニューレの抜去
(6) 高度の去痰困難

気管カニューレ抜去時には、緊急避難的に挿入しなければならないので、医療従事者以外の介護者も練習が必要です。スクイージング（呼気介助法）の去痰効果は高いので、できる限り多くの介護者にマスターしてほしい手技の一つです。

人工呼吸器の事故・トラブルの実態を知ることは危機管理に役立ちます。薬剤に関しては、副作用の報告・調査の制度や救済を受けられる制度がありますが、人工呼吸器などの医療機器には、これに類する制度はありません。全体的な人工呼吸器の事故・トラブルの実態は不明と言わざるを得ませんが、主治医やマスコミ報道が情報源となります。ただし、マスコミ報道は"氷山の一角"であろうと思われます。

■宮城県沖地震

現在、仙台市に住む筆者に身近な地震としては、30年おきに繰り返される宮城県沖地震が知られています。最近では、1936年と1978年6月12日に発生しました。

2000年11月、政府の地震調査研究推進本部・地震調査委員会は、宮城県沖地震の長期評価を発表しました。次のような衝撃的な内容にもかかわらず、マスコミの扱いが小さく、当時はそれほど関心を喚びませんでした。次に発生する「宮城県沖地震」の2010年末までの発生確率は約30％、2020年末までの発生確率は約80％、2030年末までの発生確率は90％より大。

> **ポイント!!** 地震に対して我が家が準備してきたこと（準備したいこと）
>
> ・耐震構造の建物に転居。震度7では全く壊れない耐震構造で、震度8でも基本構造は保たれるという集合住宅を選択。先日（5月26日）の地震では他の建物より小さな揺れで済みました。
> ・マンションのエレベータが使用不能になっても徒歩で通行できる比較的低い階を選択。
> ・患者ベッドの周囲には、転倒しやすい家具や器具を配置しない。
> ・ガーゼ、気管カニューレ、人工呼吸器蛇管・回路、消毒薬、滅菌蒸留水、及びその他の医用材料・器具を備蓄。
> ・手動、足踏み式吸引器を用意。
> ・アンビュー・バッグを2個以上（3個）、別々の場所に置く。地震で使用不能になる場合を想定。複数個が使用不能になる確率は、極めて小さい。
> ・我が家を訪問している看護・介護のスタッフのうち、我が家から徒歩圏内に居住する数人に対しては、「地震の時、できれば、我が家に駆けつけて下さい。」と依頼。アンビューバッグと複数の人がいれば、停電、破損などによって人工呼吸器が使用不能でも、患者の換気を維持可能。先日の地震の際、依頼してあった方々から連絡がありました。
> ・酸素濃縮器を使用してはいるが（長期的にみた心不全予防のため）、現在、ルーム・エアで動脈血酸素飽和度95％以上は確保できるので、ボンベは1本しか準備していない。病状の推移によりボンベを多めに用意。
> ・バッテリーは備蓄用（メンテナンスフリーのバッテリー）も含め、多めに用意。
> ・発電機を用意。

この「想定宮城県沖地震」の震源域は、1936年と78年に発生した宮城県沖地震の震源域と同じで、宮城県の牡鹿半島の東方域。マグニチュード（M）7.5前後。日本海溝寄りの海域の地震と連動して発生した場合にはM8.0前後。但し、単独の場合となるか連動した場合となるかは、現状では判断できません。

本稿を準備中の5月26日18時24分頃に宮城県沖の深さ約70kmでM7.0の地震が発生しました。この地震により岩手県と宮城県で最大震度6弱を観測しました。仙台市では震度5弱でした。亡くなった人はなく、約170人がけがをして、東北新幹線の線路をささえる柱のコンクリートがはがれるなどの被害もありました。想定される宮城県沖地震の予兆ではないか？　との専門家の見方もあり、にわかに「想定宮城県沖地震」への関心が高まりました。現時点では、今後30年以内の発生確率が99％とされています。

■ALS患者と地震

「30年以内に宮城県沖地震は必ず（99％）起きる」と聞けば、筆者と同じ50歳代で、想定される被災地に住む健常人は次のように考えると思います。「30年後は80歳代。その年齢までは生きているから必ずこの地震に遭う。備えは万全に」。健康な人はそれがいつまでも続くと思い込んでいます。病前の筆者がそうでした。50歳代のALS患者の場合、30年後も自分が生きていると考える人は稀だと思われます。「地震など自分には関係ない」筆者は当初、そう思いました。しかしながら、確率的には、地震は明日にでも起こりうるのです。

■停　電

この夏は、猛暑が予想され、東京電力の深刻な電力不足から「首都大停電」が現実味を帯びています。マスコミでは、連日、節電や停電に関する話題が取り上げられています。このような状況から、今年は、人工呼吸器、吸引器を在宅で使用中の患者・家族が停電時の対応を見直す動きが目立ちます。

仙台往診クリニックが経験した在宅医療・在宅介護患者宅の停電のケース、ならびに災害における在宅医療の危機管理、特に医療機器の安全確保に関する対応について検討を重ねて得られた結論を紹介します[1]。

2001年2月28日午後2時50分、仙台市青葉区、宮城野区内の36000戸が停電し、完全復旧に約4時間を費やしました。その間、臥床単身生活者のBiPAPが停止し、かつ酸素濃縮器からバックアップボンベへの切り替えができず、仙台往診クリニックの医師が急行した1名、バックアップボンベの酸素切れで酸素業者が代替ボンベを搬送した1名(人工呼吸器は稼動)、酸素吸入量が多いためボンベの酸素が空になり緊急入院(他院の患者)が1名の、計3名のトラブルが確認されました。

　仙台往診クリニックの提案で、3月22日宮城県庁において、在宅医療の危機管理の話し合いが行われました。宮城県では非侵襲的陽圧人工呼吸(NIPPV:noninvasive positive pressure ventilation)を含めた在宅人工呼吸器が100台、酸素濃縮器が1250台、吸引器については日常生活用具として支給されており、その実数は不明ですが数千台が使用されていると思われます。

　問題リストを示します。
(1)患者宅との交信不能。停電では電話が通じない。
(2)電力会社、医療機関、機器業者、介護業者、行政相互の連携不在。
(3)吸引器のほとんど、酸素濃縮器、BiPAPのほとんどのいずれもが予備電源がなく、作動停止となる。(在宅用人工呼吸器には内部と外部バッテリー装着ずみ)。
(4)酸素のバックアップボンベの酸素量をあらかじめ確認していなかった。
(5)長時間の停電では、ボンベの酸素切れ、バッテリー切れが起こる。

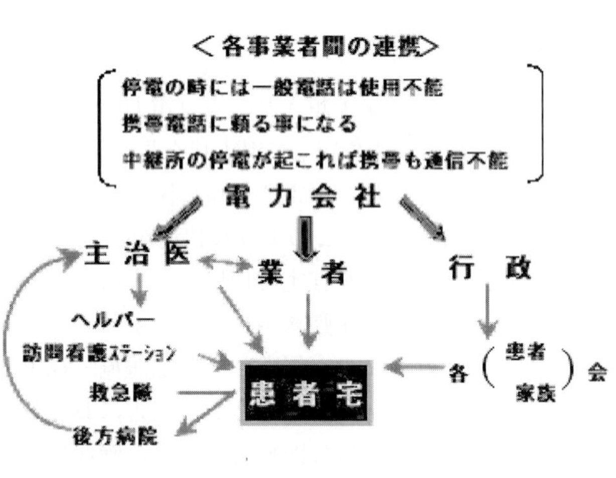

図1．各事業者間の連携[1]

　在宅の医療機器が災害時にも正常に稼動するためには、
1) 各家庭での対処マニュアル
2) 県市町村、電力会社や医療機器事業所の連携の同時進行
が円滑に行われる必要があります。

1) 家庭における対処マニュアルの作成
その骨子は、
① 吸引器：手動、足踏み式吸引器。経済的に余裕の無い場合には50ccの注射器に吸引カテーテルをつけて頻回に吸引する。
② 酸素濃縮器：原則バックアップボンベに頼る。または、通常使用も濃縮器ではなく液化酸素ボンベに切り替える。バッテリー、発電機を用意。
③ BiPAP、人工呼吸器：内部バッテリー、外部バッテリー、アンビューバッグ、発電機。
④ 夜間の対応器材(懐中電灯、ラジオ、ろうそく、ライター等)。
⑤ 各家庭にポータブル発電機を備えるのがベスト。

2) 関係各機関の連携体制の整備（図1）
　特に停電に際しては電力会社からの通報の速さが生死をわけることにつながる。会議において決まったことは、
(1)電力会社から関係機関へのホットライン
(2)医療機関では、停電地域内の状況がすみやかに判断できるように各医療機器の実数とその地図上の分布を把握

以後2度の停電の際には迅速に状況把握ができ、その効果が実証されました。

各家庭のマニュアルを実効性の高いものとするためには、緊急対応の練習を毎年少なくとも1回は行うことが重要であると考えられます。

■水害、台風

　人工呼吸器、酸素濃縮器、吸引器などの電源部(バッテリー、コード、コネクター等)に対する念入りな防水が重要です。

引用文献
1) 川島孝一郎, 伊藤裕子, 高橋淳子：災害における在宅医療の危機管理（医療機器の安全確保について）. 第6回非侵襲的換気療法研究会, 仙台市, 2001：6.

（宍戸　春美）

XV レスパイト

　レスパイトケア（respite care）とは「振り返るためのケア」のことであり、単なる「息抜き」のための入院ではない。レスパイトのREは「再び」という意味であり、医療チームは入院医療をつかって、医学的検査やリハビリ評価を再度行い、リハビリミーティングを開催し、在宅ケアチームを再度構築するために行う。

　患者さんは自らを振り返り、病気と自分との関係、自分と家族との関係を再度考えてみたり、内なる自分自身と対話してみたりする機会にする。ご家族もまた同様であり、再度自分の生活を見つめ直したり、今までできなかったことを行ったりする。

　レスパイトケアがうまくいくと、医師も患者も家族も、在宅ケアチームも新たな"再出発"ができるようになる。英国のホスピスはレスパイト入院の原点であり、そこは地域の身近で親身になっていろいろ援助やアドバイスをもらえるところ（すなわち、creative living resource centre）としての機能がある。

74　家庭の愉しみが味わえる看護施設

看護施設「みのりホーム」を立ち上げ

「みのりホーム」代表者の鈴木夢都子さん（現在54歳）は約30年間の病院ナースのキャリアがある。病院ナースをしている間、難病の長期療養者や在宅療養が破綻して長期に入院している人たちが、長期入院が病院の経営を悪化させるため、病院の追い出しやたらい回しをされているのを始終見てきた。

「長年社会人として働いてきた人が、病院や家族のお世話にならずに、安心して治療と看護を受けながら暮らせる住まいを作りたい」と98年12月、病院ナースの勤務にピリオドを打ち、それまでの有り金を残らずはたいて、埼玉県三郷市の空き家であった社員寮を5000万円で買い取った。2階建てで18の個室と食堂や風呂をリフォームして、99年1月「入居者」と「ボランティア・スタッフ」を募集してオープンした。現在、入居者はALSが4名、小脳変性症1名など重篤・難症で他施設ではなかなか受け入れない入居者さんで満室。スタッフは看護師10名（うちパート6名）、ヘルパー17名（パート10名）夜間は看護師1名、ヘルパー2名の3人体制。

月10万円～の24時間看護

鈴木さんの侠気に感動して続々助っ人が集まってきた。一番心強かったのは、車で5分の松本クリニック松本栄直先生の指導、往診、緊急対応もあり、医師や看護師長さんたちが携帯電話で24時間対応してくれる。

入居者の自己負担金としては、入居金は30万円（他施設では300万円位）、毎月の共益費が月2～3万円、雑費2～3万円、在宅酸素の電気代5千円、食費は月2万3千円、介護保険の1割負担分などと、1人部屋

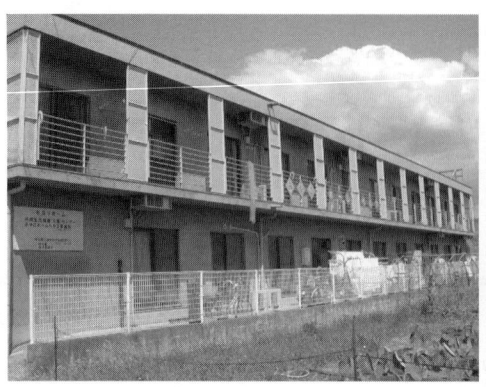

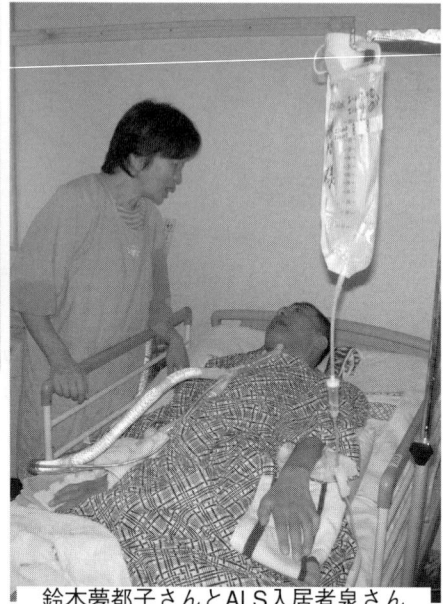

「みのりホーム」の外観

鈴木夢都子さんとALS入居者泉さん

では月2～3万円、2人部屋は月2万円の部屋代と入居者は1人約月10～15万円の実費と、確かに他施設に比べて高くない。

4人のALS患者さんが入居

現在、人工呼吸器を装着したALS入居者が4名、各2人部屋に平成16年6月から入居している。みのりホームには埼玉地域以外からも口コミで入所希望者が集まってくるため、各市町村への手続きも事務長が交渉している。形態はあくまでも看護付きアパートとして、在宅制度を認めて欲しいと思うが、この先進的システムはまだまだ自治体によっては理解されない。現に入所者の一人東京都墨田区の方は、当初日常支援費を墨田区から三郷市に認められないとしていたが、地道な説得の甲斐あって今検討中。もうひと方は千葉県柏市の方で70時間の日常支援費がある。市町村により条件もまちまちであり、経済的に大きな収入源になる制度が、よめない中での運営状態である。

1時間毎巡回する手厚い看護

「みのりホーム」へ入所する人は在宅から状態が

悪くなった人、病院からの転居などさまざまだが、大体が重症の方が多い。また、入所時の移動、住環境の変化により来たばかりのときは、脱水症状になっていることも多々あり、夕方から23回も吸引したりすることもあった。話題の吸引行為は、必ずナースが行い、ヘルパーさんにはさせていないため、ナースが24時間付きっきりになる。

看護師でもある鈴木さんは吸引行為の危険性はよく知っている。ヘルパーの吸引行為には多くの時間と研修、訓練が必要だが、患者さんの対応で手一杯でまだ教育できる余裕はないという。

また、看護師でも人工呼吸器装着患者を看るには自信がないと、なかなか来てもらえない。家でもみている家族がいるのだから、看護師にはもっと積極的に頑張って欲しいという。今もシャイ・ドレーガーやヤコブ病、脊髄小脳変性症等の入所希望の問い合わせもあるが、これ以上呼吸器装着患者を看るにはあと2名以上の看護師が必要であると随分前から募集している。

18室ある各室をナースが昼間は1時間置き、夜間は2時間置きに巡回しておむつ交換、体位交換、経管栄養をしている。まめに顔を出すだけでもコミュニケーションと考え、なるべく巡回している。

人工呼吸器を装着しているALS入所者さんも週1回は入浴している。スタッフ全員が女性であり、看護師2人とヘルパー2人の4がかりでシャワー浴をしているが、1時間はかかる。訪問看護料は朝昼晩の30分しかとれなく、これだけの人数を回すのはとてもきつい。

各人に合った設備を

「みのりホーム」では人工呼吸器装着のALS入居者を受け入れのため、呼気で通報できるナースコールを導入するのに100万円の設備費がかかった。各部屋に緊急コールを設置し、もちろん24時間管理している。

福祉機器は商品数が少ないレンタルでなく、あくまでも使う人の身になり、設備としてエアマット・ベッドを購入して、その都度その人に合わせた改造をして使用している。

自信と誇りが原動力

みのりホームは介護・看護・事務・その他のスタッフ総勢36名、入居者数24名で入居している人よ

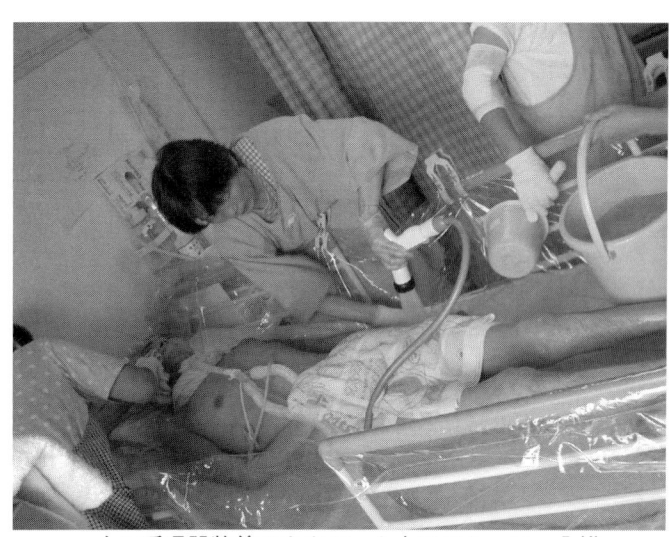

人工呼吸器装着のままベット上でのシャワー入浴

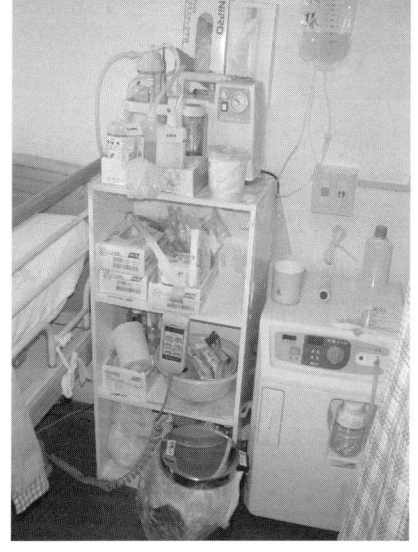

酸素呼吸器・吸引器等その人に合わせた物品を完備

り、スタッフの人数の方が多いのですが運営の方は大変ではないのですか？　と聞けば、鈴木夢都子さんは「病院や家庭で看られない方たちを、みのりホームだから看られるのよ。スタッフ1人1人が自信と誇りをもってがんばっているのよ。運営は決して楽ではないですが、なんとか赤字にならないようにやっているので大丈夫です。」とあっけらかんとしたもの。

「みのりホーム」では他施設が敬遠するMRSAに感染した重篤入居者でも受け入れている。そのコツは入居者が変わるごとに部屋の天井から床の隅々を始め、物品のことごとくを消毒しているので、重篤のMRSA感染入居者でも治癒したほど。近頃は全国の施設から見学者が来ている。また、延命処置を希望しないALS患者さんも何名か看取っている。在宅で疲れ果て、最期の1週間をみて欲しいと入所したところ45日後に看取ったケースもある。そして、延命処置を希望しなかったALS患者さんが「みのりホームで

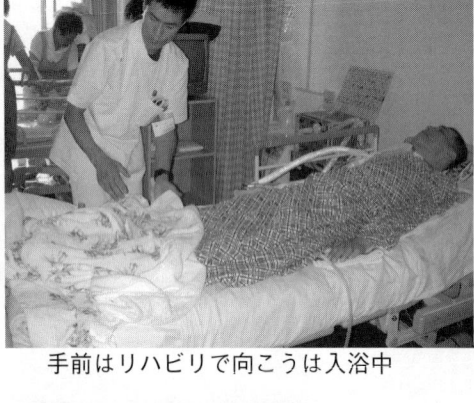

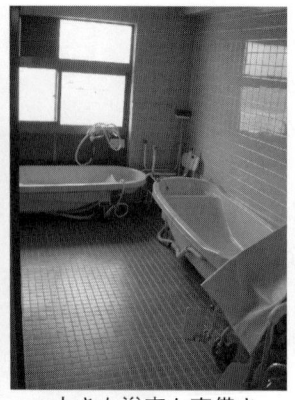

手前はリハビリで向こうは入浴中

大きな浴室も完備されている

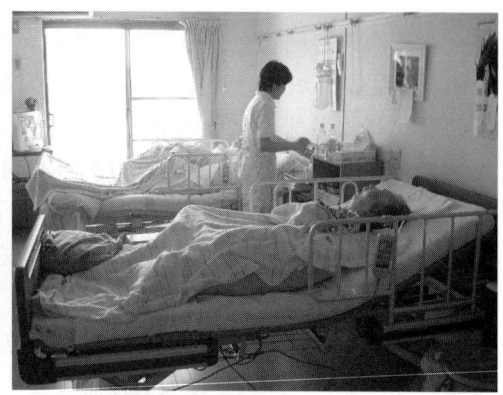

全ての部屋からは見晴らしの良い南向き
重篤者の部屋

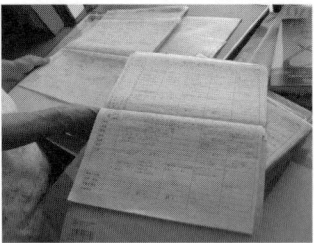

入居者カルテともいう
1時間単位での連絡
ノート

人工呼吸器装着後も面倒をみてくれるのなら、人工呼吸器を装着して生きたい」と変わった人もいる。

入居すると、ベテランのナースさん揃いの大船に乗ったような看護で時間は悠然と流れて、すっかり、「病院追い出し」や「在宅破綻」のストレスがなくなり、入居後の入居者さんをよく見ると、白髪が黒くなったり、頭髪が多くなってきた方もいる。「みのりホーム」へ入居して気持ちがストレスまみれから、すがすがしい気分を持ち続けることができるようになったためではないか。

ドアを開けて一歩入れば"家庭の雰囲気"

施設長の鈴木さんも看護師・ヘルパーさんもスタッフ全員が普段着にエプロン姿である。家庭にこだわる鈴木さんをスタッフも「おかあさん」と呼んでいる。面会時間の規則もなく、仕事帰りの遅い面会に来た家族にも夕食を振る舞うことも。そして「疲れているだろうから駅まで送るわ」と自ら運転手にもなる暖かい対応である。まるで親戚付き合いのようであるが、スタッフの中から「体がもたなくなるので、程々にしないとサービスとはキリのないものです。」と釘をさされる一面もある。

そして元は会社員の寮部屋であったものが、画一的な部屋間仕切りでは、入居している方が味気ないであろうと、看護師さんやヘルパーさんが競い合って個性の違いを明らかにした部屋づくりが行われていて1室ごとに変わった雰囲気が作られていて外来者も楽しい限りである。しかし、今はアパートのため入居者が集まる憩いの場がないと、鈴木さんはさらなる目標として近い将来にまた大きな借金をしても、広く憩いの場や遊びを楽しめる建物にしたいと夢は膨らむ（平成16年10月当時）。

難病ケアハウス仁を立ち上げ

そして18年7月に当時みやこホームヘルプ事業所の事務長だった息子の木村高仁を取締役として難病ケアハウス仁を立ち上げた。そこでは「みのりホーム」同様難病の入居者の受け入れもしつつ、目標であった憩いの場や遊びを楽しめる環境を作りたいとの思いから、18年8月よりデイサービスを開始した。

そして、月1回入居者と外食する日があり、スタッフと総勢20数名で楽しむイベントもある。また、酒好きだったALS入居者さんには氷を舐めさせたり、余暇を楽しませてあげる工夫もしている。鈴木さんは「喜べる事も一緒に苦しいことも結びつけて生きて行ければ、少しはつらい事は変わってくると信じている」と。しかし、ALSとは他疾患と比べてとても頭がさえており、要望も家族ともに高いという。そのこだわりの1センチに応えてあげようとする一方、どこまでやってあげられるのかが課題であると鈴木さんは悩み続けている。

「ただ天井を見ているだけでは病院と変わらない、自分の家と思って欲しい、そして家よりも安心な看護、介護がついているのよ」これも病院のような"管理されている施設"ではなくて、「みのりホーム」が、"家庭の集合体"であるからだ。

「マザーテレサ」という人がいた。それは、遠い外国の話ではなく、実はもっと身近な足下におられたのだと、記者は痛感して帰途に向かった。

(編集部)

75　私たちの危機の乗り越え方

　ALS（筋萎縮性側策硬化症）と告知され12年目になります。人工呼吸器を装着して10年になり、食事は胃ろうから経管栄養をとっております。体は自分で動かすことは全くできません。また、気管切開し人工呼吸器を装着しているため、声を出すこともできません。現在は、24時間介護を必要とします。

　福祉制度は、介護保険 要介護5と障害者自立支援60時間が給付されており、訪問看護ステーションが4ステーション、ヘルパー事業所が5事業所入ってサービスを受けております（表1）。また、訪問診療は毎週一回主治医の先生が往診に来てくれております。訪問看護師さんやヘルパーさんが来ている時以外は家内が一人で介護をしております。現在小学校5年生になる娘と三人で暮らしております。

ショートステイを　いままで利用せず

　その間家内は休みなしで私の介護をして来ました。それは、私が大の入院嫌いで「入院するぐらい

安心ハウスのスタッフと共に

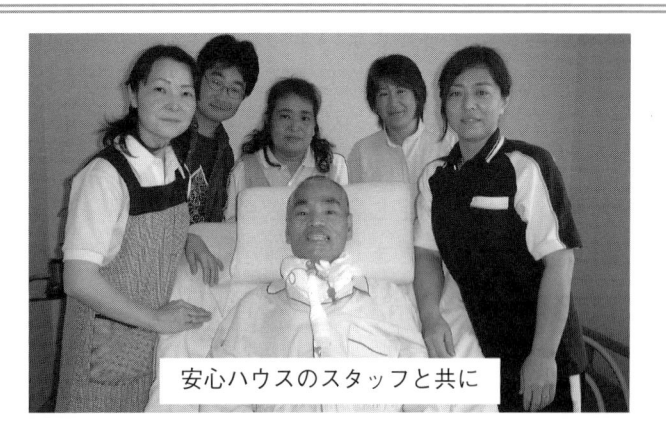

なら死んだほうがましだ！」とずっと言い続け、在宅療養を続けて来たからです。なぜ入院が嫌かって、それは多くの患者さんが経験していると思いますが、ナースコールを押しても15分～20分は平気で放置される。殺伐とした暖かみのない病室。

　看護師さんはプライドがあるのか患者の要求がわからないのか、患者のペースに合わせようとしないし、患者の気持ちをわかろうとしない人がほとんどで、忙しさを理由に平気で患者を放置するなど挙げればきりがない。病院は患者が治療のために、あるいは検査のために入院するところであって病状の安定している患者がショートステイを目的に入院するところではないと言うのが私の考えだからです。

嫌なら出て行け！

　今から8年前の春のことでした。介護に疲れた家内はケアをしている中で、私につらくあたりました。思い余った私は、「そんなに私の介護が嫌なら出て行け！」と言いました。すると家内は、「実家に帰らせて頂きます。」と言って娘をつれて実家に帰ってしまいました。

　これは困ったぞ。勢いで強がって言ってしまったものの今晩からどうしたものかと頭を抱えてしまいました。（手足の自由が利かないから頭は抱えられないけど気持ちはわかって下さい。）そこで、意思伝達装置（伝の心）で姉にメールをして来てもらいました。その晩から姉達の大変な介護が始まりまし

表1　現在受けている福祉サービスの内容

● 月、水、金、午前9時から10時まで、ヘルパーさんによるモーニングケア（顔を蒸しタオルで清拭、髭剃り）。
　午前10時から11時30分まで、訪問看護師さんとヘルパーさんによる経過観察（トイレ介助、全身清拭、車椅子移乗）。
● 火、木、土、午前9時30分から10時まで、家内によるトイレ介助。
　午前10時から11時まで、ヘルパーさんによるモーニングケア（顔を蒸しタオルで清拭、髭剃り、車椅子移乗）。
◎ 毎週火曜日　午後3時から3時30分まで、主治医による訪問診療。
　午後3時30分から5時まで、訪問看護師さんとヘルパーさんによる入浴介助。
◎ 火、木曜日　午後5時から6時30分まで、ヘルパーさんによるイブニングケア（蒸しタオルによる顔の清拭、口腔ケア、手足のストレッチ）。
● 日曜日、午前9時30分から10時まで、家内によるトイレ介助。
　午前10時から11時まで、ヘルパーさんによるモーニングケア（顔を蒸しタオルで清拭、髭剃り、車椅子移乗）。
　午後5時から6時30分まで、ヘルパーさんによるイブニングケア（蒸しタオルによる顔の清拭、口腔ケア、手足のストレッチ）。

看板

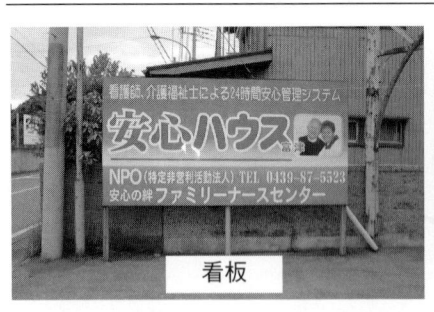

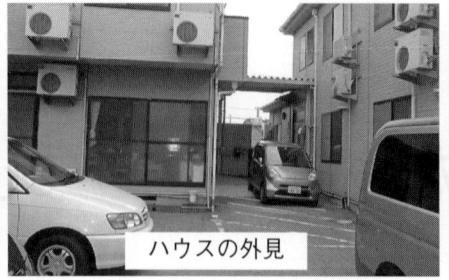

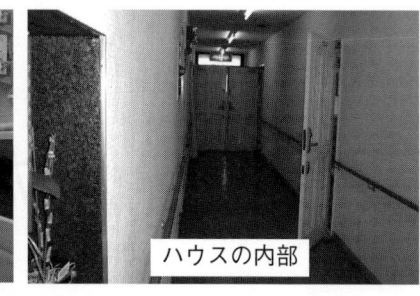

ハウスの外見

ハウスの内部

た。私は不安感からか血圧は上がり、動悸が激しくなり息苦しくなってしまいました。

　訪問看護師さんに連絡し、主治医にも来てもらいましたが自宅ではなんの処置もできないと言う事で急遽入院することになりました。病院に入院したものの私の病状は安定し息苦しさも治り翌日退院し自宅に戻ることができました。姉達は懸命に介護してくれましたが、家内の介護のようなわけにはいきませんでした。

　一ヶ月ほどして私は家内に帰ってきて欲しい旨手紙を出しました。すると家内は娘をつれて帰ってきてくれました。しかし、私がショートステイに行かないと言う根本的なところは変わっていないので、事あるごとに家内からはショートステイの要求があり、その度に喧嘩になりました。

離婚をすると言い出した

　家内は早口で、私は意思伝達装置で言い合いますが、当然私には勝ち目がありません。いつも私の負けで私は何も答えなくなり終わります。意思伝達装置で喧嘩するのはチョットつらいものがあります。でも、私はショートステイを頑として受け付けませんでした。3年前の6月のこと家内は思い余ったのでしょうか離婚をすると言い出しました。

　その気持ちは変わらないらしく家内の介護は日増しに粗雑になってゆきました。私は人工呼吸器を着けたことが間違いだったのではないのだろうか、そんなことを考える毎日を過ごしておりました。そんなある日、訪問看護師さんが訪問看護ステーションきづながNPOで福祉施設安心ハウスを立ち上げたとの情報を耳にしました。

　しかし、この地域で人工呼吸器を装着した重度障害者をレスパイトやショートステイで受け入れる福祉施設や病院があるのではないかと保健所に相談をしました。私はこの地域で救急病院に指定されている中核病院か、訪問看護師さんが案内している福祉施設安心ハウスなら安心して行けると思っていましたが、保健所が案内してきたショートステイ先は、全く知らない病院でしかも人工呼吸器を装着したALS患者を扱った経験が無いとのことでした。私は即座に安心ハウスならいつも我が家に来ている訪問看護師さんやヘルパーさんがおり、私の介護には慣れているのでそこなら泊まりに行っても良いとこたえました。

そこで「安心ハウス絆」にレスパイト

　その旨ケアマネージャーに話をしたところケアマネージャーも一度試してみるのは良いのではないかと言う意見でした。早速、5泊6日で計画を立てたところケアマネージャーさんもケアプランを変更してくれました。私は我が家に来ている訪問看護師さんやヘルパーさんが居るとはいえNPOで立ち上げた福祉施設なのであまり期待せずに行こうと思っておりました。

　実際行ってみると外観はビジネスホテルを改造し、福祉施設にしたもので2階建ての集合住宅のようなものでしたが、部屋は清潔で広く既に数名の方が居住しておりました。所在地は千葉県富津市になります。早速、看護師さんやスタッフのヘルパーさんが出迎えてくれました。何より安心したのはいつも我が家に来ているヘルパーさんが自宅まで迎えに来てくれたことです。

　その晩は不安でしたが、我が家に来ている訪問看護師さんがおり何も不自由無く安心できました。雰囲気は、家庭的で病院とは全く違います。ヘルパーさんも介護に慣れており、コールをすれば「ハーイ…」と言ってスタッフのかたがすぐに来てくれます。その声が聞こえる近さにスタッフの部屋があるため、私にとっては自宅に居るのと変わりませんでした。

とても快適

　スタッフの皆さんも余裕があるのか、患者のペースに合わせてくれ、放置されることもありませんでした。6日間の間に運営者の方も挨拶に来てくれ退屈することはありませんでした。6日後、家内が迎えに来たので私は言いました。「まだ2〜3日居て

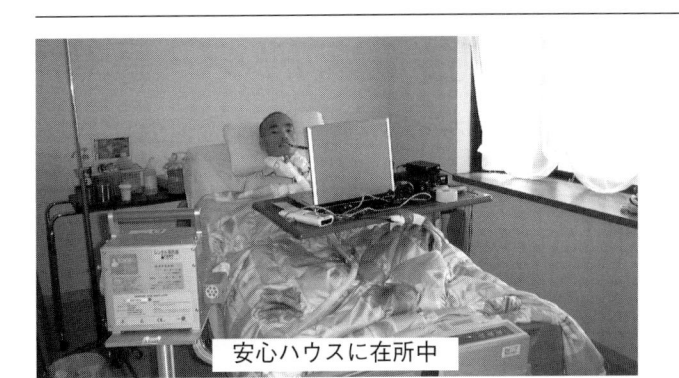

もいいよ。」家内は私があんなに嫌がっていた外泊をなんでこんなに受け入れるようになったのだろうと不思議な顔をしておりました。

お蔭さまで家内も同窓会に出席できたらしく、十数年ぶりに懐かしい友達に会えたと言うことでリフレッシュしたらしく私の介護にも変化が出ました。離婚はしなくて済みそうです。

それから1ヶ月ほどした時のことでした。現在家内はボランティアで小学校に英語の授業のお手伝いに行っております。東京で開催される講習に2日間出席すれば小学生に英語を教える資格が取れるのでその講習会に出席したいとのことでした。

私は前回行ったことのある安心ハウス絆なら良いと言うことで快く受け入れました。前回同様外泊することになりました。前回の宿泊同様2日に1度はベッド上でシャンプーと全身シャワーを、当然毎日モーニングケアとイブニングケアはしてくれます。もちろん看護師さんによる経過観察、バイタルチェックもしてくれます。

ケアの無い時間は、テレビを見たりDVDで映画を見たりと退屈することなく快適に過ごすことができました。散歩の予定もあったのですが、天候が悪く断念をしました。

気になる費用ですが…

安心ハウス絆の住所と電話番号を掲載しましたので直接お問い合わせ下さい。私の場合、食費は医師から支給される経管栄養を持ち込み、日常使用している衛生材料などは全て持ち込みましたので、食費と雑費はかかりませんでした。ただし、24時間介護ですので介護費用が若干かかりました。

本来、行政に福祉施設として登録することにより福祉制度が利用できるようになるが、反面、行政の制度に縛られ自由に運営できなくなるため、あえて行政機関への登録を避けたそうです。どうして国や県でこのような施設ができないのだろうか。安心ハウスでは施設そのものには多大な経費がかかっているようには思えません。むしろスタッフそのものに経費をかけているのではないでしょうか。

なお、安心ハウス絆の設立目的は表2の通りです。

わが家の危機は救われ

わが家にとって安心ハウスは救いの神様です。どんなに設備や器機が整っていてもそれを扱うのは人間ですので、そこに働く人や運営者に人を愛する心が無ければこのような福祉施設は生まれません。

国や行政は、歳出削減を理由に医療機関への歳出を削減しています。その結果医療機関は、在宅療養にウエイトを置き在宅療養者をどんどん生み出しております。その反面重度障害者をレスパイトやショートステイで受け入れる福祉施設は整っておりません。

なぜか国や行政の考え方には心の乖離を感じるのは私だけでしょうか。私達重度障害者は質の高い介護を求めたいものです。疑問質問のあるかたは以下の小出喜一のメールアドレスまでご連絡ください。

kkiichi@woody.ocn.ne.jp

安心ハウスの所在地電話番号を紹介します。

```
NPO法人安心の絆ファミリーナースセンター安心ハウス
〒293-0001　千葉県富津市大堀566-1
電話　0439-87-5523
```

（小出　喜一）

表2　安心ハウス絆の設立目的
（安心ハウス絆の運営者が作成した資料より抜粋）

- 障害者自立支援法が成立し、3障害児・者が地域社会の中で、ハンディキャップを受け入れ、当たり前の生活ができるような社会システムを構築するのに貢献し、協働し、共生社会の実現を目指す。
- 医学的ケアを必要とし、病状が安定している人に、資格を持ち、熟練した正看護師、介護福祉士、上級ヘルパー、社会福祉士がICFの視点で「生活の場」の創造。療養型病床削減と言う医療制度の改革の中での、退院を強制された患者、クライアントの受け皿機能の創造。
- 行き所のない難病患者のレスパイトとショートステイの機会の創造。家族の犠牲に依存した福祉の解消。
- 「レディデンシャルケア」24時間に亘る密度の濃いケアを必要とする人への生活の場の提供　通所看護ステーションの先駆者的モデル創造。
- 生老病死のトータル人生、「終の棲家」の創造。各分野の専門職に守られたレジデンス（生活の場）は生活ストレスフリー。
- 生活習慣病はじめ慢性的疾患の日常生活の伴走者機能の提供。服薬管理と健康指導の仕組みの創造。
- ICF生活機能分類に答える多機能サービスの創造。
- 市町村地域福祉推進のための活動基盤の創造。

76 安心・安全の24時間看護
入所のALS患者さんを在宅支援　アドレス・高知

http://www4.ocn.ne.jp/~address/

↓ カラフルな廊下は「さくら通り（ピンク）」と「すみれ通り（紫）」

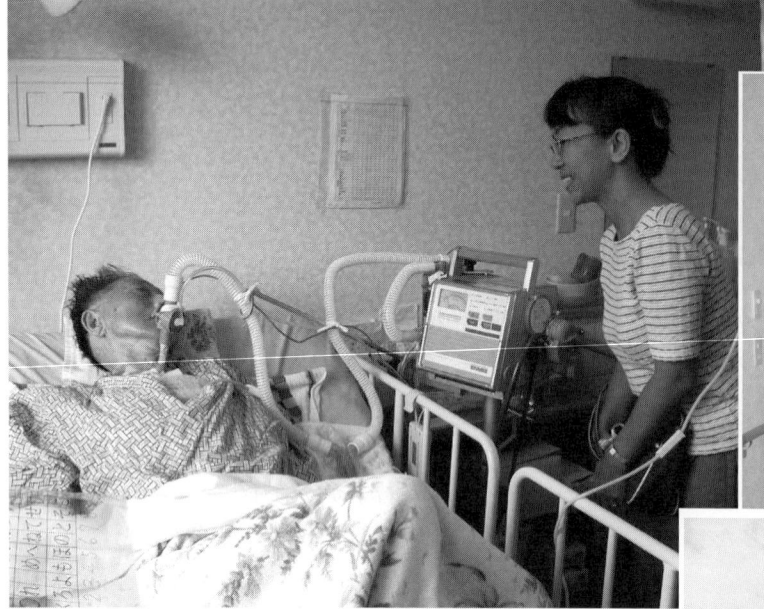

↑入所1年半の大野さん(ALS)と日本ALS協会高知県支部の杉山加奈子さん

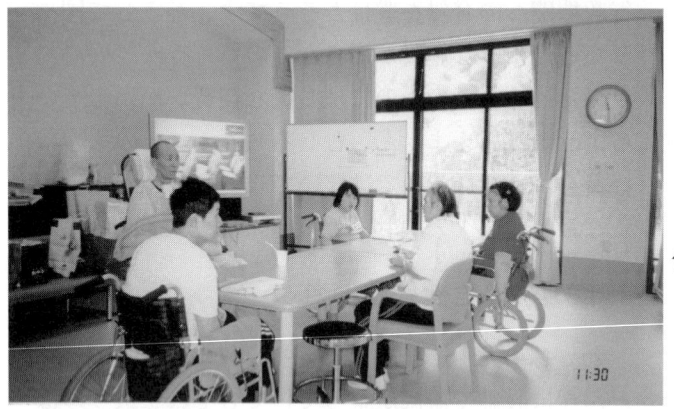

↑高知駅から車で約15分、山間と緑の広大な平地の中にある癒し系ともいえる立地

↑みんなで将棋をやったりとくつろぎスペース（左　松岡さん）

入口では中内 茂施設長がお出迎え➡

****

高知県で8ヵ所目、高知市で初めての重度身体障害者療護施設「アドレス・高知」が開所してから3年半が過ぎた。同県にはオークの里（『難病と在宅ケア』2004.11月号掲載）が先陣をきっているが、アドレス・高知はとても慎重に用意周到な細かい準備とマニュアル、研修を元に人工呼吸器装着のALS患者さんを受け入れている。

****

スタッフの多くは未経験者

白紙から立ち上げたいと、他の施設で長いキャリアのある人よりもどこのカラーもついていない無資格や未経験者も採用した。そして仕事を続けながら2級ヘルパーからの資格を取り始め、入居者からもその初々しさと一生懸命さを理解され、自分らが育てる感覚で協力してくれているという。

オープンした時には満床が決まっていたが、入居は少しずつの受入をして、職員の成熟度に応じて順々に入所してきてもらった。2003年4月に8名の入所からスタートした。2ヵ月目には倍の19名、3ヵ月目には23名、そして10ヵ月後にやっとフル体制とした。

経営上には非常に苦しいが、初年度3千万円の赤字は覚悟し、職員の志気のためにも慎重過ぎるほどの体制作りをしていった。

重度患者さんを受け入れると売りものにしておいて、なかなか入れないと苦情も多かったが、そのためにも初めが肝心と考え、じっくりと完璧な体制を整えてきたのである。

24時間の看護体制

スタッフは介護職が12人、看護師は8人（2名パート）と夜勤看護師が1人いる。夜間は看護師1名、介護ヘルパー1名の2人体制で30名の入居者に対し看護師さんが他施設よりも多いのが特徴である。

近々スタッフも増やし、定員増で40名になる計画である。その背景は高知市民の約110人が県内の他7施設に分散しているため、アドレス・高知には25名強の待機者がいる。しか

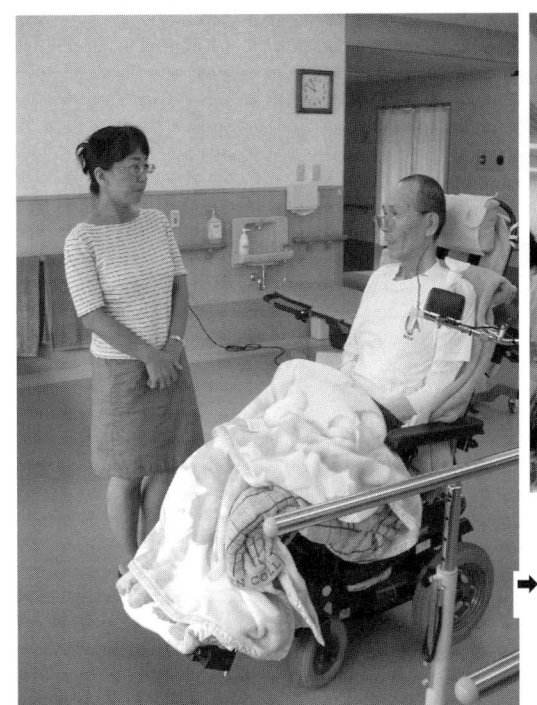

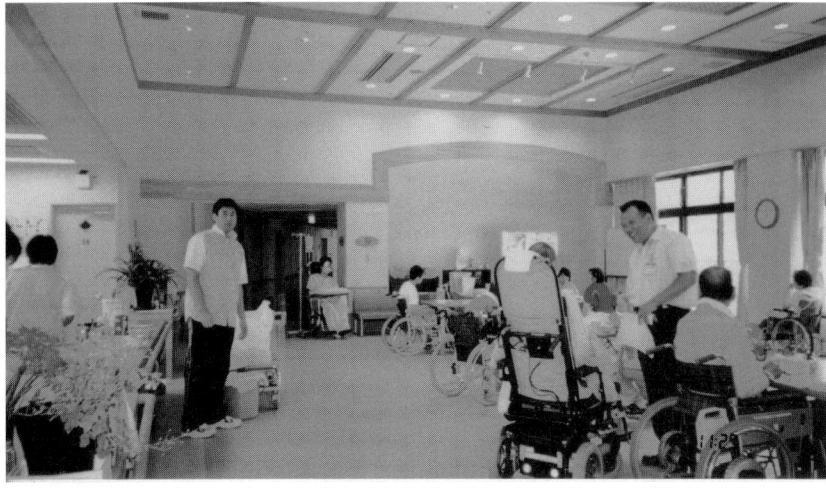

↑ナースステーション前にある安心の広い居間はいつも賑わっている

➡ALS患者の松岡さんは現在は初めての在宅療養がスタートしたばかり

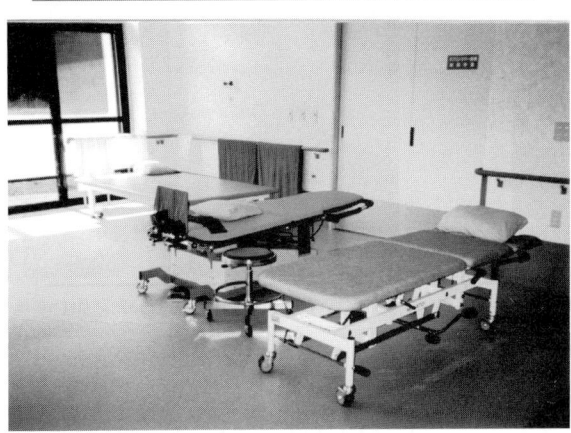

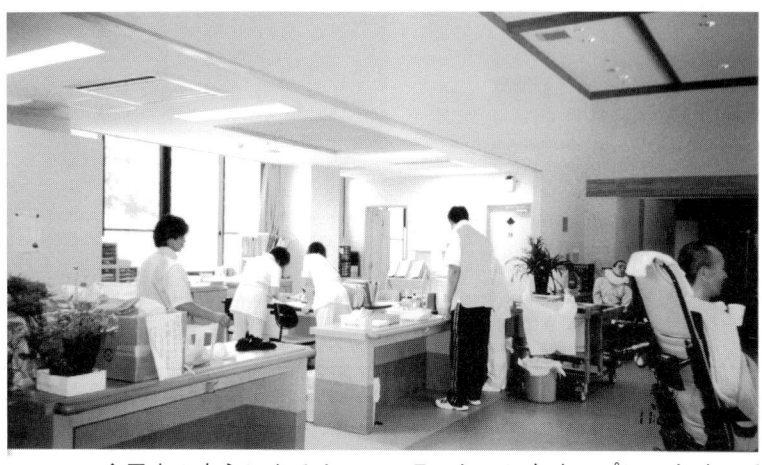

↑居室の中心にあるナースステーションもオープンスタイルで、カウンターは車いすの高さで職員とも和気あいあい

↑広いリハビリ室も部屋の境がなくオープンフロアになっている

し入所の調整をする県としての優先順位としては、在宅、病院、施設の順番になるため、待機者は変わらないどころか、増える一方であるのだ。

2名のALS患者さん

ALS患者さんは2名入所している。人工呼吸器を装着している大野氏を受け入れるために、開設から半年にわたり、十分に準備をし、受け入れた。もう一人の松岡宏昌氏は国立徳島病院、オークの里入所の経験をもつ。松岡氏は「随分と各病院、施設を転々としてきたが、どこも職員さんは忙しそうで、いつもばたばたしている。巡回にもなかなか来てくれなく、呼んでもあまり会話といつうコミュニケーションをとろうとしてくれないので、常に万一の時の不安があった。」「ここは中内施設長がとてもおだやかで実直な方なので、職員も同様にみな余裕がみられ、看護師も介護員も仕事の分け隔てなく、一つ一つのことをきちんと向き合って話しを聞いてくれている。」「リハビリも時間をかけてとても丁寧」と絶賛している。また、各人に1時間に1回は必ず巡回に来てくれ、初めて心が落ち着いたという経験をして、生活を楽しむ術を身につけた松岡さんは、更なる欲がでてきて、ALSの症状が進行していく中、今度は自由にたくさんのおしゃべりがしたいと、初の在宅生活に挑戦しはじめた。

ショートステイでも

ショートステイにも人工呼吸器装着のALS患者さんの要望は多い。1名はすでに入居していても、2人目となると念のために、初めは1週間だけのショートからスタートとした。

初めの1泊2日はスタッフが患者さんの在宅ぶりを覚えるために、奥様に泊まり込みでレクチャーを受けた。そして、その間は人工呼吸器装着が2名になるため、夜間スタッフを2名から3名にしての対応を考えた。

それでも、その患者さんに特殊ナースコールで呼ばれても、要望を文字盤で聞くのにとても時間がかかる。平均1日にナースコールで15回呼ばれ、人工呼吸器の経験があるべ

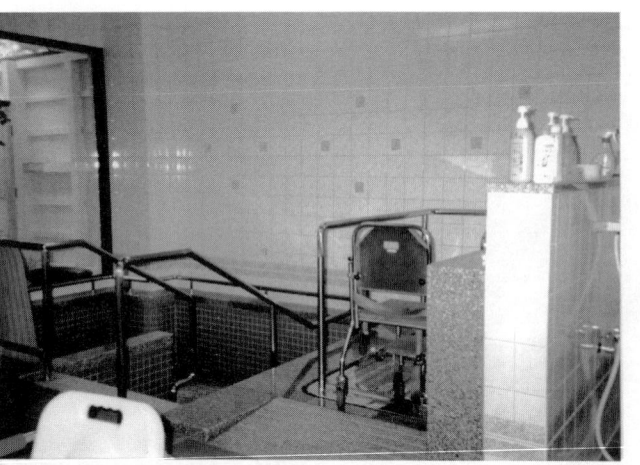

松岡さん在宅生活へ

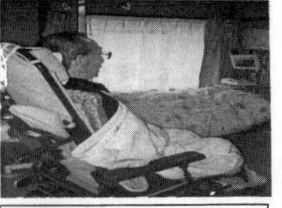

居間兼寝室にいる松岡さん／住んでいる住宅の全景

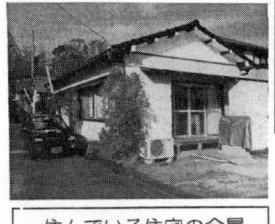

十一月九日にアドレス・高知を出て地域で生活を始められた松岡さん。松岡さんの住むことになった家には、室内移動用や出入りのためのリフトなどバリアフリー化を施工しています。その上で、支援費に加えて諸制度を組み合わせて二十四時間滞在のヘルパーと週三日の訪問看護、月に一度の通所診療、それに週二日の通所サービスを利用しての入浴などを組み合わせ在宅のサポートがされています。

↑居間だけではなく、大浴場にも医療用酸素が配管されているので、手を伸ばして使用可能

↑月1回中内施設長から職員全員に給与明細と同封して手渡ししている「ミレニアム通信」に松岡氏の在宅生活後の様子を施設長自ら取材し掲載している。

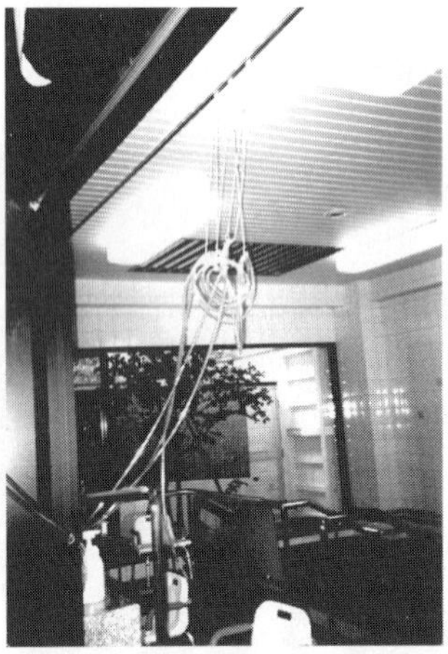

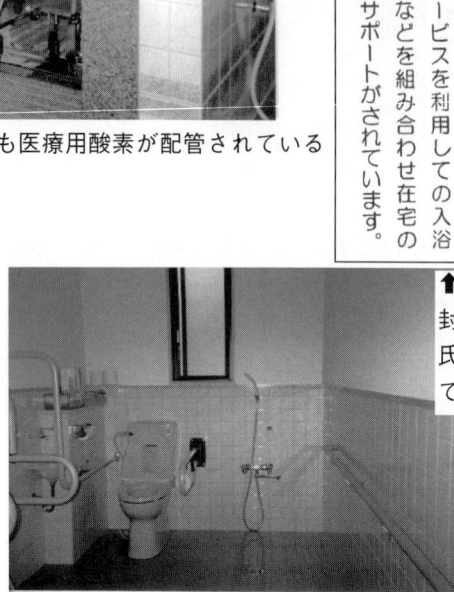

↑シャワー付トイレ 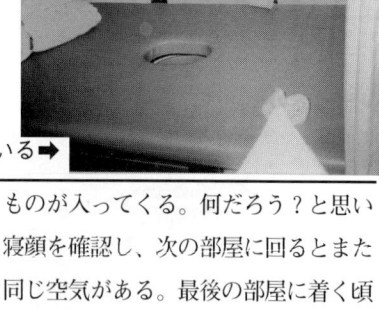　　埋め込み式トイレも用意している→

テラン看護師でも次の朝の引継時にはとても疲労困憊という状況であり、慣れていない方を即入居というのは、とても難しいことであると身をもって実感したという。

アドレスとは一つの街

「アドレス・高知」の名は一つの街という意味付けで、各部屋は独立した住所であり、施設か在宅かを二者択一ではなく、ここでは施設で生活する居住者として『固定された介護』はない。家庭のように門限も食事時間も決まっていなく、管理は極力しないという中内施設長は「自宅にいるのと同じようにしてあげたい」と語る。そして、松岡氏の一人暮らしの在宅生活ぶりを応援して、訪問した様子を施設広報紙でみなに報告しているがその最後の一文に中内施設長の「人が人として尊重される」施設理念についての思いがでている。

〜物理的に在宅であるというだけで、生活の質が施設にも及ばないことだってあるのです。外出散歩もままならない、限られた人とのコミュニケーション、一日中室内でTVがつけ放し、食事はもっぱらコンビニ利用、それでもこの生活を続けたいと何年か後になお松岡さんが考えていれば、その時にはぼくが考えなければならない多くのことがある。〜

大停電の命の明かり

昨年の台風16号時に7時間もの停電になった。その時の夜勤者の弘瀬看護師のエピソードも暖かく、入居者の一様に穏やかな笑顔のもとがわかる。〜ナースコールの鳴らない危険性と入居者さんの不安と緊張感を思うと責任感と暑さと不便さで疲れが一気に襲ってきた。真っ暗な中の巡視に行くが、居室のドアを開けると暗いはずなのに、なぜか心の中にほっとするものが入ってくる。何だろう？と思い寝顔を確認し、次の部屋に回るとまた同じ空気がある。最後の部屋に着く頃に気が付いた「これは命の明かり！『私は無事にいますよ！』といっているのだ。ありがたい。疲れたなんて言っていられない、この人たちのためにがんばらなくては。」と心を支えてくれた闇の中の命の明かりに感謝する。〜

心強い医療体制も

市内の協力病院より週2回医師が入居者全員を回診して回ってくれるのはとても心強い。

また、協力病院に救急車でも30分はかかるので、緊急時が心配ではあったが、高知医療センター（県立中央病院と市民病院が統合）が目の前にできたため、緊急対応の連携もとれるので、これで呼吸器装着患者を始め難病患者の引き受けに、より万全を期すことができている。

77　生き甲斐を体現する

これまで人工呼吸器装着ALS患者さんの療養先として、病院に長期入院するか、あるいは家族介護を中心とした在宅療養の2選択でした。しかし、医療制度改正に伴い長期入院が難しくなり、また、家族介護に頼っている在宅療養では長期になると限界が生じてきます。そのような現状から厚生労働省は、平成10年に障害保健福祉部関係の特別措置法を制定し、ALSによる障害者の身体障害者療護施設における受入れ体制の整備を行いました。

それによると、平成12年以降新設された定員規模が50人以上の身体障害者療護施設には、1施設あたり2床程度のALS専用居室を確保することになっています。全国的には150人程度の患者さんが利用可能な専用居室があると思われますが、看護、介護体制整備が困難であるという理由で十分に利用されていない状況です。

ここで紹介する千葉市にある身体障害者療護施設社会福祉法人「春陽会ディアフレンズ美浜」は千葉では最初の施設で、今までに4名のALS患者さんを受け入れ、現在人工呼吸器装着者が2名入所しています。

（今井　尚志）

過去の失敗例を教訓にして

私はALS（筋萎縮性側索硬化症）です。でも妻はそう呼ばずに「筋萎縮性王様（女王様）硬化症」略して「王様病」と命名し、私を時折「この王様が！」と呼んでくれています。そして今私は、まさしくそのとおりの生活を送っています。とは言っても、これはあくまでも言葉のあやです。が、好きな事をやり人生を謳歌する「生き甲斐を体現する」する為の生活を送っているのは本当です。

では私はそうするために、誰から何所で何を学び、今何所で何をしているのでしょうか？それを過去に病院で過した経験、また現在施設で過す私の生活体験から『病院・施設の役割についての「患者の体感的一考察」』と銘打ち、説明をさせて頂きたく思います。

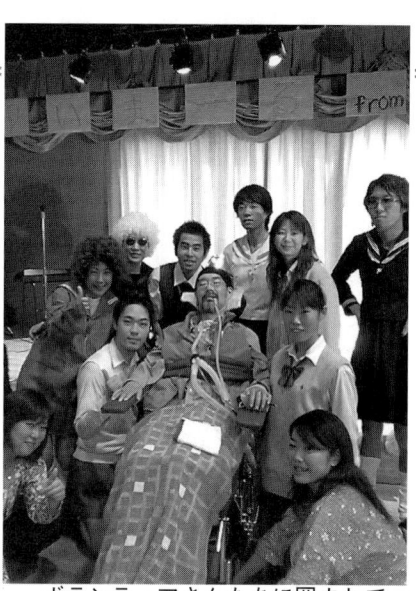

ボランティアさんたちに囲まれて

ディアフレンズ美浜

私は目下、千葉市美浜区にあります、身体障害者施設にて生活しています。

①その生活（個人篇）：私はいつも二度寝をしています。明方に好きで詩を書いているからなんです。朝3時半おもむろにコールを押しますと、彼方よりパタパタと軽快な足音がします。ケアマンオアウーマン（介護職）の走る音です。時折勢いあまった足音は、私の部屋を通り過ぎて急ブレーキをかけたりして。それゆえ30秒待たされる事は、稀です。ご入院中の皆さん信じられますか？

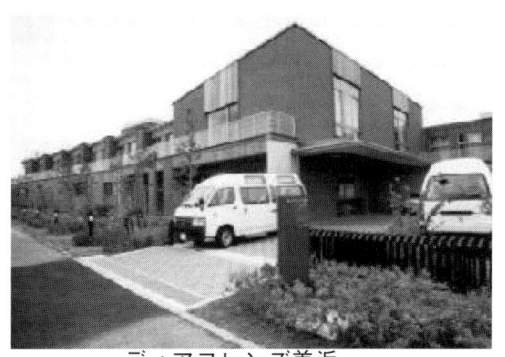

ディアフレンズ美浜　　　マッサージ中

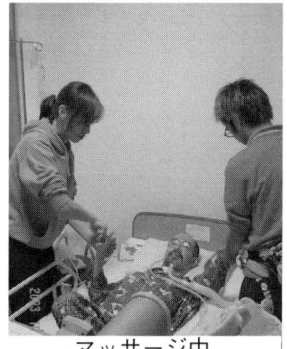

ディアフレンズ美浜の施設職員の内訳	
施設長（看護師資格を有する）	1名
看護師・准看護師	3名
介護職員	28名
介護福祉士	3名
社会福祉士	1名
ホームヘルパー	24名
管理栄養士	1名
理学療法士	1名
医師	1名(週1回)

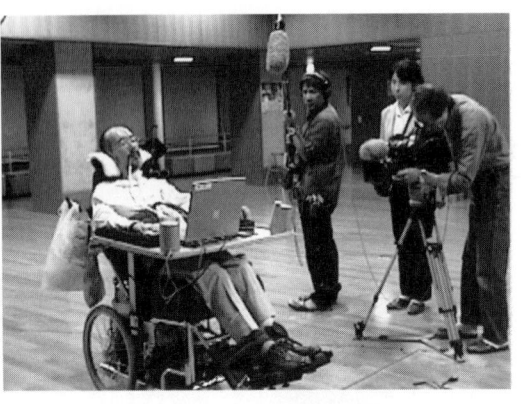

テレビの取材を受ける

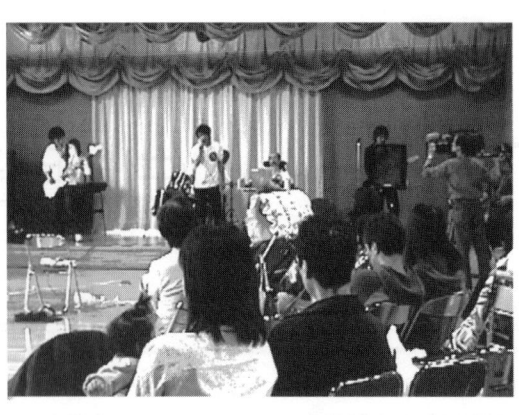

ディアフレンズ美浜のホールでライブに出演

②介護職員はとにかく元気がよく、若さではちきれんばかりです。技術の修得にも熱心。実に爽やか。誉め言葉が尽きません。ただただ感謝しています。夜中の2時に枕を1時間も直させる奴は誰だ！　それは私です。王様は甘えています。

③看護職員は技術が素晴らしいのに、いささかもおごりを感じさせません。私はただ身をお任せしています。例えて言えば春風のような方達で、「私はなんて幸せなんだ」思う日々です。

④幹部とその姿勢：日本で唯一、呼吸器装着者を二人抱える施設、それがここ「ディアフレンズ美浜」です。一般的に、呼吸器装着者は入所を拒否されます。やはり施設にとっては、大きなリスクを伴うが如き感覚に、席捲されるのでしょう。それが実情の中、私の元主治医今井先生（註：後述）の地域難病対策としての「呼吸器装着者受容れ要請」に応え、果敢にチャレンジを指示した姿に感動さえ覚えます。地域における"難病"取り組みの旗手であり、他施設さんが追随すべきモデルケースがここ「ディアフレンズ美浜」です。

⑤その生活（団体篇）：私は先日この原稿の取材の為に、食堂にて昼食をいただきました。実は、イロウから栄養を摂取する私は、そこに行く必要がありません。その為、ここに来て4カ月目の初体験でしたが、雰囲気は実になごやかにしてアットホーム、肢体不自由の子供達が介護職のお兄さんお姉さん達と、楽しそうに食事をしている様は本当に幸せそうでした。私はパティオ（中庭）の見える席で、タバコをくゆらせ思いました『ここは天国か？』と。

国立千葉東病院（過去～現在）

①概　要

　私は2000年6月より国立千葉東病院にお世話になっています。それは紛れも無く、前・神経内科医長の今井先生がいらしたからにほかなりません。ところが、その今井先生は2003年4月の人事異動で、仙台にあります国立療養所西多賀病院に移られてしまいました。あまりに残念です。そこで今回の掲載を好機と捉え、私舩後が患者としての体感を通しまして、そのお仕事ぶりの一片をを語らせて頂くと同時に、今井先生去りし後の国立千葉東病院の変化について、過去に私が書き記したレポートやメールより抜粋して、時系列的にお届け致したく思います。

②2000年8月ここでは今井先生が、その診療に際してお使いになってます、ご自分が中心になってまとめられた6冊の小冊子と、付随するビデオを見ての私の感想レポートの抜粋を紹介させて頂きます。

◆絶　望。2000年5月。私は生まれて初めて本当の「絶望」に直面しました。ALSの告知です。その時私は、或る病院の11階の病室のベッドに正座をしながら、告知を受けていました。先生の話を聞きながら垣間見た窓越しの景色はまるで現実味がなく、輪郭の曖昧な出来損ないの絵が、だんだん溶けだし滲んでいくように感じられました。「平均3，4年で…絶命」「四肢麻痺…」「呼吸停止…」3人の担当医を前にし、表面上は平静を装いなが

コツ　専門病院は積極的な働きかけをする必要がある

　十分な事前学習を行い、医療処置の少ない例から段階的に入所させます。また、入所時には医療処置が少ない例でも病気が進行しケア方法の変更がある時は、病院に入院させたりして施設をサポートする配慮が必要です。医療処置に対して介護職員の不安感への対応として、病院への短期入院と施設への短期入所を繰り返し、徐々に職員が医療処置に慣れていくようにする事も有用な方法と思われます。そして、入所対象者として、医療処置を行っていてもコミュニケーションが確立しており自己管理能力が高い入所者が望ましいと思われます。

（今井　尚志）

らも、目に映る窓枠の絵は完全に溶けだし、「いやだ！そんなことあるはずがない！」私は心の中で絶叫し、どんどん絶望の淵に追いやられていきました。

◆明　日。死刑宣告とも言える告知を終えた主任担当医が病室を去った後、担当医の内のお一人の若い先生が、告知を受けた私を気遣いそっと様子を見に来て下さいました。そしてこうお話になりました。「東病院にいらしてみて下さい。いろんな生き様があります…。どうか結論を急がないで下さい。」そうです。私は告知の段階で東病院のお話を伺いながらも、心のうちには「絶望」すなわち死を望む気持ちしかありませんでした。ベッドの上で考えることは『楽に死にたい』そんなことばかりでした。退院後も私は「絶望」に苛まれ、そしてのたうちまわりました。通院先の外来日、私は主治医の先生に千葉東病院への紹介状をお願いしました。そして、「このままではいけない。この先の生き方を考えなくては…。」とすがる気持ちで千葉東病院へと向かったのでした。

◆希　望。私は幸運でした。早くに千葉東病院に来ることが出来たからです。そして主治医の今井先生の指導は、衝撃でした。病気の認識をアプローチとし、多くの課題提示、そして「絶望」と「生き甲斐」がもたらす症状進行への相関関係をテーマとするメンタルケア、と矢継ぎ早です。そしてその時ツールが小冊子とビデオです。正直言ってこの２つを見ることは、病気と正面から向き合わなければならず、楽なものではありませんでした。しかしそれによって、症状進行に沿ったQOLを段階的に知識として得たり、諸先輩方の生き様に触れ、今できうる限りのことをする努力をしなければならないことを知り得、ふとわき起こる「絶望」は、それはそれとして、傾注できる何かを探し出す事を心に誓ったのでした。

③2002年６月、下記は前記の二年ののち、当時東病院に入院中の私が、知人宛てに送ったメールです。我ながら、輝いている様がわかります。

近況報告

「現在私は、ここ千葉東病院でライフワークにしている事があります。それは主治医の先生の診療を、ささやかながらお手伝いする事です。決して大袈裟なことをするわけではありません。外来で主治医の

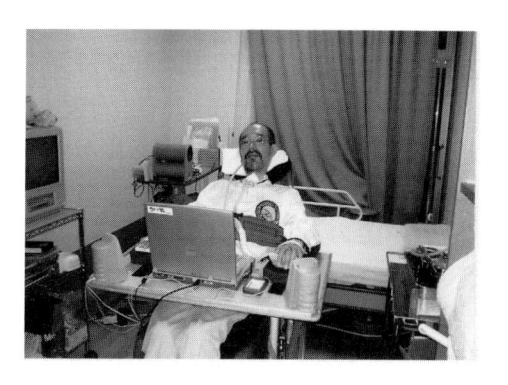

自室にて

もとを訪れた、新しいALS患者さんにオリエンテーションをする事です。

ご存知の様にALSとは過酷な病気です。告知を受けた患者さんの多くは、大変な衝撃を受け絶望します。そこで私が、今まで何の指導を受け、どういう風に今目標を持ち生きているかを告げ、患者の視点からの今後のヒントを提供します。

これは新しい患者のためのみならず、主治医の先生が、私自身に何かを担わせ、生き甲斐とせんがための、指導の一環であり、まさしく目下の私の生き甲斐です。

言い換えれば、ここ東病院では、医療と患者のハーモニーをテーマに、患者は生かされるのではなく、生き甲斐を持ち生きぬくためのケアが行われております。そういう一端においても、ここでは従来のALS診療から抜きん出た、＋アルファーが存在することを、私が今持つ生き甲斐と合わせてご報告致します。」＜2002年６月６日＞

福岡講演

「福岡に２泊３日の講演旅行に行ってまいりました。直前に体調を崩しながらも、引率のドクターとナースの見事な処置で、絶好調にて、充実の時を過ごさせて頂きました。現地での、仙台転勤で別れ別れになってしまった我師・今井先生との再会に、人知れず感涙致しました。

ただ残念なのは、今井先生転勤に伴う病院の方針転換は、ドラスチックであり、今後私のごとき活動はまかりならん、というようなことのようです。今回は、以前からの予定のために、許可されたもののようです。これからの私の活動には、明らかに障害となります。病院を出て行けばよいのでしょうが、目下あてがありません。ということは私の場合〔患者は患者らしく天井を見て寿命をまっとうしろ〕ということかしら？

時代逆行も甚だしく、今井先生去りし後の国立千葉

東病院の方針は、結果として「患者は生き甲斐持つべからず」となりますか？　勿論、一ALS患者の身です。恐れ多くもと、病院の天上人様にその真意を確かめさせて頂いたものではなく、私の推論の域は出ておりません。確かめ様なら…私の人生などは？

何れにせよ、私のごとき今井先生去りし後残されし暴れ者は、現病院さんにはご負担のようです。それではそろそろ、私に許された楽しみ、天井の沁みを見つける時間でございます。失礼します。」ところで、これはあくまで病院上層部に対する感想です。現医長以下、病棟の皆さんの事を申し上げるものでは、一切ありません。それにしても、今井先生が十数年かけ築き上げた、ALS患者の桃源郷はいずこへ…？　実は、今それは仙台で再構築されつつあります。しかもグレードアップされて。

つまり、極一部の方達のご意向により、ここ千葉県より排斥、否、遷都された桃源郷は見事までに、リストラチャクリングされつつあるのです。これは、東北地方の患者さんにとっては、またとない朗報です。うらやましい限りです。

ところで、一見失われたこのALSにおける「今井的桃源郷（生き甲斐を体現する）」を、具現化出来る場所があるのです。それが、現在私の居住致します「ディアフレンズ美浜（註：私の付けた愛称"美浜天国"）」なのです。<2003年4月22日>

生き甲斐を体現する

実は私には生き甲斐とも言うべき夢があります。神奈川県支部のYさんと共に描いてる夢！　それはALS患者が中心となって主催をし、ALS患者自身が中心となってステージでパフォーマンスを行う、コンサートを開催する事です。そして、2005年10月に行われた、ALS協会千葉県支部患者交流会でその第一歩目を踏み出しました。活動協力者によるパフォーマンスとしての、ここ「ディアフレンズ美浜」職員によるバンド「美浜カーニバルボーイズ ウィズ レモン」のライブと、患者自身によるパフォーマンスとしての、神奈川県支部のYさんのライブでした。

当日には、NHKテレビとラジオの取材もあり、私にとってはまさに感動の船出となりました。もし私が、あのまま病院での生活を続けていたとしたら、私は夢は夢として持ちながらも、その第一歩目をなかなか踏み出せずに、地団駄を踏んでいたことでしょう。今、私は此処「美浜天国」に居るからこそ、新しい出会いを経て、私の夢の実現に一歩づつ近づけるのです。

それも、過去に今井先生と「ディアフレンズ美浜」の皆さんが、ともに手を取り合い、その下地を築いて下さったからに他なりません。本当に皆さんの努力に感謝します。

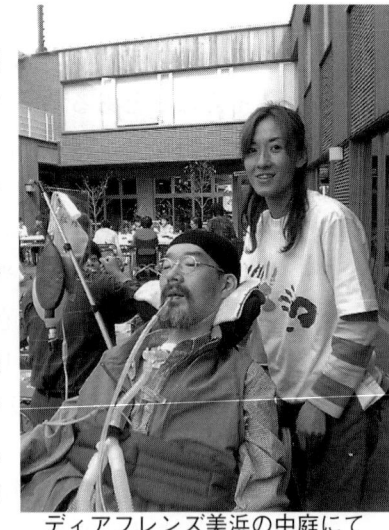

ディアフレンズ美浜の中庭にて

最後に強力なドクター今井ファンの、妻の私に宛てたメールを紹介し、締めくくりと致します。

これは、これからも私のやるべき事を示し、今如何に私がそれをやるにふさわしい環境にあるかを表します。

皆様に大変お世話になりました。

パパは本当に幸せですね。応援して下さる方が沢山いて。普通に暮らしていると気がつかないけれど、世の中にはこんなにも暖かい心が溢れているのですね。体が不自由でも話すことが出来なくても、パパのまわりにはパパの手となり足となり、そして声となって応援して下さる方がいる。本当にありがたいことです。

パパ、あなたの使命！　応援して下さる皆様への感謝を何かのかたちであらわさなくては！　世の中には辛いことや悲しいことも沢山あって、人生に絶望してしまっている人々もいるかもしれない。そんな人たちに「もうちょっと待って、独りぼっちじゃないよ。生きていれば、いつか優しさにであえるよ。あなたのまわりにもきっと暖かい心はあるよ。」って伝えていかなくては。

私は音楽を「ピアサポート」の石杖とし航海中です。ここ「美浜天国」で。「生き甲斐を体現する」事を目指して。

●舩後靖彦の活動●

著書『しあわせの王様』(2008　小学館)
『舩後ファミリーライブ』のWeb& Blog
　http://www.ne.jp/asahi/jmp/vg/silk/index.html
　http://funagofami.exblog.jp/
『舩後流短歌』のBlog　http://funago.seesaa.net/
『舩後流歌詞』のBlog　http://funago.seesaa2.net/
『舩後流再チャレンジ』のWeb
　http://plaza.umin.ac.自動jp/custwork/funago/(舩後　靖彦)

XVI 緩和ケア

　緩和ケアは大変誤解の多いケア概念である。
　1967年に英国のセントクリストファーホスピスでシシリー・ソンダースは近代的緩和ケア概念を確立した。彼女は、治療困難になった患者を「治療という枠」でとらえると治療不能はすなわち、絶望であり、生きている間に生きる事ができなくなってしまう事に気がついた。患者が延命か死かを悩むことは解決不能な葛藤であると考えた。
　彼女は、どんな時にも適切なケアをチームで行うこと、すなわち治療概念ではなく緩和（palliation）概念を導入すればよいという事に気がついた。治らなくても緩和すれば、患者はその瞬間をいきいきと生きていけるし、ケアチームも燃え尽きることがない。緩和ケアは上手に死ぬためのケアでも、治療をしないときに行うケアでもない。
　患者さんのために必要な治療・ケアは「延命治療」ではなく、すべて緩和ケアなのだとしたところにすばらしさがある。緩和ケアは治療困難な病気として発症した時点から患者と家族のために必要な包括的なケアのことであり、終末期ケアのことでも延命治療の中止後のケアのことでもない。

78 緩和ケアとは本来何なのか？
－ 生きるためのケアにむけて －

研究からわかったこと

厚生労働省難治性疾患克服研究事業「特定疾患患者の生活の質（QOL）の向上に関する研究」班で非悪性腫瘍の難病のQOL研究を行ってきました。私たちの研究成果は、難病だけでなく、がんも含む根治困難な病気におけるQOL概念やケア概念に共通していることがわかってきました[1]。

日本の制度では、がんの終末期ケアを緩和ケアとしていますが、英国では緩和ケアとして難病ケアが行われています。これは、英国で難病ケアが行われていない事を意味しているのではありません。日本の難病ケアも英国の緩和ケアも発症時からアプローチする多専門職種によるチームケアでその目標は患者と家族のQOLの向上であり本来共通のものです。単に歴史的に形式が相互に異なっただけだということがわかってきました。日本では、緩和ケアが大きく誤解されて行われていることもわかりました。

本稿が、緩和ケアとQOL概念に関する誤解を解くきっかけとなり、我が国の難病ケアや緩和ケアをさらに深めてくことができれば誠に幸いです。

現代医療の問題の解決にむけて
－緩和ケア概念へ

現代医療では、臨床的な結果評価すなわち、アウトカム評価が非常に重要だといわれています。症状の消失、腫瘍の消失、病気の治癒、寿命などを臨床的アウトカムとして、その向上を目標として医療が行われています。どのような治療介入をすればどの程度アウトカムが改善するかという確率的な事象の研究をするのがEBM（Evidence based medicine、根拠に基づく医療）です。この医療モデルを使い、多専門職種の協働により、費用を少なくして全体のアウトカムを向上するために、最短距離で行う手法をクリティカルパスといっています。これが現代医療の科学モデルとしての要約です。

ところが、このEBM・アウトカム評価・クリティカルパスの研究の中では、根治療法がない疾患は科学的方法が確立できていないとわれ、医学、医学教育、診療報酬体系において十分な扱いをされてこなかったのが現状だと思います。さらに混乱させているのは、根治できない疾患に対してケアの質を検討するのは無駄であり、自然な死、尊厳ある死をアウトカムにすればすべてがうまくいくと考える思想があり、この考えに多くの患者・家族、医療専門職が大きく振り回されています。

現代医療の倫理的な混乱の背景には、ヒューマン・リソーシファイング（humane resourcifying、人の資源化）の問題が大きく占めています。これが一番顕著にあらわれるのは、臓器売買の世界です。つまり、人体部品の売買です。自分は自分の身体を所有しているのだから、どのように処分しようとも、どんな値段で売買してもよいし、無駄な意味のない体ならば死を導いてもそれは本人の自由な意思決定ならよいのではないかという考え方です。

これは伝統的によくないと考えられてきたのですが、どうしてこれではうまくいかないのでしょうか。一方、あなたの身体や人生はあなたのものではなく、「地域共同体」や「神、仏」の所有物とかいうことでも決してケアはうまくいきません。個人は自己の人生や身体を何かの目的達成のために資源として単に消費しているのかどうかということについても、私たちはずっと考えていきたのですが、どんな賢明な哲学者も患者も医療専門職も解決することができない難問であることがわかりました。

実は、そのために考えられたのが、緩和ケアとNBM（Narrative based medicine, ナラティブ・ベースト・メディシン、語りに基づく医療）なのです。人を人生や自己の身体の所有者と考える前に、人生に関する専門家、脚本家であると考えます。患者さんが身体を単に所有していると単純に考えるよりも、自分自身の人生の物語の脚本家だと考えた方が

いいのではないか。その意味で、自己決定理論を考えなおした方が、もっと人生にとって有意義で成熟的なやり方なのではないかと考えたわけです。

「延命治療」をすべきか「尊厳死」が良いのかという葛藤を解決するために

「延命治療は不要」とか「人間らしい自然な死がよい」という考え、健康で生きていくことはすばらしいが、病気や障害をもって生きる人生には意味がないという議論は人間の歴史の中で繰り返されている議論であり、現代にも続いています。さらに、「尊厳ある死」がよいという考え方も人間の根源にある願望の一つなのだと思います。しかし、人間は生まれた時から、さまざまな援助や技術に支えられていて、生きるために常に人工的にサポートされています。現実には、人工的な延命治療を中止し、自然な死を望むといわれても、科学的には何が自然で何が人工的かを客観的に線引きすることはできず困ってしまいます。

ここで、根治療法がない病気に直面したとき、人はどのように対応するのかということが大きな問題となります。この場面で、患者さんの真の利益や幸福と患者さんの自己決定内容が、常にイコールであれば、誰も苦労しないわけです。患者さんは、どうすれば自分や家族にとって最善になるのか迷っているし、葛藤している。医療従事者も、どのようにサポートしていけば一番いいのかがわからない。

緩和ケアはこの問題解決から始まったと言えます。患者さんは、「治りますか。もし治らないなら、生きているのはつらいし、意味がない。生きていく意味のない人生だったら、生きる必要はない」と言います。これはトートロジー（同語反復）で、全く議論になってはいないのですけれども、これが人間の感情です。さらに医療専門職自身もEBMの中でそのように思う。医療専門職も患者も家族も介護者もこの感情や問題にどのように向き合うのかということがケアの質を左右する大きなポイントになります。医療専門職には、患者さんや家族にどのように答えればいいのか、常にプレッシャーがかけられていますが、あまりうまくできていないというのが現実です。

しかし、この問題で混乱し続けたままでは全くだめなのだろうと思います。患者さんは絶望し死を早めようと思うかもしれないし、医療専門職も死を早めることでケアを終わりにしたいと思ってしまうかもしれないのです。

事前指示書の問題点とナラティブアプローチへ

そのような時に、患者が将来の医療方針を事前に決めておくことを事前指示といい、それを文書でまとめるものを事前指示書といいます。事前指示は医療方針をきめる通常のインフォームドコンセントとどこが異なるのでしょうか？事前であればあるほど、判断に必要な情報はまだまだ少なく、その時の病態が悪くなければないほど、将来の病態に対する不安や逃げ出したいという意識のみが強くなってしまいます。

また、医師が積極的に事前指示を患者に促す場合には医師の責任回避や、ケア体制の不備を免責する動機が隠れている危険性があります。根治困難な患者に対して、充分なケアが難しい場合、患者に、「あきらめや絶望をさせ、死を早める自己決定をさせること」は容易なことです。医療や社会が冷たく患者に接すれば、病気が治りにくく、弱い立場の人ほど簡単に希望を失います。その時、医療機関が治療拒否を患者の自己決定内容とし、事前指示書として仕立て上げてしまう問題があるのです。

この問題を議論するはずの現代の生命医学倫理学は、自己決定に関する人間理解のレベルが非常に稚拙で、人間科学研究が反映されていないことが大きな問題です。人間はさまざまな要素を考慮して動的な決定をするものです。人は深層心理をもち意思決定には合理性だけでなく潜在意識も影響していてメカニズムは大変複雑です。しかし、今の生命医学倫理学で議論されている患者の意思決定理論は表面の意識レベルや合理的判断の話に単純に還元していることが問題です。

さらにこの倫理学は重篤で意思決定能力の低下した患者を「人間らしさ」を喪失した「QOLの低い人間」とする偏見を根底に持っています。

病気は身体に起きるものですが、人は自分の身体を所有しているのかどうかも、明確ではありません。しかし、病気には悪いことをした人がなるという自己責任論から来る印象がつきまとっています。病気は、ある集団である環境のもとでランダムに確率的に個別に発生する事象でしかないのですが重篤な病気や障害のある方は働きがないなら、長生きしなく

てもよいと考えるのはなぜなのでしょうか。ですから、相互扶助に基づく社会保障が重要になります。

自分が身体の所有者なので自己決定権があるという考え方だと、死にたい時は殺してくれと自殺も正当化されますし、臓器売買も自由になります。苦しい病気やみじめな病態になったら死を早めるのもよいという議論になります。自殺を多くの人は止めようとするのに、重篤な病態では死を早めることを認める人が多い。この矛盾に気づいてほしいと思います。死を早めるのではなく適切なケアが必要なのです。

「自己決定」と大上段に構えるまえに、自分の人生の「脚本」を書いているのは自分自身だとナラティブアプローチで考え始めると、安心して冷静に人生を歩むことができるのではないでしょうか。自己の意識下の部分にも目配りし、他人の助言や援助を受けいれて人生の脚本を書いていければよいと思います。根治できない病気と共に生きる場合、その人自身が物語を、または脚本をどう書き、書き換えていけばより豊かなのかと考えるわけです。つまり、「治らないなら人生に意味はない」とは思わず、その中で生きるとはどういうことか考え、自分の人生の脚本を能動的に書き変えていくことです。これが本当の自己決定です（表）。

緩和ケアとは何か－多専門職種ケアによるパリエーション

近代的緩和ケアは英国のシシリー・ソンダースによって、ロンドン郊外のシデナムにあるセントクリストファーホスピス（1967年）で確立しました。彼女にとって緩和ケアは終末期ケア（ターミナルケア）ではありません。終末期になってから緩和ケアを始めてもうまく行きません。症状がおき心配し、治らない病気と告知された時から、患者は「生きるべき」か「死ぬべき」か、「延命治療」か「尊厳死」か、悩み始める、その葛藤を緩和して、生を支えていくのが緩和ケアだと考えたのです。身体障害があっても、呼吸が苦しくなっても、嚥下障害が起きても、便秘になっても、それぞれの症状緩和は可能です。

これを緩和ケアでは延命治療とはいわず、パリエーション（緩和療法）と言ってきました。この考え方をとるだけで、一瞬にして「延命治療」が良いか、「尊厳死」が良いのかと人は悩みこむ必要はなくなり、必要なパリエーションとして今何を行えばよいのか考えれば良いとわかりほっとします。人工呼吸療法も、呼吸苦に対するパリエーションと考えればよいわけです。こうすると、どんな困難な病気であっても、自立度を高め、生き生きとした人生をいきることが可能になります（図）。

緩和ケアは対象を4つに科学的に分析し、全体をトータルペイン（全人的苦痛）とし、対応するパリエーションを行うものです。第一は身体症状や身体障害です。痛みや身体症状の緩和をしたり、リハビリアプローチしたりします。二番目は心の悩み、痛み、うつ状態などへの対応です。第三は社会的な悩み、家族、仲間や職場、地域社会から見放され、排除されないようにサポートすることです。医療費や在宅ケアのケアプランの作成も入ります。

もう一つはスピリチュアルペイン（霊的な痛み）です。これは、病気と共に生きることへの絶望のことであ

《緩和ケア、QOLなどの意味の誤解と混乱を整理した対応表》
緩和ケアはケアモデル1と誤解されている。
本来の緩和ケアはケアモデル2に対応する。

主要概念	ケアモデル1	ケアモデル2
緩和ケアとは	無駄な延命治療の中止、消極的安楽死。尊厳死を導く合法的ケア技術。	トータルペインの緩和による生きるためのケア。死は人にとって避けられないが、早めもしない。オートノミー（自律）の回復。
QOL	低いQOLなら死も許される。QOLは人の属性であり変えられない。	低いQOLでも高めることが可能。QOLは関係性の中で作られる構成概念。
尊厳	QOLが低いと人の尊厳は失われる。	どんな病気になっても人の尊厳は不変。尊厳とは測定不能、交換不可能という意味。
病気	病気は努力すれば予防でき、自己責任。病気は人間の尊厳を損なう。重篤な病気と共に生きるのは無意味。	病気は偶然性により起きる事象。病気は尊厳に影響しない。重篤な病気であってもケアや援助により生きるのは無意味ではない。
死	努力すれば人は病気や死を免れ、尊厳の維持が可能。もし、そうできないなら、死の自己決定により尊厳を保てる。	病気や死は人にとって避けられない事象。死によって人は尊厳を保てない。死と尊厳は無関係。
死の教育・デスエデュケーション	治らない病気なら、死を受容させることで、生きることを諦めるという心理教育。	生を最期まで援助されることを通して、「治らない病気と共に生きること」が受容できるという心理ケア。
自己決定	自己決定には苦痛をともなうことがある。元気で、清明な時に前もって、リビングウイルを作成し、名誉にかけて書き換えない。	相互性、コミュニケーションに基づくインフォームドコンセント。自己決定のプロセスによりその都度成長し幸せになれる。
医療	QOLが低い人、アウトカムが評価できない人の診療は本来の医療業務ではない。根治できない人の治療は不要で終末期医療が必要。	診断時点から緩和ケアを併用する。ナラティブアプローチも利用し、どんな病気でも最期まで必要なケアを工夫し患者自身を支える。
医療福祉資源・費用の分配	QOLが低い人の医療費は社会的負担が大で無駄。QOL評価に応じた医療費の分配が必要。	QOL評価による医療費分配は難しい。QOLを高め満足感をたかめるためにこそ、医療費が必要。

```
モデルA  治療                    治療のあきらめ＝死

モデルB  治療        ターミナルケア（延命治療をしない）

モデルC    パリエーション     ← QOLの向上
         治療

モデルD  パリエーション           ←
         （発症時から適切なパリエーションを続けていく）
```

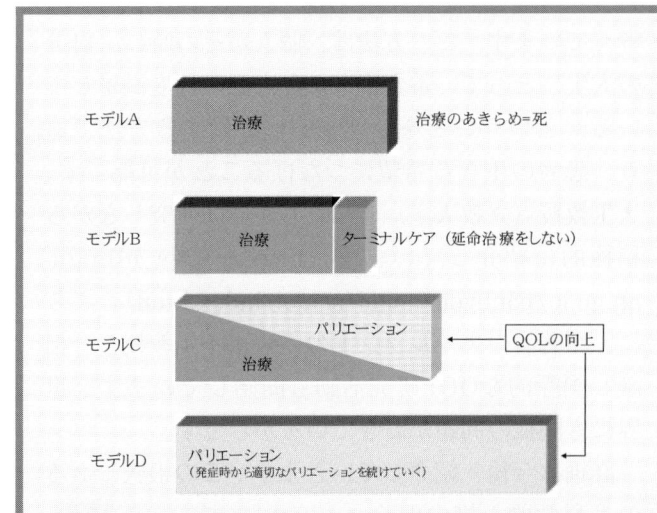

治療のあきらめが「死」というモデルAで、悩む患者・家族をみてきた反省から、当初、無駄な延命治療を避けるための、ターミナルケアが考えられた（モデルB）。しかし、そこでは、恣意的な治療の打ち切りと、180度異なるただ安楽な死を待つだけのケアという空回りの現実に直面した。この「むだな延命治療」対「尊厳ある死、安楽な死」という二元論的膠着状況を超えて、患者のトータルペイン（身体的、心理的、社会的、スピリチュアルな苦）に対して行う適切なパリエーション（緩和療法）というケア概念に到達したのが緩和ケアである（モデルC）。緩和ケアとはターミナルケアではなく、症状の始まりから必要とされるケアの事で、パリエーションの質を高めると同時に治療も否定しない（モデルC）。最初から根治療法がない難病などではパリエーションのみだが、栄養療法や呼吸ケアが含まれている（モデルD）。緩和ケアはモデルBではなく、C,Dを示すケア概念である。

り、その対処が重要です。適切なパリエーションを行うためには、医師、看護師だけでなく、理学療法士、作業療法士、言語聴覚士、心理療法士、栄養士、保健師、薬剤師、ケースワーカなどの多専門職種によるチーム医療が必要で、それによって生が支えられるのです。

ところが、多くの人は緩和ケアとは、延命治療を中止し、良い死や尊厳死を導くターミナルケアというように誤解しています。根治できないがんや難病だけでなく、高齢の障害者の方も、ソンダースのいう緩和ケアの下で適切なパリエーションを積み重ねていけば、「どうすれば尊厳をもってうまく死ねるか」と日々悩み、葛藤することから解放され、生き生きと生活できるはずです。

緩和ケアの日英米の比較―日米の誤解

英国の緩和ケアも完全に成功しているとはいえませんが、英国の緩和ケア医師を招き議論し、セント・クリストファーホスピスを研究班が訪問してわかった事は、緩和ケアが科学的なケア概念にもとづいて行われているだけでなく、ケアの効率性の担保が要求されない寄付と慈善によって開始されたことがよかったのだとわかりました。緩和ケアのアウトカムとして、数値目標や合理主義が適用されなかったため、逆説的に「死の質」を高めようとは考えなかった。そのため地域社会から信頼されたのです。

患者や人同士の生が支えられることによって、信頼感や社会的評判が高まり、文化的な成熟した側面で緩和ケアは支えられました。あるコミュニティーで信頼されている緩和ケア施設（ホスピス）があるとします。家・土地を持っているお年寄りが、自分たちはこのホスピス活動を大変信頼していて、自分が死んだら家や土地をすべてこのホスピスに寄付するので、このコミュニティーの中で最後まで私が生きていくことを支えてくださいとその人は依頼するのです。投資の原理で、「私の家の不動産価値は二億円でそれを死後寄付するのだから、自分にだけは特別なケアや室を用意してくれ」とは決して言わないのです。成熟した文化だと感じました。

一方で、日本や米国では最小限の治療しかしないのが緩和ケアだと思われています。米国の緩和ケアでは期日以内に死なないと保険での支払いは打ち切られる。また人工呼吸器を使用するなどの延命治療をしていると、緩和ケアの請求はできないという様になっているそうです。驚かされますが、実は、日本でも米国と同じで、「生命を支えることは緩和ケアではなく、良い死を導くことが緩和ケアだ」と誤解している医療専門職がいるようです。

日本の緩和ケアは、健康保険制度の下で終末期のがんとエイズのみの包括入院医療として、診療報酬が規定されています。リハビリをしたり、高い麻薬をつかったり、在宅指導をしたり、がんの緩和的化学療法や放射線治療をしたり、人工呼吸器ケアをしたりするとみんな予算オーバーになってしまいます。患者のために、工夫しパリエーションを行えば行うほど赤字になるような仕組みになっています。そこに入院している人は自立を助けられることは決してないのです。

ソンダースの緩和ケアは、疾患を限らず、どんな重篤な患者に対しても、症状の緩和を行い、生きる意欲をたすけ、自立度を増し、在宅生活もできるように援助するものです。残念ながら、日本ではまっ

たく異なる緩和ケアになっています。医療専門職も患者も市民も、緩和ケア病棟で上手にうまく死ぬことが緩和ケアだと思い、最期まで生き生きと、生を支え、可能なら在宅生活も考慮することが緩和ケアだとは思っていない[2]。これが日本の終末期医療の議論を貧困にしている原因なのです。

QOLの向上―難病ケアと緩和ケアの目標

医療において、生活の質（QOL）への関心が高まっていますが、QOLは緩和ケアと同様に完全に誤解されています。患者が呼吸器を利用したり、車いすをつかったり、鼻や尿道などに管を入れられているのを見て、「QOLが低い」人で社会のお荷物で無駄な人生と思ってしまう。その人がさらに極端に低いQOLになったら、死を早めるのも倫理的に必ずしも間違いとはいえないと誤解しています。

生命医学倫理の教科書にも「現代の進んだ医療の下でQOLの低い患者がどんどん生み出され、尊厳死の問題が議論されている」と書かれています。健康な時に思う理想的な人間像からの逸脱をQOLの低下と考え誤解し、そうなる前に早く「人は尊厳をもって死ななければならない」と書かれているのです。

このQOL概念で最初に問題になるのは「すべり坂論議」です。どんな基準であれ、人間として死を早めてもよいQOL判定基準を決めたとたんにどうなるかは歴史的に明らかです。恣意的な基準で生存の可否が決定されるなら、いつ自分たちが生きる意味がない人間だと決めつけられるか心配で、安心して暮らせなくなります。つまり、人は病気に悩む前に、社会から抹消される不安におののくのです。

私たちが研究しているのはこの誤解に満ちたQOL概念ではなく、科学的なQOL概念ですが、この誤解には困っています。QOLとは患者とケアする人たちとの関係性の下で患者自身の意識のなかに構成される心理概念です。WHOのQOL定義も同様です。QOLは「もの」として存在しているのでも、人の属性でもなく、人間同士の関係性の中で心に作られる構成概念です。つまり、ケア内容の質や量よって人のQOLはどんどん変化しうるのです。

QOLが低い人はかわいそうなので、尊厳死すべきだということは決してなく、QOLが低い場合はQOLを高める適切なケアが可能なのです。私たちは、この概念を基礎に、難病患者のQOLをSEIQoL（個人の生活の質評価法）によって分析できると考えています。この方法は、個人がその時に、自分の人生にとって一番大事なことをどの程度満足しているかということを心理学的に評価する方法であり、患者の生きる希望につなげることが可能です。大生教授（立教大学）と私たちが共同研究しながら積極的に紹介しています（http://www.niigata-nh.go.jp/nanbyou/annai/seiqol/index.html）。さらに、原著者のアイルランドのオ・ボイル教授らと相談し国際的なQOL研究活動も開始しています。世界にも同様の問題がおきているからです。

詳細は今後、紹介していきますがこの根底にあるのは科学的な構成理論（construct theory）です。この構成理論の創始者の一人はだれかということになったときに、オ・ボイル教授がゴータマ・シッダールタといわれたので大変驚きました。偶像否定的な宗教にはこの考え方と根本的な共通性があるということだそうです。

終わりに ―今後の難病研究にむけて―

私たちは、根治困難な病態や患者さん達は、我々自身に困難に対する対応能力を試し、人類の文明を進歩させる原動力を与えてくれる存在だとおもっています。将来、人類はどんな難しい問題に見舞われるかも知れませんが、いかなる時にも人は諦めずに、おたがいが助け合い、工夫しながら生きていければよいと思います。

もし、今の日本で、根治困難な病気に悩む人たちを順に切り捨てていくようになってしまえば、今後、子孫はだれも残らなくなるのではと不安を感じます。新約聖書の百匹の羊の話（マタイ18:12）と同じです。迷子になって戻ってこられない一匹を探さず見捨てることを心に決めたとたん、その瞬間に人間の文明社会は成長しなくなり崩壊にむかうのです。誰もがもはや生き残れないと感じるからです。難病研究を科学的に行う動機はここにあります。

文献
1) 中島孝：難病のQOL向上―QOL評価と緩和ケア, 日本難病看護学会誌, 11(3): 181-191, 2007.
2) 伊藤博明, 中島孝：神経内科の医療・介護―現状と課題, 在宅神経難病患者のQOL, 神経内科, 65(6): 542-548, 2006.

（中島　孝）

79 ALS患者の尊厳と人権

ALS患者の緩和ケアに思いを馳せる

　当事者として書く事は、いささか面はゆいのですが、いかにも私はALS患者であります。しかも22年の長きにわたってALSと共に生きてきて、その内の15年間を人工呼吸器と共に「なんちゃって終末期」を生きています。それなりの痛みと、そこそこの悩みを通りすぎてきました。

　昨今は"ALSの緩和ケア"を語る時には、何故か決まって呼吸器外しや治療停止に話が及びます。ちょーっと待ってよ！　私たちALS患者は、少なくとも私は命を取り除いて欲しいんじゃないんです。目の前の痛みであるとか、苦悩がウザイんです。「通りすぎる苦痛、苦悩」であることが、緩和ケアをひとくくりで語れない困難事例　ALSではないかと考えます。

ガンとALSの相違は"終末期"にあり

　たとえばガンなどの、痛みを取るだけで精神的に解放され、かなり安らかな終焉を迎える緩和医療と違って、終末期がどこにあるのかも断定できないALSにあっては、時に殺人との線引きが難しいですね。ここは深い専門知識と普通の？人間性を併せ持った医師にしかお任せしたくありません。

　そうは言っても、ただでさえマイナーなALSの専門医が沢山おられる筈もなく、その方々に、私の生活と性格を熟知した上で治療方針を決めて下さい。とは言えません。あっ、実は私、主治医に全権委任で「任せたっ！」と伝えてあるのです。

ステージに応じた継続的な緩和ケアを

　さて、ALSをご専門に診てこられた医師であれば、充分お解かりだと思いますが、ALSにはステージに応じた緩和ケアが必要だと常々感じております。診断後、私が初めてぶつかったのは「死の恐怖」という怪物でした。

　常に火葬される恐怖の中にいた私を救ってくれたのは、父の「みさお、誰だって死にたくないんだよ。ただ、年をとると覚悟が出来る。周りが皆死んでゆけば死ぬ事は普通の事になる。でも順番があるから私より後に来てくれ」の言葉と、その言葉通りに亡くなった父母の死に様です。

福岡市の専門医岩木ちゃんとSMAPイベントにて

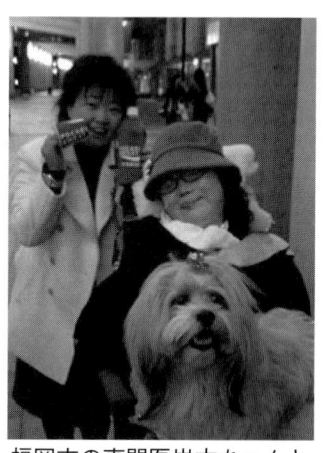

　そして、ここ数年間に呆気なく無く逝った友の姿です。それにしても厚労省の「終末期医療のプロセスのあり方検討会」を傍聴しましたが、メンバーの中から「日本には緩和ケアに習熟した医師が15％しかいない」と聞いて耳を疑いました。

　肉体的な苦痛に弱い人、精神的な苦痛に弱い人と様々ですが、私は圧倒的に肉体的苦痛に弱い人です。普通の痛み止めは殆んど試していると思います。痛み止めを飲みながら、精神安定剤と50ミリのボルタレン座薬を使い、胃の痛み止めを飲む暮らしが2ヶ月ほど続きました。それでも毎月3万円のレンタルベッドに12万円のエアマット、2万円のムートンを敷いて、もう一枚は切ってシーツや枕カバーに肌が触れないように努力しましたが、木綿のシーツが針のように皮膚を刺し、自分の骨が皮膚を刺す。何とも痛い日々でした。

痛みの実際を知ってたら人工呼吸器の装着を選択しませんでした

　まったく個人的な事情で申し訳無いのですが、一般に言う痛みの緩和についていえば、私に緩和医療を施していたとすれば人工呼吸器を選択することはありませんでした。1993年1月16日に死亡していたはずです。他方で人工呼吸器療法を緩和医療の一環と捉えると、私の場合は成功の部類ではないでしょうか？

　何をもって成功と評するかは、これまた微妙で個別性に富んだ話なのであります。私は神様じゃない

からアナタのALSは治せない。でもアナタがアナタらしく暮らせるお手伝いと、ALSが治る奇跡を信じる事だけはできる。

少し痛みが分る人にだけはなった気がします

本当に俗物なので、高邁な思想も生きる上の哲学も持ちません。でもALSを知ってから、少し痛みが分る人になった気がします。痛みを知り、それを克服する事に人である事の存在意義があるのかも知れません。克服の方法は様々でしょう。私は痛みには痛み止め、悩みには睡眠を、眠れなければ睡眠剤の人です。

合理的ですが、今思えば危うい思考回路でした。時に、苦しさは人を貧しくさせる気がしませんか？ 私が最悪の苦痛にいた時（本当の緩和ケアは、それ以前に開始させるべきかな？）に、少し強い薬品をさり気なく増やしていれば、サクッと医学書通りに死んでいました。苦痛が無い分、楽々と死ねるんだから、私が好奇心の塊じゃなかったらサクッと派かな？ と思ったりもします。

いずれにしても、緩和医療と心療内科の確立を心待ちする勤労ALS患者の私ではあります。

生きる事の終わりにある死

私の持論は「死は何時も突然で、誰にも与えられるもの、人間の思惑の届かぬもの」であります。

私たちは、少なくとも私は告知で、気管切開で、人工呼吸器装着で、死と直面してきました。健常者の捉える「死」とは、少々ずれているかも知れません。なぜならば、私の死は私の一部になっていて、死と共に生きている様なものなのです。

尊厳死法案立法化に抗す

発病以来、他人の人生に無関心である事、自然体で生きる事を無意識のうちに身に着けてきました。とても楽な生き方なので、皆さんも試されたら如何でしょうか？ ALSであっても、そうでなくても、人生は誰にも一度きりのものです。私は橋本　操に、ALSと言うオマケ付の人生を生きていて、でも私自身の人生には大きな影響は「まだ無い」と考えています。でも次のステージの事は分かりませんし、何とも言えませんが「ケ、セラ、セラなるようになるー♪」ですね。

橋本　操の在宅事情を語ると、皆さん異口同音に「東京だから」と言われますが、それは違います。求め続けた末に、今の生活があると思っています。「欲しいものは欲しい　要らないものは要らない」と言う人です。でも、それは日本的とは言えません。多くのALSは、家族に介護者に心を配りながら控えめに生きています。

中にはTLS（トータリー・ロックトイン）と区分され、眼球の動きも止まった友人も多く居ます。そして、その中の一人は、2年間の沈黙の後で脳波入力装置を用い「生きたい」と言いました。今では、奥様と私の会話に脳波で相づちを打たれる様になっています。

そのような、一見心細げながら実は逞しい生命がある限り、守ってゆくことは社会の責務だと考えます。したがって、これに災いする法案には断固反対の意を表したく思います。

尊厳をもって生きる事は、気高く美しい事と想像しています。

残念な事に、今の私は「生きること」に追われ、内面を見つめるゆとりはありません。殆どの患者家族が、時間的に肉体的に精神的にギリギリのところで生きています。深夜に気管からの吸引のため、人工呼吸器の回路を外したまま、疲労のため自分を失いカテーテルを持って、立ったまま眠った経験を持つご家族は少なくありません。ALSの尊厳は、このような現実を改善し、最低限ご家族の安眠が保障されてから語る方が、フェアーではないのでしょうか？

私は32才で発症、腕を失い歩行を失い、声を失い呼吸を失い、23年後の今を普通に生きています。難病である事も最重度の障害者である事も、全てを受け止めて普通に地域で暮らし、その為の努力をしている自分自身が大好きです。

橋本　操　1953年3月生まれ　独居
身障手帳　四肢体幹1種1級　言語3級
介護保険　要介護5
支　援　費　日常生活支援526時　移動155時
訪問看護　家に居れば1日3〜4回平日のみ
往　診　隔　週／通　院　毎月
介　護　日本社会事業大学の学生が15年間24時間×365日、ローテーションを組んでくれています。
＊これほどの支援があっても、なお思い悩み惑い、行きつ戻りつを繰り返す私がいます。

ALSは、物憂い病でもあります。

---

http://d.hatena.ne.jp/sakura_kai/　　　（橋本 みさお）

80 終末期の緩和ケア

　WHOは、「緩和ケアは、死にいたる病に伴う問題に直面している患者と家族に対し、疼痛や身体的、社会心理的、霊的問題を、病初期から認識し、適切なアセスメントと治療を行い、その予防と苦痛の軽減を図ることによってQOLを改善するためのアプローチである（2003年9月）」[1]と定義しています。しかし、日本では癌とAIDSに限定して語られることが多く、保険診療上も緩和医療の対象はその2疾患に限定されています。

　近年、神経難病のALSでも緩和ケアの重要性が認識されつつあり、特に終末期の苦痛緩和の論議が始まりその実践が問われています。ここではALSの終末期の苦痛緩和について、これまでの経験をふまえ紹介します。

ALSのターミナルの問題点

　ALSの生命に関わる問題は、呼吸筋の麻痺による呼吸不全、呼吸筋力の低下のために咳の力が弱くなり分泌物や痰を出せなくなること、肺炎を合併しやすくなることです。呼吸筋の障害に対して気管切開による人工呼吸（TPPV）を選択する患者さんが、日本では約3割といわれていますが、それ以外の方は人工呼吸器を選択せずにお亡くなりになっていると思われます。

　ALSの終末期には、呼吸筋力低下による呼吸困難は約50％（呼吸困難を自覚しない人もかなりあります）、関節の硬直・筋痙攣・不動による皮膚や関節の圧迫などが原因と考えられる痛みは40〜73％の患者が経験するといわれています[2]。なかには不安・不穏状態に陥る患者さんもあり、これら終末期の苦痛をできるだけ軽減することは非常に重要な課題です。

　近年、気管切開によらない非侵襲的陽圧人工換気（NPPV）とい

ポイント!!

1. 呼吸筋障害の自覚症状と客観的所見（血液ガスやSpO_2）は乖離することが多く、患者さんの訴えをよく聞き症状を観察すること。
2. 強オピオイド・抗うつ薬・抗不安薬・抗精神病薬などの各種薬剤、HOT、NPPVなどを症状に応じて速やかに使用すること。
3. 終末期の苦痛を緩和することは、患者さんのみでなく家族・周囲の人のQOLにも寄与することを認識すること。

うマスクを使用した人工呼吸法が導入されるようになりましたが、これには限界があり、呼吸筋の障害が進行するとTPPVを選択しない場合は多くの方が呼吸困難を伴います。また、TPPVでは長期間生きることができるわけですが、眼球運動も障害されコミュニケーション手段がなくなる状況に陥る患者さんもあり、これも大きな問題となっています。

　いずれにしても、患者さん・ご家族が最も望むことは、死が免れない状況では苦痛をできるだけ取り除き尊厳ある死を迎えられるようにということでしょう。

ALSの終末期緩和ケアのガイドライン（表1）

　1999年にアメリカの神経学会からALSの治療ガイドラインが出され[2]、続いてイギリスなど他の欧米

表1　緩和ケアの目標：Neurology 52,1311-1323（1999）より

1. 呼吸困難の可逆的原因があればその治療
2. 間歇的呼吸困難の治療
a) 不安の軽減（0.5〜2mgの舌下ロラゼパム）
b) オピオイドの吸入（5mgモルヒネなど）
c) 重篤な呼吸困難に対してはミダゾラム5〜10mg静注。
3. 慢性的呼吸困難の治療
a) オピオイド（4時間毎の2.5mgモルヒネ投与より開始）
b) 重症の呼吸困難にはモルヒネの連続注入
c) 夜間の症状コントロールには2.5〜5mgのジアゼパムまたはミダゾラムを追加
d) 末期の落ち着きのなさに対してはクロルプロマジンの非経口投与
2. 低酸素血症に対して酸素のみで治療開始

表2　患者の状況

	性	発症	死亡	全経過（年）	初発部位	球麻痺（モルヒネ開始時）
1	F	53	60	7.3	左上肢	なし
2	F	49	(58)		頚部	軽度
3	M	57	62	5.2	左上肢	なし
4	F	70	73	2.5	左上肢	高度
5	F	70	73	3.1	左上肢	なし
6	F	58	64	6.0	左上肢	なし
7	M	68	70	1.7	呼吸	なし
8	M	19	20	1.4	右上肢	高度
9	M	67	68	1.3	球部	高度
10	M	23	27	3.7	球部	高度
11	M	58	59	1.6	左上下肢	高度

表3　施行した苦痛緩和療法（使用期間）

	モルヒネ(月)	HOT(月)	NPPV(月)	他　剤
1	4.4	3.0	-	
2	(16.8)	-	(18.4)	睡眠薬、抗鬱薬
3	1.4	4.5	4.7	抗不安薬
4	1.1	4.1	11.4	睡眠薬
5	13.7	15.6	16.8	睡眠薬
6	2.3	-	4.2	睡眠薬
7	1.5	1.0	5.4	CP、睡眠薬、抗不安薬
8	1.0	2.4	3.0	抗鬱薬、抗不安薬
9	0.8	0.1	1.2	抗鬱薬
10	1.6	2.4	10.6	CP、抗不安薬
11	1.8	2.4	中止	CP、抗鬱薬、睡眠薬

CP：クロルプロマジン

表4　モルヒネの使用状況

	使用目的	投与経路	最高量mg/日	開始時SpO2
1	呼吸困難	経口	25	96
2	痛み・呼吸困難	経口→PEG	40	93-97
3	全身疲労感	経口	60	93-94
4	呼吸困難	PEG	20	96-97
5	呼吸困難	経口→NTF	80	94-95
6	呼吸苦・疲労感	経口	20	96-98
7	呼吸困難	経口	70	95-96
8	呼吸困難	経口→NTF	45	94-95
9	呼吸困難	PEG	40	96
10	呼吸困難	NTF	240	97
11	痛み・呼吸困難	経口→NTF	100	90-96

表5　モルヒネによる延命効果

1	・モルヒネ-(1.4ヶ月)→HOT併用　4.4（モルヒネ使用期間） ・呼吸苦が軽減し経口摂取量が増加
2	・BiPAP-(1.6ヶ月)→モルヒネ併用　16.8 ・痛みと呼吸困難感が軽減しIPAP圧↑・BiPAP継続が可能
3	・HOT-(0.2ヶ月)→BiPAP併用-(3.1ヶ月)→モルヒネ併用　1.4 ・呼吸障害のため経口摂取ができなくなったが一時可能に
5	・BiPAP-(1.2ヶ月)→HOT併用-(1.9ヶ月)→モルヒネ併用　13.7 ・IPAP圧↑・BiPAP継続可能、経口摂取が可能
6	・BiPAP-(1.9ヶ月)→モルヒネ併用　2.3 ・呼吸苦が軽減し経口摂取量が増加
7	・BiPAP-(3.9ヶ月)→モルヒネ併用-(0.5ヶ月)→HOT併用　1.5 ・IPAP圧↑・BiPAP継続可能、経口摂取が可能（処置入院中に突然死）

諸国についで、日本でも2002年に日本神経学会よりガイドライン[3]が出されました。そのなかで終末期の緩和ケアの章も設けられ、その目標として、患者さんの苦痛の軽減を最大の目標とすべきであり、具体的には呼吸困難、不安、疼痛などの苦痛に十分に対処すること、麻薬、酸素、抗不安薬、抗精神病薬などの効果と問題点を患者さん・ご家族によく理解していただいたうえで、積極的に使用して苦痛を緩和することが推奨されています。特に麻薬に関しては、呼吸困難や痛みに対して癌に準じる形で使用することが推奨されていて、その効果も明らかにされています[2) 4)]。

なお、病初期から、身体的苦痛だけでなく社会的・霊的苦痛に対するアプローチが重要なことは当然ですが、この点については本稿では割愛します。

人工呼吸器を希望しなかった患者さんの身体的苦痛緩和の経験

当クリニックで2003年6月〜2006年12月の間に、病気をよく理解したうえでTPPVを選択しなかった在宅ALS患者さんに対して、モルヒネ投与・HOT・NPPVなどにより苦痛緩和を行った経験を紹介します。患者さんは11名（男性6、女性5）で、表2に患者さんの状況、表3に使用した苦痛緩和療法、表4にモルヒネの使用状況、表5にモルヒネの延命効果について示します。

このうち1名（症例2）は、呼吸困難に対してBiPAPを使用し現在も在宅療養中です。BiPAP導入時に呼吸苦を訴えられましたが、モルヒネ20mg/日を併用し導入がスムーズに行え、その後不動による身体の痛みに対して使用中です。

お二人の症例を示します。

【症例1】死亡時60歳、女性。全経過7年3ヶ月。

経過：1996年10月（54歳）発症、右上肢→左上肢→両下肢→呼吸筋と進行し、2004年1月朝、睡眠中に呼吸停止。球麻痺はなし。夫が主に介護され、長女・長男が援助し、自宅で亡くなられました。在宅サービスは訪問リハビリの利用のみ。

人工呼吸器選択に関して：患者は病気・予後について積極的に質問され、常に冷静に受け止め、人工呼吸器（非侵襲的、気管切開ともに）などの

延命処置は、当初から一貫して拒否され在宅療養を強く希望された。

終末期の苦痛とその緩和：2001年5月（発症後4年7ヶ月）、咳の力が低下し始め、2003年6月（発症後6年8ヶ月）から間歇的に呼吸困難を自覚し、10月から持続的となりました。2003年7月から断続的にモルヒネを開始し、10月から毎日（最終的には25mg/日）となり、低酸素を伴うようになった2003年8月からは在宅酸素療法（HOT）を併用し、呼吸苦は消失し、呼吸苦のために減少していた飲食量は増加しました。

遺族の思い：本人は延命処置を一貫して拒否し、家で過ごしたいと希望していた。その願いをかなえてやることができて後悔はなく本当によかったと話された。

【症例2】死亡時59歳、男性。全経過1年7ヶ月。

経過：2004年11月（57歳）発症。左上下肢痙性麻痺→仮性球麻痺→右上下肢痙性麻痺と進行し、2005年10月から呼吸障害が出現し以後急速に悪化、06年6月、CO_2ナルコーシスとなり呼吸停止。妻が主介護者で、亡くなられる半年前からは長女と交代で介護し、自宅で亡くなられました。訪問看護、訪問入浴サービスを利用。

人工呼吸器選択に関して：病気については専門医から説明を受け、家族がインターネットでも調べ予後についてもよく知っていた。TPPVについては、妻は、「TPPVを着けて生きることを選択するのなら在宅で看る」と言われていたが、患者自身は「装着してまで生きたくない」と装着しないと決めていた。しかし、呼吸障害の進行とともに、「死にたくない」、「着けて生きる決心もつかない」の間を揺れ動き、NPPV（BiPAP）を試みた（球症状が強く適応困難の可能性もあったが）が、TPPVは行わないとの結論となった。

終末期の苦痛とその緩和（図1）：終末期の苦痛は、(1) 唾液の流れ込みと貯留、分泌物の喀出困難、(2) 呼吸困難、(3) 身体各所の痛み、(4) 死への不安による不穏状態がみられた。(1) に対して、輪状甲状膜間切開（ミニトラック）を行ったが苦痛は不変であった。BiPAPは長時間使用に至らず中止、不安・不眠に対して抗不安薬・睡眠薬は無効でイミプラミンはやや有効、HOTとモルヒネは一定程度有効であったが、十分な苦痛緩和は困難であった。亡くなられる約3週間前から不穏状態となったが、クロルプマジンを使用したところ不穏状態は著明に減少した。

次女の結婚式への出席：1ヶ月先に他県で予定されていた結婚式を急遽早め、場所も近くに変更し、在宅支援のスタッフの支援を受けて結婚式に出席できた。

遺族の思い：TPPVについては、本人の心は揺れたが最終的に着けて生きるという決断をしなかったが、苦痛がかなり緩和され次女の結婚式にも出席でき、在宅で看取ることができて後悔はないと述べられた。

ポイント！！ 苦痛緩和の方法

1) 呼吸筋障害の自覚症状と客観的所見（血液ガスやSpO_2）は乖離することが多く、患者さんの訴えをよく聞き症状を観察することが非常に大切です。

2) 強オピオイド・抗うつ薬・抗不安薬・抗精神病薬などの各種薬剤、HOT、NPPVなどを症状に応じて速やかに使用することが重要です。

3) 呼吸筋障害や痛みが強くなると、経口摂取が可能な場合でも経口的に飲食できなくなったり、不穏状態に陥り人格が変わったりする場合もあります。苦痛緩和により症状緩和はもちろん、延命や家族・周囲との葛藤の軽減にもつながります。

4) 鎮静（sedation）に関しては今後の課題です。

強オピオイド投与に関して

a. 製剤に関して

ガイドラインでは、4～6時間毎の塩酸モルヒネの投与を奨めていますが、睡眠中の投与が必要となり睡眠を妨げるため、症状緩和量が決まれば早急に長時間作用のもの（モルペス細粒、MSコンチン、カディアンなど）に切り替えるのがよいと思います。

b. 投与経路に関して

・呼吸困難や嚥下障害の著しい例では経口投与が困難ですから、初めから非経口剤を選択するのがよいでしょう。

・安定した効果のためには持続投与法（点滴静注

や持続皮下注）が有用。
- フェンタニルのパッチ剤は、投与方法が簡便で効果時間が長く、特に在宅患者では患者・家族の負担が少ないと考えられますが、容量が多いため初期は工夫を要します。

    フェンタニルパッチ　2.5mg
    ＝　モルヒネ　経口　90mg
    　　　　　　　座剤　45mg
    　　　　　　　注射　30mg

c. 投与量に関して
- 症状悪化の際、症状安定までに数日から1～2週間の間隔で増量が必要でした。
- 症状の安定後、一定量で長期間効果が持続することも少なくありません。
- 必要量は個々の例によって異なり、モルヒネとして20～240mgで、癌の患者さんに使うような大量は必要としません。
- 痛みに対してよりも呼吸困難（感）に対しての方が、より多くの量を必要としました。

d. 副作用に関して
　一過性に強い嘔気が出現した2例のみです。

e. 強オピオイドの問題点と課題
- 麻薬に対する嫌悪感や偏見がある場合があり、有効であることや中毒に陥ることはないことを十分に説明することが必要です。
- 精神的要因が大きい場合、オピオイドの効果は乏しく、抗うつ薬や抗精神病薬などの他の薬剤を積極的に使用する必要があるでしょう。
- オピオイドの量は、ALSにおいては癌のように大量は必要としないとの報告が多い[4]のですが、増量の仕方・副作用の頻度や対処などについての日本でのデータはまだなく、今後の検討が望まれます。

　著しい苦痛はその人の尊厳を損ない、患者さん・ご家族はできるだけ苦痛がなく安楽に最期を迎えたいと願われます。病気をよく理解したうえで、人工呼吸器などの延命処置を選択しないことを自己決定した終末期ALS患者さんの苦痛緩和は、非常に重要な問題です。

　苦痛緩和処置により患者さんの症状が緩和されると、患者さん・家族のQOLの維持・向上にもつながり、さらにご家族のグリーフケアにも寄与すると思います。今後、神経疾患においても、終末期の苦痛緩和の具体的な方法論を実践・普及していくことが大切と思います。

　そのためには、医療者側だけでなく患者さん・ご家族、また一般の方々も、ともに考え、意見を交換することが必要なのではないでしょうか。

　また、ALSなど苦痛が強く症状緩和が重要となる病気も、癌やAIDSと同様に緩和医療の対象とすることが望まれます。

　近代医学の進歩や社会構造の変化などにより死が日常から遠ざかり、タブー視されてきたように思います。個人個人が、人は死すべき存在ということを自覚し、よりよく生きることと共に、よりよく死ぬこと－死生観－についても考えておくことが大切だということを、難病医療に長年携わってきて痛感しています。

> **MEMO　備忘録**
> 1. 病気をよく知りよく考えたうえで延命処置を選択しない患者さんは、延命処置（特にTPPV）を選択する患者さんよりはるかに多くいらっしゃいます。
> 2. そのような患者さん・ご家族が一番に希望されるのは、'できるだけ苦しまないこと' です。
> 3. 苦しみが少なく安らかな最期を迎えた人の家族は、そうでなかった家族よりも不安や後悔が少ない。
> 4. したがって、終末期の緩和ケアは非常に重要と思います。

文献
1) WHOの緩和ケアの定義
   http://www.who.int/cancer/palliative/definition/en/
2) Miller RG, Rosenberg JA, Gelinas DF, Mitsumoto H et al. Practice parameter: the care of the patient with amyotrophic lateral sclerosis (an evidence-based review): report of the Quality Standards Subcommittee of the American Academy of Neurology. Neurology 1999; 52:1311-1323
3) ALS治療ガイドライン（日本神経学会治療ガイドライン, 2002）
   http://www.neurology-jp.org/guideline/ALS/index.html
4) Oliver, D.: Opioid medication in the palliative care of motor neuron disease. Palliative Medicine 12, 113-115(1998)

（難波　玲子）

81 呼吸器を選ぶ人、選ばない人
－ 100人の印象から －

　人工呼吸器を選ぶ　選ばないは自分の生死を自分で決めることですから、これはALSのもっとも過酷な側面です。

　ある患者さんは「選べ選べと言われるけれど、匕首を喉元に突きつけられて、今が良いか　10年後が良いか、と言われているようなものです」と言っていました。今、死にたくはないけれど10年間をいつもハラハラしていることも選べない。常に難しい選択にさらされている患者さんの心の負担は大変なものです。

　発足前後からボランティアとして、私は支部活動をお手伝いして、足かけ17年になります。この間、多少とも関わりのあった県内の患者さんはおよそ100名になります。半分以上は他界されました。お会いしての印象を元にして科学的とはいえない統計ではありますが、数字から何か見えてこないか、と素人の気楽さでチョット変わった考察を試みてみました。

患者さんの数（表1）

　生死を問わない合計で人工呼吸器利用者が56名、利用していない方が44名です。患者会活動に関わってくる方は重度の方が多いので、この比率は現実の全国平均より呼吸器利用者の方が多いかと思います。

療養場所について

　人工呼吸器利用者は病院が多く、31名です。特に物故者の場合26名と、在宅の8名より3倍以上も多いのは、在宅療養が主流となる前は呼吸器をつけても一生を病院で過ごしていた方が多かったからでしょう。ご存命の方ではこれが逆転し、在宅の方が3倍以上で、最近の在宅療養の定着を示しています。

　人工呼吸器を使ってない方は病院7　在宅37と5倍以上が在宅です。物故者では27名中、ずっと病院だけだったのは県外から転院してこられた身よりのない方1人だけでした。病院療養者4名のうち他の方は他疾患や独居のため重度になってからやむなく病院や施設に入られたのでした。在宅療養体制が整わない時代でも人工呼吸器を使わない方は出来るだけ最後まで家で過ごそうとしていた事が伺えます。

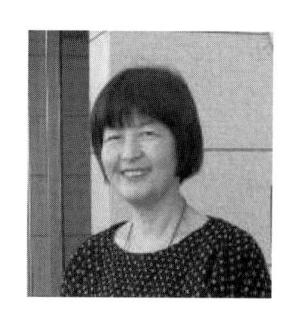

　状態が悪化すると半数が入院します。その場合どんな処置を取ってもらうかが問題です。一昔近く前のことですが、「鎮静剤を多用して…」という希望が主治医に入れられず苦悶状態が長く続き、何よりそれが辛かったと言っておられたご家族が記憶に残ります。人工呼吸器を使う使わないだけでなく、どのように送らせて欲しいかを事前に主治医とよく話し合うことが大切です。緩和ケアが早く一般化してほしいものです。

何故　呼吸器装着を選ばなかったか

　亡くなられた27名を対象に思い出しながら数値を出してみました。全員に詳しく聞いたのではないの

表1　患者さんの数

	総数	物故	現役	療養場所		イメージ		
				病院	家	桜	松	梅
呼吸器使用	56	34		26	8			
			22	5	17			
				31	25			
非使用	44	27		4	23			
			17	3	14			
				7	37			
	100	61	39	38	65	33	49	18

で正確なところは分かりません。お話しの中や状況を考えながら主観的に一応の色分けをしたものです。数値的には次のようでした。

急変による方3名、老若を問わず介護力があっても拒否した方3名、独居者で早くから着けないことを意志表示していた方4名、状況判断や人生観で選ばないことをほぼ確信していた方9名、他疾患などで鬱状態だった方2名、迷いながら直前で決断した方5名、不明な方1名。

実際には単身者を含め19名は高齢や小家族など介護力への不安が大きな要素だったと思えます。図1のうち確信・単身・迷うを併せた、ほぼ三分の二の方が介護力不安を持っておられたと思われます。年齢や状況、人生観と相俟って一人一人の判断が生まれるのですから、一概に介護力があれば全員が人工呼吸器を選ぶと言うわけではありませんが、介護体制が十分ならば、迷いを少なからず減らしてくれるはずです。

また受け入れ病院の有無も重要な要素です。「本当は近くに病院があれば生きたかったのに…」とご家族が悔しそうに訴えておられ方も忘れられません。

イメージ

大変非科学的で主観的なものの言い方で申し訳ないのですが、それぞれの方の過ごし方の印象を三種のイメージに当てはめてみました。桜は満開活き活きとしたイメージ、松は松樹千年の緑ありでじっくりと穏やかに息づいていらっしゃるイメージ。梅は寒風に耐えながら人間としての努めをじっと頑張っておられるイメージです。ａｂｃなどとランク付けしたくないための工夫です。

図中の個々の数値は差し控えさせて頂き、図2だけ示してみます。

人工呼吸器利用の方も、利用しない方も、物故者よりも現役の方が桜が多く、近年になる程、活き活きと過ごせる要素が多くなってきたことが感じられます。非利用者の中には経過が長くて中程度の障害が続いている方、まだ告知されて日が浅く普通に近い生活をしておられる方々も含んでいるので桜の％が高いのは当然かも知れません。

人工呼吸器利用者で淡々と生きる松状態よりも活動性を含んだ桜組が増えているのは、在宅療養者が増えているからではないでしょうか。

要素と気づき

次に、それぞれのイメージを選んだ理由付けを書き出し、その集計を出してみると次のような事が分かりました。

桜的イメージをもたらす要素

桜組のもっとも顕著な特徴は家族愛（12）、夫婦愛（3）に恵まれていることです。同時に本人が前向きの姿勢（9）であるとグッと強く明るい印象になります。これは人工呼吸器利用、非利用に関わりありません。

人工呼吸器利用者の場合はパソコン通信で交流が出来ること（8）も大事な要素です。次いで本人の鷹揚なキャラクター（2）、信仰（2）、充実した看護力（1）、呼吸器でも話せること（1）、等が挙げられます。

人工呼吸器を選択しない方の場合は強い意志力、主体性（6）が感じられると強い印象を受けます。リハビリなどを心がけ進行が遅いことも大切な要素です（5）。

梅的なイメージをもたらす要素

これは耐え続けることで人間の時代的な限界を一身に負っておられる方達かと思います。まず孤独が第一です。人工呼吸器の有無にかかわらず特定の方以外殆どお見舞いがない方（10）、病気にも周囲にも絶望しきっている方（3）、自分から交流を断っている方（1）。医療者不信

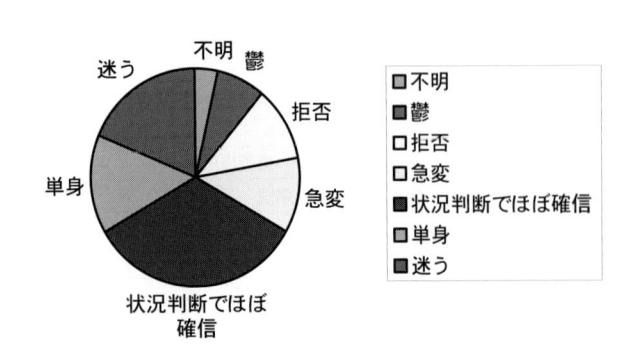

図1　なぜ呼吸器を選ばなかったのか

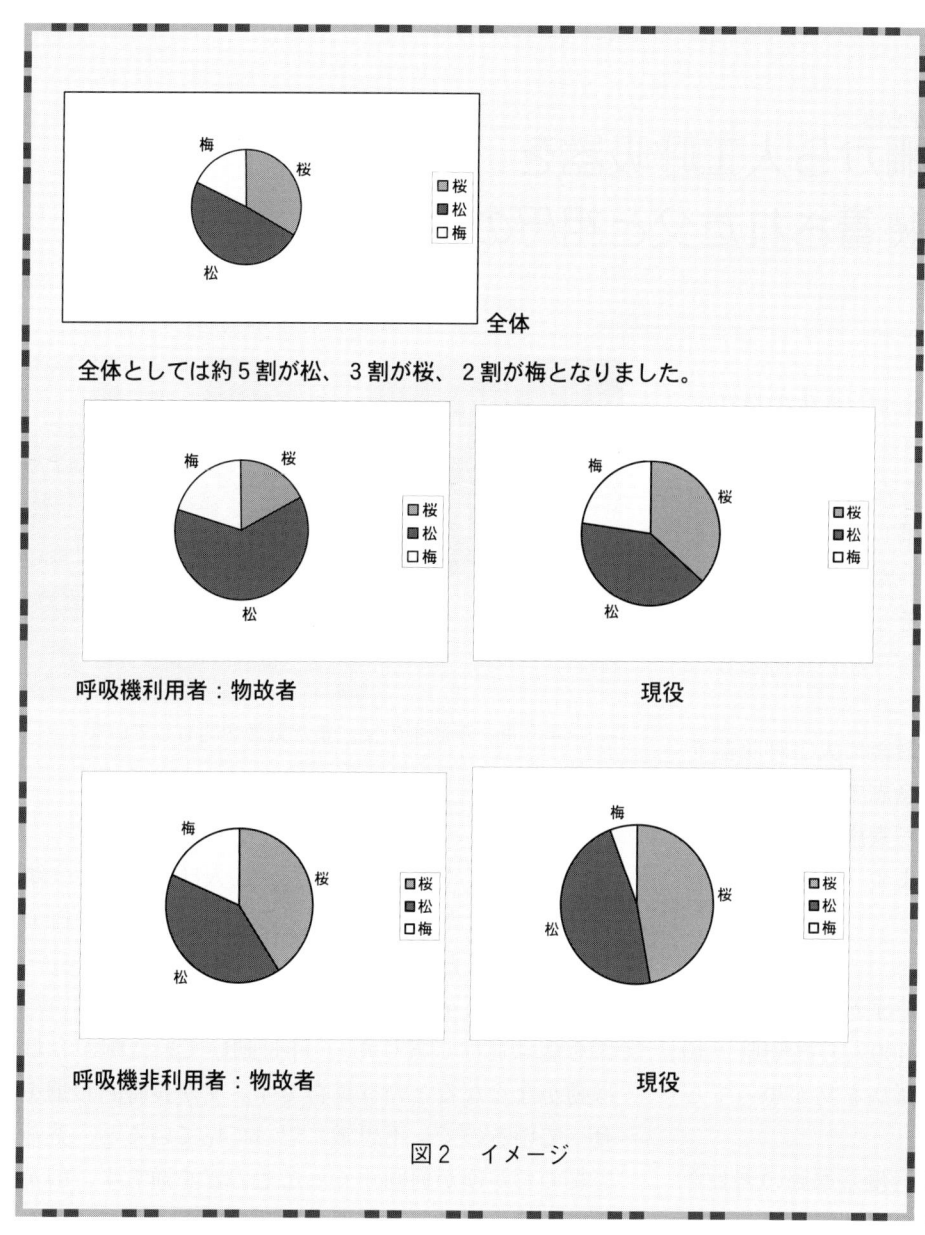

全体としては約5割が松、3割が桜、2割が梅となりました。

呼吸機利用者：物故者　　　　　現役

呼吸機非利用者：物故者　　　　現役

図2　イメージ

（2）、肉体的な痛み（2）、人工呼吸器選択等の重圧による心の痛み（1）も重大な問題です。人工呼吸器利用者の場合、他の病気を併発したり（2）、自己発信が出来なくなった（TLS3）うえで家族の健康まで損なわれている（2）こともあり痛ましい思いが致します。

気付いたこと

今まで漠然と感じていたのですが、ここで改めて気付いたことがあります。人工呼吸器を利用しているかいないかよりも、その人らしく生きているかどうかが印象を左右することです。そして孤独はいけない、と言うことです。逆に言えば、その人らしく生きていける環境作りをすることや孤独にしないならない工夫が必要ということでしょう。

以上、全く個人的な印象に基づく集計と主観的な考察で、本誌に出すのはお恥ずかしいようなものです。また、些かでもおつきあい頂いた支部の患者さん方にお断りもなく、このような勝手な作業をしていいものか指弾を受けるかも知れません。それは人物を特定出来ないことで、ご勘弁頂ければと思います。経験を思い出だけで綴っていくよりも、別な角度からの伝達が出来るのではないかと思った次第です。

人工呼吸器の諾否の選択を迫られる患者さんにとって、装着のその時まで、また装着してもしばらくは大変な悩み多い時と思います。その辺りをどうサポートしていけるかが問題です。患者会があっても実際に関われるのは極少数でしかないのが悩みです。また、装着してからも脱着の権利が保障されなければ器械に使われているだけになってしまうのではないか、自律性という闘病原則が損なわれてしまうのではないか、と言う疑問が常にあります。これからの議論に待たなければならない大きな課題です。ALSの病因究明に明るいニュースも出てきました。特効薬が出来たらこんな悩みも無くなるだろうなぁ、と基礎研究に期待をかけているこの頃です。

新潟県弁護士会より「人権賞」を受賞

1987年の支部設立以来、ALSで苦しむ患者さんや家族に対して支援活動を継続し、その活動が社会の人権意識の高揚に大きな役割を果たしてきたことに敬意を表し、新潟県弁護士会より「人権賞」が贈られました。

（若林　佑子）

82　家族愛の柵（しがらみ）から人工呼吸器を無理矢理装着された父と祖母のこと

　生きている以上終わりがあります。人生の最初は自分の意志で決めたわけではありません。とすると、人生の最後も自分の意志で決まらないのではないか…と思うようになりました。結婚して、子どもをもうけて、自分の為だけに生きていた時代を過ぎ、人の為、地域の為、学校の為に、そして日本や世界の為に生きることも考えなければならない年齢になって、私は二人の家族を見送りました。

　実父と実祖母です。二人とも最後に人工呼吸器を装着しました。それは、本人の意志ではなく、また病院の医師の考えでもなく、ただ家族に無理矢理に装着されたのだといえると思います。

ある日　突然に

　私は高知市に住む普通の主婦ですが、多くの方と違うところは、日本におよそ6,000人、高知県で40数人いるといわれるALSという難病を父が患ってしまったことです。

　父は昭和10年生まれ。地方の労働基準局の署長をしていました。あるとき突然転び始め、ズボンのひざを破ります。あちこちの整形外科をまわるのですが、原因不明。日に日に足も舌ももつれていきました。基準局の署長室は二階にあったので、父は階段を這って上り、仕事を続けようとしていたのですが、舌の萎縮が進み、話している内容が、もはや部下には聞き取れなくなり、やむなく退職しました。

　小学校の校長をしていた母も、停年直前でしたが父の介護のために退職をしました。父も母もこれはただの病気ではないと感じていたそうです。「足が自分のものじゃないようだ。歩き方がわからなくなった」と話していました。程なく高知市内の近森病院でALSであると確定診断をうけます。

　ALSは呼吸筋が弱くなってきて息ができなくなれば人工呼吸器をつける必要が生じてきます。勿論呼吸器を装着しない選択もあります。担当医の石川誠先生は診断の際に、父と母に対してそういうことを

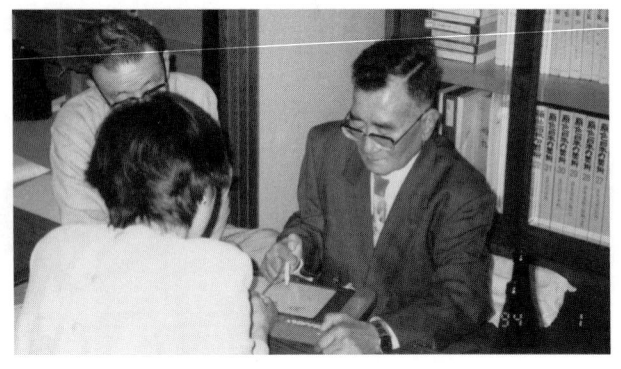

94年5月、筆談中の父。まだ気管切開もしていなかった！

すべて話してくださいました。二人はその夜、一緒に泣き明かしたそうです。そのとき父はもはや自分の足で立つことができなくなっていました。

　4月に診断を受けてから、わずか2ヶ月のあいだにも病は進行しました。昨日動いていた腕が今日は動かなくなるという具合です。父が長時間お粥を食べているので、不思議に思って見ていると、茶碗一杯のおかゆが何回すくってものどを通らず、口からぼとぼと出て、それを一生懸命口へ入れて、また茶碗に落とすという繰り返しでした。もうおかゆやら唾液やらどちらなのかわかりません。父はそのころのことを「真綿で首をしめられるようだ」と筆談していました。身体は石のように重く、抱えることが大変で、母は腰が痛い痛いとこぼしていました。

　ベッドの上では天井がお友達。子供のころを思い出したり、ひょっとすると病気が治って走ったり話したりできるかもしれないということを父も空想していたのだと思います。しかし奇跡は起こりませんでした。両手で鉛筆を握り、自分の生い立ちと、家の歴史を書き終えた日の夜、呼吸困難を起こして救急車で搬送。近森病院の救急処置室の中で、はあはあ言いながら大きく動かしていた父の胸にはほとんど筋肉もなく、付き添っていた母と私はただ、父の手を握っていました。私が涙をこぼすと、「泣くことはないのだ」と指で書いてくれました。これから

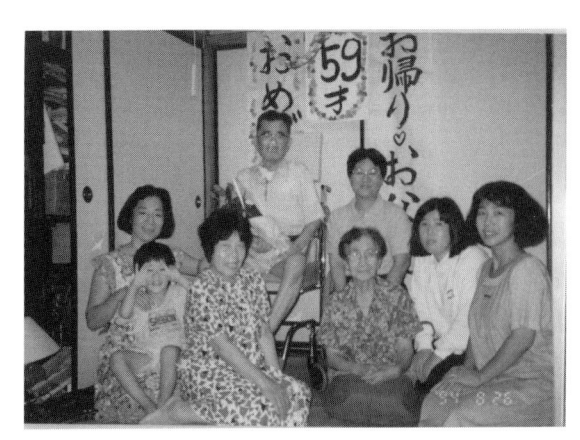

94年8月、気管切開して一時外泊の父。父の前に座すのが母。その右が祖母。右端筆者。

何が起こるのか…いよいよ迫ってくる恐怖に向かって、目をつぶっていたい気持ちでした。1時間ほど経って救急の医師が「杉山さん、このままでは本人も苦しいと思います。どうしますか。」というようなことをおっしゃいました。

父の意識ははっきりしています。呼吸が少しでも楽にできるよう、ベッドを起こしています。昏睡しているわけでもなく、しっかり目をあけています。恐ろしい病です。生きたまま連れていってしまうような難病なのです。私と母にはそんな父をそのまま苦しませることはできませんでした。いえ、そのままの方が良かったのかもしれません。でも、先のことを考える余裕はありませんでした。まだまだ父と一緒にいたかったのです。午前0時を過ぎ、乳飲み子のいる私は先に家へ戻りました。今日はこのままの状態で安定するかもしれない、と自分に言いきかせて。

呼吸器を装着"させられて"

ところが、朝方、父は気管に穴をあけ、呼吸器を装着したということを知りました。装着したというより、させられたのです。担当の石川医師が母のところへ来て、「呼吸器をつけたくないというのが以前からの本人の意思なのだから、そのようにしてあげたら…」と話してくれたそうです。しかし、居合わせた母は、「本人はそうでも、今の状態でそのまま見過ごすことはできない。なんとか助かる道があるのなら、家族としてはそうしたい」と装着をお願いしたそうです。

父は救急車で搬送されたその日の昼間、突然私たちに「葬儀屋を呼べ」「喪主は○○」と筆談していました。人は自らの最期を感じ取るのでしょう。父には「いよいよ来るな」ということがわかっていたのです。すべての準備はできていたのです。ところが私たち家族にそのような心の準備ができていませんでした。目の前で、息が止まりそうな父をそのまま放って見送ることができませんでした。

夜中に呼吸の状態がさらに悪化し、とうとう母は医師に「呼吸器装着」を懇願してしまったのです。その後、父は死んだも同然でした。目もうつろい、笑顔も表情も消えました。父は母のことを「鬼」とよびました。担当の医師に、もの凄い形相で「殺してくれ」と出ない声を絞って訴える姿を偶然、私の主人が見てしまい、とても人間の顔ではなかったと言っていました。

そんな父も、ALS協会という患者会の方に薦められて、意思伝達装置で自分の思いを伝えることができるようになってからは、次第に表情が変わってきて、落ち着きを取り戻してきました。家族が力を合わせて在宅療養の指導を受け、自宅で一緒に暮らせるようになりましたが、呼吸器装着の24時間介護は一歩も外へ出られないめまぐるしい毎日でした。頻回な痰の吸引と体位交換をはじめさまざまなことが次から次へと必要になります。夜中も3時間毎に起きて介護しました。授乳もしながらでしたから、元気が取り柄の私も流石に弱音を吐きそうでした。近森病院の訪問看護の皆さんや3人の医師の支えによって何とか頑張っていましたが、結局在宅2ヶ月で母がインフルエンザでダウン。病院でのショートステイをお願いすることになってしまいました。

そして阪神大震災の数日後、あと2日でステイも終わるという朝、巡回の合間に一人静かに逝ってしまいました。当時の父は心身ともに安定していました。亡くなる前日には見舞いに来てくれた基準局の方に「俺も案外もつ」と意思伝達装置に打って、笑っていたそうです。退院を予定していた日が葬儀の日となりました。

本人の決意は固かったが

父は担当の医師近森病院の石川誠先生と「呼吸器はつけない」という固い約束をしていたようです。でも、家族にははっきりと伝えていませんでした。「パイプやチューブにつながれ、言葉も話せず、身体も動かず、ものも食べられず、息もできない、このような姿で生きている意味がない」と、思っていたようです。家族に迷惑をかけるとも思っていたの

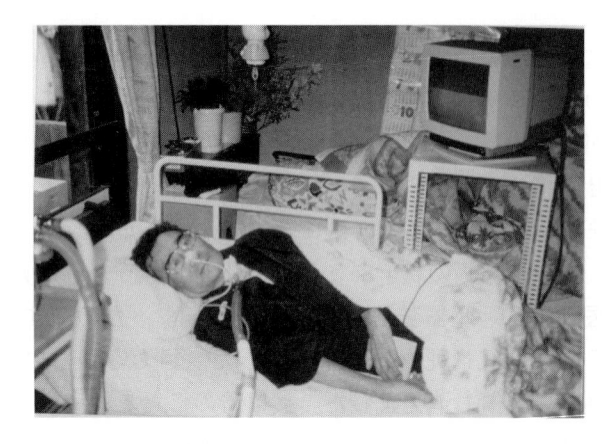

人工呼吸器を着けられ、無念そうな父。（自宅にて）

でしょう。自分のイメージでは最期は立派に終えるはずだったのに、呼吸器を装着された姿で生きていることは辛くて惨めだと感じているようでした。

入院中、病室が一緒だった患者さんが先に呼吸器を装着して自宅に戻られたのですが、その方が、自宅で亡くなられたということを聞くやいなや、父は意思伝達装置に「よかった」と打ちました。驚きました。父と一緒にいたいという家族のエゴを通し、本人の意思を通してやらなかった。後悔が残りました。

ところが、数年してまた同じような問題にぶつかろうとはそのときは夢にも思いませんでした。

またしても　今度は祖母に

祖母は明治39年、日露戦争のあとに生まれた気丈な明治女です。祖母にとっては三男で跡取り息子の父がALSと診断されたときも、父が亡くなった朝も取り乱すこともなく、ただ、「仕方のないことよ」とぽつりと言うだけでした。93歳の夏には窪川の興津という所で、オレンジの水着を着て海水浴もしました。家ではタバコ、切手、パン、菓子などの小売りのかたわら宝くじなども販売していました。お客さんへの釣り銭の間違いもありません。着物を縫い、朝・夕の食事など家事全般をしていました。女子が十分な教育を受けられない時代にいたので、覚えた字を忘れないようにと毎日日記をつけていました。

マルチのおばあちゃんでしたが、不整脈がありました。急に脈が早くなり、胸が苦しくなります。「すまんけんど、胸がつかえるき、ちょっと病院へ行こうと思うが乗せていってくれんかね」夜中の12時過ぎに起こされることが何度かありました。その回数がだんだん多くなってきました。さらにあると

き病院のかかりつけの医師に家族が呼ばれ、「おばあちゃんの肺には影がある。だが、もう90才という高齢なので、手術もせず、このまま自然にしていましょう」ということを伝えられました。次第に身体も弱っていき、ずっと店に出ていた祖母も奥で寝ることが多くなりました。

母と私はもう二度と父の失敗をくりかえしてはならないと思っていました。病院で1人ではなく、住み慣れた自宅でみんなで送ってあげたいと思っていました。本人が望まないのなら管やチューブにつないだ無理な延命はしないようにしようと思っていました。

2001年9月11日忘れもしないあのテロのあった朝、祖母はトイレに立とうとしてずるずると倒れました。テレビでは飛行機がビルに突っ込むシーンを何度も放映していました。救急車で病院へ行きました。心臓も身体も相当弱っています。血圧を下げたり、不整脈を抑える点滴も、いくつか腕から差し込んだまま、容態は改善せず、1週間、2週間と過ぎていきました。焦る気持ちが芽生えてきました。「このままではいけない。家へ連れて帰ろう。」家で見送ってあげなければ…。担当の医師に4年前の父の話をしました。6人の叔母や叔父達にも事情を説明し、無茶な外泊であるが、家族の考えを話しました。

すると、「ずっと一緒に暮らしていた家族の方々に、すべておまかせします」と言ってくれました。テロから約1ヶ月、10月の末のとても天気のよい日。家に帰った祖母は、好物の寿司を一口二口食べ、すぐ横になりました。今晩が山だと誰もが感じていました。一方で自宅へ戻れば容体が回復するのかもしれないとも思えました。次の日の朝、祖母に「朝ご飯食べる？」と母が声をかけると「いらん」といい、調子が悪く苦しそうでした。母は迷ったそうです。このまま苦しんでも、もう放っておいてあげたら。でも、つい祖母に聞いてしまったのです。「おばあちゃん、調子が悪いやったら、また病院へ行くかね」すると、おばあちゃんは消えそうな声で「行く」とうなずいたのでした。

つい「病院に行く？」と聞いてしまった

その一言で私たちはまた救急車を呼んでしまいました。本当に考えが甘かったのです。

「自宅で最期を看取るために連れて帰ったのでは

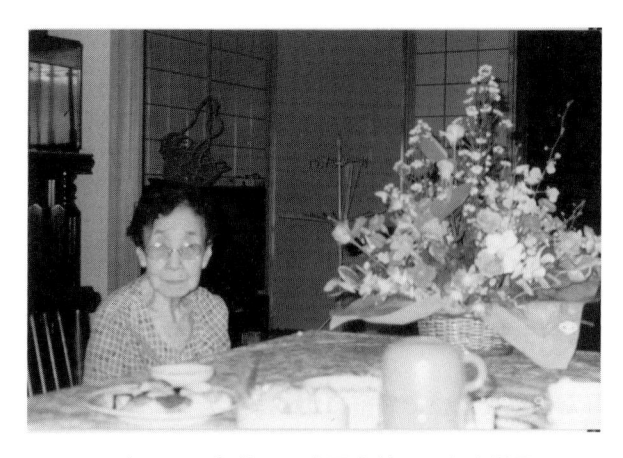

99年9月、好物のお寿司を前にした実祖母

なかったのか」と、医師に言われました。その通り。その筈だったのに。いったん病院へ行けばなかなか帰れません。おばあちゃんはもう虫の息でした。酸素が足らないので、呼吸器を口からいれますよ、と言われました。

おばあちゃんの口には大きな管が入れられ、テープをはって止められていました。もう話はできなくなりました。祖母は集中治療室に入りました。3日目に治療室に行ったとき、右足のひざから下が、物に当たって打ったときのように青くなっていました。気になりながら帰りました。次の日には白い包帯がぐるぐる巻かれていました。足がどうしたのかと思いましたが、看護士さんになかなか聞けません。5日目も6日目も右足は白い包帯のままでした。次の日先生と話すと「足には血液が充分流れていないために良くない状態だ」ということでした。

最期に立ち会ってくれるお医者さんの存在が必要

看護士さんが包帯を変えるときにたまたま病室にいました。皮膚がうすみどりの膿にかわり、どろどろにとけて流れていました。骨がみえそうでした。おばあちゃんは口に管を入れたまますごく痛そうな苦しそうな顔をしていました。初めて腐った足を見ました。家に帰って自分を責めました。胸が石で押されるようでした。どうしてこんなことになったのか、おばあちゃんはずっと良い人生だったのに、90才を過ぎるまで元気で長生きをしたのに。丈夫だったその足を腐らせるような苦しみを与えてしまった…。

2001年11月9日早朝、看護士さんから、「血圧がだんだん下がってきています。」との電話があり、病室へ駆けつけると、おばあちゃんは目を大きくあけていました。「私たちのこと、わかるのかな。」と思いながら「今までありがとう、おばあちゃん、ありがとう」と声をかけるなか、器機の数字が次第に下がり、、やがてゼロになりました。最期は静かにため息をついたような感じでした。外は日本晴れのよい天気でした。

後日祖母の日記のあいだに一枚の紙を見つけました。「長い間世話になりました。ありがとう。皆仲良うしなさいね」何回か書き直して練習していました。人はやはり自らの最期を感じ取るのでしょう。

家で迎える理想の最期。それにはキーパーソンが必要です。父が葬儀屋を呼べと言った日に、あるいは祖母が最期を迎えるべく自宅に帰ったあの日に家に来てくれる1人の医師です。二人とも無理な延命を望んでいませんでした。しかし、家族は違います。そのあいだに入ってくれて、最期に立ち会ってくれるお医者さんの存在が必要だと思いました。

家族の思いと本人の幸せは別

呼吸器装着は父の意思ではなかった。家族が無理に延命をしてしまった。しかし、その後の数ヶ月間は短くとも自分の意思を伝え、父親として、一家の長として存在していました。呼吸器のパイプをつけたまま、中学校の同窓会までやってみせた父でした。それでも、残された私たちには後悔する気持ちが去来します。生も死も本人の思うようにはならないものなのかもしれない。自分の時にはどうだろう…。

二人を見送ってはっきりと気づいたことがあります。それは「生きる」ことの意味です。家族にとって「生きる」ことは、ただそこにいて存在していてくれればそれでよいのです。どういうかたちにせよ「生きていてほしい」のです。

しかし、本人にとって「生きる」の意味はそうではないということです。

（杉山 加奈子）

83　呼吸器をつけないことを選んだ父

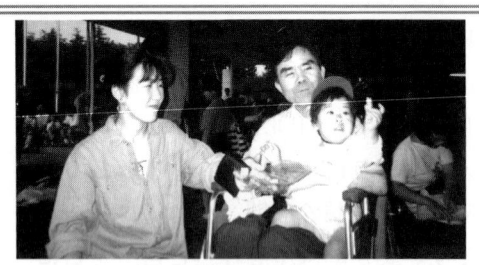

筆者と孫を抱いた父

父は呼吸器をつけず自宅で亡くなりました。告知を受けてから亡くなるまで2年5ケ月でしたが、私も父もその何倍もの年月を生きたように思えます。呼吸器をつけるか、つけないかの選択を下すのはとても辛く、難しいことですが、やはり患者本人が決めるしかないことなのだということを、父を見ていて思いました。呼吸器をつけないことを選んだ父は、父らしく生き、父らしく死んでいきました。

本人には伝えられなかった「余命1年」

父は平成6年1月に都内のJ大学病院で筋萎縮性側索硬化症(ALS)との診断を受けました。3年以上原因不明の筋力低下に悩まされたあげくのことです。私と妹が呼び出され、父と共に難しい専門用語ばかりを並べ立てた表面的な説明を受け、最後には、「原因不明でこれといった治療法もないので今日中に退院して下さい。」と言われました。父一人が病室に戻った後、余命1年であること、半年もすると家では看きれなくなるので、その時には専門の病院を紹介するということを告げられました。

病気がどのように進行していくのか、それにどう対処していけばよいのかの説明はなく、そのことについて質問すると、徐々に全身の筋力が衰え、最後には自発呼吸ができなくなり、死に到るとのことでした。「どうすることもできないのですか？」と尋ねると、呼吸器をつけるという方法もあるが、患者が苦しむのでやめてほしいという家族もいるという説明を受け、とにかく今日中に退院するよう冷たい口調で言われました。私たちはどん底に突き落とされたような思いで病室に戻りました。

病室での父は「脳腫瘍でなくてよかった。」と安堵の表情で言い、あと10年生きるつもりであるようなことを話していました。

ALSって何？

この時、父は64歳でした。母は14年前に亡くなっており、妹は嫁いでいたので父と私、2人きりの生活でした。父はALSという病気のことも、自分がこの先どうなっていくのかということも、ほとんど理解できていなかったのではないか、または理解したくなかったのではないかと思います。

しかし、私の頭の中では「余命1年」という言葉が離れませんでした。早急に父に知らせなければ1年はあっという間に過ぎてしまう。自分のことなのだから父にはすべてを知る権利がある。知らなければならない。でもどうやって父に伝えたらよいのか？　と途方にくれるうちに日々はどんどん過ぎていきました。父の前では明るくいつも通りにしなければならないことがとても辛く苦しかった。

ALSについて何の知識もなく、ただ不安を抱えて怯えて生活することに耐えきれず、情報集めに走り、やっとのことで日本ALS協会千葉県支部の川上純子さんを知ることができ、連絡をとりました。ケアブックや支部だよりを送っていただき、やっとALSについて具体的に知ることができました。

3か月目の本当の告知

病院での説明から2ケ月が過ぎた3月になり、やっと私の口から父にALSという病気は呼吸器をつけなければ生きていけないということを告げました。4月には川上さんの紹介で国立千葉東病院の今井先生に診察していただきました。頭の先から足の先までのていねいな触診の後、父と一緒にALSについての詳しい説明を受けました。失われていく機能と、それへの対処の方法、呼吸器をつけた場合の費

用などについての説明も受けました。先生は父に「娘さんの収入に頼らずにその費用を用意することができるかなども含めて家族でよく相談して決めるように。」といわれました。最後に「この病気は大変だけども一緒に頑張っていこう。」ともいってくださり、ようやく光明が見えたような気がしました。父は現実を突きつけられ非常にショックを受け、困惑している様子でしたが、私は、先が見えて病気と闘いやすくなったと勇気がわいてきました。父はこのとき、本当の意味での告知を受けたのだなと思いました。余命1年と言われてからすでに3ケ月が経っていました。

呼吸器をつけて生きるか、つけずに寿命をまっとうするかという選択をせざるをえない厳しい状況の中で、父が苦悩しているのが私にはよくわかり、しばらくの間、互いにそのことには触れずに過ごしました。呼吸器をつけて生きるということがどういうことなのか、私はとても知りたかった。父も想像がつかず思い悩んでいるのだろうと思うと、あらゆる情報を集め、それを理解した上で最終的に父がどうしたいのか決めてほしいと思いました。

そんな時、偶然にも同僚の親戚にアメリカでALSを研究している有名な医師がいることを聞きました。5月に学会出席のため来日された折に電話でその先生に相談をしました。父の病状を伝えると共に、呼吸器の問題についても単刀直入に質問すると率直に話してくださいました。

ある医師の言葉

「アメリカでの話なので日本とは違うだろうけれども、アメリカではむやみに呼吸器をつけたら…というようなことは言いません。お金がかかるということもあるけれど、例えば、どうしてもこの本を書き上げなければならないとか、会社の社長でどうしても生きていかなければならないとか、そういう大きな理由がない限り、呼吸器をつけてもうまくいかないケースが多いんですよ。けれど呼吸器をつけた人はつけてよかったって必ず言うんですよ。生きていることを否定できないから。私は呼吸器をつけるということ事態が、もうすでに神様の手中にあるのであって、我々がどうこうという次元のことではないと思うんですね。ところが今は医学が進歩して、こういうことができるようになった。日本人の気質は、病人にどこまでやってあげても悔いが残ってしまう。これはもう仕方がないことなんですよね。でも自分を犠牲にすることなく、ここまでというラインを決めて精一杯看てあげなさい。2人家族であればちょっと買い物に行って戻ったら亡くなっていたということがあるかもしれない。しかし、それはそれで仕方のないことだと割り切ることが大切です。お父さんはある程度区切りがついている年齢だけれども、あなたはまだこれからなんだから自分を大切になさい。人生何ひとつとして無駄なことはないのですから…」

先生の言葉ひとつひとつがストン、ストンと心の中に落ちていく気がしました。先生がALSという難病と闘う患者や家族の心の内を理解して下さっている。一緒に苦悩して下さっていると実感すると同時に、先生のお人柄と度量の大きさに感銘しました。

私の苦悩、父の苦悩

この電話での内容は、そっくりそのまま父に伝えました。そのとき、折笠美秋さんの『君なら蝶に』（1986年立風書房、筆者はALS患者であり、自己決定の間もなく呼吸器をつけて生きることになってしまった。その状況下で綴った句集）も手渡し、呼吸器をつけるかつけないかは自分で決めてほしいと頼みました。同時に呼吸器をつけてからは在宅では看きれないので病院で療養してほしいという自分の正直な気持ちも話しました。私自身が緑内障という持病を持ち、その不安も抱えつつ仕事をしながらの24時間介護は、たとえ人を頼んだとしても精神的に長続きしない、きっと自滅してしまうだろうと思えたからです。一時の感傷で出来もしないことを約束して今以上に父を苦しめることになるのが怖かった。そのかわり呼吸器をつけるまでの間はできるだけ家で頑張って看ていくからね、と約束しました。私にとっては、この先どんなことがあってもという覚悟の上でのギリギリ精一杯の思いでした。

このころの父は、死への恐怖からなのか、葛藤しつつもまだ、自分自身の心との対話ができていないようでした。あるとき、私と妹を前にして反応をうかがうかのように「呼吸器をつけようかな。」と言ったかとおもうと、すぐに、「やっぱり呼吸器をつけて生きるとお金がかかっておまえたちに迷惑をかけることになるから、つけずに死ぬ。」と言ったりしました。

その口調から父の心が見えた私たちは、それは間違っているとはっきり言いました。そして、父が本

当に呼吸器をつけて生きたいと思っているのなら、手持ちのお金でどうにかやっていけるはずであることと必要ならば2人で協力もする。それを私たちのためにつけずに死ぬという言い方をされたのでは、本当は呼吸器をつけて生きたいのに私たちのために我慢して死ぬと聞こえる。自分の命を私たちに託すという形で決定しないでほしい。そうでないと、側にいる者も辛いからということを訴えました。

もちろんそのとき父の言ったことは本心であったと思いますが、「私はこうしたいと思っている。こう決めた。」とは聞こえなかった。呼吸器をつけて生きていくことへの不安と、つけずに死んでいくことへの恐怖との間でどちらを選べばよいのか迷い揺れ動いていたのだと思います。

呼吸器はつけない！

6月に入り、ALSについてもっと理解するという意味もあって、千葉東病院に1か月ほど入院をしました。呼吸器をつけた患者さんと気管切開をした患者さんと同室で過ごしました。父はその間、いろいろと考えたようです。帰宅してから間もなく「俺は呼吸器をつけてまで生きたくない！」と断言しました。

以前のような迷いは感じられず、私は心の中で「もう決めたんだ、自分で…。」と思いましたが、その時は「ふうん、そうなんだ。」としか答えられませんでした。後日、妹と2人で父に改めてそのことを確認しましたが、気持ちは変わりませんでした。父が本当にそうしたいと思っているのなら、私たちもそれを受け入れようと心に決め、気持ちを切り替え、先のことはあまり考えずにみんなで楽しく過ごそうと話しました。「うん、そうだな。」と言った父の言葉がズシンと心に重かった。とても辛くて、気がついたら3人で母が生きていたころの楽しかった想い出話をしながら大笑いしていました。そのとき、いつも心から離れなかった折笠美秋さんの句を思い出しました。

微笑が　妻の慟哭(どうこく)　雪しんしん

死と向き合う

父も私も覚悟はできていたと思います。でも、私はいずれ訪れる父の死が怖かった。死に関する本を何冊も読み、ちゃんと受け入れなければ！、立ち向かわなければ！と無理をしていたように思います。1人じゃ怖いから父にも面白かったから読んでみたらと手渡していました。「死に方のコツ」、「生き上手死に上手」、「大往生」、「死について考える」、「死の瞬間」など。

また、海外の安楽死のドキュメント番組を2人で見て父の感想を聞いたりしました。まるで、日常生活の1コマを話すかのように明るく軽く話す努力をしながら…。父の心の中を知りたかったのだと思います。怖くないのかな？　と。

病人である前に
ひとりの人間として残された日々

7月なかば、父は日中1人で居るときに転倒したのをきっかけに、、車椅子での生活になりました。残された日々を少しでも皆と一緒に楽しく過ごす機会をつくろうと、孫と一緒に温泉やディズニーランドへでかけたり、日中の父の世話をしてくれた千葉大大学院の学生さん、ヘルパーさん、たちとも、楽しく過ごし、時には皆とホームカラオケを楽しんだりしてました。

こうして平成6年1月に余命1年といわれた父と平成7年のお正月を迎え、6月に入るとベッドの上での生活になっていましたが、なんとかトイレへいっていました。大変そうな様子に見かね、ポータブルトイレを置いたらというと、父は憤慨し、頑として応じようとしませんでした。頭ではわかっていても、そこだけはどうしても譲れない大事な心の拠り所だったようです。

3回目のステイから帰宅したその夜、突然、意識がなくなりました。ストレスからの急激な血圧低下による意識消失とのことでした。父は、人間として扱われず非常に辛かったと話していました。今まで一度もできたことのない、しかもALS患者にはできにくい床ズレができた父の体を見たときに、どんな状態であったか想像がつき、心が痛みました。

家で死にたい

7月、わずかに残った右手の握力ももう限界だと思ったのか、自分で字が書けるうちに自分の意思をはっきりして残しておきたいと,

以下のように書き記しました。「私の病気は治療法の確立もできない難病であり進行性であります。人はこの世に生まれてきた以上、年を重ねて死んでいく。あたり前のことである。私も死については心の準備はできています。どうなっても呼吸器はつけないで下さい。延命はしたくないのです。できるだけ楽に死なせて下さい。」それを封筒に入れ、常に枕元に置くようにしました。10月、私の体調不良の

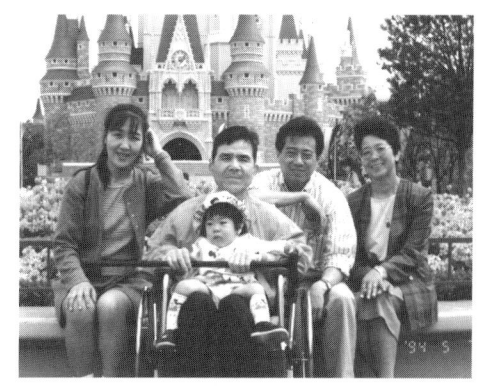

平成6年5月、ディズニーランドへ一泊旅行した
筆者(左)と父(中央)

ため、老人病院にしばらく入院しました。その間の千葉東病院での定期診察の際、精神的うつ状態に陥り、病状も急激に進行していると診断されました。

11月、老人病院に父の好物を届けにいき、口に入れてあげたところ、むせて苦しがりました。いつもと様子が違うため、看護師さんに確認すると、2日前から様子がおかしかったとのことでした。急遽、千葉東病院に搬送しました。

父は肺炎を起こし、脱水症状になっていました。愕然としました。誤嚥によるものとのことでした。病状はそれだけ進んでいました。父はいつ何があってもおかしくない状況であると説明され、父の隣に泊り込みました。

父は以前から家で死にたいと言っていましたが、私は不安で、最期は病院でと今井先生にお願いしてありました。けれども、入院中に痰がつまり呼吸困難になって、その後、10時間以上にわたって1人でタッピング、吸引、呼吸介助を4回経験したこと。なかでも1番ひどかったときに「いつまで俺を苦しめるつもりだ！ 早く殺してくれ！」と叫ばれるような状況であったにもかかわらず、不思議と父の辛さを冷静に受け止めつつ対処できたことから、この先、何が起こっても、きっと私は大丈夫だと思え、家で看取ることを決心しました。

自宅で最期を迎えたい

また、病院での生活は自宅とは違い、いろいろな意味で辛く、私自身も一日でも早く家に帰りたいという思いがつのりました。 症状もある程度安定し、自宅へ戻る準備が進むにつれ、父は私とは逆に不安になり、心が揺れていましたが、「同じ時を過ごすなら、お家がいいわ。お家に帰りなさい。」とある人から言われると、「そうだな。」とうなずいていました。

12月初旬、ようやく戻った自宅で今まで関わっていただいたスタッフ、民間の看護師派遣会社の方、泊り込みの家政婦さんと緊急事態も予想した上での、細かい確認事項を話し合いました。毎日往診してくださるホームドクターの高木先生の「変わりありません。」の言葉にうなずいてとても安心していました。

このような皆さんの協力のおかげで、帰宅してから2ケ月もてばよいといわれたのですが、5ケ月後の平成8年5月永眠しました。その間に2人目の孫の顔をみることもできました。

今 振り返って心に思うこと

父が亡くなり11年半が経ちますが、なかなか遠い出来事にはなりません。

病気のこともそうですが、物事は頭で理解することと、心で理解することは違います。心で理解できて初めて、一歩前に踏み出すことができるのだと思います。病気が進行していく過程で何度となく否応なしに生活形態を変えていかざるを得なかった父も抵抗したり、受け入れたりの繰り返しでした。

それでも最期まで、父は威張ってわがままを言って元気だったころと同様に生きていました。それでよかったのだと思っているのです。当時は介護する側として私も辛く、もう少し私のことも考えてほしいと訴えたのですが、父は聞く耳持たずでした。今思えば、初めから「私だって辛くて、悲しくて、怖い。」と素直に父の前で泣いていたら、お互いを支え合えるような関係になっていたかもしれないと思います。

家族は、人に迷惑をかけずに頑張らなければと思いこみがちなのではないでしょうか？ 家族が頑張りすぎて疲れ果てると、結局、病人にやさしくできなくなってしまいます。お互いのためになりません。そうなる前に、遠慮せずにまわりの力を借りるほうが良いと思います。

また、父が「辛い。」と言うと口癖のように「頑張ってね。」と答えていた私ですが、「そうだね。辛いね。」と共感してあげられていたら、父はどんなにか救われ、安心したことだろうと思います。その方が勇気もわいたことでしょう。

父はALSという病気を通して、私の人生に良き出会いと成長する場を与えてくれました。それは今でも、続いているように思えます。この原稿を書く機会を与えていただいたことに心より感謝いたします。父の最期の言葉「ありがとう。」にやっと答えられます。「私もありがとう。」と。（横島　康子）

84 ALS患者と尊厳死
― 抜本的治療法完成の見通しが定かで無い限り　絶対に必要 ―

　私は71才。米国で1年間神経内科の臨床修練も受けた事のある眼科医です。ALSの発病は7年前の4月、右、左の肩関節胞炎に始まり、8月に右手小指のみの奇妙な疲労感、11月に診察と諸検査の結果、世界保健機構(WHO)の診断基準に基いてALSの疑診がつき、また、麻痺は右上肢、左上肢、右下肢と進みALSの確診がつきました。

　その後、病状が進み3年半前に気管切開を受け、今は四肢麻痺と球麻痺(首から上の麻痺)で人工呼吸器、胃瘻、経管栄養で生かされています。頭を動かす事も出来ず、わずかに残っている両下肢の内転で身体障害者用のパソコンを足の親指の外側で打って、その時速は5行前後です(写真2)。私は他の難病に罹った事が無いから、ALS患者に限った尊厳死を論じます。

ALSの苦しみ

　私にはある程度のALSの知識があったので、主治医の気管切開のすすめをすんなり受け入れました。ところが全く予想しなかった事に悩まされるようになりました。運動神経の病気なのに痛みがひどい。血液循環の主役は心臓です。脇役はなんと筋肉なのです。筋肉の静脈にはそちこちに一方通行の弁が付いていて、筋肉が動く度に血液の心臓へのもどりを促進しているのです。筋肉が無くなると血の巡りが悪くなり、筋肉内に溜まった疲労物質が運び出され難くなります。

　活動出来る筋肉が少なくなっているので、子供が大人の仕事を強いられるようなもので、上記の理由とあいまって、長期行軍後のような筋肉痛が常在します。また寝たきりなので、尻や腰が痛くて困ります。生かしておくだけでなく、積極的に患者の体を動かす攻めのケアが必要なのですが、それの確保が困難です。重労働なのです。患者の体の移動が大変で介護者の多くが腰を痛めます。

　筋肉はまた熱発生装置です。筋肉が動くと熱が発生します。それが無くなると言う事は内部の暖房装置が故障したままと同じです。体躯の中では内臓が正常に働いていて代謝発熱があので体躯は暖かいのです。少しも動かない上肢が一番寒く感じます。内部暖房が無いので1度体を冷やしてしまうと、シャツ、パジャマ、腕カバー等を10枚重ねても暖かくなりません。室温を上げるしかないのです。暑い暑いと言う介護者との間でもめ事が絶えません。先日外出して骨の髄まで冷やしたら、温まるのに5時間かかりました。毛布を剥いだまま裸にしておくのはいけません。電気毛布は体が動かすことが出来ず、低温やけどをするので駄目です。ウオターベッドの水をお湯に出来る装置で対処している患者さんもいます。ALSが進んで行くと、自律神経もおかしくなり体温調節が利かなくなり、低体温に移行して行きま

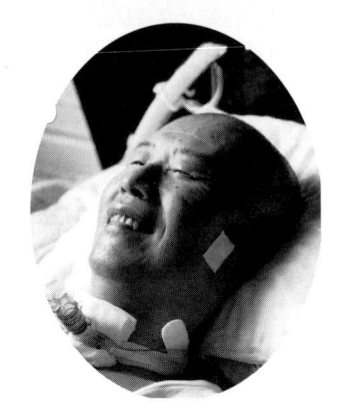

写真2　パソコンを足の親指の外側で打って、その時速は5行前後。

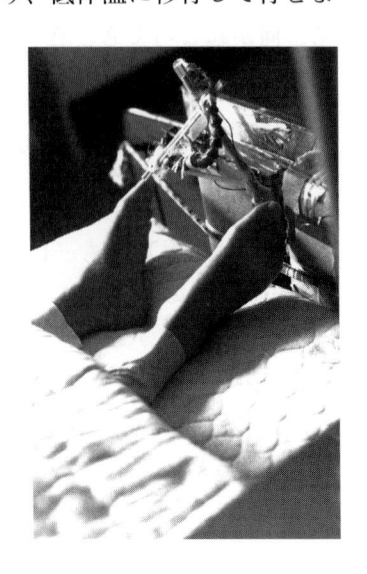

す。体温が31℃にまで下がる人もいます。低体温をカバーする為の室温の調節も意外に難しのです。

ALS患者の療養の実態

進行したALS患者を在宅療養に移すのは、病院には経済的に大きなメリットですし、制約の多い入院生活から開放されて、患者から見ても結構なのですが、在宅でのケアが問題です。進行したALSは難病中の難病でケアが難しいのです。総合病院の神経内科の病棟ですら、それに熟達した看護師が多いとは言えず、在宅介護の主役を担うヘルパーの教育には進行したALS患者のケアなど全く想定されていません。寝かせっぱなしにして、生かしておくだけのケアなら簡単です。だが、それは患者にとって苦痛以外の何ものでもありません。何でもよいから、とにかく動かしてもらわないと、楽になれないのです。

これらは危険を伴う医療行為で、理学療法士、看護師の領域です。所がその数は圧倒的に足りなく、宮城県内の訪問理学療法士は僅か2人の由、在宅療養までなかなか回って来ません。訪問看護師も毎日24時間頼れる訳ではありません。ヘルパーは法的に行動制限があり、攻めのケア（受動的運動）はあまり期待出来ません。結局、進行したALS患者は制度の谷間に落ち込んだ棄民ならぬ棄患者のようなものです。こうなると、気管切開を選ばなかった人の方が賢明かも知れません。

ALSの原因が解明され、抜本的治療法が開発されない限り、支援を充実させてもこの問題は解決されません。癌ならある程度の見通しは立ちますが、ALSは「何所まで続くぬかるみぞ」で厭戦気分ならぬ厭介護気分がみなぎり、多くのALS患者の家庭で多かれ少なかれ問題が生じます。宮城県の登録ALS患者数は2003年5月現在で109人。全国のALS患者数は厚生労働省によれば2003年3月現在で6,664人（2004年8月29日の朝日新聞大阪本社版、9月1日の東京本社版各々の生活面に載った永井靖二記者の記事より引用）。ALSは少数民族でなかなか陽が当たりません。

ALS患者を制度の谷間から引っ張り上げるには、(1) ヘルパーの教育を強化し、法的に行動範囲を広げる。か、(2) 看護師の数を増やして訪問看護にもっと流れるようにする。日本では看護師・准看護師の免許保持者の約半数が就労して無いと言います。手っ取り早い方法は保育所の数を増やすです。そうすると、最も労働力旺盛な小さなお子さんのいる年令層の優秀な看護師・准看護師が就労出来る様になります。これは私が平成眼科病院を建てる時に保育所も併設し、実証済みです。もともとは既存の看護師の要望に応じたものだったのですが、その予期してなかったリクルート効果に驚きました。過日介護者の人達に休養を取ってもらう為に某病院に5週間入院しましたが、そこは看護師が足りなくて、生かしておく為のケアに毛の生えたぐらいの看護しかしてもらえませんでした。受動的運動量は在宅での1／5。地獄を見ました。

私の在宅でのケアは、(1) 生かしておく為のケア：人工呼吸器の管理、痰の吸引、横向き排痰リハビリテーション1日3回、ミキサー食の作成と注入、排尿排便の世話、訪問入浴週3日、与薬。(2) 攻めのケア：両下肢にマッサージとストレッチと筋力トレーニング 1日4〜5回、両下肢にメドマー（圧搾空気型マッサージ器）1日1〜2回、按摩椅子1日1回、起立ベッド1日2回、両下肢の筋肉への低周波刺激1日2回、左下肢の'つぼ'へのソフトレーザー刺激1日1回（これは10年前の脳幹部脳梗塞後遺症の異感覚としびれに対するもの）、痛む左尻にバイブレーターを随時差し挿む、車椅子での散歩週1回、1kmほど離れた東北大学病院神経内科への外来通院隔週、下肢で左右交互にパソコンを打つ1日4〜5時間、夜間の自動体位変換マット（人の手による体位交換よりも気持ち良く効果的です）、そしてリルテック内服。

ALSを生きる

気管切開前は東北大学病院リハビリテーション科の整形外科担当の理学療法士に週5回20分間上肢のリハビリテーションをやってもらいましたが、ALSはおかまいなしに進みました。気管切開2ヶ月前まで娘と助手に助けられ、少数の患者様を平成眼科病院で診察していたのですが、気管切開後はそれも出来なくなりました。

気管切開後に足で打つ身体障害者用パソコンを覚えました。私は生きている間少しでも世の為人の為になろうと思っています。パソコンを打てないと生ける屍なので、下肢の時は上肢の時と比べ物にならない位、受動的運動量を増やしました。残存筋肉の筋力トレーニングも始めたのです。それぞれの器官は本来の目的の為に使われてこそ、あるいはそれに

出来だけ近い形に置かれてこそ良好な状態を保てます。頭は使わなければボケてしまう。

筋肉は動いて当たり前。皆さんは寝ている間に何回寝返りをされるかご存知ですか？ ALS患者の筋肉と言えどもほったらかされて置かれるよりは、主体的に動けなくても受動的に動かしてもらう方が筋肉を生理的に保つのに大いに意味があるのです。健常人が1日どのくらい体を動かすかを考えると、受動的にいくら動かしてもらっても足りません。

筋力トレーニングにしても健常人とALSの残存筋肉とで原理は同じ筈。私が死んだら病理解剖で下肢の横紋筋の筋繊維の太さを診て頂きたい。残存筋繊維があればの話ですが。上肢の時は全く人任せで、病状は進んで行きましたが、下肢の時は出来るだけ受動的に動かしてもらいました。筋力トレーニングもやって、病状は僅かずつ進み、支えてもらっても直立出来なくなりました。未だパソコンを打てるのが救いですが、下肢の内転の幅が狭くなり打ち難くなっています。未だ仕事が残っているので、それが終るまでもてば良いなと思っています。

医療関係者へのメッセージ

私がスポンサーをしているALSの研究に関するシンポジウムでの研究者に向けたメッセージです。平成17年1月に東京で開かれた厚生労働省科学研究費のALSの病態研究に関する研究班会議の前に開催された「第2回 ALS春樹シンポジウム」の時のものです。

　　　　　　御挨拶　　　　　　　渡辺春樹

研究者の皆様、日々の御努力に感謝致します。先生方の御研究はALS患者には希望の星、頼みの綱、蜘蛛の糸であります。気管切開・人工呼吸器下の生活を選ぶか否かを、先生方が患者に決めさせるのは尤もな事です。人工的に生き長らえたとしても、ALS患者の生活の質は極めて悪く、様々な肉体的精神的苦痛を伴う事を先生方は知っておられるからです。

悲しいかな、患者はその境遇に身を置くまでそれを知る事は出来ません。ALSの進行を止める方策が確立されれば、初期の患者さんには大きな福音となるでしょう。病状の進んだ患者には中枢神経の再生術以外に手は無いでしょう。それが如何に困難なものかは想像に難くありません。

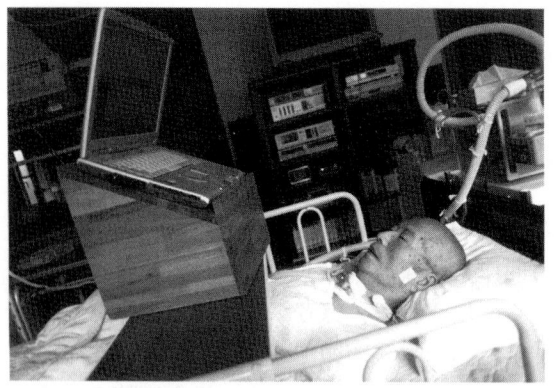

写真3　コミュニケーション機器と共に

病院側から見ても、患者側から見ても在宅療養は望ましいものです。しかし、現実は甘くありません。ただ生かしておく為のケアだけで寝っ転がされているケースが多いのです。これは患者には死ぬほどつらい事です。とにかく色々な方法で受動的に体を動かしてもらわないと2次的な痛みが取れないし、病気の進行を遅くする事も出来ません。これらの攻めのケアの多くは医療行為とみなされ、介護の主役を担うヘルパーには禁じられています。それが出来る看護師と理学療法士は数が圧倒的に足りなくて、在宅療養までまわって来ません。

日本の制度は'佛作って魂入れず'です。このジレンマから抜け出す為にも、皆様の御研究の成果が1日も早く上がらん事を祈念致します。同時に我が国にも「安楽死法、尊厳死法」が制定されるよう御尽力願えないかと思います。

生きる意味と尊厳死

前に日本ALS協会宮城支部の総会で、確か東京支部長の方から手記を頂きました。その方は病院生活が長かった様で、看護師による意地悪について如何にしてそれから逃れたかが書いてありました。私は憤慨して、病院はそんな看護師を即刻解雇すべきだと思いました。所が、私のALSの初期の間は良かったのですが、進行すると私の家庭でも似たような事が起こる様になりました。

私は早くに妻を亡くし双子の娘が主婦の代わりをしてまいりました。父親のALSは彼女達には天から降って湧いた災難。子供達の人生を捻じ曲げたくないのでヘルパーさんを切れ目無くお願いしてますが、経理、渉外の仕事が残ります。いつ果てるかわからないALS患者の世話は耐え難いストレスです。

病人になって1番始末が悪いのは医者、2番目が

看護師と言われてます。医者の中には真相を知って模範囚ならぬ、模範患者になる人も居る様ですが。患者が医師なのでヘルパーさんの欠点が目に付きます。なるべく言わない様にしてますが、ヘルパーさんはやり難いでしょう。能力以上のものを押し付けられがちです。

病気が長引くと、介護者の負担も増大し、切れる様になります。なじる矛先が患者に向いてきます。肉体的な苦痛に加えて、介護者達の誹謗に対する反論もままならず、この精神的苦痛にも耐えなければならず、ALS患者が生き延びるには3倍の努力が必要です。

時代によって変わりますが、医学には壁に囲まれた守備範囲があります。ALS患者には気管切開（人工呼吸器による延命の選択）は今まで通り患者に委ね、その処置後の患者で尊厳死を望む者には、安楽死を、となったらどんなにか良いでしょう！

その方が研究者もゆっくり研究出来て良くはないでしょうか？　姨捨て山の時代と今の時代とどちらが賢いのだろうと考えます。殆どの場合、生産性の無い進行したALS患者を5人の介護者をはり付け、生かし続ける社会的意義は何所にあるのでしょうか？　患者本人は苦痛と屈辱に耐え忍び続けなければならない事もあるのです。

「MS（多発性硬化症）の患者も、ALS患者も、楽観的傾向があり、扱う方は救われる」と言われてはいますが（Schumacher, Mitsumoto）。私は世の為人の為になる事を少しでもやりたいと思っています。それが出来ないなら生きている意味がありません。川端康成、三島由紀夫、芥川龍之介、藤村操、は何故自殺したのでしょうか？　人間は生きてる意義を見い出せなくなった時に死と言う恍惚の道を辿るのではないのでしょうか？　ALS患者には残念ながら、自殺する機能も残されておりません。医学では最後まで諦めないで治療を続け、延命すべきだ。なぜなら抜本的治療法が完成するかも知れないから、と言う考えが続いて来ました。

でもこれは綺麗事で、賭博的な要素も入ってます。考え方が変わって来てます。抗癌剤を使わないで、鎮痛剤を多用し、副作用で苦しめたりしないで、質の高い生活で、余命を過ごしてもらうホスピスや脳死を認める法律等です。これらは Evidence-Based Medicine（事実立脚型医療）の1つです。

その延長線上に安楽死と尊厳死があります。実現には立法が要り、医学的、哲学的、社会的合意が必要です。医学には'駄目なものは駄目'な病気や病状が沢山あります。拙著『蹄跡』（西田書店発行）の中の私がある患者様の人工呼吸器を止めたくだりを御参照ください。苦痛に満ち、惨めで、治らない病気の時は死んだ方がましです。ALS患者が人工呼吸器で長生きすると、体が全く動かなくなり、眼球も動かず、まぶたは閉じたままになります。生ける屍です。

私は全力疾走をしてきて、いつ死んでもいいと思って生きて来ました。今でもその気持ちは変りません。

気管切開をして生かして頂くのはありがたいが、『難病と在宅ケア』で糸山泰人教授も述べておられる様に、その後の生活の質はどのようにケア体制を整えられるかにかかっています。

私は私の望むケアの9割は確保していますが、寝かされっぱなしで褥瘡が出来かかっているALSの患者様もいる由。私でさえも死んだ方がましだと思う事態に遭遇する事があります。

今井尚志先生の様に親身になって患者様の為に心を砕いておられる主治医でさえも気管切開後の多様な生活を正確に推定する事は出来ないでしょう。

予測が違って悲惨な状況になっても、現状では安楽死させる事も出来ません。

結　論：ALSの抜本的治療法の完成の見通しが定かで無い今、気管切開後にどんな生活が待ち受けているか予想の立てようが無いALS患者には尊厳死は絶対に必要であります。　　　　（渡辺　春樹）

85　人工呼吸器の中止を巡って

　53歳の筋萎縮性側索硬化症（ALS）の患者さんが、既に装着されている人工呼吸器の中止を求めている。患者さんの意識は清明で、十分な判断能力と意思表示能力を持ち、現在と今後の状況をよく理解している。また、患者さんはうつ状態にはなく、数ヶ月にわたり繰り返して人工呼吸器を中止する意思を明示している。このような患者さんからの要請に、医療者・関係者はどのように対処すべきだろうか？

　この小論は人工呼吸器の中止を巡る諸課題、特に医療者の倫理的課題について検討することを目的としている。このような要請を前にした関係者は、患者さんが何故このような意思を明示するに至ったかを明らかにし、この意思決定の過程に介入しようとする立場も取り得るであろう。しかし、ここでは論点を整理するために、患者さんが最終的にこのような意思を固め、明示している場合についての議論を優先する。

倫理原則

　まず、倫理の面から考察を始める。倫理的考察では、論者の価値観を反映するさまざまな立場を採用することが可能であるので、どのような倫理原則をより優先するかを明らかにしておく必要がある。ここでは、自らの利益に関する最善の判断者は本人自身であるので、患者さん本人に判断能力・意思決定能力がある限り、本人の希望・意思が最優先されるべきであるという自己決定原則を採用する。

　この倫理原則の前提となる判断能力・意思決定能力の有無については、患者さんが自らの置かれている医学的状況と予後、治療上の選択肢それぞれの利益とリスク、医療者が勧める治療法などをよく理解した上で決断ができ、その内容を他者に伝えることができる場合に、判断能力があると判定される。患者さんの判断は一時的ではなく、安定したものであることが求められる。また、患者さんの精神状態にはうつ病などの異常がないことが必要条件とされ、この点について専門医による評価を定期的に受ける必要がある。さらに、患者さんの判断が経過中に変更される可能性にも留意する必要がある。

　混乱を避けるために、ここでは判断能力を欠いていると判定される患者さんについての議論は省略し、あくまで自己決定が可能な患者さんについて考察を進める。

医療の社会性・公共性に基づく指針

　上述した倫理原則に関連して、厚生労働省の難治性疾患克服研究事業「特定疾患のアウトカム研究：QOL、介護負担、経済評価」班に所属する重症疾患の診療倫理指針ワーキンググループ（代表：浅井篤京都大学助教授）は、平成16年10月、「重症疾患の診療倫理指針」に関する提言書を公表した。今このような提言がなされるのは、わが国ではこのような状況に対する倫理的、法的な議論が未だ十分なされていないことへの危機感の表れであり、事例の一つとして人工呼吸器療法の中止を求めるALS患者さんが取り上げられている。

　この提言書でも最も基本的な倫理原則として、さまざまな人生観・生命観が存在し、その多様性が価値あるものとして尊重されている道徳的価値多元主義社会では、人々が合意できる共通の答えは存在しにくいので、本人自らの決定であること自体が妥当性、正当性の根拠になるとする自己決定基底原理が採用されている。しかし、この提言書は同時に、

(1) このような自己決定が他者（特に医療者）に承認され、受け入れられるためには、医療の公共性という条件が必要である、
(2) 人の死は単なる個人の問題ではなく、遺されていく家族にとっても本人に劣らず重要な問題であるので、死の迎え方についての自己決定には何らかの制約が働かざるを得ず、その制約原理の一つが「公共性」である、
(3) 欧米では自己決定基底理論に依拠した死の迎え

方が認められているが、わが国では自己決定の他者による受容可能性が大きな問題となるので、自己決定の暴走には歯止めを設ける必要がある、とする立場が採用されている。続いて、「医療は患者、患者家族と医療従事者の関係においてのみで行われるものではなく、その成立や正当性の判断には社会全体が大きく関わる」、「意思決定においては、現行の医療慣行や社会通念を考慮に入れるべきである」、「行われようとしている診療行為が、①明らかに違法と判断されない限り、かつ、②現行の医療慣行や社会通念から明らかに逸脱していない限り、患者と家族の希望を尊重すべきである」などという「倫理原則」が列挙されている。患者さんが理性的な判断能力を有する場合であっても、その希望は「他者に受容できる範囲においてのみ」尊重されるとする立場からの提言となっている点が、際立った特徴といえよう。

医療行為といえども、現行法に違反する行為が許されないことは言うまでもない。しかし、「現行の医療慣行」とは何だろうか？ どのようにして形成されたものなのだろうか？ 価値観の多様性を認めながら、死の迎え方という最も個人的な事柄に対して、「公共性」「医療慣行」というあいまいな概念をもって制約を加えようとする立場には、根本的な矛盾がある。上記(1) の「他者」に「特に医療者」という注釈が付け加えられているところに、この提言を書いている医療者の価値観が反映されている。

さらに問題なのは「社会通念」という概念である。そもそも「社会通念」とは何だろうか？ どのようにして形成されたものなのだろうか？ 何が通念であるかをどのようにして判断できるのだろうか？ 上述した提言書の中にも、「社会通念を、医療行為の正当化根拠に使用する場合には、常にこの概念を使用する側の主観的・独断的・専断的な判断を、客観的なものとしてカムフラージュしてしまう危険性があるということが認識されねばならない」という記述がある通り、筆者は恣意的な判断が介入する可能性の高い概念を倫理規定として採用することには反対する。

患者さんから広く社会に向けて理解を求め、自らの希望を公共化し、普遍化する努力を続ける必要はあろう。しかし、ALSの患者さんが人工呼吸器を中止して欲しいという議論も、こうした状況に接する機会を持ち得る限られた関係者を超えて普遍化され、公共化され、社会に理解され得るものだろうか？ 要は、最も個人的な問題である死の迎え方についても、各個人の自己決定を尊重しようとする立場をとるか、あるいは、自己決定の暴走を恐れて何らかの制約を加えようとする立場をとるか、という価値観の違いに帰着することになるのである。

わが国では他者からの受容が重要であるという指摘は事実だろう。わが国では本人だけでなく、他者として家族までを含めて対応する必要があることは、筆者の数少ない経験からも実感できる。であれば、医療の主人公はあくまでも患者さんとその家族なのだから、医療者も含めて本人と家族以外の他者は、自らの価値観を控え、本人・家族の自己決定を尊重するという価値観を共有することによって、この価値観の対立を解決することはできないだろうか？ 医療者も個人的な価値観を持つことは当然であるが、その価値観と患者さん・家族が理性的に下した判断とが一致しない場合には、主人公である後者の価値観が尊重されるべきである。医療の現場では患者さんから、希望を受け入れてもらえないという不満や批判が絶えない。

人工呼吸器療法の差し控えと中止

人工呼吸器療法を中止することについて考える前に、はじめから人工呼吸器療法を差し控えることと中止することの異同について触れておきたい。理性的な判断ができる患者さんの視点からみれば、差し控えることと中止することの結果は同じであり、倫理的な差異は存在しないと筆者は考える。

はじめから人工呼吸器を選択せず、差し控えたいというALS患者さんの判断は、これまでほとんど無条件に尊重されてきた。自らの価値観に基づいて、これをむしろ望ましいものと受け止める専門医も少なくなかった。しかし、いったん開始された人工呼吸器治療を中断することは、「何もしない状態（不作為）に戻すために、何かを行うこと（作為）」であり、積極的行為と消極的行為の両側面を持っているという指摘がある。人工呼吸器療法を選択するかどうかを話し合う場で、医療者はこれまで、「一度はじめたら決して止めることはできません」と説明してきたのである。2002年に公表された日本神経学会のALS治療ガイドラインでも、現状の総括に「本人が望んでも、人工呼吸器の停止は不可能」と書かれている。

医療者の立場から中止に反対する主な意見は、(1) 初めから差し控えるよりも、一度始めてから中止する方が医療従事者の負担が大きく、抵抗がある、(2) 患者さんを死に至らしめるような行為は医師としての良心に反する、(3) 違法行為とは言い切れないかもしれないが、法的に訴追される可能性があることには関与できない、などである。しかし、(3)の法的問題を除けば、残るのは医療者側の価値観、倫理観の問題である。

一方、人工呼吸器が決して中止できないとすると、(1) 患者さんにとって有益かどうかを判断しきれない場合に、一度試みてから判断することができなくなる、(2) 中止する必要性が生じることを恐れて、医療者が初めから治療を差し控えることが起こり得る、(3) 中止できないことを、医療者が人工呼吸器療法を回避するための説明の根拠に利用することが起こり得る、など、患者さんに結果として不利益が生じるという問題点が指摘されよう。筆者は特に(3)の事例を少なからず経験してきている。

医療者も自らが患者さんになったと仮定すると、死の迎え方は自ら決めたいと考えるが、医療者として関わる医療の現場では、自らの価値観を優先しがちなのである。最も重要なのは選択の自由が保証されていることであり、人工呼吸器を装着したい患者さんも、はじめから差し控えたい患者さんも、一度試してみたい患者さんも、中止したい患者さんも、さらには途中で方針を変えたい患者さんも、それぞれの理性的になされた判断に基づく希望は尊重されるべきである。

人工呼吸器を中止したら患者さんがすぐ死に至るか、至らないかによって対応が異なり、後者の場合であれば中止も可能とする意見もある。しかし、冒頭に紹介した患者さんは既に人工呼吸器から離脱することはできない状態になっており、こうした区別では対応しきれないのが現実である。また、行為の意図（患者さんの苦痛を軽減しようとすること）とその結果（患者さんの死期を早めること）を強いて区別しようとする「二重原則主義」の立場も、米国神経学会の勧告に実際に採用されているが、現実の医療の中でこのような区別は本当に可能だろうか？有名なカレン・クインランの事例の結果、生命維持装置を中止することを正当化するために生まれた考え方であるが、やはり非現実的なものといわざるを得ない。

最後に、理性的な判断能力を持った患者さんには、人工呼吸器治療の差し控えを求める正当な権利も、中止を求める正当な権利もあり、差し控えることも中止することも患者さんにとっては同じ結果となるので、倫理的には許容されるという議論には、倫理の立場から異論もある。

法の缺欠（けんけつ）

違法行為かどうかが問題となったので、次に、人工呼吸器療法の中止に関する法的問題を確認しておく必要があろう。結論から言えば、中止を許容する法律も禁止する法律もなく、これは法規範の空白地帯（「法の缺欠」領域とよばれる）にあたる。法律は道徳の最低限といわれるように、すべてが法律で規定されているわけではない。社会の中で意見の対立が解消できなければ、脳死の場合のように法律を新たに作る他はないが、すべてを法律で定めることはできない。

法の空白を埋めるものの一つに判例がある。わが国でいわゆる安楽死が争点となった事例としては、1962年の名古屋高裁と1995年の横浜地裁の判決がある。前者の山内判決は当時として画期的なものであったが、既に40年以上を経ているので、ここでは後者が掲げる、いわゆる安楽死が許容される要件を引用する。これは判決の傍論として述べられたものなので、厳密には法的な拘束力をもつものではないとされているが、安楽死の要件として、(1) 耐え難い肉体的苦痛があること、(2) 死期が迫っていて避けられないこと、(3) 苦痛を緩和する手段が他にないこと、(4) 本人の明示の意思表示があること、の4項目を挙げている。わが国ではこの傍論が広く引用されており、こうした見解がある程度受け入れられていると考えられる。

これらの要件は、悪性腫瘍の最終末期を想定した場合には一般にも理解しやすいと思われるが、ALSで人工呼吸器を装着した場合もこの要件に該当するか否かについては、見解が分かれる。ALSによる呼吸不全には、人工呼吸器を装着すれば対処できるのであるから、人工呼吸器を使った状態は上記の要件にあたらないという意見がある。しかし、人工呼吸器も含めてあらゆる医療行為は、実行可能な手段として存在するから行うのではなく、理性的な判断に基づく患者さんとその家族の希望にかなう場合にのみ、実行されるべきであると筆者は考える。

また、上記の要件は苦痛を肉体的苦痛に限定しているが、耐え難い苦痛とは肉体的なものだけだろうか？　人工呼吸器を装着していること自体が苦痛であるという判断もあり得るのではないだろうか？

安楽死と自殺

安楽死の要件が問題となったので、次に、人工呼吸器の中止は消極的安楽死、あるいは自殺にあたるか否かを検討したい。自殺にはさまざまな定義があるので、法的には厳密な定義が必要であるが、筆者は人工呼吸器の中止は消極的安楽死にあたると考える。しかし、自殺を神に対する罪とみなすような特定の宗教観や、自殺は精神的に病的な状況下での誤った判断の結果である、という主張にはくみしない。

では、消極的安楽死に該当する自殺は倫理的に許容されるだろうか？　自殺は倫理的に許容されない行為であるとする見解は確かにある。医療者を含めて各個人がそれぞれに、このような価値観やこれとは反対の価値観を持つことは、道徳的価値多元主義社会では当然であり、この議論もやはり上述した「他者による受容可能性」の問題に帰着することになるのである。したがって、患者さんの判断が理性的になされた場合には、やはり患者さんの意思が尊重されるべきであり、尊厳ある死として倫理的にも許容されると筆者は考える。しかし、自殺の場合、それが理性的な判断であるか否かを客観的に評価することが容易でないのも事実である。理性的な判断ができると認められる時点で書かれた事前指示は有力な代替手段と考えられるが、わが国では事前指示の法的位置付けも確定していない。

患者さんの苦痛を軽減するために、その死期を早める可能性があることは承知の上で、いわゆるターミナル・セデーションを行った経験のある医師は少なくないだろう。患者さんの立場からみれば、これは自発的安楽死と違いはないのである。

わが国では現在、尊厳死法が議員立法として提案される可能性が高まってきている。今後どのような議論が積み重ねられるか、注視しなければならない。

緩和ケア

自己決定を尊重するという倫理原則には、判断能力・意思決定能力がある限りという前提があった。加えて、現在行われている緩和医療が十分適切なものであるという前提についても検討しておかねばならない。自己決定に至る過程を本人以外が推し量ることは本来できないのだが、現在患者さんが置かれている療養環境が不適切であるために人工呼吸器の中止を求めている可能性もある。であれば、より適切な緩和ケアを提供することによって、この自己決定を覆すことができるかもしれないという見方も成り立つからである。

しかしわが国で、現在提供されている緩和ケアが十分適切であると判断できるような療養環境は存在するだろうか？　ALS患者さんが人工呼吸器を選択した場合、ヘルパーさんによる吸引の問題に象徴されるように、現状ではそのケアの多くは社会化されておらず、患者さんの家族が多くを負担する他はない。在宅療養を続ける患者さんとその家族に対して、どれだけ十分な人的、財政的な資源を配分できるかという問題を解決しなければ、適切な緩和ケアを提供することはできないのである。

医療経済

保健医療福祉の分野における基本原則を規定しているのは、平成5年に制定された障害者基本法である。しかし、この基本法に掲げられたノーマライゼーションの理念は現在広く共有されているだろうか？　ノーマライゼーションの理念は究極のところ、社会資源の再配分の問題に帰着するのである。社会資源や財源には限りがあるという制約の中で、人工呼吸器を装着したALS患者さんが在宅でノーマライズしたいという希望を実現させるために、多額の公的資源を配分することに社会的な理解は得られるだろうか？　特定の患者さんに多額の支援をすることは、行政施策としては不公平であると考える行政官はかつて実在した。だからこそ、限りある社会資源をどのように配分するべきか、配分を決定するプロセスはどうあるべきかが問われねばならないのである。ノーマライゼーションの理念は了解したとしても、特定の個人に対する支援はどの範囲までならば妥当と受け入れるかについては、各人の価値観が大きく影響するだろう。

しかし、ALSのように全体からみれば稀な疾患で、しかも人工呼吸器という一般的ではない医療機器を常時使用している患者さんと、その患者さんを常に介護している家族の生活状況を、資源配分の決定に関与する立場の人間が十分理解するとは考えにくい。最大多数の最大幸福を追求するという功利主義

の視点から、医療資源の効果的、効率的な再配分を考える動きが顕著になってきている現状では、他者からは一方的にQOLが低いと判断されがちな神経難病の患者さんの希望を尊重することは、今後ますます困難になっていくと予想される。筆者は現在、アマルティア・センの「capability（潜在能力と訳される）の理論」にこの問題を解決できる可能性を感じているが、この点については別の機会に論じたい。

今後に向けての提案

わが国の社会は、さまざまな人生観・生命観が存在し、その多様性が価値あるものとして尊重されている道徳的価値多元主義社会である。特に、死の迎え方についての考えや人生における価値などについては、最も個人的なものであって、各人がそれぞれの価値観を持っており、すべての人が合意できる共通の価値観を見出すことは困難なのである。一方、意見が対立する場合に、すべてを法律で規定することも現実には不可能である。

ではどうしたらよいのか？　筆者は、理性的な判断能力・意思決定能力を持つ個人には、選択の自由を保障するという価値観を共有することが、唯一の現実的な解決策であると考える。特に医療の場では、主人公である患者さんとその家族の理性的な判断に基づく価値観が、医療者個人の価値観よりも尊重されるべきである。ALS患者さんが人工呼吸器を装着することも、差し控えることも、中止することも、それがいずれも患者さんと家族による理性的な判断の結果であるならば、その選択を尊重するという価値観が、医療者を含めて一般的な価値観となればよいのである。

わが国ではやはり、患者さん個人だけではなく、患者さんと家族が合意した上での判断であることが求められており、それが望ましいと考える。しかし、本人と家族の判断が十分な意見交換を行ってもなお一致しない場合には、本人の理性的な判断の方が尊重されるべきである。

この小論に対して、読者諸兄よりご批判をいただければ幸いである。

参考文献
1) 福井次矢, 浅井篤, 大西基喜編：臨床倫理学入門, 医学書院, 東京, 2003
2) 重症疾患の診療倫理指針ワーキング・グループ（代表：浅井篤）編：重症疾患の診療倫理指針に関する提言書, 2004
3) 西澤正豊：ALS患者さんのノーマライゼーション, 難病と在宅ケア, 5(10): 46-49, 2000
4) 西澤正豊：第8回日本ALS協会全国講習会基調講演, ALS患者さんのノーマライゼーション, 日本ALS協会新潟県支部HP(http://www.jalsa-niigata.com/), 2003
5) アマルティア・セン著, 池本幸生他訳：不平等の再検討　潜在能力と自由, 岩波書店, 東京, 1999

あとがきに代えて（平成19年11月）

上記の小論を公表してから早くも2年を経過した。その間にも、平成18年3月、富山県の射水市民病院において、本人の同意なく人工呼吸器が中止されていた事例が多数あったことが判明した。この事件は依然捜査中であるために、詳細な資料を入手することはできないが、延命治療の中止や尊厳死（消極的安楽死）を巡る議論を巻き起こし、その後多くの病院が終末期医療に関するガイドラインを策定するきっかけとなった。そして、これらのガイドラインではごく最近の救急医学会などを除いて、いずれも「人工呼吸器は原則中止できない」という取り決めがなされた。

報道される限りでは、射水の事例は判断能力をもった個人が自らの理性的な判断に基づいて人工呼吸器の中止を求めたものではない。患者さんの苦痛をみかねた家族の意向か、医療者の個人的な価値観によって、患者さん本人抜きでなされた決定を「尊厳死」というのは誤っている。自己決定能力を欠いた当事者への対応については別途に検討されるべきあり、「尊厳死」というからには本人の明確な意思表示が欠かせない。

人工呼吸器を中止することを、さまざまな立場の関係者はさまざまに解釈する。立場の違いから生まれる見解の相違は非常に大きい。患者さん、家族は延命治療の中止、尊厳死、（あるいは自殺？）と受け止め、医療従事者は延命治療の中止、尊厳死、医師幇助自殺などと受け止める。一方、検察は殺人、嘱託殺人、自殺幇助などと判断するであろう。このような用語を正確に使い分けることは容易でなく、射水の事例に関する報道でも、当初は安楽死や尊厳死疑惑などという見出しが使われたが、その後の用語は、注釈が付記されてかなり正確になった。これらの用語の意味するところについて、今なお社会的コンセンサスが必要であることを改めて認識し

ている。

「自己決定権（これが権利であり、個人の人格権に属することは最高裁の判例で確定している）の尊重」について改めて考えてみる。現代は民主主義の社会であり、「みんなで決める」ことが基本的に正しいとされる。しかし、「みんなで決めてしまってはいけないこと」がある。それは言うまでもなく、個人を尊重することであり、憲法13条に保証される最も基本的な権利である。

一方、「自分のことは自分で決める」のがよいことではあるが、自分で決めてはならないこともある。これも言うまでもなく「他者に危害を加えることはしてはならない」という他者加害禁止の原則である。本当に自分で決めているか疑わしいと訝る人たちのためには、「自分で決めることができるか否か」を判断するための基準を諸外国に習って予め決めておき、その基準がクリアされていることを前提とすればよい。

しかし、他者に害を及ぼさない限り自己決定は尊重されるとしても、他者とは何を指すかに関しては依然、混沌としている。医療従事者が独自の価値観を持つことは、この国が価値多元主義社会である以上当然であるが、自らの価値観よりも患者さんの価値観が優先されるべきであるという倫理原則も、医療の現場では保証の限りではない。筆者の勤務する病院でも「患者様の権利と責任」が額に掲げられ、その１項目として「（患者様は）自分が受ける医療について自分の意思で決めることができます」と明記されている。にも関わらず、多くの医師も医学生も、この原則は無条件ではないと考えている。医師は自らが当事者とすれば、尊厳死を望むと答えるが、医師として第三者に相対した場合にはパターナリズムが顔を出す。

これに関連する問題が、「自分で決めることができる」ことに、自己加害、すなわち自分にとって不利になること、害が及ぶ恐れのある内容も含まれるかということである。個人主義の立場では、いかに生きるか、いかに死を迎えるかは最も個人的な事柄であり、個人の権利としてこのような決定も容認されるべきであると考える。しかし、功利主義などの目的論の立場では、自殺のように他者に深刻な影響を及ぼす可能性がある自己加害は認められないと考える。

自己に不利益をもたらす恐れのある自己決定に対しては、医療上のパターナリズムは許されるという主張もある。この主張に従うとすると、ALS患者さんが初めから人工呼吸器を装着しないと決めた場合は、どのように判断されるのだろうか。医療の現場では、このような患者さんの決定はこれまで多くの場合、ほとんど無条件に尊重されてきた経緯がある。ALSの患者さんに人工呼吸器を装着する意思があるか否かを問うということは、呼吸器をつけて生きる意思があるか、それともこのまま死ぬかと問うているに等しい。

しかし、呼吸器を装着して呼吸機能をカバーしさえすれば、患者さんは生きて行くことが可能になるのだから、呼吸器を初めから装着しないという決定は、自己にとって不利益をもたらす選択を行っているとも言える。医療のパターナリズムを主張する論者は、これに対してどう応えるのだろうか。初めからつけないことは容認するが、中止することは認められないと主張する人たちは、初めからつけないという自己にとって不利な決定を無条件に容認できるとする理由をどう説明するのだろうか。

この問題に関する筆者の見解はこれまでにも再三述べてきた通りで、判断能力をもつ個人が提供された情報を理解した上で、自らの価値観に基づいて、医学的な適応があり、他者に害を与えない範囲で理性的な決断を下し、その結果に責任をもつのであれば、その自己決定は最大限尊重されるべきであるというものである。他者には、この国では家族を想定する必要があるが、本人と家族の意向が一致しない場合には、本人の意向を尊重する。

筆者の周囲では、患者さんの自己決定権を容認してもなお、法的に訴追される可能性がある行為は出来ないと考える神経内科医が多い。人工呼吸器を中止することの法的是非は未だ確定していないにもかかわらず、中止することは法的に許されないと断言するような誤った主張もまかり通っている。検察が起訴を前提に介入する構えをみせている以上、非常にデリケートな問題ではあるが、早急に広くコンセンサスの形成を目指す関係者の努力が求められている。筆者は、法律は道徳の最小限であって、この問題は法による規制には馴染まないと考えるが、脳死の場合にように国論を二分する対立が解消できないままであれば、法律の制定による解決もやむを得ないのかもしれない。

WHOの緩和ケアに関する委員会は生命維持治療

に関してすでに、
(1) 生命維持治療が疾患の経過を好転させず、死への過程を延長するに過ぎなくなり、しかも患者の希望に合致しないとき、生命維持治療を開始しないことも、あるいは中断することも、倫理的に正当である
(2) 意識がない患者や意思を表明できない患者の代わりに、患者が予め指名した家族、保護者、近親者と協議した上で、医師がこのような決定を行うことも、倫理的に正当である
(3) 安楽死（薬を用いて死を積極的に早めること）を法律で認めるべきではない

という見解を公表している。しかし、わが国では、(1)の呼吸器の中断も、(2)の代理決定も、いずれも倫理的に正当であるというWHOの見解は無視されているかのようである。昨秋横浜で開催されたALS/MND世界大会を機に来日した英国のDavid Oliverは、英国では理性的な意思決定が可能な患者さんが希望する医療を行わないことがillegalと判断されると述べていた。

神経難病患者さんの自己決定を尊重する前提としては、治療手段が尽くされていることが必要であり、十分なケアが行われていなければならない。この前提条件が満たされていない状況では、患者さんは家族にこれ以上の負担をかけられないと判断して人工呼吸器の中止を求めているのかもしれず、自己決定が本人の意思とはいえないという指摘がある。この点について筆者は、自己決定の内容にまで踏み込んだ判断は当事者にしかなし得ないと考える。判断能力の有無については諸外国に習って、皆が合意できる基準を設け、これをクリアした場合は自己決定と容認する他はないのである。

しかし、神経難病に対する緩和ケアが十分に提供されているか否かを検証するのは、非常に難しい。最も望ましい緩和ケアを提供できると考えられるのは、現在、対象疾患が悪性腫瘍とHIVに限定されている緩和ケア病棟である。ALSをはじめとする神経難病の患者さんも緩和ケア病棟を利用できないか、昨年秋に厚労省内で検討がなされたようであるが、結局、利用制限は撤廃されなかった。

特定疾患対策制度も、成果主義を振りかざす経済財政諮問会議と財務省の標的となって、後退を余儀なくされかねない状況にあるが、平成19年度からパーキンソン病と潰瘍性大腸炎の認定基準を厳しくせざるを得ないとする厚労省案は、直前で撤回された。神経難病の患者さんが主として利用している特定疾患療養病床は、平成20年3月で廃止されることに決まっている。しかし、その後の受け皿がどうなるのかは未定であり、患者さんと家族の間には今後の療養環境への不安が拡がっている。

神経難病患者さんが地域でノーマライゼーションを実現するためには、社会資源の再配分を実行するための理念が必要である。しかし、功利主義に対する有効な反論は依然として確立できずにいる。神経難病に対する社会資源の再配分に関しては、別の機会に論じたので（神経内科65：539-541, 2006）、改めて述べることは避けたい。

2年前に「今後に向けての提案」をまとめた時点から現在に至るまで、現代社会が道徳的価値多元主義社会であることを大前提として、法的規制には反対し、お互いの価値観を尊重するほかはないと考える筆者の見解に変わりはない。社会通念とか、社会的合意というあいまいな根拠に基づいて自己決定に規制を加えることには断固反対する。一方で、いかに生き、いかに死を迎えるかについて、さらに議論を深める必要があることも言うまでもない。

参考文献
1) 盛岡恭彦、畔柳達雄監修：医の倫理—ミニ辞典, 日本医師会, 東京, 2006
2) 植竹日奈ほか：人工呼吸器をつけますか？, メディカ出版, 大阪, 2004
3) Oliver D, Borasio GD, WalshD ed.: Palliative Care in Amyotrophic Lateral Sclerosis, 2nd ed., Oxford University Press, New York, 2006
4) Lo B: Resolving Ethical Dilemmas, 3rd ed., Lippincott Williams & Wilkins, Philadelphia, 2005

（西澤　正豊）

86　意思の疎通が出来なくなったら

あなたがトータル　ロックドインになったらどうしますか？

＜ベットに寝かされて・目隠しをされて・人を呼ぶことも話も出来ないように猿轡（さるぐつわ）をされて・手足は動けないように縛られて・食事は胃ろうといってお腹に小さい穴を開けて管を通してそこから流動食や水などを入れてくれる。この生活がこれから一生（死ぬまで）続くのですよ。＞と言われたらどうしますか。

回答として、① 突然言われても、今まで考えたことのない世界ですね、② そんな拷問のようなことは現実にあり得ない、③ 本当にそうなったら発狂してしまうかもね、④ 意思の疎通が出来ないなら生きていたくないね、⑤ それでも寿命のある限り生きていたい、などが考えられるが、一般的には非現実的な問題として切実には受け止められないでしょう。

しかし病気の世界では現実にあるのです

私は、他の病気のことは詳しくは知りませんが、ALS（筋萎縮性側索硬化症）がそうです。ALSは、運動神経の麻痺に伴い筋肉が萎縮する進行性の難病です。一部の例外を除いて、発症してから3〜5年で呼吸困難になり、死に至ると言われています。延命方法は、呼吸器をつけることです。

以前の医師は、患者に病名や病状などを告知するのはタブー視されていたようです。その理由は、ALSは治療法のない病気なので、たとえ呼吸器をつけても意思の疎通が出来なくては患者も辛いし、介護する家族も辛く、家庭経済も大変でしょう、などです。

しかし、それでも呼吸器をつけて生きたい人が出てきたこと、患者会を立ち上げて孤独の解消と情報の交換が出来るようになったこと、文字盤の改良や障害者パソコンの開発・普及、呼吸器の改良・普及・医療保険の適用、医療技術の進歩並びに医療環

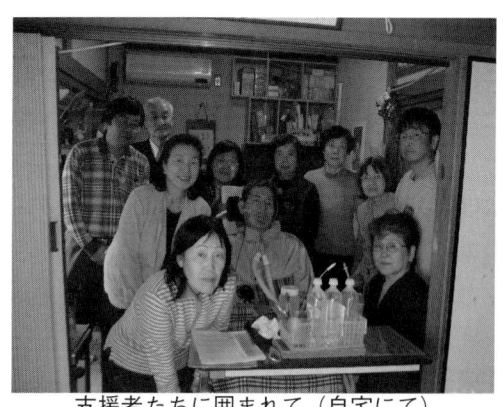

支援者たちに囲まれて（自宅にて）

境の変化、などの要因により告知がし易くなり、更に一歩踏み込んで呼吸器をつければ延命出来ることにまで及んでいます。

呼吸器をつける人が増えたけれど

そのために、呼吸器をつける人が増えて、全国に約1,700名（患者は約6,700名強）いるそうです。その多くは、文字盤を利用して・障害者パソコンを用いて不自由ながらも生活を謳歌しているはずです。

すると、今までそれ程目立たなかった、意思の疎通の出来ない人が、ある程度の割合で出てきました。ALSは、進行性の難病のために徐々に運動機能が停止して最後は動くところがなくなって意思の疎通が出来なくなります。更に、瞼（まぶた）の筋肉もなくなれば、目は閉じたままの闇夜の世界です。

その上、ALSは、個人差があり呼吸器をつけて数年で、若年患者が呼吸器をつけて2〜3年で意思の疎通が出来なくなる人が出るという予測出来なかった事実まで発現しています。

意思の疎通が出来なくなったら、現状維持の人や成り行きまかせの人はともかく、自分はどのようにして欲しいのか書き残すか、意思を明確にしておく必要があるように思います。

尊厳死法について

これについては、国会議員が超党派で立法化に向けて検討しているそうですが、詳細は伝わって来ませんが賛成です。そして、定義に加えて痛みや苦し

みのないように希望します。

私は、意思の疎通が出来なくなった場合を想定しています。その他にも呼吸器をつけたけれども、呼吸器の人生は合わないなどの理由で呼吸器を外して欲しいと思っている人もいると思います。

私は、単に死に急ぐものではなくて、意思の疎通が出来なくなったら「どうして欲しい」と予め意思表示して履行してもらうことが分かれば、それまで安心して精一杯生きることが出来ると思っています。

私は、指の残存機能を用いて障害者パソコンを操作していましたが、指が動かなくなったとき背筋がスッと冷たくなりました。誰も助けてくれません。2～3日天井を向いていたら気持ちも治まり、次の残存機能捜しです。

これを繰り返していたら、いつの間にか左右の頬に光センサースイッチを貼り付けていました。左のスイッチは人を呼んだり文字盤をするブザー用、右のスイッチは障害者パソコン［伝の心］を操作するものでした。すると、2年前の5月2日に左の頬が静かに機能を終えました。ショックでガクッときました。

今度は右の頬が機能停止するのも時間の問題と思うと後がない。その先には残存機能で動かせるものがなく、自らの力では人を呼ぶことも出来なくなるし、意思の疎通も出来なくなる。今は、パソコンの処理能力も落ちています。そのときは、この世での楽しかった思い出を引っ担いであの世とやらに送ってもらえたらいいなと思っています。

療養環境との関係

より良く生きるためには、医療環境の整備、介護環境の整備、患者・家族のQOLの向上など（以下「療養環境の整備」という）が必要だという人がいるが、当然のことであって、それに異論はありません。

しかし、尊厳死よりも先に行うべきであるという説には疑問が残ります。療養環境の整備の運動を起こすには、いつまでに、なにを、どのように行うか、などの目標の設定が示されていません。地域格差がある現在は誰もが納得する状態には、今後10年否膨大な年月がかかり、とても一朝一夕では解決するとは思えません。

すると、尊厳死の問題は、急ぐべきなのに実質的に審議しない、したくないと言うことになります。

尊厳死問題は、精神的なものなのに療養環境の整備だけで到底補えるとは思えません。

尊厳死の功罪

最近の告知は、病名・病状などと共に「呼吸器をつければ延命出来ます」と言われ、最後に「一旦つければ医師といえども外せない」と言われると聞いています。患者は、はじめ「呼吸器をつければ生きられる」にほっとし、次に「医師といえども外せない」にがっくりして、生きたいのに死を選んだ人も多いと思います。

それだけ「医師といえども外せない」という言葉はハードルが高いことになります。だからと言って、医師を責めることは出来ません。日本の法律は、手足の動かない患者が望んでも、呼吸器を外した人はどのような理由があっても殺人罪や嘱託殺人罪に問われます。その反面、国内の自殺者は3万人を超えるという皮肉な現象も起きています。

「呼吸器をつけるのも外すのも貴方の希望通りです」と医師が言える時代が到来することを切に望む

私は、呼吸器をつけるのも呼吸困難になる前の延長線上で考えたら良いと思います。すると、医師は、告知にするにあたって「呼吸器をつけるのも外すのも貴方の希望通りです」と言ったら、今より呼吸器をつけて生きたい人が増えると思います。

そのようなことが出来るかというと、尊厳死法の立法化です。これによって「医師といえども外せない」という言葉は根拠を失うことになり、希望者は呼吸器をつけられるし・冒頭のような意思の疎通の出来ない状態になったり諸々の事情で呼吸器を外して欲しい人の希望に添っても罪になりません。すると、意思の疎通が出来なくなりそうになって、母親が不憫に思って呼吸器を外した事件も罪に問われなくなります。

意思の疎通が出来なくなったら呼吸器を外して欲しいと思いますが　そのとき呼吸器を外した人を殺人罪にしないで下さい。少なくとも私は、意思の疎通が出来なくなった世界は考えられなくて、不安と恐れがあります。そのときは、呼吸器を外して欲しいと思いますが、関係する人たちを罪にしたくないと、機能の衰えつつある中で考えています。

（照川　貞喜）

87　侵襲的人工呼吸療法を選択しない方の緩和ケア

緩和ケアとは

「緩和ケア」ときくと通常がんにおける終末期ケアを思い起こす方が多いと思う。本来緩和ケアとは「治癒を目的とした治療に反応しなくなった疾患をもつ患者に対して行われる積極的で全体的な医学的ケア。痛みや苦しみ、その他の症状、および心理的、社会的、スピリチュアルな問題の解決が最も重要な課題である。

緩和ケアの目標は、患者と家族にできる限り良好なQOLを実現させることにある。そのため緩和ケアは終末期だけでなく、もっと早い病気の患者に対しても病変の治療と並行して実施すべき多くの利点を持っている。」(厚生労働省・日本医師会　平成17年がん緩和ケアに関するマニュアルより抜粋)と解されている。そして緩和ケアの実践にあたっては次のようなことがあげられている。

(1) 生きることを尊重し、誰にも例外なく訪れる「死にゆく過程」にも敬意を払う
(2) 死を早めることも、死を遅らせることも意図しない
(3) 痛みのマネジメントと同時に、痛み以外の諸症状のマネジメントを行う
(4) 精神面でのケアやスピリチュアルな面のケアも行う
(5) 死が訪れるとしたら、その時まで積極的に生きていけるように患者を支援する
(6) 患者が病気に苦しんでいる間も、患者と死別した後も家族の苦難への対処を支援する

このように考えてくると、ALS診療においてのすべてのケアが緩和ケアであると言い換えられることに気付く。なぜならばALSにおいては病初期から症状だけでなく、告知や疾患受容など苦悩があり、経過でみられるあらゆる肉体的精神的苦痛に対応していくことが必要であるからである。その中で終末期緩和ケアはALS緩和ケアの一部でしかないが、われわれ日本の神経内科医はその点においてはすこし、しり込みがあったように思う。

日本と欧米のモルヒネの使用状況

神経内科領域ではがんを扱うことは少ないので、通常我々はモルヒネ等の麻薬(オピオイド)を使いなれていない。また、痛みが強い患者さんに対してモルヒネを使用するという可能性は考えても、呼吸抑制が副作用として考えられるモルヒネを、呼吸が弱くなっているがために、苦しんでいる終末期のALSの患者さんに使用するということに、非常に違和感を覚えたのは私だけではないと思う。

一方、日本は人工呼吸器を選択するALSの患者さんが世界一多い国ではあるが、いまだ約8割の方が、人工呼吸器を選択することなく、亡くなっていかれる。その方々すべてがモルヒネが必要な状態となるわけではない。ただし、約50％の方が呼吸筋麻痺から来る呼吸苦を訴えるといわれており(O'Brien T 1992, Oliver D 1993, Saunders C 1981)、一方米国のホスピスの現況ではモルヒネを用いることによって81％の患者で呼吸苦を取り除くことができると報告されている(O'Brien T 1992)。

アメリカ神経学会の提唱しているALSの終末期ケアでもモルヒネの使用が推奨されている(The ALS Practice Parameters Task Force Neurology 1999)が、欧米では終末期をホスピス施設または在宅ホスピスで迎える方がほとんどなので、がんの方に対してと同様に使用されやすい環境にある。衆知のように日本では神経難病はホスピスの対象疾患として認められておらず、多くの患者さんは通院中の病院(おそらくは神経内科)で最後を迎えられている。

そもそも日本のがんにおけるモルヒネの使用においても1日当たりのモルヒネ消費量は、カナダの10分の1、アメリカの7分の1と、極端に少ない状況にある。ましてや、がん以外の疾患に対しての使用はもっと少ないと思われる。日本におけるALSに対

表1 モルヒネの種類

		製品例	剤型	非経口投与	量の調節	半減期(hr)	投与回数	塩酸モルヒネ換算
短時間型	塩酸モルヒネ	塩酸モルヒネ末	散剤	◎	◎		6回	1
		塩酸モルヒネ錠	錠剤	△	△	1.9±0.5	6回	1
		塩酸モルヒネ注	注射	◎	◎		持続	1
		オプソ液	液剤	◎	◎		6回	1
		アンペック坐薬	坐剤	○	○	4.2(10mg)	4回	1
長時間型	硫酸モルヒネ	MSコンチン	徐放	×	×	4.91±1.9 (20mg)	2回	1
		カディアンカプセル	カプセル	○	○	9.2	1回	1
		カディアンスティック粒	散剤	○	○	9.2	1回	1
		モルペス細粒	散剤	◎	◎		2回	1
	フェンタニール	デュロテップパッチ	貼付剤	◎	△	34.6	3日に1回	約20〜50
	塩酸オキシコドン	オキシコンチン	錠剤	×	×	5.7±1.1 (20mg)	2回	1.5

するモルヒネ使用についてのデータはないが、それほど多くないと考えられる。これは保険適応になっていないことも大きく影響しているが、使い慣れていないということも理由として挙げられる。

当院でも全例ではないが、進行期に長いこと呼吸苦を訴え、NIPPVや酸素投与、抗不安薬、抗うつ薬等、従来用いていた方法を用いても、なかなか緩和できない症例を経験していた。苦渋の選択で人工呼吸器を選択しないと決められた患者さんが終末期になってまで苦しい思いをするのをなんとかできないかと思っていた。海外からは、がん疼痛に用いるよりも少量で副作用なく呼吸苦をとれる、中には年余にわたって投与する患者もいると報告されており、試みてみる価値があると考えた。

しかし、欧米とは使用できるモルヒネの種類や量も異なることも考えられ、どのような場合に本当に有効であるのか、がんの場合の使用方法とどのように異なるのか、呼吸抑制などの副作用のでかたはどうなのかなど、多くの点で、検証する必要があると考えた。

北里大学におけるALS終末期におけるモルヒネの使用

モルヒネの選択とプロトコールの作成

使用にあたり、まずどのような種類のモルヒネを用いるべきかを検討した。モルヒネにも多くの種類があり、表1のように短時間型の塩酸モルヒネ、長時間型の硫酸モルヒネ、フェンタニルなどがあり、投与形態としても錠剤、散剤、液剤、貼付剤、注射薬などがある。これまでの報告から呼吸苦にはがん

コツ モルヒネの選択

ALSにモルヒネを使用する場合、多くの症例ではがん比べて非常に少量ですむ。投与経路として、経口投与が困難な症例が多いので、経管投与できる薬剤が望ましい。PEGの場合はある程度太い径の場合が多いが、それでも薬剤によっては詰まることがあり、経鼻経管では特に詰まりやすい。そのため、できるだけ粒子の細かい薬剤を使用することが必要となる。

塩酸モルヒネの場合は散剤も粒子が細かく使用しやすいが、水剤のオプソも用いやすい。長時間型を用いたい場合、現在日本で市販されている硫酸モルヒネのうち粒子が細かいものを選択して用いているが、カディアンでも20FrのPEGチューブが詰まったことがあり、現在はモルペスを用いている。パシーフも粒子が細かいときいているが、脱カプセルで用いることになるため、まだ使用経験はない。また、オキシコンチンは癌ではよく用いられるが、徐放剤は錠剤しかなかったので、ALSでは用いにくく使用経験がなかった（現在は散剤がでました）。

貼付剤は使用しやすいが、1枚が塩酸モルヒネ換算で50〜60mgと大量となってしまい、量の調節が困難なため用いていない。どうしても貼付剤を用いなければならないときには皮膚にオプサイトなどの皮膚保護剤をはり、皮膚に密着させる貼付剤の範囲を調節することにより容量コントロールすることができる。しかし、大変高価な薬であり、無駄が多い。細かく切り離せる添付剤が発売予定ということなので、将来的には使用しやすくなるかもしれない。

表2　導入法（プロトコール）

┌───┐
│ ①有効1回量の決定
│ 　塩酸モルヒネ散 2.5mgを頓服で使用、10mg/回まで増量可。2時間以上
│ 　あけて反復投与可
└───┘
　　　　　　　↓
┌───┐
│ ②短時間作用型オピオイドの1日必要量の決定
│ 　有効1回量×1日の頓服投与回数
└───┘
　　　　　　　↓
┌───┐
│ ③10mg/日を越える場合、長時間作用型オピオイドに変更
│ 　硫酸モルヒネ（モルペス®）10mg〜
└───┘
　　　　　　　↓
┌───┐
│ ④症状が出たらレスキュードーズとして短時間作用型モルヒネ製剤を追加
│ 　（内服：1日基本量の1/6〜1/10、持続注射：1/24）
│ 　追加分を翌日の基本量に上乗せする。
└───┘
　　　　　　　↓
┌───┐
│ ⑤必要に応じて塩酸モルヒネ持続注射（静注・皮下注）に変更
│ 　（その場合、投与量は1日経口投与量の1/2とする。）
└───┘

の疼痛と異なった作用機序があり、がんで用いられているオピオイドが必ずしも呼吸苦に有効とは限らないことがわかった。

　肺がんの経験等より、呼吸苦には塩酸モルヒネ、硫酸モルヒネが用いられており、当院でもそれらの薬剤を用いることにした。また、多くの症例では終末期には経口摂取が困難になっていることが多く、経管栄養でも使用しやすい形態を選択する必要があったため、散剤、液剤、などから選択した。注射薬は継続的な効果を得るためには持続皮下注射などを用いるようになるため、在宅で生活する患者の抵抗感も考え、経口薬の投与を選択した。

　以上の検討の結果、表2のように投与のプロトコールを作成した。

適応患者の選択基準の設定

　前述のようにすべての患者でモルヒネが必要となるわけではない。最初にモルヒネを使用する対象としたのは以下のような症例である。
(1) 十分なインフォームドコンセントのもと、熟慮の上、侵襲的人工呼吸療法を選択しないという決定を行ったALS症例
(2) 呼吸障害がある程度進行した状態であり、終末期で入院され、呼吸苦の訴えが強い
(3) 抗不安薬、抗うつ薬、向精神薬や少量のO_2吸入やNPPVでは改善されない呼吸困難
(4) 特にオピオイドの使用が問題となるような腎機能障害等の合併症がない
(5) 副作用などの十分なインフォームドコンセントを行い、本人および家族が十分に納得した上でオピオイドによる緩和治療を希望する場合

実際の使用例の経験

　平成17年1月から平成18年4月に北里大学東病院神経内科に入院した進行期（終末期）ALS患者16例中、上記適応基準に該当した症例は6例（37.5％、男性3例、女性3例）いらした。上記プロトコールにそってモルヒネを使用したが、表3のごとく、意識レベルを低下させることなく、呼吸苦が改善し、中には動脈血液ガスでも改善がみられた症例もあった。また、副作用も下剤で対応できる便秘程度であり、今回用いた量では呼吸抑制などの心配された副作用はきたさなかった。

　以上の経験より、従来のALS終末期における呼吸苦緩和方法では意識レベルを低下させやすいのに比して、少量のモルヒネ投与は意識レベルの低下や呼吸状態を悪化させず呼吸苦や不安が緩和できるところが最大のメリットであった。十分にコミュニケーションがとれる状態で苦痛が緩和するため、退院して在宅生活が可能となったり、家族との有意義な時間を確保できた。

ALSの呼吸苦とモルヒネの作用

　ALSにおいてはさまざまな理由で呼吸苦をきたす。通常は酸素が足りない状態になると息苦しさとして自覚するが、たとえ動脈血液ガスにて異常がなくとも、つまり酸素が足りない状態や、二酸化炭素がふえてしまっている状態までいってなくとも呼吸が苦しいと感じることがある。これには様々な理由があり、痰がからんだり、のみ込みが上手くできない状態になっているときなど、唾液がたれこんで、うまく咳き込めないために、苦しいと感じたり、呼吸の機能としての換気は十分にできていたとしても、深く息を吸えないということが呼吸苦として感じたりする。血液ガスデータでなく、呼吸の状態をよく観察するべきである。

　モルヒネの呼吸困難改善のメカニズムとしては、呼吸中枢の感受性を低下させることによって苦しさ

表3　6症例のまとめ

①使用オピオイド	塩酸モルヒネまたは硫酸モルヒネ
②剤型	散剤または脱カプセルによる細粒
③投与方法	経PEG
④有効一回量	2〜5mg（平均3.6mg）
⑤有効一日量	8mg〜90mg（平均34.6mg）
⑥平均投与期間	平均41.8日、1例は4ヶ月以上継続治療中
⑦NPPV導入	全例
⑧血中CO2濃度	1例微減、3例横ばい、2例漸増
⑨意識レベル	眠気(+)だがほぼ清明、2例は多幸的
⑩呼吸苦の軽減	全例で軽減
⑪副作用	軽度の便秘、口渇のみ

を感じにくくする作用や、呼吸数減少による酸素消費量の減少、鎮咳作用、中枢性の鎮静作用などがあげられている。ALSにおいてもこれらの作用がお互いに影響しあって、結果的に楽になると考えられる。

ALSにおけるモルヒネの使用と保険適応

ALSにおけるモルヒネの使用は海外では標準的な使用方法となっているが、日本においてはALSの呼吸苦に対するモルヒネの使用は保険適応にはなっておらず、ALSでモルヒネの保険適応を考えるとすると疼痛に対して塩酸モルヒネが適応になるだけである。塩酸モルヒネは短時間しか有効でないため、持続的効果を期待するとなると持続皮下注射または持続静脈注射で使用することになる。

今回使用したような長時間型の経口（もしくは経管）モルヒネは、がんの疼痛に対してのみ保険適応となっており、がん以外の苦痛の緩和には厳密には保険は適応にならない。使用する際には必要理由などを詳細に記して保険請求するが、保険で認められない場合もありうる。

現在、自費請求と保険請求を同時に行うことはできないため、他の医療費を保険請求するとなると、保険適応とならないモルヒネの使用については病院負担となってしまう。経済的理由のみならず、保険適応外使用における副作用発生時の責任の問題などもあり病院によっては保険適応外の使用を認めないところもある。

モルヒネの使用と患者の明示の意思

前述のように、モルヒネは必ずしも全例に必要というわけではないので、どのような症例に対して使用するのか、よく検討する必要がある。苦しみを感じる感受性は人によって異なり、状況によっても異なる。薬物療法以前に試みるべき他の方法がないのかも注意深く検討する必要がある。また、日本においてまだ一般的治療となっていない現状では、保険適応の問題や副作用がありうることなど、モルヒネを使用することによるデメリットもよく説明し、理解納得を得た上で、患者自ら使用したいという明示の意思があってはじめて開始すべきと考える。

ALSの場合、呼吸苦の究極の緩和は侵襲的人工呼吸器の装着であるが、たとえ、当初は装着を断念していても、気持ちが変わる場合もありうる。侵襲的人工呼吸器装着にたいする十分な検討がないままに安易にモルヒネ使用にいたることも問題であるし、たとえ、いったん緩和ケアとしてモルヒネの使用を始めたとしても、いつでも装着すると変更してもよいのだということを医療側も、患者側も理解して治療を進めるべきである。

最終末期のモルヒネの使用

これまでの経験では、使用時期は呼吸苦を感じた早期から使用しても少量で増量することなく長期間使用できており、あまり使用することに躊躇する必要はないと考える。しかし、死の数日前からはこれまでの使用量では呼吸苦を緩和しきれなくなり、増量を余儀なくされることがある。これはあくまで呼吸苦を緩和するために行う増量であり、決して安易に死を早めるために行われる医療行為ではない。

がんにおける終末期緩和ケアの考え方と共通のものであり、緩和ケアにおいては死を早めることも、遅くすることも意図して行われるものではない。その時々で必要十分な苦痛の緩和を行うべきで、モルヒネを使用もしくは増量することを躊躇すべきではない。

実際に使用してみて、モルヒネを用いた緩和ケアはより良い終末期を迎える一策であると感じている。安易に使用すべきではないが、同時に躊躇すべきでもない。

患者のQOL向上に役立つか、役立たないのかという観点から判断すべきであろう。ひとりひとりの人間が最後まで、できるだけ苦痛なく生き抜くために必要な治療であるならば、がんと同様にALSの緩和ケアとしても保険適応にすべきである。

（荻野　美恵子）

索引

■■ 和文索引 ■■

■あ
アース線 107
アセスメント項目 102
アセスメントスキル 103
アポトーシス 14
アンビューバック 25, 90, 93, 108, 244, 303
安否確認 300
安楽死 51, 354, 355, 358
安楽姿勢 209

■い
イリゲーター 229
インターネット 283
インフォームドコンセント 74, 100, 327
インフルエンザ桿菌 252
意思確認書 86
意思表明支援 100
意志伝達装置 40, 68, 70, 273, 308
異常タンパク 14
移乗用具 201
胃食道逆流現象 175
痛み 19, 20, 24
　―の原因 20
　―の治療 20
一回換気量 106, 108
移動用リフト 28, 194
胃内バンパー 132
医療
　―経済 355
　―福祉制度 237
　―連携 103
胃瘻 124, 126, 162, 167, 174, 285
　―チューブ 128
　―栄養法 166
　―造設 104
咽頭期障害 121
院内肺炎 251
陰部ケア・陰部洗浄 229, 244

■う
ウォーター
　―トラップ 105, 243
　―マットレス 199
ウォッシャーディスインフェクター 243
ウレタンフォームマットレス 199
運動
　―ニューロン 13, 15, 66, 150, 189
　―療法 190

■え
エアーマスク 202
エアーマットレス 199
エダラボン 15
エビデンス 215
栄養療法 167
遠隔アラーム 92
嚥下 167, 284
　―訓練 122, 162
　―障害 82, 104, 120, 126, 137, 140, 156, 163, 175, 178, 202
　―造影検査 120
　―体操 157, 158
塩分量 74, 169

延命治療 327

■お
オピオイド 21, 22, 77, 335, 361, 363
横隔膜 192, 202
音声会話補助装置 39

■か
カテーテル
　―トラブル 134
　―マウント 242
　―交換 133
カフ 79, 90, 129
　―マシーン 33, 113, 206, 209, 210
　―付き気管内カニューレ 163
カリウム 169
カンファレンス 103
開口訓練 156, 157
介護
　―ベッド 198
　―報酬 237
開放式吸引 249
回路交換 243
かかりつけ医 279
学際的アプローチ 213
学生ボランティア 273
喀出 210
　―困難 103
喀痰吸引 138
確定診断 62
角膜炎 116, 118
加工済み食品 178
加湿器 243
荷重側肺障害 195
家族性ALS 13
合併症 115
肝・胆嚢系合併症 115, 117
簡易会話補助装置 72
簡易懸濁法 165
眼科的合併症 116, 118
肝機能障害 173
間欠的経口経管栄養法 124
看護支援プログラム 100
看護施設 312
患者交流会 217
関節
　―運動 232
　―可動域訓練 191, 231
　―拘縮 190, 235
間接熱量計 168
感染
　―性疾患 116
　―予防 242, 245, 247, 248
　―予防のためのガイドライン 248
　―リスク 244
顔面体操 147
緩和
　―ケア 104, 326, 328, 329, 330, 333, 337, 355, 361, 364
　―ケア病棟 358
　―医療 333
　―療法 75, 100, 328

■き

ギャッジアップ 198
　―機能 194
起炎菌 252
機械的
　―咳介助 210
　―排痰 76
気管カニューレ 67, 90, 117, 123, 128, 129, 228, 244, 271, 308
　―の交換 244
気管吸引 247
気管食道吻合術 137, 138, 141
気管切開 30, 76, 82, 86, 88, 123, 128, 140, 148, 242
　―処置看護 100
　―創のケア 244
　―中の管理 244
　―による間欠的陽圧式人工呼吸 125
気管内挿管 88
気胸 110
起座位保持 28
義歯清掃ブラシ 156
気切孔 245
気道
　―確保 67
　―クリアランス機構 247
　―クリーニング 206
　―浄化ケア 102, 104
　―食道分離術 256
　―内圧 106
　―分泌物 110
　―閉塞 103, 104
吸引
　―カテーテル 244, 248, 249
　―チューブ 223
　―ブラシ 156
　―圧 250
　―歯ブラシ 148
吸気筋訓練 204
吸気流速 108
球症状 82
球麻痺 66, 76, 86, 100, 104, 204, 207, 292
強オピオイド 335
　―の種類 23
胸水 138
筋萎縮 21, 66, 189, 190
筋萎縮性側索硬化症 13, 100, 120, 130, 137, 150, 175, 267, 315, 352
緊急時
　―患者支援ネットワーク会議 303
　―複数回訪問 238
　―訪問看護加算 237
筋痙攣 21
筋力
　―トレーニング 191
　―維持 191
　―低下 190

■く
クラミジア 252
グリア細胞 14
苦痛緩和 334, 335
車いす 194, 196

■け
経管栄養 123, 124, 126, 148, 162, 174, 228
痙縮 21
痙性 190
携帯用会話補助装置 39
軽打法 112
経腸栄養剤 117, 135, 162, 167, 168, 169, 170, 173
頸椎装具 193
経鼻胃管 174
経鼻経管栄養 76, 126
経皮内視鏡的胃瘻造設術 126, 130, 132
結石 118
血中酸素
　―濃度 86
　―飽和度 88
肩甲帯分離運動 208

■こ
ココア 169
コミュニケーションエイド 66
コミュニケーション支援 38
喉咽頭機能 203
構音障害 82, 121, 126, 163, 202
口外法 156
公共性 352
抗菌薬 253
　―療法 251
口腔
　―ケア 146, 151, 155, 160, 229, 244, 250
　―ケア薬剤 152
　―リハビリテーション 148
　―期障害 121
拘縮 231
　―予防 229
口唇（機能）訓練 152, 156
口洗剤 152
喉頭気管分離術 137, 138, 141
喉頭挙上術 141
喉頭全摘出術 137, 141
功利主義 355
誤嚥 101, 120, 123, 130, 140, 156, 175, 178, 195, 242, 292
　―性肺炎 103, 126, 138, 150, 165, 244, 251
　―防止術 123, 139, 142
呼気終末陽圧 209
呼気弁 108
呼吸
　―介助 112, 206, 235
　―回数 101
　―管理 286
呼吸器
　―回路自動洗浄装置 243
　―感染症 242, 251
　―系合併症 115, 116
呼吸機能
　―障害 100
　―障害徴候 102
　―の評価 82, 202
呼吸筋力低下 104
呼吸障害 202
呼吸体操 204

呼吸不全　124
呼吸補助療法　78, 100
呼吸理学療法　100, 110, 202
　　―ガイドライン　205
　　―の実際　204
　　―の目的　203
告知　86, 264
固形化経腸栄養剤　136
心語り　70
子育て　217

■さ
サイレントアスピレーション　101, 146
サクションチューブ　129
サスペンション・スリング　124
災害時
　　―個別支援計画　301
　　―避難計画　302
細菌の進入経路　242
座位姿勢　195
座位保持装置　196
最大
　　―吸気圧　88, 100
　　―強制吸気量　111, 203
　　―呼気流速（PCF）　102, 202, 203
　　―流量　111
在宅
　　―酸素療法　86, 335
　　―人工呼吸器使用特定疾患患者訪問看護治療研究事業　238
　　―難病患者訪問診療事業　276
差し控え　353
酸素
　　―投与　77
　　―濃縮器　310
　　―飽和度　100

■し
ジェルマットレス　199
シャワーチェア　28, 29
ジョイステック　265
ショートベッド　198
自覚症状　104
死腔　244
自己決定
　　―権　357
　　―原則　352
自殺　355
事前指示書　85, 327
持続的経鼻経管栄養法　124
舌
　　―ブラシ　156
　　―訓練　156
　　―体操　147
　　―に関する合併症　115
　　―の突出　117
市中肺炎　252
自動体位変換マットレス　200
市販食品　178
耳鼻科の合併症　116, 118
脂肪肝　115, 117
社会通念　353
重症疾患の診療倫理指針　352
住宅整備　93
終末期　333
　　―ケア　100, 326, 328, 361
　　―医療　75

―緩和ケアのガイドライン　333
出産　216
循環器系合併症　116, 117
消化管系合併症　115, 117
消極的安楽死　355, 356
衝撃緩衝マット　198
常時
　　―NPPV　208
　　―TPPV　209
消費熱量　168
食形態　122
褥瘡　116, 118
　　―予防　229
腎・泌尿器科系合併症　116, 117
腎盂腎炎　116, 117
腎機能障害　173
深呼気練習　113
神経原性筋力低下　189
人工呼吸器　31, 34, 105
　　―ケア　242
　　―回路の管理　242
　　―関連肺炎　251
　　―選択　51, 97, 222, 334, 335, 337, 340
　　―の中止　352
　　―の点検とメンテナンス　105
人工多能性幹細胞　15
人工鼻　243
深呼吸　206
侵襲的
　　―換気療法　242
　　―呼吸補助　79
　　―人工呼吸器　128
　　―人工呼吸療法　361
　　―陽圧換気療法　100, 209
　　―陽圧人工呼吸療法　251
滲出性中耳炎　116, 118
診療報酬　237

■す
スクイージング　206, 308
ストレッチ　192, 208
スパイログラフィ　80
スピーキングバルブ　88
スピーチカニューレ　66
スピリチュアルペイン　328
スプリングバランサー　38, 193, 263
スポンジブラシ　156
スライディング
　　―シート　200
　　―ボード　201
推定消費熱量　168
水分
　　―補給ゼリー　181
　　―量　171

■せ
ゼリー化補助食品　180
清拭　229, 244
精神科の合併症　116, 118
制度改定　237
咳　110
　　―介助法　112
摂取熱量　168
摂食・嚥下
　　―関連製品　178
　　―障害　120
全人的苦痛　328

■そ
早期介入　215
早朝夜間深夜短時間訪問　238
蘇生バッグ　206, 209, 210
ソフトキーボード　40
尊厳死　51, 69, 75, 327, 356, 360
　　―法　359

■た
ターミナル　333
　　―ケア　75, 328
　　―セデーション　355
体圧分散寝具　199
体位排痰法　112
体位変換　229
　　―保持パッド　200
　　―用具　200
体位保持用具　200
耐性黄色ブドウ球菌　252
たこつぼ型心筋症　117
短下肢装具　192
短期入所施設連携　238
短期入所生活介護事業所在宅重度加算　237
段差解消機　194
短時間訪問看護　237
たんぱく質調整食品　183

■ち
チーム医療　276
地域支援　213, 103
長期療養施設関連肺炎　252
調節呼吸への移行　103

■て
ディスポグローブ　245
ティルト　197
テフロンチューブ　67
テーピング　258
低圧持続吸引器　123
低温殺菌　243
低床型ベッド　198
低ナトリウム血症　135, 173
低反発ウレタンフォーム　200
停電時避難計画　307
電源確保　91
天井走行式　28
電動式車いす　194, 258, 260
電動リクライニング車いす　265

■と
トータリー・ロックトイン・ステイト（TLS）　48, 58, 61, 68, 360
トータルペイン　328
トートロジー　327
トラックボール　40, 75
トリガー　102, 105
同語反復　327
道徳的価値多元主義　352
糖尿病　173
動脈血液ガス値　100
動脈血中二酸化炭素値　86
徒手的呼吸介助　206
突発的緊急事態　308
努力性肺活量　80, 130
とろみ調整食品　180

■な
ナトリウム　169, 172

ナラティブアプローチ　327
ナラティブ・ベースト・メディシン　326
内視鏡的胃瘻造設術　162, 174
内分泌系合併症　116, 118
難治性・再発性の肺炎　115, 116
難病患者緊急時安否確認リスト　300
難病等複数回訪問看護加算　237

■に
二酸化炭素分圧　100
二重原則主義　354
二重盲検試験　84
日本神経学会ALS治療ガイドライン　100
入浴　24, 28, 35, 244, 271
　　―介助時の注意事項　26
　　―の効果・効能　25
　　―の条件とチェック項目　26
尿管理装置　267
尿路感染症　116, 117
妊娠　216
認知機能改善効果　84

■ね
粘膜ブラシ　156
脳インターフェース　68

■の
ノーマライゼーション　355
濃厚流動食用半固形化補助食品　183

■は
バイオフィルム　150
バイタルサインズ　101
パスツリゼーション法　243
バスリフト　28
パソコン　288
　　―用無停電装置　91
バッテリー　91, 105
ハフィング　113, 207
バリアプリコーション　249
パリエーション　75, 328
パルスオキシメーター　108, 202, 209
バルーン（型）カテーテル　130, 133, 244, 267
バンパー（型）カテーテル　133, 244
バンパー埋没症候群　132
肺炎　115, 116, 150, 242, 243
　　―球菌　252
　　―の重症度分類　252
肺活量　102, 202
肺癌　115, 117
排痰　33, 76, 86, 96, 110, 112, 247
　　―機器　113
　　―手技　110
肺内パーカッションベンチレータ　113
排尿ケア　267
排便コントロール　229
肺胞拡張　113
廃用性筋力低下（筋萎縮）　189, 190, 191
外れ事故　92
白血球数　168
葉っぱのフレディ　51

鼻マスク　86, 99, 130, 242
　　—式人工呼吸器　66
　　—による間欠的陽圧式人工呼吸　125
半固形栄養剤　164
半固形栄養材短時間摂取法　162, 164
半固形濃厚流動食　183
判断能力　352
判例　354

■ひ
ヒューマン・リソーシファイング　326
ピークフローメーター　111, 202
非侵襲的
　　—換気療法　82, 242
　　—呼吸補助　79
　　—人工呼吸器　137, 310
　　—陽圧換気療法　74, 100, 130, 207
　　—陽圧人工換気　333
一人暮らし　292
避難計画個人票　302
皮膚科的合併症　116, 118
皮膚トラブル　271
微量
　　—栄養素/元素　136, 163, 168, 172
　　—誤嚥　165

■ふ
ファジトロン　113
フルリクライニング式車いす　197

ブレイン・コンピューター・インターフェイス　52
福祉機器　70, 196, 264
腹式呼吸　192
福祉用具　192, 198
不顕性誤嚥　252
不整脈　116, 117
鮒田式腹壁固定具　130
部分的
　　—NPPV　207
　　—TPPV　209
不眠症　116, 118

■へ
ヘモグロビン値　168
米国
　　—ALS診療　214
　　—CDC　248
変異SOD1　13
便秘　115, 117

■ほ
ポータブル
　　—トイレ　194
　　—浴槽　30
ホームページ　283
ポジショニング　235
ホスピス　329, 361
ボタン式マウス　40
膀胱内留置カテーテル　117
法の欠缺　354
訪問入浴　32
訪問看護時訓練　188
頬訓練　156

■ま
マーゲンチューブ　126
マイコプラズマ　252
マクトス　43, 68
マルチグローブ　200
慢性心不全　116, 117

■み
ミキサー食　164, 180

■む
無気肺　110, 138
むせ　140, 142, 144, 156, 292
無線遠隔アラーム　92

■め
メチルコバラミン　15

■も
モジュラー型ベッド　198
モジュラー車いす　197
モラトリアム効果　85
モリー先生との火曜日　51
モルヒネ　21, 334, 361
　　—の作用　363
　　—の種類　362
　　—の使用　364
　　—の選択　362
　　—の保険適応　364
文字盤　39

■ゆ
ユニバーサルデザインフード　178
床置き式　28
床走行式　194

■よ
陽・陰圧体外式人工呼吸器　113
陽圧換気療法　75, 110
陽圧式人工呼吸器　66, 88

■り
リーク（漏れ）　105
リークテスト　243
リクライニング式車いす　194
リスクマネージメント　90, 186, 308
リハビリテーション　189, 202, 229, 231
リフター　193, 195
リフト　264, 294
リルテック　13, 84
理学療法士　192
流動食　181
療養通所介護　237
緑膿菌　252
輪状咽頭筋切断術　140
臨床試験　214
倫理原則　352

■れ
レスパイト　78, 316
レッグパック　269

■ろ
ロックトイン　48, 58, 61, 68, 359
ロングベッド　198
肋間筋　202, 209

■■ 英文索引 ■■

■A
ADL　74, 204, 130
AFO　192
ALS
　　—クリニック　212
　　—ナース　213
　　—治療ガイドライン　82, 86, 353
Arimoclomol　15
aspiration pneumonia　150

■B
BCI/BCM　52, 68
BFO　193
BIA法　167
biofilm　150
BiPAP　22, 66, 99, 130, 310, 334
BMI　82, 167

■C
CAP　252
Ceftriaxone　15
CNC　124
CPF　111

■D
DCACコンバータ　91

■E
EBM　74, 326
EOG　46

■H
HAP　251
HCAP　252
HMV　90
HOT　335

■I
in vitro　150
IOC　124
iPS細胞　15
IPV　113

■J
Jチューブ　176

■L
LTS　137, 138

■M
MAC　76, 210
MCTOS　43, 58, 68
mechanical in-exsufflator　113
Memantine　15
MI-E　206, 209, 210
MIC　111, 203
microaspiration　165
MND　189
MRSA感染症　255
MSW　80

■N
NBM　326
NIH　214

NPPV/NIPPV/NIV　74, 79, 82, 86, 90, 100, 125, 130, 137, 242, 310, 333, 362
　　—の実施の限界　102
　　—の導入基準　100
NSAID　21

■O
OT訓練　188

■P
PaCO$_2$　86, 100
PaO$_2$　101
PCF　76, 102, 202, 203
PEEP　209
PEG　22, 74, 76, 126, 130, 132, 137, 148, 162, 167, 174, 245, 362
　　—交換　245
　　—の合併症　132
PT訓練　186
pull法　126

■Q
QOL　52, 74, 84, 103, 133, 137, 162, 174, 287, 326, 328, 333, 360, 361

■R
ROMエクササイズ　191
RTXレスピレータ　113

■S
SEIQoL　330
SOD1　13
SPO$_2$　76, 100
　　—モニター　209

■T
TED　137, 138
TIPPV　125
TLS　48, 61
TPPV　77, 82, 100, 137, 209, 333

■V
VAP　138, 251
VC　202
VF　120
VOCA　39

■W
WEBカメラ　292

■数字・記号
%FVC　76, 83, 88, 100, 130
%VC　202
%予想努力性肺活量　88, 100
24時間
　　—ヘルパー派遣　219
　　—看護　318
2P-3P変換プラグ　107
4大障害　150

| ALSマニュアル 決定版！ | 定価　本体 1,800円＋税 |

2009年　1月14日　第1版第1刷発行
2009年　5月14日　第1版第2刷発行
2011年　2月14日　第1版第3刷発行
2013年　6月1日　第1版第4刷発行
2016年　3月14日　第1版第5刷発行
2018年　11月1日　第1版第6刷発行
2022年　12月14日　第1版第7刷発行

監修者　中島　孝

発行人　今村栄太郎

発行所　(株)日本プランニングセンター
〒271-0064　千葉県松戸市上本郷 2760-2
電話　047-361-5141（代）　FAX　047-361-0931
http://www.jpci.jp　　e-mail：jpc@jpci.jp
振替口座　00100-6-87590

Ⓒ　日本プランニングセンター　2022.　　Printed in Japan.
印刷・製本／モリモト印刷(株)
落丁・乱丁の場合はお取り替えいたします。
本書の無断複製・転載を禁じます。

ISBN978-4-86227-008-5　C2047　¥1800E